HEXA
WÖRTE
BUCH
MEDIZIN

ENGLISCH-DEUTSCH
DEUTSCH-ENGLISCH

HEXAL WÖRTERBUCH MEDIZIN

ENGLISCH-DEUTSCH
DEUTSCH-ENGLISCH

Herausgegeben von der
Lexikonredaktion des Verlages
Urban & Schwarzenberg

Bearbeitet von
Walburga Rempe-Baldin und
Norbert Boss

Urban & Schwarzenberg
München – Wien – Baltimore

Lexikon-Redaktion
des Verlages
Urban & Schwarzenberg
Postfach 20 19 30
80019 München

Die Deutsche Bibliothek – CIP-Einheitsaufnahme

Rempe-Baldin, Walburga:
Hexal-Wörterbuch Medizin : englisch–deutsch, deutsch–englisch / bearb. von Walburga Rempe-Baldin und Norbert Boss. Hrsg von der Lexikon-Red. des Verl. Urban & Schwarzenberg. – München ; Wien ; Baltimore : Urban und Schwarzenberg, 1995
ISBN 3-541-13781-9
NE: Boss, Norbert:; HST

Lektorat: Burkhard Scheele
Herstellung: Renate Hausdorf
Umschlaggestaltung: Dieter Vollendorf
Typographische Gestaltung und Satz:
S. E. Grafik, Gräfelfing
Druck und Bindung: Ebner, Ulm

ISBN 3-541-13781-9

Englisch–Deutsch
English–German

A

abacterial: abakteriell.
Abadie's sign; Abadie-Rocher sign: Abadie*(-Rocher*) Zeichen.
A band: A-Bande.
ab (antibody): AK (Antikörper).
abarognosis: Abarognosis.
abasia: Abasie.
abasic; abatic: abatisch.
Abbe counting chamber; Abbe-Zeiss apparatus: Abbe* Zählkammer.
ABC (= airway, breathing, circulation) **of cardiopulmonary resuscitation:** ABC-Maßnahmen.
Abderhalden-Fanconi syndrome: Abderhalden*-Fanconi* Syndrom; Glucose-Phosphat-Aminosäuren-Diabetes.
Abderhalden protective ferments: Abderhalden* Abwehrfermente.
abdomen: Abdomen; Bauch. – **a., acute; a., surgical:** A, akutes.
abdominal: abdominal.
abdominal aorta: Bauchaorta.
abdominal breathing: Bauchatmung.
abdominal cavity: Bauchhöhle, -raum.
abdominal dropsy: Aszites; Bauchwassersucht.
abdominal fistula: Bauchfistel.
abdominal hernia: Bauch(wand)hernie.
abdominal incision: Bauch(decken)schnitt.
abdominal injury: Bauchverletzung.
abdominal lead: Bauchwandableitung.
abdominal muscles: Bauchmuskeln.
abdominal plain film: Abdomenübersicht(saufnahme).
abdominal pregnancy: Abdominalgravidität; Bauchhöhlenschwangerschaft.
abdominal press(ure): Bauchpresse.
abdominal puncture: Bauchpunktion; Aszitespunktion.
abdominal reflex: Bauchhautreflex.
abdominal regions: Bauchregionen.
abdominal respiration: Zwerchfellatmung.
abdominal retractor: Bauchhaken.
abdominal shock: Bauchschock.
abdominal survey radiography: Abdomenübersicht(saufnahme).
abdominal syndrome: Abdominalsyndrom.
abdominal tension; a. rigidity: Bauchdeckenspannung.
abdominal testis: Abdominalhoden.
abdominal trauma: Bauchtrauma, -verletzung.
abdominal tuberculosis: Abdominaltuberkulose.
abdominal tumor: Abdominaltumor.
abdominal typhus: Bauchtyphus.
abdominal viscera: Baucheingeweide.
abdominal wall: Bauchdecke, -wand.
abdominal wall abscess: Bauchdeckenabszeß.
abdominal wall desmoid: Bauchdeckendesmoid.
abdominal wall emphysema: Bauchdeckenemphysem.
abdominal wall hernia: Bauch(wand)hernie.
abdominal wall lead: Bauchwandableitung.
abdominal wall phlegmon: Bauchdeckenphlegmone.
abducens paralysis; a. paresis: Abduzenslähmung; -parese.
abduction: Abduktion.
abduction contracture: Abduktionskontraktur.
abduction fracture: Abduktionsfraktur.
abduction splint: Abduktionsschiene.
abductor palsy; a. paralysis: Abduktorenlähmung.
aberrant: aberrierend; abnorm.
aberration: Aberration.
abetaglobulinemia: Abetaglobulinämie.
abetalipoproteinemia: Abetalipoproteinämie.
ABH-substances: ABH-Substanzen.
ability to work: Erwerbsfähigkeit.
abiosis: Abiosis.
abiotrophy: Abiotrophie.
ablactation: Abstillen; Ablaktation.

ablation: Ablatio. – **a. retinae:** A. retinae.
ablative hormonal therapy: ablative Hormontherapie.
ablepharia; ablephary: Ablepharie.
ablepsia: Ablepsie.
ablution: Waschung.
ablutomania: Waschzwang.
abnormal: abnorm.
abnormal lie: Lageanomalie.
AB0 blood group system: AB0-Blutgruppensystem.
AB0 incompatibility: AB0-Inkompatibilität.
abortifacient: Abortivum.
abortion: Abort; Abortus; Schwangerschaftsabbruch; Interruptio. – **a., artificial:** A. artificialis; Schwangerschaftsabbruch. – **a., complete:** A. completus. – **a., criminal; a., illegal:** A. criminalis. – **a., imminent:** A. imminens. – **a., incomplete:** A. incompletus. – **a., induced:** A. artificialis. – **a., inevitable:** A. progrediens. – **a., missed:** A., verhaltener. – **a., therapeutic:** A., indizierter. – **a., threatened:** A. imminens; A., drohender.
abortive: abortiv.
above-knee amputation (AKA): Oberschenkelamputation.
above-knee prosthesis: Oberschenkelprothese.
abrasion: Abrasio(n).
abruptio: Abruptio; Ablösung. – **a. of placenta:** Plazentalösung; Ablatio placentae.
abscess: Abszeß. – **a., anorectal:** A., anorektaler. – **a., appendiceal; a., appendicular:** A., appendizitischer. – **a., Bartholin:** A., bartholinischer. – **a., biliary:** A., biliärer. – **a., circumscribed:** A., gekammerter. – **a., cold:** A., kalter. – **a., epidural:** A., epiduraler. – **a., epiploic:** A., epiploischer. – **a., hot:** A., heißer. – **a., hypostatic; gravitation a.:** Senkungsabszeß. – **a., intracranial:** A., intrakranialer. – **a., ischiorectal:** A., ischiorektaler. – **a., metastatic:** A., metastatischer. – **a., otic cerebral:** A., otogener. – **a., perianal:** A., paraanaler. – **a., parametric:** A., parametraner. – **a., paranephric; a., paranephritic:** A., paranephritischer; A., epinephritischer. – **a., parapharyngeal:** A., parapharyngealer. – **a., periodontal:** A., parodontaler. – **a., pelvirectal:** A., pelvirektaler. – **a., perinephric:** A., perinephritischer; A., epinephritischer. – **a., periproctic; a., perirectal:** A., periprokt(it)ischer. – **a., pulmonary:** A., pulmonaler. – **a., pyemic; a., septicemic:** A., pyämischer. – **a., retropharyngeal:** A., retropharyngealer. – **a., subdural:** A., subduraler. – **a., subphrenic; a., subdiaphragmatic:** A., subphrenischer. – **a., wandering:** Senkungsabszeß.
abscess formation: Abszedierung.
abscissa: X-Achse.
absence: Fehlen; Absence.
absence seizures: Petit mal.
absence status: Petit-mal-Status.
absenteeism: Absentismus.
absinth(e): Absinth.
absinthism: Absinthvergiftung.
absinth poisoning: Absinthvergiftung.
absolute: absolut.
absorbed dose: Energiedosis.
absorbent: Absorbens.
absorber: Absorber.
absorptiometer: Absorptionsmeßgerät.
absorption: Absorption.
absorption curve: Absorptionskurve.
absorption spectrum: Absorptionsspektrum.
abstinence: Enthaltsamkeit; Abstinenz.
abstinence syndrome: Abstinenzsyndrom.
abstraction hemorrhage: Entzugsblutung.
abulia: Abulie.
abundance: Fülle.
abundant: abundant.
abuse: Abusus; Mißbrauch; Mißhandlung.
AC (adrenal cortex)**:** NNR (Nebennierenrinde).
AC (alternating current)**:** Wechselstrom.
acalculia: Akalkulie; Zählstörung.
acanthesthesia: Akanthästhesie.
acanthokeratodermia: Akanthokeratose.
acantholysis: Akantho(kerato)lysis.
acanthoma: Akanthom.
acanthosis: Akanthose.
acapnia: Akapnie.
acarbia: Akarbie.
acaricide: Akarizid.
Acaridae: Acaridae.
acaridiasis: Acaridosis.
acarinosis; acariasis: Akarinose.

acarodermatitis: Acarodermatitis; Milbendermatitis.
acataphasia: Akataphasie.
acathisia: Akathisie.
accelerant: beschleunigend; accelerans.
accelerated development: Entwicklungsbeschleunigung.
acceleration: Beschleunigung; Akzeleration.
acceleration concussion: Beschleunigungstrauma.
acceleration of growth: Wachstumsbeschleunigung.
acceptance: Akzeptanz.
acceptor: Akzeptor.
access: Zugang; Eingang.
accessory: accessorisch; zusätzlich.
accessory lung: Nebenlunge.
accessory nerve paralysis: Akzessoriuslähmung.
accessory pancreas: Nebenpankreas.
accessory placenta: Nebenplazenta.
accessory spleen: Nebenmilz.
accident: Unfall.
accidental: zufällig; akzidentell.
accidental host: Fehl-, Nebenwirt.
accident insurance: Unfallversicherung.
accident neurosis: Unfallneurose.
accident prevention: Unfallverhütung.
accommodation: Akkommodation; Anpassung.
accommodation spasm: Akkommodationskrampf.
accommodative iridoplegia: Akkommodationslähmung.
accordion effect: Harmonikaphänomen.
accoucheur: Geburtshelfer.
accretio cordis: Accretio pericardii; A. cordis.
accretion: Verwachsung; Accretio.
ACD solution: ACD-Stabilisator.
ACE inhibitor: ACE-Hemmer.
acephalus: Acephalus.
acetabular index: Pfannenöffnungswinkel.
acetabular roof: Pfannendach.
acetabuloplasty: Hüftpfannenplastik.
acetabulum: Acetabulum; Hüftpfanne.
acetal: Acetal.
acetaldehyde: Acetaldehyd.
acetaminophen: Paracetamol.
acetate: Acetat.
acetic acid: Essigsäure.
acetoacetate: Acetoacetat.
acetoacetic acid: Acetessigsäure.
acetomorphine: Acetomorphin.
acetone: Aceton.
acetone bodies: Acetonkörper.
acetonemia: Acetonämie.
acetonuria: Acetonurie.
acetum: Essig; Acetum.
acetylation: Acetylierung.
acetylcholine: Acetylcholin.
acetylcholinesterase: Acetylcholinesterase.
acetylcholinesterase inhibitor: Acetylcholinesterase-Hemmer.
acetylcoenzyme A; acetyl CoA: Acetyl-Coenzym A; Acetyl-CoA.
acetylene: Acetylen.
acetyl-epsilon-aminocaproic acid: Acetyl-epsilon-aminocapronsäure.
acetylmethadol: Acetylmethadol.
acetylsalicylic acid (ASA): Acetylsalicylsäure.
achalasia: Achalasie. – **a. of the cardia:** Kardiaachalasie.
AChE (acetylcholinesterase)**:** ACHE; AChE (Acetylcholinesterase).
acheilia: Acheilie.
acheiria: Acheirie.
Achenbach's syndrome: Achenbach* Syndrom.
achievement test: Leistungstest.
Achilles jerk: Achillessehnenreflex.
Achilles tendon: Achillessehne.
Achilles tendon reflex: Achillessehnenreflex.
Achilles tendon rupture: Achillessehnenriß.
achillobursitis: Achillobursitis.
achillodynia: Achillodynie.
achillorrhaphy: Achillorrhaphie.
achillotenotomy; achillotomy: Achillo(teno)tomie.
achlorhydria: Achlorhydrie.
acholia: Acholie.
acholuria: Acholurie.
achondrogenesis: Achondrogenesis.
achondroplasia: Achondro(dys)plasie.
achoresis: Achorese.
Achor-Smith syndrome: Achor*-Smith* Syndrom.
achromasia: Achromasie.
achromatic: achromatisch.
achromatopsia: Achromatopsie.

achromatosis: Achromatosis.
achromocyte; achromatocyte: Achromo(retikulo)zyt.
achromotrichia: Achromotrichie.
achylia: Achylie.
achylic chloranemia: Chloranämie, achylische.
acid: Säure; sauer.
acid amide: Säureamid.
acid anhydride: Säureanhydrid.
acid-base balance: Säure-Basen-Gleichgewicht.
acid-base metabolism: Säure-Basen-Stoffwechsel.
acid cells: Belegzellen.
acid corrosion; acid burn: Säureverätzung.
acid equivalent: Säureäquivalent.
acid hemolysis: Säurehämolyse.
acidic: sauer.
acidimetry: Azidimetrie.
acidity: Azidität.
acidity bacteria: Säurebakterien.
acid number: Säurezahl.
acidophilia: Azidophilie.
acidophil(ic): azidophil.
acidosis: Azidose. – **a., compensated:** A., kompensierte. – **a., decompensated:** A., dekompensierte. – **a., diabetic:** A., diabetische. – **a., metabolic:** A., metabolische. – **a., renal tubular:** A., renale tubuläre. – **a., respiratory:** A., respiratorische.
acidotic breathing: Azidoseatmung.
acid output: Säuresekretion. – **basal a. o.** (BAO): S., basale. – **peak a. o.** (PAO): S., maximale.
acid resistance: Säurefestigkeit.
aciduria: Azidurie.
Acinetobacter: Acinetobacter.
acinus: Azinus. – **a. of liver:** Leberazinus. – **a. of lung:** Lungenazinus.
acinus-cell tumor: Azinuszelltumor.
acme: Akme; Gipfel.
acmesthesia: Akrognosie.
acne: Akne. – **a. picealis:** Pechhaut. – **a. vulgaris; common a.:** A. vulgaris.
acnegenic: aknegen.
acne keloid: Aknekeloid.
acnemia: Aknemie.
acoasma: Akoasma.
aconitic acid: Aconitsäure.
aconitine: Aconitin.
acorea: Akorie.
acoria: Akorie.
Acosta's disease: d'Acosta* Krankheit.
acousma: Akoasma.
acoustic: akustisch.
acoustic center: Hörzentrum.
acoustic impedance: Schallwiderstand.
acoustic labyrinth: Ohrlabyrinth.
acoustic nerve: Akustikus.
acoustic neurinoma: Akustikusneurinom.
acoustic reflex threshold: Hörschwelle.
acoustic trauma deafness: Lärmschwerhörigkeit.
acoustics: Akustik.
acquired: erworben.
acral: akral.
acral pigmentation: Akropigmentation.
acrania: Akranie.
acremoniosis: Akremoniose.
acridine: Akridin.
acridine dyes: Akridin-Farbstoffe.
acroagnosis: Akroagnosie.
acroanesthesia: Akroanästhesie.
acroasphyxia: Akroasphyxie.
acrocephalosyndactyly: Akrozephalosyndaktylie.
acrocephaly: Akrozephalie.
acrochordon: Akrochordon.
acrocyanosis: Akrozyanose.
acrodermatitis: Akrodermatitis.
acrodynia: Akrodynie.
acrogeria: Akrogerie.
acrokeratosis: Akrokeratose.
acrolein: Acrolein.
acromegaly: Akromegalie.
acromelalgia: Akromelalgie.
acromial: acromialis.
acromicria: Akromikrie.
acromioclavicular joint: Akromioklavikulargelenk.
acromion; acromial process: Akromion.
acroneurosis: Akroneurose.
acro-osteolysis: Akroosteolyse.
acropachy: Akropachie.
acroparalysis: Extremitätenlähmung.
acroparesthesia: Akroparästhesie.
acrophobia: Höhenangst.
acrosclerosis: Akrosklerose.
acrosome: Akrosom.
acrotrophoneurosis: Akrotrophoneurose.
acrylamide: Acrylamid.
acrylate; acrylic resin: Acrylharz.
acrylic acid: Acrylsäure.

acrylonitrile: Acrylnitril.
ACTH (= adrenocorticotropic hormone): ACTH.
ACTH stimulation test: ACTH-Test.
actin: Actin; Aktin.
actinic: aktinisch.
actinic dermatitis: Sonnenallergie.
actinin: Actinin; Aktinin.
actinium: Actinium; Aktinium.
actinodermatitis: Aktinodermatitis.
Actinomyces: Actinomyces.
actinomycete: Aktinomyzet.
actinomycin D: Actinomycin D.
actinomyosin: Actinomyosin.
action: Handlung.
action current: Aktionsstrom.
action potential: Aktionspotential.
action profile: Wirkungsprofil.
activated: aktiviert.
activated charcoal: Aktivkohle.
activation: Aktivierung.
activation analysis: Aktivierungsanalyse.
activator: Aktivator.
active: aktiv.
active substance; active agent: Wirkstoff.
activity: Aktivität. – **a., catalytic:** A., katalytische. – **a., enzymatic:** A., enzymatische. – **a., optical:** A., optische.
actography: Aktographie.
actomyosin: Aktomyosin; Aktinomyosin.
actual neurosis: Aktualneurose.
acuminate: spitz; acuminatus.
acupressure: Akupressur.
acupuncture: Akupunktur.
acustic: acusticus.
acute: akut. – **a. abdomen:** a. Abdomen. – **a. care:** Akutversorgung. – **a. hemorrhagic pancreatitis:** Pankreasapoplexie. – **a. myelogenic leukemia:** Myeloblastenleukämie. – **a. phase protein:** Akute-Phase-Protein. – **a. rheumatic fever:** Polyarthritis, akute. – **a. yellow atrophy of liver:** Leberdystrophie, akute gelbe.
acyclic: azyklisch.
acyl-CoA: Acyl-CoA.
acystia: Azystie.
adactylia; adactyly: Adaktylie.
adamantinoma: Adamantinom.
adamantoblast: Adamantoblast.
Adam's apple: Adamsapfel; Pomum Adami.
Adams-Stokes syndrome: Adams*-Stokes* Syndrom.
adaptability: Anpassungsfähigkeit.
adaptation: Adaptation; Anpassung. – **a. to high altitude:** Höhenanpassung.
adaptation disease: Adaptationskrankheit.
adapted: adaptiert.
adaptometry: Adaptometrie.
add: hinzufügen; addieren.
adder: Kreuzotter.
addict: Süchtiger.
addicted: abhängig.
addiction: Sucht.
addictive: suchterzeugend.
addictive substances: Suchtmittel.
Addison's disease: Addison* Krankheit.
addisonian crisis: Addison* Krise.
addisonism: Addisonismus.
additional: zusätzlich.
additive: additiv; Zusatz. – **a. effect:** Summationseffekt.
adducent: adduzierend.
adduction: Adduktion.
adduction contracture: Adduktionskontraktur.
adduction fracture: Adduktionsfraktur.
adductor: Adduktor.
adductor paralysis: Adduktorenlähmung.
adductor reflex: Adduktorenreflex.
adenine: Adenin.
adenitis: Adenitis.
adenoacanthoma: Adenoakanthom.
adenocarcinoma: Adenokarzinom. – **a., alveolar; a., acinar:** A., alveoläres. – **a., mucinous:** A., schleimbildendes – **a., papillary:** A., papilläres.
adenocystoma: Adenokystom.
adenofibroma: Adenofibrom.
adenofibromatosis: Adenofibromatosis.
adenography: Adenographie.
adenohypophysis: Adenohypophyse.
adenoid: adenoid.
adenoid hypertrophy: Rachenmandelhyperplasie, -wucherung.
adenoidism: Adenoidismus.
adenoiditis: Adenoiditis; Rachenmandelentzündung.
adenoids: Adenoide; Rachenpolyp.
adenoma: Adenom(a). – **a., malignant:** A. malignum. – **a., solid; a., trabecular:** A. solidum. – **a., toxic thyroid:** A. toxicum; toxisches Schilddrüsenadenom.
adenomatosis: Adenomatose.
adenomyoma: Adenomyom.

adenopathy: Adenopathie.
adenosarcoma: Adenosarkom.
adenosine: Adenosin.
adenosine deaminase (ADA)**:** Adenosindesaminase.
adenosine deaminase deficiency: Adenosindesaminasemangel.
adenosine diphosphate (ADP)**:** Adenosin-5'-diphosphat; Adenosindiphosphorsäure (ADP).
adenosine monophosphate (AMP)**:** Adenosinmonophosphat (AMP). – **cyclic AMP; adenosine 3',5'-cyclic monophosphate:** AMP, zyklisches.
adenosine triphosphatase (ATPase)**:** Adenosintriphosphatase (ATPase).
adenosine triphosphate (ATP)**:** Adenosin-5-triphosphat (ATP).
adenosis: Adenose. – **a., sclerosing:** A., sklerosierende.
adenotomy: Adenotomie.
adenotonsillectomy: Adenotonsillektomie.
adenovirus: Adenovirus.
adenylate cyclase: Adenylatcyclase.
adenylate kinase: Adenylatkinase.
adequate: adäquat; angemessen.
ADH (antidiuretic hormone)**:** ADH (antidiuretisches Hormon).
adherence: Adhärenz.
adherent: adhärent.
adhesin: Adhäsin.
adhesion: Adhäsion; Verklebung.
adhesion ileus: Adhäsionsileus.
adhesive: adhäsiv.
adhesive bandage; a. dressing: (Heft-) Pflasterverband.
adhesive factor: Adhäsin.
adhesive plaster; a. tape: Heftpflaster.
adiadochokinesia; adiadochokinesis: Adiadochokinese.
adiastole: Adiastolie.
Adie's syndrome: Adie* Syndrom.
adipocele: Adipozele.
adipocere: Adipocire; Fettwachs.
adipocyte: Fettzelle.
adiponecrosis: Adiponecrosis.
adiposalgia: Adiposalgie.
adipose: adipös; fett(leibig)
adipose tissue: Fettgewebe. – **a. t., brown:** F., braunes.
adiposis; adiposity: Adipositas; Fettleibigkeit
adipositis: Fettgewebsentzündung.
adipsia: Adipsie.
aditus: Aditus.
adjacent: angrenzend.
adjustment: Anpassung; Einstellung.
adjuvant: Adjuvans; Hilfsstoff.
adminicle: Adminiculum.
adnexa: Adnexa; Adnexe.
adnexal tumor: Adnextumor.
adnexectomy: Adnexektomie.
adnexitis: Adnexitis.
adolescence: Adoleszenz; Jugend.
adolescent crisis: Pubertätskrise.
adrenal: adrenal.
adrenal apoplexy: Nebennierenapoplexie.
adrenal cortex: Nebennierenrinde.
adrenal crisis: akute Nebennierenrindeninsuffizienz.
adrenalectomy: Adrenalektomie; Nebennierenexstirpation.
adrenal gland: Nebenniere.
adrenal insufficiency: Nebenniereninsuffizienz.
adrenal medulla: Nebennierenmark.
adrenal scintigraphy: Nebennierenszintigraphie.
adrenal tuberculosis: Nebennierentuberkulose.
adrenal tumor: Nebennierentumor.
adrenarche: Adrenarche.
adrenergic: adrenerg(isch).
adrenochrome: Adrenochrom.
adrenocortical: adrenokortikal.
adrenocortical adenoma: Nebennierenrindenadenom, -adenomatose.
adrenocortical atrophy: Nebennierenrindenatrophie.
adrenocortical hormones: Nebennierenrindenhormone.
adrenocortical hyperplasia: Nebennierenrindenhyperplasie.
adrenocortical insufficiency: Nebennierenrindeninsuffizienz.
adrenocorticotropic hormone (ACTH)**:** adrenocorticotropes Hormon.
adrenogenital: adrenogenital.
adrenolytic: Adrenolytikum.
adrenomimetic: Adrenomimetikum.
adrenostatic: Adreno(cortico)statikum.
Adriamycin: Adriamycin.
adsorbent: Adsorbens.
adsorption: Adsorption.

A

adstringent: Adstringens.
adult: erwachsen.
adulteration: *pharm* Verfälschung.
advance: Fortschritt.
advantage: Vorteil.
adventitia: Adventitia.
adventitial cell: Adventitiazelle.
adverse: gegensätzlich.
adversive epilepsy: Adversivepilepsie.
adynamia: Adynamie. – **a., episodic hereditary:** A. episodica hereditaria.
adynamic: antriebslos.
aeremia: Aerämie.
aerobe: Aerobier.
aerobic: aerob.
aerobiosis: Aerobiose.
aerocele: Aerozele.
aeroembolism; air embolism: Aeroembolismus; Luftembolie.
aerogenic; aerogenous: aerogen.
aerophagy: Aerophagie.
aerosinusitis: Aerosinusitis.
aerosol: Aerosol.
aerosol therapy: Aerosoltherapie.
aerospace medicine: Raumfahrtmedizin.
aerotitis: Aerootitis.
afebrile: afebril.
affect: Affekt.
affected: affiziert.
affect-induced epilepsy; affective e.: Affektepilepsie.
affection: Affektion.
affective: affektiv.
affective disorder: Gemütskrankheit.
affective lability: Affektlabilität.
affective psychosis: Emotionspsychose.
affective respiratory spasm: Affektkrampf, respiratorischer.
affectivity: Affektivität.
afference: Afferenz.
afferent: zuführend; afferent.
affinity: Affinität.
A-fiber: A-Faser.
afibrinogenemia: Afibrinogen(äm)ie.
aflatoxin: Aflatoxin.
AFP (alpha-fetoprotein): AFP (Alpha-Fetoprotein).
African lethargy: Lethargia africana; Schlafkrankheit.
African lymphoma: Burkitt* Lymphom.
African trypanosomiasis: Schlafkrankheit, afrikanische.
afterbirth: Nachgeburt.
aftercare: Nachsorge.
aftercataract: Nachstar.
afterglow: Nachleuchten.
afterimage: Nachbild.
afterload: Nachlast.
afterloading: Nachladetechnik.
afterpains: Nachwehen.
afterpotential: Nachpotential.
agalactia: A(ga)laktie; Agalasie.
agamic: agam.
agammaglobulinemia: Agammaglobulinämie. – **a., X-linked congenital:** A., kongenitale (geschlechtsgebundene)
agamogenesis: Agamogenie.
aganglionic: aganglionär.
aganglionosis: Aganglionosis.
agar(-agar): Agar(-Agar).
agar diffusion test: Agar-Diffusionstest.
agarose: Agarose.
age: Alter.
agenesia; agenesis: Agenesia; Agenesis.
agenesis of the corpus callosum: Balkenmangel.
agenitalism: Agenitalismus.
agent: Agens; Wirkstoff.
agent change: Keimwechsel.
age pigment: Alterspigment.
ageusia; ageustia: Ageusie; Geschmackslähmung.
agglomeration: Agglomeration.
agglutination: Agglutination.
agglutination test: Agglutinationstest.
agglutinin: Agglutinin.
agglutinogen: Agglutinogen.
agglutinoscope: Seroskop.
aggravate: erschweren.
aggravation: Aggravatio(n); Verschlechterung; Verschlimmerung.
aggregate: Aggregat.
aggregation: Aggregation.
aggressin: Aggressin.
aggressivity: Aggressivität.
agitated: agitiert.
agitation: Agitatio(n); Agitiertheit.
aglossia: Aglossie.
aglutition: Schlucklähmung.
aglycone: Aglykon.
aglycosuric: aglukosurisch.
agnathia: Agnathie.
agnosia: Agnosie. – **a., auditory:** A., akustische. – **a., optic; a., visual:** A., optische. – **a., tactile:** A., taktile.
agonal: agonal.

agonist: Agonist.
agony: Agonie.
agoraphobia: Agoraphobie; Platzangst.
agrammatism: Agrammatismus.
agranular: agranulär.
agranulocytosis: Agranulozytose.
agraphia: Agraphie. – **a., motor:** A., motorische.
agrypnia: Agrypnie; Schlaflosigkeit.
agyria: Agyrie; Agyrismus.
ahaptoglobinemia: Ahaptoglob(ul)inämie.
Ahlfeld's sign: Ahlfeld* Zeichen.
A.I. (= artificial insemination): AI.
aid: Hilfe.
AIDS (= Acquired Immune Deficiency Syndrome): AIDS.
aim: Ziel.
air: Luft.
air arthrography: Luftarthrographie.
air bath: Luftbad.
air block: Luftblock.
airborne: luftübertragen.
air conditioning: Klimaanlage.
air conduction: Luftleitung.
air contrast arthrography: Arthropneumographie.
air embolism: Luftembolie.
air-fluid level: Flüssigkeitsspiegel.
air gap: Luftspalt.
air hunger: Lufthunger.
air insufflation: Luftfüllung.
air pollution: Luftverunreinigung.
air pressure: Luftdruck.
airproof; airtight: luftdicht.
air rescue service: Luftrettungsdienst.
airsickness: Luftkrankheit; Fliegerkrankheit.
air supply: Luftzufuhr.
air swallowing: Luftschlucken.
air trapping: Pendelluft.
air vesicle: Lungenalveole.
airway resistance: Atemwegswiderstand.
Aitken classification: Aitken* Klassifikation.
ajmaline: Ajmalin.
AKA (above-knee amputation): Oberschenkelamputation.
akinesia: Akinesie.
akinetic: akinetisch.
Akureyri disease: Akureyri-Krankheit.
ala: Ala; Flügel.
alalia: Alalie.
alanine: Alanin.
alanine aminotransferase: Alaninaminotransferase.
alar: alaris.
alarm reaction: Alarmreaktion.
alastrim: Alastrim.
Albers//Schönberg disease: Albers//Schönberg* Krankheit.
Albert's disease: Albert* Krankheit.
Albini's nodules: Albini* Knötchen.
albinism: Albinismus. – **a., partial:** A. partialis – **a., total:** A. totalis.
albino: Albino.
albinoidism: Albinoidismus.
Albright's disease: Albright* Syndrom.
albugo: Albugo.
albumin: Albumin.
albumin-globulin ratio: Albumin-Globulin-Quotient.
albumin macroaggregate: Makroalbuminaggregat.
albuminose: Album(in)ose.
albuminuria: Albuminurie.
albumose: Album(in)ose.
alcohol: Alkohol.
alcohol abuse: Alkoholabusus.
alcohol addiction: Alkoholabhängigkeit.
alcohol dehydrogenase: Alkoholdehydrogenase (ADH).
alcohol determination: Alkoholbestimmung.
alcohol embryopathy: Alkoholembryopathie.
alcoholic: alkoholisch; Alkoholiker.
alcoholic delirium: Alkoholdelir.
alcoholic depravation: Alkoholdepravation.
alcoholic epilepsy: Alkoholepilepsie.
alcoholic hallucinosis: Alkoholhalluzinose.
alcoholic intoxication: Alkoholintoxikation.
alcoholic polyneuropathy: Alkoholpolyneuropathie.
alcoholic psychosis: Alkoholpsychose.
alcoholism: Alkoholismus.
alcohol nerve block: Alkoholblockade.
alcohol poisoning: Alkoholrausch.
aldehyde: Aldehyd.
aldehyde alcohol: Aldehydalkohol.
aldehyde dehydrogenase: Aldehyddehydrogenase.
aldehyde oxidase: Aldehydoxidase.

aldehyde sugar: Aldehydzucker.
Alder-Reilly anomaly: Reilly* Granulationsanomalie.
aldohexose: Aldohexose.
aldol: Aldol.
aldolase: Aldolase.
aldopentose: Aldopentose.
aldose: Aldose.
aldosterone: Aldosteron.
aldosteronism: Aldosteronismus. – **a., primary:** A., primärer; Conn* Syndrom. – **a., secondary:** A., sekundärer.
Aldrich's syndrome: Aldrich* Syndrom.
Aleppo boil: Aleppobeule.
aleukemia: Aleukämie.
Alexander's syndrome: Alexander* Syndrom.
alexia: Alexie.
alexin: Alexin.
aleydigism: Leydig* Hypogonadismus.
alfentanile: Alfentanil.
algesia: Algesie.
algesimetry: Alg(es)imetrie.
algodystrophy: Algodystrophie.
algolagnia: Algolagnie.
algometry: Alg(es)imetrie.
alienia: Milzagenesie.
alimentary: alimentär.
alimentary canal; a. system: Magen-Darm-Kanal; Verdauungskanal, -trakt, -apparat.
alimentation: Ernährung. – **a., artificial:** E., künstliche.
aliphatic: aliphatisch.
alive: lebend; vivus.
alkalemia: Alkal(i)ämie.
alkali: Alkali.
alkalimetry: Alkalimetrie.
alkaline: alkalisch; basisch.
alkaline earth metal (oxide): Erdalkali.
alkaline reserve; alkali reserve: Alkalireserve.
alkalinuria: Alkaliurie.
alkaloid: Alkaloid.
alkalosis: Alkalose. – **a., metabolic:** A., metabolische. – **a., respiratory:** A., respiratorische.
alkaluria: Alkaliurie.
alkapton: Alkapton.
alkaptonuria: Alkaptonurie.
alkylating agents: Alkylanzien.
allachesthesia: Allachästhesie.
ALL (acute lymphocytic leukemia): ALL (akute lymphatische Leukämie).
allantoin: Allantoin.
allantois: Allantois.
allele; allelomorph: Allel.
Allen-Masters syndrome: Masters*-Allen* Syndrom.
allergen: Allergen.
allergen challenge: Expositionstest.
allergen test(ing): Allergentestung.
allergic vasculitis: Immunvaskulitis.
allergology: Allergologie.
allergometry: Allergometrie.
allergy: Allergie. – **a., cell-mediated:** A., zellvermittelte. – **a., delayed type:** A. vom verzögerten Typ. – **a., immediate type:** A. vom Soforttyp.
allergy of infection: Infektallergie.
allesthesia: All(ach)ästhesie.
allied health professionals: medizinisches Hilfspersonal.
alloantibody: Alloantikörper.
alloantigen: Alloantigen.
allochezia: Allochezie.
allochiria: Alloch(e)irie.
allogen(e)ic: allogen.
allograft: Allotransplantat.
allokinesis: Allokinese.
allometry: Allometrie.
allomorphism: Allomorphosis.
allopathy: Allopathie.
alloplasty: Alloplastik.
allopurinol: Allopurinol.
all-or-none law: Alles-oder-Nichts-Gesetz.
allor(r)hythmia: Allo(r)rhythmie.
allostery: Allosterie.
allotriophagy: Allotriophagie.
allotypy: Allotypie.
alloxan diabetes: Alloxan-Diabetes.
alloy: Legierung.
aloe: Aloe.
aloin: Aloin.
alopecia: Alopecia; Alopezie; Haarausfall; Kahlheit. – **a. areata:** A. areata. – **a., atrophic:** A. atrophicans. – **a., marginal traumatic; traction a.:** A. liminaris. – **a., symptomatic:** A. symptomatica.
Alpers' syndrome: Alpers* Syndrom.
alpha-activation: Alpha-Aktivierung.
alpha-adrenergic blocking agents: Alphablocker.

alpha-adrenergic receptor: Alpharezeptor.
alpha-aminopropionic acid: α-Aminopropionsäure.
alpha-amylase: Alpha-Amylase.
alpha blockers: Alphablocker.
alpha blocking: Alphablockierung.
alpha cell: Alphazelle.
alpha chain disease: Alphaketten-Krankheit.
alpha decay: Alphazerfall.
alpha-fetoprotein (AFP): Alpha-Fetoprotein (AFP).
alpha hemolysis: Alphahämolyse.
alpha-lipoprotein: Alphalipoprotein.
alpha particles: Alphateilchen.
alphaprodine: Alphaprodin.
alpha rays: Alphastrahlen.
alpha-receptor: Alpharezeptor.
alpha-receptor blockers: Alpharezeptorenblocker.
alpha-rhythm: Alpharhythmus.
alpha thalassemia: Alpha-Thalassämie.
alphavirus: Alphavirus.
alpha wave: Alphawelle.
Alport's syndrome: Alport* Syndrom.
ALT (alanine aminotransferase)**:** ALT (Alaninaminotransferase).
alteration: Änderung; Alteration.
alternate generation: Generationswechsel.
alternating; alternate: alternierend; wechselnd.
alternating current (AC)**:** Wechselstrom.
alternating diet: Wechseldiät.
altitude sickness: Höhenkrankheit.
alum: Alaun.
aluminum: Aluminium.
aluminum acetate solution: essigsaure Tonerde.
aluminum equivalent: Aluminium-Gleichwert.
alveolar: alveolär.
alveolar air: Alveolarluft.
alveolar atrophy: Alveolaratrophie.
alveolar-capillary block: Alveolokapillarblock.
alveolar cell carcinoma: Alveolarzellkarzinom.
alveolar ectasia: Alveolarektasie.
alveolar process: Alveolarfortsatz.
alveoli: Alveolen; Alveoli.
alveolitis: Alveolitis.
alveolus: Alveolus; Alveole.
alymphocytosis: Alymphozytose.
Alzheimer's disease: Alzheimer* Krankheit.
amacrine: amakrin.
amalgam: Amalgam.
Amanita phalloides: Knollenblätterpilz.
amanitine: Amanitin.
amantadine: Amantadin.
amaroids: Bitterstoffe.
amastia: Amastie.
amaurosis: Amaurose; Blindheit.
amaurotic: amaurotisch.
amazia: Amastie.
ambisexuality: Ambisexualität.
ambitendency: Ambitendenz.
ambivalence: Ambivalenz.
amblyopia: Amblyop(s)ie; Schwachsichtigkeit; Sehschwäche.
amblyoscope: Amblyoskop.
amboceptor: Ambozeptor.
ambos: Amboß.
ambulance: Ambulanz; Krankenwagen.
ambulant clinic: Poliklinik.
ameba: Amöbe.
amebiasis: Amöbiasis.
amebic abscess: Amöbenabszeß.
amebic dysentery: Amöbenruhr.
amebic hepatitis: Amöbenhepatitis.
amebic meningoencephalitis: Amöbenmeningoenzephalitis.
ameboid: amöboid.
amelanotic: amelanotisch.
amelia: Amelie; Amelia.
ameloblast: Ameloblast.
ameloblastoma: Ameloblastom.
ameloblastosarcoma: Ameloblastosarkom.
amenorrhea: Amenorrhö. – **a., functional:** A., funktionelle. – **a., primary:** A., primäre. – **a., secondary:** A., sekundäre.
amentia: Amentia.
American leishmaniasis: Uta.
amethopterin: Amethopterin.
ametropia: Ametropie; Fehlsichtigkeit.
amidase: Amidase.
amide: Amid.
amidopyrine: Amidopyrin.
amimia: Amimie.
aminase: Aminase.
amine: Amin. – **a., vasoactive:** A., vasoaktives.
amine diabetes: Amindiabetes.

aminoacetic acid: Aminoessigsäure.
amino acid: Aminosäure.
amino acid diabetes: Aminosäurendiabetes.
amino acid sequence: Aminosäurensequenz.
aminoaciduria: Aminoazidurie.
aminoacyl: Aminoacyl.
aminoacyl-tRNA-synthetase: Aminoacyl-tRNS-Synthetase.
aminoethanol: Aminoäthanol.
aminoglycoside antibiotics: Aminoglykosid-Antibiotika.
amino group: Aminogruppe.
aminolevulinic acid (ALA): δ-Aminolävulinsäure (ALS).
aminopeptidase: Aminopeptidase.
aminophenazone: Aminophenazon.
aminopterin: Aminopterin.
aminopurine: Aminopurin.
5-aminosalicylic acid: 5-Aminosalicylsäure.
amino sugar: Aminozucker.
amitosis: Amitose.
AML (acute myelocytic leukemia): AML (akute myeloblastische Leukämie).
Ammon's horn sclerosis: Ammonshornsklerose.
ammonia: Ammoniak; Salmiakgeist.
ammoniacal: ammoniakalisch.
ammonia intoxication: Ammoniakvergiftung.
ammonium: Ammonium.
ammonium base: Ammoniumbase.
ammonium chloride: Salmiak; Ammoniumchlorid.
amnesia: Amnesie. – **a., anterograde:** A., anterograde. – **a., psychogenic:** A., psychogene. – **a., retrograde:** A., retrograde.
amnestic: amnestisch.
amniocele: Amniozele.
amniocentesis: Amniozentese.
amniography: Amniographie.
amnion: Amnion; Amnios.
amnionitis: Amnionitis.
amnioscope: Amnioskop.
amnioscopy: Amnioskopie.
amniotic: amniotisch.
amniotic bands: Amnionstränge.
amniotic cavity: Amnionhöhle.
amniotic fluid: Fruchtwasser.
amniotic sac: Fruchtblase.
amniotomy: Amniotomie; Blasensprengung.
amnitis: Amnionitis.
A-mode: A-Bild-Methode.
amoeba: Amöbe.
amorphia; amorphism: Amorphie.
amorphognosia: Amorphosynthese.
amorphous: amorph; formlos.
Amoss' sign: Amoss* Dreifußzeichen.
amotio: Amotio.
amoxicillin: Amoxicillin.
AMP (adenosine monophosphate)**:** AMP (Adenosinmonophosphat).
amperage: Stromstärke.
ampere: Ampere.
amphetamine sulfate: Amphetaminsulfat.
amphiarthros: Kippgelenk.
amphibolic: amphibol.
amphicyte: Amphizyt.
amphimixis: Amphimixis.
amphitrichous: amphitrich.
ampholyte: Ampholyt.
amphoric: amphorisch.
amphoric respiration: Krugatmen.
amphorophony: Amphorophonie.
amphoteric: amphoter.
amphotericin B: Amphotericin B.
amphotropic: amphotrop.
ampicillin: Ampicillin.
amplitude: Amplitude. – **a. of blood pressure:** Blutdruckamplitude.
AMP synthetase, cyclic: Adenylatcyclase.
ampule: Ampulle.
ampulla: Ampulla.
ampullar; ampullary: ampullaris.
amputation: Amputatio; Amputation. – **a., aperiostal:** A., aperiostale. – **a., forequarter:** A. interscapulothoracalis. – **a., osteoplastic:** A., osteoplastische. – **a., transmetatarsal:** A. mediotarsalis; A. metatarsea. – **a., traumatic:** A., traumatische.
amputation neuroma: Amputationsneurom.
amputation of cervix: Zervixamputation.
amputationstump: Amputationsstumpf.
amputee: Amputierter.
amrinone: Amrinon.
amusia: Amusie.
amyelia: Amyelie.
amygdala: Amygdala; Mandeln.
amygdalin: Amygdalin.
amygdaloid body: Mandelkern, -körper.

amyl alcohol: Amylalkohol.
amylase: Amylase.
amyl nitrite: Amylnitrit.
amylo-1,6-glucosidase: Amylo-1,6-Glucosidase.
amyloid: Amyloid.
amyloid body: Amyloidkörper.
amyloidosis: Amyloidose.
amyloid staining (Bennhold): Bennhold* Färbung.
amylopectin: Amylopektin.
amylopectinosis: Amylopektinose.
amylorrhea: Amylorrhö.
amylose: Amylose.
amylum: Stärke; Amylum.
amyostatic: amyostatisch.
amyostatic syndrome: Myastasie.
amyotonia: Amyotonie.
amyotrophic lateral sclerosis: Lateralsklerose, amyotroph(isch)e.
amyotrophy: Amyotrophie.
ANA (antinuclear antibody): ANA (antinukleärer Antikörper).
anabiosis: Anabiose.
anabiotic: anabiotisch.
anabolic: anabol(isch); Anabolikum.
anabolism: Anabolismus.
anabolite: Anabolit.
anachoresis: Anachorese.
anacidity: Anazidität.
anaclisis: Anaklisis.
anacrotism: Anakrotie.
anadenia: Anadenie.
anadidymus: Anadidymus.
anaerobe: Anaerobier.
anaerobic: anaerob.
anaerobic metabolism; anaerobiosis: anaerober Stoffwechsel; Anaerobiose.
anagen hair: Anagenhaar.
anakusis: Anakusis.
anal: anal.
anal abscess: Analabszeß.
anal atresia: Analatresie.
analbuminemia: Analbuminämie.
analeptic (agent): Analeptikum; Belebungsmittel.
anal fissure: Analfissur.
anal fistula: Analfistel.
analgesia: Analgesie; Analgie.
analgesic; analgetic: Analgetikum; Schmerzmittel.
analgesic therapy: Schmerztherapie.
analgia: Analgie.
anal itching: Afterjucken.
analogous: analog.
analogous compound; analogue: Analogstoff.
analphalipoproteinemia, familial: Analphalipoproteinämie, familiäre.
anal prolapse: Analprolaps.
anal reflex: Analreflex.
anal rhagade: Analrhagade
analysis: Analyse.
analysis of variance: Varianzanalyse.
analyze: analysieren.
anamnesis: Anamnese. – **a., indirect:** Fremdanamnese.
anancasm: Anankasmus.
anancastic: zwanghaft.
anaphase: Anaphase.
anaphylactic: anaphylaktisch.
anaphylactoid: anaphylaktoid.
anaphylatoxin: Anaphylatoxin.
anaphylaxis: Anaphylaxie.
anaplasia: Anaplasie.
anaplastic surgery; anaplasty: Anaplastik.
anarthria: Anarthrie.
anasarca: Anasarka.
anaspadias: Anaspadie.
anastomosis: Anastomose. – **a., arteriovenous:** A., arteriovenöse. – **a., coronaricocaval:** A., koronarikokavale. – **a., faciohypoglossal:** A., spinofaziale. – **a., gastrojejunal:** A., gastrojejunale. – **a., lymphaticovenous:** A., lymphovenöse. – **a., portocaval:** A., portokavale.
anastomotic ulcer: Anastomosengeschwür.
anatomic(al): anatomisch.
anatomy: Anatomie.
anatoxin: Anatoxin.
anazoturia: Anazoturie.
ancrod: Ancrod.
Ancylostoma: Ancylostoma.
Ancylostoma dermatitis: Ancylostoma-Dermatitis.
ancylostomiasis: Ancylostomiasis.
Andaman fever: Andamanen-Fieber.
androblastoma: Androblastom.
androgen; androgenic hormone: Androgen.
androgynous: androgyn.
androgyny; androgynism: Androgynie.
androsperm: Androspermium.
androstane: Androstan.

androstenediol: Androstendiol.
androstenedione: Androstendion.
androsterone: Androsteron.
androtropism: Androtropie; Androtropismus.
anelectrotonus: Anelektrotonus.
anemia: Anämie; Blutarmut. – **a. of infection:** Infektanämie. – **a. of pregnancy:** Schwangerschaftsanämie.
anemic: anämisch.
anencephaly; anencephalia: Anenzephalie.
anenergy: Energielosigkeit.
anenzymia: Anenzymie.
anergy: Anergie.
anesthesia: Anästhesie.
anesthesia apparatus: Narkoseapparat.
anesthesia mask: Narkosemaske.
anesthesia paralysis: Narkoselähmung.
anesthesia system: Narkosesystem.
anesthesia tube: Narkosetubus.
anesthesiologist: Anästhesist.
anesthesiology: Anästhesiologie.
anesthetic: Anästhetikum.
anesthetic accident: Narkosezwischenfall.
anesthetic gas: Narkosegas.
anesthetic risk: Narkoserisiko.
anesthetist: Anästhesist.
anethopathy: Anethopathie.
anetoderma: Anetodermie.
aneuploidy: Aneuploidie.
aneurine: Aneurin.
aneurysm: Aneurysma. – **a., atherosclerotic:** A., arteriosklerotisches. – **a., arteriovenous:** A. arteriovenosum. – **a., cirsoid:** A. cirsoides. – **a., dissecting:** A. dissecans. – **a., false:** A., falsches. – **a., racemose:** A. cirsoides. – **a., sacculated:** A. sacciforme. – **a., true:** A., echtes.
aneurysm in a scar: Narbenaneurysma.
aneurysm of the heart wall: Herzwandaneurysma.
angel's wing: Scapula alata.
angialgia: Angialgie.
angiectasia; angiectasis: Angiektasie.
angiectomy: Angiektomie.
angi(i)tis; vasculitis: Angiitis.
angina: Angina. – **a., intestinal:** A. abdominalis. – **a. pectoris:** A. pectoris. – **Prinzmetal's a.:** A., vasospastische; Prinzmetal* Angina. – **a. scarlatinosa:** Scharlachangina.
anginal; anginose; anginous: anginös; pektanginös.
angioblast: Angioblast.
angioblastoma: Angioblastom.
angiocardiography: Angiokardiographie.
angiocardiopathy: Angiokardiopathie.
angiodynia: Angiodynie.
angiodysgenetic myelomalacia: Angiodysgenesia spinalis.
angiodysplasia: Angiodysplasie.
angioedema: angioneurotisches Ödem.
angiofibrolipoma: Angiofibrolipom.
angiofibroma: Angiofibrom.
angiogram: Angiogramm.
angiography: Angiographie.
angiohemophilia: Angiohämophilie.
angioid: angioid.
angioimmunoblastic: angioimmunoblastisch.
angiokeratoma: Angiokeratom.
angiology: Angiologie.
angiolupoid: Angiolupoid.
angiolytic: angiolytisch.
angioma: Angiom(a). – **a., stellate; spider a.:** A. stellatum. – **a., telangiectatic:** A. teleangiectaticum.
angiomatosis: Angiomatose. – **a. of the retina:** Netzhautangiomatose.
angiomyoma: Angiomyom.
angioneurosis; angioneuropathy: Angioneurose; Angioneuropathie.
angioneurotic: angioneurotisch.
angioneurotic edema: Quincke* Ödem; angioneurotisches Ödem.
angio-organopathy: Angioorganopathie.
angiopathy: Angiopathia; Angiopathie; Gefäßkrankheit. – **a., diabetic:** A. diabetica.
angioplasty: Angioplastie. – **a., percutaneous transluminal:** A., perkutane transluminale.
angiopressure: Gefäßkompression.
angiopsathyrosis; capillary fragility: Angiopsathyrosis.
angioreceptor: Angiorezeptor.
angiorrhaphy: Gefäßnaht.
angiorrhexis: Angio(r)rhexis.
angiosclerosis: Angiosklerose.
angiosis: Angiose; Gefäßkrankheit.
angiospasm: Angiospasmus; Gefäßkrampf.
angiostenosis: Gefäßstenose.
angiotensin: Angiotensin.

angiotrophoneurosis: Angiotrophoneurose.
angle: Winkel; Angulus.
Angle's classification: Angle* Klassifikation.
angle of anomaly: Anomaliewinkel.
angle of deviation: Schielwinkel.
angle of incidence: Einfallswinkel.
angle of rotation: Drehwert.
angor: Angor.
angular: angularis.
angular acceleration: Winkelbeschleunigung.
angular gyrus syndrome: Angularis-Syndrom; Gerstmann* Syndrom.
angulation: Winkelbildung.
angulus: Angulus; Winkel.
an(h)idrosis: Anhidrose; Anhidrosis.
anhydremia: Anhydrämie.
anhydride: Anhydrid.
anicteric: anikterisch.
anilide: Anilid.
aniline: Anilin.
aniline cancer: Anilinkrebs.
anima: Anima.
animal: animal.
animal allergen: Tierallergen.
animal experiment: Tierversuch.
animal passage: Tierpassage.
anion: Anion.
anion complex: Anionenkomplex.
anion exchange resin: Anionenaustauscher.
anion gap: Anionenlücke.
aniridia: Anir(id)ie.
anisakiasis: Anisakiasis.
anise: Anis.
aniseikonia; anisoiconia: Aniseikonie.
anisochromia: Anisochromie.
anisocoria: Anisokorie.
anisocytosis: Anisozytose.
anisodontia: Anisodontie.
anisogamy: Anisogamie.
anisokaryosis: Anisokaryose.
anisometropia: Anisometropie.
anisosphygmia: Anisosphygmie.
anisotropic disk: A-Bande.
anisotropy: Anisotropie.
ankle: Knöchel.
ankle bone: Sprungbein; Talus.
ankle clonus: Fußklonus.
ankle edema: Knöchelödem.
ankle-foot orthosis (AFO): Berliner Schuh.
ankle joint: Sprunggelenk.
ankyloblepharon: Ankyloblepharon.
ankylodactyly: Ankylodaktylie.
ankyloglossia: Ankyloglosson; Ankyloglossie.
ankylosing: ankylosierend.
ankylosing spondylitis: v. Bechterew* Krankheit.
ankylosis: Ankylose; Gelenksteife.
ankylosis of the stapes: Stapesankylose.
ankylotic limping: Versteifungshinken.
anlage: Anlage.
Annelida: Anneliden.
annexa: Annexa; Adnexe.
annular: anular(is).
annular scotoma: Ringskotom.
annuloplasty: Anuloplastik.
annulorrhaphy: Anulorrhaphie.
annulus: Anulus; Ring.
anodal closure contraction (ACC): Anodenschließungszuckung.
anodal opening contraction (AOC): Anodenöffnungszuckung (AÖZ).
anode: Anode.
anode rays: Anodenstrahlen.
anodontia; anodontism: Anodontie.
anoetic: anoetisch.
anomaloscope: Anomaloskop.
anomaly: Anomalie; Fehlbildung.
anomaly of refraction: Refraktionsanomalie.
anomia: Wortfindungsstörung.
anonychia: Anonychie.
Anopheles (mosquito): Anopheles; Malariamücke.
anophthalmia: Anophthalmie; Anophthalmus.
anopia: Anopie.
Anoplura: Anoplura.
anopsia: Anopsie.
anorchia; anorch(id)ism: Anorch(id)ie.
anorectal: anorektal.
anorectic; anorectous: anorektisch.
anorexia: Anorexia; Anorexie. – **a. nervosa:** A. nervosa.
anorgasmy: Anorgasmie.
anoscope: Anoskop.
anosmia: Anosmie.
anosognosia: Anosognosie.
anotia: Anotie.
anovulatory: anovulatorisch.

anoxemia: Anoxämie.
anoxia: Anoxie.
anoxic T(-wave): Erstickungs-T.
anoxybiosis: Anoxybiose.
ansiform: schleifenförmig.
antacid: Antacidum; Antazidum.
antagonism: Antagonismus.
antagonist: Antagonist.
antasthmatic: Antiasthmatikum.
antecolic: antekolisch.
antecurvature: Antekurvation.
anteflected uterus; anteflexion of the uterus: Anteflexio uteri.
anteposition: Antepositio(n).
anterior: anterior; anterius.
anterior asynclitism: Vorderscheitelbeineinstellung.
anterior chamber: Vorderkammer.
anterior chamber lens: Vorderkammerlinse.
anterior column: Vordersäule.
anterior horn syndrome: Vorderhornsyndrom.
anterior lobe of pituitary gland: Hypophysenvorderlappen.
anterior mediastinal clear space: Retrosternalraum.
anterior myocardial infarction: Vorderwandinfarkt.
anterior perineum: Vorderdamm.
anterior pituitary: Adenohypophyse; Hypophysenvorderlappen.
anterior pituitary insufficiency: Hypophysenvorderlappeninsuffizienz.
anterior rachischisis: Wirbelkörperspalte.
anterior root: Vorderwurzel.
anterior teeth: Frontzähne.
anterior tibial (compartment) syndrome: Tibialis-anterior-Syndrom.
anterograde: anterograd.
anterolateral tract: Vorderseitenstrang.
anteroposterior: anteroposterior.
anteroseptal infarction: Anteroseptalinfarkt.
antetorsion: Antetorsio(n).
anteversion of the uterus: Anteversio uteri.
anthelmintic: Anthelmintikum.
anthelmintic therapy: Wurmkur.
anthracene: Anthracen; Anthrazen.
anthracosilicosis: Anthra(ko)silikose.
anthracosis; black lung: Anthracosis.
anthraquinone: Anthrachinon.
anthrarobin: Anthrarobin.
anthrax: Anthrax; Milzbrand.
anthropology: Anthropologie.
anthropophilic: anthropophil.
anthropophobia: Anthropophobie.
anthropozoonosis: Anthropozoonose.
antiadrenergic: Antiadrenergikum.
antiallergic: Antiallergikum.
antiandrogen: Antiandrogen.
antianemic: antianämisch.
antiantibody: Anti-Antikörper.
antiarrhythmic: Antiarrhythmikum.
antibiosis: Antibiose.
antibiotic: Antibiotikum.
antibiotic resistance: Antibiotikaresistenz.
antibody (ab): Antikörper (AK). – **ab., antinuclear:** AK, antinukleärer. – **ab., antitoxic:** AK, antitoxischer. – **ab., autologous:** AK, autologer. – **ab., blocking:** AK, blockierender. – **ab., complement fixing:** AK, komplementbindender. – **ab., complete:** AK, kompletter. – **ab., cytophilic:** AK, zytophiler. – **ab., cytotoxic:** AK, zytotoxischer. – **ab., incomplete:** AK, inkompletter. – **ab., monoclonal:** AK, monoklonaler.
anticholinergic: Anticholinergikum.
anticipation: Erwartung.
anticipatory anxiety: Erwartungsangst.
anticoagulant: Antikoagulans.
anticonvulsant: Antikonvulsivum.
anticus paralysis: Antikus-Lähmung.
antidepressant: Antidepressivum.
antidiabetic: Antidiabetikum.
antidiarrheal: Antidiarrhoikum.
antidiuretic: Antidiuretikum.
antidiuretic hormone (ADH): Adiuretin.
antidote: Antidot; Gegengift, -mittel.
antidromic: antidrom.
antiemetic: Antiemetikum.
antienzyme: Antienzym.
antiepileptic: Antiepileptikum.
antiestrogen: Antiöstrogen.
antifibrillatory drug; a. agent: Antifibrillans.
antifibrinolysin: Antifibrinolysin.
antifibrinolytic: Antifibrinolytikum.
antigen: Antigen. – **a., carcinoembryonic** (CEA): A., karzinoembryonales. – **a., cross-reacting:** A., kreuzreagierendes. – **a., oncofetal:** A., onkofetales. – **a., prostate-specific:** A., prostataspezifi-

sches. – **a., tumor-specific:** A., tumorspezifisches.
antigen a: A-Antigen.
antigen-antibody reaction: Antigen-Antikörper-Reaktion.
antigen formula: Antigenformel.
antigenic: antigen.
antigenic determinant: Antigendeterminante.
antigenic drift: Antigen-Drift.
antigenicity: Antigenität.
antigenic shift: Antigen-Shift.
antigen pattern: Antigenmuster.
antigen specifity: Antigenspezifität.
antiglobulin: Antiglobulin.
antiglobulin consumption test: Antiglobulin-Konsumptionstest.
antihemophilic: antihämophil.
antihistamine; antihistaminic: Antihistaminikum.
antihormone: Antihormon.
anti-human globulin: Antihumanglobulin.
antihyaluronidase test: Antihyaluronidase-Test.
antihydrotic: Anthidrotikum.
antihypertensive: Antihypertensivum; Antihypertonikum.
anti-inflammatory: entzündungshemmend.
antileprotic: Antileprotikum.
anti-leukocyte antibody: Leukozytenantikörper.
antilipemic: Antilipidämikum.
antilymphocyte serum (ALS): Antilymphozytenserum (ALS).
antimalarial: Malariamittel.
antimetabolite: Antimetabolit.
antimitotic: Antimitotikum.
antimonosis: Antimonose.
antimony: Antimon.
antimutagen: Antimutagen.
antimycotic: Antimykotikum.
antineoplastic: antineoplastisch.
antineuralgic agent: Antineuralgikum.
antinuclear: antinukleär.
antipediculotics: Läusemittel.
antiperistalsis: Antiperistaltik; retrograde Peristaltik.
antiperspirant; anhidrotic: Antiperspirans; schweißhemmend.
antiphlogistic: Antiphlogistikum; entzündungshemmend.
antiphlogistic irradiation: Entzündungsbestrahlung.
antiplasmin: Antiplasmin.
antipruritic: Antipruriginosum.
antipyretic: Antipyretikum; fiebersenkend.
antipyretic agents: Fiebermittel.
antireflux plasty: Antirefluxplastik.
antireticular cytotoxic serum (ACS): Bogomolez* Serum.
anti-Rh antibodies: Rhesus-Antikörper.
anti-Rh antiserum: Rhesus-Antiserum.
antirheumatic: Antirheumatikum.
antisepsis: Antisepsis.
antiseptic: Antiseptikum.
antiserum: Antiserum.
antispasmodic: Antispasmodikum; krampflösend.
antistaphylolysin: Antistaphylolysin.
antistreptokinase: Antistreptokinase (ASK).
antistreptolysin (ASL): Antistreptolysin (ASL).
antistreptolysin unit: ASE (= Antistreptolysin-Einheit).
antitetanic serum: Tetanusserum.
antithrombin: Antithrombin.
antithrombotic: Antithrombotikum.
antithyroid drug: Thyreostatikum.
antitoxic: Antitoxin; Gegengift; antitoxisch.
alpha$_1$-antitrypsin: α_1-Antitrypsin.
antituberculotic: Antituberkulotikum; Tuberkulostatikum.
antitussive: Antitussivum; Hustenmittel.
antiviral: antiviral.
antivitamin: Antivitamin; Vitaminantagonist.
Anton's procedure: Anton* Operation. – **Anton's sign:** A.* Zeichen. – **Anton-Babinski syndrome:** A.*-Babinski* Syndrom.
antrectomy: Antrektomie.
antroscopy: Sinoskopie.
antrotomy: Antrotomie.
antrum: Antrum. – **a. of Highmore; a., maxillary:** A. Highmori; Highmore* Höhle.
anuria; anuresis: Anurie. – **a., false:** A., falsche. – **a., physiological:** A., physiologische. – **a., postrenal:** A., postrenale. – **a., prerenal:** A., prärenale. – **a., renal:** A., renale. – **a., true:** A., echte.

anus: After; Anus – **a., artificial; a., preternatural:** A., künstlicher; A. praeter(naturalis).
anvil: Amboß; Incus.
anxiety: Angst.
anxiety disorder: Angstsyndrom.
anxiety neurosis: Angstneurose.
anxiolytic: Anxiolytikum.
aorta: Aorta. – **a., abdominal:** A. abdominalis. – **a., ascending:** A. ascendens. – **a., descending:** A. descendens. – **a., overriding:** A., reitende. – **a., thoracic:** A. thoracica.
aortic: aortal.
aortic aneurysm: Aortenaneurysma.
aortic arcade: Aortenarkade.
aortic arch: Aortenbogen; Arcus aortae.
aortic arch anomaly: Aortenbogenanomalie.
aortic arch syndrome: Aortenbogensyndrom.
aortic bifurcation syndrome: Aortenbifurkationssyndrom.
aortic component of the second heart sound: Aortenton.
aortic configuration: Aortenherz; Aortenkonfiguration.
aortic insufficiency: Aortenklappeninsuffizienz.
aortic knob: Aortenknopf.
aortic lues: Aortensyphilis.
aortic regurgitation: Aortenklappeninsuffizienz.
aortic rupture: Aortenruptur.
aortic sclerosis: Aortensklerose.
aortic stenosis: Aorten(klappen)stenose. – **a. st., congenital abdominal:** A., kongenitale = Coarctatio aortae. – **a. st., subvalvular:** A., subvalvuläre. – **a. st., supravalvular:** A., supravalvuläre.
aortic tensors (Benninghoff): Benninghoff* Spannmuskeln.
aortic valve insufficiency: Aortenklappeninsuffizienz.
aortic valve prolapse: Aortenklappenprolaps.
aortic valve stenosis: Aortenklappenstenose.
aortic window: Aortenfenster.
aortitis: Aortitis.
aortoclasia: Aortenruptur.
aortography: Aortographie.
aortopulmonary: aortopulmonal.
apallic: apallisch.
apathic; apathetic: apathisch.
apathy: Apathie.
apatite: Apatit.
APC (adenoidal pharyngeal conjunctival) **viruses:** APC-Viren.
aperistalsis: Aperistaltik.
Apert's syndrome: Apert* Syndrom.
aperture: Öffnung; Apertur(a).
apex: Apex. – **a. of the heart:** Herzspitze. – **a. of the lung:** Lungenspitze.
apex beat: Herzspitzenstoß.
apexcardiogram: Apexkardiogramm.
Apgar score: Apgar* Index.
aphagia: Aphagie.
aphakia: Aphakie.
aphasia: Aphasie. – **a., amnesic:** A., amnestische. – **Broca's a.:** A., motorische. – **a., cortical:** A., kortikale. – **a., expressive:** A., motorische. – **a., global:** A., globale. – **a., motor:** A., motorische. – **a., sensory; a., receptive:** A., sensorische. – **a., subcortical:** A., subkortikale. – **a., transcortical:** A., transkortikale. – **Wernicke's a.:** A., sensorische.
aphemia: Aphemie.
aphonia: Aphonie.
aphrasia: Aphrasie.
aphrodisiac: Aphrodisiakum.
aphthae: Aphthen.
aphthoid: aphthös.
aphthongia: Aphthongie.
aphthosis: Aphthosis.
aphthous ulcers: Aphthen.
apical: apikal.
apical body: Akrosom.
apical granuloma: Wurzel(spitzen)granulom.
apical infarction: Spitzeninfarkt.
apicitis: Apicitis; Apizitis.
apic(o)ectomy: Apik(o)ektomie; Wurzelspitzenresektion.
apicolysis: Apikolyse.
apicotomy: Apikotomie.
aplasia: Aplasie. – **a. of the abdominal wall:** Bauchdeckenaplasie.
aplastic: aplastisch.
aplastic anemia: Amyelhämie.
apnea: Apnoe.
apneic: apnoisch.
apochromatic objective: Apochromat.
apocrine: apokrin.
apodia: Apodie.

apoenzyme: Apoenzym.
apoferritin: Apoferritin.
apolipoprotein: Apolipoprotein.
apomorphine: Apomorphin.
aponeurosis: Aponeurose.
aponeurositis: Aponeurositis.
aponeurotomy: Aponeur(os)ektomie.
apophysial fracture: Apophysenlösung; Apophyseolyse.
apophysis: Apophyse.
apophysitis: Apophysitis. – **a., juvenile tibial:** A. tibialis adolescentium; Osgood*-Schlatter* Krankheit.
apoplectic: apoplektisch.
apoplectiform; apoplectoid: apoplektiform.
apoplexia; apoplexy: Apoplexia; Apoplexie. – **a., bulbar:** A. bulbaris. – **a., cerebellar:** A. cerebelli. – **a., cerebral:** A. cerebri. – **a., pontine:** A. bulbaris. – **a., retinal:** A. retinalis. – **a., spinal:** A. spinalis. – **a. uteri:** Uterusapoplexie. – **a., uteroplacental:** A. uteroplacentaris.
apparatus: Apparat(us).
apparent death: Scheintod.
appearance: Auftreten; Erscheinungsbild, -typ.
appearance time: Erschein(ungs)zeit.
appendage: Anhang; Appendix; Adnexe.
appendectomy: Appendektomie.
appendicitis: Appendizitis. – **a., acute:** A., akute. – **a., chronic:** A., chronische. – **a., gangrenous:** A., gangränöse. – **a., perforative; a., perforating:** A., perforierende. – **a. in pregnancy:** Schwangerschaftsappendizitis.
appendicitis signs: Appendizitiszeichen.
appendicostomy: Appendikostomie.
appendix: Anhang; Appendix. – **a., vermiform:** A. vermiformis.
apperception: Apperzeption; bewußte Wahrnehmung.
appetency: Appetenz.
appetite: Appetit.
appetite depressant: Appetitzügler.
appetizer: Appetitanreger.
applanation tonometer; applanometer: Applanationstonometer.
apple jelly nodule: Lupom; Lupusknötchen.
application: Auftragen.
applicator: Applikator.
applied: angewandt.
apposition: Anlagerung; Appositio(n).
approach: Ansatz; Vorgehen; Zugang.
appropriate: angemessen; geeignet.
approximate value: Näherungswert.
apraxia: Apraxie. – **a., constructional:** A., konstruktive. – **a., ideational; a., sensory:** A., ideatorische. – **a., ideokinetic; a., ideomotor:** A., ideokinetische; A., ideomotorische. – **a., limb-kinetic:** A., gliedkinetische. – **a., oculomotor:** A., okulomotorische. – **a., sensory:** A., ideatorische.
aprosexia: Aufmerksamkeitsdefizit; Aprosexie.
aprotinin: Aprotinin.
apsithyria: Apsithyrie.
aptyalism: Aptyalismus.
APUD (= amine precursor uptake and decarboxylation) **cells:** APUD-Zellen.
apudoma: Apudom.
apyretic: apyretisch.
aqua: Wasser; Aqua.
aqueductal syndrome: Aquäduktsyndrom.
aqueduct(us): Aquädukt; Aquaeductus.
aqueous humor: Kammerwasser.
arabinose: Arabinose.
arachidonic acid: Arachidonsäure.
arachnitis; arachnoiditis: Arachnitis; Arachnoiditis.
arachnodactyly: Arachnodaktylie.
arachnoid cyst: Arachnoidalzyste.
arachn(o)idism: Arachnidismus.
arachnoid membrane; arachnoidea: Arachnoidea.
arachnoid space: Arachnoidalraum.
arborization block: Arborisationsblock.
arboviruses: ARBO-Viren; Arboviren.
arch: Arcus. – **a., aortic; a. of aorta:** A. aortae. – **a. of foot:** Fußgewölbe. – **a., pubic:** A. pubis.
arched: gebogen.
archetype: Archetypus.
arch support: *orthop* Schuheinlage.
arc lamp: Bogenlampe.
arcuate: arcuatus.
arcus senilis: Arcus senilis.
arc welder's eye: Schweißerophthalmie.
area: Area; Feld; Gebiet; Areal; Fläche.
area of distribution: Versorgungsgebiet.
arecoline: Arecolinum.
areflexia: Areflexie.
arenaviruses: Arenaviren.

areola: Brustwarzenhof.
argentaffin(e): argentaffin.
argentaffinoma: Argentaffinom.
argentation: Silberimprägnierung.
arginase: Arginase.
arginine: Arginin.
arginine synthetase: Argininsynth(et)ase.
argininosuccinic acid: Argininbernsteinsäure.
argininosuccinic aciduria: Argininosuccin(oazid)urie.
argon (Ar): Argon (Ar).
Argyll Robertson pupil: Argyll Robertson* Phänomen.
argyria: Argyrie.
argyric line: Silbersaum.
argyrosis: Argyrose.
arhinencephalia: A(r)rhinenzephalie.
ariboflavinosis: Ariboflavinose(-Syndrom).
arithmomania: Arithmomanie.
arm: Arm.
arm deviation test: Arm-Abweichversuch.
arm extraction: Armlösung.
armored heart: Panzerherz.
armpit: Axilla.
arm presentation; a. prolapse: Armvorfall.
arm sling: Mitella; Armtragetuch; Armschlinge.
Armstrong's disease: Armstrong* Krankheit.
Arndt-Schulz law: Arndt*-Schulz* Gesetz.
Arneth's formula: Arneth* (Leukozyten-) Schema.
Arnold-Chiari syndrome; A.-C. deformity: Arnold*-Chiari* Syndrom.
aromatic: Aromastoff; aromatisch.
aromatic compound: aromatische Verbindung; Aromat.
arousal effect: Weckeffekt.
arousal reaction: Vigilitätsreaktion.
arousal system: aufsteigendes retikuläres Aktivierungssystem.
arrested labor: Wehenruhe.
arrhenoblastoma: Arrhenoblastom.
arrhythmia: A(r)rhythmie.
arrosion bleeding: Arrosionsblutung.
arrow poison: Pfeilgift.
arsenic (As): Arsen (As).
arsenic cancer: Arsenkrebs.
arsenic poisoning: Arsenvergiftung.
arsenic trioxide: Arsenik (weißes).
arsine; arsenous hydride: Arsenwasserstoff.
artefact: Artefakt.
arterial: arteriell.
arterial calcification: Arterienverkalkung.
arterial graft: Arterienersatz.
arterialization: Arterialisation.
arterial murmur: Arteriengeräusch.
arterial spasm: Arteriospasmus.
arteriectasia: Arteriektasie.
arteri(i)tis: Arteriitis. – **a., temporal; a., cranial; giant-cell a.:** A. temporalis.
arteriogram: Arteriogramm.
arteriography: Arteriographie.
arteriole: Arteriole.
arteriolitis: Arteriolitis.
arteriolosclerosis: Arteriolosklerose.
arteriomesenteric: arteriomesenterial.
arteriopathy: Arteriopathie.
arteriorrhaphy: Arterio(r)rhaphie.
arteriosclerosis: Arteriosklerose.
arteriospasm: Arteriospasmus.
arteriovenous: arteriovenös.
arteriovenous oxygen difference: arteriovenöse Sauerstoffdifferenz.
arteriovenous pressure difference: arteriovenöse Druckdifferenz.
artery: Arteria; Arterie. – **a., basilar:** A. basilaris. – **a., carotid (common; external; internal):** A. carotis. – **a., cerebral (anterior; middle; posterior):** A. cerebri. – **a., femoral:** A. femoralis. – **a., iliac (common; external; internal):** A. iliaca. – **a., splenic:** A. lienalis. – **a., meningeal (anterior; middle; posterior):** A. meningea. – **a., deep femoral:** A. profunda femoris. – **a., spinal (anterior; posterior):** A. spinalis. – **a., subclavian:** A. subclavia. – **a., vertebral:** A. vertebralis.
arthrectomy: Arthrektomie.
arthritis: Arthritis; Gelenkentzündung. – **a., allergic:** A. allergica. – **a., ankylosing:** A. ankylosans. – **a., chronic inflammatory:** A., chronisch-entzündliche. – **a., gonorrheal:** A. gonorrhoica. – **a., gouty:** A. urica. – **a., hemophilic:** A., hämophile. – **a., (juvenile) rheumatoid:** A., rheumatoide. – **a., syphilitic:** A. syphilitica. – **a., tuberculous:** A. tuberculosa.
arthrocentesis: Arthrozentese; Gelenkpunktion.

arthrodesis: Arthrodese.
arthrodesis of hip joint: Hüftarthrodese.
arthrodynia: Arthrodynie.
arthro-ereisis: Arthrorise.
arthrogenic: arthrogen.
arthrography: Arthrographie.
arthrogryposis multiplex congenita; a., congenital multiple: Arthrogryposis multiplex congenita.
arthrolith: Arthrolith.
arthrology: Arthrologie.
arthrolysis: Arthrolyse.
arthro-osteo-onychodysplasia: Arthroosteoonychodysplasie.
arthropathy: Arthropathia, -pathie. – **a., neuropathic:** A. neuropathica. – **a., syphilitic:** A. tabica.
arthrophyte: Arthrophyt.
arthroplasty: Arthroplastik; Gelenkplastik.
arthropod: Arthropode.
arthroscopy: Arthroskopie.
arthrosis: Arthrose; Arthrosis.
arthrospore: Arthrospore.
arthrotomy: Arthrotomie.
Arthus reaction; Arthus phenomenon: Arthus* Reaktion, Phänomen.
articular: articularis.
articular capsule: Gelenkkapsel.
articular cartilage: Gelenkknorpel.
articular facet: Facies articularis; Gelenkfläche.
articulate: artikulieren.
articulation: Gelenk; Artikulation.
artifact: Artefakt.
artificial: künstlich; artifiziell.
artificial anus: Kunstafter.
artificial eye: Augenprothese.
artificial insemination (AI): künstliche Befruchtung.
artificial larynx: Kehlkopfprothese.
artificial respiration: Beatmung.
art of healing: Heilkunst.
arylamine-acetyltransferase: Arylamin-Acetyl(transfer)ase.
arylsulfatase: Arylsulfatase.
arytenoid: arytenoid(eus).
arytenoid cartilage: Stellknorpel.
arytenoidectomy: Arytenoidektomie.
arytenoidopexy: Arytenoidopexie.
ASA (acetylsalicylic acid): ASS (Acetylsalicylsäure).
Asai shunt: Asai* Fistel.
asbestos: Asbest.
asbestosis: Asbestose; Asbestosis pulmonum.
A-scan: A-Bild-Methode.
ascariasis: Ascariasis; Ascaridosis.
ascarides: Askariden.
ascaridic ileus: Askarideníleus.
Ascaris: Ascaris lumbricoides.
ascendance: Aszendenz.
ascendent; ascending: aufsteigend.
Ascher's syndrome: Ascher* Syndrom.
Aschheim-Zondek test: Aschheim*-Zondek* Reaktion.
Aschner's phenomenon: Bulbus(druck)-reflex (Aschner*).
Aschoff's nodules; A.'s bodies: Aschoff* Knötchen.
ascites: Aszites.
ascitic fluid: Aszites(flüssigkeit).
Ascoli's test; A.'s reaction: Ascoli* Reaktion.
ascorbic acid: Ascorbinsäure; Askorbinsäure.
ascospore: Askospore.
asemia: Asemie.
asepsis: Asepsis.
aseptic: aseptisch.
asexual: asexuell; geschlechtslos.
asexuality: Asexualität.
ash picture: Aschenbild.
asialia: Asialie; Aptyalismus.
Asiatic cholera: Cholera asiatica.
asiderosis: Asiderose.
ASL (antistreptolysin): ASL (Antistreptolysin).
asomnia: Asomnie.
asparaginase: Asparaginase.
asparagine: Asparagin.
aspartase: Aspartase.
aspartate aminotransferase (AST): Aspartataminotransferase (ASAT).
aspartic acid: Asparaginsäure.
aspect: Ansicht.
aspergilloma: Aspergillom.
aspergillosis: Aspergillose.
Aspergillus: Aspergillus.
aspergillus sepsis: Aspergillus-Sepsis.
aspermatism: Aspermatie; Aspermatismus.
aspermia: Aspermie.
asphyctic; asphyctous: asphyktisch.
asphyxia: Asphyxia; Asphyxie. – **a., blue:** A. livida. – **a., fetal:** A., fetale. – **a. livida:**

A. livida. – **a. neonatorum:** A. neonatorum. – **a., local:** A., lokale.
asphyxiation: Erstickung.
aspirate: Aspirat; aspirieren.
aspiration: Aspiration.
aspiration biopsy: Saug-, Aspirationsbiopsie.
aspiration curettage: Aspirationskürettage.
aspiration of foreign body: Fremdkörperaspiration.
aspiration pneumonia: Aspirationspneumonie.
aspirator: Aspirator.
asplenia: Milzagenesie; Asplenie.
assassin bugs: Raubwanzen.
assimilation: Assimilation; Assimilierung.
assistance: Hilfe.
assistant: Assistent(in).
assisted: assistiert.
associated: assoziiert.
associated disease: Begleitkrankheit.
association: Assoziation.
association area; a. field: Assoziationsfeld.
association fiber: Assoziationsfaser.
association pathway: Assoziationsbahn.
association test: Assoziationsversuch.
assumption: Annahme.
AST (aspartate aminotransferase): ASAT (Aspartataminotransferase).
astasia: Astasie.
asteatosis: Asteatosis.
aster: Aster; Polstrahlung.
astereognosia: Seelenanästhesie.
astereognosis: Astereognosie.
asterixis: Asterixis; Flattertremor.
asthenia: Asthenie. – **a., neurocirculatory:** A., neurozirkulatorische.
asthenic: asthenisch; Astheniker.
asthenocoria: Asthenokorie.
asthenopia: Asthenopie.
asthenospermia; asthenozoospermia: Astheno(zoo)spermie.
asthenuria: Asthenurie.
asthma: Asthma.
asthmatic: Asthmatiker.
asthmoid: asthmoid.
astigmatism: Astigmatismus.
astigm(at)ometer: Astigm(at)ometer.
astigm(at)oscope: Astigm(at)oskop.
astroblastoma: Astroblastom.
astrocyte: Astrozyt.
astrocytoma: Astrozytom.
astroglia: Astroglia.
astrosphere: Astrosphäre.
Astrup's method: Astrup* Methode.
asyllabia; asyllabism: Asyllabie.
asymbolia: Asymbolie.
asymptomatic: asymptomatisch.
asynchronous: asynchron.
asynclitism: Asynklitismus; Scheitelbeineinstellung.
asynergy: Asynergie.
asystole; asystolia: Asystolie.
atactic: ataktisch.
ataractic: Ataraktikum.
atavism: Atavismus.
ataxia: Ataxia; Ataxie. – **a., cerebellar:** A., zerebellare. – **a., labyrinthine:** A., labyrinthäre. – **a., locomotor:** A., lokomotorische. – **a., motor:** A., motorische. – **a., sensory:** A., sensorische. – **a., spinal:** A., spinale. – **a., static:** A., statische.
ataxic: ataktisch.
atelectasis: Atelektase. – **a., fetal; a., primary:** A., fetale. – **a., secondary:** A., sekundäre.
atelia: Atelie.
athelia: Athelie.
atheroma: Atherom.
atheromatosis: Atheromatose; Atherosis.
atherosclerosis: Atherosklerose.
athetosis: Athetose.
athlete's foot: Fußpilz.
athlete's heart: Sportherz.
athletic: athletisch.
athyrea: Athyrie; Athyreose.
athyreosis: Schilddrüsenagenesie.
athyroidism: Athyrie; Athyreose.
atlas: Atlas.
atmosphere: Atmosphäre.
atmospheric humidity: Luftfeuchtigkeit.
atom: Atom.
atomic mass: Atommasse.
atomic nucleus: Atomkern.
atomic number: Ordnungszahl; Kernladungszahl.
atomic weight: Atomgewicht.
atomizer: Vernebler.
atonic: atonisch.
atonic drop attack: prostrativer Anfall.
atonic ureter: Ureteratonie.
atony: Atonie.
atopy: Atopie.

ATP (adenosine triphosphate): ATP (Adenosintriphosphat).
ATPase (adenosine triphosphatase): ATPase (Adenosintriphosphatase).
atracurium besilate: Atracuriumbesilat.
atransferrinemia: Atransferrinämie.
atresia: Atresie.
atretic; atresic: atretisch.
atretic follicle: Follikelatresie.
atrial: atrial.
atrial arrhythmia: Vorhofarrhythmie.
atrial auricle: Herzohr.
atrial dissociation: Vorhofdissoziation.
atrial extrasystole: Vorhofextrasystole.
atrial fibrillation: Vorhofflimmern.
atrial flutter: Vorhofflattern.
atrial gallop: Vorhofgalopp.
atrial natriuretic factor: atriales natriuretisches Hormon; Cardionatrin.
atrial pacing: Vorhofstimulation.
atrial pressure: Vorhofdruck.
atrial receptor: Vorhofrezeptor.
atrial septal defect (ASD): Vorhofseptumdefekt (VSD); Atriumseptumdefekt (ASD).
atrial septum: Vorhofseptum.
atrial stimulation: Vorhofstimulation.
atrial tachycardia: Vorhoftachykardie.
atrial thrombus: Vorhofthrombus.
atrichia; atrichosis: Atrichie.
atrioseptopexy: Atrioseptopexie.
atrioventricular (A-V): atrioventrikulär (AV-).
atrioventricular canal: Atrioventrikularkanal.
atrioventricular groove: Kranzfurche.
atrioventricular node: Atrioventrikularknoten.
atrioventricular valve: Atrioventrikularklappe.
at risk: gefährdet.
atrium: Vorhof; Atrium.
atrium of heart: Herzvorhof.
atrophic: atrophisch.
atrophoderma: Atrophoderma.
atrophy; atrophia: Atrophie. – **a., brown:** A., braune. – **a., fatty:** A., fettige. – **a., neurogenic:** A., neurogene. – **a., physiologic:** A., physiologische.
atrophy of disuse: Inaktivitätsatrophie.
atrophy of liver: Leberatrophie. – **acute yellow a. o. l.:** L., akute gelbe. – **brown a. o. l.:** L., braune. – **chronic a. o. l.:** L., chronische. – **cyanotic a. o. l.:** L., zyanotische. – **red a. o. l.:** L., rote.
atrophy of the nasal mucosa: Nasenschleimhautatrophie.
atropine: Atropin.
atropinism; atropine (sulfate) poisoning: Atropinvergiftung.
attachment: *psych* Bindung.
attack: Anfall; Angriff; Attacke. – **a., transient ischemic:** Attacke, transitorisch-ischämische (TIA).
attack of gout: Gichtanfall.
attempt: Versuch.
attempted suicide: Suizidversuch.
attention: Aufmerksamkeit.
attention deficit: Aufmerksamkeitsdefizit; Aprosexia; Aprosexie.
attenuation: Attenuierung; Abschwächung.
attic: Epitympanon.
atticitis: Epitympanitis.
atticoantrotomy: Attik(o)-Antrotomie.
attitude: Haltung.
attractant: Lockstoff.
attraction cone: Empfängnishügel.
attraction sphere: Zytozentrum.
attrition: Abreibung.
atypia: Atypie.
atypical: atypisch.
audimutism: Hörstummheit.
audiogram: Audiogramm; Hörkurve.
audiometer: Audiometer.
audiometry: Audiometrie; Gehörprüfung.
audition: Hören; Gehör.
auditive: auditiv.
auditory: akustisch; auditorisch.
auditory agnosia: Seelentaubheit.
auditory canal: Gehörgang.
auditory cell: Hörzelle.
auditory cortex: Hörrinde.
auditory hair: Hörhaar.
auditory nerve: Akustikus; Hörnerv.
auditory ossicles: Gehörknöchelchen.
auditory vertigo: Ohrschwindel.
Auer's bodies: Auer* Stäbchen.
augmentation: Augmentationsplastik.
augmentation mammoplasty: Mammaaugmentation; Vergrößerungsplastik.
augmented limb lead (Goldberger): Goldberger* Ableitung.
Aujeszky's disease: Aujeszky* Krankheit.
aura: Aura. – **a., auditory:** A., akustische. – **a., epileptic:** A., epileptische. – **a., mo-**

tor: A., motorische. – **a., visual:** A., visuelle. – **a., visceral:** A., viszerale.
auriasis: Auriasis.
auricle: Ohrmuschel; Auricula.
auricular appendage: Aurikularanhang.
auricular canal: Aurikularkanal; Atrioventrikularkanal.
auricular cartilage: Ohrknorpel.
auriculotemporal: aurikulotemporal.
auriculotherapy: Aurikulotherapie.
auriculoventricular: aurikuloventrikulär; atrioventrikulär.
auriscope: Otoskop.
auscultation: Auskultation.
auscultatory: auskultatorisch.
auscultatory percussion: Perkussionsauskultation.
Auspitz phenomenon: Auspitz* Phänomen.
Austin's syndrome: Austin* Syndrom.
Australia antigen: Australia-Antigen.
autism: Autismus. – **a., early infantile:** A., frühkindlicher.
autistic: autistisch.
autoagglutination: Autoagglutination.
autoagglutinin: Autoagglutinin.
autoanamnesis: Eigenanamnese.
autoantibody: Autoantikörper.
autoantigen: Autoantigen.
autochthonous: autochthon.
autoclave: Autoklav; Hochdrucksterilisator.
autodigestion: Autodigestion.
autoerotism: Autoerotismus.
autogenetic: autogen(et)isch.
autogenic; autogenous: autogen.
autogenous inhibition: Eigenhemmung.
autografting: Autotransplantation.
autographism: Autographie.
autohemagglutinin: Autohämagglutinin.
autohemolysin: Autohämolysin.
autohemotherapy: Eigenblutbehandlung; Autohämotherapie.
autohypnosis: Autohypnose.
autoimmune disease: Autoimmunkrankheit; Autoimmunopathie.
autoimmune hemolytic anemia: Autoagglutinationsanämie.
autoimmune reaction: Autoimmunreaktion.
autoimmune thyroiditis: Autoimmunthyreoiditis.
autoimmunity: Autoimmunität.
autoinfection: Autoinfektion.
autoinfusion: Autoinfusion.
autoinoculation: Autoinokulation.
autointoxication: Autointoxikation.
autoinvasion: Autoinvasion.
autolesion: Selbstbeschädigung.
autolysin: Autolysin.
autolysis: Autolyse.
automatic bladder: Blasenautomatie.
automatic center: Automatiezentrum.
automatic posturing: Automatose.
automation syndrome: Automationssyndrom.
automatism: Automatismus.
automatism; automaticity: Automatie.
automutilation: Selbstverstümmelung.
autonomous; autonomic: autonom.
autophagy; autophagocytosis: Autophagie.
autophilia: Autophilie.
autophobia: Autophobie.
autophony: Autophonie.
autoplasty; autograft: Autoplastik.
autoprothrombin: Autoprothrombin.
autopsy: Autopsie; Leichenschau; Obduktion.
autoradiography: Autoradiographie.
autoscopy: Autoskopie.
autosensitization: Autosensibilisierung.
autoserum therapy: Eigenserumbehandlung.
autosome: Autosom.
autosuggestion: Autosuggestion.
autotopagnosia: Autotopagnosie.
autotoxicosis: Autotoxikose.
autotransfusion: Autotransfusion.
autotransplantation: Autotransplantation.
autotrophic: autotroph.
autotrophy: Autotrophie.
autovaccine: Eigenvakzine; Autovakzine.
autumnal catarrh: Herbstkatarrh.
autumnal chigger: Trombicula autumnalis; Erntemilbe.
Auvard's maneuver: Auvard* Handgriff.
auxanogram: Auxanogramm.
auxiliary: auxiliär.
auxin: Auxin.
availability: Verfügbarkeit.
A-V block: AV-Block.
Avellis' paralysis syndrome: Avellis* Syndrom.
average: Durchschnitt.

average value: Durchschnittswert.
aversion: Aversion.
avian mite scabies: Vogelmilbenkrätze.
avian plague: Geflügelpest.
aviation and space medicine: Luft- und Raumfahrtmedizin.
avidin: Avidin.
avidity: Avidität.
avirulent: avirulent.
avitaminosis: Avitaminose.
avivement: Anfrischung.
A-V node: AV-Knoten.
Avogadro's law: Avogadro* Gesetz.
avoidance of allergen(s): Allergenkarenz.
avulsion: Abriß.
avulsion fracture: Distorsionsfraktur.
awakening: Erwachen.
awakening epilepsy: Aufwachepilepsie.
a wave: Vorhofwelle.
Axenfeld's syndrome: Axenfeld*(-Schürenberg*) Syndrom.
axerophthol: Vitamin A; Axerophthol.
axial: axial.
axial ametropia: Achsenametropie.
axial filament: Achsenfaden.
axial hyperopia: Achsenhyperopie.
axial myopia: Achsenmyopie.
axial rotation: Achsendrehung.
axial skeleton: Achsenskelett.
axilla: Axilla.
axillary: axillar.
axillary abscess: Axillarabszeß.
axillary glands: Achseldrüsen.
axillary hair: Achselhaare; Hirci.
axillary nerve paralysis: Axillarislähmung.
axillary vein thrombosis: Achselvenenthrombose.
axis: Achse; Axis.
axis cylinder: Axon.
axis of rotation: Rotationsachse.
axis of the birth canal: Beckenführungslinie.
axis of the pelvis: Beckenachse.
axis syndrome: Achsensyndrom.
axolemma: Axolemm.
axon: Axon.
axoneme: Axonema.
axoneme of spermatozoon: Achsenfaden.
axonotmesis: Axonotmesis.
axon reflex: Axonreflex.
axoplasm: Axoplasma.
Ayerza's syndrome: Ayerza* Krankheit.
Ayre's tube: Ayre* T-Stück.
azathioprine: Azathioprin.
azidothymidine (AZT): Azidothymidin (AZT).
azocarmine: Azokarmin.
azoospermia: Azoospermie.
azoreaction: Azoreaktion.
azotation: Azotierung.
azotemia: Azotämie.
azoturia: Azoturie.
azure: Azur.
azure dye: Azurfarbstoff.
azurophil granules: Azurgranula.
azurophil(ic): azurophil.
azygos (vein): Azygos(-Vene).
azymic; azymous: azymisch.

B

Ba (barium): Ba (Barium).
Baastrup's syndrome: Baastrup* Syndrom.
Babcock's operation: Babcock* Operation.
Babes-Ernst granules: Babes*-Ernst* Körperchen.
Babesia: Babesia.
babesiosis: Babesiose.
Babes' tubercles: Babes* Knötchen.
Babinski's aural phenomenon: Babinski* Ohr-Phänomen. – **B.'s reflex:** B.* Reflex. – **B.-Fröhlich syndrome:** B.*-Fröhlich* Syndrom. – **B.-Nageotte syndrome:** B.*-Nageotte* Syndrom. – **B.-Vaquez syndrome:** B.*-Vaquez* Syndrom.
baby: Säugling.
baby food: Säuglingsnahrung.
babytalk: Kindersprache.
Bachmann's interatrial bundle: Bachmann* Interaurikular-Bündel.
Bacillaceae: Bacillaceae.
bacillary dysentery: Bazillen-, Bakterienruhr.
bacillemia: Bazillämie.
bacilli: Bazillen.
bacilliform: bazilliform.
bacilluria: Bazillurie.
bacillus; Pl. **bacilli:** Bazillus; Pl. Bazilli.
bacillus carrier: Bazillenträger.
bacillus excretor: Bazillenausscheider.
bacitracin: Bacitracin.
back: Rücken.
backflow: Rückfluß.
background: Hintergrund.
background radiation: Grundstrahlung.
back-knee: Genu recurvatum.
back of the hand: Handrücken.
backpointer: Gegenpunktzeiger.
back scatter: Rückstreuung.
backward heart failure: Rückwärtsversagen.
bacon spleen: Schinkenmilz.
bacteremia: Bakteriämie.
bacteria: Bakterien.
bacteria count: Keimzahl.
bacteria excretor: Bakterienausscheider.
bacteria filter: Bakterienfilter.
bacterial: bakteriell.
bacterial agglutination: Bakterienagglutination.
bacterial allergen: Bakterienallergen.
bacterial antigen: Bakterienantigen.
bacterial capsule: Bakterienkapsel.
bacterial cast: Bakterienzylinder.
bacterial cell wall: Bakterienzellwand.
bacterial culture: Bakterienkultur.
bacterial culture media: Bakteriennährböden.
bacterial embolism: Bakterienembolie.
bacterial enzymes: Bakterienenzyme.
bacterial flora: Bakterienflora.
bacterial growth: Bakterienwachstum.
bacterial membrane: Bakterienmembran.
bacterial proteins: Bakterienproteine.
bacterial spores: Bakteriensporen.
bacterial toxin: Bakterientoxin.
bactericide: Bakterizid.
bactericidins: Bakterizidine.
bacterid: Bakterid.
bacteriocholia: Bakteriocholie.
bacteriocins: Bakteriozine.
bacterioclasis: Bakterioklasie.
bacteriology: Bakteriologie.
bacteriolysin: Bakteriolysin.
bacteriolysis: Bakteriolyse.
bacteriopexy, -pexia: Bakteriopexie.
bacteriophages: Bakteriophagen.
bacteriophagy: Bakteriophagie.
bacteriostasis: Bakteriostase.
bacteriotoxins: Bakteriotoxine.
bacterium; Pl. **bacteria; Bact:** Bacterium; Pl. Bacteria.
bacteriuria: Bakteriurie.
Bacteroidaceae: Bacteroidaceae.
Bacteroides: Bacteroides.
bacteroidosis: Bakteroidose.
bad breath: schlechter Geruch; Mundgeruch.
Baelz' syndrome: v. Baelz* Syndrom.
Baer maneuver: Baer* Handgriff.
Baer's vesicle: v. Baer* Bläschen.

Bäfverstedt's syndrome: Bäfverstedt* Syndrom.
bag: Bursa; Tasche.
bagassosis: Bagassose.
bag of waters: Fruchtblase.
Baillarger's sign: Baillarger* Zeichen.
Bailliart index: Bailliart* Index.
Bainbridge reflex: Bainbridge* Reflex.
Baker's cyst: Baker* Zyste.
de Bakey aneurysm operation: de Bakey* Operation.
baking soda: Natriumhydrogencarbonat.
balance: Gleichgewicht.
balanced: ausgewogen.
balanced diet: Vollkost.
balanced electrolyte solution: Vollelektrolytlösung.
balanced occlusion; balanced bite: Neutralbißlage.
balanitis: Balanitis.
balanoblennorhea: Balanoblennorrhö.
balanocele: Balanozele.
balanoposthitis: Balanoposthitis.
balanorrhagia; balanorrhea: Balanorrhagie, -rhö.
balantidiasis; balantidosis: Balantidiasis, -diosis.
Balantidium coli: Balantidium coli.
bald: kahl.
baldness: Glatze; Kahlköpfigkeit.
Baldwin's sign: Baldwin* Zeichen.
Baldy's operation: Baldy* Operation.
Balint group: Balint* Gruppe.
Balint's syndrome: Bálint* Syndrom.
Balkan nephritis: endemische Nephropathie.
Ballance's sign: Ballance* Zeichen.
ball-and-socket articulation; ball-and-socket joint: Pfannengelenk; Kugelgelenk.
ballism: Ballismus; ballistisches Syndrom.
ballistocardiography (BCG): Ballistokardiographie (BKG).
ball (of the foot): Ballen.
ball of the thumb: Handballen.
ball of the toe: Zehenballen.
balloon dilatation; balloon angioplasty: Ballondilatation.
ballooning: Ballonierung.
ballooning cavern: Blähkaverne.
ballooning of sella: Sellaexkavation.
balloon probe: Ballonsonde.
balloon pulsation: Ballonpulsation.
balloon tamponade: Ballontamponade.
balloon-tipped cannula: Ballonkanüle.
balloon-tipped catheter: Ballonkatheter.
balloon valvuloplasty: Ballonvalvuloplastie.
ballottement: Ballottement. – **abdominal b.; vaginal b.:** B. des kindlichen Kopfes.
ball thrombus: Kugelthrombus.
ball-type valve: Kugelventilklappe.
balm: Balsam(um).
balneology: Bäderheilkunde; Balneologie.
balneotherapy; balneotherapeutics: Balneotherapie.
balneum: Bad.
Balo's disease: Baló* Krankheit.
balsam: Balsam(um).
Balser's fatty necrosis: Balser* Nekrose.
Bamberger's disease: Bamberger* Krankheit.
Bamberger's sign: Bamberger* Zeichen.
Bamberger-Marie disease: Bamberger* (-Marie*) Syndrom.
bamboo hair: Bambushaar.
bamboo spine: Bambusstabwirbelsäule.
bancroftosis; Bancroft filariosis: Bancroftose.
band: Band(e); Ligament(um).
bandage (dressing): Verband; Bandage; Binde(nverband).
bandbox resonance: Schachtelton.
banding: Bändelung.
band keratitis; ribbon-like keratitis: Bandkeratitis.
Bandl's (retraction) ring: Bandl* Kontraktionsring.
band spectrum: Bandenspektrum.
Bang's bacillus: Bang* Bazillus. – **B.'s disease:** B.* Krankheit.
Bankart's lesion: Bankart* Läsion; B.* Impression.
Bannister's disease: Bannister* Krankheit.
B antigen: B-Antigen.
BAO (basal acid output): basale Säuresekretion.
bar: Barriere; *physik* Bar.
baragnosia: Baragnosis.
baranesthesia: Baranästhesie.
Barany's caloric test: Bárány* Kalorisation. – **B.'s pointing test:** B.* Zeigeversuch. – **B.'s rotatory vestibular function test:** B.* Drehstarkreizprüfung. – **B.'s**

sign: B.* Zeichen. – **B.'s simulation test:** B.* Simulationsprüfung. – **B.'s syndrome:** B.* Syndrom.
barber's itch: Bartfinne, -flechte.
barbital: Barbital.
barbiturate addiction: Barbituratsucht.
barbiturate-induced anesthesia: Barbituratnarkose.
barbiturate poisoning: Barbituratvergiftung.
barbiturates: Barbiturate.
barbituric acid: Barbitursäure.
barbotage: Barbotage.
Barclay's niche: En-face-Nische.
Bardeleben's bandage: von Bardeleben* Binde.
Bardenheuer's extension: Bardenheuer* Extension.
Bardet-Biedl syndrome: Biedl* Krankheit.
Bard-Pic syndrome: Bard*-Pic* Syndrom.
baresthesia: Barästhesie.
baritosis: Barytosis pulmonum.
barium: Barium. – **b. sulfate:** B. sulfuratum. – **b. sulfide:** B. sulfuricum.
barium coating: Breibeschlag.
barium enema: Kontrasteinlauf.
barium-hydroxide lime: Bariumkalk.
barium meal: Bariumbrei.
barium passage: Breipassage.
barium poisoning: Bariumvergiftung.
bark: *pharm* Rinde.
Barker's spinal needle: Barker* Nadel.
barking cough: Bellhusten.
Barlow's syndrome: Barlow* Syndrom.
Barnes' dystrophy: Barnes* Syndrom.
Barnes' operation: Barnes* Operation.
Barney point: Barney* Punkt.
baroceptors: Barorezeptoren.
barognosis: Barognosis.
baroreception: Druckempfindung.
barosinusitis; barotraumatic sinusitis: Barosinusitis.
barotitis: Aerootitis.
barotrauma: Barotrauma; Aerotrauma.
Barr body: Barr* Körper(chen).
Barré's pyramidal sign: Barré* Beinhalteversuch. – **B.-Liéou syndrome:** B.*-Liéou* Syndrom. – **B.-Masson syndrome:** B.*-Masson* Syndrom.
barrel-shaped thorax; barrel chest: Faßthorax.
Barrett's esophagus: Endobrachyösophagus; Barrett* Ösophagus. – **B.'s syndrome:** B.* Syndrom. – **B.'s ulcer:** B.* Ulkus.
barrier: Barriere.
Barsony-Teschendorf syndrome: Bársony*-Teschendorf* Syndrom.
Bartels' nystagmus spectacles: Bartels* Brille.
Bartenwerfer's syndrome: Bartenwerfer* Krankheit.
bartholinian abscess: bartholinischer Abszeß.
Bartholin's gland: Bartholin* Drüse.
bartholinitis: Bartholinitis.
Barton's bandage: Capistrum.
Bartonella: Bartonella.
bartonellosis; bartonelliasis: Bartonellosis.
Barton's fracture: Barton* Fraktur.
Bartter-like syndrome: Pseudo-Bartter* (-Syndrom).
Bartter's syndrome: Bartter* Syndrom.
barytosis: Bariumstaublunge; Barytosis pulmonum.
basal: basal; basilär; basilar.
basal body: Basalkörperchen.
basal body temperature (BBT): Basaltemperatur (BST, ST, B-T°).
basal cell adenoma: Basalzell(en)-adenom.
basal cell carcinoma: Basalzell(en)-karzinom.
basal cell epithelioma: Basalzell(en)-epitheliom.
basal cell nevus syndrome: Basalzell-nävus-Syndrom.
basal cells: Basalzellen.
basal ganglia: Basalganglien.
basal lamina: Basalmembran.
basal layer: Basalis.
basal metabolic rate: Grundumsatz.
basal metabolism: Ruhestoffwechsel.
basal narcosis: Narkoseeinleitung.
basaloma: Basaliom.
basal secretion: Basalsekretion.
basal temperature: Basaltemperatur (BST, ST, B-T°).
base: Basis; Ansatz; Base.
base analogues: Basenanaloga.
basedowified strumagoiter: Basedowifizierung.
base excess: Basenüberschuß.
base exchangers: Basenaustauscher.
baseline: Nullinie.

baseline fetal heartrate: Basis-, Basalfrequenz.
basement membrane: Basalmembran.
base of skull: Schädelbasis.
base pairing: Basenpaarung.
bases: Basen.
base sequence: Basensequenz.
basic: grundlegend; basisch.
basic immunity: Basisimmunität.
basic immunization: Grundimmunisierung.
basic therapeutics: Basistherapeutika.
basic unit: Basiseinheit.
Basidiomycetes: Basidiomycetes.
basidiomycosis: Basidiomykose.
basidium: Basidie.
basilar: basal; basilär; basilar.
basilar impression: Basilarimpression.
basilar insufficiency: Basilaris-Insuffizienz.
basilar membrane: Basilarmembran.
basilar meningitis: Basalmeningitis.
basilar skull fracture: Basisfraktur.
basilemma: Basilemm(a).
basiloma: Basaliom(a).
basis: Basis.
basis cerebri: Hirnbasis.
basket cell: Korbzelle.
basket fibers: Korbfasern.
basket handle tear: Korbhenkelriß.
Basle Nomina Anatomica (BNA): Baseler Nomenklatur (BNA).
basocytosis: Basophilenanstieg; Basozytose.
basophilia: Basophilie.
basophilic: basophil.
basophilic leukemia: Basophilenleukämie.
Bassen-Kornzweig syndrome: Bassen*-Kornzweig* Syndrom.
Bassini's operation: Bassini* Operation.
Bassler's sign: Bassler* Zeichen.
Bastedo's sign: Bastedo* Zeichen.
bath: Bad.
bathmotropic: bathmotrop.
bathophobia: Bathophobie.
bathycardia: Bathykardie.
bathyesthesia: Bathyästhesie.
bathypnoe: Bathypnoe.
batrachotoxin: Batrachotoxin.
batroxobine: Batroxobin.
battarism: Battarismus.
Batten-Mayou syndrome: Batten*-Mayou*-Syndrom.
Batten-Spielmeyer-Vogt syndrome: Batten*-Spielmeyer*-Vogt* Syndrom.
battered child syndrome: Kindesmißhandlungssyndrom.
Battey's (tuberculosis-like) disease: Battey-Krankheit.
Bauhin's gland: Bauhin* Drüse. – **B.'s valve:** B.* Klappe
Bayard's ecchymoses: Bayard* Ekchymosen.
Bayford-Autenrieth dysphagia: Bayford*-Autenrieth* Dysphagie.
Bayley's block: Bayley* Block. – **B.'s triaxial reference system:** B.*-Cabrera* Kreis.
bayonet deformity: Bajonettstellung.
bayonet finger: Bajonettfinger.
Bazex syndrome: Bazex* Syndrom.
Bazin's disease: Bazin* Krankheit.
Bazy's disease: Bazy* Krankheit.
BBB (bundle branch block)**:** Schenkelblock.
B-bile: B-Galle; Blasengalle.
BBT (basal body temperature)**:** BST; BT; B-T° (Basaltemperatur).
B-cell: B-Zelle; B-Lymphozyt.
B-cell growth factor: B-Zell-Wachstumsfaktor.
BCNU (= 1,3-bis [2-chloroethyl]-1-mitroso-urea)**:** BCNU.
Béclard's hernia: Béclard* Hernie. – **B.'s nucleus:** B.* Kern.
Békésy audiometry: Schwellenaudiometrie. – **B.'s theory:** v. Békésy* Wirbeltheorie.
bead: Perle; Kügelchen.
beam: Strahl.
Bean's syndrome: Bean* Syndrom.
bearberry leaves: Bärentraubenblätter.
beard: Bart; Barba.
Beard's disease: Beard* Syndrom.
Beare-Dodge-Nevin syndrome: Beare*-Dodge*-Nevin* Syndrom.
bearing-down pains: Preßwehen.
beat: Schlag.
Beau's lines: Beau*-Reil* Furchen, Linien.
Bechterew's disease: v. Bechterew* Krankheit. – **B.'s nucleus:** B.* Kern. – **B.'s reflex:** B.* Reflex. – **B.-Mendel reflex:** B.*-Mendel* Reflex.

Beck's clamp: Beck* Klemme. – **B.'s cardiomyopexy; B.'s pericardiopexy:** B.* Operation. – **B.'s triad:** B.* Trias.
Becker's muscular dystrophy: Becker*-Kiener* Syndrom. – **B.'s phenomenon:** Becker* Zeichen.
Beckmann's apparatus; B.'s adenotome: Beckmann* Instrumente.
Beckwith-Wiedemann syndrome: Wiedemann*-Beckwith* Syndrom.
becquerel: Becquerel.
Bednar's aphthae: Bednar* Aphthen. – **B.-Parrot's paralysis:** B.*-Parrot* Epiphysenlösung.
bedsore: Dekubitus; Wundliegen.
bedwetting: Bettnässen.
beef extract: Rindfleischextrakt.
beef tapeworm: Rinderbandwurm.
Beer's law: Lambert*-Beer* Gesetz.
Beer's sign: Beer* Zeichen.
beet sugar: Rübenzucker.
bee venom: Bienengift.
Begbie's disease: Begbie* Syndrom.
Béguez César disease: Béguez//César* Anomalie.
behavior: Verhalten.
behavior disorder: Verhaltensstörung.
behaviorism: Behaviorismus.
behavior pattern: Verhaltensmuster.
behavior therapy: Verhaltenstherapie.
Behçet's disease: Behçet* Krankheit.
Behn-Rorschach test: Behn* (-Rorschach*) Test.
Behr's disease: Behr* Krankheit.
BEI (butanol-extractable iodine): BEJ (Butanol-extrahierbares Jod).
Beigel's disease: Beigel* Krankheit.
bejel: Bejel.
Bekhterev's disease: v. Bechterew* Krankheit.
bel: *physik* Bel.
belladonna: Belladonna.
Bellocq's tamponade of the posterior nares: Belloc(q)* Tamponade.
Bell's palsy: Bell* Lähmung. – **B.'s phenomenon:** B.* Phänomen. – **B.'s spasm:** B.* Spasmus.
bell-shaped: glockenförmig.
belly: Bauch.
below-knee (B.K.) **amputation:** Unterschenkelamputation.
below-knee (B.K.) **prosthesis:** Unterschenkelprothese.
belt: Gürtel.
bemegride: Bemegrid.
Bence-Jones protein (cylinders): Bence//Jones* Eiweißkörper.
bending: Flexion; Flexio.
bending fracture: Biegungsbruch; Flexionsfraktur.
Benedict(-Roth) apparatus: Benedict* Kalorimeter.
Benedict's test: Benedict* Glucoseprobe.
Benedikt's syndrome: Benedikt* Syndrom.
benefit: Vorteil.
benign: benigne; gutartig.
benignity: Benignität.
Béniqué's sound: Béniqué* Sonde.
Benjamin's (anemia) syndrome: Benjamin* Syndrom.
Bennett's fracture: Bennett* Fraktur.
Bennett's operation: Bennett* Operation.
Bennett's ventilator: Bennett* Respirator.
Bennhold's test: Bennhold* Probe.
benperidol: Benperidol.
bent: gebogen.
bentonite test: Bentonit-Flockungstest.
benzaldehyde: Benzaldehyd.
benzanthracene: 1,2-Benzanthracen.
benzathine penicillin: Benzathin-Penicillin G.
benzatropine methansulfonate; benzatropine mesylate: Benzatropinmethanosulfat.
benzene: Benzol.
benzene myelopathy: Benzolmyelopathie.
benzene poisoning: Benzolvergiftung.
benzene ring: Benzolring.
benzidine: Benzidin.
benzidine test: Benzidinprobe.
benzoate: Benzoat.
benzodiazepines: Benzodiazepine.
benzoic acid: Benzoesäure.
benzoin: Benzoe.
benzopyrene: Benzapyren.
benzoquinone: Benzochinon.
benzothiadiazine derivatives: Benzothiadiazin-Derivate.
benzoyl: Benzoyl.
benzpyrene: Benzpyren.
benzyl: Benzyl.
benzyl alcohol: Benzylalkohol; Benzylium.
benzylpenicillin: Benzylpenicillin.

Berardinelli's syndrome: Berardinelli* (Zwischenhirn-)Syndrom.
Bérard's ligament: Bérard* Band.
Berens procedure: Berens* Operation.
Bergara-Wartenberg sign: Bergara*-Wartenberg* Zeichen.
Berger effect: Berger* Effekt. – **B.'s disease:** B.* Nephropathie. – **B. rhythm; B. waves:** B.* Rhythmus, B.* Wellen.
Bergeron-Henoch disease: Bergeron*-Henoch* Krankheit.
Berger's sign: Berger* Zeichen.
Bergh's reaction: Bergh* Reaktion.
Bergmann's syndrome: v. Bergmann* Syndrom.
Bergstrand's disease: Bergstrand* Syndrom.
beriberi: Beriberi.
Berkow's table; B.'s scale: Berkow* Tabelle.
Berlin-blue reaction: Berliner-Blau-Reaktion.
Berlin's edema; B.'s disease: Berlin* (Netzhaut-)Trübung.
berloque dermatitis: Berloque-Dermatitis.
Bernard-Horner syndrome: Bernard* Syndrom.
Bernard-Soulier syndrome: Bernard*-Soulier* Syndrom.
Bernhardt's formula: Bernhardt* Formel.
Bernhardt-Roth syndrome: Bernhardt* Syndrom; Meralgia paresthetica.
Bernheim's syndrome: Bernheim* Syndrom.
Berning's triad: Berning* Trias.
Bernstein's 3-gene-theory: Bernstein* 3-Gen-Theorie.
berry aneurysm: Beerenaneurysma.
berry cell: Traubenzelle.
Bertiella: Bertiella studeri.
Bertin's bone: Bertin* Knöchelchen. – **B.'s ligament:** B.* Band.
Bertolotti's syndrome: Bertolotti* Syndrom.
berylliosis: Berylliosis. – **b., pulmonary:** B. pulmonum.
beryllium (Be): Beryllium (Be).
beryllium granulomatosis: Berylliumgranulomatose.
Besnier's prurigo: Besnier* Prurigo. – **B.-Boeck disease:** B.*-Boeck*-Schaumann* Krankheit.
Bessman-Baldwin syndrome: Bessman*-Baldwin* Syndrom.
Best's disease: Best* Krankheit.
beta activity: Betaaktivität.
beta-adrenergic receptors: Betarezeptoren.
beta-applicator: Betaapplikator.
beta blockers: Beta(rezeptoren)blocker.
beta cell: Betazelle.
beta cholesterol: Betacholesterin.
beta decay: Beta-Zerfall.
beta-globulin: Betaglobulin.
beta-hemolysis: Betahämolyse.
betaine: Betain.
beta-lactam antibiotics: Betalactam-Antibiotika.
beta lipoproteins; beta lipoproteides: Betalipoproteine, -lipoproteide.
betamethasone: Betamethason.
beta-oxidation: Betaoxidation.
beta particles: Betateilchen.
beta radiation; beta-rays: Betastrahlung.
beta receptor blockers: Betarezeptorenblocker.
beta receptors: Betarezeptoren.
beta rhythm: Betarhythmus.
beta sympatholytics: Betasympatholytika.
beta sympathomimetics: Betasympathomimetika.
betatron therapy: Betatrontherapie.
beta waves: Betawellen.
betaxolol: Betaxolol.
betazole: Betazol.
betel nut chewing: Betelkauen.
Betz cells: Betz* Riesenzellen.
bezafibrate: Bezafibrat.
bezoar: Bezoar.
Bezold-Jarisch reflex: Bezold*-Jarisch* Reflex.
Bezold's mastoiditis: Bezold* Mastoiditis. – **B.'s triad:** B.* Trias.
B-fibers: B-Fasern.
B-hypovitaminosis: B-Hypovitaminose.
Bial's test: Bial* Pentosenprobe.
Bianchi's syndrome: Bianchi* Syndrom.
bicaloric irrigation: bikalorische Spülung.
bicameral sac: Zwerchsack.
bicarbonate: Bicarbonat; Bikarbonat; Hydrogencarbonat.
bicarbonate buffer: Bicarbonatpuffer.
biceps: Bizeps.

biceps femoris reflex: Bizeps-femoris-Reflex.
biceps reflex: Bizeps(sehnen)reflex (BSR).
Bichat's fat(ty) ball: Bichat* Fettpfropf.
Bichel-Bing-Harboe syndrome: Bichel*-Bing*-Harboe* Syndrom.
bicipital muscle: Bizeps.
Bickenbach's maneuver: Bickenbach* Methode.
biconcave lens: Bikonkavglas.
bicondylar fracture: bikondyläre Fraktur.
bicuspid(al): bicuspidalis.
bicuspidization: Bikuspidalität.
bicycle ergometry: Fahrradergometrie.
bicyclic: bizyklisch.
bidactyly: Bidaktylie.
Bidder-Remak ganglion; Bidder's ganglion: Bidder*(-Remak*) Ganglion.
Biederman's sign: Biederman* Zeichen.
Bielschowsky's disease: Bielschowsky* Syndrom. – **B.'s phenomenon:** B.* Phänomen.
Bielschowsky-Jansky disease: Dollinger*-Bielschowsky* Syndrom.
Biemond's syndrome: Biemond* Syndrom.
Bier's anesthesia: Bier* Anästhesie. – **B.'s (passive) hyperemia:** B.* Stauung. – **B.'s spots:** B.* Flecken.
Biermer's anemia; pernicious anemia: Biermer* Krankheit. – **B.'s change of note:** B.* Schallwechsel.
Biernacki's sign: Biernacki* Zeichen.
Biett's collar: Biett* Collerette.
Bietti's syndrome: Bietti* Syndrom.
bifascicular: bifaszikulär.
bifid: bifidus.
bifidobacterium: Bifidobacterium.
bifid rib: Gabelrippe.
bifidus flora: Bifidus-Flora.
bifocal lens: Bifokalglas; Zweistärkenglas.
bifonazole: Bifonazol.
bifurcation: Bifurkation.
bifurcation syndrome: Bifurkationssyndrom.
Bigelow's ligament: Bigelow* Band.
bigeminy: Bigeminie; Bigeminus.
biguanides: Biguanide.
bilateral: doppelseitig; bilateral.
bilateral periocular hematoma: Brillenhämatom.
bile: Galle. – **b., white:** G., weiße.
bile acids: Gallensäuren.
bile broth: Gallebouillon.
bile duct: Gallengang.
bile duct dilatation: Gallengangserweiterung.
bile ducts: Gallenwege.
bile pigment: Gallenfarbstoff.
bile thrombus: Gallethrombus.
Bilharzia: Bilharzia.
bilharziosis: Bilharziose.
biliary: biliär; biliaris.
biliary atresia: Gallengangsagenesie, -atresie.
biliary calculi: Cholelithiasis.
biliary calculus: Gallenstein.
biliary colic: Gallenkolik.
biliary drainage: Gallengangsdrainage.
biliary ducts: Cholangien.
biliary fistula: Gallenfistel.
biliary obstruction: Gallengangsverschluß.
biliary secretion: Gallesekretion.
bilifuscin: Bilifuscin.
biligenesis: Gallebildung.
biligenic: biliogen.
bilious: biliös; biliosus.
bilious vomiting: Galleerbrechen.
bilirachia: Bilir(h)achie.
bilirubin: Bilirubin. – **direct (conjugated) b.:** B., direktes (konjugiertes). – **free b.:** B. freies. – **indirect (unconjugated) b.:** B., indirektes (unkonjugiertes). – **primary b.:** B., primäres. – **secondary b.:** B., sekundäres.
bilirubin concrement: Bilirubin(kalk)-stein.
bilirubin conjugation: Bilirubinkonjugation.
bilirubinemia: Bilirubinämie.
bilirubin encephalopathy: Bilirubinenzephalopathie.
bilirubinuria: Bilirubinurie.
biliverdin: Biliverdin.
Billroth I/II operation: Billroth* Operation. – **B.'s hypertrophy:** B.* Syndrom.
bilobate; bilobular: bilobaris; bilobatus.
bilobectomy: Bilobektomie.
bilocular: bilocular.
bimanual: bimanuell; zweihändig.
bimaxillary: bimaxillar.
binary: binär.
binaural: binaural.
binding: *chem* Bindung.

Binet-Simon test: Binet*-Simon* Test.
Bing-Neel syndrome: Bing*-v. Neel* Syndrom.
Bing's reflex: Bing* Reflex.
binocular occlusion: Binoculus.
binocular vision: binokulares Sehen.
Binswanger's encephalitis: Binswanger* Enzephalopathie.
bioaccumulation: Bioakkumulation.
bioavailability: Bioverfügbarkeit.
biocatalysts: Biokatalysatoren.
biochemical: biochemisch.
biochemistry: Biochemie.
bioclimatology: Bioklimatologie.
biocompatible: biokompatibel.
biocybernetics: Biokybernetik.
biocycle: Biozyklus.
bioelectricity: Bioelektrizität.
bioflavonoids: Bioflavonoide.
biogenetic law: biogenetisches Grundgesetz.
biogenic: biogen.
biogenic amines: biogene Amine.
biogenous: biogen.
biographic method: biographische Methode.
biologic(al) clock: biologische Uhr.
biological oxidation: biologische Oxidation.
biological prosthesis: Bioprothese.
biological sensor: Biosensor.
biology: Biologie.
bioluminescence: Biolumineszenz.
biomagnetism: Biomagnetismus.
biomembrane: Biomembran.
biometeorology: Biometeorologie.
biometry: Biometrie.
biomicroscopy: Biomikroskopie.
biomotor: Biomotor.
bionics: Bionik.
bionomics: Bionomik.
biopolymer: Biopolymer.
biopotential: Biopotential.
biopsy: Biopsie.
biopsy of the scalene lymph nodes: Skalenusbiopsie.
biopterin: Biopterin.
biorhythm: Biorhythmik.
bioscopy: Bioskopie.
biose: Biose.
bioside: Biosid.
biosphere: Biosphäre.
biostatics: Biostatik.
biostatistics: Biostatistik.
biosynthesis: Biosynthese.
biotechnology: Biotechnologie.
biotelemetry: Biotelemetrie.
biotin: Biotin.
biotope: Biotop.
biotransformation: Biotransformation; Metabolisierung.
Biot's respiration; B.'s breathing: Biot* Atmung.
biotropism: Biotropie; Biotropismus.
biotype: Biotyp(us).
biovariety: Biovar(ietas).
biparietal: biparietal(is).
biperiden: Biperiden.
biphasic: biphasisch.
biphasic method: Zweiphasenmethode.
bipolar: bipolar(is).
bipolar affective disorder: Mischpsychose.
bipolar cell: Bipolarzelle.
bird-breeder's lung: Vogelzüchterlunge.
bird face: Vogelgesicht.
Bird's ventilator: Bird* Respirator.
Birnberg's bow: Birnberg* Schleife.
birth: Geburt.
birth canal: Geburtskanal.
birth control: Geburtenkontrolle, -regelung; Schwangerschaftsverhütung.
birth control pill; »the pill«: Antibabypille.
birth injury: Geburtsverletzung.
birthmark: Muttermal.
birth palsy; birth paralysis: Geburtslähmung.
birth rate: Geburtenhäufigkeit, -rate, -ziffer.
birth trauma: Geburtstrauma.
birth weight: Geburtsgewicht.
bisacodyl: Bisacodyl.
bisalbuminemia: Bi(s)albuminämie.
Bischoff's plasty: Bischoff* Plastik.
bisegmentation: Bisegmentierung.
bisexual; ambisexual: bisexuell.
bisexuality: Bisexualität.
bismuth: Wismut.
bismuth line: Wismutsaum.
bismuth nephropathy: Wismutnephropathie.
bismuth poisoning: Wismutvergiftung.
bismutism; bismutosis: Bismutismus; Bismutose.
bispherical: bisphärisch.

bite: Biß. – **b., closed:** B., geschlossener. – **b., open:** B., offener.
bite block: Beißblock.
bite injury; bite wound: Bißverletzung.
bitelock: Mundsperrer.
bitemporal: bitemporal(is).
biting: morsitans.
Bitot's spots: Bitot* Flecke.
bitrochanteric: bitrochantär, -ter.
bitrochanteric diameter: Trochanterbreite.
bitter: bitter.
bitter substances; bitters: Bitterstoffe; Amara (remedia).
biuret test: Biuretreaktion.
bivalent: bivalent.
Bjerrum's scotoma: Bjerrum* Zeichen. – **B.'s scotometer:** B.* Schirm; B.* Skotometer.
Björk oxygenator: Björk* Oxygenator. – **B.-Shiley prosthesis:** B.*-Shiley* Prothese.
Björnstad's syndrome: Björnstad* Syndrom.
B.K. (below-knee) **amputation:** Unterschenkelamputation.
B.K. (below-knee) **prosthesis:** Unterschenkelprothese.
black: schwarz.
black and blue mark: blauer Fleck.
blackening: Schwärzung.
black eye: periorbitales Hämatom. – **b. e., bilateral:** Brillenhämatom.
Blackfan's anemia: Blackfan*-Josephs*-Diamond* Anämie.
Blackfan-Diamond syndrome: Diamond*-Blackfan* Syndrom.
black hairy tongue: schwarze Haarzunge.
blackhead: Mitesser.
black lung: Kohlenstaublunge.
black-out: Bewußtseinslücke; Schwarzsehen.
blackwater fever: Schwarzwasserfieber.
bladder achalasia: Blasenachalasie.
bladder aplasia: Azystie.
bladder apraxia; apraxia of micturition: Blasenapraxie.
bladder atony: Blasenatonie.
bladder atrophy: Blasenatrophie.
bladder autonomia: Blasenautonomie.
bladder bilharziosis; urinary schistosomiasis: Blasenbilharziose.
bladder cancer: Blasenkarzinom.
bladder capacity: Blasenkapazität.
bladder catheter: Blasenkatheter.
bladder cycling: Blasentraining.
bladder emphysema: Blasenemphysem.
bladder emptying; miction: Blasenentleerung.
bladder exstrophy: Blasenekstrophie, -exstrophie.
bladder fistula: Blasenfistel.
bladder instillation: Blaseninstillation.
bladder neck: Blasenhals.
bladder papilloma: Blasenpapillom.
bladder papillomatosis: Blasenpapillomatose.
bladder puncture: Blasenpunktion.
bladder reconstruction: Blasenplastik.
bladder reflex: Blasenreflex.
bladder spasm: Zystospasmus; Blasenspasmus.
bladder stone: Blasenstein.
bladder tumor: Blasentumor.
bladder worm: Blasenwurm.
blade: Klinge; Spatel.
Blair's operation: Blair* Operation.
Blakemore-Sengstaken tube: Blakemore*-Sengstaken* Sonde.
Blalock's clamp: Blalock* Klemme. – **B.'s operation:** B.* Operation. – **B.'s suture:** B.* Naht. – **B.-Taussig operation:** B.*-Taussig* Anastomose.
bland: bland.
bland diet: Schonkost.
Blandin's gland: Nuhn* Zyste.
Bland-White-Garland syndrome: Bland*-White*-Garland* Syndrom.
blank value: Leerwert.
blast cell leukemia: Blastenleukämie.
blast crisis: Blastenkrise, -schub.
blastema: Blastem.
blast injury: Detonationstrauma.
blastocyst: Blastozyste.
blastoderm: Blastoderm, -diskus.
blastogenesis: Blastogenese.
blastoma: Blastom.
blastomatosis: Blastomatose.
blastomatous: blastom(at)ös.
blastomeres: Blastomeren.
Blastomyces: Blastomyces.
blastomycosis: Blastomykose. – **b., North American:** B., Nordamerikanische.
blastopore: Blastoporus.
blastospore: Blastospore.
blastula: Blastula.

bleeder: Bluter.
bleeder's joint: Blutergelenk.
bleeding: Blutung.
bleeding mamma: blutende Mamma.
bleeding nipple: blutende Mamille.
bleeding time: Blutungszeit.
blennorrhagia: Blennorrhagie.
blennorrhea: Blennorrhö.
blennuria: Blennurie.
bleomycin: Bleomycin.
blepharectomy: Blepharektomie.
bleparedema: Lidödem.
blepharelosis: Blepharelosis.
blepharism: Blepharismus.
blepharitis: Blepharitis; Lidrandentzündung. – **ciliary b.:** B. ciliaris.
blepharoadenitis: Blepharadenitis.
blepharoadenoma: Blepharadenom.
blepharoblennorrhea: Blepharoblennorrhö.
blepharochalasis: Blepharochalasis.
blepharoclonus: Blepharoklonus.
blepharoconjunctivitis: Blepharokonjunktivitis.
blepharon: Blepharon.
blepharophimosis: Blepharophimose.
blepharoplast: Blepharoplast.
blepharoplegia: Blepharoplegie; Lidlähmung.
blepharoptosis: Blepharoptosis.
blepharorrhaphy: Blepharorrhaphie.
blepharospasm: Blepharospasmus; Lidkrampf.
blepharostat: Blepharostat; Lidhalter.
blepharosynechia: Symblepharon; Blepharosymphysis, -synechie.
blighted ovum: Abort(iv)ei; Windei, -mole.
blind: blind.
blind biopsy: Blindbiopsie.
blind gut: Blinddarm.
blinding: Blendung.
blind-loop syndrome: Blindsack-Syndrom.
blindness: Blindheit.
blind test; (simple/double) blind study: Blindversuch, einfacher/doppelter.
blink: Lidschlag.
blink(ing) reflex: Blinzelreflex.
blister: Blase.
blistering eruption: Blasenausschlag.
blistering ointment: Zugsalbe.
bloated: gedunsen.
Bloch's (pyramidal) sign: Bloch* Zeichen.
Bloch-Siemens syndrome: Bloch*-Sulzberger* Syndrom.
block: Block. – **atrioventricular bl.:** Bl., atrioventrikulärer. – **bifascicular bl.:** Bl., bifaszikulärer. – **cardiac block; heart b.:** Bl., kardialer. – **focal bl.:** Bl., fokaler. – **intraventricular bl.:** Bl., intraventrikulärer. – **retrograde bl.:** Bl., retrograder. – **sinoatrial bl.; sinoauricular bl.:** Bl., sinuatrialer; Bl. sinuaurikulärer.
blockade: Blockierung; Blockade.
block-dissociation: Blockdissoziation.
blocker: Blocker.
blocking: Blockierung, Blockade.
blocking agent: Blocker.
Blom-Singer-prosthesis: Blom*-Singer* Prothese.
blood: Blut. – **arterial b.:** B., arterielles. – **occult b.:** B., okkultes. – **venous b.:** B., venöses.
blood agar: Blutagar.
blood alcohol concentration (BAC): Blutalkoholkonzentration (BAK).
blood bank: Blutbank.
blood blister: Blutblase.
blood-brain barrier (BBB): Blut-Hirn-Schranke.
blood (cell) cast: Blutkörperchenzylinder.
blood cell formation: Blutbildung.
blood cells: Blutzellen; Blutkörperchen.
blood-cerebrospinal fluid barrier: Blut-Liquor-Schranke.
blood circulation at rest: Ruhedurchblutung.
blood circulation (system): Blutkreislauf.
blood clot: Blutgerinnsel.
blood clotting; blood coagulation: Blutgerinnung.
blood compatibility test: biologische Probe.
blood congestion: Blutandrang.
blood corpuscles: Blutkörperchen.
blood count: Blutbild. – **red b. c.:** B., rotes. – **white b. c.:** B., weißes.
blood crystals: Blutkristalle.
blood culture: Blutkultur.
blood disease: Blutkrankheit.
blood donor: Blutspender.
blood dust: Hämokonien.
blood-expectorating: Bluthusten.
blood factors: Blutfaktoren.

blood flow: Blutströmung; Durchblutung.
blood formation: Blutbildung.
blood gas analysis: Blutgasanalyse.
blood glucose: Blutzucker.
blood-group antibody: Blutgruppenantikörper.
blood-group antigen: Blutgruppenantigen.
blood-group incompatibility: Blutgruppeninkompatibilität.
blood groups: Blutgruppen.
blood-group substances: Blutgruppensubstanzen.
blood lancet: Blutlanzette.
bloodletting: Aderlaß.
blood level: Blutspiegel.
blood mole: Blutmole.
blood parasites: Blutparasiten.
blood pH: Blut-pH.
blood pigment: Blutfarbstoff, -pigment.
blood plasma: Blutplasma.
blood platelet: Blutplättchen; Thrombozyt.
blood platelet thrombus: Thrombozytenthrombus.
blood poisoning: Blutvergiftung; Tox(ik)ämie.
blood pool: Blutspeicher.
blood pressure: Blutdruck. – **diastolic b. p.:** Bl., diastolischer. – **mean b. p.:** Bl., mittlerer. – **systolic b. p.:** Bl., systolischer.
blood-pressure depressors: Blutdruckzügler.
blood pressure measurement: Blutdruckmessung.
blood proteins: Bluteiweißstoffe.
blood reservoir: Blutdepot, -speicher.
blood sample: Blutprobe.
blood sedimentation reaction: Blutsenkung(sreaktion).
blood serum: Blutserum.
blood shadow: Blutschatten.
blood slide: Blutausstrich.
blood specimen: Blutprobe.
blood-spitting: Blutspucken.
blood spot; blood stain: Blutfleck; Blutspur.
blood stemcell: Blutstammzelle.
blood substitute: Blutersatz(flüssigkeit).
blood-sucking fly: Stechfliege.
blood sugar: Blutzucker.
blood-sugar level: Blutzuckerspiegel.
blood supply: Durchblutung.
blood sweat: Blutschweiß, -schwitzen.
blood-tissue barrier: Blut-Gewebe-Schranke.
blood transfusion: Bluttransfusion.
blood transfusion service: Blutspendedienst.
blood types: Blutgruppen.
blood typing: Blutgruppenbestimmung.
blood vessel catheterization: Gefäßkatheterisierung.
blood vessel clamp: Gefäßklemme.
blood vessels: Blutgefäße; Adern.
blood viscosity: Blutviskosität.
blood volume: Blutvolumen.
blood volume regulation: Volumenregulation (des Blutes).
blood vomiting: Bluterbrechen.
bloody: blutig.
bloody stool: Blutstuhl.
bloody sweat: Hämhidrose.
Bloom's syndrome: Bloom* Syndrom.
Blount's clamp: Blount* Klammer. – **B.-Barber syndrome:** B.*(-Barber*) Syndrom.
blue baby: Morbus caeruleus/coeruleus.
blue blindness: Blaublindheit.
blue diaper syndrome: Blaue-Windeln-Syndrom.
blue excretion: Blauausscheidung.
blue-light therapy: Blaulichtbestrahlung.
blue line: Bleisaum.
blue phlebitis: Phlegmasia coerulea dolens.
blue rubber bleb nevus (disease): Bean* Syndrom.
blue sclerae: blaue Skleren.
blue spot: Macula caerulea.
blue test: Blauprobe.
blue-yellow blindness: Blau-Gelb-Blindheit.
Blumberg's sign: Blumberg* Zeichen.
Blumer's sign: Blumer* Zeichen.
blunt: stumpf.
blunted affect: emotionale Abstumpfung.
blunt trauma: Aufprallverletzung.
blurring: Verwischung.
blush: Erröten.
B-lymphocytes: B-Zellen.
BMR (basal metabolic rate)**:** GU (Grundumsatz).
BNA: BNA (Baseler Nomenklatur).
board-like: bretthart.
Boari's flap plasty: Boari* Zipfelplastik.

Boas' points: Boas* Druckpunkte.
boat shaped abdomen: Kahnbauch.
boatshaped heart: Holzschuhform (des Herzens).
Bobath's method: Bobath* Methode.
Bochdalek's trigone: Bochdalek* Dreieck. – **B.'s hernia:** B.* Hernie.
Bockhart's impetigo: Bockhart* Krankheit.
bodily harm: Körperverletzung.
body: Körper; Corpus.
body cast: Gipskorsett.
body cast syndrome: Cast-Syndrom.
body cavity: Körperhöhle.
body cell: Körperzelle.
body fluid: Körperflüssigkeit.
body fluid deficit: Flüssigkeitsmangel.
body image: Körperschema.
body-image agnosia: Autotopagnosie.
body language: Körpersprache.
body length: Körperlänge.
body louse: Kleiderlaus.
body of nail: Nagelplatte.
body of pancreas: Pankreaskörper.
body plane: Körperebene.
body sensation: Körpergefühl.
body surface: Körperoberfläche.
body temperature: Körpertemperatur.
body type: Körperbau; Konstitutionstyp.
body weight: Körpergewicht.
Boeck's disease; B.'s sarcoidosis: Boeck* Krankheit.
Boerhaave's syndrome: Boerhaave* Syndrom.
Bogorad's syndrome: Bogorad* Syndrom.
Böhler's splint: Böhler* Schiene. – **B.'s meniscus sign:** B.* Zeichen.
Bohr effect: Bohr* Effekt. – **B.'s equation:** B.* Formel.
boil: kochen; Furunkel; Beule.
boiling point: Siedepunkt.
bole: *pharm* Bolus.
bolometer: Bolometer.
bolting: Bolzung.
bolus: Bolus.
bolus injection: Bolusinjektion.
bolus transfusion: Schnelltransfusion.
bombesine: Bombesin.
bond: *chem* Bindung.
bondage: Hörigkeit.
bone: Knochen; Os.
bone abscess: Knochenabszeß.
bone age: Knochenalter; Ossifikationsalter.
bone callus: Knochenkallus.
bone caries: Knochenkaries.
bone cavity: Knochenhöhle.
bone cement: Knochenzement.
bone-chip blocking: Verblockung.
bone conduction: Knochenschalleitung; Osteophonie; Osteoakusis.
bone cyst: Knochenzyste.
bone graft: Knochenspan.
bone hypertrophy: Knochenhypertrophie.
bone marrow: Knochenmark.
bone marrow aplasia: Knochenmarkaplasie.
bone marrow biopsy: Knochenmarkbiopsie.
bone marrow cell: Knochenmarkzelle.
bone marrow puncture: Knochenmarkpunktion.
bone marrow smear: Knochenmarkausstrich.
bone marrow transplantation: Knochenmarktransplantation.
bone matrix: Knochenmatrix.
bone metastasis: Knochenmetastase.
bone nail: Knochennagel.
bone plate: Knochenplatte.
bone-screw: Knochenschraube.
bone transplantation: Knochentransplantation.
bone tumor: Knochentumor.
Bonnet's capsule: Bonnet* Kapsel. – **B.'s position:** B.* Position. – **B.'s rule:** B.* Regel. – **B.'s sign:** B.* Zeichen. – **B.'s syndrome:** B.* Syndrom. – **B.-Dechaume-Blanc syndrome:** B.*-Dechaume*-Blanc* Syndrom.
Bonnevie-Ullrich syndrome: Bonnevie*-Ullrich* Syndrom.
Bonnier's syndrome: Bonnier* Syndrom.
bony: knöchern; ossär; ossal.
bony crepitus: Knochenreiben.
bony growth: Knochenwachstum.
bony metabolism: Knochenstoffwechsel.
bony spur: Knochensporn.
bony tissue: Knochengewebe.
Boogard's angle: Basiswinkel.
boomerang needle: Bumerangnadel.
booster vaccination: Auffrisch(ungs)impfung.
boranes: Borane.

borate: Borat.
borax: Borax.
borborygmus: Darmgeräusch; Borborygmus.
Borchardt's triad: Borchardt* Trias.
border: Grenze.
border cells: Belegzellen.
borderline (case): Grenzfall.
borderline psychosis: Grenzpsychose.
border rays: Grenzstrahlen.
Bordet's amboceptor; B.'s antibody: Bordet* Antikörper. – **B.-Gengou agar:** B.*-Gengou* Agar.
Bordetella pertussis: Bordetella pertussis.
boric acid: Borsäure.
borism: Borvergiftung.
born: geboren.
borne: übertragen.
borneol: Borneol(um).
Bornholm disease: Bornholmer Krankheit.
boron: Bor.
Borrelia: Borrelia.
borreliosis: Borreliose.
Borries' syndrome: Borries* Syndrom.
Bors' anogenital reflex: Bors* Reflexe.
bosselated: höckrig.
Boston exanthem: Boston-Exanthem.
Boston's sign: Boston* Zeichen.
Botallo's foramen: Botallo* Foramen. – **B.'s duct:** B.* Gang.
botfly: Dasselfliege.
botryoid: botryoid(es); traubenförmig.
botryomycosis: Botryomykose.
bottle: Flasche.
bottle sterilizer: Flaschensterilisierer.
botulins; botulinus toxins: Botulinustoxine.
botulism: Botulismus.
botulism neuropathy: Botulinusneuropathie.
Bouchard's nodes: Bouchard* Knoten.
bougie: Bougie.
bougienage: Bougierung.
Bouillaud's disease: Bouillaud* Krankheit.
bouillon: Bouillon.
boundary zone infarction: Grenzlinieninfarkt.
Bourneville's syndrome: Bourneville* (-Brissaud*-Pringle*-Pellizzi*) Syndrom.
boutonneuse fever: Boutonneuse-Fieber.
bouton terminal: Bouton terminal.
Bouveret's sign: Bouveret* Zeichen. – **B.'s syndrome:** B.* Syndrom.
Boveri's (CSF globulin) test: Boveri* Reaktion.
bovine: bovin.
bovine tuberculosis: Rindertuberkulose.
Bowditch's law: Bowditch* Effekt.
bowel: Darm.
bowel resection: Darmresektion.
bowel sound: Darmgeräusch.
Bowen's precancerous dermatosis; Bowen's disease: Bowen*(-Darier*) Dermatose.
bowleg: O-Bein; Genu varum.
Bowman's capsule: Bowman* Kapsel – **B.'s glands:** B.* Drüsen. – **B.'s membrane:** B.* Membran.
boxer's traumatic encephalopathy: Boxerenzephalopathie (traumatische).
Boyden's test: Boyden* Test.
Boyd-Stearns syndrome: Boyd*-Stearns* Syndrom.
Boyd's veins: Boyd* Venen.
Boyer's cyst: Boyer* Zyste.
Bq: Bq (Becquerel).
Br: Br (Brom).
Braasch's maneuver: Braasch* (Kopfsenk-)Versuch.
brace: Stützkorsett.
brachial: brachial.
brachialgia: Brachialgie.
brachial plexus paralysis: Armplexuslähmung.
brachial tonicity reaction: Armtonus-Reaktion.
Bracht's maneuver: Bracht* Handgriff.
brachybasia: Brachybasie.
brachycephaly: Brachyzephalie.
brachydactyly: Brachydaktylie.
brachyesophagus: Brachyösophagus.
brachyphalangia: Brachyphalangie.
bradyacusia: Bradyakusie.
bradyarrhythmia: Bradyarrhythmie.
bradyarthria: Bradyarthrie.
bradycardia: Bradykardie.
bradycardia-tachycardia: Bradykardie-Tachykardie-Syndrom, alternierendes.
bradyesthesia: Bradyästhesie.
bradykinesia: Bradykinesie.
bradykinin: Bradykinin.
bradylalia; bradyglossia: Bradylalie, -glossie.
bradyphrenia: Bradyphrenie.

bradypnea: Bradypnoe.
bradysphygmia: Bradysphygmie, -krotie.
brady-tachycardia syndrome: Bradykardie-Tachykardie-Syndrom, alternierendes.
bradyteleokinesis: Bradyteleokinese.
bradytocia: Wehenschwäche.
bradytrophic: bradytroph.
bradyuria: Bradyurie.
Bragard's sign: Bragard* Zeichen.
braille: Blindenschrift; Braille* Schrift.
brain: Gehirn; Hirn.
brain abscess: Hirnabszeß.
brain activity: Hirntätigkeit.
brain biopsy: Hirnbiopsie.
brain concussion: Hirnerschütterung.
brain cyst: Hirnzyste.
brain damage: Hirnschaden. – **infantile b. d.:** H., frühkindlicher.
brain death: Hirntod.
brain edema: Hirnödem.
brain injury: Hirnverletzung.
brain potentials: Hirnaktionsströme.
brain sand: Hirnsand.
brain sinus: Hirnsinus.
brain stem: Hirnstamm.
brain-stem syndrome: Stammhirnsyndrom.
brain trauma: Hirntrauma.
brain tumor: Hirntumor.
braking radiation: Bremsstrahlung.
bran: Kleie.
branch: Ast; Zweig; Ramus.
branched: verzweigt.
branched-chain ketonuria; maple syrup disease: Verzweigtkettenkrankheit.
branchial: branchialis; kiemenförmig.
branchial arch: Kiemenbogen.
branchial pouch: Kiementasche.
branchiogenous; branchiogenic: branchiogen.
Brandt's syndrome: Brandt* Syndrom.
Branham's sign: Nicoladoni*-Israel*-Branham* Phänomen.
brassica glycosidic factors: Brassica-Faktoren.
Braun's splint: Braun* Schiene.
Braxton-Hicks contractions: Schwangerschaftswehen.
breakdown: Zusammenbruch; Ausfall.
breakthrough bleeding: Durchbruchblutung.
breast: Brust; Mamma.
breastbone: Brustbein.
breast cancer: Brustkrebs; Mammakarzinom.
breast-fed baby: Brustkind.
breast feeding: Stillen.
breast implant: Mammaprothese.
breast milk: Brustmilch; Muttermilch.
breast tumor; b. neoplasm: Mammatumor.
breath: Atem.
breath-holding spell: Schreikrampf.
breath-holding test: Atemanhalteversuch.
breath-holding time: Atemanhaltezeit.
breathing: Atmen; Atmung.
breathing bag: Atembeutel.
breath sounds: Atemgeräusche.
breech delivery: Steißgeburt.
breech presentation: Beckenendlage.
bregma: Bregma.
bremsstrahlung: Bremsstrahlung.
Brenneman's syndrome: Brenneman* Syndrom.
Brenner tumor: Brenner* Tumor.
Breschet's hiatus: Breschet* Hiatus. – **B.'s veins:** B.* Venen.
Breus' mole: Breus* Mole.
Brewer's infarct: Brewer* Infarkt.
brewer's yeast: Bierhefe.
brick dust sediment: Ziegelmehlsediment.
Bricker's operation: Bricker* Blase, Plastik.
Brickner's sign: Brickner* Zeichen.
bridge: Brücke.
bridge coloboma: Brückenkolobom.
bridge flap: Brückenlappen(plastik).
bridge of nose: Nasenrücken.
bridging: Überbrückung.
bridging callus: Brückenkallus.
Brigg's bag: Briggs* Beutel.
bright-field microscopy: Auflichtmikroskopie.
brightness: Helligkeit.
brightness contrast: Helligkeitskontrast.
brilliant cresyl blue: Brillantkresylblau.
brilliant yellow: Brillantgelb.
Brill-Symmers syndrome: Brill*-Symmers* Syndrom.
Brill-Zinsser disease: Brill* (-Zinsser*) Krankheit.
brine: Sole.
brine bath: Solbad.
Brissaud's reflex: Brissaud* Reflex. – **B.'s syndrome:** B.* Syndrom.

British anti-lewisite (BAL): Dimercaprol.
brittleness of bones: Knochenbrüchigkeit.
Broadbent's sign: Broadbent* Aneurysmazeichen.
broad spectrum antibiotic: Breitbandantibiotikum.
broad tapeworm: Diphyllobothrium latum.
Broca's aphasia: Broca* Aphasie. – **B.'s formula:** B.* Formel. – **B.'s speech center:** B.* Sprachzentrum.
Brockenbrough's needle: Brockenbrough* Nadel.
Brock's operation: Brock* Operation.
Brocq's disease: Brocq* Krankheit.
Brodie's abscess: Brodie* Abszeß. – **B.'s sign:** B.* Zeichen.
Brodmann's (cortical) areas: Brodmann* Areae, Felder.
Brodny clamp: Brodny* Klemme.
broken: gebrochen.
bromate: Bromat.
brombenzylcyanide: Brombenzylcyanid.
bromelin: Bromelain; Bromelin.
brom(h)idrosis: Brom(h)idrosis.
bromide: Bromid.
bromide acne: Bromakne.
bromine (Br): Brom (Br).
brominism: Bromismus.
bromocresol green: Bromkresolgrün.
bromocresol purple: Bromkresolpurpur.
bromocriptine: Bromocriptin.
bromoderma: Bromoderm.
bromoethan: Äthylbromid.
bromothymol blue: Bromthymolblau.
bromouracil: Bromuracil.
bromperidole: Bromperidol.
bromsulphalein: Bromsulfalein(um), -sul(fo)phthalein.
bronchadenitis: Bronchadenitis.
bronchial: bronchial(is).
bronchial adenoma: Bronchialadenom.
bronchial aspiration: Bronchialabsaugung.
bronchial asthma: Bronchialasthma.
bronchial blocker: Bronchusblocker.
bronchial blocking: Bronchusblockade.
bronchial calculus: Bronchialstein.
bronchial carcinoid: Bronchialkarzinoid.
bronchial carcinoma; bronchial cancer: Bronchialkarzinom.
bronchial catarrh: Bronchialkatarrh.
bronchial catheter: Bronchialkatheter.
bronchial circulation: Bronchialkreislauf.
bronchial collapse: Bronchialkollaps.
bronchial congestion: Bronchialanschoppung.
bronchial fistula: Bronchialfistel.
bronchial fremitus: Bronchialfremitus.
bronchial glands: Bronchialdrüsen.
bronchial lavage: Bronchuswaschung.
bronchial occlusion; bronchial obstruction: Bronchusverschluß.
bronchial respiration: Bronchialatmen.
bronchial stenosis: Bronchostenose.
bronchial stump rupture: Bronchialstumpfinsuffizienz.
bronchial tree: Bronchialbaum.
bronchial tuberculosis: Bronchustuberkulose.
bronchiectasis: Bronchiektas(i)e.
bronchiole: Bronchiolus.
bronchioles: Bronchiolen; Bronchioli.
bronchiolitis: Bronchiolitis.
bronchitis: Bronchitis.
bronchoalveolar: bronchoalveolär.
bronchoalveolitis: Bronch(o)alveolitis.
bronchoblennorrhea: Bronchoblennorrhö.
bronchocele: Bronchozele.
bronchoconstriction: Bronchokonstriktion.
bronchodilator: Bronchodilatator.
bronchogenic: bronchogen.
bronchography: Bronchographie.
broncholith: Broncholith.
bronchomalacia: Bronchomalazie.
bronchomycosis: Bronchomykose.
bronchophony: Bronchophonie.
bronchopneumonia; bronchopneumonitis; bronchial pneumonia: Bronchopneumonie.
bronchopulmonary dysplasia: bronchopulmonale Dysplasie.
bronchopulmonary segment: Lungensegment.
bronchorrhagia: Bronchorrhagie.
bronchorrhea: Bronchorrhö.
bronchoscope: Bronchoskop.
bronchoscopy: Bronchoskopie.
bronchospasm: Bronchospasmus.
bronchospasmolytic substance: Bronchospasmolytikum.
bronchospirochetosis: Bronchospirochaetosis Castellani*.

bronchospirometry: Bronchospirometrie.
bronchostaxis: Bronchostaxis.
bronchostenosis: Bronchostenose.
bronchostomy: Bronchostomie.
bronchotetany: Bronchotetanie.
bronchotomy: Bronchotomie.
bronchovesicular: bronchovesikulär.
bronchus; Pl. **bronchi:** Bronchus; Pl. Bronchi.
bronze(d) diabetes: Bronzediabetes.
bronzed skin: Bronzehaut.
brood capsule: Brutkapsel.
broth: Fleischbrühe.
Brown-Séquard syndrome: Brown/Séquard* Lähmung.
Brown-Symmers disease: Brown*-Symmers* Krankheit.
brown tumor: brauner Tumor.
brow presentation: Stirnlage.
Brucella abortus: Brucella abortus.
brucellin: Brucellin.
brucellosis: Brucellose; Brucellosis.
Bruce's tract: Bruce* Faserbündel.
Bruch's membrane: Bruch* Membran.
brucine: Brucin.
Brudzinski's sign: Brudzinski* Zeichen.
Brugia malayi: Brugia malayi.
Brugsch's syndrome: Brugsch* Syndrom.
bruise: quetschen; Quetschung; blauer Fleck.
Brunhilde strain: Brunhilde-Stamm.
Brunn's epithelial nests: v. Brunn* Epithelnester.
Brunner's glands: Brunner* Drüsen.
Brunschwig's operation: Brunschwig* Operation.
Bruns' syndrome: Bruns* Syndrom.
brush: Bürste; Pinsel.
brush biopsy: Bürstenabstrich.
brush border: Bürstensaum.
Brushfield's spots: Brushfield* Flecken.
brush massage: Bürstenmassage.
Bruton-type (infantile sex-linked) agammaglobulinemia: Bruton*(-Gitlin*) Syndrom.
bruxism: Bruxismus.
bruxomania: Bruxomanie.
Bryant's triangle: Bryant* Dreieck.
B-scan: B-Bild.
BSP: Bromsulfalein(um), -sul(fo)phthalein.
BSP clearance test: Bromsulfaleinretentionsprobe.
bubble oxygenator: Bläschenoxygenator.
bubo: Bubo. – **chancroidal b.:** B., schankröser. – **scrofulous b.:** B., skrofulöser. – **syphilitic b.:** B., syphilitischer. – **tropical b.:** B., tropischer.
bubonic plague: Beulenpest.
bubonuli: Bubonuli.
bucardia: Cor bovinum.
buccal: bukkal; buccalis.
buccal cavity: Mundhöhle.
buccal fat pad: Wangenfettpfropf.
buccinator: Buccinator.
van Buchem's syndrome: van Buchem* Syndrom.
Buck's fascia: Buck* Faszie.
Bucky-Potter diaphragm: Bucky* Blende. – **B.'s rays:** B.* Strahlen.
bud: Knospe.
Budd-Chiari syndrome; B.-C. disease: Budd*-Chiari* Syndrom.
budding: Sprossung.
Büdinger-Ludloff-Läwen syndrome: Büdinger*-Ludloff*-Läwen* Syndrom.
Budin's rule: Budin* Regel.
Buerger's disease: Winiwarter*(-Buerger*) Krankheit.
Buerger's gangrene: Buerger* Gangrän.
buffer: Puffer.
buffer base: Pufferbase.
buffer solution: Pufferlösung.
buffy coat: Leukozytenmanschette; »buffy coat«.
buflomedil: Buflomedil.
buformin: Buformin.
bugs: Wanzen; (Programm-)Fehler.
building illness syndrome (BIS): Bürokrankheit, amerikanische.
building-up and destruction of erythrocytes: Blutmauserung.
bulb: Bulbus; Knolle.
bulbar: bulbär.
bulbar paralysis; bulbar palsy: Bulbärparalyse.
bulb-headed sound: Knopfsonde.
bulbocavernosus (muscle): Bulbokavernosus.
bulbocavernous: bulbocavernosus.
bulbocavernous reflex: Bulbokavernosus-Reflex.
bulbomimic reflex: bulbomimischer Reflex (Mondonesi*).
bulbospongiosus (muscle): Bulbospongiosus.

bulbourethral gland: Bulbourethraldrüse.
bulb pipet(te): Vollpipette.
bulging: Wulstbildung.
bulimia: Bulimie.
bulking: Quellung.
bulk ligation: Massenligatur.
bulk material: Quellstoffe.
bulldog clip: Bulldogklemme.
bullet forceps: Kugelzange.
bullosis: Bullosis.
bullous: bullös; bullosus.
bumetanide: Bumetanid.
bundle: Bündel; Fasciculus.
bundle branch block (BBB): Schenkelblock.
bundle branch extrasystole: Bündelstamm-Extrasystole.
bundle of His; atrioventricular bundle: His* Bündel.
Büngner's cell cordons: Büngner* Bänder.
Bunnell's suture: Bunnell* Naht.
Bunsen burner: Bunsen* Brenner.
Bunyaviridae: Bunyaviridae.
buphenine: Buphenin.
buphthalmos: Buphthalmus.
bupivacaine: Bupivacain.
buprenorphine: Buprenorphin.
Burchardt's inclusion bodies: Burchardt* Körperchen.
Burdach's column: Burdach* Strang.
buret(te): Bürette.
Bürger's test: Bürger* Probe. – **B.-Grütz syndrome:** B.*-Grütz* Syndrom.
Bürker's method: Bürker* (Blutfaden-) Methode. – **B. counting chamber:** B.* Zählkammer.
Burkitt's lymphoma; Burkitt's tumor: Burkitt* Lymphom.
burn: Verbrennung; Brandwunde.
burn blister: Brandblase.
Burnett's syndrome: Burnett* Syndrom.
burning feet: brennende Füße.
burn kidney: Verbrennungsniere.
burnout syndrome: Erschöpfungssyndrom.
burn scar carcinoma: Brandnarbenkarzinom.
burn shock: Verbrennungsschock.
Burow's solution: essigsaure Tonerde.
Burow's triangle: Burow* Dreieck. – **B.'s vein:** B.* Vene.
burr cell: Klettenzelle.
Burri's stain test: Burri* Verfahren.
bursa: Bursa.
bursa-equivalent: Bursa-Äquivalent.
bursectomy: Bursektomie.
bursitis: Bursitis.
burst: Ausbruch.
burst fracture: Berstungsbruch.
Buruli ulcer: Buruli-Ulkus.
Buschke's scleredema: Buschke* Krankheit. – **B.-Ollendorf syndrome:** B.*-Ollendorf* Syndrom.
buserelin: Buserelin.
Busquet's disease: Busquet* Krankheit.
Busse-Buschke disease: Busse*-Buschke* Krankheit.
busulfan: Busulfan.
butane: Butan.
butanol-extractable iodine (BEI): Butanol-extrahierbares Jod.
butterfly cannula: Flügelkanüle.
butterfly fracture: Schmetterlingsfraktur.
butterfly hematoma: Schmetterlingshämatom.
butterfly rash: Schmetterlingsfigur.
butterfly vertebra: Schmetterlingswirbel.
buttermilk: Buttermilch.
butter yellow: Buttergelb; Dimethylaminoazobenzol.
butter yellow hepatoma: Buttergelb-Hepatom.
buttocks: Gesäß(backen).
buttoned: geknöpft.
buttonhole deformity: Knopflochdeformität.
buttonhole fracture: Lochfraktur.
button suture: Knopfnaht.
butylacetic acid: Butylessigsäure.
butyl alcohol: Butylalkohol.
butyl mercaptane: Butylmercaptan.
butyrate: Butyrat.
butyric acid: Buttersäure.
butyric fermentation: Buttersäuregärung.
butyrometer: Butyrometer.
Buzzard's maneuver: Buzzard* Kunstgriff.
Bychowski-Grasset sign: Bychowski* (-Grasset*) Zeichen.
bypass (anastomosis): Umgehungsanastomose; Bypass.
byssinosis: Byssinose; Baumwollfieber, -staublunge.
byssinotic carcinoma: Baumwollspinnerkrebs.

C

cable: Kabel.
Cabot's rings; Cabot's ring bodies: Cabot* Ringe.
cacao: Kakao.
cacao butter: Kakaobutter, -öl.
cachectic: kachektisch.
cachexia: Kachexie.
cacodylic acid: Kakodyl.
cacogeusia: Kakogeusie.
cacosmia: Kakosmie.
cacostomia: Kakostomie.
cadaver; corpse: Kadaver.
cadaver dissection: Leichenöffnung.
cadaveric position: Kadaverstellung.
cadaveric reaction: Kadaverreaktion.
cadaveric rigidity: Leichenstarre.
cadaverine: Cadaverin; Kadaverin.
cadmium: Cadmium; Kadmium.
café au lait macule: Café-au-lait-Fleck.
caffeine: Coffein; Koffein.
Caffey's disease: Caffey* (-Silverman*) Syndrom.
Cairns syndrome: Cairns* Syndrom.
caisson disease: Caissonkrankheit; Druckluftkrankheit.
Cajal's cell stain: Cajal* Silberimprägnation. – **C.'s horizontal cell:** C.* Zelle.
cake kidney: Kuchenniere.
Calabar swelling: Kalabarbeule.
calcaneal: calcanearis.
calcaneal spur: Fersensporn; Kalkaneussporn.
calcaneodynia: Fersenschmerz; Kalkaneodynie.
calcaneus: Calcaneus; Kalkaneus.
calcareous: kalkig.
calcareous infiltration: Kalkinfiltration.
calcar femorale: Schenkelsporn.
calcarine sulcus: Kalkarina.
calcariuria: Calcariuria.
calcic: kalkig.
calcicosis: Kalkstaublunge.
calciferol: Calciferol.
calcification: Kalzifikation; Verkalkung.
calcifying: calcificans.
calcinosis: Calcinosis; Kalzinose.
calcipenia: Kalzipenie.
calcipexy; calcipexis: Kalzipexie.
calciphylaxis: Kalziphylaxie.
calciprivic: kalzipriv.
calcitonin: Calcitonin; Kalzitonin.
calcitriol: Calcitriol.
calcium (Ca): Calcium; Kalzium (Ca).
calcium carbonate: Calciumcarbonat.
calcium channel antagonists: Kalziumantagonisten.
calcium chloride: Calciumchlorat.
calcium deficiency: Kalziummangel.
calcium disodium edetate: Kalzium-EDTA.
calcium entry blockers: Kalziumantagonisten.
calcium fluoride: Flußspat; Fluorcalcium.
calcium gluconate: Calciumgluconat.
calcium hydroxide: Calciumhydroxid.
calcium lactate: Calciumlactat.
calcium loss syndrome, congenital: Kalziumverlustsyndrom.
calcium oxalate: Calciumoxalat.
calcium pump: Kalziumpumpe.
calciuria: Kalziurie.
calculosis: Calculosis.
calculus: Calculus; Stein.
calculus evacuator: Steinabsauggerät.
calefaction test: Erwärmungsversuch.
calf: Wade.
calf cramp: Wadenkrampf.
calf pain: Wadenschmerz.
caliber: Kaliber.
calibration curve: Eichkurve.
caliceal diverticulum: Kelchdivertikel.
calicectasis: Kalikektasie.
calicectomy: Kalikektomie.
calicolithotomy: Kalikolithotomie.
californium: Californium.
caliper: Schiene.
calix: Calix.
Callander amputation: Callander* Amputation.
Call-Exner bodies: Call*-Exner* Körperchen.
calliphora: Calliphoridae.

callosal apraxia: Balkenapraxie.
callosal puncture: Balkenstich.
callosity: Verschwartung; Verschwielung; Kallus; Schwiele; Callositas.
callosotomy: Kallotomie.
callous: kallös; schwielig; callosus.
callus: Kallus; Hornschwiele.
Calmette's antivenene: Calmette* Serum.
Calmette-Guérin bacillus (BCG): Calmette*-Guérin* Bazillus (BCG).
calmodulin: Calmodulin; Kalmodulin.
calomel: Calomel; Kalomel.
calomel allergy: Kalomelkrankheit.
caloric: kalorisch.
caloric value: Brennwert; Kalorienwert; Nährwert.
calorie: Kalorie.
calorie content: Kalorienwert.
calorie requirement: Kalorienbedarf.
calorimetry: Kalorimetrie.
calory: Kalorie.
calotte: Kalotte.
Calot's treatment: Calot* Verfahren.
calvaria: Calva; Calvaria.
Calvé's disease: Calvé* Syndrom. – **C.-Perthes disease:** C.*-(Legg*-)Perthes* Syndrom.
cambium layer: Kambiumschicht.
camomile: Kamille.
cAMP; CAMP (cyclic adenosine monophosphate): Zyklo-AMP; cAMP (zyklisches Adenosinmonophosphat).
camphor: Campher; Kampfer.
campimetry: Kampimetrie.
CAMP test: CAMP (= Christie-Atkins-Munch-Petersen)-Test.
camptodactylia: Kamptodaktylie.
camptomelia: Kamptomelie.
Campylobacter: Campylobacter.
canal: Canalis; Kanal. – **pterygoid c.:** C. pterygoideus. – **vertebral c.; spinal c.:** C. vertebralis.
canalicular: kanalikulär.
canaliculi: Canaliculi.
canaliculorhinostomy: Kanalikulorhinostomie.
canaliculus: Canaliculus; Kanälchen.
Canavan's syndrome: Canavan* Syndrom.
cancer: Krebs.
cancer cell: Krebszelle.
cancer en cuirasse: Panzerkrebs.
cancer milk: Krebsmilch.
cancerogenic: kanzerogen.
cancerophobia: Karzinophobie.
cancroid: Kankroid.
candela: Candela.
Candida: Candida.
candida(l) mycosis: Candidamycosis; Soormykose.
candidiasis: Candidiasis; Candidosis.
candle: Kerze.
candle wax phenomenon: Kerzentropfen-Phänomen.
cane fever: Zuckerrohrfieber.
cane sugar: Rohrzucker.
canine (tooth): Eckzahn.
canities: Canities; Grau-, Weißhaarigkeit.
cannabis: Cannabis.
cannibalism: Kannibalismus.
cannon beat: Kanonenschlag.
Cannon's law of denervation: Cannon* Gesetz. – **C.'s point:** C.*-Böhm* Punkt, Sphinkter.
cannula: Kanüle.
canthoplasty: Kanthoplastik.
canthorrhaphy: Kanthorrhaphie.
canthotomy: Kanthotomie.
canthus: Augen-, Lidwinkel; Kanthus.
Cantor tube: Cantor* Sonde.
caoutchouc: Kautschuk.
cap: Kappe.
capacitance vessels: Kapazitätsgefäße.
capacitation: Kapazitation.
capacity: Kapazität.
Capdepont-Hodge syndrome: Capdepont*(-Hodge*-Stainton*) Zahndysplasie.
capillarectasia: Kapillarektasie.
capillariasis: Capillariasis.
capillaritis: Kapillaritis.
capillary: kapillär; kapillar; Kapillare.
capillary bed: Kapillarbett.
capillary circulation: Kapillarzirkulation.
capillary embolism: Kapillarembolie.
capillary fragility: Kapillarfragilität.
capillary hemangioma: Kapillarhämangiom.
capillary microscopy: Kapillar(mikr)oskopie.
capillary network: Kapillarnetz.
capillary permeability: Kapillarpermeabilität.
capillary pressure: Kapillardruck.
capillary pulse: Kapillarpuls.
capillary resistance: Kapillarresistenz.

capilli: Capilli; Kopfhaare.
capitate: capitatus; kopfförmig.
capitatum: Kapitatum.
capitellum: Capitulum humeri.
capitulum: Capitulum; Köpfchen.
Caplan's syndrome: Caplan*-Colinet* Syndrom.
cap-like head bandage: Mützenverband.
capnography: Kapnographie.
Capps reflex: Capps* Reflex.
caproic acid: Capronsäure.
caprylic acid: Caprylsäure.
capsid: Capsid; Kapsid.
capsomer: Capsomer.
capsular cataract: Kapselstar.
capsular hemorrhage: Kapselblutung.
capsular phlegmon: Kapselphlegmone.
capsule: Capsula; Kapsel. – **external c.:** C. externa. – **internal c.:** C. interna.
capsule staining: Kapselfärbung.
capsulitis: Capsulitis.
captopril: Captopril.
caput: Caput; Kopf.
carbachol: Carbachol.
carbamate: Carbamat.
carbamazepine: Carbamazepin.
carbamic acid: Carbamidsäure.
carbamide; urea: Carbamid.
carbamyl phosphate: Carbam(o)yl-phosphat.
carbenicillin: Carbenicillin.
carbimazole: Carbimazol.
carbinol; methanol: Carbinol.
carbochromen: Carbochromen.
carbohydrate: Kohlenhydrat.
carbohydrate exchange unit: Broteinheit (BE).
carbohydrate loading: Zuckerbelastung.
carbohydrate metabolism: Kohlenhydratstoffwechsel.
carbolic acid: Karbolsäure.
carbolism: Karbolismus.
carbon (C): Kohlenstoff (C).
carbonate: Carbonat.
carbonate dehydrase: Carbonat-dehydratase.
carbon dioxide: Kohlendioxid.
carbon dioxide bath: Kohlensäurebad.
carbon disulfide: Schwefelkohlenstoff.
carbonic: kohlensauer.
carbonic acid: Kohlensäure.
carbonic anhydrase: Carboanhydrase.
carbonic anhydrase inhibitors: Carboanhydrasehemmer, -inhibitoren.
carbonization: Karbonisation; Verkohlung.
carbon monoxide: Kohlenmonoxid.
carbon monoxide poisoning: Kohlen–monoxidvergiftung.
carbon tetrachloride: Tetrachlorkohlenstoff.
carboxyhemoglobin: Carboxyhämoglobin.
carboxylase: Carboxylase.
carboxylation: Carboxylierung.
carboxypeptidase A: Carboxypeptidase A.
carbuncle: Karbunkel.
carbutamide: Carbutamidum.
carcinoembryonic antigen (CEA): karzinoembryonales Antigen (CEA).
carcinogen: Karzinogen.
carcinogenesis: Karzinogenese.
carcinogenic: karzinogen.
carcinoid: Karzinoid.
carcinoid syndrome: Karzinoidsyndrom.
carcinolysis: Karzinokolyse.
carcinoma: Karzinom. – **basal cell c.:** Basalzellenk. – **colorectal c.:** K., kolorektales. – **embryonal c.; malignant teratoma:** K., embryonales. – **hepatocellular c.:** K., hepatozelluläres. – **medullary c.:** K., medulläres. – **scirrhous c.:** K., szirrhöses. – **small cell c.:** K., kleinzelliges.
carcinoma in situ (CIS): präinvasives Karzinom; intraepitheliales K.
carcinomatophobia: Karzinophobie.
carcinomatosis: Karzinomatose.
carcinomatous: karzinomatös.
carcinosarcoma: Karzinosarkom.
carcinosis: Karzinose.
cardia: Kardia; Cardia.
cardiac: kardial.
cardiac action: Herzaktion.
cardiac aneurysm: Herzaneurysma.
cardiac arrest: Herzstillstand.
cardiac auscultation: Herzauskultation.
cardiac autonomy: Herzautomatie.
cardiac axis: Herzachse.
cardiac catheterization: Herzkatheterisierung.
cardiac cirrhosis: Stauungszirrhose.
cardiac configuration: Herzfigur, -form.
cardiac contraction: Herzkontraktion.
cardiac cycle: Herzzyklus.

cardiac death: Herztod. – **acute c. d.:** H., plötzlicher.
cardiac dilatation: Herzdilatation.
cardiac dullness: Herzdämpfung.
cardiac dysrhythmia: Herzrhythmusstörung.
cardiac edema: Stauungsödem.
cardiac glycoside: Herzglykosid.
cardiac hypertrophy: Herzhypertrophie.
cardiac index: Herzindex.
cardiac insufficiency: Herzinsuffizienz.
cardiac massage: Herzmassage.
cardiac muscle: Herzmuskel.
cardiac orifice: Magenmund.
cardiac output: Herzzeitvolumen.
cardiac output per minute: Herzminutenvolumen.
cardiac pacemaker: Herzschrittmacher.
cardiac pacing: Herzphasensteuerung.
cardiac pain: Herzschmerz.
cardiac polyp: Herzpolyp.
cardiac regulation: Herzregulation.
cardiac reserve: kardiale Reservekraft.
cardiac resuscitation: Herzwiederbelebung.
cardiac septum: Herzscheidewand.
cardiac surgery: Herzchirurgie.
cardiac tamponade: Herztamponade.
cardiac trabeculae: Herzbälkchen.
cardiac valve: Herzklappe.
cardiac waist: Herztaille.
cardiac work: Herzarbeit.
cardial; cardiac: kardial; cardialis.
cardialgia: Kardialgie.
cardiasthma: Herzasthma.
cardiectomy: Kardiektomie.
cardinal: kardinal.
cardinal ligament: Zervixpfeiler.
cardio-; cardiac: kardio…
cardioactive: herzwirksam.
cardioactive agents; c. drugs: Kardiaka.
cardiocatheterization: Herzkatheterisierung.
cardiocentesis: Herzpunktion.
cardiodynamics: Herzdynamik.
cardiodynia: Herzschmerz.
cardioesophageal: ösophagokardial.
cardiogenesis: Herzentwicklung.
cardiogenic: kardiogen.
cardiography: Kardiographie.
cardiolipin: Cardiolipin.
cardiology: Kardiologie.
cardiolysis: Kardiolyse.
cardiomegaly: Kardiomegalie.
cardiomyopathy: Kardiomyopathie. – **congestive c.:** K., kongestive. – **hypertrophic c.:** K., hypertrophische.
cardiomyotomy: Kardiomyotomie.
cardioneurosis: Herzneurose.
cardiopathy: Kardiopathie.
cardiopericardiopexy: Kardioperikardiopexie.
cardioplasty: Kardiaplastik.
cardioplegia: Kardioplegie.
cardioptosis: Kardioptose.
cardiopulmonary: kardiopulmonal.
cardiorespiratory: kardiorespiratorisch.
cardiorrhexis: Herzruptur.
cardiosclerosis: Kardiosklerose.
cardiospasm: Kardiospasmus.
cardiotachometer: Kardiotachograph.
cardiotokograph; cardiotocograph: Kardiotokograph.
cardiotomy: Kardiotomie.
cardiovalvulotomy: Herzklappensprengung.
cardiovascular: kardiovaskulär.
cardiovascular agent: Kreislaufmittel.
cardiovascular center: Kreislaufzentrum.
cardioversion: Elektrokardioversion; Elektrokonversion; Kardioversion.
cardiovirus: Cardiovirus.
carditis: Karditis.
care: Betreuung; Krankenversorgung.
care unit: Pflegeeinheit.
Carhart's dip: Carhart* Senke.
caries: Karies; Caries.
carina: Carina; Karina.
carious: kariös.
Carlens' catheter: Carlens* Tubus.
Carleton's spots: Carleton* Flecken.
Carlsbad salt: Karlsbader Salz.
Carman's (meniscus) sign: Carman* Meniskuszeichen.
carminative: Karminativum.
carminic acid: Karminsäure.
carneous: fleischig.
carneous mole: Fleischmole.
Carnes' armprosthesis: Carnes* Arm.
Carnett's sign: Carnett* Zeichen.
Carney's triad: Carney* Trias.
carnification: Karnifikation.
carnitine: Carnitin.
carnivorous: fleischfressend.
carnosine: Carnosin.
Carnot's reflex: Carnot* Reflex.

Caroli's syndrome: Caroli* Syndrom.
carotene: Carotin; Karotin.
carotene jaundice; carotenosis cutis: Karotinikterus.
carotid (artery): Karotis; Arteria carotis; Halsschlagader.
carotid angiography: Karotisangiographie.
carotid bifurcation: Karotisgabel.
carotid body: Karotisdrüse.
carotid pulse: Karotispuls.
carotids: Karotiden.
carotid sinus: Karotissinus.
carotid sinus pressure test: Karotis(sinus)druckversuch.
carotid sinus reflex: Karotissinusreflex.
carotid sinus stimulation test: Karotissinusdruckversuch.
carotid sinus syndrome: Karotissinussyndrom.
carotid siphon: Karotissiphon.
carotid stenosis: Karotisstenose.
carotinoids: Carotinoide.
carpal: karpal.
carpal bone(s): Carpale; Pl. Carpalia; Handwurzelknochen.
carpal joint: Karpalgelenk.
carpal tunnel syndrome: Karpaltunnelsyndrom.
carpectomy: Karpektomie.
Carpenter's syndrome: Carpenter* Syndrom.
Carpentier's ring: Carpentier* Ring.
carphology: Karphologie; Flockenlesen.
carpometacarpal: karpometakarpal.
carpopedal spasm: Karpopedalspasmus.
carpoptosis: Fallhand.
carpus: Carpus; Handwurzel.
Carrel's flask: Carrel* Kolben. – **C.'s suture:** C.* Naht.
carrier: Ausscheider; Träger; Carrier. – **c., active; c., chronic:** Dauerausscheider.
carrier protein: Transportprotein.
Carrión's disease: Carrión* Krankheit.
carteolol: Carteolol.
Carter's disease: Carter* Krankheit.
cartilage: Knorpel. – **elastic c.:** K., elastischer. – **fibrocartilage; fibrous c.:** K., fibröser. – **hyaline c.:** K., hyaliner.
cartilaginous: kartilaginär.
cartography: Kartographie.
caruncle: Karunkel.
Casal's necklace: Casal* Collier, Kragen.
cascade: Kaskade.
cascade of reaction: Reaktionskette.
cascade stomach: Kaskadenmagen.
case: Fall; Krankheitsfall; Casus.
caseation: Verkäsung.
case fatality rate: Letalität(szahl).
case history: Krankengeschichte.
casein: Casein; Kasein.
caseous: caseosus.
caseous pyonephrosis: Kittniere.
case report: Kasuistik.
Casoni's reaction; C.'s test: Casoni*(-Botteri*) Test.
Caspar's ring opacity: Caspar* Trübung.
Casper's catheter: Casper* Katheter.
cassette: Kassette.
Cassirer's syndrome: Cassirer*(-Crocq*) Syndrom.
Castellani's bronchitis: Bronchospirochaetosis Castellani*. – **C.'s disease:** C.* Krankheit. – **C.'s paint:** C.* Lösung. – **C.-Low sign:** C.*-Low* Zeichen.
Castellanos' syndrome: Castellanos* Syndrom.
del Castillo syndrome: Argonz*-del Castillo*(-Ahumada*) Syndrom.
Castle's intrinsic factor: Castle*-Faktor.
Castleman's lymphoma: Castleman* Syndrom.
castor oil: Rizinusöl.
castrate: Kastrat.
castration: Kastration.
catabiosis: Katabiose.
catabolism: Katabolismus.
catabolism of fat: Fettabbau.
catabolite: Katabolit.
catabolite activator protein (CAP): CAP.
catacrotism: Katakrotie.
catagen: katagen.
catalase: Katalase.
catalepsy: Katalepsie.
cataleptic: kataleptisch.
catalysis: Katalyse.
catalyst; catalyzer: Katalysator.
catalytic: katalytisch.
catamnesis: Katamnese.
cataphora: Cataphora.
cataphoria: Kataphorie.
cataplasia: Kataplasie.
cataplexy; cataplexia: Kataplexie.
cataract: Star; Katarakt; Cataracta; Linsentrübung.
cataract glasses: Stargläser.

C

catarrh: Katarrh.
catarrhal: katarrhalisch.
catastrophic reaction: Katastrophenreaktion.
catathymia: Katathymie.
catathymic image perception: katathymes Bilderleben.
catatonia: Katatonie.
catatonic: kataton.
catatonic immobility: Attonität.
catatropia: Katatropie.
cat-cry syndrome: Cri-du-chat-Syndrom; Katzenschreisyndrom.
catecholamine: Catecholamin; Katecholamin.
catelectrotonus: Katelektrotonus.
caterpillar: Raupe.
caterpillar conjunctivitis: Raupenhaarkonjunktivitis.
caterpillar dermatitis: Raupenhaardermatitis.
cat's eye: Katzenauge.
catgut: Katgut; Catgut.
catharsis: Abführen; Katharsis.
cathartic: Kathartikum.
cathepsin: Kathepsin.
catheter: Katheter.
catheter angiography: Katheterangiographie.
catheter angioplasty: Katheterdilatation.
catheter embolization: Katheterembolisation.
catheter fever: Katheterfieber.
catheterization: Katheterisierung; Katheterismus. – **retrourethral c.:** K., retrourethrale.
cathexis: *psych* Besetzung.
Cathlin's mark: Bonnaire* Syndrom.
cathodal closure contraction: Kathodenschließungszuckung.
cathodal opening contraction: Kathodenöffnungszuckung.
cathode: Kathode.
cathode-ray oscillograph: Kathodenstrahloszillograph.
cathode rays; cathode stream: Kathodenstrahlen.
cation: Kation.
cation exchange resin(s): Kationenaustauscher.
cat's liver fluke: Katzenleberegel.
cat scratch disease: Katzenkratzkrankheit.
cauda: Cauda; Kauda; Schwanz.
cauda equina radiculitis: Elsberg* Krankheit.
cauda equina syndrome: Kaudasyndrom.
caudal: kaudal; caudalis.
caudal anesthesia: Kaudaanästhesie.
caudal tegmentum syndrome: Gasperini* Syndrom.
cauliflower-shaped tumor: Blumenkohltumor.
caulischisis: Kaulischisis.
causal: kausal; ursächlich.
causalgia: Kausalgie.
causative: kausal; verursachend; ursächlich.
causative agent: Erreger.
cause: Ursache.
cause of death: Todesursache.
cause of disease: Krankheitsursache.
cause of infection: Infektionsquelle.
caustic: ätzend; Ätzmittel; Kaustikum.
caustic potash: Kalilauge.
cauterant: Kaustikum; kaustisches Mittel.
cauterization: Ätzung; Kaustik; Kauterisation.
cautery: Kauter.
caution: Vorsicht.
cava: Kava; Vena cava.
caval catheterization: Kavakatheterismus.
caval clip: Kavaklip(p).
caval plication: Kavaplikatur.
caval-pulmonary anastomosis: Kava-Pulmonalis-Anastomose.
cavalry bone: Reit(er)knochen.
caval umbrella filter: Kavafilter.
cavern: Kaverne.
cavernitis: Kavernitis.
cavernoma: Kavernom.
cavernoscopy: Speleoskopie.
cavernosography: Kavernosographie.
cavernostomy: Kavernostomie.
cavernotomy: Kavernotomie.
cavernous: kavernös.
cavity: Höhle; Kavität; Cavitas.
cavum: Höhle; Cavum.
C-bile: C-Galle.
C-cell (of pancreatic islets; of thyroid gland): C-Zelle.
Cd (cadmium): Cd.
cd (candela): cd.
CDP (cytidine diphosphate): CDP.
CEA (carcinoembryonic antigen): CEA.

cecal: zäkal; zökal.
cecal fistula: Zäkumfistel.
cecocolon: Zäkokolon.
cecocystoplasty: Zäkumblase.
cecomegaly: Zäkomegalie.
cecopexy: Zäkopexie.
cecostomy: Zäkostomie.
cecotomy: Zäkotomie.
cecum: Caecum; Zäkum.
cecum carcinoma: Zäkumkarzinom.
cedar oil: Zedernöl.
Ceelen-Gellerstedt syndrome: Ceelen*-Gellerstedt* Syndrom.
cefamandole: Cefamandol.
cefazolin: Cefazolin.
Celestin's bougie: Celestin* Bougie. – **C.'s tube:** C.* Pulsionstubus; C.* Rohr.
celiac arteriography: Zöliakographie.
celiac artery: Zöliaka.
celiac disease: Zöliakie.
celiac ganglion: Bauchganglion.
celiac plexus: Zöliakus.
celio(para)centesis: Zöliozentese.
celioscopy: Zölioskopie.
celiotomy: Zöliotomie.
cell: Zelle. – **chromophil c.:** Z., chromophile. – **diploid c.:** Z., diploide. – **monoclonal c.:** Z., monoklonale. – **mononuclear c.:** Z., mononukleäre. – **motor c.:** Z., motorische. – **neurosecretory c.:** Z., neurosekretorische. – **polymorphonuclear c.:** Z., polymorphkernige. – **sensory c.:** Z., sensible.
cell count(ing): Zellzählung.
cell culture: Zellkultur.
cell cycle: Zellzyklus.
cell death: Zelltod.
cell detritus; cell debris: Zelltrümmer.
cell division: Zellteilung.
cell division rate: Zellvermehrungsrate; Zellteilungsrate.
cell electrophoresis: Zellelektrophorese.
cell fiber: Zellfaser.
cell fractionation: Zellfraktionierung.
cell fusion: Zellfusionierung.
cell growth: Zellwachstum.
cell hybridization: Zellhybridisierung.
cell line: Zell-Linie.
cell-mediated: zellvermittelt.
cell membrane: Zellmembran.
cell membrane receptor: Membranrezeptor.
cell metabolism: Zellstoffwechsel.
cell migration: Zellmigration.
cell nucleus: Zellkern.
cell nucleus equivalent: Zellkernäquivalent.
celloidin: Celloidin; Zelloidin.
cell organelle: Zellorganelle.
cell proliferation: Zellproliferation.
cell receptor: Zellrezeptor.
cell separator: Zellseparator.
cells of Paneth: Paneth* (Körner-)Zellen.
cell sorter: Zellfraktionator.
cell structure: Zellstruktur.
cellula: Cellula; kleine Zelle.
cellular: zellulär.
cellular antigen: Zellantigen.
cellular atypia: Zellatypie.
cellular bridge: Zellbrücke.
cellular enzyme: Zellenzym.
cellular inclusion: Zelleinschluß.
cellular pathology: Zellularpathologie.
cellular respiration: Zellatmung.
cellular therapy: Zell(ular)therapie.
cellulase: Cellulase; Zellulase.
cellulifugal: zellulifugal.
cellulipetal: zellulipetal.
cellulitis: Zellulitis.
cellulose: Zellstoff.
cell volume: Zellvolumen.
cell volume analyzer: Zellvolumenspektrometer.
cell wall: Zellwand.
celom: Zölom.
celoschisis: Zöloschisis.
celosomia: Zelosomie.
celotomy: Zelotomie; Herniotomie.
celozoic parasite: Zölosit.
Celsius scale: Celsius* Skala.
cement: Zement; Cementum.
cement dust: Zementstaub.
cementitis: Zementitis.
cementoblast: Zementoblast.
cementoblastoma: Zementoblastom.
cementogenesis: Zementbildung.
cementoma: Zementom.
cementum: (Zahn-)Zement; Cementum.
cement worker's lung: Zementstaublunge.
cenesthesia: Zönästhesie.
cenesthetic: zönästhetisch.
cenocytic: zönozytisch.
center: Zentrum; Centrum. – **auditory c.:** Z., akustisches. – **cortical c.:** Z., kortikales. – **motor cortical c.:** Z., motorisches. – **somatosensory c.:** Z., sensibles.

center of gaze: Blickzentrum.
center of ossification: Ossifikationszentrum.
center of sensations: Sinneszentrum.
centigrade scale: Celsius* Skala.
centimeter: Zentimeter.
central: zentral; centralis.
central beam: Zentralstrahl.
central body; core: Zentralkörper.
central canal of the spinal cord: Zentralkanal.
central cataract: Zentralstar.
central core: Zentralfibrillen.
central gray matter: zentrales Höhlengrau.
central gyrus: Zentralwindung.
centralization of the circulation: Zentralisation des Kreislaufs.
central nervous: zentralnervös.
central nervous system (CNS): Zentralnervensystem (ZNS).
central ray: Zentralstrahl.
central retinal artery occlusion: Zentralarterienverschluß.
central scotoma: Zentralskotom.
central sulcus: Zentralfurche.
central vein: Zentralvene.
central venous pressure (CVP): Zentralvenendruck (ZVD).
central venous thrombosis: Zentralvenenthrombose.
centrencephalic: zentrenzephal.
centric occlusion: Zangenbiß.
centrifugal: zentrifugal.
centrifugation: Zentrifugation.
centrifuge: Zentrifuge.
centriole: Zentralkörperchen; Zentriol.
centripetal: zentripetal.
centroblast: Zentroblast.
centroblastic lymphoma: Zentroblastom.
centrocyte: Zentrozyt.
centromere: Zentromer.
centrosome: Zentrosom.
centrosphere: Zentrosphäre.
cephalea: Kopfschmerz.
cephalhematoma: Geburtsgeschwulst; Kephalhämatom.
cephalic position: Deflexionslage.
cephalic presentation: Kopf-, Schädellage.
cephalic signs: Schädelzeichen.
cephalic tetanus: Kopftetanus.
cephalin: Kephalin.
cephalin coagulation time: Kephalingerinnungszeit.
cephalocele: Kephalozele; Zephalozele.
cephalocentesis: Zephalozentese.
cephalohydrocele: Kephalohydrozele.
cephalometry: Kephalometrie.
cephalonia: Kephalonie.
cephalosporins: Cephalosporine.
cephalothoracopagus: Kephalothorakopagus.
ceramic filter: Keramikfilter.
ceramide: Ceramid; Zeramid.
cercaria: Zerkarie.
cercarial dermatitis: Zerkariendermatitis.
cerclage: Cerclage; Zerklage.
Cercomonas: Zerkomonaden.
cercosporiosis: Zerkosporiose.
cereals: Getreide.
cerebellar: cerebellaris; zerebellär; zerebellar.
cerebellar abscess: Kleinhirnabszeß.
cerebellar agenesis: Kleinhirnagenesie.
cerebellar atrophy: Kleinhirnatrophie.
cerebellar cortex: Kleinhirnrinde.
cerebellar hemorrhage: Kleinhirnblutung.
cerebellar infarction: Kleinhirninfarkt.
cerebellar nuclei: Kleinhirnkerne.
cerebellar nystagmus: Kleinhirnnystagmus.
cerebellar peduncle: Kleinhirnstiel.
cerebellar pressure cone: Kleinhirndruckkonus.
cerebellar syndrome: Kleinhirnsyndrom.
cerebellar tonsil: Kleinhirntonsille.
cerebellar tracts: Kleinhirnbahnen.
cerebellar tumor: Kleinhirntumor.
cerebellar vertigo: Kleinhirnschwindel.
cerebellitis: Kleinhirnentzündung.
cerebellopontine angle: Kleinhirnbrückenwinkel.
cerebellopontine angle tumor: Kleinhirnbrückenwinkeltumor.
cerebellum: Kleinhirn; Zerebellum.
cerebral: zerebral; cerebralis.
cerebral abscess: Hirnabszeß.
cerebral arteriosclerosis: Hirnarteriosklerose; Zerebralarteriensklerose.
cerebral atrophy: Hirnatrophie.
cerebral coma: Zerebralkoma.
cerebral concussion: Gehirnerschütterung; Commotio cerebri.
cerebral contusion: Gehirnprellung.

cerebral convolutions: Hirnwindungen.
cerebral cortex: (Groß-)Hirnrinde.
cerebral displacement: Massenverschiebung.
cerebral embolism: Hirnembolie.
cerebral falx: Hirnsichel.
cerebral hemisphere: Großhirnhemisphäre.
cerebral hemorrhage: Hirnblutung.
cerebral infarction: Hirninfarkt.
cerebral palsy: Zerebralparese.
cerebral perfusion: Hirndurchblutung.
cerebral sclerosis: Hirnsklerose; Zerebralsklerose.
cerebral softening: Hirnerweichung.
cerebral spastic diplegia: Little* Syndrom; L.*Krankheit.
cerebral syndrome: Zerebralsyndrom.
cerebral vessel: Hirngefäß.
cerebration: Hirntätigkeit.
cerebrolysis: Zerebrolyse.
cerebronic acid: Cerebronsäure.
cerebrosclerosis: Hirnsklerose.
cerebrose: Zerebrose.
cerebroside: Zerebrosid.
cerebrospinal: zerebrospinal.
cerebrospinal block: Liquorblock(ade).
cerebrospinal fluid (CSF)**:** Liquor; Gehirn-Rückenmarks-Flüssigkeit.
cerebrospinal fluid cytology: Liquorzytologie.
cerebrospinal fluid fistula: Liquorfistel.
cerebrospinal fluid-brain barrier: Liquor-Hirn-Schranke.
cerebrospinal pressure: Liquordruck.
cerebrospinal puncture: Liquorpunktion.
cerebrovascular: zerebrovaskulär.
cerebrovascular accident: Hirndurchblutungsstörung; Apoplexie.
cerebrum: Großhirn.
ceroid: Ceroid; Zeroid.
ceroidlipofuscinosis: Ceroidlipofuscinose.
certation: Zertation.
cerulein: Caerulein; Zärulein.
ceruloplasmin: Coeruloplasmin.
cerumen: Cerumen; Zerumen.
cervical: zervikal.
cervical atresia: Zervixatresie.
cervical canal: Zervikalkanal.
cervical cap: Zervix-, Portiokappe.
cervical carcinoma: Kollumkarzinom.
cervical cerclage: Zervixcerclage.
cervical cyst: Halszyste.
cervical erosion: Zervix-, Portioerosion.
cervical factor: Zervixfaktor.
cervical fistula: Halsfistel.
cervical ganglion: Zervikalganglion.
cervical incompetence: Zervixinsuffizienz.
cervical mucus: Zervikalschleim.
cervical mucus method: Billings* Methode.
cervical plasty: Zervixplastik.
cervical plexus: Zervikalplexus.
cervical polyp: Zervixpolyp.
cervical rib: Halsrippe.
cervical smear: Portioabstrich.
cervical spine: Halswirbelsäule.
cervical spine syndrome: Halswirbelsäulensyndrom.
cervical spondylosis: Zervikalspondylose.
cervical stump: Zervixstumpf.
cervical sympathetic syndrome: Sympathikussyndrom.
cervical syndrome: Zervikalsyndrom.
cervical tear: Zervixriß.
cervical vertigo syndrome: Bärtschi/Rochaix* Syndrom.
cervicectomy: Zervixamputation.
cervicitis: Zervizitis.
cervicobrachial syndrome: Zervikobrachialsyndrom.
cervicoscopy: Zervikoskopie.
cervix: Cervix; Zervix.
cesarean section: Kaiserschnitt.
cesium: Cäsium.
Cestan's sign: Cestan* Zeichen. – **C.-Chenais' syndrome; C.'s paralysis:** C.*-Chenais* Syndrom.
Cestoda; cestodes: Cestoda; Zestoden; Bandwürmer.
cetyl alcohol: Cetylalkohol.
cetylic acid: Cetylsäure.
CF (cystic fibrosis; citrovorum factor; cardiac failure)**:** CF (cystische Fibrose; Citrovorumfaktor; Herzversagen).
C-fibers: C-Fasern.
C.F.T. (complement fixation test)**:** KBR (Komplementbindungsreaktion).
C. G. S. (system of units): Zentimeter-Gramm-Sekunden-System.
Chaddock's reflex: Chaddock* Reflex.
Chagas' disease: Chagas*(-Cruz*) Krankheit.
chagrin patch: Chagrinleder-Haut.

chain: Kette.
chain cocci: Kettenkokken.
chain of infection: Infektkette.
chain of reaction: Reaktionskette.
chain reaction: Kettenreaktion.
chalasia: Chalasia; Chalasie.
chalazion: Chalazion; Hagelkorn.
chalazodermia: Chalodermie (Ketly*).
chalcosis: Chalcosis.
chalicosis: Chalicosis; Kalkstaublunge.
chalk: Kreide.
chalone: Chalon.
chalybeate spa: Stahlbad.
chamber: Kammer.
chamber of the eye: Camera bulbi.
chamomile: Kamille.
chancre: Schanker. – **hard ch.; hunterian ch.:** Sch., harter; Ulcus durum. – **soft ch.:** Sch., weicher; Ulcus molle.
chancrous: schankrös.
change: Änderung; Veränderung.
change of color: Farbumschlag.
change of fingers: Fingerersatz.
change of life: Wechsel(jahre).
change of sound: Schallwechsel.
change of voice: Stimmbruch.
character: Charakter.
characteristic radiation: Eigenstrahlung.
character neurosis: Charakterneurose.
charcoal: Carbo; Holzkohle. – **medicinal ch.:** C. medicinalis.
Charcot-Böttcher (sperm) crystals: Boettcher* Kristalle.
Charcot's disease: Charcot* Krankheit. – **Ch.'s joint:** Ch.* Gelenk. – **Ch.'s sign:** Ch.* Zeichen. – **Ch.'s syndrome:** Ch.* Syndrom. – **Ch.'s triad:** Ch.* Trias.
Charcot-Leyden crystals: Charcot*-Leyden* Kristalle.
Charcot-Marie-Tooth disease: Charcot*-Marie*-Tooth* Krankheit.
charge: Gebühr.
Charles' law: Gay//Lussac* Gesetz.
Charlin's syndrome: Charlin*(-Sluder*) Syndrom.
Charmot's syndrome: Charmot* Krankheit.
Charrière's scale: Charrière* Skala.
chart: Tabelle.
chart system of teeth: Gebißschema.
chasma: Chasma.
Chassaignac's paralysis: Chassaignac* Lähmung; Ch.* Syndrom.
Chauffard's point: Chauffard* Punkt.
Chaussier's sign: Chaussier* Zeichen.
CHD (coronary heart disease): kHK, KHK (koronare Herzkrankheit).
check-up: Vorsorgeuntersuchung.
Chediak-Higashi syndrome: Chediak*-Higashi* Syndrom.
cheek: Wange; Bucca.
cheek abscess, dental: Wangenabszeß, dentaler.
cheekbone: Wangenbein.
cheek pouch: Wangentasche.
cheese mite: Käsemilbe; Tyrophagus casei.
cheesy: käsig.
cheilectomy: Cheilektomie.
cheilitis: Cheilitis. – **glandular ch.:** v. Baelz* Syndrom.
cheilocarcinoma: Lippenkarzinom.
cheilognathopalatoschisis: Lippen-Kiefer-Gaumen-Spalte; Cheilognathopalatoschisis.
cheilognathoschisis: Lippen-Kiefer-Spalte.
cheilognathouranoschisis: Lippen-Kiefer-Gaumen-Spalte.
cheiloplasty: Lippenplastik.
cheiloschisis: Cheiloschisis.
cheilosis: Cheilosis.
cheilotomy: Cheilotomie.
cheirology: Chirologie.
cheirospasm: Schreibkrampf; Cheirismus.
chelate: Chelat.
chelating agents: Chelatbildner.
chemical: chemisch.
chemical burn: Verätzung.
chemical erosion of the esophagus: Ösophagusverätzung.
chemical litholysis: Chemolitholyse.
chemocoagulation: Chemokoagulation.
chemodectoma: Chemodektom.
chemolysis: Chemolyse.
chemonucleolysis: Chemonukleolyse.
chemoprophylaxis: Chemoprophylaxe.
chemoreceptor: Chemorezeptor.
chemoresistance: Chemoresistenz.
chemosis: Chemosis.
chemotaxin: Chemotaxin.
chemotaxis: Chemotaxis.
chemotherapeutic agent: Chemotherapeutikum.
chemotherapeutic index: chemotherapeutischer Index.

chemotherapy: Chemotherapie.
chenodeoxycholic acid: Cheno(desoxy-chol)säure.
cherry-red: kirschrot.
cherry-red spot: kirschroter Fleck; Tay* Fleck.
cherubism: Cherubi(ni)smus.
chest: Brustkorb; Thorax.
chest lead: Brustwandableitung.
chest wall: Brustwand.
chest-wall syndrome, anterior: Brustwandsyndrom, vorderes.
chewing: Kauen.
Cheyne-Stokes respiration: Cheyne*-Stokes* Atmung.
Chiari's network: Chiari* Netzwerk. – **Ch.-Frommel syndrome:** Ch.*-Frommel* Syndrom.
chiasm: Chiasma. – **optic ch.:** Ch. opticum.
chiasmal syndrome: Chiasmasyndrom.
chicken breast: Hühnerbrust.
chicken embryo culture: Eikultur.
chickenpox: Windpocken; Varizellen.
chicken sarcoma virus: Hühnersarkom-Virus.
chigger: Tunga penetrans; Sandfloh.
chikungunya virus: Chikungunya-Virus.
Chilaiditi's syndrome: Chilaiditi* Syndrom.
chilblain: Frostbeule.
child abuse: Kindesmißhandlung.
childbed: Wochenbett; Kindbett.
childbed fever: Wochenbettfieber.
childbirth: Geburt.
child care: Kinderpflege.
child's dose: Kinderdosis.
childhood: Kindheit.
childhood disease: Kinderkrankheit.
childhood psychosis: Kinderpsychose.
childish: kindisch.
childproof: kindersicher.
children's hospital: Kinderkrankenhaus.
chilitis: Cheilitis.
chill: Schüttelfrost.
chill of death: Totenkälte.
chills: Frostphase.
chimera: Chimäre.
chimney sweeps' cancer: Kaminkehrerkrebs.
chin: Kinn.
Chinese restaurant syndrome: Chinarestaurant-Syndrom.
chin presentation: Kinnlage.
chip: Span.
chip fracture: Absprengungsbruch.
chip osteoplasty: Spanplastik.
chiragra: Ch(e)iragra.
chiralgia: Chiralgia.
chiropractic: Chiropraktik; Manualtherapie.
chirospasm: Schreibkrampf; Chirospasmus.
chi-square test: Chi-Quadrat-Test.
chitin: Chitin.
chitoneuroma: Chitoneurom.
Chlamydia: Chlamydia.
chlamydospores: Chlamydosporen.
chloasma: Chloasma. – **ch. gravidarum:** Ch. gravidarum; Schwangerschaftspigmentierung.
chloracne: Chlorakne.
chloral: Chloral.
chloral hydrate: Chloralhydrat.
chlorambucil: Chlorambucil.
chloramphenicol: Chloramphenicol.
chlorate: Chlorat.
chlordane: Chlordan.
chloremia: Chlorämie.
chloride: Chlorid.
chloridimetry: Chloridbestimmung.
chlorinated hydrocarbons: Chlorkohlenwasserstoffe.
chlorinated lime: Chlorkalk.
chlorinated naphthalene: Perchlornaphthalin.
chlorination: Chlor(ier)ung.
chlorine (Cl): Chlor (Cl).
chlorine poisoning: Chlorvergiftung.
chlorobenzene: Chlorbenzol.
chlorodontia: Chlorodontie.
chloroethan: Äthylchlorid.
chloroform: Chloroform.
chloroform anesthesia: Chloroformnarkose.
chloroform poisoning: Chloroformvergiftung.
chloroleukemia: Chloroleukämie.
chloroma: Chlorom.
chloromethane: Chlormethan.
chlorophenol: Chlorphenol.
chlorophenotane: Chlorophenothan.
chlorophyll: Chlorophyll.
chlorop(s)ia: Chlorop(s)ie; Grünsehen.
chloroquine: Chloroquin.
chlorosis: Chlorosis; Chlorose.

chlorothiazide: Chlorothiazid.
chlorpromazine: Chlorpromazin.
chlortetracycline: Chlortetracyclin.
chlorthalidone: Chlortalidon.
choana: Choana.
chocolate agar: Kochblutagar.
chocolate cyst: Schokoladenzyste.
choked disk: Papillenödem; Stauungspapille.
choking: Würgen.
choking (fit): Erstickungsanfall.
cholagogue: galletreibend; Cholagogum.
cholane: Cholan.
cholangia: Cholangie.
cholangiectasis: Cholangiektasie.
cholangiocarcinoma: Gallengangskarzinom.
cholangiogram: Cholangiogramm.
cholangiography: Cholangiographie. – **endoscopic retrograde ch. (ERC):** Ch., endoskopisch-retrograde. – **percutaneous transhepatic ch. (PTC):** Ch., perkutane transhepatische.
cholangiole: Cholangiole.
cholangiolitis: Cholangiolitis.
cholangioma: Cholangiom.
cholangiopancreatography: Cholangiopankreatikographie.
cholangioscopy: Cholangioskopie.
cholangiostomy: Cholangiostomie.
cholangitis: Cholangitis.
cholanic acid: Cholansäure.
cholecalciferol: Cholecalciferol.
cholecyst: Gallenblase; Cholecystis.
cholecystangiography: Cholangiozystographie.
cholecystatony: Cholezystatonie.
cholecystectasia: Cholezystektasie.
cholecystectomy: Cholezystektomie.
cholecystendysis: Zystendyse.
cholecystenterostomy: Cholezystoenterostomie.
cholecystitis: Cholezystitis.
cholecystocholangiography: Cholezystocholangiographie.
cholecystoduodenostomy: Cholezystoduodenostomie.
cholecystography: Cholezystographie.
cholecystojejunostomy: Cholezystojejunostomie.
cholecystokinin: Cholecystokinin.
cholecystolithiasis: Cholezystolithiasis.
cholecystopathy: Cholezystopathie.
cholecystopexy: Cholezystopexie.
cholecystosis: Cholezystose.
cholecystostomy: Cholezystostomie.
cholecystotomy: Cholezystotomie.
choledochal cyst: Choledochuszyste.
choledochitis: Choledochitis.
choledochoduodenostomy: Choledochoduodenostomie.
choledochoenterostomy: Choledochoenterostomie.
choledochojejunostomy: Choledochojejunostomie.
choledocholithiasis: Choledocholithiasis.
choledochoscope: Choledochoskop.
choledochotomy: Choledochotomie.
choleglobin: Choleglobin.
choleic acid: Choleinsäure.
cholelithiasis: Cholelithiasis.
cholelitholysis: Cholelitholyse.
cholelithotripsy: Cholelithotripsie.
cholemesis: Galleerbrechen.
cholemia: Cholämie.
choleperitoneum: Choleperitoneum; Cholaskos.
cholepoiesis: Gallebildung.
cholera red reaction: Cholera-Rotreaktion.
cholera vaccination: Cholera-Schutzimpfung.
choleresis: Cholerese.
choleretic: galletreibend.
choleretics: Choleretica, -tika.
choleric person: Choleriker; Cholericus.
cholestane: Cholestan.
cholestasia; cholestasis: Cholestase; Gallestauung.
cholesteatoma: Cholesteatom.
cholesteatosis: Cholesteatose, -steatosis.
cholesterase: Cholesterase.
cholesteremia: Cholesterinämie.
cholesterin: Cholesterin.
cholesterohydrothorax: Cholethorax.
cholesterol: Cholesterin.
cholesterolemia: Cholesterinämie.
cholesterol ester: Cholesterinester.
cholesterol esterase: Cholesterinesterase.
cholesterol gallstone: Cholesterinstein.
cholesterol lipoidosis: Lipoidgranulomatose.
cholesterol storage disease: Cholesterinspeicherkrankheit.
cholestyramine resin: Colestyramin.
cholic acid: Cholsäure.

choline: Cholin.
choline acetylase; choline acetyltransferase: Cholinacetylase, -acetyltransferase.
choline dehydrogenase: Cholindehydrogenase.
choline kinase: Cholinkinase.
cholinergic: cholinerg.
cholinergic receptors: Cholinzeptoren.
cholinesterase: Cholinesterase (ChE).
cholinesterase inhibitors: Cholinesterasehemmer.
cholinolytic (agent): Cholinolytikum.
choluria: Cholurie.
chondral: chondral.
chondrectomy: Chondrektomie.
chondrin: Chondrin.
chondritis: Chondritis.
chondroblast; chondroplast: Chondroblast, -plast.
chondroblastic sarcoma: Chondrosarkom.
chondroblastoma: Chondroblastom.
chondrocalcinosis (syndrome): Kalkgicht; Chondrokalzinose(-Syndrom).
chondroclasis; chondroclasia: Chondroklasie.
chondroclast: Chondroklast.
chondrocranium: Chondrokranium.
chondrocyte: Chondrozyt.
chondrodysplasia: Chondrodysplasie.
chondrodystrophy: Chondrodystrophie.
chondroectodermaldysplasia: Chondroektodermaldysplasie.
chondrofibroma: Chondrofibrom.
chondroitin sulfate: Chondroitinsulfat.
chondroitinuria: Chondroitinurie.
chondrolipoma: Chondrolipom.
chondrolysis: Chondrolyse.
chondroma: Chondrom.
chondromalacia: Chondromalazie.
chondromatosis: Chondromatose.
chondromucoid; chondromucin: Chondromukoid.
chondromyxoma: Chondromyxom.
chondropathy: Chondropathie.
chondroplasia: Chondroplasie.
chondroplasty: Chondroplastik.
chondrosamine: Chondrosamin.
chondrosarcoma: Chondrosarkom.
chondrotomy: Chondrotomie.
Chopart's (midtarsal) amputation: Chopart* Exartikulation.
chorda: Chorda.
chordectomy: Chordektomie.
chorditis: Chorditis; Stimmbandentzündung.
chordoma: Chordom.
chordotomy: Chordotomie.
chorea: Chorea. – **chronic progressive hereditary ch.; Huntington ch.:** Ch. Huntington*. – **minor ch.; Sydenham's ch.:** Ch. minor.
choreiform: choreiform.
choreoathetosis: Choreoathetose.
choreomania: Choreomanie.
chorioallantois; chorioallantoic membrane: Chorioallantois(membran).
chorioangioma: Chorangiom; Plazentahämangiom.
chorioblastoma: Chorioblastom.
choriocarcinoma: Chorionkarzinom.
choriomeningitis: Choriomeningitis. – **lymphocytic ch.:** Ch., lymphozytäre.
chorion: Chorion.
chorionepithelioma: Chorionepitheliom.
chorionic gonadotrop(h)in: Choriongonadotropin.
chorionic villi: Chorionzotte.
chorionic villus sampling (CVS): Chorionzottenbiopsie.
chorioretinitis: Chorioretinitis.
chorista: Choristie.
choristoma: Choristom.
choroid: Aderhaut; Chorioidea.
choroidal atrophy, circumpapillary: Chorioideaatrophie, zirkumpapillare.
choroidal coloboma: Aderhautkolobom.
choroidal sclerosis: Chorioideasklerose.
choroidea; choroid: Chor(i)oidea; Aderhaut.
choroid epithelioma; ch. papilloma: Chorioidepitheliom, -papillom.
choroideremia: Chorioideremie.
choroiditis: Chorioiditis.
choroidopathy; choroiditis: Chorioidose.
choroid plexus carcinoma: Plexuskarzinom.
choroid plexus papilloma: Plexuspapillom.
Chotzen's syndrome: Chotzen* Syndrom.
Christmas factor: Christmas-Faktor.
Christ-Siemens(-Touraine) syndrome: Christ*-Siemens* Touraine* Syndrom.
Chrobak's test: Chrobak* Sondenversuch.

chromaffin: chromaffin.
chromatic: chromatisch.
chromatic contrast: Farbkontrast.
chromatid: Chromatid.
chromatin: Chromatin.
chromatin-negative: chromatinnegativ.
chromatin-positive: chromatinpositiv.
chromatoblast: Chromatoblast.
chromatography: Chromatographie.
chromatolysis: Chromatolyse.
chromatophil(ic): chromatophil.
chromatophore: Chromatophor.
chromatopsia: Chromatopsie.
chromatosis: Chromatose.
chromaturia: Chromaturie.
chrome alum: Chromalaun.
chromesthesia: Chromästhesie.
chrome ulcer: Chromatgeschwür.
chrom(h)idrosis: Chromhidrose.
chromium (Cr): Chrom (Cr).
chromium poisoning: Chromvergiftung.
chromoblastomycosis: Chromoblastomykose.
chromocenter: Chromozentrum.
chromocrinia: Chromokrinie.
chromocystoscopy: Chromozystoskopie.
chromocyte: Chromozyt.
chromogen: Chromogen.
chromogenic: chromogen.
chromomere: Chromomer.
chromomycosis: Chromomykose.
chromophil(ic); chromophilous: chromophil.
chromophobe; chromophobic: chromophob.
chromoscopy: Chromoskopie.
chromosiderosis: Chromsiderose.
chromosomal: chromosomal.
chromosomal breakage: Chromosomenbruch.
chromosomal map: Chromosomenkarte.
chromosomal mosaicism: Chromosomenmosaik.
chromosomal translocation: Chromosomentranslokation.
chromosome(s): Chromosom(en).
chromosome aberration: Chromosomenaberration.
chromosome number: Chromosomenzahl.
chromosome set: Chromosomensatz.
chromotrichomycosis: Chromotrichomykose.
chronaxia; chronaxy: Chronaxie.
chronic: chronisch.
chronic fatigue syndrome: Ermüdungssyndrom.
chronicity: Chronizität.
chronic obstructive lung disease (COLD): obstruktive Atemwegserkrankung.
chronobiology: Chronobiologie.
chronometry: Zeitmessung.
chronotaraxis: Zeitgitterstörung.
chronotropic: chronotrop.
chronotropism: Chronotropismus.
chrysiasis: Chrysiasis.
chrysoderma: Chrysoderma.
chrysotherapy: Goldtherapie.
Churg-Strauss syndrome: Churg*-Strauss* Syndrom.
Chvostek's sign: Chvostek* Zeichen; Fazialiszeichen.
chyle: Chylus.
chylemia: Chylämie.
chylocele: Chylozele.
chyloderma: Chyloderma.
chylomediastinum: Chylomediastinum.
chylomicron: Chylomikron.
chylomicronemia: Chylomikronämie.
chylopericardium: Chyloperikard.
chyloperitoneum: Chyloperitoneum.
chyloptysis: Chyloptoe.
chylorrhea: Chylorrhö.
chylothorax: Chylothorax.
chylous: chylös.
chyluria: Chylurie.
chymase: Chymase.
chyme: Chymus; Speisebrei.
chymotrypsin: Chymotrypsin.
cicatricial: Narben-; narbig.
cicatricial ectropion: Narbenektropium.
cicatricial emphysema: Narbenemphysem.
cicatricial entropion: Narbenentropium.
cicatricial fistula: Narbenfistel.
cicatrix: Narbe.
cicatrization: Narbenbildung; Vernarbung.
cigarette drain: Zigarettendrain.
ciguatera: Ciguatera.
cilia: Cilia; Zilien.
ciliarotomy: Ziliarotomie.
ciliary: ziliar.
ciliary action: Flimmerbewegung.
ciliary body: Ziliarkörper.

ciliary ganglion: Ziliarganglion.
ciliary gland: Wimperndrüse; Ziliardrüse.
ciliary muscle: Ziliarmuskel.
ciliary nerves: Ziliarnerven.
ciliary neuralgia: Ziliarneuralgie.
ciliary reflex: Ziliarreflex.
ciliary ring: Orbiculus ciliaris.
Ciliata; ciliate(s): Wimpertierchen; Ziliat(en).
ciliated epithelium: Flimmerepithel.
ciliectomy: Ziliektomie.
cilium: Wimper; Zilie; Cilium.
cimetidine: Cimetidin.
Cimex: Cimex.
Cimino shunt: Cimino* Shunt.
cinchona: Cinchona.
cinchona alkaloids: Chinaalkaloide.
cinchona bark: Chinarinde.
cinchonism: Chininvergiftung.
cincture sensation: Zonästhesie.
cineangiography: Kineangiographie.
cinedensigraphy: Kinedensigraphie.
cinematography: Kinematographie.
cinereal: cinereus.
cingulate: gürtelförmig.
cingulectomy: Zingulektomie.
cingulotomy: Zingulotomie.
cingulum: Gürtel; Cingulum.
cion: Uvula.
circadian: zirkadian.
circadian rhythm: Tagesrhythmus; Tag-Nacht-Rhythmus.
circinate: zirzinär; kreisförmig.
circle: Circulus; Kreis. – **arterial c. of Willis:** C. arteriosus cerebri. – **vicious c.:** C. vitiosus.
circuit: Stromkreis.
circular: kreisförmig; rund; zirkulär.
circular bandage: Zirkulärverband.
circular incision: Zirkelschnitt.
circulation; circulatory system: (Blut-) Kreislauf; Zirkulation. – **extracorporeal c.:** K., extrakorporaler. – **fetal c.:** K., fetaler. – **greater c.; systemic c.:** K., großer. – **lesser c.; pulmonary c.:** K., kleiner.
circulation time: Kreislaufzeit.
circulation volume: Durchflußvolumen.
circulatory centralization: Kreislaufzentralisation.
circulatory collapse: Kreislaufkollaps.
circulatory disorder: Kreislauf-, Durchblutungsstörung.
circulatory disturbance: Zirkulationsstörung.
circulatory failure: Kreislaufversagen.
circulatory regulation: Kreislaufregulation.
circulatory resistance: Kreislaufwiderstand.
circulus: Circulus; Kreis.
circumcision: Beschneidung; Zirkumzision.
circumference: Umfang; Circumferentia. – **c. of the head:** Kopfumfang.
circumflex: circumflexus.
circumoral: perioral.
circumscribed: umschrieben; zirkumskript.
circumscribed tuberculous cavern: Lochkaverne.
cirrhosis: Zirrhose; i.e.S. Leberzirrhose. – **alcoholic c.:** Z., alkoholische. – **atrophic c.:** Z., atrophische. – **biliary c.:** Z., biliäre. – **cardiac c.:** Z., kardiale. – **macronodular c.:** Z., großknotige. – **micronodular c.; alcoholic c.:** Z., kleinknotige. – **postnecrotic c.:** Z., postnekrotische. – **primary biliary c.:** Z., primär-biliäre.
cirrhotic: zirrhös; zirrhotisch.
cis: cis.
cistern: Zisterne.
cisterna chyli: Cisterna chyli.
cisternal block: Zisternenblock.
cisternal drainage: Zisternendrainage.
cisternal puncture: Zisternenpunktion.
cisternography: Zisternographie.
cis-trans isomerism: Cis-trans-Isomerie.
cistron: Cistron.
Citelli's triangle: Citelli* Dreieck.
citrate: Citrat; Zitrat.
citrated blood: Citratblut.
citric acid: Zitronensäure.
citric acid cycle: Citratzyklus; Zitronensäurezyklus.
Citrobacter: Citrobacter.
citrovorum factor: Citrovorumfaktor.
citrullinemia: Citrullinämie.
citrullinuria: Citrullinurie.
Cl (chlorine): Cl (Chlor).
cladiosis: Kladiose.
cladosporiosis: Cladosporiosis; Kladosporiose.
clamp: Klammer; Klemme; abklemmen.
clamp forceps: Schieberpinzette.
clang: Klang.

clap: Tripper.
clapotage: Clapotement.
clap thread: Tripperfaden.
Clara cells: Clara* Zellen.
Clarke's bundle: Clarke* Bündel.
clasmatocyte: Klasmatozyt.
clasmatosis: Klasmatose.
clasp: Klammer.
clasp-knife phenomenon: Taschenmesserphänomen.
class: Klasse.
classification: Klassifikation.
classification of bacteria: Bakterienklassifikation.
classification of streptococci: Streptokokken-Klassifizierung.
clastic: klastisch.
clastogenic: klastogen.
Clauberg's culture medium: Clauberg* Nährboden; Cl*. Platte.
Claude's syndrome: Claude*(-Loyez*) Syndrom.
claudication: Claudicatio; Hinken. – **intermittent cl.:** Cl. intermittens.
claustrophilia: Klaustrophilie.
claustrophobia: Klaustrophobie.
claustrum: Claustrum.
clava: Clava.
clavate: clavatus; keulen-, knotenförmig.
clavicle: Clavicula; Klavikula; Schlüsselbein.
clavicular: klavikulär; clavicularis.
clavicular deformity: Klavikuladefekt.
clavus: Hühnerauge; Clavus.
clawfoot: Klauenfuß; Krallenfuß.
clawhand: Klauenhand; Krallenhand.
claw toe: Hammerzehe; Digitus flexus.
clay: Lehm.
clay shovelers' fracture: Schipperfraktur, -krankheit.
cleansing enema: Reinigungseinlauf.
clear cells: Helle Zellen.
cleavage: Furchung; Spaltung; Teilung.
cleavage fracture: Abschälungsfraktur.
cleavage lines: Hautspaltlinien (Langer*).
cleavage plane: Teilungsebene.
cleft: Spalt; gespalten.
cleft cheek: Wangenspalte.
cleft foot: Spaltfuß.
cleft hand: Spalthand.
cleft hard palate: Kiefer-Gaumen-Spalte.
cleft jaw: Kieferspalte.
cleft lip: Lippenspalte; Oberlippenspalte.
cleft nose: Nasenspalte.
cleft of the soft palate: Velumspalte.
cleft uvula: Uvulaspalte.
cleidotomy: Kleidotomie.
click: Klick.
click syndrome: Klick-Syndrom.
client centered therapy: Gesprächstherapie.
climacteric: Klimakterium; klimakterisch.
climate: Klima.
climatic: klimatisch.
climatic chamber: Klimakammer.
climatic factor: Klimafaktor.
climatic health-resort: Luftkurort.
climatotherapy: Klimatherapie.
climax: Klimax.
clindamycin: Clindamycin.
clinic: Klinik.
clinical: klinisch.
clinical picture: Krankheitsbild.
clinocephaly: Klinozephalie.
clinodactyly: Klinodaktylie.
clip: Klemme; Klipp.
clitoridectomy: Klitoridektomie.
clitoris: Clitoris; Klitoris.
clitorism; clitoromegaly: Klitorishypertrophie.
clivus: Clivus; Klivus.
CLL (chronic lymphatic leukemia)**:** CLL (chron. lymph. Leukämie).
cloaca: Kloake.
clofibrate: Clofibrat.
clomiphene test: Clomifen-Test.
clomipramine: Clomipramin.
clonal selection: Klon-Selektion.
clonal selection theory: Burnet* Theorie.
clonazepam: Clonazepam.
clone: Klon; Zellklon.
clonic: klonisch.
clonidine: Clonidin.
cloning: Klonierung.
clonorchiasis: Clonorchiasis; Clonorch(i)osis.
clonus: Klonus.
Cloquet's (crural) hernia: Cloquet* Hernie. – **canal of Cl.:** Cl.* Kanal.
closed: geschlossen.
closed-fist sign: Faustzeichen.
closed-fist stress test: Faustschlußprobe.
Clostridium: Clostridium. – **Cl. botulinum:** Cl. botulinum. – **Cl. difficile:** Cl. difficile. – **Cl. perfringens; Cl. welchii:** Cl. perfringens. – **Cl. tetani:** Cl. tetani.

closure: Schluß; Verschluß.
closure contraction: Schließungszuckung.
closure of the growth plate: Epiphysenschluß.
clot: Gerinnsel.
clothes louse: Kleiderlaus.
clotrimazole: Clotrimazol.
clotting: Gerinnung.
clotting time: Blutgerinnungszeit.
cloud chamber: Nebelkammer.
cloudy: wolkig.
cloudy vision: Nephelopsie.
cloverleaf deformity: Kleeblattdeformität.
clozapine: Clozapin.
clubbed finger: Kolbenfinger; Trommelschlegelfinger.
clubfoot: Klumpfuß.
club hair: Kolbenhaar.
clubhand: Klumphand.
clumping: Verklumpung.
clunes: Gesäß(backen).
cluster headache: Cluster-Kopfschmerz; Horton* Neuralgie.
clysma: Klysma.
clyster: Klistier.
C-mitosis: C-Mitose.
CML (chronic myelogenous leukemia): CML (chron.-myel. Leukämie).
CMO (cardiac minute output): HMV (Herzminutenvolumen).
CMP (cytidine monophosphate): CMP (Cytidinmonophosphat).
CNS (central nervous system): ZNS (Zentralnervensystem).
CoA (coenzyme A): CoA (Coenzym A).
coagglutination: Koagglutination.
coagulability: Gerinnbarkeit; Koagulabilität.
coagulase: Koagulase.
coagulation: Gerinnung; Koagulation. – **disseminated intravascular c. (DIC):** G., disseminierte intravasale.
coagulation factor: Gerinnungsfaktor.
coagulation inhibitor: Gerinnungsinhibitor.
coagulation necrosis: Koagulationsnekrose.
coagulation time: (Blut-)Gerinnungszeit.
coagulogram: Gerinnungsstatus.
coagulopathy: Gerinnungsstörung; Koagulopathie.
coagulum: Gerinnsel; Coagulum; Koagel.
coal: Kohle; Carbo.
coalescence: Koaleszenz.
coal workers' pneumoconiosis: Rußlunge.
coarctation: Coarctatio; Koarktation.
coarctation of the aorta: Aortenisthmusstenose.
coarse: grob.
coarse grid: Grobraster.
coat: Hülle; Tunica. – **fibrous c.:** T. fibrosa. – **inner c.:** T. interna. – **middle c.:** T. media. – **muscular c.:** T. muscularis. – **outer c.:** T. adventitia. – **serous c.:** T. serosa.
coated tablet: Dragée; Manteltablette.
coating: Belag.
coating of tongue: Zungenbelag.
Coats' disease; C.' retinitis: Coats* Retinitis.
cobalamin: Cobalamin.
cobalt (Co): Cobalt (Co).
coca alkaloids: Coca-Alkaloide.
cocaine: Cocain; Kokain.
cocainism; cocainomania: Kokainabusus.
cocarboxylase: Cocarboxylase.
cocarcinogenesis: Kokarzinogenese.
cocci: Kokken.
Coccidia: Coccidia; Kokzidien.
coccidioidomycosis: Kokzidioidomykose.
coccidiosis: Kokzidiose.
coccoid: kokkoid.
coccygeal: kokzygeal.
coccygeal fracture: Steißbeinfraktur.
coccygeal teratoma: Steißteratom.
coccygodynia: Kokzygodynie.
coccyx: Steißbein.
cochlea: Cochlea.
cochlear: kochlear; kochleär.
cochlear pathway: Kochlearisbahn.
cochlear reflex: Kochlearisreflex.
cockade: Kokarde.
Cockayne's syndrome: Cockayne* Syndrom.
cockcomb curve: Hahnenkammkurve.
Cockett's veins: Cockett* Venen.
cocktail, lytic: Cocktail, lytischer.
cocoon: Kokon.
codecarboxylase: Codecarboxylase.
codehydrogenase: Codehydrogenase.
codeine: Codein.
Codivilla's extension: Codivilla* Nagelextension.

cod liver oil: Lebertran.
Codman's tumor: Codman* Tumor. – **C.'s sign:** C.* Zeichen.
codominance: Kodominanz.
codon: Codon.
coefficient: Koeffizient.
coefficient of correlation: Korrelationskoeffizient.
coefficient of regression: Regressionskoeffizient.
coefficient of variation: Variationskoeffizient.
coelom: Zölom.
coenurosis: Coenurosis; Zönurose.
Coenurus cerebralis: Coenurus cerebralis.
coenzyme: Coenzym; Koenzym.
cofactor: Cofaktor; Kofaktor.
coferment: Coferment; Koferment.
coffee: Kaffee.
coffee-ground vomitus: kaffeesatzartiges Erbrechen.
Coffey's operation: Coffey* Operation.
coffinlid crystals: Sargdeckelkristalle.
Cogan's syndrome: Cogan* Syndrom.
cognitive: kognitiv.
cogwheel phenomenon: Zahnradphänomen.
cohabitation: Beischlaf.
coherence: Kohärenz.
cohesion: Kohäsion.
Cohn's fractionation: Cohn* Fraktionierung.
cohort study: Kohortenstudie.
coil: Spule; Spirale; Wicklung.
coiling: Spiralisation.
coil-kidney dialyzer: Spulenniere.
coincidence: Koinzidenz.
coin counting: Münzenzählen.
coitalgia: Koitalgie; Dyspareunie.
coition: Kohabitation.
coitus: Koitus; Geschlechtsverkehr.
colamine: Colamin.
colchicine: Colchicin; Kolchizin.
cold: Erkältung; kalt.
cold agglutination: Kälte(häm)agglutination.
cold agglutinin disease: Kältehämagglutinationskrankheit.
cold allergy: Kälteallergie.
cold antibody: Kälteantikörper.
cold cauter: Kryokauter.
cold hemoglobinuria: Kältehämoglobinurie.
cold hemolysin: Kältehämolysin.
cold light endoscopy: Kaltlichtendoskopie.
cold pressor test: Kälte-Druck-Test.
cold shivering: Kältezittern.
cold sore: Herpes labialis.
cold spot: Kältepunkt.
cold sterilization: Kaltsterilisation.
cold urticaria: Kälteurtikaria.
colectomy: Kolektomie.
Cole's endotracheal tube: Cole* Tubus.
colestipol (hydrochloride): Colestipol.
colibacillosis: Colisepsis.
colibacillus: Colibakterium, Colibazillus.
colic: Kolik.
colicin: Colicin; Kolizin.
colicky: kolikartig.
colisepsis: Colisepsis.
colistin: Colistin.
colitis: Colitis; Kolitis. – **pseudomembranous c.:** C. pseudomembranacea. – **ulcerative c.:** C. ulcerosa.
collagen: Kollagen.
collagenase: Kollagenase.
collagen disease: Kollagenkrankheit.
collagen fibril: Bindegewebsfibrille.
collagenic; collagenous: kollagen.
collagenosis: Kollagenose.
collapse: Kollaps; Zusammenbruch.
collapse due to exertion: Belastungskollaps.
collapsing: Kollabieren.
collapsotherapy: Kollapstherapie.
collar: Kragen.
collarbone: Schlüsselbein; Clavicula.
collar-button abscess: Kragenknopfabszeß.
collar incision: Kragenschnitt.
collar of Stokes: Stokes* Kragen.
collar of Venus: Halsband der Venus.
collateral: kollateral; Kollaterale.
collateral circulation: Kollateralkreislauf; Umgehungskreislauf.
collaterals: Kollateralen.
collecting tubule: Sammelrohr.
collective: Kollektiv.
collective neurosis: Kollektivneurose.
Colles' fracture: Colles* Fraktur.
colliculitis: Colliculitis; Kollikulitis.
colliculus: Colliculus.
collimator: Kollimator.
Collip unit: Collip* Einheit.
colliquation: Einschmelzung.

colliquative: kolliquativ.
colliquative necrosis: Kolliquationsnekrose.
collodiaphyseal angle: Kollodiaphysenwinkel.
collodion: Collodium; Kollodium.
colloid: Kolloid.
colloidal: kolloidal.
colloidal gold test: Goldsolreaktion.
colloid cancer: Kolloidkrebs.
colloid degeneration: Kolloidentartung.
colloid goiter: Kolloidstruma.
colloid milium: Kolloidknoten.
colloid reaction: Kolloidreaktion.
colloid syndrome: Kolloidsyndrom.
collonema: Kollonema.
collum: Collum; Hals.
coloboma: Kolobom.
coloboma lentis: Linsenkolobom.
colocolostomy: Kolokolostomie.
colocynth: Koloquinte.
colon: Colon; Kolon. – **aganglionic c.:** Kolon, aganglionäres. – **ascending c.:** Colon ascendens. – **descending c.:** C. descendens. – **irritable c.; spastic c.:** C. irritabile. – **sigmoid c.; pelvic c.:** C. sigmoideum. – **transverse c.:** C. transversum.
colon cancer: Dickdarmkrebs.
colon carcinoma: Kolonkarzinom.
colon conduit: Kolonconduit.
colonic flexure: Kolonflexur.
colonic irrigation: Darmspülung.
colon interposition: Koloninterposition, -zwischenschaltung.
Colonna's operation: Colonna* Operation.
colon-rectum passage: Dickdarmpassage.
colony: Kolonie.
colony variation: Formenwechsel.
colopexy: Kolopexie.
coloproctectomy: Koloproktektomie.
coloptosis: Koloptose.
color: Farbe.
Colorado tick fever: Colorado-Zeckenfieber.
color amblyopia: Farbenamblyopie.
color-blind: farbenblind.
color blindness: Farbenblindheit.
color deficient: farbenblind.
colorimetry: Kolorimetrie.
color index: Färbeindex.
color perception table: Farbtafel.
color scanning: Farbszintigraphie.
color sense: Farbensinn.
color vision: Farbensehen.
coloscopy: Koloskopie.
colostomy: Kolostomie. – **wet c.:** K., feuchte.
colostrum: Kolostrum.
colotomy: Kolotomie.
colotyphoid: Kolotyphus.
colpectomy: Kolpektomie.
colpitis: Kolpitis.
colpocele: Kolpozele.
colpoceliotomy: Kolpozöliotomie.
colpocleisis: Kolpokleisis.
colpocytodiagnosis: Kolpozytodiagnostik.
colpoperineocleisis: Kolpoperineokleisis.
colpoperineoplasty: Beckenbodenplastik; Kolpoperineoplastik.
colpoperineorhaphy: Kolpoperineorhaphie.
colpopexy: Vaginopexie.
colpoplasty: Scheidenplastik; Kolpoplastik.
colpoptosis: Scheidenprolaps.
colporrhaphy: Kolporrhaphie.
colporrhexis: Kolporrhexis.
colposcopy: Kolposkopie.
colpospasm: Scheidenkrampf.
colpostat: Kolpostat.
colpotomy: Kolpotomie; Scheidenschnitt.
column; columna: Columna. – **vertebral c.:** C. vertebralis.
columnar epithelium: Zylinderepithel.
column chromatography: Säulenchromatographie.
coma: Coma; Koma. – **diabetic c.:** C. diabeticum. – **hepatic c.:** C. hepaticum. – **hypopituitary c.:** K., hypophysäres. – **vigil c.:** K., vigiles.
coma cast: Komazylinder.
comatose: komatös.
comb: Kamm.
combination: Kombination.
combustion: Verbrennung; Kombustion.
comedo: Comedo; Komedo; Mitesser.
comedocarcinoma: Komedokarzinom.
comedo mastitis: Komedomastitis.
comma bacillus: Kommabakterium.
command automatism: Befehlsautomatie.
commensal: Kommensale.
commensalism: Kommensalismus.

comminuted fracture: Komminutivfraktur; Splitter-, Trümmerbruch.
commissural fiber: Kommissurenfaser.
commissure: Commissura.
commissurotomy: Kommissurotomie.
commitment: Zwangseinweisung.
common: gewöhnlich.
common bile duct: Choledochus.
common cold: grippaler Infekt; Schnupfen.
common house fly: Stubenfliege.
common mole: Naevus naevocellularis.
common wart virus: Warzenvirus.
commotion: Erschütterung.
communicating: kommunizierend.
community: Gemeinschaft.
compact bone: Kompakta.
comparative: vergleichend.
comparison: Vergleich.
compartment: Kompartiment.
compartment syndrome: Engpaßsyndrom; Kompartmentsyndrom.
compatibility: Kompatibilität; Verträglichkeit.
compensated: kompensiert.
compensation: Entschädigung; Ersatz; Kompensation.
compensation neurosis: Rentenneurose.
compensatory: kompensatorisch.
compensatory hypertension: Erfordernishochdruck.
compensatory hypertrophy: Arbeitshypertrophie.
competency: Zurechnungsfähigkeit.
competitive: kompetitiv.
complaints: Klagen.
complement: Komplement.
complemental: komplementär.
complemental air: Ergänzungsluft.
complemental space: Komplementärraum.
complementary; complemental: komplementär; ergänzend.
complementation: Komplementation.
complement deficiency: Komplementmangel.
complement fixation test (C.F.T.): Komplementbindungsreaktion (KBR).
complete: komplett; vollständig.
complete antigen: Vollantigen.
complete blood count (CBC): Blutstatus.
complete color blindness: Achromatopsie.
completion test: Ergänzungstest.
complex: Komplex.
complex formation: Komplexbildung.
complexion: Komplexion.
compliance: Volumendehnbarkeit.
complicated: kompliziert.
complication: Komplikation.
component: Konstituens.
component blood: Blutderivat.
composite: zusammengesetzt.
compound: *chem* Verbindung; zusammengesetzt.
compound nevus: Kombinationsnävus.
compound scan: Misch-Scan.
compress: Kompresse; Umschlag.
compressed-air disease: Preßluftkrankheit.
compression: Kompression; Compressio.
compression arthrodesis: Druckarthrodese.
compression atelectasis: Kompressionsatelektase.
compression bandage: Kompressionsverband; Staubinde.
compression fracture: Kompressionsbruch; Quetschfraktur.
compression myelitis: Kompressionsmyelitis.
compression osteosynthesis: Druckosteosynthese.
compression syndrome: Kompressionssyndrom.
compressor: Kompressorium.
Compton effect: Compton* Effekt.
compulsion: Zwang (innerer).
compulsion neurosis: Zwangsneurose.
compulsion to wash: Waschzwang.
compulsive: zwanghaft; kompulsiv.
compulsive act: Zwangshandlung.
compulsive crying: Zwangsweinen.
compulsive idea: Zwangsidee.
compulsive insanity: Zwangspsychose.
compulsive laughter: Zwangslachen.
compulsory treatment: Behandlungszwang; Zwangsbehandlung.
computed: computergestützt.
computed tomography: Computertomographie (CT).
concanavalin-A: Concanavalin A (ConA).
concave: konkav.
concave lens: Konkavlinse; Minusglas.
concave mirror: Konkavspiegel.

concentrated: konzentriert.
concentration: Konzentration. – **maximum permissible c.:** K., maximal zulässige.
concentration test: Konzentrationsversuch.
concentric: konzentrisch.
concentric sclerosis: Baló* Krankheit.
conception: Konzeption; Empfängnis.
concertina effect: Harmonikaphänomen.
concha: Concha; (Ohr-, Nasen-)Muschel
conchoscope: Konchoskop.
conchotomy: Konchotomie.
conchotomy: Muschelresektion.
conclination: Konklination.
conclusion: Folgerung.
concomitant: begleitend; konkomitierend.
concomitant disease: Begleitkrankheit.
concomitant sensation: Doppelempfindung.
concomitant strabismus; c. squint: Begleitschielen.
concomitant vein: Begleitvene.
concordance: Konkordanz.
concrement: Konkrement.
concretio cordis: Concretio pericardii.
concretion: Konkrement.
concussion: Erschütterung; Konkussion; Concussio.
concussion of brain: Commotio cerebri; Gehirnerschütterung.
condensation: Kondensation.
condensed: kondensiert.
condenser: Kondensor.
condition: Bedingung; Kondition; Status; Zustand.
conditioned reflex: bedingter Reflex.
conditioned reflex extinction method: Löschreizmethode.
conditioning: Konditionierung.
condom: Kondom; Präservativ.
conduction: (Fort-, Reiz-)Leitung; Konduktion.
conduction anesthesia: Leitungsanästhesie.
conduction aphasia: Leitungsaphasie.
conduction deafness: Schalleitungsschwerhörigkeit.
conduction defect: Überleitungsstörung.
conduction disturbance: Leitungsstörung.
conduction pathway: Leitungsbahn.
conduction system (of heart): Erregungs-, Reizleitungssystem.
conduction time: Überleitungszeit.
conductivity: Leitfähigkeit.
conductor: Konduktor.
condylar: kondylär.
condylar fracture: Kondylenfraktur.
condyle: Condylus; Kondylus.
condyloma: Kondylom.
condylomatosis: Kondylomatose.
condylus: Condylus; Kondylus.
cone: Konus; Conus; Kegel.
cone biopsy: Konisation.
cone biopsy of cervix: Portiokonisation.
cone cell: Zapfenzelle.
confabulation: Konfabulation.
confidence: Vertrauen.
confidentiality: Schweigepflicht.
configuration: Konfiguration.
conflict: Konflikt.
confluence: Konfluenz; Zusammenfluß.
confluent: konfluierend.
confusion: Verwechslung; Verwirrtheit.
confusion colors: Verwechslungsfarben.
congelation: Erfrierung.
congenital: kongenital.
congenital cyanosis: Morbus caeruleus/coeruleus.
congenital palatal defect: Gaumendefekt, angeborener.
congested kidney: Stauungsniere.
congested liver: Stauungsleber.
congested lung: Stauungslunge.
congested spleen: Stauungsmilz.
congestion: Stauung; Kongestion.
congestion of liver: Leberstauung.
congestive: kongestiv.
congestive cirrhosis: Stauungszirrhose.
congestive heart failure: Stauungsinsuffizienz.
congestive splenomegaly: Stauungsmilz.
conglobate: Konglobat.
conglobation: Konglobation.
conglobation reaction: Ballungsreaktion.
conglomerate tubercle: Solitärtuberkel.
conglomerate tumor: Konglomerattumor.
conglomeration: Konglomeration.
conglutination: Konglutination.
conglutination test: Konglutinationstest.
conglutinin: Konglutinin.
Congo red: Kongorot.
congruence: Kongruenz.
conidiospore: Konidiospore.

conidium: Konidie.
coniine: Koniin.
coning device: Tubusblende.
coniometer: Koniometer.
coniosis: Koniose.
coniotomy: Koniotomie.
conization: Konisation.
conization of cervix: Zervixkonisation.
conjoined twins: Doppelfehlbildung.
conjugata: Konjugata; Conjugata. – **diagonal c.:** C. diagonalis. – **external c.:** C. externa. – **true c.; obstetric c.:** C. vera.
conjugated: konjugiert.
conjugation: Konjugation.
conjunctiva: Bindehaut; Konjunktiva.
conjunctival: konjunktival.
conjunctival keratinization: Bindehautverhornung.
conjunctival reflex: Konjunktivalreflex.
conjunctival spots: Konjunktivalflecken.
conjunctival test: Ophthalmotest.
conjunctivitis: Bindehautentzündung, -katarrh; Konjunktivitis.
connatal: konnatal.
connection: Anschluß.
connective tissue: Bindegewebe. – **collagenous c. t.:** B., kollagenes. – **elastic c. t.:** B., elastisches. – **embryonic c. t.:** B., embryonales. – **fibrous c. t.:** B., faseriges. – **interstitial c. t.:** B., interstitielles.
connective tissue cell: Bindegewebszelle.
connective tissue fibers: Bindegewebsfasern.
connective tissue massage: Bindegewebsmassage.
connective tissue nevus: Bindegewebsnävus.
connective tissue weakness: Bindegewebsschwäche.
connector: Verbindungsstück.
Conn's syndrome: Conn* Syndrom.
conoid: kegelförmig.
conquinine: Chinidin.
Conradi's syndrome: Conradi*-Hünermann*(-Raap*) Syndrom.
consanguinity: Blutsverwandtschaft; Konsanguinität.
conscience: Gewissen.
consciousness: Bewußtsein. – **c., reduced; c., impaired:** Bewußtseinsstörung.
consensual: konsensuell.
consent: Einwilligung.
conservation: Konservierung; Erhaltung.
conservative: konservativ.
conserve: Konserve.
consistence: Konsistenz.
consolidation: Konsolidierung.
consonance: Konsonanz.
constant: konstant; Konstante.
constellation: Konstellation.
constipation: Darmträgheit; Verstopfung.
constitution: Konstitution.
constitutional: konstitutionell.
constriction: Abschnürung; Einengung; Konstriktion.
constriction (by a tourniquet): Abbinden.
constrictor: Konstriktor.
consultant: Berater; Konsiliarius.
consultation: Konsultation.
consumption: Auszehrung; Konsum; Verbrauch; Konsumption.
consumption coagulopathy: Verbrauchskoagulopathie.
consumptive: konsumierend.
contact allergen: Kontaktallergen.
contact allergy: Kontaktallergie.
contact bleeding: Kontaktblutung.
contact cancer: Kontaktkarzinom.
contact dermatitis: Kontaktdermatitis.
contact eczema: Kontaktekzem.
contact infection: Kontaktinfektion.
contact lens: Kontaktglas, -linse, -schale.
contact metastasis: Kontakt-, Abklatschmetastase.
contact person: Kontaktperson.
contact radiation: Kontaktbestrahlung.
contact radiograph(y): Nah-, Kontaktaufnahme.
contact surface: Kontaktfläche.
contagiosity: Kontagiosität.
contagious: ansteckend; kontagiös.
contaminants: Schadstoffe.
contamination: Kontamination; Verunreinigung.
content: Gehalt; Inhalt.
contiguity: Kontiguität.
continence: Kontinenz.
continuity: Kontinuität.
continuous: fortlaufend; kontinuierlich.
continuous artificial respiration: Dauerbeatmung.
continuous bath: Dauerbad.
continuous dialysis: Dauerdialyse.
continuous intravenous drip infusion: Dauertropfinfusion, intravenöse.

continuous rectal drip infusion: Dauertropfeinlauf.
continuous tremor: Dauertremor.
contortion: Kontorsion; Verdrehung.
contour: Kontur.
contraception: Kontra-, Antikonzeption; Empfängnisverhütung.
contraceptive: Kontrazeptivum.
contraceptive diaphragm: Diaphragmapessar.
contraceptives: Verhütungsmittel.
contracted bladder: Schrumpfblase.
contracted kidney: Zwergniere.
contractile: kontraktil.
contractility: Kontraktilität.
contraction: Kontraktion. – **clonic c.:** K., klonische. – **fibrillary c.:** K., fibrilläre. – **ineffective c.:** K., frustrane. – **isometric c.:** K., isometrische.
contraction ring: Kontraktionsring.
contracture: Kontraktur.
contraindication: Gegenanzeige; Kontraindikation.
contralateral: kontralateral.
contrary: gegensätzlich; konträr.
contrast: Kontrast.
contrast examination: Kontrastuntersuchung.
contrast medium: Kontrastmittel.
contrast medium damage: Kontrastmittelreaktion.
contrast staining: Kontrastfärbung.
contrecoup: Contre-coup.
controlled: kontrolliert.
controlled-release preparation: Retardpräparat.
control system: Regulationssystem.
contused wound: Quetschwunde.
contusion: Contusio; Kontusion; Prellung.
contusion pneumonia: Kontusionspneumonie.
conus: Konus.
conus formation: Konusbildung.
conus syndrome: Konussyndrom.
convalescence: Rekonvaleszenz.
convalescent: Rekonvaleszent.
convalescent serum: Rekonvaleszentenserum.
convection: Konvektion.
convergence: Konvergenz.
convergence radiation: Konvergenzbestrahlung.
convergence reaction: Konvergenzreaktion.
convergent: konvergent.
convergent strabismus: Einwärtsschielen.
conversation: Gespräch.
conversion: Konversion; Umwandlung.
conversion neurosis; c. reaction: Konversionsneurose.
convertin: Konvertin.
convertin deficiency: Konvertinmangel.
convex: konvex.
convexity: Konvexität.
convex lens: Konvexlinse.
convexobasia: Konvexobasie.
convolute: Konvolut.
convulsant poison: Krampfgift.
convulsion: Konvulsion. – **c., febrile:** Infektkrampf.
convulsive: konvulsiv.
cool: kühl.
Cooley's anemia: Cooley* Anämie.
cooling: Kühlung.
Coombs' murmur: Coombs* Geräusch. – **C.' test:** C.* Test.
cooperation: Kooperation.
cooperative: kooperativ.
Cooper's disease: Cooper* Syndrom. – **C.'s hernia:** C.* Hernie. – **C.'s ligament hernioplasty:** C.* Technik.
coordination: Koordination. – **motoric c.:** K., motorische.
coordination of movements: Bewegungsmuster.
copious: kopiös.
copper: Kupfer.
copper deficiency anemia: Kupfermangelanämie.
copper poisoning: Kupfervergiftung.
copper storage disease: Kupferspeicherkrankheit.
copper-T: Kupfer-T.
copper-wire artery: Kupferdrahtarterie.
copremesis: Kopremesis; Koterbrechen.
coprinus poisoning: Tintling-Vergiftung.
coproantibody: Koproantikörper.
coprolagnia: Koprolagnie.
coprolalia: Koprolalie.
coprolith: Koprolith; Kotstein.
coproma: Koprom; Kotgeschwulst.
coprophagy: Koprophagie; Kotessen.
coprophemia: Koprophemie.
coproporphyrin: Koproporphyrin.
coprostasis: Koprostase; Kotstauung.

coprosterol: Koprosterin.
coprozoa: Koprozoe.
copulation: Kopulation.
coracoiditis: Korakoiditis.
coracoid process: Rabenschnabelfortsatz.
Corbus' disease: Corbus* Krankheit.
cord: (Nabel-)Schnur; Strang; Chorda.
cordate pelvis: Kartenherzbecken.
cordopexy: Chordopexie.
core: Kern.
coreclisis: Iridenkleisis, -klisis; Korenklisis.
corectomy: Korektomie.
corectopia: Korektopie.
corediastasis: Korediastase.
core equivalent: Kernäquivalent.
corelysis: Korelyse.
coreometer: Koriometer.
core temperature: Kerntemperatur.
Cori cycle: Cori* Zyklus. – **C.'s disease:** C.* Krankheit. – **C. ester:** C.* Ester.
corium: Corium; Korium.
corkscrew esophagus: Korkenzieherspeiseröhre.
corn: Hühnerauge; Clavus; Mais.
cornea: Cornea; Kornea.
corneal: korneal.
corneal applanation: Applanatio corneae.
corneal astigmatism: Hornhautastigmatismus.
corneal clouding: Hornhauttrübung.
corneal contact lens: Hornhautlinse.
corneal degeneration: Hornhautdegeneration.
corneal dystrophy: Hornhautdystrophie.
corneal epithelium: Hornhautepithel.
corneal microscope: Hornhautmikroskop.
corneal reflex: Hornhautreflex.
corneal ring: Kornealring.
corneal scar: Hornhautnarbe.
corneal transplantation: Hornhauttransplantation.
corneal ulcer: Hornhautgeschwür.
corneoscleral angle: Korneoskleralwinkel.
Cornet's forceps: Cornet* Pinzette.
cornification: Verhornung.
cornu: Cornu; Horn.
corona: Corona; Krone. – **c. radiata:** Stabkranz.
coronal: koronal.
coronal plane: Koronal-, Frontalebene.
coronal suture: Koronarnaht.
coronary: koronar; kranzförmig.
coronary angiitis: Koronarangiitis.
coronary angiography: Koronarangiographie.
coronary angioplasty: Koronarangioplastie.
coronary arteritis: Koronar(i)itis.
coronary artery: Koronararterie; Koronarie.
coronary cataract: Kranzstar.
coronary dilatation: Koronardilatation.
coronary embolism: Koronarembolie.
coronary flow reserve: Koronarreserve.
coronary heart disease: Herzerkrankung, koronare.
coronary infarction: Koronarinfarkt.
coronary insufficiency: Koronarinsuffizienz. – **acute c. i.:** K., akute. – **latent c. i.:** K., latente. – **relative c. i.:** K., relative.
coronary perfusion: Koronarperfusion.
coronary sclerosis: Koronarsklerose.
coronary spasm: Koronarspasmus.
coronary stenosis: Koronarstenose.
coronary surgery: Koronarchirurgie.
coronary suture: Kranznaht.
coronary thrombosis: Koronarthrombose.
coronary vasodilators: Koronardilatanzien.
coronary vein: Koronarvene.
coronary vessels: Herzkranzgefäße.
coronaviruses: Corona-Viren; Coronaviridae.
coronoid: koronoid; coronoideus; kronenförmig.
corporeal: körperlich.
corpse: Leiche.
corpulent: korpulent.
corpus: Corpus; Korpus; Körper.
corpus callosum: Großhirnbalken.
corpus cavernosum: Schwellkörper.
corpuscle; corpusculum: Korpuskel; Körperchen.
corpuscular radiation: Teilchen-, Korpuskularstrahlung.
corpuscular volume: Blutkörperchenvolumen.
correction: Korrektur.
correlation: Korrelation.
correspondent: korrespondierend.

Corrigan's disease: Corrigan* Krankheit. – **C.'s pulse:** C.* Puls; Wasserhammerpuls.
corrigent: Korrigens.
corrin: Corrin.
corrosion: Korrosion.
corrosive: ätzend.
corrosive lye poisoning: Laugenverätzung.
corrosive poison: Ätzgift.
corset: Korsett.
corset cancer: Panzerkrebs.
cortex: Kortex; Cortex; Rinde. – **auditory c.:** K., akustischer. – **limbic c.:** K., limbischer. – **motor c.:** K., motorischer. – **olfactory c.:** K., olfaktorischer. – **visual c.:** K., optischer.
cortical: kortikal; corticalis.
cortical architecture: Rindenarchitektonik.
cortical blindness: Rindenblindheit.
cortical deafness: Rindentaubheit.
cortical field: Rindenfeld.
cortical substance of bone: Kortikalis.
cortical writing center: Schreibzentrum.
corticifugal: kortikofugal.
corticipetal: kortikopetal.
corticoid: Corticoid; Kortikoid.
corticospinal: kortikospinal.
corticosteroid: Corticosteroid; Kortikosteroid.
corticosterone: Corticosteron.
corticotrop(h)in: Corticotrop(h)in.
corticotropic: kortikotrop.
corticotropin-releasing hormone (CRH): Corticotropin-freisetzender Faktor.
cortisol: Cortisol.
cortisone: Cortison.
cortisone-glucose tolerance test: Prednison-Test.
corundum: Korund.
Corvisart's facies: Corvisart* Gesicht.
corymbiform syphilid: Bombensyphilid.
Corynebacterium: Corynebacterium. – **C. diphtheriae:** C. diphtheriae. – **C. pseudodiphtheriticum:** C. pseudodiphtheriticum.
coryza; cold: Coryza; Schnupfen.
cosmetic operation: Schönheitsoperation.
cosmetic surgery: Schönheitschirurgie.
cosmic rays: Weltraumstrahlen.
costa: Rippe; Costa.
costal: kostal; Rippen-.
costal arch: Rippenbogen.
costal breathing: Kostalatmung.
costal cartilage: Rippenknorpel.
costal resection; costectomy: Rippenresektion.
Costen's syndrome: Costen* Syndrom.
costocervical: kostozervikal.
costochondral syndrome: Kostochondritis.
costoclavicular syndrome: Kostoklavikularsyndrom.
costodiaphragmatic angle: Zwerchfell-Rippen-Winkel.
costopleurectomy: Kostopleurektomie.
costotomy: Kostotomie.
costotransversectomy: Kostotransversektomie.
costovertebral: kostovertebral.
cotrimoxazole: Cotrimoxazol.
Cotton's fracture: Cotton* Fraktur.
cotton wool: Watte.
cotton-wool spots: Cotton-wool-Herde.
cotyledon: Cotyledo; Kotyledon.
cough: Husten. – **asthmatic c.:** H., spastischer. – **barking c.; hacking c.:** H., bellender. – **dry c.; unproductive c.:** H., unproduktiver. – **effective c.; productive c.:** H., produktiver.
coughing center: Hustenzentrum.
cough reflex: Hustenreflex.
cough syncope: Hustensynkope.
coulomb (C): Coulomb (C).
Coulter counter: Partikelzählgerät.
coumarin(e): Cumarin; Kumarin.
Councilman bodies: Councilman* Körper.
countercurrent: Gegenstrom.
counterextension: Gegenextension.
counterimmunoelectrophoresis: Gegenstromelektrophorese.
counterirritation: Gegenirritation.
countermeasure: Gegenmaßnahme.
counterpulsation: Gegenpulsation.
counterregulation: Gegenregulation.
counterstain: Gegenfärbung.
countertraction: Gegenzug.
countertransference: Gegenübertragung.
counter tube: Zählrohr.
counting chamber: Zählkammer.
counting compulsion: Zählzwang.
coupler: Koppler.
couple therapy: Paartherapie.

coupling: Kopp(e)lung.
course: Verlauf; Ablauf.
Courvoisier's law: Courvoisier* Gesetz.
Couvelaire uterus: Couvelaire* Syndrom.
covalent: kovalent.
covariance: Kovarianz.
cover cell: Deckzelle.
cover glass; cover slip: Deckglas.
covering: Umhüllung; Auskleidung.
cover test: Abdecktest.
Cowden's disease: Cowden-Krankheit.
Cowdry bodies: Cowdry* Körper.
cowhorn stomach: Stierhornform (des Magens).
cow milk: Kuhmilch.
cow milk allergy: Kuhmilchallergie.
cow milk anemia: Kuhmilchanämie.
Cowper's glands: Cowper* Drüsen.
cowperitis: Cowperitis.
cowpox: Vaccinia; Kuhpocken.
coxa: Coxa. – **c. valga:** C. valga; X-Hüfte. – **c. vara:** C. vara.
coxalgia: Koxalgie.
coxalgic pelvis: Koxitisbecken.
coxarthrosis: Koxarthrose.
Coxiella burnetii: Coxiella burneti.
coxitis: Coxitis; Koxitis; Hüftgelenkentzündung.
coxsackieviruses: Coxsackie-Viren.
Cox vaccine: Cox* Vakzine.
cozymase: Cozymase; Kozymase.
CP (creatine phosphate): CP (Creatinphosphat).
C-peptide: C-Peptid.
CPR (cardiopulmonary resuscitation): Reanimation, kardiopulmonale.
crab louse: Filzlaus.
crack: Schrunde; Crack (Rauschgift).
crackling: Knistern.
crackling rale: Knisterrasseln.
cradle cap: Milchschorf.
Cramer's splint: Cramer* Schiene.
cramp: Krampf; Verkrampfung; Crampus.
cranial: kranial; cranialis.
cranial base: Schädelbasis.
cranial fossa: Schädelgrube.
cranial nerve paralysis: Hirnnervenlähmung.
cranial nerves: Hirnnerven.
cranial nerve syndrome: Hirnnervensyndrom.
cranial puncture: Schädelpunktion.
cranial sutures: Schädelnähte.
cranial topography: Schädeltopographie.
craniectomy: Kraniektomie.
craniocerebral trauma: Schädel-Hirn-Trauma.
craniopagus: Kraniopagus.
craniopharyngioma: Kraniopharyngeom.
craniorhachischisis: Kraniorhachischisis.
cranioschisis: Kranioschisis.
craniosclerosis: Kraniosklerose.
craniostenosis: Kraniostenose.
craniosynostosis: Kraniosynostose.
craniotabes: Kraniotabes.
craniotomy: Kraniotomie.
cranium: Schädel; Cranium.
crater: Krater.
crateriform: kraterförmig.
crater nipple: Hohlwarze.
C-reactive protein: C-reaktives Protein.
creaking noise: Lederknarren.
cream: Creme.
creatine: Creatin.
creatine kinase (CK): Creatinkinase.
creatinine: Creatinin.
creatorrhea: Kreatorrhö.
Credé's maneuver; C.'s method: Credé* Handgriff. – **C.'s prophylaxis:** C.* Prophylaxe.
creeping: (ein)schleichend; kriechend.
creeping myiasis: Dermatomyiasis; Hautmadenfraß.
cremasteric reflex: Kremasterreflex.
cremaster (muscle): Cremaster.
crenocyte; crenated red blood cell: Stechapfelform; Krenozyt.
creosol: Kreosol.
creosote: Kreosot.
crepitation: Knistern; Krepitation; Crepitatio.
crescendo murmur: Crescendogeräusch.
crescent: Halbmond.
cresol-soap solution: Kresolseifenlösung.
crest: Crista; Leiste; Kamm.
CREST syndrome: CREST-Syndrom.
cresyl blue: Kresylblau.
cretinism: Kretinismus. – **endemic c.:** K., endemischer. – **sporadic c.:** K., sporadischer.
cretinoid: kretinoid.
Creutzfeldt-Jakob disease: Jakob*-Creutzfeldt* Syndrom.
crib death: Krippentod; Kindstod, plötzlicher.
cribriform: kribriform.

cricoid: ringförmig; cricoideus.
cricoid cartilage: Ringknorpel.
cricotomy: Krikotomie.
cri du chat syndrome: Katzenschreisyndrom; Cri-du-chat-Syndrom.
Crigler-Najjar syndrome: Crigler*-Najjar* Syndrom.
Crimean hemorrhagic fever: Krimfieber, hämorrhagisches.
cripple: Krüppel.
crisis: Krise. – **aplastic c.:** K., aplastische. – **cholinergic c.:** K., cholinergische. – **hemolytic c.:** K., hämolytische. – **hypopituitary c.:** K., hypopituitäre. – **myasthenic c.:** K., myasthenische. – **psychic c.:** K., psychische. – **tabetic c.:** K., tabische.
Crisp's aneurysm: Crisp* Aneurysma.
crista: Crista. – **cr. galli:** Cr. galli.
criterion: Kriterium.
critical: kritisch.
critical angle: Grenzwinkel.
critical closing pressure: Verschlußdruck, kritischer.
crocidism: Krozidismus.
crocodile skin: Krokodilhaut.
crocodile tears syndrome: Krokodilstränenphänomen.
Crohn's disease: Crohn* Krankheit.
cromoglicic acid: Cromoglicinsäure.
Cronkhite-Canada syndrome: Cronkhite*-Canada* Syndrom.
Crooke's (hyaline) cells: Crooke* Zellen.
cross bite: Kreuzbiß.
cross-bridge: Querbrücke.
crossectomy: Krossektomie.
crossed: gekreuzt.
cross-eye: Schielauge.
cross-hypersensitivity: Kreuzallergie.
cross immunity: Kreuzimmunität.
crossing over: Crossing-over; Segmentaustausch.
crossing phenomenon: Kreuzungsphänomen.
crossmatched blood: Kreuzblut.
crossmatch(ing): Kreuzprobe.
cross-reaction: Kreuzreaktion.
cross-resistance: Kreuzresistenz.
cross-section: Querschnitt.
cross-sectional diagnosis: Querschnittsdiagnostik.
cross-sensitivity: Überkreuzungsempfindlichkeit.
Cross syndrome: Cross*-McKusick*-Breen* Syndrom.
croton oil: Crotonöl; Krotonöl.
croup: Croup; Krupp.
croupous: kruppös.
Crouzon's disease: Crouzon* Syndrom.
crown: Krone.
crown-heel length: Scheitel-Fuß-Länge.
crowning: Durch-, Einschneiden.
crown of tooth: Corona dentis.
crown-rump length: Scheitel-Steiß-Länge.
CRST syndrome: CRST-Syndrom.
crucial: kritisch.
cruciate: gekreuzt; cruciatus.
cruciate ligament: Kreuzband.
cruciform: kreuzförmig; cruciformis.
crude: roh.
crude protein: Rohprotein.
crumbly: krümelig.
cruor: Kruor(gerinnsel).
crura: Schenkel; Crura.
crural: krural.
crural hernia: Schenkelhernie.
crural ulcer: Unterschenkelgeschwür.
crurotomy: Krurotomie.
crus: Schenkel; Crus. – **c. cerebri:** Hirnschenkel.
crush: quetschen.
crushing of a nerve: Nervenquetschung.
crush syndrome: Crush-Syndrom.
crust: Kruste; Borke; Blutschorf.
crusted tetter: Borkenflechte.
crutch: Krücke.
Crutchfield tongs: Crutchfield* Klammer.
Cruveilhier-Baumgarten syndrome: Cruveilhier*(-v. Baumgarten*) Syndrom.
crux mortis: Crux mortis.
cryalgesia: Kryalgesie.
cryesthesia: Kälteempfindung; Kryästhesie.
cryoanesthesia: Kälteanästhesie; Kryoanästhesie.
cryocauter: Kryokauter.
cryoextraction: Kryoextraktion.
cryofibrinogen: Kryofibrinogen.
cryoglobulin: Kälteglobulin.
cryoglobulinemia: Kryoglobulinämie.
cryolesion: Kälteschaden.
cryopathy: Kryopathie.
cryoprecipitate: Kryopräzipitat.
cryoprobe: Gefriersonde.
cryoscopy: Kryoskopie.

cryostat: Kryostat.
cryosurgery: Kryochirurgie.
cryothalamotomy: Kryothalamotomie.
crypt: Krypte.
cryptic antigen: Kryptantigen.
cryptitis: Kryptitis, rektale.
cryptococcosis: Kryptokokkose.
Cryptococcus: Cryptococcus.
cryptogenic: kryptogen, -genetisch.
cryptomenorrhea: Kryptomenorrhö.
cryptomnesia: Kryptomnesie.
cryptophthalmus: Kryptophthalmus.
cryptorchidism: Kryptorchismus; Hodenretention.
cryptospermia: Kryptospermie.
cryptosporidiosis: Kryptosporidiose.
Cryptosporidium: Cryptosporidium.
crystal: Kristall.
crystal counter: Kristallzähler.
crystalline: kristallin; Kristallin.
crystalline lens: Augenlinse.
crystallisation test: Kristallisationsprobe.
crystalloid: Kristalloid.
crystalluria: Kristallurie.
crystal suspension: Kristallsuspension.
crystal violet: Kristallviolett.
Cs (cesium)**:** Cs (Caesium).
CSF (cerebrospinal fluid)**:** Rückenmarksflüssigkeit; Liquor cerebrospinalis.
CT (computerized tomography)**:** CT (Computertomographie).
Ctenocephalides: Ctenocephalides.
c-terminal (carboxyl-terminal)**:** C-terminal.
cubital: kubital; cubitalis.
cubital fossa: Ellenbogengrube.
cubital joint: Ellenbogengelenk.
cubital tunnel syndrome: Kubitaltunnel-Syndrom.
cubitus valgus: X-Arm.
cuboid: Würfel(-förmig).
cuboid bone: Würfelbein.
cuff: Manschette.
cuffed endotracheal tube: Manschettentubus.
culdocentesis: Kuldozentese; Douglas* Punktion.
culdoscopy: Kuldoskopie.
culdotomy: Kuldotomie.
Culex: Culex.
Cullen's sign: Cullen* Zeichen.
culpable: schuldhaft.
cultivation: Kultivierung.
culture: Kultur.
culture medium: Nährboden.
cumulation: Kumulation.
cumulative: kumulativ.
cumulative (drug) action: (Arzneimittel-) Wirkung, kumulative.
cumulative effect: Summationseffekt.
cumulative poison: Summationsgift.
cumulus oophorus: Cumulus oophorus.
cuneiform: cuneiformis.
cunnilingus: Cunnilingus.
Cupid's bow: Kupidobogen.
cupola space: Kuppelraum.
cup orthoplasty: Muldenplastik.
cup pessary: Schalenpessar.
cupping: Schröpfen.
cupruresis: Kuprurese.
curable: heilbar.
curare: Curare; Kurare.
curarization: Curarisierung.
curative: kurativ.
cure: Kur.
curettage; curettement: Kürettage; Curettage.
curette; curet: Kürette.
Curling's ulcer: Curling* Ulkus.
current: Strom.
Curschmann's spiral: Curschmann* Spirale.
curvature: Kurvatur.
curve: Kurve.
curved: gebogen.
cushingoid: Cushingoid.
Cushing's operation: Cushing* Operation. – **C.'s syndrome:** C.* Syndrom. – **C.'s ulcer:** C.* Ulkus.
cushion: Kissen; Polster.
cusp: Spitze; Stachel; Segel; Cuspis. – **c. of a tooth:** Cuspis dentalis.
cuspid: Eckzahn.
cuspidate: cuspidatus.
cut: Einschnitt; Schnitt.
cutaneous: kutan; dermal.
cutaneous absorption: Hautresorption.
cutaneous anthrax: Hautmilzbrand.
cutaneous hemorrhage: Hautblutung.
cutaneous horn: Hauthorn.
cutaneous leiomyoma: Dermatoleiomyom.
cutaneous leishmaniasis: Hautleishmaniase.
cutaneous pigmentation: Hautpigmentierung.

C

cutaneous receptor: Hautrezeptor.
cutaneous reflex: Hautreflex.
cutaneous respiration: Hautatmung.
cutaneous suture: Hautnaht.
cutaneous ureterostomy: Ureterokutaneostomie.
cuticle: Cuticula; Häutchen. – **dental c.:** C. dentalis.
cuticular border: Kutikularsaum.
cuticular layer: Bürstensaum.
cutis: Haut; Derma; Cutis.
cutting: Schneiden.
cutting the cord: Abnabelung.
cuvette: Küvette.
Cuvier's duct: Cuvier* Gang (Kanal).
CVP (central venous pressure): ZVD (zentraler Venendruck).
C-wave: C-Welle.
cyanide: Cyanid.
cyanopsia: Zyanopsie.
cyanosis: Zyanose. – **black c.:** Z., schwarze. – **central c.:** Z., zentrale. – **dissociated c.:** Z., dissoziierte. – **enterogenous c.:** Z., autotoxische. – **gray c.:** Z., graue. – **jaundice c.:** Z., gelbe. – **peripheral c.:** Z., periphere.
cyanotic: zyanotisch.
cybernetics: Kybernetik.
cyclamate: Cyclamat; Zyklamat.
cycle: Zyklus. – **anovulatory c.; anovular c.:** Z., anovulatorischer. – **menstrual c.:** Z., menstrueller. – **ovulatory c.:** Z., ovulatorischer.
cyclectomy: Zyklektomie.
cyclencephaly: Zyklenzephalie.
cyclic: zyklisch.
cyclic AMP: Cyclo-AMP.
cyclic compound: Ringverbindung.
cyclitis: Cyclitis; Zyklitis.
cyclocephaly: Zyklozephalie.
cyclodialysis: Zyklodialyse.
cyclodiathermy: Zyklodiathermie.
cycloduction: Zykloduktion.
cycloid: zykloid.
cyclokeratitis: Zyklokeratitis.
cyclooxygenase: Zyklooxygenase.
cyclophoria: Zyklophorie.
cyclophrenia: Zyklophrenie.
cyclopia: Zyklopie.
cycloplegia: Zykloplegie; Ziliarmuskellähmung.
cyclopropane: Zyklopropan.
cyclopropane anesthesia: Cyclopropan-Narkose.
cyclops: Zyklop.
cyclospasm: Zyklospasmus; Akkommodationskrampf.
cyclosporines: Ciclosporine; Cyclosporine.
cyclothymia: Zyklothymie.
cyclothymic: zyklothym.
cyclotomy: Ziliarmuskeldurchtrennung; Zyklotomie.
cyclotron: Zyklotron.
cyclotropia: Zyklotropie.
cyclovergence: Zyklovergenz.
cyem(at)ogenesis: Kyematogenese.
cylinder: Zylinder.
cylindrical carcinoma: Zylinderzellkarzinom.
cylindrical lens: Zylinderlinse.
cylindroid: Zylindroid.
cylindroma: Zylindrom.
cylindruria: Zylindrurie.
cymba conchalis: Cymba conchalis.
cynanche: Kynanche.
cynarine: Cynarin.
cynorexia: Kynorexie.
cyproheptadine: Cyproheptadin.
cyproterone acetate: Cyproteronacetat.
Cyriax' syndrome: Cyriax* Syndrom.
cyst: Zyste. – **radicular c.:** Z., radikuläre. – **true c.:** Z., echte.
cystadenocarcinoma: Zystadenokarzinom.
cystadenoma: Adenokystom; Cystadenoma.
cystalgia: Zystalgie.
cystathionine: Cystathionin.
cystathioninuria: Cystathioninurie.
cystectasy: Zystektasie.
cystectomy: Zystektomie.
cysteine: Cystein; Zystein.
cystic: zystisch.
cystic duct: Gallenblasengang; Zystikus.
cystic duct inflammation: Zystizitis.
cystic duct occlusion: Zystikusverschluß.
cystic duct stone: Zystikusstein.
cysticercosis: Zystizerkose.
cysticercus: Zystizerkus.
cystic fibrosis (CF): Mukoviszidose.
cystic follicle: Follikelzyste.
cystic goiter: Zystenkropf.
cystic hygroma: Zystenhygrom.
cystic mastitis: Zystenmamma.

cysticotomy: Zystikotomie.
cystine: Cystin; Zystin.
cystinosis: Cystinose.
cystinuria: Cystinurie.
cystitis: Blasenentzündung; Zystitis.
cystitome: Zystitom.
cystitomy: Zystitomie.
cystocele: Blasenvorfall; Zystozele.
cystodynia: Zystodynie.
cystoenterocele: Zystoenterozele.
cystofibromatosis: Zystofibromatose.
cystography: Zystographie.
cystoid: zystoid.
cystolithotomy: Blasensteinschnitt.
cystoma: Kystom; Zystom.
cystomanometry: Blasendruckmessung.
cystometer: Zysto(mano)meter.
cystometry: Zystometrie.
cystoplasty: Blasenplastik.
cystopyelitis: Zystopyelitis.
cystopyelonephritis: Zystopyelonephritis.
cystorrhagia: Zystorrhagie.
cystosarcoma phylloides: Cystosarcoma phylloides.
cystoscope: Zystoskop.
cystoscopy: Blasenspiegelung; Zystoskopie.
cystospasm: Zystospasmus; Blasenspasmus.
cystostomy: Zystostomie.
cystotomy: Blasenschnitt; Zystotomie.
cystotonometry: Zystotonometrie.
cystourethrography: Zystourethrographie.
cystourethroscope: Urethrozystoskop.
cystourethroscopy: Zystourethroskopie.
cystovolumetry: Zystovolumetrie.
cytarabine: Cytarabin.
cytidine: Cytidin; Zytidin.
cytidine diphosphate (CDP): Cytidindiphosphat (CDP).
cytidine monophosphate (CMP): Cytidinmonophosphat (CMP).
cytidine triphosphate (CTP): Cytidintriphosphat (CTP).
cytidylic acid: Cytidylsäure.
cytisine: Cytisin.
cytisism: Zytisismus.
cytoarchitecture: Zytoarchitektonik.
cytoblast: Zytoblast.
cytocentrum: Zytozentrum.
cytochemistry: Zellchemie; Zytochemie.
cytochrome: Cytochrom.
cytocidal: zytozid.
cytodiagnosis: Zytodiagnostik; Zelldiagnostik.
cytodieresis: Zytokinese.
cytofluorometry: Zytofluorometrie.
cytogenetic: zytogenetisch.
cytogenetics: Zytogenetik.
cytohistology: Zytohistologie.
cytohormonal functional diagnosis: zytohormonale Funktionsdiagnostik.
cytokine: Zytokin.
cytokinesis: Zytokinese.
cytology: Zytologie.
cytolysin: Zytolysin.
cytolysis: Zytolyse.
cytomegalic inclusion disease: Zytomegalie(-Syndrom).
cytomegalovirus: Zytomegalie-Virus.
cytometaplasia: Zellumbildung.
cytometry: Zytometrie.
cytopathic; cytopathogenetic: zytopathisch; zytopathogen.
cytopathology: Zytopathologie.
cytopempsis: Zytopempsis.
cytopenia: Zytopenie.
cytophagy; cytophagocytosis: Zytophagie.
cytophilic: zytophil.
cytophotometry: Zytophotometrie.
cytoplasm: Zytoplasma; Zellplasma.
cytoplasmic: zytoplasmatisch.
cytoplast: Zytoplast.
cytorrhexis: Zytorrhexis.
cytoscopy: Zytoskopie.
cytosine: Cytosin; Zytosin.
cytosine arabinoside: Cytosinarabinosid.
cytoskeleton: Zellskelett; Zytoskelett.
cytosol: Zytosol.
cytosome: Zellkörper; Zytosoma.
cytostatic: Zytostatikum; zytostatisch.
cytotoxic: zytotoxisch.
cytotoxicity: Zytotoxizität.
cytotoxicity test: Zytotoxizitätstest.
cytotrophoblast: Zytotrophoblast.
cytotropic: zytotrop.
cytotropism: Zytotropismus.
Czermak's spaces: Czermak* Räume.
Czerny's suture: Czerny* Naht.

D

Daae's color chart: Daae* Farbtafel.
dacarbazine: Dacarbazin.
dacnomania: Daknomanie.
Da Costa's syndrome: Da Costa* Syndrom.
dacryagogue: Dakryagoga.
dacryoadenectomy: Dakryoadenektomie.
dacry(o)adenitis: Dakryoadenitis.
dacryoblennorrhea: Dakryoblennorrhö.
dacryocanaliculitis: Dakryocanaliculitis.
dacryocele: Dakryozele.
dacryocystectomy: Dakryozystektomie.
dacryocystitis: Dakryozystitis.
dacryocystocele: Dakryozystozele.
dacryocystography: Dakryo(zysto)graphie.
dacryocystorhinostomy: Dakryo(zysto)rhinostomie.
dacryocystotomy: Dakryo(zysto)tomie.
dacryolith: Dakryolith.
dacryoma: Dakryom(m)a.
dacryorrhea: Dakryorrhö, -rhysis.
dacryosolenitis: Dakryosolenitis.
dacryostenosis: Dakryostenose; Tränengangstenose.
dactylitis: Daktylitis.
dactylocampsodynia: Daktylokampsodynie.
dactylodiastrophism: Daktylodiastrophie.
dactylogram: Daktylogramm.
dactylogryposis: Daktylogrypose.
dactyloscopy: Daktyloskopie.
daily dose: Tagesdosis.
daltonism: Daltonismus; Farbenblindheit.
Dalton's law: Dalton* Gesetz (der Partialdrücke).
damage: Schädigung.
damping: Dämpfung.
Dana's (posterior) rhizotomy: Dana* Operation.
dancing mania: Dansomanie.
dandruff: Schuppe.
Dandy-Walker syndrome: Dandy*-Walker* Syndrom.
Dane particles: Dane* Partikel.
danger: Gefahr.
dangerous: gefährlich.
Dangerous Drugs Act: Betäubungsmittelgesetz.
dantrolen sodium: Dantrolen-Natrium.
Danysz phenomenon: Danysz* Phänomen.
daphnism; daphne mezereum poisoning: Daphnismus.
Darier's disease: Darier* Krankheit.
dark adaptation: Dunkeladap(ta)tion.
dark adaptometer: Nyktometer.
dark-field microscopy: Dunkelfeldmikroskopie.
darkness tremor: Dunkelnystagmus.
darkroom: Dunkelkammer.
Darling's disease: Darling* Krankheit.
Darrow's solution: Darrow* Lösung.
Darwinian tubercle: Darwin* Höcker.
darwinism: Darwinismus.
data: Daten.
data processing: Datenverarbeitung.
data protection: Datenschutz.
Datura stramonium: Datura stramonium.
daturism: Daturismus.
daughter cell: Tochterzelle.
daughter chromosome: Tochterchromosom.
daughter cyst: Tochterblase.
Davidsohn's sign: Davidsohn* Zeichen.
Davis crown: Stiftkrone.
day blindness: Tagblindheit.
daydream: Tagtraum.
day hospital: Tagesklinik.
day terrors: Tagangst.
DC (direct current): Gleichstrom.
D-cells: D-Zellen.
DDT: DDT® (Dichlordiphenyltrichloräthan).
débridement: Débridement.
décollement: Décollement.
Déjerine's sign: Déjerine* Zeichen. – **D.'s syndrome:** D.* Syndrom. – **D.-Lichtheim phenomenon:** D.* Phänomen. – **D.-Roussy syndrome:** D.*-Roussy* Syndrom. – **D.-Sottas disease:** D.*-Sottas* Syndrom.

dead: tot.
dead body: Leichnam.
dead-end atresia: Blindendatresie.
dead finger: Leichenfinger.
deadly: tödlich.
deadly nightshade: Tollkirsche; Atropa Belladonna.
dead space: Totraum.
deaf: taub.
deaf-blindness: Taubblindheit.
deafferentation: Deafferenzierung.
deaf-mutism: Taubstummheit.
deafness: Taubheit; Gehörlosigkeit; Schwerhörigkeit.
deamidase: Desamidase.
deaminase: Desaminase.
deamination: Desaminierung.
death: Tod. – **biologic d.:** T., biologischer. – **functional d.:** T., klinischer. – **sudden d.:** T., plötzlicher.
death certificate: Todesbescheinigung.
death-head: Knollenblätterpilz.
death rate: Sterberate; Mortalität.
death struggle: Todeskampf.
debility: Debilität.
Debré's syndrome: Debré* Syndrom.
debt: Schuld.
decalcification: Dekalzifikation; Dekalzifizierung; Entkalkung.
decalvant: haarentfernend.
decamethonium: Decamethonium.
decamethonium bromide: Decamethoniumbromid.
decannulation: Décanulement.
decapsulation: Dekapsulation; Entkapselung.
decarboxylase: Dekarboxylase.
decarboxylation: Decarboxylierung.
decay: Zerfall; Verfall; Fäulnis. – **radioactive d.:** Z., radioaktiver.
decay chain: Zerfallskette, -reihe.
decay constant: Zerfallskonstante.
decay period: Zerfallszeit.
decay product: Zerfallsprodukt.
decay rate: Abklingquote.
deceleration: Dezeleration.
decerebrate rigidity: Enthirnungsstarre.
decerebration: Dezerebration.
dechloridation; dechlorination: Dechloridation; Dechlorination.
decibel: Dezibel.
decidua: Decidua; Dezidua.
decidual: decidual(is).
decidual cell: Deziduazelle.
decimal: dezimal.
decimeter waves: Dezimeterwellen.
decision: Entscheidung.
deck plate: Deckplatte.
declination: Deklination.
decline: Abnahme.
declivis cerebelli: Declive.
decoction: Abkochung; Decoctum.
decoloration: Entfärbung.
decompensated: dekompensiert.
decompensation: Dekompensation.
decomposition: Zersetzung; Aufspaltung; Fäulnis.
decompression: Dekompression.
decompression chamber: Druck-, Dekompressionskammer.
decompression illness: Druckfallkrankheit.
decontamination: Dekontamination.
decorticate posture: Dekortikationsstarre.
decortication: Dekortikation; Entrindung.
decoupling: Entkopplung.
decrease: Abnahme.
decrement: (Intensitäts-)Abnahme.
decremental conduction: Dekrementleitung.
decrepit: schwach.
decrescendo murmur: Decrescendo (geräusch).
decubitus (ulcer): Dekubitus.
decussation: Decussatio; Kreuzung.
decussation of pyramids: Pyramidenkreuzung.
dedifferentiation: Entdifferenzierung.
deep: tief.
deep pain: Tiefenschmerz.
deep sleep: Tiefschlaf.
deep therapy: Tiefentherapie.
deep vein thrombosis: Venenthrombose, tiefe.
defecation: Darmentleerung; Defäkation.
defect: Defekt; Vitium. – **heart d.:** Herzfehler.
defective mutant: Mangelmutante.
defeminization: Defeminisierung.
defense: Abwehr.
defense mechanism: Abwehrmechanismus.
defense reflex: Abwehrreflex.
deferent; deferens: ableitend; deferens.

deferentectomy: Deferentektomie.
deferentitis: Deferentitis.
deferoxamine: Deferoxamin.
defervescence: Entfieberung; Deferveszenz.
defiance: Trotz(reaktion).
defibrillation: Defibrillation.
defibrination; defibrinization: Defibrinierung.
deficiency: Mangel; Defizienz.
deficiency anemia: Mangelanämie.
deficiency disease: Mangelkrankheit.
deficit: Defizit; Mangel.
definitive host: Endwirt.
deflection: Ablenkung; Deflexion.
defloration: Defloration; Entjungferung.
deformation: Deformation; Deformierung.
deforming: deformierend.
deformity: Deformität; Fehlbildung.
degeneration: Degeneration. – **adipose d. = fatty d.:** D. adiposa = D., fettige. – **ascending d.:** D., aufsteigende. – **colloid d.:** D., gallertige. – **cystic d.:** D., zystische. – **descending d.:** D., absteigende. – **granular d.:** D., körnige. – **gray d.:** D. grisea. – **hepatolenticular d.:** D., hepatolentikuläre. – **hyaline d.:** D., hyaline. – **hydropic d.:** D., hydropische. – **mucoid d.:** D., mukoide. – **mucous d.:** D., muköse. – **pigmentous d.:** D., braune. – **waxy d.:** D. cerea = D., wachsartige.
degeneration of the retina: Netzhautdegeneration.
degenerative: degenerativ.
degenerative disease: Abnutzungskrankheit.
degenerative heart disease: Myokardose.
degloving: Hautablederung.
deglutition: Schluckakt; Deglutition; Verschlucken.
deglutition center: Schluckzentrum.
degradation: Abbau.
degranulation: Degranulation.
degreasing: Entfettung.
degree: Grad.
degree of maturity: Reifegrad.
degree of purity: Reinheitsgrad.
degustation: Schmecken.
dehiscence: Dehiszenz.
dehydration: Dehydr(at)ation; Dehydratisierung; Entwässerung.
dehydrocholesterol: Dehydrocholesterin.
dehydrocholic acid: Dehydrocholsäure.
dehydrocorticosterone: Dehydrocorticosteron.
dehydroepiandrosterone; dehydroisoandrosterone: Dehydroepiandrosteron, Dehydroisoandrosteron.
dehydrogenase: Dehydrogenase.
dehydrogenation: Dehydrierung.
deiodinase: Dejodinase.
Deiters' cell: Deiters* Zelle. – **D.' nucleus:** D.* Kern.
dejection: Niedergeschlagenheit; Stuhlgang.
delamination: Delamination.
delay: Verspätung; Verzögerung.
delayed-action drug: Retardpräparat.
delayed dissemination: Spätgeneralisation.
delayed edema: Spätödem.
delayed epidemic: Tardivepidemie.
delayed hemorrhage: Spätblutung.
delayed hypersensitivity reaction: Spättyp.
delayed maturity: Spätreife.
delayed omphalotomy: Spätabnabelung.
delayed pain: Spätschmerz.
delayed reaction: Spätreaktion.
deletion: Deletion.
delirious: delirant; deliriös.
delirium: Delir(ium). – **d. tremens:** D. tremens.
delivery: Geburt; Entbindung. – **gentle d.:** G., sanfte. – **spontaneous d.:** G., natürliche.
delivery forceps: Geburtszange.
delivery room: Kreißsaal.
delomorphous: delomorph.
delousing: Entlausung.
delta cells: Delta-Zellen.
delta rays: Delta-Strahlen.
delta wave: Delta-Welle.
deltoid muscle: Deltoideus.
delusion: Täuschung; Wahn.
delusional idea: Wahnidee.
delusion of guilt: Versündigungswahn.
delusion of infidelity: Eifersuchtswahn.
delusion of reference: Beziehungswahn.
demand: Erfordernis; Forderung; fragen; fordern.
demand-pacemaker: Demand-Schrittmacher.
demarcation: Demarkation; Abgrenzung.

demarcation potential: Verletzungspotential.
demasculinization: Demaskulinisation.
demecolcine: Demecolsin.
dement: dement.
dementia: Demenz; Dementia. – **infantile d.:** D. infantilis. – **paralytic d.:** D. paralytica. – **presenile d.:** D., präsenile. – **senile d.:** D., senile.
demilune: Halbmond.
demineralization: Demineralisation.
Demodex folliculorum: Demodex folliculorum.
demodicosis: Demodicosis.
demophobia: Demophobie.
demutization: Demutisation.
demyelinating disease: Entmarkungskrankheit.
demyelination; demyelinization: Demyelinisierung; Entmarkung.
denaturation: Denaturierung.
denatured: denaturiert; vergällt.
dendrite: Dendrit.
dendritic; dendric: dendriticus; dendritisch.
dendron: Dendrit.
denervation: Denervierung.
denervation potential: Denervationspotential.
dengue (fever): Dengue-Fieber.
denial: Verleugnung.
Denis Browne operation: Browne* Operation. – **D. B. splint:** B.* Schiene.
Denny-Brown syndrome: Denny-Brown* Syndrom.
dens: Zahn; Dens. – **d. axis:** D. axis.
dense: dicht.
densimetry: Densimetrie.
densitography: Densigraphie.
densitometry: Densitometrie.
density: Dichte.
density gradient centrifugation: Gradientenzentrifugation.
dental: dental.
dental abscess: Zahnabszeß.
dental alveolus: Zahnalveole.
dental aplasia: Zahnaplasie; Anodontie.
dental arch: Zahnbogen.
dental calculus: Zahnstein.
dental caries: Zahnkaries.
dental cement: Zahnzement.
dental chart: Zahnschema.
dental cuticle: Zahnoberhäutchen.
dental cyst: Zahnzyste.
dental fluorosis: Dentalfluorose.
dental follicle: Zahnfollikel.
dental formula: Zahnformel, -schema.
dental germ: Zahnanlage.
dentalgia: Zahnschmerz; Dentalgie.
dental granuloma: Zahngranulom.
dental index: Zahnschema.
dental infection: Dentalinfektion.
dental papilla: Zahnpapille.
dental plaque: Zahnbelag.
dental prosthesis: Zahnersatz, -prothese.
dental pulp: Zahnpulpa.
dental ridge: Zahnleiste.
dental root caries: Zahnhalskaries.
dental sac: Sacculus dentalis; Zahnsäckchen.
dentate: gezähnt; dentatus.
denticle: Denticulus.
dentigerous cyst: Dentitionszyste.
dentin: Dentin; Zahnbein.
dentinogenesis: Dentinogenese, -genesis. – **d. imperfecta:** D. imperfecta (hereditaria).
dentinoma: Dentinom.
dentist: Zahnarzt.
dentistry: Zahnheilkunde; Odontiatrie.
dentition: Gebiß; Zahndurchbruch. – **permanent d.:** G., bleibendes. – **primary d.:** Milchgebiß.
dentition fever: Zahnfieber.
dentofacial dysplasia: dentofaziales Syndrom.
denture: Zahnersatz; künstliches Gebiß. – **d., complete:** Totalprothese.
denture base: Prothesenlager.
denucleation: Entkernung.
denudation: Denudation.
deodorants: Desodorantia.
deorsumduction: Deorsumduktion.
deoxy...: De(s)oxy...
deoxyadenosine: Desoxyadenosin.
deoxycholic acid: Desoxycholsäure.
deoxycorticosterone; deoxycortone: Desoxycorticosteron; Desoxycorton.
deoxyribonuclease (DNase)**:** Desoxyribonuclease.
deoxyribonucleic acid (DNA)**:** Desoxyribonucleinsäure (DNS).
deoxyribose: Desoxyribose.
department: Abteilung; Station; Fachbereich.
dependence: Abhängigkeit.

dependent: abhängig.
depersonalization: Depersonalisation; Entpersönlichung.
depersonalization experience: Entfremdungserlebnis.
dephosphorylation: Dephosphorylierung.
depigmentation: Depigmentierung.
depilation: Haarentfernung; Depilation; Epilation.
depilatory: haarentfernend.
depletion: Entleerung; Depletion.
depluming mites: Knemidokoptes.
depolarization: Depolarisation; Depolarisierung.
depolarization block: Depolarisationsblock.
depolarization deflection: Depolarisationsschwankung.
depolymerase: Depolymerase.
depolymerization: Depolymerisation.
deposit; deposition: Ablagerung.
depot: Depot.
depot insulin: Depotinsulin.
depot preparations: Depotpräparate.
depravation: Depravation.
depressant: depressorisch; Depressorsubstanz.
depression: Depression. – **agitated d.:** D., agitierte. – **anaclitic d.:** D., anaklitische. – **endogenous d.; melancholic d.:** D., endogene. – **exogenous d.:** D., exogene. – **reactive d.; situational d.:** D., reaktive.
depressive: depressiv.
depressive mood: Verstimmung; Verstimmtheit.
depressor: Depressor.
depressor reflex: Depressorreflex.
depressory: depressorisch.
deprivation: Deprivation. – **emotional d.:** D., emotionale. – **sensory d.:** D., sensorische.
deproteinization: Enteiweißung.
depth: Tiefe.
depth dose: Tiefendosis.
depth of focus: Tiefenschärfe.
depth perception: Tiefenwahrnehmung.
depth psychology: Tiefenpsychologie.
depurant: Reinigungs-, Abführmittel.
Dercum's disease: Dercum*(-Vitaut*) Syndrom.
derealization: Derealisation.
dereism: Dereismus.
derepression: Derepression.
derivation: Ableitung.
derivative: Derivat.
derma: Haut; Derma.
dermabrasion: Dermabrasion.
Dermacentor: Dermacentor.
dermal: dermal.
dermalaxia: Dermatochalasis.
dermalgia: Dermatodynie.
dermal papillae: Hautpapillen.
dermal ridge: Hautleiste.
dermatan sulfate: Dermatansulfat.
dermatics: Dermatica, -tika.
dermatitis: Dermatitis. – **actinic d.:** D. actinica. – **atrophic d.:** D. atrophicans. – **d. herpetiformis:** D. herpetiformis Duhring*-Brocq*. – **d. medicamentosa; drug eruption:** D. medicamentosa. – **eczematous d.:** D., ekzematoide. – **exfoliative d.:** D. exfoliativa. – **infectious eczematoid d.:** D., infektiöse. – **necrotizing d.:** D. escharotica. – **seborrhoic d.:** D. seborrhoica; D. seborrhoides. – **d. venenata; contact d.:** D. venenata.
dermatobiasis: Dermatobiasis.
dermatocele: Dermatozele.
dermatoconiosis: Dermatokoniose.
dermatocyst: Dermatozyste.
dermatofibroma: Dermatofibrom.
dermatofibrosarcoma: Dermatofibrosarkom.
dermatogenous: dermatogen.
dermatoglyphics: Dermatoglyphen.
dermatographia; dermatography: Dermographia, -graphie.
dermatologist: Dermatologe; Hautarzt.
dermatology: Dermatologie.
dermatolysis: Dermatolyse.
dermatome: Dermatom; Hautsegment.
dermatomere: Dermatomer.
dermatomycosis: Dermatomycosis, -mykose.
dermatomyositis: Dermatomyositis.
dermatopathia; dermatopathy: Dermatopathia, -pathie.
dermatopathic lymphadenopathy: Pautrier*-Woringer* Syndrom.
dermatophilosis: Dermatophilose.
dermatophobia: Dermatozoenwahn.
dermatophytes: Dermatophyten.
dermatophytid: Dermatophytid.
dermatophytosis: Dermatophytie.
dermatoplasty: Hautplastik.
dermatorrhagia: Derm(at)orrhagie.

dermatosclerosis: Dermatosklerose.
dermatosis: Dermatose.
dermatostomatitis: Dermatostomatitis.
dermatotropic: dermatotrop.
dermatovisceral: kutiviszeral.
dermatozoonosis: Dermatozoonose.
dermatrophia: Dermatrophie.
dermis: Dermis; Haut.
dermocyemus: Dermokyema.
dermographia; dermography: Dermographia, -graphie.
dermoid cyst: Dermoidzyste.
dermolysis: Dermolyse.
dermometry: Dermometrie.
dermotropic: dermotrop.
derodidymus: Dero(di)dymus.
desalination: Entsalzung.
desaster medicine: Katastrophenmedizin.
Desault's bandage: Desault* Verband.
descemetitis: Descemetitis.
Descemet's membrane: Descemet* Membran.
descemetocele: Descemetocele, -zele.
descendants: Deszendenten.
descendens; descending: absteigend; deszendierend.
descending thoracic aorta: Brustaorta.
descensus: Descensus; Deszensus. – **d. testis:** D. testis. – **d. uteri:** D. uteri; Uterussenkung.
descent: Abstammung; Descensus.
Deschamps' needle: Deschamps* Nadel.
desensitization: Desensibilisierung.
desert fever: Wüstenfieber.
desert rheumatism: Wüstenrheumatismus.
desert sore: Wüstengeschwür.
desiccation: Exsikkose; Desikkation.
Desjardins' point: Desjardins* Punkt.
deslanoside: Deslanosid.
Desmarres' law: Desmarres* Axiom, Gesetz.
desmectasia; desmectasis: Desmektasie.
desmin filaments: Desmin-Filamente.
desmocranium: Desmocranium.
desmodynia; desmalgia: Desmodynie.
desmogenous: desmogen.
desmoid: desmoid.
desmoid (tumor): Desmoid.
desmolase: Desmolase.
desmoma: Desmoid.
desmopathy: Desmopathie.
desmorrhexis: Bänderriß.
desmosine: Desmosin.
desmosome: Desmosom.
despumation: Entschäumung.
desquamation: Abschilferung; Schuppung; Desquamatio(n).
desquamative: desquamativ.
destruction: Destruktion; Zerstörung.
destructive: destruktiv.
destructive frenzy: Zerstörungswut; Klastomanie.
desynchronization: Desynchronisation.
detachment: Ablatio.
detailed prescription: Dispensiermethode.
detection: Entdeckung.
detector: Detektor.
detergent(s): Detergens, Pl. Detergenzien.
deterioration: Verschlechterung; Verschlimmerung.
deterioration of personality: Persönlichkeitsabbau.
determinant: Determinante.
determination: Determination.
detorsion; detortion: Detorsion.
detorsion insert: Detorsionseinlage.
detoxification: Entgiftung; Detoxikation.
detritus: Detritus.
detumescence: Detumeszenz.
deuteranomalopia: Deuteranomal(op)ie.
deuteranop(s)ia: Deuteranop(s)ie.
deuterium: Deuterium.
deuteron: Deuteron.
deuteroporphyrin: Deuteroporphyrin.
devasation; devascularization: Devasatio; Devaskularisation.
development: Entwicklung.
developmental age: Entwicklungsalter.
developmental test: Entwicklungstest.
deviation: Abweichung; Deviation; Ablenkung. – **conjugate d.:** Déviation conjuguée.
deviation nystagmus: Blickrichtungsnystagmus.
device: Apparat; Gerät; Hilfsmittel.
devil's grip: Bornholmer Krankheit.
devitalization: Devitalisation.
devital(ized): devital.
dew cure: Tautreten.
dexamethasone: Dexamethason.
dexter: rechts; dexter.
dextral: rechts; rechtshändig; dextral.
dextran: Dextran.
dextrin: Dextrin.

D

dextroangiocardiography: Dextroangiokardiographie.
dextrocardia: Dextrokardie.
dextrocardiogram: Dextrokardiogramm.
dextrocardiography: Dextrokardiographie.
dextroclination: Dextroklination.
dextromethorphan: Dextromethorphan.
dextroposition: Dextropositio(n).
dextropropoxyphene: Dextropropoxyphen.
dextrorotatory; dextrogyral: rechtsdrehend; dextrogyr; dextrogyral.
dextrose: Dextrose; Traubenzucker.
dextrose test: Glucosenachweis.
dextroversion: Dextroversio(n).
DFDT (difluorodiphenyltrichloroethane): DFDT.
dhobie itch: Wäscherkrätze.
diabetes: Diabetes. – **d. insipidus:** D. insipidus. – **d. mellitus:** Diabetes mellitus. – **d. m., asymptomatic:** D., asymptomatischer. – **d. m., brittle:** D., labiler. – **d. m., endocrine:** D., endokriner. – **d. m., insulin-dependent (IDDM):** insulinabhängiger D. m. – **d. m., latent:** D., latenter. – **d. m., non-insulin-dependent (NIDDM):** nicht-insulinabhängiger D. m. – **d. m., secondary:** D., sekundärer. – **d., renal:** D. renalis.
diabetes screening test: Diabetes-Suchtest.
diabetic: diabetisch.
diabetic diet: Diabeteskost.
diabetogenic; diabetogenous: diabetogen.
diacetylmorphine: Diacetylmorphin.
diadochokinesia, -kinesis: Diadochokinese.
diagnosis: Diagnose; Diagnosis; Diagnostik. – **d. by exclusion:** D. per exclusionem.
diagnostic: diagnostisch.
diagnostic curettage: Probeabrasio; Probeausschabung.
diagnostic diet: Belastungsdiät.
diagnostics: Diagnostik.
diagram: Diagramm.
diakinesis: Diakinese.
dialysance: Dialysance.
dialysate: Dialysat.
dialysis: Dialyse.
dialysis encephalopathy; d. dementia: Dialyseenzephalopathie.
dialysis fluid: Dialysierflüssigkeit.
dialyzer: Dialysator.
diameter: Diameter; Durchmesser – **biparietal d. (BPD):** D., biparietaler. – **bitemporal d.:** D. bitemporalis. – **conjugate d.; true conjugate:** D. conjugata. – **oblique d.:** D. obliqua; D., schräger. – **occipitofrontal d.:** D. frontooccipitalis. – **occipitomental d.:** D. occipitomentalis. – **sagittal d.:** D. sagittalis. – **transverse d.:** D. transversa.
diamine: Diamin.
diamine oxidase: Diaminoxidase.
diamorphine: Acetomorphin.
diapedesis: Diapedese.
diapedetic bleeding: Diapedeseblutung.
diaper dermatitis: Windelausschlag, -dermatitis.
diaphanoscopy: Diaphanoskopie.
diaphorase: Diaphorase.
diaphoresis: Diaphorese.
diaphoretic: schweißtreibend.
diaphragm: Diaphragma; Zwerchfell.
diaphragmatic: diaphragmatisch.
diaphragmatic defect: Zwerchfelldefekt.
diaphragmatic elevation: Zwerchfellhochstand.
diaphragmatic hernia: Zwerchfellhernie.
diaphragmatic motion: Zwerchfellbewegung.
diaphragmatic respiration: Zwerchfellatmung.
diaphragmatic spasm: Zwerchfellkrampf.
diaphragmatocele: Zwerchfellhernie.
diaphragmitis: Zwerchfellentzündung.
diaphragm pessary: Diaphragmapessar; Scheidendiaphragma.
diaphyseal dysplasia, progressive: Camurati*-Engelmann* Syndrom.
diaphysis: Diaphyse.
diarrhea: Diarrhö, Diarrhoea; Durchfall. – **fatty d.:** D., seifige. – **infantile d.:** D., infantile. – **membranous d.; mucous d.:** D. membranosa. – **watery d.:** D., wäßrige.
diarthrosis: Diarthrose; Diarthrosis.
diaschisis: Diaschisis.
diascope: Glasspatel.
diascopy: Diaskopie.
diastasis: Diastase; Diastasis.
diastasis recti: Rektusdiastase.

diastema: Diastema.
diaster: Diaster.
diastole: Diastole.
diastolic: diastolisch.
diastolic gallop rhythm: diastolischer Galopp.
diastolic murmur: Diastolikum.
diastrophic: diastrophisch.
diathermy: Diathermie. – **surgical d.:** D., chirurgische.
diathesis: Diathese; Diathesis.
diathetic: diathetisch.
diatomaceous earth: Kieselgur.
diatoms: Diatomeen.
diazepam: Diazepam.
diazo compound: Diazoverbindung.
diazo dyes: Disazofarbstoffe.
diazo group: Diazogruppe.
diazo reaction: Diazoreaktion.
dibasic: zweibasig.
DIC (disseminated intravascular coagulation): DIG (disseminierte intravasale Gerinnung).
dicarboxylic acid: Dicarbonsäure.
dicephalus: Dicephalus.
dicephaly: Dizephalie.
dichloroethane: Dichloräthan.
dichlorvinyldimethyl phosphate: Dichlorvos (DDVP).
dichotomy: Dichotomie.
dichroism: Dichroismus.
dichromate: Bichromat.
dichromatic; dichromic: dichromatisch; zweifarbig.
dichromatopsia: Dichromasie.
diclofenac: Diclofenac.
dicrotism: Dikrotie.
dictyosome: Diktyosom.
dicumarol: Dicoumarol.
didymitis: Didymitis.
didymus: Didymus.
Diego blood group system: Diego-System.
dielectrolysis: Dielektrolyse.
diencephalic: dienzephal.
diencephalic dysfunction: Dienzephalose.
diencephalic syndrome: Zwischenhirnsyndrom.
diencephalon: Diencephalon.
diene: Dien.
dieresis: Di(h)airese; Abtrennung.
diet: Diät. – **gluten-free d.:** D., glutenfreie. – **high-protein d.:** D., eiweißreiche. – **low-protein d.:** D., eiweißarme. – **low-purine d.:** D., purinarme. – **»salt-free« d.; low-sodium d.; salt-poor d.:** D., kochsalzarme.
dietary: diätetisch.
dietary fiber: Ballaststoff.
dietetics: Diätetik.
diethyl ether: Diäthyläther.
diethylstilbestrol (DES): Diethylstilbestrol.
Dieuaide's model: Dieuaide* Schema.
Dieulafoy's ulcer: Dieulafoy* Erosion.
difference: Unterschied.
different: verschieden; different.
differential blood count: Differentialblutbild.
differential centrifugation: Differentialzentrifugation.
differential culture medium: Differenzierungsnährboden.
differential diagnosis: Differentialdiagnose (DD).
differentiated: differenziert.
differentiation: Differenzierung; Abgrenzung.
difficult: schwierig; difficilis.
diffraction: *physik* Beugung; Diffraktion.
diffuse: diffus.
diffusing capacity: Diffusionskapazität.
diffusing disorder: Diffusionsstörung.
diffusion: Diffusion. – **facilitated d.:** D., erleichterte oder katalysierte. – **free d.:** D., einfache, freie oder passive. – **impeded d.:** D., behinderte.
diffusion capacity: Diffusionskapazität.
diffusion disorder: Verteilungsstörung.
diffusion factor: Diffusionsfaktor.
diffusion hypoxia: Diffusionshypoxie.
diffusion respiration: Diffusionsatmung.
diffusion test: Diffusionstest.
digastric: zweibäuchig; digastricus.
digenesis: Digenesis.
Di George's syndrome: Di George* Syndrom.
digestant: Digestionsmittel.
digestion; digestive process: Verdauung; Digestion; *pharm* Digerieren.
digestive: digestiv; Digestionsmittel
digestive enzymes: Verdauungsenzyme.
digestive glands: Verdauungsdrüsen.
digestive hormones: Verdauungshormone.

digestive system: Verdauungsapparat; Apparatus digestorius.
digestive tract: Verdauungskanal, -trakt.
digit: Finger oder Zehe; Digitus.
digital: digital.
digital evacuation: Digitalausräumung.
digitalin: Digitalin(um).
digitalis: Digitalis.
digitalis glycosids: Digitalisglykoside.
digitalis poisoning: Digitalisintoxikation.
digitalis therapy: Digitalistherapie.
digitalization: Digitalisierung.
digitaloids: Digitaloide.
digital paroxysmal aneurysm: Fingerhämatom, paroxysmales.
digital reflex: Fingerreflex.
digital subtraction angiography (DSA): digitale Subtraktionsangiographie.
digitate: fingerförmig; digitatus.
digiti: Finger oder Zehen; Digiti.
digitonin: Digitonin.
digitoxigenin: Digitoxigenin.
digitoxin: Digitoxin.
digitus: Finger oder Zehe; Digitus.
diglycerides: Diglyceride.
digoxigenin: Digoxigenin.
digoxin: Digoxin.
dihydralazine: Dihydralazin.
dihydroergotamine: Dihydroergotamin.
dihydroergotoxin: Dihydroergotoxin.
dihydromorphinone: Dihydromorphinon.
dihydrotestosterone: Dihydrotestosteron.
dihydroxyacetone: Dihydro(xy)aceton.
1,25-dihydroxycholecalciferol: 1,25-Dihydroxycholecalciferol.
3,4-dihydroxymandelic acid: 3,4-Dihydroxymandelsäure.
3,4-dihydroxyphenylalanine (dopa): 3,4-Dihydroxyphenylalanin (DOPA).
diiodotyrosine: Dijodtyrosin.
dilaceration: Dilazeration; Dilaceratio.
dilatation: Dehnung.
dilatation of the cervix: Zervixdilatation.
dilatator: Dilatator.
dilated ureter: Ureterdilatation.
dilation: Dehnung; Dilatatio(n).
dilation and evacuation (D and E): Abortausräumung.
dilator: Dilator; Dilatator.
diltiazem: Diltiazem.
diluted: verdünnt; dilutus.
dilution: Verdünnung; Dilutio(n).
dilution level: Verdünnungsstufe.
dilution series: Verdünnungsreihe.
dilution step: Verdünnungsstufe.
dilution technique: Verdünnungstechnik.
dilution test: Verdünnungsversuch.
dimension: Dimension; Größenordnung.
dimer: Dimer.
dimercaprol: Dimercaprol.
dimerism: Dimerie.
p-dimethylaminoazobenzene: Buttergelb; Dimethylaminoazobenzol.
dimethylnitrosamine: Dimethylnitrosamin.
dimethyl sulfoxide (DMSO): Dimethylsulfoxid.
dimethyltryptamine: Dimethyltryptamin.
dimethyltubocurarine chloride: Dimethyltubocurarin.
dimorphism: Dimorphie; Dimorphismus.
dimpled skin: Orangenhaut.
dinitrochlorobenzene (DNCB): Dinitrochlorbenzol.
4,6-dinitro-ortho-cresol: 4,6-Dinitro-o-kresol.
Dioctophyma: Dioctophyma renale.
diopter: Dioptrie; dpt; dptr.
dioptometry: Dioptometrie.
dioptric: dioptrisch.
dioxin: Dioxin.
dioxyacetone: Dioxyaceton.
dioxygenase: Dioxygenase.
dipeptidase: Dipeptidase.
dipeptide: Dipeptid.
diphallus: Diphallus; Diphallie.
diphasic: diphasisch.
diphenylamine test: Diphenylaminreaktion.
diphenylchlorarsine: Diphenylarsinchlorid.
diphenylhydantoine: Diphenylhydantoin; Phentoin.
diphosphopyridine nucleotide: Diphosphopyridinnucleotid; Nicotinamidadenindinucleotid (NAD).
diphtheria: Diphtheria; Diphtherie.
diphtheria antitoxin: Diphtherieantitoxin, -serum.
diphtheria toxin: Diphtherietoxin, -antigen.
diphtheria toxoid: Diphtherietoxoid.
diphtheria vaccine: Diphtherieimpfstoff.
diphtheric; diphtheritic: diphtherisch.
diphtheroid: Diphtheroid.

diphyllobothriasis: Bothriocephalosis.
Diphyllobothrium: Diphyllobothrium. – **D. cordatum:** D. cordatum; D. mansoni. – **D. latum:** D. latum.
diplacusis: Diplacusis; Doppelhören.
diplegia: Diplegia, -plegie. – **facial d.:** D. facialis. – **cerebral spastic d.:** Little* Krankheit; D. spastica cerebralis; D. sp. infantilis.
diplococci: Diplokokken.
Diplococcus pneumoniae: Diplococcus pneumoniae = Streptococcus pneumoniae.
diploë: Diploe.
diploidy: Diploidie.
diplokaryon: Dikaryon.
diplomyelia: Diplomyelie.
diplophonia; diphonia: Diplophonie.
diplopia: Diplopia; Diplopie; Doppelsehen. – **binocular d.:** D., binokulare. – **crossed d.; heteronymous d.:** D., gekreuzte. – **monocular d.:** D., monokulare. – **uncrossed d.; homonymous d.:** D., ungekreuzte.
diplosome: Diplosom.
dipodia: Diplopodie.
dipole (electrical): Dipol (elektrischer).
diprosopus: Diprosopus.
dipsesis: Durst.
dipsomania: Dipsomanie.
dipsotherapy: Durstkur.
dipstick: Teststreifen.
dipstick test: Schnelltests.
dipygus: Dipygus.
Dipylidium caninum: Dipylidium caninum.
dipyridamole: Dipyridamol.
direct current (DC): Gleichstrom.
direct current voltage: Gleichspannung.
directed: gerichtet.
directed motility: Zielmotorik.
directed movement: Zielbewegung.
directional hearing: Richtungshören.
Dirofilaria: Dirofilaria.
disability: Behinderung; Erwerbsunfähigkeit.
disaccharidase: Disaccharidase.
disaccharide: Disaccharid.
disaccharide intolerance: Disaccharidintoleranz.
discharge: Ausfluß; Absonderung; *neur* Entladung. – **discharge (from hospital):** Entlassung.
disciform: scheibenförmig.
discission: Diszision.
discitis: Discitis.
disclination: Disklination.
discography: Diskographie; Nukleographie.
discoid: scheibenförmig.
discoid atelectasis: Plattenatelektase.
discoloration: Verfärbung.
discolysis: Diskolyse; Chemonucleolyse.
discontinuity: Diskontinuität.
discontinuous: diskontinuierlich.
discopathy: Diskopathie; Bandscheibensyndrom.
discord: Verstimmung; Verstimmtheit.
discordance: Diskordanz.
discrepancy: Diskrepanz.
discrete: diskret.
discrimination: Diskrimination.
discriminator: Diskriminator.
disease: Erkrankung; Krankheit. – **communicable d.:** E., übertragbare. – **notifiable d.:** E., meldepflichtige.
disease carrier: Krankheitsüberträger.
diseased: krank.
disease prevention: Krankheitsverhütung.
disease stage: Krankheitsstadium.
disequilibrium: Gleichgewichtsstörung.
disfiguration: Entstellung.
disgust: Ekel.
dish: Schale.
dish test: Blättchentest.
disinfectants: Desinfektionsmittel; Desinficientia.
disinfection: Desinfektion.
disinfestation: Desinfestation; Entwesung; Ungezieferbekämpfung.
disinhibition: Enthemmung.
disinhibition phenomenon: Liberationsphänomen.
disinhibitory bite reflex: Zwangsschnappen.
disinsecti(zati)on: Desinsektion.
disinsertion: Desinsertion.
disintegration: Auflösung; Desintegration; Zerfall; Zersetzung.
disintegration time: Zerfallszeit.
disinterment: Exhumierung.
disinvagination: Devagination.
disjunction: Disjunktion; Trennung.

disk: Diskus; Discus; (Zwischenwirbel-) Scheibe. – **articular d.:** D. articularis. – **intervertebral d.s:** Disci intervertebrales. – **optic d.:** D. nervi optici. – **tactile d.:** D. tactilis.
disk disease: Diskopathie.
diskectomy: Diskektomie.
diskiform: disciformis.
diskitis: Discitis.
disk prolapse: Bandscheibenprolaps, -vorfall, -hernie.
dislocated: luxiert.
dislocated hip joint: Luxationshüfte.
dislocation: Luxation; Dislokation; Verrenkung. – **congenital d.:** L., angeborene. – **habitual d.:** L., habituelle. – **paralytic d.:** L., paralytische. – **pathologic d.:** L., pathologische. – **traumatic d.:** L., traumatische.
dislocation fracture: Luxationsfraktur.
dislocation of foot: Fußluxation.
dislocation of hip: Hüft(gelenk)luxation. – **d. of h., congenital:** Hüftdysplasie.
dismemberment: Zerstückelung.
dismutase: Dismutase.
disobliteration: Desobliteration.
disomy: Disomie.
disopyramide (phosphate): Disopyramid.
disorder: Störung; Erkrankung.
disorders of sleep: Schlafstörungen.
disorganization: Desorganisation.
disorientation: Desorientiertheit; Orientierungsstörung.
disparate: disparat.
disparate points: disparate Netzhautpunkte.
disparity: Disparation.
dispensary: Dispensair.
disperse: dispers.
dispersing lens: Zerstreuungslinse.
dispersion: Dispersion.
displaced testis: Hodendystopie.
displacement: Verlagerung.
displacement of a tooth: Zahnluxation.
disposable: Einmal…; Einweg…
disposition: Disposition; Anlage.
disproportioned: disproportioniert.
dissect: sezieren.
dissecting: dissecans.
dissecting microscope: Präpariermikroskop.
dissection: Dissektion; Präparieren.
dissection tubercle: Leichentuberkel.
disseminated: verstreut.
disseminated intravascular coagulation (DIC): Verbrauchskoagulopathie; disseminierte intravasale Gerinnung.
dissemination: Dissemination; Verbreitung.
Disse's space: Disse* Raum.
dissimilation: Dissimilation; Abbau.
dissimulation: Dissimulation.
dissociation: Dissoziation; Abspaltung.
dissociation constant: Dissoziationskonstante.
dissociation of sensation: Empfindungsdissoziation.
dissociation rate: Dissoziationsgrad.
dissolution: Auflösung.
dissolved: gelöst.
distal: distal; distalis.
distal occlusion: Distalbiß.
distance: Abstand; Entfernung; Distantia.
distant cardiac murmur: Distanzgeräusch, -ton.
distant flap (grafting): Fernlappen (plastik).
distant metastasis: Fernmetastase.
distemper: Staupe.
distemper virus: Staupevirus.
distended: gebläht.
distention: Distension.
distichiasis: Distichiasis.
distillation: Destillation.
distilled water: destilliertes Wasser.
distoclusion: Distalbiß.
distomia: Distomie.
distorsion; distortion: Zerrung; Distorsio(n).
distraction: Distraktion; *psych* Ablenkung.
distractor: Distraktor; Spreizgerät.
distribution: Verteilung.
distribution coefficient: Verteilungskoeffizient.
districhiasis: Districhiasis.
disturbance: Störung.
disturbance of growth: Wachstumsstörung.
disturbance of health: Gesundheitsstörung.
disturbed: gestört.
disulfide bridge: Disulfidbrücke.
disulfiram: Disulfiram.
dithranol: Dithranol.
Dittrich's plugs: Dittrich* Pfröpfe.

diuresis: Diurese. – **forced d.:** D., forcierte. – **osmotic d.:** D., osmotische.
diuretic: diuretisch; harntreibend; Diuretikum.
diurnal: am Tage (vorkommend); diurnus.
diurnal profile: Tagesprofil.
diurnal rhythm: Tagesrhythmus.
divalent: bivalent; divalent.
divergence: Divergenz.
divergence paralysis: Divergenzlähmung.
divergent: divergent; divergens.
diver's paralysis: Taucherkrankheit.
diverticulitis: Divertikulitis.
diverticulosis: Divertikulose.
diverticulum: Diverticulum; Divertikel. – **false d.:** D., falsches. – **true d.:** D.„ echtes.
diverticulum of colon: Kolondivertikel.
diverticulum of esophagus: Ösophagusdivertikel.
diverticulum of ureter: Ureterdivertikel.
diving accident: Taucherunfall.
diving goiter: Tauchkropf.
diving reflex: Tauchreflex.
divinyl ether: Divinyläther.
division: Teilung; Abteilung.
divulsion: Divulsio.
(Dixon) Mann's sign: Mann* Zeichen.
dizygotic: dizygot; zweieiig.
dizziness: Benommenheit; Schwindel.
DNA (deoxyribonucleic acid): DNS (Desoxyribonucleinsäure).
DNA probe: DNS-Sonde.
DNA repair: DNS-Reparatur.
DNA-viruses: DNS-Viren.
dobutamine (hydrochloride): Dobutamin.
DOC (deoxycorticosterone): DOC.
doctrine: Doktrin; Lehre.
documentation: Dokumentation.
Dodd's veins: Dodd* Venen.
Döderlein bacillus: Döderlein* Stäbchen.
Döhle (inclusion) bodies: Döhle* Körperchen.
Doerfler-Stewart test: Doerfler*-Stewart* Test.
dog bite: Hundebiß.
dog fever: Hundsfieber.
dog flea: Hundefloh.
dog hookworm: Hundehakenwurm.
Dogiel's corpuscles: Dogiel* Körperchen.
dog tapeworm: Hundebandwurm.
Dold's bacterial staining: Dold* Färbung.
dolichocephaly: Dolichokephalie, -zephalie.
dolichomegaesophagus: Dolichomegaösophagus.
dolichomelia: Dolichomelie.
doll's eye sign: Puppenaugenphänomen.
dolor: Schmerz; Dolor.
domain: Domäne.
domiciliary: häuslich.
dominance: Dominanz.
dominant: dominant.
Donath-Landsteiner antibody: Donath*-Landsteiner* Antikörper. – **D.-L. phenomenon** or **test:** D.*-L.* Reaktion.
Donders ring: Donders* Ring.
Donnan's equilibrium: Donnan* Verteilung.
donor: Spender; Donator.
Donovan bodies: Donovan* Körperchen.
donovanosis: Donovan(i)osis.
dopa (3,4-dihydroxyphenylalanine): DOPA, Dopa.
dopa-decarboxylase: DOPA-Decarboxylase.
dopamine: Dopamin.
dopaminergic: dopaminerg.
dopaminergic agonists: Dopamin-Agonisten.
dopa-oxidase: DOPA-Oxidase.
dope: Rauschdroge, -mittel.
Doppler effect: Doppler* Effekt. – **D. (ultra)sonography:** D.* Sonographie; Ultraschall-Doppler-Methode.
dorsal(is): dorsal(is).
dorsal position: Rückenlage.
dorsal root: Dorsalwurzel; Hinterwurzel.
dorsiflexion: Dorsalflexion.
dorsoanterior: dorsoanterior.
dorsoventral: dorsoventral.
dorsum: Rücken; Dorsum.
dorsum of the foot: Fußrücken.
dosage: Dosierung.
dose: Dosis. – **cumulative d.:** D., kumulierte. – **curative d.:** D. curativa. – **divided d.; fractional d.:** D. refracta. – **lethal d.; fatal d.:** D. letalis. – **maximum permissible d.:** D. tolerata. – **therapeutic d.:** D. therapeutica. – **toxic d.:** D. toxica.
dose equivalent: Dosisäquivalent.
dose rate: Dosisleistung, -rate.

dose response curve: Dosis-Wirkungs-Kurve.
dose unit: Dosiseinheit.
dosimeter: Dosimeter.
dosimetric aerosol: Dosier-Aerosol.
dosimetry: Dosimetrie.
double: doppelt; Doppel…; duplex.
double amputation: Doppelamputation.
double blind technique: Doppelblindversuch.
double bond(ing): Doppelbindung.
double-contrast examination: Doppelkontrastverfahren.
doubled: duplicatus.
double diffusion: Doppeldiffusion.
double distilled: bidestillatus.
double face: Doppelgesicht.
double hearing: Diplacusis.
double heart block: Doppelblock.
double helix: Doppelhelix.
double image: Doppelbild.
double insemination: Doppelbefruchtung.
double lumen tube: Doppelsonde.
double murmur: Doppelgeräusch.
double pulse: Dikrotie.
double refraction: Doppelbrechung.
double sound: Doppelton.
double staining: Doppelfärbung.
double unsaturated fatty acid: Diensäure.
double vision: Doppelsehen; Diplopie.
doubling: Doppelung.
doubling dose: Verdoppelungsdosis.
doubling time: Verdoppelungszeit.
doubt: Zweifel.
douche: Spülung.
Douglas' fold: Douglas* Falte. – **D.' graft:** D.* (Sieb-)Plastik. – **D.' maneuver:** D.* Selbstentwicklung; D.* Wendung. – **D.' pouch; D.' space:** D.* Raum; retrouteriner Raum. – **D.' pouch abscess:** D.* Abszeß.
dowel crown: Stiftkrone.
Downhill's esophageal varices: Downhill* Varizen.
downstream: stromabwärts.
Down syndrome: Down* Syndrom.
downy hair: Lanugo.
doxepine: Doxepin.
doxorubicine: Adriamycin.
Doyen's operation: Doyen* Operation.
DPT-vaccine: DPT-Impfstoff.
Drabkin's solution: Drabkin* Lösung.
dracunculiasis; dracunculosis: Drakontiase; Drakunkulose.
Dracunculus: Dracunculus. – **D. medinensis:** D. medinensis. – **D. oculi:** D. oculi.
dragon worm: Drachenwurm; Dracunculus.
drain(age): Drain; Drainage; Abfluß; Ablauf.
drainage tube: Drain.
draining bronchus: Ableitungsbronchus.
draining fistula: Ableitungsfistel.
Drapanas' operation: Drapanas* Operation.
drastics: Drastica, -tika.
drawer sign: Schubladenphänomen.
draw sheet: Durchzug.
dream: Traum.
dreaming: Träumen.
dreamlike state: oneiroide Erlebnisform.
dreamy state: Traumzustand.
drepanocyte: Drepanozyt.
Dresbach's anemia: Dresbach* Syndrom.
dressing: Verband; Bandage; Umschlag.
dressing forceps: Kornzange.
Dressler's disease: Dressler*(-Harley*) Krankheit. – **D.'s myocarditis:** D.* Myokarditis.
dribbling: Harnträufeln.
dried: getrocknet.
dried human plasma: Trockenplasma.
dried milk: Trockenmilch.
Drigalski's culture medium: Drigalski* Nährboden.
drill wire: Bohrdraht.
drinker: Trinker; Potator.
drip: Tropf; Einträufelung.
drive: Trieb; Antrieb.
dromogram: Dromogramm.
dromomania: Dromomanie.
dromotropic: dromotrop.
drop: Tropfen. – **hanging d.:** T., hängender. – **thick d.:** T., dicker.
drop-attacks: Drop-Anfälle.
droperidol: Droperidol.
drop hand: Fallhand.
droplet infection: Tröpfcheninfektion.
dropper: Tropfglas.
dropping eyelid: Lidptose.
dropsical: hydropisch.
dropsy: Hydrops; Wassersucht.

Drosophila melanogaster: Drosophila melanogaster.
drowning: Ertrinken.
drowsiness: Somnolenz.
drug: Medikament; Droge.
drug abuse: Arzneimittel-, Drogenmißbrauch.
(drug) addict: (Drogen-)Süchtiger.
drug addiction: Betäubungsmittel-, Drogen-, Rauschgiftsucht.
drug allergy: Arzneimittelallergie.
drug dependence: Drogenabhängigkeit.
drug eruption: Arzneimittelexanthem.
drug-induced: medikamentös bedingt.
drug-induced ulcer: Drogengeschwür.
drug of abuse: Rauschdroge, -mittel.
drug psychosis: Arzneimittelpsychose.
drug rash: Arzneimittelexanthem.
drugstore: Apotheke (auch Drogerie).
drug study: Arzneimittelprüfung.
drug withdrawal: Drogenentzug.
drum belly: Trommelbauch.
drumstick finger: Kolbenfinger.
drumstick form: Trommelschlegelform.
drumsticks: Trommelschlegel(anhänge).
drunkenness: Trunkenheit.
drusen: Drusen.
dry: trocken.
dry culture medium: Trockennährboden.
dry diet: Trockendiät.
dry heat sterilization: Heißluftsterilisation.
dry ice: Kohlensäureeis.
drying chamber: Trockenschrank.
dry mouth: Mundtrockenheit.
dryness of the lips: Lippentrockenheit.
dry preparation: Trockenpräparat.
dry rale: Brummen; trockenes Rasselgeräusch.
dry residuum: Trockenrückstand.
dry resistance: Trockenresistenz.
dry sterilization: Trockensterilisation.
dry substance: Trockenmasse, -substanz.
dry weight: Trockengewicht.
DSA (digital subtraction angiography): DSA (digitale Subtraktionsangiographie).
dual: dual; zweifach.
dualism: Dualismus.
Duane's syndrome: Duane* Syndrom. – **D.'s test:** D.* Test.
Dubini's disease: Dubini* Syndrom.
Dubin-Johnson syndrome: Dubin*-Johnson*(-Sprinz*) Syndrom.
dubious: dubiös.
Dubois' abscess: Dubois* Abszeß. – **D.' sign:** D.* Zeichen.
Dubowitz' score: Dubowitz* Schema. – **D.' syndrome:** D.* Syndrom.
Duchenne-Aran disease: Aran*-Duchenne* Krankheit.
Duchenne's disease: Duchenne* Krankheit. – **D.'s paralysis:** D.* Lähmung; Bulbärparalyse.
Duchenne-Erb paralysis: Duchenne*-Erb* Syndrom.
duck gait: Entengang.
duct; ductus: Ductus; Duktus; Gang. – **bile** or **biliary ducts:** D. biliferi. – **Botallo's d.; ductus arteriosus:** D. arteriosus Botalli. – **common bile d.; ductus choledochus:** D. choledochus. – **ductus venosus; duct of Arantius:** D. venosus (Arantii). – **pancreatic d.; d. of Wirsung:** D. wirsungianus; Wirsung* Gang. – **patent ductus arteriosus:** D. a. apertus; D. a. persistens.
ductography: Duktographie.
ductules: (kleine) Gänge; Ductuli.
ductus: Ductus (↗duct).
Duffy (blood group) system: Duffy-System.
Dugnani's microscope: Dugnani* Lampe.
Duhring's disease: Duhring*(-Brocq*) Krankheit.
Duke method: Duke* Methode.
Dukes classification: Dukes* Klassifikation.
dulcitol: Dulcit; Galaktit.
dull: dumpf; stumpf.
dullness (percussion): Dämpfung.
dumb: stumm.
dumb-bell crystal: Biskuitform.
dumping syndrome: Dumping-Syndrom.
Duncan's mechanism: Duncan* Mechanismus.
duodenal: duodenal.
duodenal juice; d. fluid: Duodenalsaft.
duodenal mobilization: Duodenummobilisierung.
duodenal stenosis: Duodenalstenose.
duodenal stump: Duodenalstumpf.
duodenal tube: Duodenalsonde.
duodenal ulcer: Duodenalgeschwür.

duodenitis: Duodenitis.
duodenoenterostomy: Duodenoenterostomie.
duodenography: Duodenographie.
duodenojejunostomy: Duodenojejunostomie.
duodenorrhaphy: Duodenalverschluß.
duodenoscopy: Duodenoskopie.
duodenostomy: Duodenostomie.
duodenum: Duodenum; Zwölffingerdarm.
Duplay's syndrome: Duplay* Krankheit, Schultersteife.
duplication: Verdoppelung.
duplicature: Duplikatur.
duplicitas: Duplizität.
Dupuy-Dutemps operation: Dupuy//Dutemps* Operation.
Dupuytren's classification of burns: Dupuytren* Verbrennungsgrade. – **D.'s contracture:** D.* Kontraktur. – **D.'s fracture:** D.* Fraktur.
dural: dural(is).
dural sheath: Durascheide.
dura mater: Dura mater.
Durand's vaccine: Durand* Vakzine. – **D.-Nicolas-Favre disease:** D.*-Nicolas*-Favre* Krankheit.
duraplasty: Duraplastik.
duration of activation: Erregungsdauer.
duration of pregnancy: Schwangerschaftsdauer.
Duret's brain stem microhemorrhage: Duret* Blutung; Erythrom.
Duroziez' disease: Duroziez* Syndrom. – **D.' murmur:** D.* Doppelgeräusch.
dust: Staub.
dwarf: Zwerg.
dwarf fluke: Zwergdarmegel.
dwarfism: Zwergwuchs; Minderwuchs. – **pituitary d.; hypophyseal d.:** Z., hypophysärer. – **rachitic d.:** Z., rachitischer. – **thanatophoric d.:** Z., thanatophorer.
dwarf tapeworm: Hymenolepis nana; Zwergbandwurm.
Dychno-Bunnell tenorrhaphy: Dychno*-Bunnell* Naht.
dydrogesterone: Dydrogesteron.
dye: Farbstoff.
dye dilution method: Farbstoffverdünnungsmethode.
Dyke-Young anemia: Dyke*-Young* Syndrom.
dynamic: dynamisch.
dynamics: Dynamik.
dynamography: Dynamographie.
dynamometer: Dynamometer.
dysacusis; dysacousia: Dysakusis.
dysantigraphia: Dysantigraphie.
dysaphia: Dysaphie.
dysarthria: Dysarthrie. – **bulbar d.:** D., bulbäre. – **laryngeal d.:** D., laryngeale. – **lower brainstem d.:** Bulbärsprache. – **spastic d.:** D., pyramidale. – **striopallidal d.:** D., extrapyramidale.
dysarthrosis: Dysarthrose.
dysautonomia: Dysautonomie.
dysauxesis: Dysauxie.
dysbarism: Dysbarismus.
dysbarognosis: Dysbarognosis.
dysbasia: Dysbasia; Dysbasie.
dysboulia; dysbulia: Dysbulia.
dyscalculia: Dyskalkulie; Rechenstörung.
dyscephaly: Dyszephalie.
dyschezia: Dyschezie.
dyscholia: Dyscholie.
dyschondroplasia; chondrodysplasia: Dyschondroplasie.
dyschroa: Dyschromatose.
dyschromasia: Dyschromasie.
dyschromatopsia: Dyschromatopsie; Farbenanomalie, -fehlsichtigkeit.
dyschromatosis: Dyschromatose.
dyschromia: Dyschromie.
dyschylia: Dyschylie.
dyscoria: Dyskorie.
dyscrania: Dyskranie.
dyscrasia: Dyskrasie.
dysdiadochokinesia: Dysdiadochokinese.
dysentery: Dysenterie; Ruhr. – **amebic d.:** D. endemica. – **(epidemic) bacillary d.:** D., bakterielle (epidemische). – **malignant d.:** D. maligna.
dysequilibrium: Ungleichgewicht.
dysesthesia: Dysästhesie; Mißempfindung.
dysfunction: Dysfunktion.
dysgammaglobulinemia: Dysgammaglobulinämie.
dysgenesis: Dysgenesie; Dysgenesia.
dysgenics: Dysgenik.
dysgerminoma: Dysgerminom.
dysgeusia: Dysgeusie; Geschmacksstörung.
dysgnathia: Dysgnathie.
dysgnosia: Dysgnosie.
dysgrammatism: Dysgrammatismus.

dysgraphia: Dysgraphie; Schreibstörung.
dyshidria; dys(h)idrosis: Dyshidrie; Dyshidrosis.
dyskaryosis: Dyskaryose.
dyskeratosis: Dyskeratose.
dyskinesia: Dyskinesie.
dyslalia: Dyslalie; Lautbildungsstörung.
dyslexia: Dyslexie; Legasthenie; Lese-Rechtschreib-Schwäche.
dysmegalopsia: Dysmegalopsie.
dysmelia: Dysmelie.
dysmenorrhea: Dysmenorrhö.
dysmetria: Dysmetrie.
dysmimia: Dysmimie.
dysmnesia: Dysmnesie.
dysmorphia; dysmorphosis: Dysmorphie.
dysodontiasis: Dysodontie.
dysontogenesis: Dysontogenese.
dysopia; dysopsia: Dysop(s)ie.
dysosmia: Dysosmie; Dysosphresie.
dysostosis: Dysostosis; Dysostose. – **cleidocranial d.:** D. cleidocranialis. – **craniofacial d.:** D. craniofacialis. – **enchondral d.:** D. enchondralis. – **mandibulofacial d.:** D. mandibulofacialis.
dyspareunia: Dyspareunie.
dyspepsia: Dyspepsie; Verdauungsstörung.
dyspermia; dyspermatism: Dysspermatismus.
dysphagia; dysphagy: Dysphagie; Schluckstörung.
dysphasia: Dysphasie.
dysphonia: Dysphonie; Dysphonemie.
dysphoria: Dysphorie.
dysphrasia: Dysphrasie.
dysplasia: Dysplasie. – **bronchopulmonary d.:** D., bronchopulmonale. – **epithelial d.:** D., epitheliale.
dysplastic: dysplastisch.
dysplastic kidney: Nierendysplasie.
dyspnea: Dyspnoe; Kurzatmigkeit. – **cardiac d.:** D., kardiale. – **expiratory d.:** D., exspiratorische. – **inspiratory d.:** D., inspiratorische. – **paroxysmal nocturnal d.:** D., paroxysmale nächtliche.
dyspneic: dyspnoisch.
dyspotassemia: Dyskaliämie.
dyspraxia: Dyspraxie.
dysproteinemia: Dysproteinämie.
dysraphia; dysraphism: Dysrhaphie.
dysraphic syndrome; spinal dysraphia: Dysrhaphiesyndrom.
dysregulation: Dysregulation.
dysrhythmia: Rhythmusstörung; Dysrhythmie.
dysstasia: Dysstasie.
dyssynergia: Dyssynergie.
dysthanasia: Dysthanasie.
dysthymia: Dysthymie.
dystocia: Dystokie.
dystonia: Dystonie; Tonusstörung. – **neurovegetative d.:** D., neurovegetative. – **vasomotor d.; neurocirculatory d.:** D., vasomotorische.
dystopia; dystopy: Dystopie.
dystopic: dystop; versprengt.
dystopic kidney: Nierendystopie.
dystrophia; dystrophy: Dystrophia; Dystrophie. – **adiposogenital d.:** D. adiposogenitalis. – **congenital mesodermal d.:** D. mesodermalis congenita. – **nail d.:** D. unguium. – **progressive muscular d.:** D. musculorum progressiva myopathica. – **pseudohypertrophic muscular d.:** D. musculorum hyperplastica. – **trophic d.:** D. oedematosa.
dystrophoneurosis: alimentäres Dystrophie-Syndrom.
dysuria: Dysurie.

E

E (emmetropia; energy; Escherichia): E (Emmetropie; Energie; Escherichia).
Eales' disease: Eales* Syndrom.
ear: Ohr. – **external ear:** O., äußeres. – **internal ear:** O., inneres. – **lop ear; prominent ear:** O., abstehendes.
earache: Ohrenschmerz; Otalgie.
ear block: Ohrblock.
ear bones: Ohrknöchelchen.
ear discharge: Ohrenfluß.
eardrum: Trommelfell.
eardrum reflex: Trommelfellreflex.
earlobe: Ohrläppchen.
earlobe blood monocytosis: Ohrblutmonozytose.
early: früh.
early abortion: Frühabort.
early bladder reaction: Blasenfrühreaktion.
early cancer: Frühkarzinom.
early cancer diagnosis: Krebsfrüherkennung.
early detection: Früherkennung.
early diagnosis: Frühdiagnose.
early infantile: frühkindlich.
early omphalotomy: Frühabnabelung.
early pregnancy: Frühschwangerschaft.
early radiation erythema: Röntgenfrühreaktion.
ear noise: Ohrgeräusch.
ear, nose and throat (= ENT) **specialist:** Otorhinolaryngologe; HNO-Arzt.
ear speculum: Ohrenspekulum, -spiegel.
earth: Erde. – **alkaline e.:** E., alkalische. – **rare e.:** E., seltene.
earth eating: Erdessen.
earth metal: Erdmetall.
earth radiation: Bodenstrahlung.
earthy phosphate: Erdphosphat.
earwax: Ohrenschmalz; Cerumen.
eating: Essen.
eating disorder: Eßstörung.
Eaton-Lambert syndrome: Pseudomyasthenie.
Ebbinghaus test: Ebbinghaus* Lückentest.
Ebner's glands: Ebner* Drüsen.
Ebola virus disease: Ebola-Fieber.
Ebstein's anomaly: Ebstein* Anomalie.
ebullism: Ebullismus.
eburnated vertebra: Elfenbeinwirbel.
eburnation: Eburnifikation; Eburnisation.
EBV (Epstein-Barr virus): EBV (Epstein-Barr-Virus).
ecbolic: Wehenmittel.
eccentric: exzentrisch.
ecchondroma: Ekchondrom.
ecchondromatosis: Ekchondro(mato)se.
ecchymosis: Ekchymose.
eccrine: ekkrin.
ecdysone: Ekdyson.
ECG (electrocardiogram): EKG (Elektrokardiogramm).
echinococci: Echinokokken.
echinococcosis: Echinokokkose.
Echinococcus: Echinococcus.
echinocyte: Echinozyt.
echinophthalmia: Echinoophthalmie.
Echinostoma: Echinostoma.
echinostomiasis: Echinostomiasis.
echoacousia: Echoakusis; Echohören.
echocardiography: Echokardiographie.
echoencephalography: Echoenzephalographie.
echo-esthesia: Echoästhesie.
echography: Echographie; Sonographie.
echokinesia: Echokinese.
echolalia: Echolalie.
echomotism: Echomatismus.
echophrasia: Echophrasie.
echo signs: Echoerscheinungen.
echosystole: Umkehrsystole.
ECHO virus: ECHO-Virus.
echo window: Echofenster.
eclampsia: Eklampsie.
eclampsism: Eklampsismus.
eclamptic: eklamptisch.
eclipse: Eklipse.
ecmnesia: Ekmnesie.
ECMO virus: ECMO-Virus.
ecologic: ökologisch.
ecology: Ökologie.

Economo's disease: Economo*-Krankheit.
ecosystem: Ökosystem.
EC space (extracellular space): EZR (Extrazellularraum).
ecstasy: Ekstase.
ecstrophy: Ekstrophie; Exstrophie.
ectasia; ectasis: Ektasie.
ecthyma: Ekthym.
ectoblast: Ektoblast.
ectocardia: Ektokardie.
ectoderm: Ektoderm.
ectodermal: ektodermal.
ectodermal dysplasia: Ektodermaldysplasie. – **e. d. (Berlin type):** Berlin*-Syndrom.
ectoderm(at)osis: Ektoderm(at)osis.
ectoenzyme: Ektoenzym.
ectogony: Ektogonie.
ectoparasite: Ekto(para)sit.
ectophytic: ektophytisch.
ectopia; ectopy: Ektopie.
ectopia lentis: Linsenektopie.
ectopic: ektopisch.
ectopic pregnancy: Ekkyesis.
ectopic ureter: Ureterektopie.
ectoplasm: Ektoplasma.
ectoprosthesis: Ektoprothese.
ectopy: Ektopie.
ectothrix: Ektothrix.
ectozoon: Ektozoon.
ectrodactyly; ectrodactylism: Ektrodaktylie.
ectromelia: Ektromelie.
ectropion: Ektropion; Ektropium.
ectropionizing: Ektropionieren.
ectropody: Ektropodie.
eczema: Ekzem; Ekzema. – **atopic e.:** E. atopicum; E., endogenes. – **e. herpeticum:** E. herpeticatum. – **hyperkeratotic e.:** E. tyloticum. – **lichenoid e.:** E. lichenificatum. – **nummular e.:** E., mikrobielles; E. nummulare. – **seborrheic e.:** E., seborrhoisches. – **e. vaccinatum; vaccinial e.:** E. vaccinatum; Impfekzem. – **varicose e.; stasis dermatitis:** E. varicosum.
eczematization: Ekzematisation.
eczematogenic substance: Ekzematogen.
eczematous: ekzematös.
ED (erythema dose; effective dose): ED (Erythemdosis; Effektivdosis).
Eddowes' disease: Eddowes*-Spurway*-Syndrom.
edema: Ödem; Oedema. – **allergic e.:** Ö., allergisches. – **angioneurotic e.:** Ö., angioneurotisches. – **cardiac e.:** Ö., kardiales. – **cerebral e.; brain e.:** Oe. cerebrale. – **laryngeal e.:** Oe. laryngis. – **malignant e.:** Ö., malignes. – **Quincke's e.:** Ö., idiopathisches. – **renal e.:** Ö., renales.
edema of glottis: Glottisödem; Oedema glottidis.
edema of the leg: Beinödem.
edema-proteinuria-hypertension gestosis: EPH-Gestose; EPH-Syndrom.
edematous: ödematös.
edetate: Edetat.
edge: Rand.
edible: eßbar.
EDTA (ethylenediaminetetraacetic acid): EDTA (Ethylendiamintetraessigsäure).
Edwardsiella tarda: Edwardsiella tarda.
EEG (electroencephalogram, -graphy): EEG (Elektroenzephalogramm, -graphie).
effect: Effekt; Wirkung. – **additive e.; summation e.:** W., additive. – **local e.:** W., lokale.
effective: effektiv.
effective dose: Effektivdosis; Wirkungsdosis.
effective value: Effektivwert.
effector: Effektor.
effector cell: Effektorzelle.
effector organ: Erfolgsorgan.
effemination: Effeminatio.
efference: Efferenz.
efferent: efferent; efferens.
efferent duct: Ausführungsgang.
efficiency: Effizienz; Nutzeffekt.
effleurage: Effleurage; Streichmassage.
efflorescence: Effloreszenz.
effluvium: Effluvium.
effort: Anstrengung.
effort thrombosis: Achselvenensperre, akute.
effusion: Erguß.
egesta: Egesta.
egg: Ei.
egg allergy: Eiallergie.
egg membrane: Eihaut.
eggshell crackling: Eierschalenknittern.
eggwhite: Eiklar; Eiweiß.
egg yolk: Eidotter.

ego: Ego; Ich.
egobronchophony: Ziegenmeckern.
egoism: Egoismus.
egophony: Ägophonie.
ego strength: Ich-Stärke.
egotism: Egoismus.
egotropy: Egotropie.
ego weakness: Ich-Schwäche.
Egyptian ophthalmia: Trachom(a).
Ehlers-Danlos syndrome: Ehlers*-Danlos*-Syndrom.
Ehrlich's benzaldehyde reaction: Aldehydprobe (Ehrlich*).
Ehrlich's diazo reagent: Ehrlich* Diazoreagens. – **E.'s reagent:** E.* Reagens. – **E.'s reaction; E.'s test:** E.* Reaktion. – **E.'s side-chain theory:** E.* Seitenkettentheorie. – **E. tumor:** E.* (Aszites-)Tumor.
eidetic: Eidetiker.
eidetics: Eidetica, -tika.
eikonometer: Eikonometer.
Einhorn duodenal tube: Einhorn* Duodenalsonde. – **E. string test:** E.* Fadentest.
Einthoven's triangle: Einthoven* Dreieck.
Eisenmenger's complex: Eisenmenger* Komplex. – **E.'s syndrome:** E.* Syndrom.
ejaculate: Ejakulat.
ejaculatio(n): Ejaculatio; Ejakulation. – **e. praecox; premature ejaculation:** E. praecox.
ejaculation reflex: Ejakulationsreflex.
ejection: Austreibung.
ejection click: Austreibungston.
ejection fraction: Ejektionsfraktion.
ejection phase: *kard* Austreibungsphase.
ejection volume: Auswurfvolumen.
Ekbom's syndrome: Wittmaack*-Ekbom* Syndrom.
elaidic acid: Elaidinsäure.
elastase: Elastase.
elastic: elastisch.
elasticity: Elastizität.
elastic stocking: Kompressions-, Gummistrumpf.
elastin: Elastin.
elastinase: Elastinase.
elastofibroma: Elastomyofibrom.
elastoidosis: Elastoidose.
elastoma: Elastom(a).
elastomer: Elastomer.
elastorrhexis: Elastorrhexis.
elastosis: Elastose.
elbow: Ellenbogen.
elbow dislocation: Ellenbogenluxation.
elbow fracture: Ellenbogenfraktur.
elbow joint: Ellenbogengelenk.
elective: elektiv.
Electra complex: Elektra-Komplex.
electric(al): elektrisch.
electrical stimulation: elektrische Reizung.
electric burn: Strommarke.
electric cataract: Blitzstar.
electric chorea: Dubini* Syndrom.
electric ophthalmia: Schweißerophthalmie.
electroacupuncture: Elektroakupunktur.
electroanalgesia: Elektrostimulationsanalgesie.
electroanesthesia: Elektroanästhesie.
electrocardiogram (ECG): Elektrokardiogramm (EKG).
electrocardiograph: Elektrokardiograph.
electrocardiographic tape monitoring: Band-EKG.
electrocardiography: Elektrokardiographie.
electrocardiophonography: Elektrokardiophonographie.
electrocardioscope: Elektrokardioskop.
electrocatalysis: Elektrokatalyse.
electrocautery: Elektrokauterisation.
electrocoagulation: Elektrokoagulation.
electrocochleography: Elektrokochleographie.
electroconization: Elektrokonisation.
electroconvulsive therapy: Elektrokrampftherapie.
electrocorticogram: Elektrokortikogramm.
electrocystography: Elektrozystographie.
electrode: Elektrode. – **active e.:** E., aktive = differente. – **indifferent e.; dispersive e.:** E., indifferente = passive.
electrodesiccation: Elektrodesikkation, -dehydratation.
electrodiagnosis: Elektrodiagnostik.
electroencephalogram (EEG): Elektroenzephalogramm (EEG).
electroencephalography: Elektroenzephalographie.
electroendosmosis; electro-osmosis: Elektroendosmose.

electrogalvanism: Elektrogalvanismus.
electrohysterography: Elektrohysterographie.
electroimmunodiffusion: Elektroimmunodiffusion.
electrokymogram: Elektrokymogramm (EkyG).
electrokymography: Elektrokymographie.
electrolysis: Elektrolyse.
electrolyte: Elektrolyt.
electrolyte metabolism: Elektrolythaushalt.
electrolyte substitution: Elektrolytersatz.
electromagnetic radiation: elektromagnetische Strahlung.
electromanometer: Elektromanometer.
electromechanical: elektromechanisch.
electromedicine: Elektromedizin.
electrometer: Elektrometer.
electromyogram (EMG): Elektromyogramm (EMG).
electromyography: Elektromyographie.
electron: Elektron.
electron accelerator: Elektronenbeschleuniger.
electronarcosis: Elektronarkose.
electron beam: Elektronenstrahl.
electron donor: Elektronendonator.
electroneurography: Elektroneurographie.
electronic lens: Elektro(nen)linse.
electron microscope: Elektronenmikroskop.
electron microscopy: EM (Elektronenmikroskopie).
electron shell: Elektronenhülle.
electron spin resonance (ESR): Elektronenspinresonanz.
electron sterilization: Elektronensterilisation.
electron transfer: Elektronenübertragung.
electron transport particle: Elektronentransportpartikel.
electronystagmography: Elektronystagmographie.
electro-oculography: Elektrookulographie.
electrophoresis: Elektrophorese.
electrophoretic: elektrophoretisch.
electrophrenic: elektrophrenisch.
electrophrenic respiration: Elektrolunge.
electrophysiology: Elektrophysiologie.
electro-physiotherapy: Reizstromtherapie.
electroprosthesis: Elektroprothese.
electropuncture: Elektropunktur.
electroresection: Elektroresektion.
electroretinography: Elektroretinographie.
electroshock: Elektroschock.
electrosleep: Elektroschlaftherapie.
electrostatic: elektrostatisch.
electrostimulation: Elektrostimulation.
electrosurgery: Elektrochirurgie.
electrosyneresis: Elektrosynhärese.
electrotherapy; electrotherapeutics: Elektrotherapie.
electrotome: Messerelektrode.
electrotomy: Elektrotomie.
electrotonus: Elektrotonus.
electrourography: Elektrourographie.
electroventriculogram: Elektroventrikulogramm.
electroversion: Elektrokardioversion; Elektrokonversion.
eledoisin: Eledoisin.
eleidin: Eleidin.
element: Element.
elementary: elementar.
elementary body: Elementarkörperchen.
elementary fiber: Elementarfibrille.
elementary particles: Elementarteilchen.
eleoma: Oleom; Elaiom.
elephantiasis: Elephantiasis. – **filarial e.:** E. tropica. – **scrotal e.:** E. genitoanorectalis.
elevated scapula: Schulterblatthochstand.
elevation: Elevatio(n); Erhebung.
elevation of the pelvis: Beckenhochlagerung.
elevator: Elevatorium.
elfin facies: Elfengesicht.
elimination: Elimination; Ausschaltung.
elimination diet: Eliminationsdiät.
elinguation: Glossektomie.
ELISA (enzyme-linked immunosorbent assay): ELISA.
elixir: Elixier.
Elliot's sign: Elliot* Skotom. – **E.'s trephining:** E.* Trepanation.
ellipse: Ellipse.
ellipsis: Ellipsis.
ellipsoid joint: Ellipsoid-, Eigelenk.
elliptocyte: Elliptozyt.
elliptocytosis: Elliptozytose.

Ellis-van Creveld syndrome: Ellis*-van Creveld* Syndrom.
Ellsworth-Howard test: Ellsworth*-Howard* Test.
elongation: Elongatio(n).
eluate: Eluat.
elution: Elution.
emanation: Emanation.
emasculation: Entmannung.
embalming: Einbalsamierung.
embedding: Einbettung.
embolectomy: Embolektomie.
embolic: embolisch.
emboliform: emboliform.
embolism: Embolie. – **crossed e.; paradoxical e.:** E., gekreuzte = paradoxe. – **induced e.; iatrogenic e.:** E., künstliche. – **septical e.; pyemic e.:** E., septische.
embolization: Embolisation.
embololalia, -phrasia: Embololalie, -phrasie.
embolus: Embolus. – **bifurcation e.; saddle e.:** E., reitender. – **bland e.:** E., blander. – **pyemic e.; septic e.:** E., septischer.
embrace reflex: Umklammerungsreflex; Moro* Reflex.
embryo: Embryo.
embryoblast: Embryoblast.
embryocardia: Embryokardie; Pendelrhythmus.
embryogenesis; embryogeny: Embryogenese.
embryoid: Embryoid.
embryology: Embryologie.
embryoma: Embryom.
embryonal: embryonal(is).
embryonal cataract: Embryonalkatarakt.
embryonic: embryonal(is).
embryonic anlage: Embryonalanlage.
embryonic circulation: Embryonalkreislauf.
embryonic period: Embryonalperiode.
embryopathy: Embryopathie.
embryotomy: Embryotomie.
embryotoxic: embryotoxisch.
embryotoxon: Embryotoxon.
embryo transfer: Embryotransfer.
embryotroph: Embryotrophe.
emeiocytosis: Emeiozytose.
emergency: Notfall.
emergency ambulance: Notarztwagen.
emergency department: Notfallstation.
emergency endoscopy: Notfallendoskopie.
emergency function: Notfallfunktion.
emergency (medical) care: Notfalltherapie.
emergency medical service: Notarztdienst.
emergency operation: Sofortoperation.
emergency procedures: Sofortmaßnahmen.
emergency surgery: Sofort-, Dringlichkeitsoperation.
emesis: Emesis; Erbrechen. – **e. gravidarum:** E. gravidarum; Schwangerschaftserbrechen.
emetics: Emetica, -tika; Brechmittel.
emetine: Emetin.
EMG (electromyogram): EMG (Elektromyogramm).
EMG-syndrome: Wiedemann*-Beckwith* Syndrom.
emigration: Emigration.
eminence: Erhebung; Eminentia.
eminent: erhaben.
emissary veins: Emissarium.
emission: Emission.
emission computer-assisted tomography (ECAT): Emissionscomputertomographie.
emission electrons: Sekundärelektronen.
emission spectrum: Emissionsspektrum.
emmenagogue: Emmenagogum.
Emmet's operation: Emmet* Operation.
emmetropia: Emmetropie; Normalsichtigkeit.
emodin: Emodin.
emollient: erweichend.
emotion: Emotion; Gefühl.
emotional: emotional; emotionell.
emotional reaction: Erlebnisreaktion.
empathy: Einfühlung; Empathie.
emperipolesis: Emperipolesis.
emphraxis: Emphraxis.
emphysema: Emphysem(a). – **cutaneous e.:** E. cutis. – **lobar e.:** E., lobäres. – **pulmonary e.:** E. pulmonum.
emphysematous thorax: Emphysemthorax.
empiric(al): empirisch.
empiricism: Empirie.
empiric treatment; empiricism: Erfahrungsheilkunde.

emprosthotonus: Emprosthotonus; Episthotonus.
empty: leer.
emptying of stomach: Magenentleerung.
empyema: Empyem. – **e. necessitatis:** E. necessitatis. – **ichorous e.:** E. ichorrhosum.
empyema of the chest: Thoraxempyem.
emulsifier: Emulgator.
emulsify: emulgieren.
emulsion: Emulsion.
emulsoid: Emulsionskolloid.
enalapril: Enalapril.
enamel: Emaille; Zahnschmelz.
enamel cuticle: Schmelzoberhäutchen.
enamel epithelium: Schmelzepithel.
enamel hypoplasia: Schmelzhypoplasie.
enameloma: Enamelom.
enamel organ: Schmelzorgan.
enamelum: Zahnschmelz; Enamelum.
enanthema: Enanthem.
enantiomerism: Enantiomerie.
enarthrosis: Enarthrose.
en-bloc reduction: Massenreposition, -reduktion.
en-bloc resection: En-bloc-Resektion.
encanthitis: Enkanthitis.
encapsidation: Enkapsidation.
encapsulated bacteria: Kapselbakterien.
encapsulated rod: Kapselbazillus.
encapsulation: Abkapselung; Einkapselung.
encephalitic: enzephalitisch.
encephalitis: Encephalitis; Enzephalitis. – **epidemic e.:** E. epidemica; E., epidemische. – **e. lethargica:** E. lethargica; Schlafkrankheit. – **Japanese (B type) e.:** E. japonica. – **postinfection e.:** E., parainfektiöse. – **purulent e.:** E. purulenta; E., eitrige. – **Russian spring-summer e.; Russian tick-borne e.:** Russische Frühjahr-Sommer-E.
encephalocele: Enzephalozele.
encephalocystocele: Enzephalozystozele.
encephalogram: Enzephalogramm.
encephalography: Enzephalographie.
encephalomalacia: Enzephalomalazie.
encephalomeningitis: Enzephalomeningitis.
encephalomeningocele: Enzephalomeningozele; Hirnprolaps.
encephalomyelitis: Encephalomyelitis; Enzephalomyelitis. – **disseminated e.:** E. disseminata. – **equine e.:** E. equina.
encephalomyelography: Enzephalomyelographie.
encephalomyocarditis: Enzephalomyokarditis (EMC).
encephalon: Encephalon; Gehirn.
encephalopathy: Enzephalopathie. – **burns e.:** E., postkombustionelle. – **infantile myoclonic e.:** E., myoklonische infantile. – **lead e.:** Encephalopathia saturnina.
encephalorrhagia: Enzephalorrhagie; Hirnblutung.
encephaloschisis: Enzephaloschisis.
encephalotomy: Enzephalotomie.
enchondral: enchondral.
enchondroma; enchondrosis: Enchondrom.
enchondromatosis: Enchondromatose.
encopresis: Einkoten; Enkopresis.
encounter group: Selbsterfahrungsgruppe.
encyst: enzystieren.
endangiitis: Endangiitis.
endaortitis: Endaortitis.
endarterectomy: Endarteriektomie.
endarterial: endarteriell.
endarteritis: Endarteriitis. – **e. obliterans:** E. obliterans.
end artery: Endarterie.
endaural: endaural.
endbrain: Endhirn.
end-bud; end-bulb: Endkolben.
endemic: endemisch.
endemic infection: Endemie.
endemic myalgia: Bornholmer Krankheit.
endergonic reaction: endergonische Reaktion.
endermic; endermatic: endermal.
endermosis: Endermose.
Enders' (measles virus) vaccine: Enders* Vakzine.
end-feet of Held: Held* Endfüße.
end group: Endgruppe.
Endo's agar: Endo* Agar.
endoamylase: Endoamylase.
endoaneurysmorrhaphy: Endoaneurysmorrhaphie.
endoblast: Endoblast.
endobronchial: endobronchial.

E

endobronchial tube: Endobronchialtubus.
endobronchitis: Endobronchitis.
endocardectomy: Endokardektomie.
endocardial: endokardial.
endocardial cushion: Endokardkissen.
endocardial cushion defect: Endokardkissendefekt.
endocardial dysplasia: Endokarddysplasie.
endocardial fibrosis: Endokardfibrose.
endocarditis: Endokarditis, -carditis. – **acute bacterial e.:** E., akute bakterielle. – **e. lenta:** E. lenta. – **fibroplastic e.:** E. fibroplastica. – **mural e.:** E. parietalis. – **rheumatic e.:** E. rheumatica. – **serous e.:** E. serosa, E. simplex. – **subacute bacterial e.:** E., subakute bakterielle (lenta). – **ulcerative e.:** E. ulcerosa. – **verrucous e.:** E. verrucosa.
endocardium: Endokard.
endocervical: endozervikal.
endocervical carcinoma: Zervixhöhlenkarzinom.
endocommensalism: Endokommensalismus.
endocranial: endokranial.
endocranium: Endocranium; Endokranium.
endocrine: endokrin.
endocrine system: Endokrinium.
endocrinology: Endokrinologie.
endocrinopathy: Endokrinopathie.
endocytosis: Endozytose.
endoderm: Endoderma.
endodermophytosis: Endodermophytose.
endodontic disease: Wurzelerkrankung.
endodontic treatment: Wurzelbehandlung.
endoenzyme: Endoenzym.
endogenous; endogenic: endogen.
endogenous deficiency: Endokarenz.
endointoxication: Endointoxikation.
endolaryngeal: endolaryngeal.
endolymph: Endolymphe.
endolymphatic: endolymphatisch.
endolysin: Endolysin.
endometrial: endometrial.
endometrial biopsy: Endometriumbiopsie.
endometrial carcinoma: Korpuskarzinom.
endometriosis: Endometriose; Endometriosis. – **e. externa:** E. externa. – **internal e.; direct e.:** E. interna.
endometritis: Endometritis. – **cervical e.:** E. cervicis uteri. – **decidual e.:** E. decidualis. – **puerperal e.:** E. puerperalis. – **senile e.:** E. senilis.
endometrium: Endometrium.
endomitosis: Endomitose.
endomycosis: Endomykose.
endomyocardial fibrosis: Endomyokardfibrose.
endomyocarditis: Endomyokarditis.
endomysium: Endomysium.
endoneurium: Endoneurium.
endoneurolysis: Endoneurolyse.
endonuclear: endonuklear.
endonuclease: Endonuclease.
endoparasite: Endoparasit.
endopeptidase: Endopeptidase.
endopericardial: intraperikardial.
endoperoxide: Endoperoxid.
endophlebitis: Endophlebitis.
endophthalmitis: Endophthalmia; Endophthalmitis.
endophyte; entophyte: Endophyt.
endoplasm: Endoplasma; Entoplasma.
endoplasmic reticulum: endoplasmatisches Retikulum.
endopolyploidy: Endopolyploidie.
endoprosthesis: Endoprothese.
endoradiosonde; endoradiosound: Endoradiosonde; Heidelberger Kapsel.
end organ: Endorgan.
endorphins: Endorphine; Endomorphine.
endosalpingitis: Endosalpingitis.
endoscope: Endoskop.
endoscopic: endoskopisch.
endoscopic papillotomy: endoskopische Papillotomie (EPT).
endoscopy: Endoskopie.
endosepsis: Endosepsis.
endosmosis: Endosmose.
endosonography: Endosonographie.
endospore: Endospore.
endosteal: endostal.
endosteum: Endost(eum).
endostosis: Endostose.
endotendineum: Endotenon.
endothelioma: Endotheliom.
endotheliosis: Endotheliose.
endothelium: Endothel.
endothermic; endothermal: endotherm.

endothermy: Endothermie.
endothrix: Endothrix.
endotoxicosis: Endotoxikose.
endotoxin: Endotoxin.
endotoxin shock: Endotoxinschock.
endotracheal: endotracheal.
endotracheal anesthesia: Intubationsnarkose.
endotracheal tube: (Endo-)Trachealtubus.
endo-urethral: endourethral.
endovesical: endovesikal.
endplate potential: Endplattenpotential.
end-position nystagmus: Endstellungsnystagmus.
end product: Endprodukt.
end-stage: Endstadium.
end-systolic: endsystolisch.
end-systolic ventricular volume: Restblutmenge.
end-to-end anastomosis: End-zu-End-Anastomose.
end-to-end bite: Kopfbiß.
end-to-side anastomosis: End-zu-Seit-Anastomose.
endurable: erträglich.
endurance: Ausdauer.
enema: (Darm-)Einlauf; Klistier.
energetics: Energetik.
energy: Energie.
energy expenditure: Energieumsatz.
energy quotient: Energiequotient.
enervation: Enervierung.
enflurane: Enfluran.
ENG (electronystagmography): ENG (Elektronystagmographie).
engagement of head: Eintritt des Kopfes.
Engelmann's disease: Camurati*-Engelmann* Syndrom.
Engman's disease: Engman* Krankheit.
engorgement: Anschoppung.
engram: Engramm.
enhancement: Verstärkereffekt.
enkephalin: Enkephalin.
enlargement: Vergrößerung.
enolase: Enolase.
enophthalmos: Enophthalmie; Enophthalmus.
enostosis: Enostose.
enrichment: Anreicherung.
ensiform: ensiform(is).
Enslin's triad; E.'s syndrome: Enslin* Trias.
ENT (ear, nose and throat): HNO (Hals-, Nasen-, Ohren-).
Entamoeba: Entamoeba. – **E. coli:** E. coli. – **E. histolytica:** E. histolytica.
entelechy: Entelechie.
enteral; enteric: enteral.
enteric fever: Salmonellenenteritis.
enteritis: Enteritis; Darmentzündung. – **regional e.:** E. regionalis.
enteroanastomosis: Darmanastomose.
Enterobacter: Enterobacter.
Enterobacteriaceae: Enterobacteriaceae.
enterobiasis: Enterobiasis.
Enterobius vermicularis: Enterobius vermicularis.
enterocele: Enterocele; Enterozele.
enterochromaffin: enterochromaffin.
enterocleisis: Enterokleisis.
enterococci: Enterokokken.
enterococcus: Enterococcus.
enterocolitis: Enterokolitis. – **neonatal necrotizing e.:** E. necroticans neonatorum. – **pseudomembranous e.:** E., pseudomembranöse.
enterocolostomy: Enterokolostomie.
enterocyst: Enterozyste.
enterocystoma: Enterokystom; Enterozystom.
enterocystoplasty: Dünndarmblase.
enterocyte: Enterozyt.
enteroenterostomy: Enteroenterostomie.
enteroepiplocele: Enter(o)epiplozele.
enterogastric reflex: Duodenalreflex.
enterogastrone: Enterogastron.
enterogenous: enterogen.
enteroglucagon: Enteroglucagon.
enterohepatic: enterohepatisch.
enterohydrocele: Enterohydrozele.
enterokinase: Enterokinase.
enterolith: Darmstein, -konkrement; Enterolith.
enterology: Enterologie.
enteromycosis: Enteromykose.
enteromyiasis: Enteromyiasis.
enteropathy: Enteropathie. – **gluten-induced e.:** E., glutenbedingte. – **protein-losing e.:** E., exsudative.
enteropeptidase: Enteropeptidase.
enteropexy: Enteropexie.
enteroptosis: Enteroptose.
enteroscopy: Enteroskopie.
enterostasis: Enterostase.
enterostenosis: Darmstenose.

enterostomy: Enterostomie.
enterotomy: Enterotomie.
enterotoxin: Enterotoxin.
enterotoxism: Enterotoxikation.
enterotropic: enterotrop.
enteroviruses: Enteroviren.
enterozoon: Enterozoon.
enthalpy: Enthalpie.
entity: Entität.
entoblast: Endoblast.
entoderm: Endoderma.
entomology: Entomologie.
entomophobia: Entomophobie.
entomophthora: Entomophthora.
entoptic: entoptisch.
entoptoscope: Entoptoskop.
entotic: entotisch.
entozoon: Entozoon.
entrance block: Eintrittsblock.
entrance threshold: Eintrittsschwelle.
entropion: Entropion; Entropium.
entropy: Entropie.
enucleation: Enukleation.
enuresis: Bettnässen; Einnässen; Enuresis.
envelope: Hülle; Umhüllung.
envelope crystals: Briefkuvert-Formen.
envelope protein: Hüllprotein.
environment: Umgebung; Umwelt.
environmental disease: Umweltkrankheit.
environmental protection: Umweltschutz.
environtology: Environtologie.
enzootic: Enzootie.
enzymatic: enzymatisch.
enzyme: Enzym.
enzyme activity: Enzymaktivität.
enzyme deficiency: Enzymopenie.
enzyme induction: Enzyminduktion.
enzyme inhibition: Enzymhemmung, -inhibierung.
enzyme-linked immunosorbent assay (ELISA): enzym-gekoppelter Immunosorbensassay (ELISA).
enzyme pattern: Enzymmuster.
enzyme repression: Enzymrepression.
enzymopathy: Enzymopathie.
enzymopenia: Enzymopenie.
enzymuria: Enzymurie.
eosin: Eosin.
eosin-methylene blue agar (EMB agar): Eosin-Methylenblau-Agar.
eosinoblast: Eosinophiloblast.
eosinopenia: Eosinopenie.
eosinophile: Eosinophiler.
eosinophilia: Eosinophilie. – **persistent e.:** E., persistierende. – **tropical pulmonary e.:** E., tropische.
eosinophilic; eosinophilous: eosinophil.
eosinophilic leukemia: Eosinophilenleukämie.
eosinophilic leukocyte: Eosinophiler.
ependyma: Ependym.
ependymal cell: Ependymzelle.
ependymal cyst: Ependymzyste.
ependymitis: Ependymitis. – **granular e.:** E. granularis. – **sclerosing e.:** E. callosa.
ependymoblastoma: Ependymoblastom.
ependymoma: Ependymom.
ephedrine: Ephedrin.
ephelides: Sommersprossen; Epheliden.
ephemeral: ephemer.
ephemeral fever: Eintagsfieber; Ephemera.
epiblepharon: Epiblepharon.
epibulbar: epibulbär.
epicanthus: Epikanthus; Lidfalte.
epicardia: Epikardia.
epicardial myocarditis: Epikarditis.
epicardium: Epikard; Epicardium.
epicillin: Epicillin.
epicondyle: Epikondylus; Epicondylus.
epicondylitis: Epikondylitis; Epikondylopathie.
epicranial aponeurosis: Galea aponeurotica.
epicranium: Epikranium.
epicrisis: Epikrise.
epicritic: epikritisch.
epicyte: Epizyt.
epidemic: epidemisch; Epidemie; Seuche.
epidemic chorea: Choreomanie.
epidemic diarrhea of the newborn: Säuglingsintoxikation.
epidemics control: Seuchenbekämpfung.
epidemiology: Epidemiologie.
epidermal: epidermal; epikutan.
epidermal cyst: Epidermiszyste.
epidermal growth factor (EGF): epidermaler Wachstumsfaktor.
epidermis: Epidermis.
epidermitis: Epidermitis.
epidermodysplasia verruciformis: Epidermodysplasia verruciformis.
epidermoid cyst: Epidermoidzyste.

epidermolysis: Epidermolysis. – **e. bullosa (hereditaria):** E. bullosa (hereditaria).
epidermophyte: Epidermophyt.
epidermophytosis: Epidermophytie.
epididymectomy: Nebenhoden-exstirpation.
epididymis: Nebenhoden; Epididymis.
epididymitis: Nebenhodenentzündung; Epididymitis.
epididymovasectomy: Epididymovas-ektomie.
epidural: epidural.
epidural anesthesia: Epiduralanästhesie.
epidural hematoma: Epiduralhämatom.
epidural inflammation: Epiduritis.
epidural space: Epiduralraum.
epifascial: epifaszial.
epigastric: epigastrisch.
epigastrium: Epigastrium.
epigenetic: epigenetisch.
epiglottic petiole: Petiolus epiglottidis.
epiglottidectomy: Epiglott(id)ektomie.
epiglottis: Kehldeckel; Epiglottis.
epiglottitis: Epiglottitis.
epileptic: epileptisch.
epileptic equivalent: epileptisches Äquivalent.
epileptic seizure: epileptischer Anfall.
epileptiform: epileptiform.
epileptogenic focus: Krampfherd.
epileptoid: epileptoid.
epiloia: Epiloia.
epimer *(chem)*; **epimere** *(embryol)*: Epimer.
epimerase: Epimerase.
epimerism: Epimerie.
epimysium: Epimysium.
epinephrine: Epinephrin; Adrenalin.
epinephritis: Epinephritis.
epinephroma: Epinephrom.
epineurium: Epineurium.
epiorchium: Epiorchium.
epipharyngitis: Epipharyngitis.
epipharynx: Epipharynx.
epiphenomenon: Epiphänomen.
epiphora: Epiphora.
epiphrenal syndrome: v. Bergmann* Syndrom.
epiphrenic: epiphrenisch.
epiphyseal; epiphysial: epiphysär.
epiphyseal cartilage: Epiphysenfuge.
epiphyseal line: Epiphysenlinie.
epiphyseal necrosis: Epiphysennekrose.
epiphysectomy: Epiphysektomie.
epiphyseolysis; epiphysiolysis: Epiphysenlösung; Epiphysiolyse.
epiphysiopathy: Epiphyseose.
epiphysis: Epiphyse.
epiphysitis: Epiphysitis.
epiplocele: Epiplozele.
epiploic: epiploicus.
epiploitis: Epiploitis.
epiploon: Epiploon; Omentum.
epiprosthesis: Epithese.
epipygus: Epipygus.
epirubicin: Epirubicin.
episclera: Episklera.
episcleritis: Episkleritis.
episiocele: Episiozele.
episiotomy: Episiotomie; Dammschnitt.
episode: Episode; Schub.
episome: Episom.
epispadias: Epispadie.
epistasis: Epistasie; Epistasis.
epistaxis: Epistaxis; Nasenbluten.
epitarsus: Epitarsus.
epithalamus: Epithalamus.
epithelial: epithelial.
epithelial border: Epithelgrenze.
epithelial cast: Epithelzylinder.
epithelial cell: Epithelzelle.
epithelial cyst: Epithelzyste.
epithelialization: Epithelisierung; Epithelisation; Dermatisation.
epithelial pearl: Hornperle.
epithelial plug: Epithelpfropf.
epithelioid: epitheloid.
epithelioid cell: Epitheloidzelle.
epitheliolysis: Epitheliolyse.
epithelioma: Epitheliom(a). – **basal cell e.:** E. basocellulare. – **calcifying e. of Malherbe:** E. calcificans Malherbe*. – **squamous cell e.:** E. spinocellulare.
epitheliosis: Epitheliosis.
epithelium: Epithel. – **cuboidal e.:** E., kubisches. – **simple e.; unilaminar e.:** E., einschichtiges. – **stratified e.; laminated e.:** E., mehrschichtiges.
epitope: Epitop.
epitrochlea: Epitrochlea.
epitympanic: epitympanal.
epitympanum: Epitympanon.
epizoonosis: Epizoonose.
eponychium: Eponychium.
eponym: Eponym.
epoophoron: Epoophoron.

epoxide: Epoxid.
epsilon-aminocaproic acid: Epsilon-Aminocapronsäure; ε-Aminocapronsäure.
epsom salt: Magnesiumsulfat.
EPSP (excitatory postsynaptic potential): EPSP (exzitatorisches postsynaptisches Potential).
Epstein-Barr virus: Epstein*-Barr* Virus.
epulis: Epulis. – **congenital e.:** E. congenita. – **fibrous e.:** E. fibro(mato)sa. – **giant cell e.:** E. gigantocellularis.
equation: Gleichung.
equational division: Äquationsteilung.
equator bulbi; e. of eyeball: Aequator bulbi.
equatorial plate: Äquatorialplatte.
equilibrated: äquilibriert.
equilibrium: Gleichgewicht.
equilibrium constant: Gleichgewichtskonstante.
equilibrium sense: Gleichgewichtssinn.
equimolar: äquimolar.
equimolecular: äquimolekular.
equine: equinus.
equine encepha(lomye)litis: Pferdeenzephalitis.
equipment: Ausrüstung.
equivalence: Äquivalenz.
equivalence zone: Äquivalenzzone.
equivalent: Äquivalent; gleichwertig. – **epileptic e.:** Ä., epileptisches.
equivalent of heat: Wärmeäquivalent.
equivalent weight: Äquivalentgewicht.
eradication: Eradikation.
erbium: Erbium.
Erb's palsy; E.'s paralysis: Erb* Lähmung; E.*-Duchenne*-Paralyse. – **E.'s point:** E.* Punkt. – **E.'s sclerosis:** E.* Sklerose. – **E.'s triad:** E.* Trias. – **E.-Charcot disease; E.-C. syndrome:** E.*-Charcot* Syndrom. – **E.-Goldflam disease:** E.*-Oppenheim*-Goldflam* Syndrom.
ERCP (endoscopic retrograde cholangiopancreatography: ERCP (endoskopische retrograde Cholangiopankreatographie).
erect(ed): erigiert.
erectile: erektil; erigierbar.
erection: Erektion; Erectio.
erection reflex: Erektionsreflex.
eremophobia: Eremophobie.
erethism: Erethismus; Erethie.
erethistic; erethismic: erethisch.
ERG (electroretinogram): ERG (Elektroretinogramm).
ergastoplasm: Ergastoplasma.
ergocalciferol: Ergocalciferol.
ergocristine: Ergocristin.
ergocryptine: Ergocryptin, -kryptin.
ergomania: Ergomanie.
ergometer: Ergometer.
ergometrine: Ergometrin.
ergometry: Ergometrie.
ergonomics: Ergonomie.
ergonovine: Ergonovin.
ergosome: Ergosom.
ergospirometry: Ergospirometrie.
ergosterol: Ergosterin; Ergosterol.
ergot: Mutterkorn.
ergot alkaloid: Mutterkornalkaloid.
ergotamine: Ergotamin.
ergotherapy: Ergotherapie.
(ergo)thioneine: Ergothionein.
ergotism: Ergotismus.
ergotoxine: Ergotoxin.
ergotropic: ergotrop.
eriodictin: Eriodictin.
Erlenmeyer flask: Erlenmeyer* Kolben.
erogenous: erogen.
E rosettes: E-Rosetten.
erosion: Erosio(n).
erosive: erosiv(us).
erosive cotyloiditis: Cotyloiditis erosiva.
eroticism; erotism: Erotik.
erotogenic: erogen.
erotomania: Erotomanie.
erotophobia: Erotophobie.
erratic: erraticus.
error: Fehler; Irrtum.
erucic acid: Erucasäure.
eructation: Aufstoßen; Eruktation.
eruption: Ausbruch; Ausschlag; Eruptio(n).
eruption of a tooth: Zahndurchbruch.
erysipelas: Erysipel.
erysipeloid: Erysipeloid.
Erysipelothrix: Erysipelothrix.
erythema dose: Erythemdosis.
erythema infectiosum: Großfleckenkrankheit.
erythema multiforme bullosum: Baader* Dermatostomatitis.
erythematous: erythematös.
erythralgia: Erythralgie.
erythrasma: Erythrasma.

erythremia: Erythrämie. – **acute e.:** E., akute.
erythritol: Erythrit.
erythroblast: Erythroblast.
erythroblastic anemia: Erythroblastenanämie.
erythroblastoma: Erythroblastom.
erythroblastopenia: Erythroblastopenie.
erythroblastosis; erythroblastemia: Erythroblastose. – **erythroblastosis fetalis:** E., fetale.
erythrochromia: Erythrochromie.
erythroclasis: Erythroklasie; Hämoklasie.
erythrocyanosis: Erythrozyanose.
erythrocyte: Erythrozyt.
erythrocyte antibody: Erythrozytenantikörper.
erythrocyte cast: Erythrozytenzylinder.
erythrocyte resistance: Erythrozytenresistenz.
erythrocyte sedimentation rate (ESR): Blut(körperchen)senkungsgeschwindigkeit, -reaktion (BKS; BSG).
erythrocytopenia: Erythrozytopenie.
erythrocytopoiesis: Erythrozytopoese.
erythrocytosis: Erythrozytose.
erythrocyturia: Erythrozyturie.
erythroderm(i)a: Erythroderm(i)a; Erythrodermie.
erythrodontia: Erythrodontie.
erythrokatalysis: Erythrokatalyse.
erythrokeratodermia: Erythrokeratodermia.
erythrokinetics: Erythrokinetik.
erythroleukemia; erythroleukosis: Erythroleukämie; Erythroleukoblastose; Erythroleukose.
erythrolysis: Erythrolyse.
erythromelalgia: Erythromelalgie.
erythromelia: Erythromelie.
erythromycin: Erythromycin.
erythron: Erythron.
erythroparasite: Erythroparasit.
erythrophage: Erythrophage.
erythroplasia: Erythroplakie.
erythroplasia of Queyrat: Erythroplasie Queyrat*.
erythropoiesis: Erythropoese.
erythropoietic: erythropoetisch.
erythropoietin: Erythropoetin.
erythroprosopalgia: Erythroprosopalgie.
erythropsia: Erythropsie; Erythropie; Rotsehen.
erythropsin: Erythropsin.
erythrosis: Erythrose.
erythruria: Erythrurie.
escape: Flucht.
escape beat: Extrasystole.
escape rhythm: Ersatzrhythmus.
eschar: Schorf.
escharotic: Verschorfungsmittel.
escharotomy: Escharotomie.
Escherichia coli: Escherichia coli; Koli-, Coli-Bakterium.
Escherichia coli enteritis; escherichiosis: Coli-Dyspepsie, -Enteritis.
eserine: Eserin.
Esmarch's bandage; E.'s tourniquet: Esmarch* Binde. – **E.-Heiberg maneuver:** E.*(-Heiberg*) Handgriff.
esophageal: ösophageal.
esophageal achalasia: Ösophagusachalasie.
esophageal atresia: Ösophagusatresie.
esophageal disrupture: Ösophagusruptur.
esophageal ECG: Ösophagus-EKG.
esophageal hemorrhage: Ösophagusblutung.
esophageal lead: Ösophagusableitung.
esophageal manometry: Ösophagusdruckmessung, -manometrie.
esophageal perforation: Ösophagusperforation.
esophageal spasm: Ösophagospasmus. – **e. s., diffuse:** Bársony*-Teschendorf* Syndrom.
esophageal sphincter: Ösophagussphinkter.
esophageal stricture: Ösophagusstriktur.
esophageal varices: Ösophagusvarizen.
esophageal voice: Ösophagusstimme.
esophagectasia: Ösophagusektasie.
esophagectomy: Ösophagektomie.
esophagism: Ösophagismus.
esophagitis: Ösophagitis.
esophagocardiomyotomy: Ösophagokardiomyotomie.
esophagocele: Ösophagushernie.
esophagocologastrostomy: Ösophagokologastrostomie.
esophagoduodenostomy: Ösophagoduodenostomie.
esophagodynia: Ösophagodynie.
esophagoenterostomy: Ösophagoenterostomie.

esophagoesophagostomy: Ösophagoösophagostomie.
esophagofundopexy: Ösophagofundopexie.
esophagogastrectomy: Ösophagogastrektomie.
esophagogastrostomy: Ösophagogastrostomie.
esophagography: Ösophagographie.
esophagojejunogastrostomy: Ösophagojejunogastrostomie.
esophagojejunoplasty: Ösophagojejunoplastik.
esophagojejunostomy: Ösophagojejunostomie.
esophagomalacia: Ösophagomalazie.
esophagoplasty: Ösophagusplastik.
esophagoscopy: Ösophagoskopie.
esophagospasm: Ösophagospasmus; Ösophagusspasmus.
esophagostenosis: Ösophagusstenose.
esophagostoma: *chir* Ösophagusfistel.
esophagostomy: Ösophagostomie.
esophagotomy: Ösophagotomie.
esophagotracheal fistula: Ösophagotrachealfistel.
esophagus: Ösophagus; Oesophagus.
esophoria: Esophorie.
esoteric: esoterisch.
ESR: BKS; BSG (Blutkörperchensenkung[sgeschwindigkeit]).
essence: Essenz; Essentia.
essential: essentiell; lebensnotwendig.
Esser's graft: Esser* Plastik.
ester: Ester.
esterase: Esterase.
esterase blocker: Esterasehemmer.
esterification: Veresterung.
esthesia: Empfindung; Ästhesie.
esthiomene: Esthiomène.
estimate: abschätzen.
estival asthma: Sommerasthma.
estivo-autumnal catarrh: Ästivo-Autumnalkatarrh.
estivo-autumnal fever: Ästivo-Autumnalfieber.
estradiol: Östradiol; Estradiol.
estrane: Östran.
Estren-Dameshek syndrome: Estren*-Dameshek* Syndrom.
estrin stage: Follikelphase.
estriol: Östriol.
estrogen: Östrogen.
estrogenic hormones: Follikelhormone.
estrogen receptor: Östrogenrezeptor.
estrogen withdrawal bleeding: Östrogenentzugsblutung.
estrogen withdrawal test: Östrogen-Test.
ESWL (extracorporeal shock-wave lithotripsy): ESWL (extrakorporale Stoßwellenlithotripsie).
eta-cell: Eta-Zelle.
ethacrynic acid: Etacrynsäure.
ethambutol: Ethambutol.
ethanoic acid: Essigsäure.
ethanol: Äthanol; Ethanol; Äthylalkohol.
ethanolamine: Äthanolamin.
ether: Äther.
ether anesthesia: Äthernarkose; Rauschnarkose.
ethereal: ätherisch.
etherization: Äthernarkose.
ethics: Ethik.
ethinyl estradiol: Äthinylöstradiol; Ethinylestradiol.
ethisterone: Ethisteron.
ethmoid; ethmoidal: ethmoidal(is); ethmoide(u)s.
ethmoid(al) cells: Siebbeinzellen.
ethmoidal foramina: Foramina ethmoidalia.
ethmoidal labyrinth: Siebbeinlabyrinth.
ethmoid (bone): Ethmoid; Siebbein.
ethmoidectomy: Ethmoidektomie.
ethmoiditis: Ethmoiditis.
ethmoid sinus: Siebbeinhöhle.
ethnic: ethnisch.
ethnology: Ethnologie.
ethology: Ethologie; Verhaltensforschung.
ethyl alcohol: Äthylalkohol; Ethanol; Äthanol.
ethyl bromide: Äthylbromid.
ethyl chloride: Äthylchlorid; Chloräthyl.
ethyl chloride anesthesia: Chloräthyl(en)rausch.
ethylene: Äthylen; Ethylen.
ethylene chloride: Äthylenchlorid.
ethylene-diaminetetraacetic acid (EDTA): Äthylendiamintetraessigsäure.
ethylene glycol: Äthylenglykol.
ethylene iminoquinone: Äthyleniminochinon.
ethylene oxide: Äthylenoxid.
ethylene tetrachloride: Äthylentetrachlorid.
ethyl ether: Äthyläther.

etidocaine: Etidocain.
etilefrine: Etilefrin.
etiology: Ätiologie.
etofibrate: Etofibrat.
etomidate: Etomidat.
etophylline clofibrate: Etofyllinclofibrat.
etretinate: Etretinat.
Eubacterium: Eubacterium.
eubiotics: Eubiotik.
eubolism: Eubolismus.
eucalyptus oil: Eukalyptusöl.
eucapnia: Eukapnie.
euchromatin: Euchromatin.
euchromatopsia: Euchromatopsie.
euchromosome: Euchromosom.
euergasia: Euergie.
eugenic indication: eugenische Indikation.
eugenics: Eugenik.
euglobulin: Euglobulin.
euglycemia: Euglykämie.
eugnathia: Eugnathie.
eugonic: eugonisch.
eukaryote: Eukaryot.
eukinesia: Eukinesie.
Eulenburg's disease: Eulenburg* Syndrom.
eumenorrhea: Eumenorrhö.
Eumycetes: Eumycetes; Eumycota; Eumyzeten.
eunuch: Eunuch.
eunuchism: Eunuchismus.
eunuchoidism: Eunuchoidismus.
eupepsia: Eupepsie.
euphoretics; euphoriant agents: Euphorica; Euphoretika.
euphoria: Euphorie.
euploidy: Euploidie.
eupnea: Eupnoe.
eupraxia: Eupraxie.
eurhythmia: Eurhythmie.
European hookworm: Ancylostoma duodenale.
europium (Eu): Europium (Eu).
eustachian tube: Eustachio* Kanal; Eu.* Röhre. – **eu. valve:** Eu.* Klappe.
euthanasia: Euthanasie.
euthymia: Euthymie.
euthyroid: euthyreot.
eutocia: Eutokie.
eutonicity; eutonia: Eutonie.
eutopic: eutopisch.
eutrophic: eutrophisch.
evacuation: Entleerung; Evakuation.
evacuation of stomach: Magenausheberung.
evacuation of the bowels: Stuhlentleerung.
evagination: Ausstülpung; Evagination.
Evans blue: Evans* Blau.
Evans syndrome: Evans*(-Fisher*) Syndrom.
evaporation: Evaporieren; Verdunstung.
event: Ereignis.
eventration: Eventration.
event-related convulsion: Okkasionskrampf.
eversion: Eversion; Eversio.
evidement: Evidement.
eviration: Eviratio.
evisceration: Evisceratio; Eviszeration.
evoke; elicit: hervorrufen.
evoked potential: Reizpotential.
evoked responses: evozierte Potentiale. – **auditory e. r.:** e. P., akustische. – **somatosensory e. r.:** e. P., somatosensorische. – **visual e. r.:** e. P., visuelle.
evolution: Evolution.
evulsion: Evulsio.
Ewing's sarcoma: Ewing* Sarkom.
exacerbation: Exazerbation.
examination findings: Untersuchungsbefund.
examination of animal flesh: Fleischbeschau.
examination (physical): Untersuchung (ärztliche). – **bimanual e.:** U., bimanuelle. – **digital e.:** U., digitale. – **pelvic e.:** U., vaginale. – **rectal e.:** U., rektale.
exanthema: Exanthem(a); Ausschlag. – **e. subitum:** E. subitum.
exanthematous: exanthematisch.
exarticulation: Exarticulatio(n).
excavation: Excavatio; Exkavation; Aushöhlung. – **e. of optic nerve:** E. disci. – **rectovesical e.:** E. rectovesicalis.
excess: Exzeß; Überschuß.
excessive: exzessiv.
exchange resins: Austauschharze.
exchange transfusion: Austauschtransfusion.
excision: Exzidieren, Exzision; Excisio.
excitability: Erregbarkeit.
excitation: Exzitation; Erregung.
excitation state: Exzitationsstadium.
excitement: Erregung; Exzitation.

exclusion: Ausschluß; Exklusion; Exclusio.
excochleation: Exkochleation.
excoriation: Abschürfung; Exkoriation.
excrement: Exkrement.
excreta: Exkrete.
excretion: Exkretion; Exkret.
excretion urography: Ausscheidungsurographie.
excretory: exkretorisch.
excretory duct: Ausführungsgang.
excretory urography: Ausscheidungsurographie.
excursion: Exkursion.
excurvation: Exkurvation.
exenteration: Exenteration.
exercise ECG: Belastungselektrokardiogramm.
exercise echocardiography: Belastungsechokardiographie.
exercise-induced asthma: Anstrengungsasthma.
exercise-induced (cardiac) insufficiency: Belastungsinsuffizienz.
exeresis: Exhairese.
exergonic: exergon(isch).
exertion: Anstrengung.
exfoliation: Exfoliation.
exfoliative: exfoliativ.
exhalation: Exhalation.
exhaustion: Erschöpfung.
exhibitionism: Exhibitionismus.
exhumation: Exhumierung.
existence: Existenz.
existential: existentiell.
exit dose: Austrittsdosis.
exitus: Exitus; Tod.
Exner's needle reflex: Exner* Reflex.
exocrine: exokrin.
exocrinopathy: Exokrinopathie.
exocytosis: Exozytose.
exoenzyme: Exoenzym.
exogenous: exogen.
exomphalos: Exomphalos; Exomphalozele.
exon: Exon.
exonuclease: Exonuclease.
exopathy: Exopathie.
exopeptidase: Exopeptidase.
exopexy: Exopexie.
exophoria: Exophorie.
exophthalmic goiter: Basedow* Krankheit.
exophthalmos; exophthalmia: Exophthalmus; Exophthalmie; Exophthalmos. – **endocrine e.:** E., endokriner. – **malignant e.:** E., maligner.
exophytic: exophytisch.
exoplasm: Ektoplasma.
exosmosis: Exosmose.
exostosis: Exostose; Exostosis. – **multiple cartilaginous e.:** E., multiple kartilaginäre.
exothermic: exotherm.
exotoxin: Exotoxin; Ektotoxin.
exotropia: Exotropie.
expansion: Ausbreitung; Expansion.
expansion crackling rales: Entfaltungsknistern, -rasseln.
expansive: expansiv; raumfordernd.
expectant: exspektativ; erwartend.
expectation: Erwartung.
expectorants: Expektoranzien.
expectoration: Expektoration; Expektorieren; Auswurf.
experience: Erfahrung; Erlebnis.
experienced: erfahren.
experiment: Versuch; Experiment.
experimental animal: Versuchstier.
expert opinion; e. report: Gutachten.
expiration: Ausatmung; Exspiratio(n).
expiratory: exspiratorisch.
expirium; expiratory phase: Exspirium.
explanation: Erklärung.
explant: Explantat.
explantation: Explantation.
exploration: Exploratio(n); Austastung.
exploratory: explorativ.
exploratory laparotomy: Probelaparotomie.
exploratory puncture: Probepunktion.
explosion: Explosion.
explosive: explosiv.
exponent: Exponent.
exponential: exponentiell.
exposure: Exposition; Belichtung; Freilegung.
exposure timer: Belichtungsautomat.
expression: Ausdruck; Expression.
expressive: expressiv.
expressivity: Expressivität.
expulsion: Austreibung; Expulsion.
expulsion of placenta: Plazentaausstoßung.
expulsion period: *gyn* Austreibungsphase.
expulsive: expulsiv.

exsanguination: Verblutung; Entblutungstod.
exsiccants: Exsikkanzien.
exsiccation: Exsikkation.
exsiccosis: Exsikkose.
exstrophy: Exstrophie; Ekstrophie.
extension: Extension; Streckung.
extension bandage: Streckverband.
extension osteotomy: Verlängerungsosteotomie.
extension pin: Extensionsnagel.
extension splint: Extensionsschiene.
extensor: Extensor; Streckmuskel.
extensor reflex: Extensorenreflex.
extensor synergism: Strecksynergie.
exterior: äußerer; exterior, -ius.
exteriorization: Vorlagerung.
external: Außen...; äußerer; äußerlich.
external agents: Externa.
external fixation: Fixateur externe.
exteroceptive: extero(re)zeptiv.
exteroceptor: Extero(re)zeptor.
extinction: Extinktion; Auslöschung.
extinction coefficient: Extinktionskoeffizient.
extirpation: Exstirpation.
extorsion: Extorsion.
extra-articular: extraartikulär.
extrabulbar: extrabulbär.
extracapsular: extrakapsulär.
extracardiac: extrakardial.
extracellular: extrazellulär, -lar.
extracellular fluid (ECF): Extrazellularflüssigkeit.
extracellular space: Extrazellularraum.
extrachromosomal: extrachromosomal.
extracorporeal: extrakorporal.
extracorporeal shock-wave lithotripsy: extrakorporale Stoßwellenlithotripsie.
extracranial: extrakranial.
extract: Extrakt; Auszug.
extraction: Extraktion; Extrahieren.
extraction of placenta: Plazentaextraktion.
extradural: extradural(is).
extraembryonic: extraembryonal.
extramedullary: extramedullär.
extranuclear: extranukleär.
extraperitonealization: Extraperitonealisierung.
extrapulmonary: extrapulmonal.
extrapyramidal syndrome: extrapyramidales Syndrom.
extrasystole: Extrasystole. – **infranodal e.:** E., infranodale. – **interpolated e.:** E., interpolierte. – **nodal e.:** E., nodale. – **sinus e.:** E., sinusale. – **ventricular e.:** E., ventrikuläre.
extrauterine: extrauterin.
extravasate: Extravasat.
extravascular: extravaskulär.
extravesical: extravesikal.
extremity: Extremität; Glied.
extrinsic factor: Extrinsic-Faktor.
extrinsic thromboplastin: Gewebskinase.
extrovert: extravertiert.
extrusion: Extrusion.
extubation: Extubation; Extubieren.
exuberant: exuberans.
exudate: Exsudat.
exudation: Exsudation.
exudation cyst: Exsudationszyste.
exudative: exsudativ.
eye: Auge.
eyeball: Augapfel.
eye bank: Augenbank.
eyebrow: Augenbraue.
eye chart: Sehprobentafel.
eyedrops: Augentropfen; Oculoguttae.
eyeground: Augenhintergrund.
eye irritant: Augenreizstoff.
eyelash: Wimper.
eye lens: Augenlinse.
eyelid: Augenlid; Lid.
eyelid closure reflex: Lidschlußreflex.
eyelid tremor: Cillosis.
eye muscle: Augenmuskel.
eye ointment: Augensalbe; Oculentum.
eyepiece: Okular.
eyepiece micrometer: Okularmikrometer.
eye protection: Augenschutz.
eyeshade: Augenklappe.
eye socket: Orbita.
eyetooth: Eckzahn.

F

Fab (fragment antigen binding): Fab-Fragment.
fabella: Fabella.
Faber's anemia: Faber* Anämie.
fabism: Favismus; Fabismus.
fabrication: Fabulieren.
Fabry's disease: Fabry* Syndrom.
fabulation: Fabulieren.
face: Gesicht.
face-bow: Gesichtsbogen.
face-lifting: Gesichtsstraffung.
face presentation: Gesichtslage.
facet; facette: Facette; Fazette.
facetectomy: Facettektomie.
facial: fazial.
facial angle: Gesichtswinkel.
facial atrophy: Gesichtsatrophie.
facial cleft: Gesichtsspalte. – **median f. c.:** G., mediane. – **oblique f. c.:** G., schräge.
facialdigitogenital syndrome: Aarskog* Syndrom.
facial erysipelas: Gesichtsrose.
facial hemispasm: Hemispasmus facialis.
facial nerve palsy: Fazialislähmung.
facial nerve paresis: Fazialisparese.
facial neuralgia: Gesichtsneuralgie.
facial paralysis: Fazialislähmung. – **idiopathic f. p.:** F., idiopathische.
facial tic: Fazialistic; Gesichtstic.
facies: Facies; Gesicht; (Ober-)Fläche. – **abdominal f.:** F. abdominalis. – **f. hippocratica:** F. hippocratica. – **f. leontina:** F. leontina; F. leprosa. – **mitral f.:** F. mitralis. – **myopathic f.:** F. myopathica.
facilitation: Bahnung.
facilitation of reflex: Reflexbahnung.
facioplegia: Fazialislähmung; Gesichtslähmung.
factitious: künstlich.
factor: Faktor.
factory physician: Werksarzt.
facultative: fakultativ.
faculty: Fakultät.
FAD (flavin adenine dinucleotide): FAD (Flavin-Adenin-Dinukleotid).
fagopyrism: Fagopyrismus; Buchweizenkrankheit.
Fahr's syndrome: Fahr* Syndrom.
Fåhraeus' phenomenon: Fåhraeus* (-Lindquist*) Effekt.
failure: Versagen.
failure to thrive (FTT): Gedeihstörung.
faint(ing): Ohnmacht; Synkope.
fallopian canal: Fallopio* Kanal. – **f. tube:** Eileiter; F.* Tube.
Fallot's pentalogy; pentalogy of F.: Fallot* Pentalogie. – **F.'s tetralogy; tetralogy of F.:** F.* Tetralogie, Tetrade. – **F.'s trilogy; trilogy of F.:** F.* Trilogie, Triade.
fallout: Niederschlag (radioaktiver).
false: falsch.
false diagnosis: Fehldiagnose.
false labor; false pains: Senkwehen.
false posture: Haltungsfehler.
false vocal cord: Plica ventricularis; P. vestibularis.
falsification: Verfälschung.
falsification of memory: Gedächtnisillusion.
falx: Falx.
falx cerebelli: Kleinhirnsichel.
familial: familiär; familiaris.
family: Familie.
family doctor: Hausarzt.
family planning: Familienplanung.
famine edema: Hungerödem.
famotidine: Famotidin.
Fanconi's anemia: Fanconi*Anämie. – **F.-Abderhalden syndrome:** F.*-Abderhalden* Syndrom. – **F.'s syndrome:** de Toni*-Fanconi* Syndrom.
fango: Fango; Schlamm.
farad: Farad.
Faraday's cage: Faraday* Käfig.
faradic current: faradischer Strom.
faradization; faradotherapy; faradism: Faradisation.
Farber's test: Farber* Test.
farcy: Hautrotz.
farine: Mehl.
farmer's lung: Farmer-, Drescherlunge.

farmer's skin: Landmannshaut.
far point: Fernpunkt.
far-sightedness: Weit-, Fernsichtigkeit.
fascia: Faszie; Fascia.
fascial suture: Fasziennaht.
fasciaplasty: Faszienplastik.
fascicle: Fasciculus.
fascicular: faszikulär; fascicularis.
fasciculation: Faszikulation; faszikuläre Zuckung.
fasciculus: Fasciculus; Faszikel.
fasciitis: Fasciitis.
fasciodesis: Fasziodese.
Fasciola: Fasciola.
fascioliasis: Fasziolosis; Fascioliasis.
fasciolopsiasis: Fasciolopsiasis.
fascioplasty: Faszienplastik.
fasciorrhaphy: Fasziennaht.
fasciotomy: Fasziotomie.
fastigium: Fastigium.
fasting: nüchtern; Fasten.
fasting cure: Heilfasten.
fasting secretion: Nüchternsekretion.
fasting value: Nüchternwert.
fat: Fett.
fat absorption: Fettresorption.
fatal: fatal.
fat cell: Fettzelle; Adipozyt.
fat depot: Fettdepot.
fat embolism: Fett-, Ölembolie.
fatigability: Ermüdbarkeit.
fatigue: Ermüdung.
fatigue fracture: Ermüdungsbruch; Dauerfraktur.
fat metabolism: Fettstoffwechsel.
fat necrosis: Fettnekrose; Adiponecrosis.
fat pad: Fettpolster.
fat soluble: fettlöslich.
fatty: fett; fettig.
fatty acid: Fettsäure.
fatty atrophy: Fettatrophie.
fatty cast: Fettzylinder.
fatty cirrhosis: Fettzirrhose.
fatty degeneration: Verfettung.
fatty degeneration of heart: Herzverfettung.
fatty degeneration of liver cells: Leberepithelverfettung.
fatty heart: Fettherz; Adipositas cordis.
fatty kidney: Fettniere.
fatty liver: Fettleber; Leberverfettung.
fatty stool: Fettstuhl; Salbenstuhl.
fatty tissue: Fettgewebe.
fatty tissue necrosis: Fettgewebsnekrose.
faucial isthmus: Schlundenge.
faucial paralysis: Schlundlähmung.
fault: Fehler.
fauna: Fauna.
favid: Favid.
favism: Favismus; Fabismus; Bohnenkrankheit.
favorable: günstig.
favus: Favus.
favus alopecia: Favusalopezie.
favus scutulum: Favusskutulum.
Fawcett's plaques: Fawcett* Plaques.
Fazio-Londe syndrome: Fazio*-Londe* Syndrom.
FDP (fibrin degradation products)**:** FSP (Fibrinspaltprodukte).
Fe (ferrum)**:** Fe (Eisen).
fear: Angst; Furcht.
fear of death: Todesangst.
feather: Feder.
feather allergy: Federnallergie.
febrile: febril.
febrile convulsions: Fieberkrämpfe.
febrile crisis: Fieberkrise.
febrile delirium: Fieberdelir.
febris: Febris; Fieber.
fecal: fäkal.
fecal incontinence: Stuhl-, Darminkontinenz.
fecaloma: Sterkoraltumor.
fecaluria: Fäkalurie.
fecal vomiting: Stuhlerbrechen.
feces: Stuhl; Fäzes; Kot.
Fechner's law: Fechner* Gesetz.
fecundation: Befruchtung; Fekundation.
fecundity: Fruchtbarkeit.
Fede-Riga ulcer: Fede*-Riga* Geschwür.
fee: Gebühr.
feeble: schwach; kraftlos.
feedback: Rückkopplung.
feedback circuit: Funktionskreis.
feedback control (system): Regelkreis.
feeding: Ernährung; Füttern. – **artificial f.:** E., künstliche.
feel: fühlen.
feeling: Empfindung; Gefühl.
Feer's disease: Feer* Krankheit; Akrodynie.
Fehling's solution: Fehling* Lösung.
felinosis: Felinose.
fellation: Fellatio.
felon: Panaritium.

Felty's syndrome: Felty* Syndrom.
female: weiblich; feminin(us).
female pudendum: Pudendum femininum; Vulva.
feminine: weiblich; feminin(us).
feminization: Feminisierung. – **testicular f.:** F., testikuläre.
femoral: femoral(is).
femoral amputation: Oberschenkelamputation.
femoral artery: Oberschenkelarterie.
femoral canal: Femoralkanal.
femoral dislocation: Oberschenkelluxation, -verrenkung.
femoral fracture: Oberschenkelfraktur.
femoral hernia: Femoralhernie; Schenkelhernie.
femoral neck: Schenkelhals.
femoral neck-shaft angle: CCD-Winkel; Schenkelhals-Schaft-Winkel.
femoral nerve: Oberschenkelnerv.
femoral nerve paralysis: Femoralislähmung.
femoral reflex: Femoralisreflex.
femoral ring: Schenkelring.
femorocele: Schenkel-, Femoralhernie.
femur: Femur; Oberschenkelknochen.
fen: Moor.
fencer's posture: Fechterstellung.
fendiline: Fendilin.
fenestra: Fenster; Fenestra.
fenestration: Fenestration; Fensterung.
fenetylline: Fenetyllin.
fennel: Fenchel.
fenofibrate: Fenofibrat.
fenoterol: Fenoterol.
fentanyl: Fentanyl.
Ferguson's ureterosigmoidostomy: Ferguson* Operation.
ferment: Ferment.
fermentation: Gärung; Vergärung; Fermentation; Fermentierung.
fermentation bacterium: Gärungsbakterium.
fermentation line: Gärungsreihe.
fern: Farn.
ferning; fern pattern: Farnkrautphänomen.
ferric chloride test: Fölling* Probe.
ferritin: Ferritin.
ferrokinetics: Ferrokinetik.
ferrotherapy: Eisentherapie.
ferrous; ferruginous: eisenhaltig.
ferrum (Fe): Ferrum (Fe); Eisen.
fertile: fruchtbar; fertil.
fertility: Fertilität; Fruchtbarkeit.
fertility capability: Befruchtungsfähigkeit.
fertility disorder: Fertilitätsstörung.
fertility testing: Fertilitätsdiagnostik.
fertilization: Befruchtung; Fertilisation.
fertilization cone: Empfängnishügel.
fetal: fetal.
fetal alcohol syndrome: Alkoholembryopathie.
fetal blood gas analysis: Fetalblutanalyse.
fetal circulation: Fetalkreislauf.
fetal death syndrome: Fruchttodsyndrom.
fetal erythroblastosis: Morbus haemolyticus neonatorum.
fetal heart sounds: kindliche Herztöne.
fetalism: Fetalismus.
fetal lie: (Kinds-)Lage.
fetal lung maturity: fetale Lungenreife.
fetal membrane: Eihaut; Embryonalhüllen.
fetal movement: Kindsbewegung.
fetal parts: Kindsteile.
fetid: fötid; foetidus.
fetishism: Fetischismus.
fetofetal: fetofetal.
fetoglobulin: Fetoprotein.
fetomaternal: fetomaternal.
fetometry: Fetometrie.
fetopathy: Fetopathie; Fetopathia.
fetoplacental: fetoplazentar.
fetoprotein: Fetoprotein.
fetor: Foetor.
fetoscopy: Fetoskopie.
fetus: Fet(us); Föt(us).
Feulgen's reaction: Feulgen* Nuklealreaktion.
FEV_1 (forced expiratory volume in 1 second): Sekundenkapazität.
fever: Fieber. – **alimentary f.:** F., alimentäres. – **aseptic f.:** F., aseptisches. – **biliary f.:** F., biliäres. – **central f.; cerebral f.:** F., zentrales; F., zerebrales. – **ephemeral f.:** F., ephemeres. – **hemorrhagic f.:** F., hämorrhagisches. – **induced f.:** F., künstliches. – **rheumatic f.:** F., rheumatisches. – **typhoid f.:** F., typhoides.
fever blister: Fieberbläschen; Herpes labialis.
fever curve; fever chart: Fieberkurve.
feverish: fieberhaft; fiebrig.

feverish shivering: Febrizitieren.
FFA (free fatty acids)**:** FFS (freie Fettsäuren).
F-factor: F-Faktor.
ff-wave: Flimmerwelle.
fiber: Faser; Fibra; Fiber.
fiber group: Fasergruppe.
fiberoptics: Faseroptik.
fiberscope: Fiberendoskop.
fibra: Faser; Fibra.
fibril: Fibrille.
fibrillary: fibrillär.
fibrillary wave: Flimmerwelle.
fibrillation: Fibrillation; Fibrillieren; Flimmern.
fibrillolysis: Fibrillolyse.
fibrin: Fibrin.
fibrination: Fibrinisierung.
fibrin clot: Fibringerinnsel.
fibrin degradation products: Fibrinabbauprodukte.
fibrinemia: Fibrinämie.
fibrin foam: Fibrinschaum.
fibrin glue: Fibrinkleber.
fibrin monomer complexes: Fibrinmonomerkomplexe.
fibrinogen: Fibrinogen.
fibrinogenolysis: Fibrinogenolyse.
fibrinogenopenia: Fibrinogenopenie.
fibrinoid: Fibrinoid.
fibrinolysin: Fibrinolysin.
fibrinolysis: Fibrinolyse.
fibrinolytic: fibrinolytisch.
fibrinolytic agent: Fibrinolytikum.
fibrinopenia: Fibrinopenie.
fibrinopeptide: Fibrinopeptid.
fibrinous: fibrinös.
fibrin split products: Fibrinabbauprodukte, -spaltprodukte.
fibrinthrombus: Fibrinthrombus.
fibroadenia: Fibroadenie.
fibroadenoma: Fibroadenom.
fibroblast: Fibroblast.
fibroblast growth factor: Fibroblastenwachstumsfaktor.
fibroblastoma: Fibroblastom.
fibrocarcinoma: Fibrokarzinom.
fibrocartilage: Fibrocartilago.
fibrocyte: Fibrozyt.
fibrodysplasia: Fibrodysplasia.
fibroelastosis: Fibroelastosis.
fibroepithelioma: Fibroepitheliom.
fibrolipoma: Fibrolipom.
fibroma: Fibrom.
fibromatosis: Fibromatose.
fibromatous: fibromatös.
fibromyoma: Fibromyom.
fibromyxoma: Fibromyxom.
fibronectin: Fibronectin, -nektin.
fibroplasia: Fibroplasie. – **retrolental f.:** F., retrolentale.
fibrosarcoma: Fibrosarcoma; Fibrosarkom.
fibrosis: Fibrose; Fibrosis. – **cystic f.; mucoviscidosis:** F. cystica; Mukoviszidose. – **polyostotic f.:** F. polyostotica. – **retroperitoneal f.:** F., retroperitoneale.
fibrositis: Fibrositis.
fibrothorax: Fibrothorax.
fibrous: fibrös.
fibrous cartilage: Faserknorpel.
fibrous dysplasia: fibröse Dysplasie; Fibrodysplasia.
fibrous rings of the heart: Anuli fibrosi cordis.
fibroxanthoma: Fibroxanthom.
fibula: Fibula; Wadenbein.
fibular: fibular(is).
ficin: Ficin.
Fick's law of diffusion: Fick* Diffusionsgesetz. – **F. formula (of cardiac output):** F.* Gleichung.
Fiedler's idiopathic myocarditis: Fiedler* Myokarditis.
field: Feld; Gebiet.
field block: Feldblock.
field fever: Feldfieber.
field of incidence: Einfall(s)feld.
field of vision: Gesichtsfeld; Blickfeld; Sehfeld.
field size: Feldgröße.
field strength: Feldstärke.
field study; field trial: Feldstudie; Feldversuch.
Fiessinger-Rendu syndrome: Fiessinger*-Rendu* Syndrom.
fifth disease: Ringelröteln.
FIGLU excretion test: FIGLU-Test (Formiminoglutaminsäure-Test).
figurate: figuriert.
figure: Figur; Abbildung.
figure-of-eight bandage, dressing: Schildkrötenverband; Rucksackverband.
fig wart: Feigwarze.
filament: Filament(um).

Filaria; filaria: Filaria; Filarie. – **F. bancrofti:** F. bancrofti. – **F. loa:** F. loa.
filariasis: Filariasis; Filariose.
file: Kartei; Datei.
filial generation: Filialgeneration.
filiform: filiform(is).
filled: gefüllt.
filling: (Zahn-)Füllung.
filling defect: Kontrastaussparung.
film: Film.
film badge: Filmdosimeter.
film oxygenator: Filmoxygenator.
film sensitivity: Filmempfindlichkeit.
filter: Filter.
filterable: filtrierbar.
filtering: Filterung.
filtrate: Filtrat.
filtration: Filtration.
filtration fraction: Filtrationsfraktion.
filtration pressure: Filtrationsdruck.
filum: Filum.
fimbria: Fimbria; Fimbrie.
fimbriectomy: Fimbriektomie.
fimbriolysis: Fimbriolyse.
final; terminal: final.
final host: Endwirt.
final stage: Endstadium.
findings: Ergebnis.
fine: fein.
fine motor skills: Feinmotorik.
fine needle biopsy: Feinnadelbiopsie.
fine structure: Feinstruktur.
finger: Finger; Digitus. – **clubbed f.:** D. hippocraticus. – **dead f.:** D. mortuus. – **trigger f.:** D. recellens; F., schnellender.
finger agnosia: Fingeragnosie.
fingernail: Fingernagel.
finger pad: Fingerbeere, -kuppe.
fingerprint: Fingerabdruck; Daktylogramm.
finger pump: Fingerpumpe.
finger spelling: Fingersprache.
finger splint: Fingerschiene.
finger test: Fingerversuch.
finger-to-finger test: Finger-Finger-Versuch.
finger-to-nose test: Finger-Nase-Versuch.
Finochietto's stirrup: Finochietto* Extensionsbügel.
Finsen light; F. lamp: Finsen* Lampe.
fire: Feuer.
first aid: Erste Hilfe; Nothilfe.
first cry: erster Schrei.
first sign: Initialsymptom.
first stage of labor: Eröffnungsperiode.
first stage pains: Eröffnungswehen.
Fischer's compression bandage: Fischer* Druckverband.
Fischgold's bimastoid line: Bimastoidlinie (Fischgold*-Metzger*).
Fisher's syndrome: Fisher* Syndrom.
fish-hook stomach: Angelhakenform (des Magens).
fishmouth stenosis: Fischmaulstenose.
fish poison: Fischgift.
fish poisoning: Fischvergiftung.
fishskin disease: Fischschuppenkrankheit; Ichthyosis.
fish tapeworm: Fischbandwurm; Diphyllobothrium latum.
fish vertebra: Fischwirbel.
fission: Spaltung.
fissura; fissure: Fissura; Fissur; Spalt(e).
fissure caries: Fissurenkaries.
fissured fracture: Spaltbruch.
fissured tongue: Faltenzunge.
fissured vertebral arch: Bogenspalte.
fist: Faust.
fistula: Fistel; Fistula.
fistula of the ear: Ohrfistel.
fistula of the nose: Nasenfistel.
fistulectomy: Fistulektomie.
fistulization: Fistelbildung.
fistulography: Fistulographie.
fistulostomy: Fistulostomie.
fistulotomy: Fistulotomie.
Fitz-Hugh syndrome: Fitz//Hugh*(-Curtis*) Syndrom.
five-year cure: Fünfjahresheilung.
five-year survival: Fünfjahresüberlebensrate.
fixation: Fixation; Anheftung; Befestigung.
fixation forceps: Faßzange.
fixation nystagmus: Fixations-, Einstellungsnystagmus.
fixation point: Fixierpunkt.
fixation reflex: Fixationsreflex.
fixative: Fixiermittel.
fixed pupil: Lichtstarre.
fixing: Fixierung.
flabby: schlaff.
flaccidity: Schlaffheit.
Flack's node: Sinusknoten.
flagellate: Flagellat; Geißeltierchen.
flagellation: Flagellation.

flagellum: Geißel; Flimmer; Flagellum.
flail chest: Flatterbrust.
flail joint: Schlotter-, Wackelgelenk.
flail knee joint: Wackelknie.
flake: Flocke.
flake fracture: Abschälungsfraktur.
flame photometry: Flammenphotometrie.
flank: Flanke.
flap: Lappen.
flap amputation: Lappenschnitt.
flap extraction: Lappenextraktion.
flap knife: Lappenmesser.
flapping tremor: Flattertremor.
flap plasty: Lappenplastik.
flask: Flasche.
flat: flach.
flat back: Flachrücken.
flat chest: Schildthorax.
flatfoot: Plattfuß; Flachfuß; Senkfuß.
flat nail: Flachnagel.
flatness of vertebra: Wirbelabplattung.
flat suture: Harmonia.
flatulence: Flatulenz.
flatus: Blähung; Flatus.
flat wart: Flachwarze.
flatworms: Plattwürmer; Plathelminthes.
flavan: Flavan.
flavin: Flavin.
flavin-adenine dinucleotide: Flavin-Adenin-Dinucleotid.
flavin mononucleotide: Flavinmononucleotid.
flavivirus: Flavivirus.
Flavobacterium: Flavobacterium.
flavone: Flavon.
flavonoid: Flavonoid.
flavoprotein: Flavoprotein.
flavorless: geschmacklos.
flea: Floh; Pulex.
flea bites: Flohstiche.
flea-borne typhus: Flohfleckfieber.
flea infestation: Flohbefall.
flecainide: Flecainid.
Flechsig's fasciculus: Flechsig* Bündel.
flection: *physiol* Beugung.
fleece: Vlies.
Fleischer's dystrophy: Fleischer* Hornhautentartung.
fleshy: fleischig.
fleshy mole: Fleischmole.
Fletcher factor: Fletcher* Faktor.
flexibility: Flexibilität; Flexibilitas. – **waxy f.:** F. cerea.
flexion: Flexion; Flexio; Beugung.
flexion contracture: Beugekontraktur.
flexion reaction: Beugereaktion.
flexor: Flexor; Beuger.
flexor reflex; flexor synergism: Beugereflex; Beugersynergie.
flexor response: Beugereaktion.
flexor tendon reflex: Beugesehnenreflex.
flexure: Flexur; Flexura.
flicker: Flimmern.
flicker discrimination: Flimmerlichtdiskriminierung.
flicker fusion frequency: Flimmerverschmelzungsfrequenz.
flight: Flucht.
flight of ideas: Ideenflucht.
Flint murmur: Flint* Geräusch.
floaters: Mouches volantes.
floating: flottierend.
floating kidney: Wanderniere.
floating liver: Wanderleber.
floating spleen: Wandermilz.
floating test: Schwimmprobe.
floccillation: Flockenlesen.
flocculation: Ausflockung; Flockung.
flocculation test: Flockungsreaktion.
flocculus: Flocke; Flocculus.
floppy: schlaff.
floppy valve syndrome: Mitralklappenprolapssyndrom.
flora: Flora.
florid: florid(e).
flour: Mehl.
flour allergy: Bäckerallergie.
flow: Fluß; Strömung.
flow cytometry: Durchflußzytometrie.
flow density: Flußdichte.
flow-directed catheter: Einschwemmkatheter.
flowmeter: (Durch-)Flußmesser.
flow of milk: Milchfluß.
flow resistance: Strömungswiderstand.
flow time: Flußzeit.
flow velocity: Strömungsgeschwindigkeit.
flu: Grippe; Influenza.
fluctuant: fluktuierend.
fluctuation: Fluktuation.
flucytosine: Flucytosin.
fludrocortisone: Fludrocortison.
fluid: Flüssigkeit; flüssig. – **cerebrospinal fluid** (CSF): Rückenmarksflüssigkeit; Liquor (cerebrospinalis).
fluid balance: Flüssigkeitshaushalt.

fluidity: Fließfähigkeit; Fluidität.
fluid loss: Flüssigkeitsverlust.
fluid lung: Flüssigkeitslunge.
fluid replacement: Flüssigkeitsersatz.
fluke: Egel.
flumethasone: Flumethason.
flunarizine: Flunarizin.
flunitrazepam: Flunitrazepam.
fluor: Fluor; Ausfluß.
fluorene: Fluoren.
fluorescein: Fluorescein.
fluorescein isothiocyanate: FITC (Fluoresceinisothiocyanat).
fluorescence: Fluoreszenz.
fluorescence microscopy: Fluoreszenzmikroskopie.
fluorescent: fluoreszierend.
fluorescent screen: Leuchtschirm.
fluorescent staining: Fluoreszenzfärbung.
fluorescent treponemal antibody-absorption test (FTA-ABS test)**:** Fluoreszenz-Treponemen-Antikörpertest.
fluoridation: Fluor(id)ierung.
fluoride: Fluorid.
fluoride poisoning: Fluorvergiftung.
fluoride prophylaxis: Fluorprophylaxe.
fluorinated hydrocarbons: Fluorkohlenwasserstoffe.
fluorine (F)**:** *chem* Fluor (F).
fluoroapatite: Fluorapatit.
fluorocarbons: Fluorkohlenwasserstoffe.
fluorochrome: Fluorochrom.
fluorochroming: Fluoreszenzfärbung.
fluorocyte: Fluoreszyt.
fluorography: Röntgenschirmbildverfahren.
fluorometry: Fluorometrie.
fluorophotometry: Fluorophotometrie.
fluoroscopic screen: Bildschirm; Fluoreszenzschirm.
fluoroscopy: Fluoroskopie.
fluorosis: Fluorvergiftung; Fluorose.
fluorouracil: Fluorouracil.
flupentixol: Flupentixol.
fluphenazine: Fluphenazin.
flurazepam: Flurazepam.
flush(ing): Erröten; Gesichtsrötung; Spülung.
fluspirilene: Fluspirilen.
flutamide: Flutamid.
flutter: Flattern.
flutter-fibrillation: Flatterflimmern; Flimmerflattern.
flutter wave: F-Welle.
flux: Fluß.
fly: Fliege.
fly agaric: Fliegenpilz.
FMN (flavin mononucleotide)**:** FMN (Flavinmononukleotid).
foam: Schaum.
foam cell: Schaumzelle.
foamy liver: Schaumleber.
focal: fokal.
focal block: Fokalblock.
focal distance: Brennweite; Fokalabstand.
focal glomerulonephritis: Herdnephritis; Herdglomerulitis.
focal infection: Herdinfektion.
focal length: Brennweite.
focal plain: Brennebene.
focal point: Brennpunkt.
focal reaction: Herdreaktion.
focal seizure: Herdanfall.
focal spot: Brennfleck.
focal symptom: Herdsymptom.
focus: Herd; Fokus; Brennfleck. – **epileptogenic f.:** Herd, epileptogener.
focus-film distance: Fokus-Film-Abstand.
focusing: Fokussierung.
focus-object distance: Fokus-Objekt-Abstand.
focus of automaticity: Automatiezentrum.
focus of infection: Infektionsherd; Streuherd.
FOD (focus-object distance)**:** FOA (Fokus-Objekt-Abstand).
foehn: Föhn.
Fogarty's catheter: Fogarty* Katheter.
Foix*-Alajouanine* syndrome: Foix*-Alajouanine* Syndrom.
fold: Plica; Falte. – **aryepiglottic f.:** P. aryepiglottica. – **inferior duodenal f.; duodenomesocolic f.:** P. duodenalis inferior. – **lacrimal f.:** P. lacrimalis. – **palpebronasal f.; epicanthus:** P. palpebronasalis. – **rectouterine f.; Douglas' f.:** P. rectouterina. – **semilunar f.:** P. semilunaris. – **superior duodenal f.; duodenojejunal f.:** P. duodenalis superior. – **umbilical f.:** P. umbilicalis. – **ventricular f.; vestibular f.:** P. ventricularis; P. vestibularis. – **vocal f.:** P. vocalis.
Foley catheter: Foley* Katheter.
folic acid: Folsäure.

folic acid antagonist: Folsäureantagonist.
folie à deux: Folie à deux; F. simultanée.
Folin's test: Folin*-Wu* Harnsäurebestimmung.
folium: Folium.
follicle: Follikel; Folliculus.
follicle-stimulating hormone (FSH): Follikelreifungshormon; follikelstimulierendes Hormon; Follitropin.
follicular: follicularis; follikulär.
follicular atresia: Follikelatresie.
follicular conjunctivitis: Follikularkatarrh.
follicular cyst: Follikelzyste.
follicular maturation: Follikelreifung.
folliculitis: Folliculitis; Follikulitis. – **f. barbae:** F. barbae. – **f. decalvans:** F. decalvans.
follow-up: Verlaufskontrolle.
follow-up history: Katamnese.
Fontana's space: Fontana* Kanal, Raum.
fontanel(le): Fontanella; Fontanelle; Fonticulus.
food: Nahrung; Lebensmittel.
food additive: Nahrungsmittelzusatz(stoff).
food allergy: Nahrungsmittel-, Lebensmittelallergie.
food ball: Phytobezoar.
food chain: Nahrungskette.
food intolerance: Nahrungsmittelunverträglichkeit.
food poisoning: Nahrungsmittel-, Lebensmittelvergiftung.
foot: Fuß.
foot amputation: Fußamputation.
foot-and-mouth disease: Maul- und Klauenseuche.
foot bath: Fußbad.
foot deformity: Fußdeformität.
foot-drop: Fallfuß.
foot exarticulation: Fußexartikulation.
footling presentation: Fußlage; Beinvorfall.
footplate: Fußplatte.
foramen: Foramen. – **f. magnum:** F. magnum. – **f. ovale:** F. ovale. – **patent f. ovale:** F. ovale persistens.
foraminated: gelöchert.
foraminotomy: Foraminotomie.
Forbes' disease: Forbes* Syndrom. – **F.-Albright syndrome:** F.*-Albright* Syndrom.
forced: forciert.
forced attitude: Zwangshaltung.
forced expiratory volume in 1 second (FEV_1): Sekundenkapazität.
forced facial expression: Zwangsmimik.
forced feeding: Zwangsernährung.
forced polyuria: Zwangspolyurie.
forceps: Zange; Pinzette; Forceps.
forceps (delivery): Zangenentbindung; Forzeps.
Fordyce's spots; F.'s disease: Fordyce* Krankheit.
forearm: Unterarm.
forebrain: Prosencephalon.
forefinger: Zeigefinger.
forehead: Stirn; Frons.
foreign: fremd.
foreign body: Fremdkörper.
Forel's decussation: Forel* Kreuzung. – **F.'s field:** F.* Feld.
forelying cord: Nabelschnurvorliegen.
forensic: forensisch.
forensic medicine: Gerichtsmedizin; Rechtsmedizin.
foreskin: Praeputium; Vorhaut.
Forestier* syndrome: Forestier* Syndrom.
forewaters: Vorwasser.
form: Form.
formaldehyde: Formaldehyd.
formalin: Formalin.
formamide: Formamid.
formation: Formation.
formatio reticularis: Formatio reticularis.
formative: formativ.
formed: geformt.
formic acid: Ameisensäure.
formication: Ameisenlaufen; Kribbelgefühl.
formiciasis: Formiciasis.
formiminoglutamic acid (FIGLU): Formiminoglutaminsäure.
formol: Formol.
formol-gel test: Formolgel-Reaktion.
formol toxoid: Formoltoxoid.
formula: Formel.
formyl: Formyl.
fornix: Fornix.
Forssman's antibody: Forssman* Antikörper. – **F.'s antigen:** F.* Antigen.
Fort Bragg fever: Prätibialfieber; Herbstfieber, japanisches.
forward (heart) failure: Vorwärtsversagen.

Foshay's test: Foshay* Reaktion.
fossa: Fossa; Graben; Grube.
Foster-Kennedy syndrome: (Foster) Kennedy* Syndrom.
Fothergill operation: Fothergill* Operation.
four-day fever: Viertagefieber.
Fournier's gangrene: Fournier* Krankheit. – **F.'s sign:** F.* Zeichen.
fourth venereal disease: Vierte Krankheit.
fovea: Fovea; Grube.
foveola: Foveola.
Foville's syndrome: Foville* Syndrom.
Fowler's position: Fowler*(-Murphy*) Lagerung.
Fowler's solution: Fowler* Lösung.
Fowler's test: Fowler* Test.
Fox's disease: Fox* Krankheit.
Fox-Fordyce disease: Fox*-Fordyce* Krankheit.
foxglove: Fingerhut; Digitalis.
fraction: Fraktion.
fractional; fractionated: fraktioniert.
fractionation: Fraktionierung.
fracture: Fraktur; (Knochen-)Bruch. – **closed f.:** F., geschlossene. – **comminuted f.:** Splitterfraktur. – **complicated f.:** F., komplizierte. – **displaced f.:** F., dislozierte. – **fatigue f.:** Ermüdungsfraktur. – **fissured f.:** F., wachsende. – **greenstick f.:** Grünholzfraktur. – **intraarticular f.:** F., intraartikuläre. – **neurogenic f.; pathologic f.:** F., neurogene. – **open f.; compound f.:** F., offene. – **simple f.:** F., einfache. – **stress f.; march f.:** Marschfraktur. – **subcapital f.:** F., subkapitale. – **subperiosteal f.:** F., subperiostale. – **supracondylar f.:** F., suprakondyläre.
fractured: gebrochen.
fracture of femur: Oberschenkelbruch.
fracture of olecranon: Olekranonfraktur.
fracture of patella: Patellafraktur.
fracture of radius: Radiusfraktur.
fracture of the bridge of nose: Nasenbeinbruch.
fracture of the clavicula: Klavikulafraktur.
fracture of the femoral neck: Schenkelhalsfraktur.
fracture of the lower leg: Unterschenkelbruch.
fracture of the navicular bone: Navikular(e)fraktur.
fracture of the pelvic ring: Beckenringbruch.
fragile: fragil.
fragility: Fragilität.
fragment: Fragment.
fragment antigen binding: Fab-Fragment.
fragmentation: Fragmentation; Fragmentierung.
fraise: Fräse.
frambesia: Frambösie.
framycetin: Framycetin.
François syndrome: François* Syndrom.
Franceschetti's syndrome: Franceschetti* Syndrom.
Francis' disease: Tularämie.
Francisella: Francisella.
Frankenhäuser's ganglion: Frankenhäuser* Ganglion.
Frankfort horizontal plane: Deutsche Horizontale.
Frank-Starling rule: Frank*-Starling* Gesetz.
Franz self-retaining retractor: Franz* Rahmen.
Frazier-Spiller operation: Frazier*-Spiller* Operation.
freckle: Lentigo. – **Hutchinson's f.:** L. maligna. – **summer f.:** L. aestiva; Sommersprosse.
freckles: Sommersprossen.
free: frei.
free iron-binding capacity: freie Eisenbindungskapazität (fEBK).
free oscillation: Eigenschwingung.
free water clearance: Wasserclearance, freie.
freeze-drying: Gefriertrocknung.
freeze-etching: Gefrierätzung.
freezing: Einfrierung; Vereisung; frieren.
freezing point: Gefrierpunkt.
Frei's antigen: Frei* Antigen.
Freiberg's infraction: Freiberg*-Köhler* Syndrom.
Frejka pillow splint: Frejka* Spreizkissen.
fremitus: Fremitus.
French (catheter): Filière.
frenotomy: Frenulotomie.
frenulum: Frenulum.
frenulum of tongue: Zungenbändchen.
Frenzel glasses: Frenzel* Brille.

frenzy: Tobsucht; Wut.
frequency: Frequenz.
frequency distribution: Häufigkeitsverteilung.
frequency of labor: Wehenfrequenz.
frequent: frequent.
fresh: frisch.
fresh blood: Frischblut.
fresh frozen plasma: Tiefkühlplasma.
freudian theory: Freud* Lehre.
Freund's adjuvant: Freund* Adjuvans.
Freyer's operation: Freyer* Operation.
Frey's hairs: Frey* Reizhaare.
friction: Friktion; Frottieren.
(friction) rub: Reibegeräusch; Reiben.
Friedländer's bacillus: Friedländer* Bazillus.
Friedman's test: Friedman*(-Lapham*) Reaktion.
Friedreich's ataxia: Friedreich* Ataxie. – **F.'s sign:** F.* Zeichen.
Fried's rule: Fried* Regel.
fright: Schreck.
fright reaction: Schreckreaktion.
frigidity: Frigidität.
Fritsch's maneuver: Fritsch* Handgriff.
frog belly: Froschbauch.
Fröhlich's syndrome: Fröhlich* Syndrom.
Froin's syndrome: Nonne*-Froin* Syndrom.
Froment's sign: Froment* Zeichen.
Frommel's disease: Frommel* Krankheit.
frons: Stirn; Frons.
front: Front; Stirn-, Vorderseite.
frontal: frontal.
frontal bone: Stirnbein.
frontal eminence: Stirnhöcker.
frontal encephalocele: Sinzipitozele.
frontal lobe: Frontallappen; Stirnhirn-.
frontal lobe syndrome: Stirnhirnsyndrom.
frontal lobotomy: Stirnhirnausschaltung.
frontal plane: Frontalebene.
frontal sinus: Stirnhöhle.
frontal suture: Stirnnaht.
frontobasal: frontobasal.
fronto-orbital brain syndrome: Orbitalhirn-Syndrom.
frostbite: Frostbeule.
frottage: Frottieren; Reibung.
frozen section: Gefrierschnitt.
frozen shoulder: Schultersteife.
fructokinase: Fructokinase.
fructosan: Fructosan.
fructose: Fructose.
fructose-1,6-diphosphate: Fructose-1,6-diphosphat.
fructose intolerance: Fructoseintoleranz.
fructosemia: Fructosämie.
fructosuria: Fructosurie.
fruit: Fructus.
fruit fly: Frucht-, Taufliege.
fruit sugar: Fruchtzucker.
frustration: Frustration.
FSH (follicle-stimulating hormone)**:** FSH (follikelstimulierendes Hormon).
FTA-ABS test (fluorescent treponemal antibody-absorption test)**:** FTA-Test (Fluoreszenz-Treponemen-Antikörper-Test).
FTSG (full thickness skingraft)**:** Vollhautlappen.
FTT (failure to thrive)**:** Gedeihstörung.
Fuchs' (corneal) dystrophy: Fuchs* Hornhautdystrophie. – **F.' heterochromia:** F.* Heterochromie. – **F.' syndrome:** F.* Syndrom.
fuchsin: Fuchsin.
fuchsin stain: Fuchsinfärbung.
Fuchs-Rosenthal counting chamber: Fuchs*-Rosenthal* Zählkammer.
fucose: Fucose; Fukose.
fucosidosis: Fucosidose(-Syndrom).
fugitive: flüchtig; fugax.
fugue state: Dämmerzustand.
fugu poisoning: Fugu-Vergiftung.
fulgurant: foudroyant.
fulguration: Fulguratio(n).
full bath: Vollbad.
full denture: Vollprothese.
Fülleborn's method: Fülleborn* Anreicherung.
full-size: lebensgroß.
full-size x-rays: *röntg* Großaufnahme.
full thickness skingraft (FTSG)**:** Vollhautlappen.
fulminant: fulminans.
fumarate: Fumarat.
fumaric acid: Fumarsäure.
function: Funktion.
functional: funktionell.
functional disorder: Funktionsstörung.
functional insufficiency; stress response i.: Arbeitsinsuffizienz.
functional residual capacity: Residualkapazität, funktionelle.

F

functional testing: Funktionsprüfung.
function analysis: Funktionsanalyse.
funda: Funda.
fundament: Fundament.
fundamental: fundamental.
fundectomy: Fundektomie.
fundopexy: Fundopexie.
fundoplication: Fundoplicatio.
fundoscopy: Fundoskopie.
fundus: Fundus. – **f. uteri:** F. uteri.
funduscope: Funduskop.
fundusectomy: Fundektomie.
fungal; fungous: pilzartig.
fungal eczema: Pilzflechte.
fungal infection of nails: Nagelmykose.
fungemia: Fungämie.
fungi: Fungi.
fungicide: Fungizid.
fungiform: fungiform(is).
fungistasis: Fungistase.
fungistat: Fungistatikum.
fungoid: fungoides.
fungosity: Fungosität.
fungous: fungosus.
fungus: Fungus; Pilz.
funicle: Funiculus; (kleiner) Strang.
funicular: funikulär.
funicular hernia: Nabelschnurbruch.
funicular hydrocele: Samenstrangzyste.
funiculitis: Funikulitis; Funiculitis; (Samen-)Strangentzündung.
funiculosis: Funikulose.
funiculus: Funiculus; kleiner Strang.
funnel: Trichter.
funnel chest: Trichterbrust.
funnel-shaped pelvis: Trichterbecken.
furan; furane: Furan.
furanose: Furanose.
Fürbringer's method (of disinfection): Fürbringer* Methode.
furcation: Gabelung.
furfuraceous: furfuraceus.
furfuran: Furfuran.
furocoumarin: Furocumarine.
furor: Wut; Raserei; Furor.
furosemide: Furosemid.
furred: pelzig.
furring of tongue: Zungenbelag.
furrow: Furche.
furuncle: Furunkel; Furunculus.
furuncle of the nose: Nasenfurunkel.
furuncular otitis: Ohrfurunkel.
furunculosis: Furunculosis.
furunculus: Furunkel; Furunculus.
fury: Wut.
fuscin: Fuscin; Fuszin.
fused kidney: Fusionsniere; Verschmelzungsniere.
fusel oil: Fuselöl.
fusidic acid: Fusidinsäure.
fusiform: fusiform(is).
fusion: Fusion; Verschmelzung.
fusion frequency: Verschmelzungsfrequenz.
Fusobacterium: Fusobacterium.
fusoborreliosis: Fusoborreliose.
fusospirillary: fusospirillär.
fusospirochetosis: Fusospirochätose.
fustigation: Fustigation.
fuzzy coat: Glykokalix.
F wave: F-Welle.
Fy-factor: Fy-Faktor.

G

GABA (gamma-aminobutyric acid): GABA (Gammaaminobuttersäure).
gadolinium (Gd): Gadolinium (Gd).
Gaenslen's sign: Gaenslen* Handgriff.
Gaffky's scale or **table:** Gaffky* Skala.
gag reflex: Würgreflex.
Gaisböck's syndrome: Gaisböck* Syndrom.
gait: Gang; Gangart; Gehen. – **ataxic g.:** G., ataktischer. – **cerebellar g.:** G., zerebellarer. – **paraparetic g.:** G., paraparetischer. – **spastic g.:** G., spastischer.
gait deviation: Gangabweichung.
gait disturbance: Gangstörung.
galactagogue: Galaktagogum.
galactase: Galaktase.
galactemia: Galaktämie.
galactocele: Galaktozele.
galactocyte: Galaktozyt.
galactography: Galaktographie.
galactokinase: Galaktokinase.
galactophoritis: Milchgangentzündung.
galactopoiesis: Galaktopoese.
galactorrhea: Galaktorrhö.
galactorrhea-amenorrhea syndrome: Galaktorrhö-Amenorrhö-Syndrom.
galactosamine: Galaktosamin.
galactose: Galaktose.
galactose intolerance: Galaktoseintoleranz.
galactosemia: Galaktosämie.
galactose-1-phosphate: Galaktose-1-phosphat.
galactose-1-phosphate uridyltransferase: Galaktose-1-phosphat-uridyltransferase.
galactose tolerance test: Galaktosebelastung, -toleranztest.
galactosidase: Galaktosidase.
galactoside: Galaktosid.
galactostasis: Galaktostase.
galactosuria: Galaktosurie.
galactosyl: Galaktosyl.
galacturia: Galakturie.
galacturonic acid: Galakturonsäure.
Galant reflex: Galant* Reflex.
galea aponeurotica: Galea aponeurotica.
Galeazzi's fracture: Galeazzi* Fraktur. – **G.'s sign:** G.* Zeichen.
galenics; galenicals: Galenika; galenische Mittel.
galenism: Galenik.
Galen's vein: Galen* Vene.
gall: Galle.
gallamine: Gallamin.
gallate: Gallat.
gallbladder: Gallenblase.
gallbladder function test: Gallenblasenfunktionsprüfung.
gall duct: Gallengang.
gallic acid: Gallussäure.
Gallie's procedure: Gallie* Methode.
gallium (Ga): Gallium (Ga).
gallopamil: Gallopamil.
gallop rhythm: Galopprhythmus.
gallstone: Gallenstein, -konkrement.
gallstone ileus: Gallensteinileus.
gallstone lithotripsy: Gallensteinlithotripsie; Gallensteinzertrümmerung.
gallstones: Gallensteine; Cholelithiasis.
Galton's whistle: Galton* Pfeife.
galvanic: galvanisch.
galvanic current: Gleichstrom.
galvanism; galvanization: Galvanisation.
galvanocautery: Galvanokaustik.
galvanotherapy: Galvanotherapie.
gamasidiosis: Gamasidiosis.
gamete: Gamet. – **male g.:** Androgamet.
gamete intrafallopian transfer (GIFT): intratubarer Gametentransfer.
gametocyte: Gametozyt.
gametocytemia: Gametozytämie.
gametogenesis: Gametogenese.
gametogony: Gametogonie.
gametopathy: Gametopathie.
gamma-aminobutyric acid (GABA): Gammaaminobuttersäure (GABA).
gamma camera: Gammakamera.
gammacism: Gammazismus.
gamma encephalography: Gammaenzephalographie.
gamma fiber: Gammafaser.
gamma globulin: Gammaglobulin.

gamma-glutamyl transpeptidase: Gamma-Glutamyltranspeptidase (γ-GT).
gamma radiation: Gammastrahlung.
gamma radiator: Gammastrahler.
gamma rays: Gammastrahlen.
gamma rhythm: Gammarhythmus.
gammopathy: Gammopathie. – **monoclonal g.:** G., monoklonale. – **polyclonal g.:** G., polyklonale.
Gamna(-Gandy) nodules: Gamna*-Gandy* Körperchen, Knötchen.
gamogenesis: Gamogenesis, -gonie.
gamone: Gamon.
gamont: Gamont.
ganglia: Ganglien.
gangliectomy: Gangliektomie.
gangliitis: Gangliitis.
ganglioblast: Ganglioblast.
gangliocyte: Gangliozyt.
gangliocytoma: Gangliozytom.
gangliolysis: Gangliolyse.
ganglioma: Gangliom.
ganglion: Ganglion. – **celiac g.:** G. coeliacum. – **gasserian g.; trigeminal g.:** G. Gasseri (= G. trigeminale). – **g. impar; solar g.:** G. impar (= G. solare).
ganglion cell: Ganglienzelle.
ganglionectomy: Ganglionektomie.
ganglioneuroblastoma: Ganglioneuroblastom.
ganglioneuroma: Ganglioneurom.
ganglionic block(ade): Ganglienblockade.
ganglionic blocker: Ganglienblocker.
ganglionic ridge: Ganglienleiste.
ganglionitis: Ganglionitis.
ganglioplegic: Ganglioplegikum.
ganglioside: Gangliosid.
gangliosidosis: Gangliosidose.
gangliosympathectomy: Gangliosympathektomie.
gangosa: Gangosa.
gangrene: Gangrän; Gangraena. – **diabetic g.:** G., diabetische. – **dry g.:** G., trockene. – **gas g.:** G. emphysematosa. – **moist g.; humid g.:** G., feuchte.
gangrene of toes: Zehenbrand.
gangrenous: gangränös; gangraenosus.
Ganser's syndrome: Ganser* Syndrom.
Ganter's tube: Ganter* Sonde.
gap: Lücke; Aussparung; Spalt.
gap junction: Macula communicans; Gap Junction.
gappy set of teeth: Lückengebiß.
Gardnerella vaginalis: Gardnerella vaginalis.
Gardner's syndrome: Gardner* Syndrom. – **G.-Diamond syndrome:** G.*-Diamond* Syndrom.
gargalesthesia: Gargalästhesie.
gargling: gurgelnd.
gargoyle-like facies: Wasserspeiergesicht.
gargoylism: Gargoylismus.
Garland curve; Ellis-Garland line: Damoiseau*(-Ellis*) Linie.
Garland's triangle: Garland* Dreieck.
Garré's disease: Garré* Osteomyelitis.
Gartner's duct: Gartner* Gang.
gas: Gas.
gas analysis: Gasanalyse.
gas bacillus: Gasbazillus.
gas chromatography: Gaschromatographie.
gas constant: Gaskonstante.
gaseous: gasförmig.
gas(eous) edema: Gasödem.
gas exchange: Gasaustausch.
gas formation: Gasbildung.
gas gangrene; gas phlegmon: Gasbrand; Gasgangrän; Gasödem.
gasping (breathing): Schnappatmung; Fischmaulatmung.
gasserectomy: Gasserektomie.
gasserian ganglion: Gasser* Ganglion.
Gasser's syndrome: Gasser* Syndrom.
gastralgia; gasteralgia: Gastralgie; Magenschmerz.
gastrectasis; gastrectasia: Gastrektasie; Magenerweiterung.
gastrectomy: Gastrektomie; Magenentfernung. – **subtotal g.:** G., subtotale.
gastric: gastrisch.
gastric atony: Magenatonie.
gastric bleeding: Magenblutung.
gastric bubble: Magenblase.
gastric carcinoma: Magenkarzinom.
gastric cooling: Magenunterkühlung.
gastric digestion: Magenverdauung.
gastric dilatation: Magendilatation.
gastric diverticulum: Magendivertikel.
gastric fistula: Magenfistel.
gastric function test: Magenfunktionsprobe.
gastric intussusception: Mageninvagination.
gastric juice: Magensaft.

gastric lavage: Magenspülung.
gastric mucous membrane; gastric mucosa: Magenschleimhaut.
gastric neurosis; gastric neurasthenia: Magenneurose.
gastric peristalsis: Magenperistaltik.
gastric polyp: Magenpolyp.
gastric resection: Magenresektion.
gastric sarcoma: Magensarkom.
gastric secretion: Magensekretion.
gastric stump: Magenstumpf.
gastric surgery: Magenoperation.
gastric tetany: Magentetanie.
gastric torsion: Magentorsion.
gastric tumor: Magengeschwulst.
gastric ulcer: Magengeschwür.
gastric volvulus: Magenvolvulus.
gastrin: Gastrin.
gastrinoma: Gastrinom.
gastritis: Gastritis; Magenschleimhautentzündung. – **acute g.:** G., akute. – **chronic atrophic g.:** G., chronisch-atrophische. – **cirrhotic g.:** G. cirrhoticans. – **cystic g.:** G. cystica. – **erosive g.:** G. erosiva. – **granulomatous g.:** G., granulomatöse. – **phlegmonous g.:** G. phlegmonosa. – **polypous g.:** G. polyposa; G. proliferans. – **uremic g.:** G., urämische.
gastroanastomosis: Gastroanastomose.
gastrocamera: Gastrokamera.
gastrocolic: gastrokolisch.
gastrocolostomy: Gastrokolostomie.
gastrodisciasis: Gastrodiscoidiasis.
gastroduodenal: gastroduodenal.
gastroduodenitis: Gastroduodenitis.
gastroduodenoscopy: Gastroduodenoskopie.
gastroduodenostomy: Gastroduodenostomie.
gastrodynia; gastralgia: Gastrodynie.
gastroenteritis: Gastroenteritis. – **eosinophilic g.:** G., eosinophile.
gastroenteroanastomosis: Magen-Darm-Anastomose.
gastroenterocolitis: Gastroenterokolitis.
gastroenterology: Gastroenterologie.
gastroenteropathy: Gastroenteropathie. – **protein-losing g.:** G., exsudative; G., eiweißverlierende.
gastroenteroptosis: Gastroenteroptose.
gastroenterostomy: Gastroenterostomie.
gastroesophageal: gastroösophageal.
gastroesophageal vestibule: Vormagen.
gastrogavage: Magensondenernährung.
gastrogenic: gastrogen.
gastrointestinal (GI): gastrointestinal.
gastrointestinal tract: Gastrointestinaltrakt; Magen-Darm-Kanal.
gastrojejunostomy: Gastrojejunostomie.
gastrolith: Gastrolith.
gastrolysis: Gastrolyse.
gastromalacia: Gastromalazie.
gastropagus: Gastropagus.
gastroparesis; gastroparalysis: Gastroparese.
gastropathy: Gastropathie.
gastropexy: Gastropexie.
gastroplasty: Gastroplastik.
gastroplegia; gastroparalysis: Gastroplegie.
gastroplication: Gastroplikation; Magenplikatur.
gastroptosis: Gastroptose; Magensenkung.
gastrorrhagia: Gastrorrhagie; Magenblutung.
gastrorrhaphy: Gastrorrhaphie.
gastrorrhexis: Gastrorrhexis; Magenruptur.
gastroschisis: Gastroschisis; Bauchspalte.
gastroscope: Gastroskop.
gastroscopy: Gastroskopie; Magenspiegelung.
gastrospasm: Magenkolik, -krampf.
gastrostomy: Gastrostomie.
gastrotomy: Gastrotomie.
gastrula: Gastrula.
gastrulation: Gastrulation.
gate theory: Gate-Theorie.
Gaucher's disease: Gaucher* Krankheit.
Gaultheria Oil: Gaultheriaöl.
Gault's reflex: Gault* Reflex.
gauntlet: Handschuh.
gaussian curve: Gauß* Kurve. – **g. distribution:** G.* Normalverteilung.
gauze: Gaze; (Verband-)Mull.
gauze tubing: Schlauchmull.
gavage: Sondenernährung.
Gay-Lussac's law: Gay//Lussac* Gesetz.
gaze palsy: Blicklähmung.
gaze spasm: Blickkrampf.
GDH (glycerol-3-phosphate dehydrogenase): GDH (Glyzerin-3-phosphatdehydrogenase).
GDP (guanosine diphosphate): GDP (Guanosindiphosphat).

G

Gee's disease; Gee-Herter-Heubner disease: Gee*-Heubner*-Herter* Krankheit.
gegenhalten: Gegenhalten.
Geigel's reflex: Geigel* Reflex.
Geiger counter: Geiger*(-Müller*) Zählrohr.
gel: Gel.
gelasmus: Gelasma.
gelatin: Gelatine.
gelatin culture medium: Gelatinenährboden.
gelatinous: gelatinös.
gelation: Gelierung.
gel diffusion test: Geldiffusionstest.
gel (filtration) chromatography: Gelchromatographie; Gelfiltration.
Gélineau's syndrome; narcolepsy: Gélineau*(-Westphal*) Syndrom.
Gellé's test: Gellé* Versuch.
geloplegia: Lachschlag.
gelotripsy: Gelotripsie.
gel precipitation: Gelpräzipitation.
gemellology: Zwillingsforschung; Geminologie.
gemfibrozil: Gemfibrozil.
gena: Wange; Gena.
gender: Geschlecht.
gender identity: Geschlechtsidentität.
gender role: Geschlechtsrolle.
gene: Gen. – **holandric g.:** G., holandrisches. – **sex-linked g.:** G., geschlechtsgebundenes. – **silent g.:** G., kryptisches; G., stilles.
gene activation: Genaktivierung.
gene amplification: Genamplifikation.
gene cluster: Genkomplex.
gene duplication: Genduplikation.
gene expression: Genexpression.
gene flow: Genfluß.
gene frequency: Genfrequenz.
gene linkage: Genkopp(e)lung.
gene locus: Genlocus; Genort.
gene map: Genkarte.
gene mutation: Genmutation.
gene product (primary): Genprodukt.
general: generell.
general adaptation syndrome: Adaptationssyndrom (Selye*); Streßsyndrom.
general anesthesia: Allgemeinnarkose; Vollnarkose.
general condition: Allgemeinzustand (AZ).
generalization: Generalisation; Generalisierung.
generalized: generalisiert; generalisatus.
general practitioner: Praktiker; Allgemeinarzt.
generation time: Generationszeit.
generative: generativ.
generator: Generator.
generic: generisch.
generic drugs: Generika.
generic name: Freiname.
gene sequence: Gensequenz.
genesis: Genese; Genesis.
gene technology: Gentechnologie.
genetic: genetisch.
genetic burden: Genopathie.
genetic carrier: Anlageträger.
genetic code: genetischer Code.
genetic drift: Gendrift.
genetic engineering: Gentechnologie; Genmanipulation.
genetics: Genetik.
genetic traits: Erbanlage.
gene transfer: Gentransfer.
geniculate: geniculatus.
geniculate body: Kniehöcker.
geniculate neuralgy: Genikulatumneuralgie.
geniculum: Geniculum.
genin: Genin.
geniocheiloplasty: Geniocheiloschisis.
genital: genital; genitalis.
genitalia; genitals; genital organs: Geschlechtsorgane; Genitalien; Genitalapparat. – **external g.:** G., äußere. – **internal g.:** G., innere.
genitourinary: urogenital.
genitourinary system: Urogenitalsystem; Apparatus urogenitalis.
genitourinary tract: Urogenitaltrakt.
genitourinary tuberculosis: Urogenitaltuberkulose.
genocopy: Genokopie.
genodermatosis: Genodermatose; Genodermie.
genome: Genom.
genomic mutation: Genommutation.
genotype: Genotyp.
gentamicin: Gentamicin, -mycin.
gentian violet: Gentianaviolett.
gentisic acid: Gentisinsäure.
genu: Genu; Knie. – **g. recurvatum:** G. recurvatum; Hohlknie. – **g. valgum:**

G. valgum; X-Bein. – **g. varum:** G. varum; O-Bein.
genucubital position: Knie-Ellenbogen-Lage.
genuine: genuin.
genupectoral position: Knie-Brust-Lage.
genus: Genus; Gattung.
geographic tongue: Landkartenzunge.
geomedicine: Geomedizin.
geophagism; geophagia; geotragia: Geophagie.
geotrichosis: Geotrichose.
geotropism: Geotropismus.
Geraghty catheter: Geraghty* Katheter.
Gerhardt's test: Gerhardt* Probe.
geriatrics; geriatric medicine: Geriatrie; Altersheilkunde.
geriopsychosis: Alterspsychose.
germ: Keim; Erreger.
germanium (Ge): Germanium (Ge).
German measles: Röteln.
germ cell: Keimzelle; Gonozyt.
germicidal: germizid.
germinal: germinal.
germinal center: Keimzentrum.
germinal disk: Keimscheibe.
germinal epithelium: Keimepithel; Samenepithel.
germinal vesicle: Keimblase.
germinative: germinativ.
germinoblast: Germinoblast.
germinoblastoma: Germinoblastom.
germinoma: Germinom; Gonozytom.
germ layer: Keimanlage; Keimblatt.
germ-layer dislocation: Keimdislokation.
germ plasm: Keimplasma.
germ track: Keimbahn.
geroderma; gerodermia: Geroderma; Gerodermia; Altershaut.
gerontology; gereology: Gerontologie; Geratologie; Alternsforschung; Alternslehre.
gerontotherapeutics: Geriatrika.
gerontoxon: Gerontoxon; Arcus senilis.
Gerstmann's syndrome: Gerstmann* Syndrom; Angularis-Syndrom.
gestagen: Gestagen.
gestagen test: Gestagentest.
gestalt: Gestalt.
gestalt therapy: Gestalttherapie.
gestation: Gestation.
gestational diabetes: Schwangerschaftsdiabetes.
gestational psychosis: Schwangerschaftspsychose.
gestational pyelonephritis: Schwangerschaftspyelonephritis.
gestational signs: Schwangerschaftszeichen.
gestational toxicosis: Gestationstoxikose.
gestation time: Gestationsalter; Schwangerschaftsdauer.
gestosis: Gestose.
gesture: Gestik.
GFR (glomerular filtration rate): GFR (glomeruläre Filtrationsrate).
Ghon's focus: Ghon* Herd. – **G.'s primary lesion; G.'s tubercle:** G.* Primärkomplex.
ghost corpuscle: Blutkörperchenschatten; Achromo(retikulo)zyt.
GI: gastrointestinal.
Giannuzzi's demilunes; G.'s cells: Gianuzzi* Halbmonde.
Gianotti-Crosti syndrome: Gianotti*-Crosti* Syndrom.
giant: Riesen-.
giant cell: Riesenzelle.
giant cell arteritis: Riesenzellen-Arteriitis; Horton* Syndrom.
giant cell granuloma: Riesenzellengranulom.
giant cell sarcoma: Riesenzellensarkom.
giant cell tumor: Riesenzellentumor.
giant chromosome: Riesenchromosom.
giant follicular lymphoma: Brill*-Symmers* Syndrom.
giant hypertrophic gastritis: Riesenfaltengastritis.
giantism: Hochwuchs; Riesenwuchs; Gigantismus.
giant leukocyte: Riesenleukozyt.
giant platelet: Riesenthrombozyt.
giant platelet syndrome: Bernard*-Soulier* Syndrom.
giardiasis: Giardiasis.
Gibbs' energy: Gibbs* Energie.
gibbus: Gibbus; (Spitz-)Buckel; anguläre Kyphose.
Gibson's murmur: Gibson* Geräusch; Maschinengeräusch.
giddiness: Benommenheit; Schwindel.
Giemsa's stain: Giemsa* Färbung.
von Gierke disease: van Creveld*-v. Gierke* Krankheit.
Gifford's sign: Gifford* Zeichen.

GIFT (gamete intrafallopian transfer): ITGT (intratubarer Gametentransfer).
gigantism: Hochwuchs; Gigantismus; Riesenwuchs.
gigantoblast: Gigantoblast.
gigantocyte: Gigantozyt.
gigantomastia: Gigantomastie.
Gigli's saw: Gigli* Säge.
Gilbert's syndrome: Gilbert* Syndrom.
Gilchrist's bandage: Gilchrist* Verband.
Gilchrist's disease: Gilchrist* Krankheit.
gill arch: Kiemenbogen.
Gill's decompression: Gill* Dekompression.
Gilles de la Tourette's syndrome: Tourette* Syndrom.
ginger: Zingiber officinale; Ingwer.
gingiva: Gingiva; Zahnfleisch.
gingival pocket: Zahnfleischtasche.
gingivectomy: Gingiv(o)ektomie.
gingivitis: Gingivitis; Zahnfleischentzündung. – **g. gravidarum; g. of pregnancy:** G. gravidarum. – **hyperplastic g.:** G. hyperplastica. – **necrotizing ulcerative g.:** G. ulcerosa. – **simple g.:** G. simplex.
gingivostomatitis: Gingivostomatitis.
ginseng: Ginseng.
GIP (gastric inhibitory polypeptide): GIP (gastrisches inhibitorisches Polypeptid).
Girard's method: Girard* Hernienoperation.
girdle: Gürtel; Cingulum.
girdle pain: Zonästhesie.
girth of chest: Brustumfang.
gitalin: Gitalin.
gitaloxin: Gitaloxin.
githagin: Githagin.
gitoxigenin: Gitoxigenin.
gitoxin: Gitoxin.
gitter cell: Gitterzelle.
glabella: Glabella.
glabrous: glatt; kahl.
glacial acetic acid: Eisessig.
gland: Drüse. – **acinous g.:** D., azinöse. – **apocrine g.:** D., apokrine. – **eccrine g.:** D., ekkrine. – **endocrine g.:** D., endokrine. – **exocrine g.:** D., exokrine. – **holocrine g.:** D., holokrine. – **merocrine g.:** D., merokrine. – **mucous g.:** D., muköse; D., muzinöse. – **serous g.:** D., seröse. – **tubular g.:** D., tubuläre; D., tubulöse.
glanders: Rotz.
glandotropic: glandotrop.
glandula: Glandula; Drüse.
glandular: glandulär.
glandular fever: Drüsenfieber.
glandular tissue: Drüsengewebe.
glandule: Glandula; Drüse.
glans penis: Eichel; Glans penis.
Glanzmann's thrombasthenia: Glanzmann*-Naegeli* Syndrom.
glarometer: Glarometer.
Glasgow Coma Scale: Glasgow-Komaskala.
glass: Glas; Vitrum.
glass blower's cataract: Glasbläserstar; Feuerstar.
glasses: Brille.
glass eye: Glasauge.
glassfiberoptic: Glasfaseroptik.
glassy: glasig.
Glauber's salt: Glaubersalz.
glaucoma: Glaucoma; Glaukom. – **chronic g.:** G. chronicum. – **congestive g.; narrow** or **closed angle g.:** G., kongestives. – **simple g.; open angle g.:** G. simplex.
glaucoma attack: Glaukomanfall.
glaucosis: Glaukose.
gleet: Katarrh, postgonorrhoischer; Bonjour-Tröpfchen.
Glenn's operation: Glenn* Operation.
glenoid: glenoidal(is).
glia: Glia.
glia cells: Gliazellen.
gliadin: Gliadin.
gliadin tolerance test: Gliadintoleranztest.
glibenclamide: Glibenclamid.
glide: gleiten.
glider cane: Gehwagen.
glioblast: Glioblast.
glioblastoma: Glioblastom.
gliocytes: Gliazellen.
glioma: Gliom.
gliomatosis: Gliomatose.
glioneuroblastoma; glioneuroma: Glioneuroblastom; Glioneurom.
gliosarcoma: Gliosarkom.
gliosis: Gliose; Gliosis.
glipizide: Glipizid.
gliquidone: Gliquidon.
glisoxepide: Glisoxepid.
Glisson's capsule: Glisson* Kapsel. – **G.'s disease:** G.* Krankheit. – **G.'s sling:** G.* Schlinge.

glissonitis: Glissonitis.
glitter cell: Glitzerzelle.
global: global.
globin: Globin.
globoid cell: Globoidzelle.
globoside: Globosid.
globular: globulär.
globule(s): Globulus; Globuli.
globulin: Globulin. – **antihemophilic g.:** G., antihämophiles. – **corticosteroid binding g.:** G., Corticosteroid-bindendes. – **sex-hormone binding g.:** G., Sexualhormon-bindendes. – **thyroxine binding g.:** G., Thyroxin-bindendes.
globus: Globus.
globus sensation: Kloßgefühl.
glomectomy: Glomektomie.
glomerular: glomerulär.
glomerular filtration rate: glomeruläre Filtrationsrate.
glomeruli: Glomerula; Glomeruli.
glomerulitis: Glomerulitis.
glomerulonephritis: Glomerulonephritis. – **acute g.:** G., akute. – **chronic g.:** G., chronische. – **extracapillary g.:** G., extrakapilläre. – **hemorrhagic g.:** G., hämorrhagische. – **membranoproliferative g.:** G., membranoproliferative. – **rapidly progressive g.** (RPGN): G., rasch progrediente.
glomerulopathy: Glomerulopathie.
glomerulosclerosis: Glomerulosklerose.
glomerulus: Glomerulus; Glomerulum.
glomus: Glomus.
glomus tumor: Glomustumor.
glossa: Zunge; Glossa.
glossalgia: Glossodynie.
glossal myotonia phenomenon: Zungenphänomen.
glossectomy: Glossektomie.
glossitis: Glossitis; Zungenentzündung.
glossodynia: Glossodynie.
glossolabial: glossolabial.
glossolalia: Glossolalie.
glossopharyngeal: glossopharyngeal.
glossopharyngeal nerve: Glossopharyngeus.
glossopharyngeal neuralgia: Glossopharyngeusneuralgie.
glossoplegia: Glossoplegie; Zungenlähmung.
glossoptosis: Glossoptosis.
glossopyrosis: Zungenbrennen.
glossospasm: Glossospasmus; Zungenkrampf.
glossotrichia: Glossotrichie.
glossy eye: Glanzauge.
glossy skin: Glanzhaut.
glottic: glottisch.
glottis: Glottis.
glove: Handschuh.
glover's suture: Kürschnernaht.
glucagon: Glukagon.
glucagonoma: Glukagonom.
glucan: Glucan.
Gluck's operation: Gluck* Operation.
glucocerebrosidase: Glucocerebrosidase.
glucocorticoid: Glucocorticoid; Glucosteroid.
glucogenesis: Glucogenese.
glucohemia: Glucosämie.
glucokinase: Glucokinase.
gluconeogenesis: Gluconeogenese.
glucopenia: Glucopenie.
glucoprotein: Glucoprotein.
glucopyranose: Glucopyranose.
glucosamine: Glucosamin.
glucose: Glucose; Glukose; Traubenzucker.
glucose dehydrogenase: Glucose-dehydrogenase.
glucose-galactose intolerance: Glucose-Galaktose-Malabsorption.
glucose-insulin tolerance test (GITT): Glucose-Insulin-Belastungstest.
glucosemia: Glucosämie.
glucose oxidase: Glucose-oxidase.
glucose-6-phosphatase: Glucose-6-phosphatase.
glucose-1-phosphate: Glucose-1-phosphat.
glucose-6-phosphate: Glucose-6-phosphat.
glucose-6-phosphate dehydrogenase: Glucose-6-phosphat-dehydrogenase.
glucose-phosphate isomerase: Glucose-phosphat-isomerase.
glucose-1-phosphate uridyltransferase: Glucose-1-phosphat-uridyltransferase.
glucose threshold: Zuckerschwelle.
glucose tolerance test: Glucose-toleranztest (GTT); Blutzuckerbelastung(sprobe).
glucosidase: Glucosidase.
glucoside: Glucosid.
glucosuria: Glucosurie.

G

glucuronic acid: Glucuronsäure.
glucuronidase: Glucuronidase.
glucuronide: Glucuronid.
glucuronyl transferase: Glucuronyltransferase.
glue: Leim.
glue sniffer: Schnüffler.
glue-sniffing: Thinner-Sucht; Schnüffeln.
glutamate: Glutamat.
glutamate dehydrogenase: Glutamat-dehydrogenase.
glutamic acid: Glutaminsäure (Glu).
glutamic-oxaloacetic transaminase: Glutamat-oxalacetat-transaminase.
glutamic-pyruvic transaminase: Glutamat-pyruvat-transaminase.
glutaminase: Glutaminase.
glutaminate: Glutaminat.
glutamine: Glutamin (Gln).
glutamin synthetase: Glutamin-synthetase.
γ-glutamyl transpeptidase: γ-Glutamyltransferase, -transpeptidase.
glutaraldehyde: Glutaraldehyd.
glutaric acid: Glutarsäure.
glutaryl-CoA synthetase: Glutaryl-CoA-synthetase.
glutathione: Glutathion.
gluteal: glutäal; gluteal.
gluteal muscle: Glutealmuskel; Gesäßmuskel.
gluteal nerves: Gesäßnerven.
glutelin: Glutelin; Glutenin.
gluten: Gluten.
gluten-free: glutenfrei.
gluten-induced enteropathy: Glutenenteropathie.
gluteus: Gesäßmuskel; Glutäus.
glutinous: glutinosus.
glycane: Glykan.
glycemia: Glykämie.
glyceraldehyde: Glycerinaldehyd; Glyceraldehyd.
glyceraldehyde-3-phosphate: Glycerinaldehyd-3-phosphat.
glyceric acid: Glycerinsäure.
glyceride: Glycerid.
glycerin; glycerol: Glycerin.
glycerin agar: Glycerinagar.
glycerolphosphate dehydrogenase: Glycerinphosphat-dehydrogenase.
glycerol phosphatide: Glycerophosphatid.
glyceryl trinitrate: Glyceryltrinitrat; Nitroglycerin.
glycine; glycocin: Glycin (Gly).
glycinemia: Glycinämie.
glycinuria: Glycinurie; Hyperglycinurie.
glycocalyx: Glykokalix.
glycocholic acid: Glykocholsäure.
glycocoll; glycine: Glykokoll.
glycogen: Glykogen.
glycogenase: Glykogenase.
glycogenesis: Glykogenese; Glykogenie; Glykogenaufbau.
glycogenetic: glukogen; glukoplastisch.
glycogenic center: Zuckerzentrum.
glycogenolysis: Glykogenolyse; Glykogenabbau.
glycogenosis: Glykogenose.
glycogen storage disease: Glykogenspeicherkrankheit.
glycogeusia: Glykogeusie.
glycol: Glykol.
glycolate: Glykolat.
glycolic acid: Glykolsäure.
glycolipide: Glykolipid.
glycolysis: Glykolyse.
glyconeogenesis: Glykoneogenese.
glycopeptide: Glykopeptid.
glycophorin: Glykophorin.
glycoprival; glycoprivous: glykopriv.
glycoprotein: Glykoprotein.
glycosamine glycane: Glykosaminoglykan.
glycosidase: Glykosidase.
glycoside: Glykosid.
glycosphingolipid: Glykosphingolipid.
glycosuria: Glykosurie; Harnzucker.
glycosylated hemoglobin: Glykohämoglobin.
glycosyl transferase: Glykosyltransferase.
glycyrrhizin: Glycyrrhizin.
glymidine: Glymidin; Glycodiazin; Glykodiazin.
glyoxalase: Glyoxalase.
glyoxalate: Glyoxylat.
glyoxalate cycle: Glyoxylatzyklus.
glyoxylic acid: Glyoxalsäure.
Gmelin's test: Gmelin* Probe.
GMP (guanosine monophosphate)**:** GMP (Guanosinmonophosphat).
gnat: Stechmücke.
gnathic: gnathogen.
gnathion: Gnathion.
gnathology: Gnathologie.

gnathopalatoschisis: Kiefer-Gaumen-Spalte; Gnathopalatoschisis.
Gnathostoma: Gnathostoma.
gnathostomiasis: Gnathostomiasis.
gnotobiotics: Gnotobiose.
goal: Ziel.
goat's milk anemia: Ziegenmilchanämie.
goblet cell: Becherzelle.
goggle-eyed: glotzäugig.
goiter: Kropf; Struma. – **endemic g.:** St., endemische. – **intrathoracic g.:** St. endothoracica. – **juvenile g.:** Adoleszentenstruma. – **nodular g.:** St. nodosa. – **substernal g.:** St. retrosternalis.
goiter belt: Kropfgebiet.
goiter heart: Kropfherz.
goitrogen: strumigen.
goitrous cretinism: Kropfkretinismus.
gold: Gold; Aurum (Au).
Goldblatt kidney: Goldblatt* Niere; Drosselniere.
Goldenhar's syndrome: Goldenhar* Syndrom.
Goldstein's aphasia: Goldstein* Aphasie. – **G.-Reichmann disease:** G.*-Reichmann* Krankheit.
Golgi apparatus: Golgi* Apparat. – **G.'s cells; G.'s neurons:** G.* Zellen. – **G.'s stain:** G.* Färbung. – **G.'s tendon organ:** G.* Korpuskel. – **G.-Mazzoni corpuscles:** G.*-Mazzoni* Körperchen.
Goll's fibers: Goll* Fasern. – **G.'s tract:** G.* Strang.
Goltz-Gorlin syndrome: Goltz*-Gorlin* Syndrom.
Gombault's degeneration: Gombault* Degeneration.
Gomori's stain: Gomori* Silberimprägnation.
gomphosis: Einstauchung; Gomphosis.
gonad: Gonade.
gonadal: gonadal.
gonadal aplasia: Agonadismus.
gonadal dose: Gonadendosis.
gonadal dysgenesis: Gonadendysgenesie.
gonadal shield: Gonadenschutz.
gonadarche: Gonadarche.
gonadectomy: Gonadektomie.
gonadoblastoma: Gonadoblastom.
gonadotrophic hormones: Gonadotropine.
gonadotropin-releasing hormone: Gonadotropin-Releasing-Hormon.
gonadotropins: Gonadotropine. – **anterior pituitary g.:** G., hypophysäre. – **chorionic g.:** G., extrahypophysäre.
gonagra: Gonagra.
gonalgia: Gonalgie.
gonarthritis: Gonarthritis; Gonitis.
gonarthrosis: Gonarthrose.
goniometer: Winkelmesser; Goniometer.
gonion: Gonion.
gonioscope: Gonioskop.
goniosynechia: Goniosynechie.
goniotomy: Goniotomie.
gonoblennorrhea: Gonoblennorrhö.
gonococcal conjunctivitis: Gonoblennorrhö.
gonococcus, Pl. **gonococci:** Gonococcus, Pl. Gonokokken.
gonocyte: Gonozyt.
gonocytoma: Gonozytom; Goniom.
gonorrhea: Gonorrhö.
gonosomal: gonosomal.
gonosome: Gonosom.
Goodpasture's syndrome: Goodpasture* Syndrom.
Goormaghtigh's cells: Goormaghtigh* Zellen; juxtaglomeruläre Zellen.
goose flesh: Gänsehaut; Cutis anserina.
goose neck ureter: Gänsegurgelureter.
Gopalan's syndrome: Gopalan* Syndrom.
Gordan-Overstreet syndrome: Gordan*-Overstreet* Syndrom.
Gordon's reflex: Gordon* Reflex.
Gordon's test: Gordon* Test.
Gorlin-Goltz syndrome: Gorlin* Syndrom.
Gosselin's fracture: Gosselin* Fraktur.
GOT (glutamic-oxaloacetic transaminase): GOT (Glutamat-Oxalat-Transaminase).
Gougerot's syndrome: Gougerot* Syndrom.
gout: Gicht.
gout nephropathy; g. kidney: Gichtnephropathie, -niere.
gouty: gichtig.
Gowers' sign; G.'s maneuver: Gowers* Zeichen. – **G.'s tract:** G.* Bündel.
GPT (glutamic-pyruvic transaminase): GPT (Glutamat-Pyruvat-Transaminase).
graafian follicle: Graaf* Follikel.
gracile: grazil.
gradation: Gradation.

Gradenigo's syndrome: Gradenigo* Syndrom.
gradient: Gradient.
gradiometer: Gradiometer.
graduated; gradual: graduell.
graduation photometer: Stufenphotometer.
Graefe's operation: von Graefe* Operation. – **G.'s sign:** G.* Zeichen. – **G.'s syndrome:** G.* Syndrom.
graft: Transplantat. – **allogeneic g.:** T., allogenes. – **autogenous g.:** T., autologes (= autogenes). – **syngeneic g.:** T., syngenes.
graft(ing): Transplantation; Pfropfung; Übertragung; Verpflanzung.
graft-versus-host reaction: Transplantat-Wirt-Reaktion.
Graham Little syndrome: Little*-Lassueur*-Piccardi* Syndrom.
Graham Steell murmur: (Graham) Steell* Geräusch.
grain: Getreide.
gram: Gramm.
gram-equivalent: Grammäquivalent.
gramicidin: Gramicidin.
gram-labile: gramlabil.
gram-negative: gramnegativ.
gram-positive: grampositiv.
Gram's stain: Gram* Färbung.
grand mal: Grand-mal-Epilepsie.
granular: granulär.
granular casts: granulierte Zylinder.
granular cells: Körnerzellen.
granular cell tumor: Granularzelltumor.
granular conjunctivitis: Trachom(a).
granular layer: Körnerschicht.
granulate: Granulat.
granulation: Granulation.
granulation tissue: Granulationsgewebe.
granule, Pl. **granules:** Körnchen; Granulum, Pl. Granula.
granulocyte drumsticks: Leukozytenkernanhänge.
granulocyte-erythrocyte ratio: granuloerythrozytärer Index.
granulocytes: Granulozyten. – **basophil g.:** G., basophile. – **eosinophil g.:** G., eosinophile. – **neutrophil g.:** G., neutrophile.
granulocytopenia: Granulozytopenie.
granulocytopoiesis: Granulozytopoese.
granulocytosis: Granulozytose; Granulozytämie.
granuloma: Granulom(a). – **g. anulare:** G. anulare. – **apical g.; dental g.:** G. apicale. – **eosinophilic g.:** G., eosinophiles. – **g. inguinale:** G. inguinale (tropicum). – **g. pyogenicum; septic g.:** G. pyogenicum. – **lipophagic g.:** G., lipophages. – **venereal g.:** G. venereum.
granulomatosis: Granulomatose; Granulomatosis.
granulomere: Granulomer.
granulopenia: Granulo(zyto)penie.
granulopoiesis: Granulopoese.
granulosa cells: Granulosazellen.
granulosa cell tumor: Granulosazelltumor.
granulose: granulosus.
granulosis rubra nasi: Schweißdrüsennase.
graphic: graphisch.
graphite: Graphit.
graphitosis: Graphitlunge.
graphology: Graphologie.
graphospasm: Graphospasmus; Schreibkrampf.
grasping: Greifen; Nachgreifen.
grasp reflex: Greifreflex; Umklammerungsreflex.
grass dermatitis: Wiesengräserdermatitis.
Grasset's sign: Grasset* Zeichen.
grass pollen asthma: Gräserasthma.
Gratiolet's optic radiation: Gratiolet* Sehstrahlung.
grave: schwer; gravis.
gravel: Grieß.
Grave's ophthalmopathy: endokriner Exophthalmus.
Graves' disease: Basedow* Krankheit; Graves* Krankheit.
grave wax: Leichenwachs; Adipocire.
gravid: schwanger; gravid.
gravida: Schwangere; Gravida.
gravidity; graviditas: Schwangerschaft; Gravidität; Graviditas.
gravimetry; gravimetric analysis: Gravimetrie.
gravitation; gravity; gravitational attraction: Gravitation; Schwerkraft.
Grawitz' tumor: Grawitz* Tumor.
gray: grau.
gray matter: Grau; graue Substanz.

gray methemoglobinemic cyanosis: Batiochromie.
grayness: Grau-, Weißhaarigkeit; Canities.
gray syndrome of the newborn: Grey-Syndrom.
graze: Schürfwunde.
greasy: fettig.
greasy ointment: Fettsalbe.
greater circulation: Körperkreislauf.
greater omentum: Darmnetz.
great toe: Großzehe; Hallux.
green: grün.
green blindness: Grünblindheit; Deuteranop(s)ie.
green cancer: Chlorom.
Greenfield's disease: Greenfield* Syndrom.
green soap: Schmierseife.
greenstick fracture: Grünholzfraktur.
Gregg's syndrome: Gregg* Syndrom.
Greig's syndrome: Greig* Syndrom.
grenz rays: Grenzstrahlen.
grey: grau (↗gray).
grid: Gitter; Raster.
grimace: Grimasse.
grinding of teeth: Zähneknirschen.
grip: Griff; greifen.
grip(pe): Grippe.
griseofulvin: Griseofulvin.
Gritti's operation: Gritti* Amputation.
Grocco's triangle: Grocco*-Rauchfuß* Dreieck.
Groenblad-Strandberg syndrome: Groenblad*-Strandberg* Syndrom.
Groenouw's syndrome: Groenouw* Syndrom.
groin: Leiste; Inguen.
groove: Furche.
gross hematuria: Makrohämaturie.
ground itch: Bodenkrätze; Ancylostoma-Dermatitis.
ground substance: Grundsubstanz.
group: Gruppe.
group B streptococci: B-Streptokokken.
group dynamics: Gruppendynamik.
grouping: Gruppierung.
group therapy: Gruppentherapie.
group transfer: Gruppentransfer.
growth: Wachstum; Wuchs.
growth factor (GF): Wachstumsfaktor.
growth form (of colonies): Wuchsform.
growth hormone: Wachstumshormon.
growth in length: Längenwachstum.
growth period: Wachstumsperiode, -phase.
growth plate: Wachstumszone.
growth retardation: Wachstumshemmung, -verzögerung.
Gruber-Widal reaction: Gruber*-Widal* Reaktion.
gruel: Haferschleim; Schleimabkochung.
gryposis: Gryposis.
GTP (guanosine triphosphate): GTP (Guanosintriphosphat).
GTT (glucose tolerance test): GTT (Glucosetoleranztest).
guaiacol: Guajakol.
guaiac test: Guajaktest.
guanase: Guanase.
guanethidine: Guanethidin.
guanidase: Guanidase.
guanidine: Guanidin.
guanine: Guanin.
guanosine: Guanosin.
guanosine diphosphate: Guanosin-5''-diphosphat.
guanosine monophosphate: Guanosinmonophosphat.
guanosine triphosphate: Guanosin-5'-triphosphat.
guanylate cyclase: Guanylat-cyclase.
guardianship: Pflegschaft; Vormundschaft.
Guarnieri's inclusion bodies: Guarnieri* Einschlußkörperchen.
Gubler's paralysis: Gubler* Lähmung.
Guedel's stages of general anesthesia: Guedel* Schema. – **G.'s tube:** G.* Tubus.
Guérin's fracture: Guérin* Fraktur. – **G.'s glands:** G.* Drüsen.
guide wire: Führungsdraht.
Guillain-Barré syndrome: Guillain*-Barré* Syndrom.
guilt: Schuld.
guinea pig: Meerschweinchen.
guinea worm: Guineawurm.
gullet: Speiseröhre.
Gullstrand's slit lamp: Gullstrand* Lampe.
gulonic acid: Gulonsäure.
gulose: Gulose.
gum: Zahnfleisch; Gingiva; Gummi.
gumboil: Parulis.
gumma: Gumma.
gummy; gummatous: gummös.

Gumprecht's shadows: Gumprecht* Kernschatten, Schollen.
gums: Zahnfleisch.
gunpowder burn: Schmauchspur.
gunshot wound: Schußverletzung.
Günzburg's test: Günzburg* Probe.
gurgling: gurgelnd.
gustation: Geschmack.
gustatory: gustatorisch; gustativ; geschmacklich.
gustatory cells: Geschmackszellen.
gustatory center: Geschmackszentrum.
gustatory path(way): Geschmacksbahn.
gustatory substance: Schmeckstoff.
gustometry: Geschmacksprüfung; Gustometrie.
Guthrie test: Guthrie* Hemmtest.
gut receptor: Entero(re)zeptor.
gutta: Tropfen; Gutta.
gutta-percha: Guttapercha.
guttate: tropfenförmig; guttatus.
guttural: guttural.
gymnophobia: Gymnophobie.
gynandrism: Gynandrie.
gynandroblastoma: Gynandroblastom.
gynanthropus: Gynanthropus.
gynatresia: Gynatresie.
gynecologic(al): gynäkologisch.
gynecologist: Gynäkologe; Frauenarzt.
gynecology: Gynäkologie; Frauenheilkunde.
gynecomastia: Gynäkomastie.
gynecotrop: gynäkotrop.
gypsum: Gips.
gyrase: Gyrase.
gyrate: gewunden; gyratus.
gyratory vertigo: Gyrosa.
gyrus, Pl. gyri: Gyrus, Pl. Gyri.

H

Haab's reflex: Haab* Reflex. – **H.-Dimmer dystrophy:** H.*(-Dimmer*) Dystrophie.
habenula: Habenula.
habit: Angewohnheit; i.w.S. Abhängigkeit.
habit-forming: suchterzeugend.
habitual: habituell.
habituated; habitual: gewöhnt.
habituation: Gewöhnung; Gewohnheit; Habituation.
habitus: Habitus.
habronemiasis: Habronem(at)osis.
hachement: Hackung.
Hackethal nailing: Bündelnagelung (Hackethal*).
hacking cough: Stakkato-Husten.
Haeckel's law: Haeckel* Gesetz.
Haemadipsa: Haemadipsa.
Haemaphysalis: Haemaphysalis.
Haemophilus: Haemophilus. – **H. aegypticus:** H. aegypti(c)us; H. conjunctivitidis. – **H. ducreyi; Ducrey's bacillus:** H. ducreyi. – **H. influenzae:** H. influenzae. – **H. pertussis:** Bordetella pertussis.
Haemosporidia: Haemosporidia.
Haff disease: Haffkrankheit.
Hagedorn-Jensen method: Hagedorn*-Jensen* Methode.
Hageman factor: Hageman-Faktor.
Haglund's deformity: Haglund* Ferse.
hair: Haar.
hairball: Haarball; Trichobezoar.
hair cell: Haarzelle.
hair coat: Behaarung.
hair color: Haarfarbe.
hair cone: Haarkegel.
hair follicle: Haarfollikel; Haarbalg.
hair follicle mite: Demodex folliculorum.
hairiness: Behaarung.
hairless: haarlos.
hairless legs: Beinglatze.
hairlessness: Haarlosigkeit.
hair-line fracture: Knochenfissur.
hair mite: Haarmilbe.
hair nodule: Haarknötchen.
»hair-on-end« appearance: Bürstenschädel.
hair papilla: Haarpapille.
hair whorls: Vortices pilorum; Haarwirbel.
hair worm: Haarwurm.
hairy: haarig.
hairy cell: *hämat* Haarzelle.
hairy heart: Zottenherz.
hairy leukoplakia: Haarleukoplakie.
hairy nevus: Tierfellnävus.
Haldane chamber: Haldane* Apparat.
half-life: Halbwertszeit.
half-moon: Halbmond.
half-permeable: halbdurchlässig.
halfstrength milk: Halbmilch.
half-value layer: Halbwertsschicht.
half-value thickness: Halbwertsdicke.
halide: Halogenid.
halisteresis: Halisterese; Halisteresis.
halitosis: Mundgeruch; Halitosis.
halitus: Halitus.
Hallermann-Streiff syndrome: Hallermann*-Streiff*-François* Syndrom.
Haller's tripod: Haller* Dreifuß.
Hallervorden-Spatz syndrome: Hallervorden*-Spatz* Syndrom.
Hallgren's syndrome: Hallgren*-Alström* Syndrom.
Hallopeau's acrodermatitis: Hallopeau* Eiterflechte.
hallucination: Halluzination. – **auditory h.:** H., akustische. – **gustatory h.:** H., gustative. – **haptic h.; tactile h.:** H., haptische. – **olfactory h.:** H., olfaktive. – **visual h.:** H., optische.
hallucinatory: halluzinatorisch.
hallucinogen: Halluzinogen.
hallucinolytic: halluzinolytisch.
hallucinosis: Halluzinose.
hallux: Hallux. – **h. malleus:** H. malleus. – **h. rigidus:** H. rigidus. – **h. valgus:** H. valgus; X-Zehe. – **h. varus:** H. varus.
halo: Halo; Hof. – **senile peripapillary h.:** Halo glaucomatosus.
halogen: Halogen.

halogen acne: Halogenakne.
halogenated hydrocarbon: Halogenkohlenwasserstoff.
halogenation: Halogenierung.
halometry: Halometrie.
halo nevus: Halonävus (Sutton*).
haloperidol: Haloperidol.
halosteresis: Halisterese; Halisteresis.
halothane: Halothan.
Halsted's suture: Halsted* Naht.
ham: Kniekehle.
hamamelis: Hamamelis.
hamartoma: Hamartom.
hamate (bone); hamatum: Hamatum.
Hamburg-Wechsler test: Hamburg-Wechsler* Intelligenztest.
Hamilton's method: Hamilton* Methode.
Hamman's disease: Hamman* Syndrom. – **H.-Rich syndrome:** H.*-Rich* Syndrom.
hammer: Hammer.
hammer finger: Hammerfinger.
hammer nose: Knollennase.
hammertoe: Hammerzehe; Hallux malleus.
Hammond's syndrome: Hammond* Krankheit.
hamster: Hamster.
hand: Hand.
hand disinfection: Händedesinfektion.
handedness: Händigkeit.
H. and E. stain: HE-Färbung (Hämatoxylin-Eosin-Färbung).
hand-foot-and-mouth disease: Hand-Fuß-Mund-Exanthem.
hand-foot syndrome: Hand-Fuß-Syndrom.
handicap: Behinderung.
Hand-Schüller-Christian disease: Hand*-Schüller*-Christian* Krankheit; Liporetikulose.
handwriting: Handschrift.
Hanganatziu-Deicher reaction: Hanganatziu*-Deicher* Reaktion.
hanging: Erhängen.
hanging cast (therapy): Hängegips.
hangnail: Niednagel.
hangover: Kater.
Hanhart's syndrome: Hanhart* Syndrom.
Hanot's disease: Hanot* Zirrhose.
Hansen's bacillus: Hansen* Bazillus.
H antigen: H-Antigen.
haphalgesia: Haphalgesie.
haploid: haploid.
haploidy: Haploidie.
haploscope: Haploskop.
hapten(e): Hapten.
haptic: haptisch.
haptics: Haptik.
haptoglobin: Haptoglobin; Haptoglobulin.
haptophobia: Berührungsfurcht.
haptophoric: haptophor.
Harada's syndrome: Harada* Syndrom.
hard: hart; durus.
hardening: Härten; Verspannung.
hardness: Härte.
hard-rubber gag: Gummikeil.
hard tick: Schildzecke.
harelip: Hasenscharte; Oberlippenspalte; Cheiloschisis.
harlequin fetus: Ichthyosis congenita.
harlequin sign: Harlekinfarbwechsel.
harmless: harmlos.
harmonic: harmonisch.
harpoon: Harpune.
Harrison's groove: Harrison* Furche.
Harrison's test: Harrison* Test.
Harris tube: Harris* Sonde.
Hartmann's pouch: Hartmann* Sack.
Hartmann's speculum: Hartmann* Spekulum.
Hartnup disease: Hartnup-Syndrom.
harvest fever: Erntefieber.
harvest mite: Erntekrätzemilbe.
harvest mite dermatitis: Ernte-, Gerstenkrätze.
Hashimoto's thyroiditis: Hashimoto* Thyreoiditis.
hashish: Haschisch.
Hassall's corpuscles: Hassall* Körperchen.
Haudek's niche: Haudek* Nische; Profilnische.
haustra coli: Haustra coli.
haustration: Haustrierung.
Haverhill fever: Haverhill-Fieber; Erythema arthriticum epidemicum.
haversian system: Havers* Lamellensystem.
hay fever: Heufieber; Heuschnupfen.
Hb (hemoglobin): Hb (Hämoglobin).
HbC or **HbS drepanocytosis:** C-Drepanozytose.
HBD (hydroxybutyric dehydrogenase): HBDH (Hydroxybutyrat-Dehydrogenase).

HBV (hepatitis B virus): HBV (Hepatitis-B-Virus).
HDL (high-density lipoproteins): HDL (Lipoproteine hoher Dichte).
head: Kopf; Caput; Cephalus.
headache: Kopfschmerz. – **vasomotor h.:** K., vasomotorischer. – **vertebrogenic h.:** K., vertebragener.
head bandage: Kopfverband.
headcap: Kopfkappe.
headgear: Gesichtsbogen.
head injury: Kopfverletzung.
head louse: Kopflaus.
head nodding tremor: Ja-Tremor.
head of femur: Femurkopf; Hüftkopf; (Ober-)Schenkelkopf.
head of pancreas: Pankreaskopf.
headphone: Kopfhörer.
Head's zone: Head* Zone.
Heaf's test: Heaf* Test.
healing: Heilung.
healing by first intention: Primärheilung.
healing by second intention: Sekundärheilung.
health: Gesundheit.
health education: Gesundheitserziehung.
health hazard: Gesundheitsrisiko.
health insurance: Krankenkasse, -versicherung.
health protection: Gesundheitsschutz.
health risk: Gesundheitsrisiko.
health status: Gesundheitszustand.
healthy: gesund.
hearing: Hören.
hearing aid: Hörapparat, -gerät.
hearing center: Hörzentrum.
hearing disorder: Hörstörung; Gehörfehler.
hearing distance: Hörbereich.
hearing impairment: Hörschaden.
hearing loss: Hörverlust. – **acute h. l.:** Hörsturz.
hearing mutism: Hörstummheit.
hearing of voices: Stimmenhören.
hearing organ: Gehörorgan.
hearing test: Hörprüfung.
heart: Herz; Cor. – **artificial h.:** H., künstliches. – **fatty h.:** Cor adiposum. – **irritable h.:** H., nervöses; H., reizbares. – **left h.:** H., linkes. – **right h.:** H., rechtes.
heart action: Herzaktion.
heart attack: Herzattacke.
heartbeat: Herzschlag.
heart block: Herzblock.
heartburn: Sodbrennen.
heart chamber: Herzkammer.
heart defect: Herzfehler.
heart failure: Herzinsuffizienz, -versagen.
heart failure cell: Herzfehlerzelle.
heart-lung machine: Herz-Lungen-Maschine.
heart murmur: Herzgeräusch. – **accidental h. m.:** H., akzidentelles. – **band-shaped h. m.:** H., bandförmiges. – **spindle-shaped h. m.:** H., spindelförmiges.
heart position: Lagetyp.
heart rate: Herzfrequenz.
heart shadow: Herzschatten.
heart-shaped tapeworm: Diphyllobothrium cordatum, D. mansoni.
heart sound: Herzton. – **accentuated h. s.:** H., akzentuierter. – **first h. s.:** H., erster. – **second h. s.:** H., zweiter. – **third h. s.:** H., dritter. – **fourth h. s.:** H., vierter.
heart transplantation: Herztransplantation.
heart tumors: Herztumoren.
heart valve: Herzklappe. – **artificial h. v.:** H., künstliche.
heat: Hitze; Wärme.
heat accumulation: Wärmestau.
heat coagulation: Hitzekoagulation.
heat collapse: Hitzekollaps.
heat conduction: Wärmeleitung.
heat convection: Wärmekonvektion.
heat cramps: Hitzekrämpfe.
heat exchanger: Wärmeaustauscher.
heat exhaustion: Hitzekollaps; Wärmeschaden.
heating: Erhitzung; Erwärmung.
heat-labile: hitzeempfindlich.
heat of combustion: Verbrennungswärme.
heat production: Wärmebildung.
heat radiation: Wärmestrahlung.
heat rash: Schweißbläschen.
heat regulation: Wärmeregulation.
heat resistance: Hitzeresistenz.
heat-resistant: hitzebeständig.
heat sterilization: Hitzesterilisation.
heatstroke: Hitzschlag.
heat unit: Wärmeeinheit.
heavy: schwer.
heavy-chain disease: Schwerkettenkrankheit; Schwere-Ketten-Krankheit.

heavy hydrogen: Deuterium.
heavy metal: Schwermetall.
heavy-metal line: Schwermetallsaum.
heavy-metal poisoning; h.-m. intoxication: Schwermetallvergiftung.
hebephrenia: Hebephrenie.
Heberden's disease: Heberden* Krankheit. – **H.'s nodes:** H.* Knoten.
hebetude: Abstumpfung; Hebetudo.
hectic: hektisch.
(Hedinger's) carcinoid syndrome: Hedinger* Syndrom.
heel: Ferse; Hacke.
heel bone: Fersenbein; Calcaneus.
heel-knee test: Knie-Hacken-Versuch.
heelpain: Fersenschmerz.
Heerfordt's disease: Heerfordt*(-Mylius*) Syndrom.
Hegar's dilator: Hegar* Stift. – **H.'s sign:** H.* Zeichen.
Heidenhain's stain: Heidenhain* Färbung.
height: Körpergröße.
height of fundus: Fundusstand.
Heimlich maneuver: Heimlich* Handgriff.
Heinecke-Mikulicz operation: Heineke*-Mikulicz* Operation.
Heine-Medin disease: Heine*-Medin* Krankheit.
Heinz bodies: Heinz*(-Ehrlich*) Körper.
HeLa cell: HeLa-Zelle.
helcogenic: helkogen.
helcosis: Helkosis.
Helicobacter pylori: Helicobacter pylori.
helicotrema: Helicotrema.
heliotherapy: Heliotherapie.
helium (He): Helium (He).
helix: Helix.
helleborism: Helleborismus.
Heller's cardiomyotomy: Heller* Kardiomyotomie.
HELLP syndrome: HELLP-Syndrom.
helmet cell: Fragmentozyt.
Helmholtz' theory: v. Helmholtz* Theorie.
helminth: Helminthe; Wurm.
helminth egg determination: Wurmeiernachweis.
helminth eggs: Wurmeier.
helminthiasis: Helminthiasis; Wurmkrankheit.
helminthology: Helminthologie.
helminthosis: Helminthose.
heloderma: Heloderma, -dermie.
help: Hilfe.
helper: Helfer.
helper T cell: Helfer-T-Zelle.
helper virus: Helfer-Virus.
helpless: hilflos.
helvellic acid: Helvellasäure.
Helweg's bundle: Helweg* Dreikantenbahn.
hemadsorption: Hämadsorption.
hemagglutination: Hämagglutination.
hemagglutination-inhibition reaction or **test:** Hämagglutinationshemmungsreaktion, -hemmtest (HAH).
hemagglutinin: Hämagglutinin.
hemalum; alum hematoxylin: Hämalaun.
hemangiectasis: Hämangiektasie.
hemangioendothelioma: Hämangioendotheliom.
hemangioma: Hämangiom; Haemangioma; Blutschwamm. – **cavernous h.:** H. cavernosum. – **sclerosing h.:** H., sklerosierendes.
hemangioma-thrombocytopenia syndrome: Hämangiom-Thrombopathie-Syndrom.
hemangiomatosis: Hämangiomatose; Haemangiomatosis.
hemangiopericytoma: Hämangioperizytom.
hemangiosarcoma: Hämangiosarkom; Angiosarkom.
hemarthros: Haemarthros; Haemarthron.
hemarthrosis: Hämarthrose.
hematein: Hämatein.
hematemesis: Hämatemesis.
hemat(h)idrosis: Blutschweiß, -schwitzen; Häm(at)hidrose; Haematidrosis.
hematic: hämatisch.
hematin: Hämatin.
hematinemia: Hämatinämie.
hematinic: hämatisch.
hematinuria: Hämatinurie.
hematobium: Hämosit.
hematoblast: Hämatoblast.
hematocele: Haematocele; Hämatozele. – **parametric h.:** H. retrouterina. – **testicular h.:** H. testis.
hematochezia: Haematochezia.
hematochyluria: Hämatochylurie.
hematocolpos: Häm(at)okolpos.
hematocrit: Hämatokrit.

hematocytometer: Hämozytometer.
hematocyturia: Hämozyturie.
hematogenous; hematogenic: hämatogen.
hematohidrosis: Hämathidrose; Haematidrosis.
hematoid: hämatoid.
hematoidin: Hämatoidin.
hematology: Häm(at)ologie.
hematoma: Hämatom; Haematoma; Bluterguß. – **epidural h.:** H., epidurales. – **intracranial h.:** H., intrakranielles. – **intramural h.; dissecting h.:** H., intramurales. – **periorbital h.:** H., periorbitales. – **subcutaneous h.:** H., subkutanes. – **subdural h.:** H. subdurale. – **subungual h.:** H., subunguales.
hematomediastinum: Hämatomediastinum.
hematometra: Hämatometra.
hematomphalocele: Hämatomphalos.
hematomyelia: Hämatomyelie; Rückenmarkblutung.
hem(at)opericardium: Häm(ato)perikard.
hem(at)operitoneum: Hämaskos.
hematoplastic: hämatoplastisch.
hematopoiesis: Hämopo(i)ese.
hematoporphyrin: Hämatoporphyrin.
hematorrhachis: Hämatorrhachis.
hematorrhea: Hämatorrhö.
hematosalpinx: Hämatosalpinx.
hematoscheocele: Hämatoscheozele.
hematosepsis; septicemia: Hämatosepsis.
hematosiphoniasis: Haematosiphoniasis.
hematospermatocele: Hämatospermatozele.
hematospermia: Hämospermatismus, -spermie.
hematostatics: Hämatostatica, -tika.
hematothorax: Hämatothorax.
hematotoxic: hämatotoxisch.
hematotympanum: Hämatotympanon.
hematoxylin: Hämatoxylin.
hematoxylin-eosin staining: Hämatoxylin-Eosin-Färbung.
hematozoon: Hämosit.
hematuria: Haematuria; Hämaturie. – **false h.:** H., falsche. – **macroscopic h.:** H., makroskopische. – **microscopic h.:** H., mikroskopische.
hematuria-nephropathy-deafness syndrome, hereditary: Nephropathie-Taubheitssyndrom.
heme: Häm.
hemeralopia: Hemeralopie.
hemiacetal: Halbacetal.
hemiachromatopsia: Hemiachromatopsie.
hemiagnosia: Hemiagnosie.
hemialgia: Hemialgie.
hemiamblyopia: Hemiamblyopie.
hemianalgesia: Hemianalgesie.
hemianesthesia: Hemianaesthesia; Hemianästhesie. – **alternating h.:** H., alternierende. – **bulbar h.:** H., bulbäre. – **spinal h.:** H. spinalis.
hemianop(s)ia: Hemianopsie. – **binasal h.:** H., binasale. – **bitemporal h.:** H., bitemporale. – **heteronymous h.; crossed h.:** H., heteronyme. – **homonymous h.:** H., homonyme.
hemiapraxia: Hemiapraxie.
hemiataxia: Hemiataxie.
hemiathetosis: Hemiathetose.
hemiatrophy: Hemiatrophia. – **facial h.:** H. faciei; H. facialis progressiva. – **h. of tongue:** H. linguae.
hemiballism: Hemiballismus.
hemiblock: Hemiblock.
hemicephalia: Hemizephalie.
hemichorea: Hemichorea.
hemicolectomy: Hemikolektomie. – **left h.:** H., linksseitige. – **right h.:** H., rechtsseitige.
hemicorporectomy: Hemikorporektomie.
hemicrania: Hemikranie.
hemidesmosome: Hemidesmosom.
hemidrosis: Hämhidrose.
hemigastrectomy: Hemigastrektomie.
hemignathia: Hemignathie.
hemihepatectomy: Hemihepatektomie.
hemihyperesthesia: Hemihyperästhesie.
hemihyper(h)idrosis: Hemihyperhidrosis.
hemihyp(o)esthesia: Hemihypästhesie.
hemilaminectomy: Hemilaminektomie.
hemilaryngectomy: Hemilaryngektomie.
hemilateral: Halbseiten…
hemimelia: Hemimelie.
hemin: Hämin.
hemiparalysis: Hemiparalyse.
hemiparaplegic syndrome: Brown//Séquard* Lähmung.
hemiparesis: Hemiparese.
hemiparkinsonism: Hemiparkinson.
hemipelvectomy: Hemipelvektomie.

hemiplegia: Hemiplegia; Hemiplegie; Halbseitenlähmung. – **alternate h.:** H. alternans. – **capsular h.:** H., kapsuläre. – **collateral h.:** H., kollaterale. – **crossed h.:** H. cruciata. – **flaccid h.:** H. flaccida. – **homolateral h.:** H., homolaterale. – **(infantile) spastic h.:** H. spastica. – **spinal h.:** H., spinale.
hemiplegic: hemiplegisch.
Hemiptera: Wanzen.
hemirhachischisis: Hemirhachischisis.
hemisphere: Hemisphäre.
hemispherectomy: Hemisphärektomie.
hemisporosis: Hemisporose.
hemisyndrome: Halbseitensyndrom.
hemisystole: Hemisystolie.
hemithyroidectomy: Hemithyreoidektomie.
hemivertebra: Halbwirbel.
hemizygote: hemizygot.
hemobilia: Hämobilie.
hemoblastosis: Hämoblastose.
hemochromatosis: Hämochromatose.
hemochrome: Hämochrom.
hemochromogen: Hämochromogen.
hemoclastic: hämoklas(t)isch.
hemoconcentration: Bluteindickung; Hämokonzentration.
hemoconia: Hämokonien; Blutstäubchen.
hemoculture: Blutkultur.
hemocyte: Hämozyt.
hemocytoblast: Hämozytoblast; Hämatogonie.
hemocytometer: Hämozytometer.
hemodialysis: Hämodialyse; Blutdialyse.
hemodialysis solution: Dialysierflüssigkeit.
hemodialyzer: Hämodialysator.
hemodilution: Hämodilution; Blutverdünnung.
hemodromometer: Hämodromometer.
hemodynamics: Hämodynamik.
hemodynamometry: Blutdruckmessung.
hemofiltration: Hämofiltration.
hemofuscin: Hämofuscin.
hemoglobin (Hb): Hämoglobin (Hb). – **abnormal h.:** Hb, anomales. – **fetal h. (HbF):** Hb, fetales (HbF). – **glycosylated h. (HbA_{1c}):** Hb, glykosyliertes. – **reduced h.:** Hb, reduziertes.
hemoglobin cast: Hämoglobinzylinder.
hemoglobinemia: Hämoglobinämie.
hemoglobinometer: Hämo(globino)meter.
hemoglobinometry: Hämoglobinometrie.
hemoglobinopathy: Hämoglobinopathie.
hemoglobin SC disease: Hämoglobin-S-C-Krankheit.
hemoglobinuria: Hämoglobinurie.
hemogram: Blutbild; Hämogramm.
hemohistioblast: Hämohistioblast.
hemolysate: Hämolysat.
hemolysin: Hämolysin.
hemolysis: Hämolyse.
hemolytic: hämolytisch.
hemolytic disease of the newborn: Morbus haemolyticus neonatorum.
hemolyzing: hämolysierend.
hemopathy: Blutkrankheit.
hemoperfusion: Hämoperfusion.
hemoperitoneum: Hämatoperitoneum.
hemopexin: Hämopexin.
hemophilia: Hämophilie.
hemophili(a)c: Bluter.
hemophil(ic): hämophil.
hemophilic joint: Blutergelenk.
hemophthalmia; hemophthalmus: Hämophthalmus.
hemopneumothorax: Hämatopneumothorax.
hemopoiesis: Hämopo(i)ese.
hemopoietic: hämopo(i)etisch.
hemoprotein: Hämoprotein.
hemoptysis: Bluthusten; Hämoptoe. – **parasitic h.:** H., parasitäre.
hemorheology: Hämorheologie.
hemorrhage: Hämorrhagie.
hemorrhage e vacuo: E(x)-vacuo-Blutung.
hemorrhagic: hämorrhagisch; haemorrhagicus.
hemorrhagic ascites: Hämatoperitoneum.
hemorrhagic blister: Blutblase.
hemorrhagic disease of the newborn: Morbus haemorrhagicus neonatorum.
hemorrhagic pachymeningitis: Pachymeningeosis haemorrhagica.
hemorrhagic shock: Blutungsschock.
hemorrheology: Hämorrheologie.
hemorrhoidal: haemorrhoidal(is).
hemorrhoidal node: Hämorrhoidalknoten.
hemorrhoidal sclerotherapy (Bensaude): Bensaude* Methode.
hemorrhoidectomy: Hämorrhoidektomie.

hemosiderin: Hämosiderin.
hemosiderosis: Hämosiderose; Hämosiderosis.
hemospermia: Hämospermatismus, -spermie.
hemostasiopathy: Hämostaseopathie.
hemostasis; hemostasia: Hämostase.
hemostat: Gefäßklemme.
hemostatic: Hämostatikum; hämostatisch.
hemostyptic: Hämostyptikum.
hemotherapy: Häm(at)otherapie.
hemothorax: Häm(at)othorax.
hemotoxin: Haemotoxin; Blutgift.
hemotropic: hämotrop.
hemp: Hanf; Cannabis.
hemp fever: Cannabiosis.
henbane: Hyoscyamus niger; Bilsenkraut.
Henderson-Hasselbalch equation: Henderson*-Hasselbalch* Gleichung.
Henderson-Jones disease: Reichel* (-Jones*-Henderson*) Krankheit.
Henle's layer: Henle* Schicht. – **H.'s loop:** H.* Schleife.
Hensen's disk: H-Zone.
hepar: Hepar; Leber.
heparin: Heparin.
heparinization: Heparinisierung.
heparinocyte: Heparinozyt.
heparin sulfate: Heparansulfat.
hepatectomy: Hepatektomie.
hepatic: hepatisch.
hepatic abscess: Leberabszeß.
hepatic bile: Lebergalle.
hepatic circulation: Leberkreislauf.
hepatic coma: Leberkoma. – **endogenous h. c.:** L., endogenes. – **exogenous h. c.:** L., exogenes. – **spurious h. c.:** L., falsches.
hepatic cyst: Leberzyste.
hepatic duct: Lebergang.
hepatic dullness: Leberdämpfung.
hepatic encephalopathy: Zirrhoseenzephalopathie.
hepatic failure: Leberversagen.
hepatic fibrosis: Leberfibrose.
hepatic hemangioma: Leberhämangiom.
hepatic hydatid cysts: Leberechinokokkose.
hepatic lobe: Leberlappen.
hepatic lobules: Leberläppchen.
hepaticoenterostomy: Hepatikoenterostomie.
hepaticostomy: Hepatikostomie.
hepaticotomy: Hepatikotomie.
hepatic perfusion: Leberperfusion.
hepatic pulse: Leberpuls.
hepatic stress syndrome: Schockleber.
hepatic vein occlusion: Lebervenenverschlußkrankheit.
hepatic veins: Lebervenen.
hepatitis: Hepatitis; Leberentzündung. – **anicteric h.:** H., anikterische. – **cholestatic h.:** H., cholestatische. – **chronic h.:** H., chronische. – **epidemic h.:** H. epidemica. – **fulminant h.:** H., fulminante. – **hepatitis C; non-A, non-B h.:** Non-A-Non-B-H. – **infectious h.; hepatitis A:** H., infektiöse. – **toxic h.:** H., toxische.
hepatitis A virus (HAV): Hepatitis-A-Virus. – **hepatitis B virus** (HBV): Hepatitis-B-Virus. – **hepatitis C virus** (HCV): Hepatitis-C-Virus.
hepatitis B surface antigen (HBsAg): Hepatitis-B-Oberflächenantigen.
hepatitis vaccination: Hepatitisschutzimpfung.
hepatization: Hepatisation.
hepatoblastoma: Hepatoblastom.
hepatocellular: hepatozellulär.
hepatocellular carcinoma: Leberzellkarzinom.
hepatocerebral: hepatozerebral.
hepatocholangioenterostomy: Hepatocholangioenterostomie.
hepatocyte: Hepatozyt.
hepatoenterostomy: Hepatoenterostomie.
hepatogastrostomy: Hepatogastrostomie.
hepatogenous; hepatogenic: hepatogen.
hepatogram: Hepatogramm.
hepatolenticular degeneration: hepatolentikuläre Degeneration.
hepatolienal: hepatolienal.
hepatolienal fibrosis: Banti* Syndrom.
hepatolienography: Hepatolienographie.
hepatolienomegaly: Hepatosplenomegalie.
hepatolith: Hepatolith.
hepatolithectomy: Hepatolithektomie.
hepatology: Hepatologie.
hepatoma: Hepatom.
hepatomegaly: Hepatomegalie; Leververgrößerung.
hepatopexy: Hepatopexie.
hepatophlebitis: Hepatophlebitis.

H

hepatoptosis: Hepatoptose.
hepatorenal: hepatorenal.
hepatorrhaphy: Lebernaht.
hepatorrhexis: Hepatorrhexis.
hepatosis: Hepatose.
hepatosplenography: Hepatosplenographie.
hepatosplenomegaly: Hepatosplenomegalie.
hepatotomy: Hepatotomie.
hepatotoxic: hepatotoxisch.
hepatotoxic agent: Lebergift.
hepatotoxicity: Hepatotoxizität.
hepatotropic: hepatotrop.
heptachlor: Heptachlor.
heptane: Heptan.
heptose: Heptose.
herb; plant: Herba.
herbicide: Herbizid.
herbs: Kräuter.
hereditary: hereditär; erblich.
hereditary α_1-antitrypsin deficiency: Laurell*-Eriksson* Syndrom.
hereditary disease: Erbkrankheit.
heredity: Heredität; Erblichkeit; Vererbung.
heredoataxia: Heredoataxie.
heredodegeneration: Heredodegeneration.
Hering's afterimage: Hering* Nachbild. – **H.'s theory:** H.* Farbentheorie. – **H.-Breuer reflex:** H.*-Breuer* Reflex.
Herlitz' syndrome: Herlitz* Syndrom.
hermaphrodite: Zwitter.
hermaphroditism: Hermaphroditismus. – **false h.; spurious h.:** H. spurius. – **true h.:** H., echter (verus).
hermetic: hermetisch.
hernia: Hernie. – **hiatal h.:** H., paraösophageale. – **incarcerated h.:** H., eingeklemmte. – **irreducible h.:** H., irreponible. – **sliding h.:** H., gleitende.
hernial orifice: Bruchpforte.
hernial sac: Bruchsack.
hernia of esophagus: Ösophagushernie.
herniated (intervertebral) disk: Bandscheibenprolaps, -vorfall, -hernie.
hernia truss: Bruchband; Bracherium.
herniolaparotomy: Herniolaparotomie.
hernioplasty: Hernioplastik.
herniorrhaphy: Hernio(r)rhaphie.
herniotomy: Herniotomie; Bruchoperation.
heroin: Heroin; Diacetylmorphin.
heroin addiction; heroinism: Heroinabhängigkeit.
herpangina: Herpangina; Herpesangina.
herpes: Herpes; Bläschenausschlag. – **h. facialis; h. simplex of the face:** H. facialis. – **h. genitalis:** H. genitalis. – **h. labialis:** H. labialis. – **h. simplex:** H. simplex. – **h. zoster:** H. zoster; Zoster.
herpesviruses: Herpesviren.
herpetic: herpetisch.
herpetic infection: Herpesinfektion.
Herring bodies: Herring* Körper.
Hers disease: Hers* Krankheit.
Herter's infantilism: Herter*-Heubner* Krankheit.
Hertwig-Magendie syndrome: Hertwig*-Magendie* Phänomen.
hertz (Hz): Hertz.
Heryng's sign: Burger* Zeichen.
Heschl's gyrus: Heschl* Hirnwindung.
hesperidin: Hesperidin.
Hesselbach's hernia: Hesselbach* Hernie. – **H.'s triangle:** H.* Band.
heteroagglutination: Heteroagglutination.
heteroantibody: Heteroantikörper.
heterochromatin: Heterochromatin.
heterochromatosis: Heterochromatose.
heterochromia: Heterochromie.
heterochromosome: Heterochromosom.
heterochronia: Heterochronie.
heterocinesia: Heterokinese.
heterocladic: heterokladisch.
heterocyclic: heterozyklisch.
heterodontia: Heterodontie.
heterodromus: heterodrom.
heteroduplex: Heteroduplex.
heterogamete: Heterogamet.
heterogamy: Heterogamie.
heterogeneity: Heterogenie.
heterogeneous: heterogen.
heterogenetic: heterogenetisch.
heterogony: Heterogonie.
heterograft: Heterotransplantat.
heterohemagglutinin: Heterohämagglutinin.
heteroimmunity: Heteroimmunität.
heteroinfection: Heteroinfektion.
heterokaryon: Heterokaryon.
hetero-keratoplasty: Heterokeratoplastik.
heterologous: heterolog.
heterologous serum: Heteroserum.

heterolysis: Heterolyse.
heteromeria: Heteromerie.
heterometropia: Heterometropie.
heteromorphopsia: Heteromorphopsie.
heteromorphosis: Heteromorphose.
heteromorphous: heteromorph.
heteronymous: heteronym.
heteropagus: Heteropagus.
heterophagocytosis: Heterophagie.
heterophasic: heterophasisch.
heterophil(ic): heterophil.
heterophoria: Heterophorie.
heterophyiasis: Heterophy(d)iasis.
heteroplasia; alloplasia: Heteroplasie.
heteroplastic: heteroplastisch.
heteroplasty: Heteroplastik.
heteroploidy: Heteroploidie.
heteroproteinemia: Heteroproteinämie.
heteropsia: Heteropsie.
Heteroptera: Heteroptera.
heteroscopy: Heteroskopie.
heterosexuality: Heterosexualität.
heterosome: Heterosom.
heterotonia: Heterotonie; Tonuswechsel.
heterotopia; heterotopy: Heterotopie.
heterotopic: heterotop; heterotopisch.
heterotransplant: Heterotransplantat.
heterotransplantation: Heterotransplantation.
heterotrophy: Heterotrophie.
heterotropia: Heterotropie.
heterovaccine: Heterovakzine.
heteroxenous: heteroxen.
heterozygosis: Heterozygotie.
heterozygous: heterozygot.
Heubner-Herter disease: Heubner*-Herter* Infantilismus.
Heuser's membrane: Heuser* Membran.
hexachlorobenzene: Hexachlorbenzol.
hexachlorocyclohexane: Hexachlorcyclohexan.
hexachlorophene: Hexachlorophen.
hexachromic: hexachrom(atisch).
hexacyclium methylsulfat: Hexocyclium-methylsulfat, -metilsulfat.
hexadactylism: Hexadaktylie; Sechsfingrigkeit.
hexadecanoic acid: Zetylsäure.
hexamethonium bromide: Hexamethoniumbromid.
hexamethylenetetramine: Hexamethylentetramin.
hexavalent: sechswertig.
hexestrol: Hexoestrol.
hexobarbital: Hexobarbital.
hexokinase: Hexokinase.
hexonic acid: Hexonsäure.
hexoprenaline: Hexoprenalin.
hexosamine: Hexosamin.
hexosaminidase: Hexosaminidase.
hexose: Hexose.
hexose-diphosphatase: Hexosediphosphatase.
hexose-monophosphate: Hexosemonophosphat.
hexosephosphate: Hexosephosphat.
hexuronic acid: Hexuronsäure.
Hg (hydrargyrum)**:** Hg.
HGH (human growth hormone)**:** Somatotropin; Wachstumshormon.
HGPRT (hypoxanthine-guanine-phosphoribosyl transferase)**:** HGPRT.
hiatal hernia: Hiatushernie. – **sliding h. h.:** H., gleitende.
hiatus: Hiatus.
hibernation: Hibernation; Winterschlaf. – **artificial h.:** H., künstliche.
hibernoma: Hibernom.
hiccup: Schluckauf.
hidradenitis: Hidradenitis; Schweißdrüsenentzündung.
hidradenoma: Hidradenom; Schweißdrüsenadenom.
hidrocystoma: Hidrozystom; Schweißzyste.
hidrosis: Hidrose.
hidrotic: hidrotisch.
hieralgia: Hieralgie.
hierarchy: Hierarchie.
high-altitude hypoxia: Höhenkollaps.
high blood pressure: (Blut-)Hochdruck.
high frequency: Hochfrequenz.
high-frequency surgery: Hochfrequenzchirurgie.
high molecular: hochmolekular.
high potency: Hochpotenz.
high pressure: Hochdruck.
high-pressure system: Hochdrucksystem.
high-risk delivery: Risikogeburt.
high-risk pregnancy: Risikoschwangerschaft.
high voltage: Hochspannung.
high-voltage current: Starkstrom.
high-voltage therapy: Hochvolttherapie.
hilar: hilär.
hilar dance: Hilustanzen.

hilar lymphnodes: Hiluslymphknoten.
Hilton's line: Hilton* Linie.
hilum: Hilum.
hilum of the lung: Lungenhilus.
hilus: Hilus.
hilus cells: Hiluszellen.
hilus-cell tumor: Hiluszelltumor.
hilus dance: Hilustanzen.
hindbrain: Hinterhirn.
Hines-Brown cold pressure test: Brown* Test.
hinge joint: Diarthros; Diarthrosis.
Hinton's test: Hinton* Test.
hip: Hüfte. – **snapping hip:** H., schnappende; H., schnellende.
hip abduction bandage: Spreizbandage.
hip bone: Hüftbein.
hip joint: Hüftgelenk.
von Hippel-Lindau disease; Hippel's disease: v. Hippel*-Lindau*(-Czermak*) Syndrom.
hippocampus: Hippocampus.
hippocratic: hippokratisch.
Hippocratic oath: Eid des Hippokrates.
hippocratic succussion: Succussio Hippocratis.
hippuric acid: Hippursäure.
hippus: Hippus (pupillae).
hirci: Hirci; Achselhaare.
Hirschsprung's disease: Hirschsprung* Krankheit.
Hirst test: Hirst* Test.
hirsuties: Hirsuties; Hirsutismus.
hirsutism: Hirsutismus.
Hirudinea: Hirudinea.
hirudiniasis: Hirudiniasis.
Hirudo: Hirudo; (Blut-)Egel.
His bundle electrography: His*-Bündel-Elektrogramm.
histaminase: Histaminase.
histamine: Histamin.
histamine headache: Histaminkopfschmerz.
histamine receptor: Histaminrezeptor.
histamine receptor blocking agents: Histaminrezeptorblocker.
histamine releasing agent: Histaminliberator.
histamine shock; histaminia: Histaminschock.
histamine test: Histamintest.
histaminic cephalgia: Histaminkopfschmerz.
histidase: Histidase.
histidase deficiency: Histidinämie.
histidine: Histidin.
histidinemia: Histidinämie.
histidinuria: Histidinurie.
histiocyte: Histiozyt.
histiocytoma: Histiozytom.
histiocytosis: Histiozytose. – **malignant h.:** H., maligne.
histiocytosis X: Histiocytosis X.
histochemistry: Histochemie.
histocompatibility: Histokompatibilität; Gewebeverträglichkeit.
histocompatibility locus antigens (HLA): Histokompatibilitätsantigene.
histogenesis: Histogenese.
histogramm: Histogramm.
histoincompatibility: Histoinkompatibilität; Gewebsunverträglichkeit.
histological: histologisch.
histology: Histologie; Gewebelehre.
histolysis: Histolyse.
histone: Histon.
histopathology: Histopathologie.
Histoplasma: Histoplasma.
histoplasmin: Histoplasmin.
histoplasmoma: Histoplasmom.
histoplasmosis: Histoplasmose. – **African h.:** H., afrikanische.
historadiography: Historadiographie.
histotoxic: histotoxisch.
histotropic: histotrop.
HIV (human immunodeficiency virus): HIV (humanes Immundefizienzvirus).
hives: Urticaria; Urtikaria; Nesselausschlag.
HLA (histocompatibility locus antigen): HLA (humanes Leukozytenantigen).
HLA complex: HLA-System.
HMG (human menopausal gonadotropin): HMG (humanes Menopausengonadotropin).
HMG-CoA (hydroxymethylglutaryl-CoA): HMG-CoA (Hydroxymethylglutaryl-CoA).
hoariness: Canities; Grau-, Weißhaarigkeit.
hoarse: heiser; rauh.
hoarseness: Heiserkeit.
hobnail liver: Feuersteinleber.
Hodge's plane: Hodge* Ebene. – **H.'s pessary:** H.* Pessar.
Hodgkin's disease: Hodgkin* Krankheit.

Hoffa's disease: Hoffa* Krankheit.
Hoffmann's reflex: Hoffmann* Zeichen.
Hofmeister-Finsterer operation: Hofmeister* Operation.
holandric: holandrisch.
hold; support: Halt.
holder: Halter.
hole: Loch.
holistic: ganzheitlich; holistisch.
holistic medicine: Ganzheitsmedizin.
Hollander's (hypoglycemia) test: Hollander* Hypoglykämietest.
hollow: hohl.
hollow-back: Hohlkreuz.
hollow needle: Hohlnadel.
Holmgren's test: Holmgren* Test.
holmium: Holmium.
holocrine: holokrin.
holodiastolic: holodiastolisch.
holoenzyme: Holoenzym.
holography: Holographie.
hologynic: hologyn.
holosystolic: holosystolisch.
holotopy: Holotopie.
holotrichous: holotrich.
Holt-Oram syndrome: Holt*-Oram* Syndrom.
Holzknecht's space: Holzknecht* Raum.
homalography: Homalographie.
Homans' sign: Homans* Zeichen.
homatropine: Homatropin.
home care: Hauspflege.
home childbirth: Hausgeburt.
home dialysis: Heimdialyse.
Home's lobe: Home* Lappen.
homeopathic: homöopathisch.
homeopathy: Homöopathie.
homeoplasia: Homöoplasie.
homeostasis: Homöostase.
homeotransplantation: Homotransplantation.
homocladic: homokladisch.
homocysteine: Homocystein, -zystein.
homocystine: Homocystin, -zystin.
homocytotropic: homozytotrop.
homogametic: homogam.
homogenate: Homogenat.
homogeneity: Homogenität.
homogenization: Homogenisierung.
homogenous: homogen.
homogenous radiant energy: monoenergetische Strahlung.
homogentisic acid: Homogentisinsäure.
homograft: Allotransplantat; Homoplastik.
homoiotherm: homoiotherm.
homolateral: homolateral.
homologous: homolog.
homologue: Homologes.
homology: Homologie.
homonymous: homonym.
homonymous metamerism: Homomerie.
homophile: homosexuell.
homoplasty: Homoplastik.
homopolymer: Homopolymer.
Homo sapiens: Homo sapiens.
homoserine: Homoserin.
homosexual: homosexuell.
homosexuality: Homosexualität.
homovanillic acid: Homovanillinsäure.
homozygous: homozygot.
homunculus: Homunculus, -kulus.
honey: Honig.
honeycomb lung: Wabenlunge.
hook: Haken.
hooked forceps: Hakenpinzette.
hooklet: Häkchen.
hook-shaped: hakenförmig.
hookworm: Hakenwurm.
hookworm disease: Ancylostomiasis.
hop: Hopfen.
hope: Hoffnung.
hordeolum: Hordeolum; Gerstenkorn.
horizontal: horizontal.
horizontal cells: Horizontalzellen.
horizontal heart: Horizontaltyp des Herzens.
horizontal position: Horizontallage.
hormonal: hormonal; hormonell.
hormonal withdrawal bleeding: Hormonentzugsblutung.
hormone: Hormon. – **adrenocorticotropic h.:** H., adrenocorticotropes (ACTH). – **anterior pituitary h.:** H., adenotropes. – **antidiuretic h.:** H., antidiuretisches (ADH). – **luteinizing h.:** H., luteinisierendes (LH). – **luteotropic h.:** H., luteotropes (LTH). – **somatotropic h.; growth h.:** H., somatotropes (STH).
hormone receptor: Hormonrezeptor.
hormonic: hormonal; hormonell.
hormonotherapy: Hormontherapie.
horn: Horn; Cornu.
Horner's muscle: Horner* Muskel.
Horner's syndrome: Horner* Symptomenkomplex, Syndrom, Trias.

hornet: Hornisse.
horopter: Horopter.
horsepox: Pferdepocken.
horseradish peroxidase: Meerrettichperoxidase.
horseshoe kidney: Hufeisenniere.
Hortega's cell: Hortega* Zelle.
hospital: Krankenhaus.
hospitalism: Hospitalismus.
hospitalization: Hospitalisierung.
host: Wirt.
host cell: Wirtszelle.
host change: Wirtswechsel.
hot: heiß.
hot air: Heißluft.
hot flushes: Hitzewallung; fliegende Hitze.
hourglass stomach: Uhrglasmagen.
hourglass tumor: Sanduhrgeschwulst.
house dust allergy: Hausstauballergie.
housemaid's knee: Putzfrauenknie.
Houssay's syndrome: Houssay* Syndrom.
Howard test: Howard* Test.
Howell-Jolly bodies: Howell* Körperchen; Jolly* Körperchen.
Howship's lacunae: Howship* Lakunen. – **H.'s symptom:** H.*(- v. Romberg*) Zeichen.
Hoyer's anastomosis: Hoyer* Anastomose.
HPL (human placental lactogen): HPL.
H receptors (histamine receptors): H_1-, H_2-Rezeptoren.
H reflex: H-Reflex.
H-substance: H-Substanz.
HSV (herpes simplex virus): HSV.
HTLV (human T-cell lymphotropic virus): HTLV.
Hübl's number: v. Hübl* Jodzahl.
Hueter sign: Hueter* Zeichen.
Huhner test: Huhner*(-Sims*) Test.
hull: Hülse.
human: human; Human…; Mensch; menschlich.
human albumin: Humanalbumin.
human experiment: Menschenversuch.
human genetics: Humangenetik.
(human) growth hormone: Wachstumshormon (humanes).
human insulin: Humaninsulin.
human leukocyte antigen (HLA): Leukozytenantigen.
human medicine: Humanmedizin.
human placental lactogen (HPL): Plazentalaktogen.
human plasma: Humanplasma.
humeral: Humerus…
humerus: Humerus.
humic acid: Huminsäure.
humid: feucht.
humidity: Feuchtigkeit.
humidity exchanger: Feuchtigkeitsaustauscher.
humor: Humor.
humoral: humoral.
humoralism: Humoralpathologie.
hump: Buckel; Höcker.
humpback: Rundrücken.
hundred: centum.
hunger: Hunger.
hunger cure: Hungerkur.
hunger edema: Hungerödem.
hunger osteopathy: Hungerosteopathie.
hunger pain: Nüchternschmerz.
Hunner's ulcer: Hunner* Fibrose.
hunterian chancre: Hunter* Induration.
Hunter's disease: Hunter* Syndrom. – **H.'s glossitis:** H.* Glossitis. – **H.'s ligament:** H.* Band.
Huntington chorea: Huntington* Chorea.
Hunt's neuralgia: Hunt* Neuralgie. – **H.'s syndrome:** H.* Syndrom.
Hürthle cells: Hürthle* Zellen.
Hutchinson-Boeck disease: Besnier*-Boeck*-Schaumann* Krankheit.
Hutchinson face: Hutchinson* Gesicht. – **H.'s freckle:** Dubreuilh*-Hutchinson* Krankheit. – **H.'s mask:** H.* Maske. – **H.'s pupil:** H.* Pupille. – **H.'s teeth:** H.* Zähne. – **H.'s triad:** H.* Trias.
Hutchinson-Gilford disease: Hutchinson*(-Gilford*) Syndrom.
Huxley's layer: Huxley* Schicht.
hyalin: Hyalin.
hyaline: hyalin.
hyaline membrane disease: Hyalin(membran)krankheit der Lungen.
hyalinization: Hyalinisation; Hyalinisierung.
hyalinosis: Hyalinosis.
hyalitis: Hyalitis; Glaskörperentzündung.
hyaloid: hyaloideus.
hyaloiditis: Hyalitis.
hyalomere: Hyalomer.

hyaloplasma: Hyaloplasma.
hyalosis: Glaskörpertrübung.
hyaluronate lyase: Hyaluronat-Lyase.
hyaluronic acid: Hyaluronsäure.
hyaluronidase: Hyaluronidase.
H-Y antigen: H-Y-Antigen.
hybrid: Hybride.
hybridization: Hybrid(is)ation; Hybridisierung.
hybridoma: Hybridom.
hydantoin: Hydantoin.
hydatid: Hydatide.
hydatid (cyst): Hydatidenblase.
hydatid disease: Echinokokkose.
hydatid fremitus: Hydatidenschwirren.
hydatid(iform) mole: Blasenmole; Hydatidenblase.
hydatidosis: Hydatidose.
hydragogue: Hydragogum.
hydralazine: Hydralazin.
hydramnion; hydramnios: Hydramnion.
hydranencephaly: Hydranenzephalie.
hydrargyria: Hydrargyrie; Hydrargyrose.
hydrarthrosis: Hydrarthrose. – **intermittent h.:** H., intermittierende.
hydration: Hydra(ta)tion.
hydrazide: Hydrazid.
hydrazine: Hydrazin.
hydremia: Hydrämie.
hydroa: Hidroa.
hydrobromic acid: Bromwasserstoffsäure.
hydrocalyx: Hydrokalix.
hydrocarbons: Kohlenwasserstoffe.
hydrocele: Hydrocele; Hydrozele. – **hernial h.:** H. hernialis. – **h. feminae:** H. feminae. – **testicular h.:** H. testis. – **vaginal h.:** H. vaginalis.
hydrocephalus: Hydrocephalus; Hydrozephalus. – **communicating h.:** H. communicans. – **external h.:** H. externus. – **internal h.:** H. internus. – **occluded h.; noncommunicating h.:** H. occlusus.
hydrochloric acid: Salzsäure.
hydrochlorothiazide: Hydrochlorothiazid.
hydrocholecystis: Gallenblasenhydrops.
hydrocholeresis: Hydrocholerese.
hydrocolpos: Hydrokolpos.
hydrocortisone: Hydrocortison.
hydrocyanic acid: Blausäure.
hydrocyanic acid poisoning: Blausäurevergiftung.
hydrodynamics: Hydrodynamik.
hydrofluoric acid: Fluorwasserstoffsäure; Flußsäure.
hydrogen (H): Wasserstoff (H).
hydrogen acceptor: Wasserstoffakzeptor.
hydrogenase: Hydrogenase.
hydrogenation: Hydrierung.
hydrogen bond: Wasserstoffbrückenbindung.
hydrogen chloride: Chlorwasserstoff.
hydrogen ion: Wasserstoffion.
hydrogen ion concentration: Wasserstoffionenkonzentration.
hydrogen ion secretion: Wasserstoffionensekretion.
hydrogen peroxide: Wasserstoffperoxid.
hydrogen phosphide: Phosphorwasserstoff.
hydrogen sulfide: Schwefelwasserstoff.
hydrogen sulfide poisoning: Sulfhydrismus.
hydrogymnastics: Unterwassergymnastik.
hydrolability: Hydrolabilität.
hydrolase: Hydrolase.
hydrolysis: Hydrolyse.
hydromassage: Unterwassermassage.
hydromeningocele: Hydromeningozele.
hydrometra: Hydrometra.
hydromorphone: Hydromorphon.
hydromphalus: Hydromphalus.
hydromyelia: Hydromyelie.
hydromyelocele: Hydromyelozele.
hydronephrosis: Hydronephrose. – **blunt h.:** H., stumme. – **congenital h.:** H., angeborene. – **extrarenal h.:** H., extrarenale. – **intermittent h.:** H., intermittierende.
hydropericardium: Hydroperikard.
hydroperitoneum: Aszites.
hydropertubation: Hydropertubation.
hydropexic: hydropektisch.
hydrophilic; hydrophilous: hydrophil.
hydrophobia: Hydrophobie.
hydrophthalmos: Hydrophthalmus.
hydropic: hydropisch.
hydrops; hydropsy: Hydrops.
hydroquinone: Hydrochinon.
hydrorrhea: Hydrorrhoea.
hydrosalpinx: Hydrosalpinx.
hydrostatic reduction (of intussusception): Einlaufreposition.
hydrostatic test: Schwimmprobe.
hydrotherapy: Hydrotherapie.
hydrothorax: Hydrothorax.

hydrotomy: Hydrotomie.
hydroureter: Hydroureter.
hydroxide: Hydroxid; Hydroxyd.
hydroxocobalamin: Hydroxocobalamin.
hydroxonium ion: Hydroxoniumion.
hydroxy acid: Hydroxysäure.
hydroxybutyric acid: Hydroxybuttersäure.
hydroxybutyric dehydrogenase: Hydroxybutyrat-Dehydrogenase.
hydroxychloroquine: Hydroxychloroquin.
hydroxycorticosteroid: Hydroxycorticosteroid.
hydroxyethyl-starch (HES): Hydroxyäthylstärke (HAES).
hydroxyhemin: Hydroxyhämin.
hydroxyindoleacetic acid: 5-Hydroxyindolessigsäure.
hydroxylase: Hydroxylase.
hydroxylation: Hydroxylierung.
hydroxylysine: Hydroxy-Lysin.
hydroxymethylcytosine: Hydroxymethylcytosin.
hydroxyphenylacetic acid: Hydroxyphenylessigsäure.
p-hydroxyphenyllactic acid: p-Hydroxyphenylmilchsäure.
p-hydroxyphenylpyruvic acid: p-Hydroxyphenylbrenztraubensäure.
hydroxyprogesterone: Hydroxyprogesteron.
hydroxyproline: Hydroxyprolin.
hydroxyprolinemia: Hydroxyprolinämie.
hydroxysteroid: Hydroxysteroid.
hydroxytetracycline; oxytetracycline: Hydroxytetracyclin.
5-hydroxytryptamine: 5-Hydroxytryptamin.
5-hydroxytryptophan: 5-Hydroxytryptophan.
hydroxytyramine: Hydroxytyramin; Dopamin.
hydroxyurea: Hydroxyharnstoff.
hydruria: Hydrurie.
hygiene: Hygiene.
hygroma: Hygrom. – **cystic h.:** H. cysticum colli.
hygromatosis: Hygromatosis.
hygrometer: Hygrometer.
hygroscopic: hygroskopisch.
hymen: Hymen; Jungfernhäutchen.
hymenal atresia: Hymenalatresie.
hymenolepiasis: Hymenolepiasis.
Hymenolepis nana: Hymenolepis nana.
hymenopterism: Hymenopterismus.
hyoglossus: Hyoglossus.
hyoid (bone): Hyoid; Zungenbein.
hyoscine: Hyoscin.
Hyoscyamus niger: Hyoscyamus niger; Bilsenkraut.
hypacusis; hypacousia: Hypakusis.
hypalgesia; hypalgia: Hypalgesie; Hypalgie.
hyperabduction syndrome, brachial: Hyperabduktionssyndrom.
hyperacidity: Hyperazidität.
hyperactivity: Hyperaktivität.
hyperacusis: Hyperakusis.
hyperadenosis: Hyperadenie; Hyperadenosis.
hyperadrenalism: Hyperadrenalismus, -adrenie.
hyperaldosteronism: Hyperaldosteronismus. – **primary h.:** Conn* Syndrom.
hyperalgesia; hyperalgia: Hyperalgesie; Hyperalgie.
hyperalimentation: Überernährung; Hyperalimentation.
hyperalimentation dyspepsia: Überfütterungsdyspepsie.
hyperaminoacidemia: Hyperaminoazidämie.
hyperaminoaciduria: Hyperaminoazidurie.
hyperammonemia: Hyperammonämie.
hyperamylasemia: Hyperamylasämie.
hyperazotemia: Hyperazotämie.
hyperazoturia: Hyperazoturie.
hyperbaric: hyperbar.
hyperbaric chamber: Überdruckkammer.
hyperbaric oxygenation: Sauerstoffüberdrucktherapie.
hyperbaric oxygen therapy (HOT): hyperbare Oxygenation.
hyperbaric pressure: Überdruck.
hyperbetalipoproteinemia: Hyperbetalipoproteinämie.
hyperbicarbonatemia: Bicarbonatämie.
hyperbilirubinemia: Hyperbilirubinämie.
hypercalcemia: Hyperkalz(i)ämie.
hypercalcipexy: Hyperkalzipexie, -kalzistie.
hypercalciuria: Hyperkalz(i)urie.
hypercapnia: Hyperkapnie.
hypercarbia: Hyperkapnie.

hypercementosis: Hyperzementose.
hyperchloremia: Hyperchlorämie.
hyperchlorhydria: Hyperchlorhydrie.
hyperchloruria: Hyperchlorurie.
hypercholesterolemia: Hypercholesterinämie.
hypercholia: Hypercholie.
hyperchromatosis; hyperchromatism; hyperchromia: Hyperchromasie; Hyperchromie.
hyperchromic; hyperchromatic: hyperchrom.
hyperchylia: Hyperchylie.
hyperchylomicronemia: Hyperchylomikronämie.
hypercoagulability (of blood): Hyperkoagulämie.
hypercorticism: Hyperkortizismus, -corticoidismus.
hypercortisolism: Hyperkortisonismus.
hypercreatinemia: Hyperkreatinämie.
hypercyesis: Superfetatio; Überbefruchtung.
hyperdiploid: hyperdiploid.
hyperemesis: Hyperemesis. – **h. gravidarum:** H. gravidarum.
hyperemia: Hyperämie. – **active h.; arterial h.:** H., aktive; H., arterielle. – **collateral h.:** H., kollaterale. – **functional h.:** H., funktionelle. – **passive h.; venous h.:** H., passive; H., venöse. – **reactive h.:** H., reaktive. – **reflex h.:** H., reflektorische.
hypereosinophilia: Hypereosinophilie.
hyperergy; hyperergia: Hyperergie.
hyperesophoria: Hyperesophorie.
hyperesthesia: Hyperästhesie; Überempfindlichkeit.
hyperestrogenism: Hyperöstrogenismus.
hyperexcitability: Übererregbarkeit.
hyperexcitability syndrome (of the newborn): Hyperexzitabilitätssyndrom.
hyperexophoria: Hyperexophorie.
hyperextension: Hyperextension.
hyperextension orthosis: Extensionskorsett.
hyperextension paralysis: Dehnungslähmung.
hyperfibrinogenemia: Hyperfibrinogenämie.
hyperfibrinolysis: Hyperfibrinolyse.
hyperflexion: Hyperflexion.
hypergalactia: Hypergalaktie.
hypergammaglobulinemia: Hypergammaglobulinämie.
hypergastrinemia: Hypergastrinämie.
hypergenesis: Hyperplasie.
hypergenitalism: Hypergenitalismus.
hypergeusia; hypergeusesthesia: Hypergeusie.
hypergia: Hypergie.
hyperglobulinemia: Hyperglobulinämie.
hyperglycemia; hyperglycosemia: Hyperglykämie, -glucosämie.
hyperglycemic: hyperglykämisch.
hyperglycinemia: Hyperglycinämie.
hypergnathia: Hypergnathie.
hypergonadism: Hypergonadismus.
hypergonadotropic: hypergonadotrop.
hyperheparinemia: Hyperheparinämie.
hyperhidrosis: Hyperhidrose, -hidrosis.
hyperhidrosis of feet: Fußschweiß.
hyperhydration: Hyperhydratation.
hyperimmune serum: Hyperimmunserum.
hyperimmunization: Hyperimmunisierung.
hyperimmunoglobulin: Hyperimmunglobulin.
hyperinsulinism: Hyperinsulinismus.
hyperinvolution: Hyperinvolution.
hyperkalemia: Hyperkaliämie.
hyperkaliuria: Hyperkaliurie.
hyperkeratosis: Hyperkeratose, -keratosis.
hyperkinesia; hyperkinesis: Hyperkinese.
hyperkinetic: hyperkinetisch.
hyperkinetic heart syndrome: Herzsyndrom, hyperkinetisches.
hyperlactacidemia: Hyperlactazidämie.
hyperleukocytosis: Hyperleukozytose.
hyperlipemia: Hyperlipämie.
hyperlipidemia: Hyperlipidämie.
hyperlipoproteinemia: Hyperlipoproteinämie. – **primary h.** (type I–V): H., essentielle oder primäre.
hyperlysinemia: Hyperlysinämie.
hypermagnesemia: Hypermagnesiämie.
hypermastia: Hypermastie; Mammahypertrophie.
hypermenorrhea: Hypermenorrhö.
hypermetria: Hypermetrie.
hypermetropia: Hypermetropie.
hypermnesia: Hypermnesie.
hypermotility: Hypermotilität.
hypernatremia: Hypernatriämie.

hypernatremic syndrome: Salzstauungssyndrom.
hypernephroid: hypernephroid.
hypernephroma: Hypernephrom. – **h. ovarii:** Ovarialhypernephrom.
hyperonychia: Hyperonychie.
hyperopia: Hyperopie; Weitsichtigkeit. – **corneal h.:** H., korneale. – **latent h.:** H., latente. – **lenticular h.:** H., lentale. – **manifest h.:** H., manifeste.
hyperorexia: Heißhunger; Hyperorexie.
hyperosmia: Hyperosmie.
hyperosmolarity: Hyperosmolarität.
hyperostosis: Hyperostose, -ostosis.
hyperoxalemia: Hyperoxalämie.
hyperoxaluria: Hyperoxalurie.
hyperoxemia: Hyperoxämie.
hyperoxia: Hyperoxie.
hyperparathyroidism: Hyperparathyreoidismus. – **acute h.:** H., akuter. – **primary h.:** H., primärer. – **secondary h.:** H., sekundärer. – **tertiary h.:** H., tertiärer.
hyperpathia: Hyperpathie.
hyperpepsinia: Hyperpepsie.
hyperperistalsis: Hyperperistaltik.
hyperphalangism: Hyperphalangie.
hyperphasia: Hyperphasie, -phrasie.
hyperphenylalaninemia: Hyperphenylalaninämie.
hyperphoria: Hyperphorie.
hyperphosphatasemia: Hyperphosphatasie.
hyperphosphatemia: Hyperphosphatämie.
hyperpigmentation: Hyperpigmentation.
hyperpituitarism: Hyperpituitarismus.
hyperplasia: Hyperplasie. – **glandular-cystic h.:** H., glandulär-zystische.
hyperplasia of the kidney: Nierenhyperplasie.
hyperplasia of the thyroid: Schilddrüsenhyperplasie.
hyperplasmia: Hyperplasmie.
hyperplastic adenoids: Rachenmandelhyperplasie, -wucherung.
hyperploid: hyperploid.
hyperpnea: Hyperpnoe.
hyperpolarization: Hyperpolarisation.
hyperpotassemia: Hyperkaliämie.
hyperprebetalipoproteinemia: Hyperpräbetalipoproteinämie.
hyperprolactinemia: Hyperprolactinämie.
hyperprolinemia: Hyperprolinämie.
hyperproteinemia: Hyperproteinämie.
hyperpyrexia: Hyperpyrexie. – **malignant h.:** H., maligne.
hyperreactivity: Hyperreaktivität.
hyperreflexia: Hyperreflexie; Reflexsteigerung.
hypersalemia: Hypersalämie; Hypersalie.
hypersalivation: Hypersalivation.
hypersecretion: Hypersekretion.
hypersegmentation: Hypersegmentierung.
hypersensibility: Übererregbarkeit; Hypersensibilität.
hypersensitive: hypersensitiv.
hypersensitivity: Überempfindlichkeit; Hypersensitivität.
hypersensitivity reaction: Überempfindlichkeitsreaktion.
hypersomnia: Hypersomnie; Schlafsucht. – **periodic h.:** H., periodische.
hypersonorous: hypersonor.
hypersplenism: Hypersplenismus.
hypersteatosis: Hypersteatose.
hypersthenuria: Hypersthenurie.
hypersystole: Hypersystolie.
hypertelorism: Hypertelorismus.
hypertensin: Angiotensin.
hypertension: Hypertonie; Hypertension; Hochdruck; Überdruck. – **essential h.:** H., essentielle. – **labile h.:** H., labile. – **malignant h.:** H., maligne. – **primary h.:** H., primäre. – **pulmonary h.:** H., pulmonale. – **renal h.:** H., renale. – **secondary h.:** H., sekundäre. – **symptomatic h.:** H., symptomatische.
hypertension due to vascular resistance: Widerstandshochdruck.
hypertensive: hypertensiv.
hypertensive crisis: Blutdruckkrise.
hyperthecosis: Hyperthekose.
hyperthelia: Hyperthelie.
hyperthermia: Hyperthermie; Überwärmung. – **induced h.:** H., künstliche. – **malignant h.:** H., maligne.
hyperthymia: Hyperthymie.
hyperthymic syndrome: Thymussyndrom.
hyperthyroidism: Hyperthyreoidismus.
hyperthyrosis: Hyperthyreose.
hypertonia: Tonuserhöhung; Hypertonus.
hypertonic: hyperton(isch).

hypertonic dehydration: Wassermangelexsikkose.
hypertonus; hypertonicity: Hypertonus; Tonuserhöhung.
hypertrichosis; hypertrichiasis: Hypertrichose.
hypertriglyceridemia: Hypertriglyceridämie. – **endogenous h.:** H., endogene. – **exogenous h.:** H., exogene.
hypertrophy: Hypertrophie.
hypertrophy of muscle: Muskelhypertrophie.
hypertropia: Hypertropie.
hypertyrosinemia: Hypertyrosinämie.
hyperuricemia: Hyperurikämie.
hypervaccination: Hypervakzination.
hypervascularity: Hypervaskularisation.
hyperventilation: Hyperventilation. – **periodic h.:** H., periodische.
hyperviscosity: Hyperviskosität.
hypervitaminosis: Hypervitaminose.
hypervolemia: Hypervolämie.
hypesthesia: Hypaesthesia; Hypästhesie.
hypha: Hyphe; Pilzfaden.
hyphema: Hyphaema; Vorderkammerblutung.
hyphidrosis: Hyphidrose.
hypnoanalysis: Hypnokatharsis.
hypnogen(et)ic: hypnogen.
hypnoidal: hypnoid.
hypnolepsy: Hypnosie.
hypnonarcosis: Hypnonarkose.
hypnosis: Hypnose.
hypnotherapy: Hypnotherapie; Schlaftherapie.
hypnotism: Hypnose.
hypnotic: Hypnotikum.
hypoacidity: Hypazidität; Subazidität.
hypoadrenalism: Hypoadrenalismus.
hypoadrenocorticism: Hypoadrenokortizismus.
hypoaffectivity: Gemütsarmut.
hypoaldosteronism: Hypoaldosteronismus.
hypoalimentation: Hypoalimentation; Unterernährung.
hypoallergenic diet: Allergie-Diät.
hypoalphalipoproteinemia: Hypoalphalipoproteinämie.
hypobaric: hypobar.
hypobaric chamber: Unterdruckkammer.
hypobaric pressure: Unterdruck.
hypocalcemia: Hypokalz(i)ämie.
hypocalcipexy: Hypokalzistie.
hypocapnia: Hypokapnie.
hypocarbia: Hypokapnie.
hypochloremia: Hypochlorämie.
hypocholester(ol)emia: Hypocholesterinämie.
hypochondria; hypochondriasis: Hypochondrie.
hypochondriac(al): hypochondrisch.
hypochondrium; hypochondriac region: Hypochondrium.
hypochromasia; hypochromatism: Hypochromasie.
hypochromia: Hypochromie.
hypochromic: hypochrom.
hypochylia: Hypochylie.
hypocoagulability: Hypokoagulabilität.
hypoconvertinemia: Hypokonvertinämie.
hypocorticism: Hypokortikalismus, -kortizismus.
hypocythemia: Hypozythämie.
hypodense: hypodens.
hypoderma: Hypoderma.
hypodermiasis: Hypodermosis.
hypodermic: subkutan.
hypodiploid: hypodiploid.
hypodipsia: Hypodipsie.
hypodontia: Hypodontie.
hypodynamia: Hypodynamie.
hypoepinephria: Hypoepinephrie.
hypoesthesia: Hypaesthesia; Hypästhesie.
hypoferremia: Hypoferrämie.
hypofibrinogenemia: Hypofibrinogenämie.
hypofibrinolysis: Hypofibrinolyse.
hypogalactia: Hypogalaktie.
hypogammaglobulinemia: Hypogammaglobulinämie.
hypogastric: hypogastrisch.
hypogastrium: Hypogastrium; Unterbauch.
hypogenesis: Hypogenesie.
hypogenitalism: Hypogenitalismus.
hypogeusia: Hypogeusie.
hypoglossal nerve: Hypoglossus.
hypoglycemia: Hypoglykämie. – **idiopathic h. of infancy:** H., infantile idiopathische. – **leucine-induced h.:** H., leucinempfindliche; H., proteinsensible.
hypoglycemic: hypoglykämisch.
hypogonadism: Hypogonadismus.
hypohidrosis: Hypohidrosis.
hypohydration: Hypohydratation.

H

hypoinsulinism: Hypoinsulinismus.
hypokalemia: Hypokaliämie.
hypokalemia syndrome: Kaliummangelsyndrom.
hypokalemic nephropathy: Kaliumverlustniere.
hypokalemic periodic paralysis (Gamstorp): Gamstorp* Syndrom.
hypokinesia: Hypokinese; Bewegungsarmut.
hypokinetic: hypokinetisch.
hypokinetic diseases: Bewegungsmangelkrankheiten.
hypoleydigism: Hyporchidie.
hypolipemia: Hypolipidämie.
hypolipoproteinemia: Hypolipoproteinämie.
hypomagnesemia: Hypomagnesiämie.
hypomania: Hypomanie.
hypomastia; hypomazia: Hypomastie.
hypomelanosis of Ito: Ito* Syndrom.
hypomenorrhea: Hypomenorrhö.
hypometabolism: Hypometabolismus.
hypometria: Hypometrie.
hypomnesia; hypomnesis: Hypomnesie.
hypomotility: Hypomotilität.
hyponatremia: Hyponatriämie; Natriummangel.
hyponatriuria: Hyponatriurie.
hyponoia: Hyponoia.
hyponychium: Hyponychium.
hypopallesthesia: Hypopallästhesie.
hypoparathyroidism; hypoparathyreosis: Hypoparathyreoidismus, -parathyreose.
hypophalangism: Hypophalangie.
hypopharyngeal diverticulum: Hypopharynxdivertikel.
hypopharyngoscopy: Hypopharyngoskopie.
hypopharynx: Hypopharynx.
hypophonesis; hypophonia: Hypophonie.
hypophoria: Hypophorie.
hypophosphatasia: Hypophosphatasie.
hypophosphatemia: Hypophosphatämie.
hypophosphaturia: Hypophosphaturie.
hypophyseal: hypophysär.
hypophyseal stalk: Hypophysenstiel.
hypophysectomy: Hypophysektomie.
hypophysiotropic: hypophyseotrop.
hypophysis: Hypophyse.
hypopituitarism: Hypophysenvorderlappeninsuffizienz; Hypopituitarismus.
hypopituitary: hypopituitär.
hypoplasia: Hypoplasie.
hypoplasia of the kidney: Nierenhypoplasie.
hypoploid: hypoploid.
hypopotassemia: Hypokaliämie.
hypopotassemia syndrome: Kaliummangelsyndrom.
hypoproaccelerinemia: Hypoproaccelerinämie.
hypoproteinemia: Hypoproteinämie.
hypoprothrombinemia: Hypoprothrombinämie.
hypopyon: Hypopyon.
hyporeflexia: Hyporeflexie; Reflexabschwächung.
hyposalivation: Hyposalivation.
hyposensitization: Hyposensibilisierung.
hyposmia: Hyposmie.
hyposomia: Minderwuchs.
hyposomnia: Hyposomnie; Schlaflosigkeit.
hypospadias: Hypospadie.
hyposphyxia: Hyposphygmie, -sphyxie.
hypostasis: Hypostase.
hypostatic pneumonia: Stauungspneumonie.
hyposthenic: hyposthenisch.
hyposthenuria: Hyposthenurie.
hypostosis: Hypostose.
hypotension: Hypotonie; Hypotension; Unterdruck.
hypotensive: hypoton.
hypothalamic: hypothalamisch.
hypothalamic hormones: Hypothalamushormone.
hypothalamus: Hypothalamus.
hypothenar: Hypothenar; Kleinfingerballen.
hypothermia; hypothermy: Hypothermie; Unterkühlung; Untertemperatur.
hypothyroidism: Hypothyreose; Hypothyreoidismus.
hypotonia: Tonuserniedrigung; Hypotonus; Hypotonie.
hypotonic: hypotonisch.
hypotrichosis: Hypotrichose, -trichia.
hypotrophy: Hypotrophie.
hypotropia: Hypotropie.
hypotympanum: Hypotympanon.
hypoventilation: Hypoventilation. – **alveolar h.:** H., alveoläre.
hypovitaminosis: Hypovitaminose.

hypovolemia: Hypovolämie.
hypovolemic: hypovolämisch.
hypoxanthine: Hypoxanthin. – **h.-guaninephosphoribosyltransferase:** H.-Guanin-Phosphoribosyltransferase.
hypoxemia: Hypoxämie.
hypoxia: Hypoxie.
hypoxidosis: Hypoxydose.
hypozoospermia: Hypozoospermie.
hypsarrhythmia: Hypsarrhythmie.
Hyrtl's loop: Hyrtl* Anastomose.
hysterectomy: Hysterektomie.
hysteremphysema: Hysteremphysem.
hysteresis: Hysterese.
hystereurynter: Zervixdilatator.
hysteria: Hysterie.
hysteric(al): hysterisch.
hysterography: Hysterographie.
hysteromyoma: Uterusmyom.
hysteropexy: Hysteropexie.
hysteroptosis: Hysteroptose; Uterusprolaps.
hysterosalpingectomy: Hysterosalpingektomie.
hysterosalpingography: Hysterosalpingographie.
hysterosalpingostomy: Salpingouterostomie.
hysteroscopy: Hysteroskopie.
hysterospasm: Uterusspasmus.
hysterotomy: Hysterotomie.
hysterrhexis: Uterusruptur.

H

I, J

IA (intra-arterial)**:** i.a. (intraarteriell).
iatrochemistry: Iatrochemie.
iatrogenic: iatrogen.
iatromania: Iatromanie.
I band: I-Band; I-Streifen.
IBC (iron-binding capacity)**:** EBK (Eisenbindungskapazität).
I-blood group: I-Blutgruppe.
ibuprofen: Ibuprofen.
IC (intracutaneous)**:** i.c. (intrakutan).
ICD (International Classification of Diseases)**:** ICD (internationale Klassifikation der Krankheiten).
ice: Eis.
ice bag: Eisbeutel.
iced intestine: Zuckergußdarm.
iced spleen: Zuckergußmilz.
I-cell disease: I-Zell-Erkrankung.
ice-water bath: Eiswasserbad.
ichnogram: Ichnogramm.
ichorous: jauchig.
ichthyism: Ichthy(i)smus.
ichthyosarcotoxin: Ichthyosarkotoxin.
ichthyosiform: ichthyosiform.
ichthyosis: Ichthyosis. – **i. congenita:** I. congenita.
ichthyotoxin: Ichthyotoxin.
iconolagny: Ikonolagnie.
ICSH (interstitial cell-stimulating hormone)**:** ICSH (Interstitialzellen stimulierendes Hormon).
ictal: iktisch.
icteric: ikterisch.
icterogenic; icterogenous: ikterogen.
icterus: Icterus; Ikterus; Gelbsucht. – **I. gravidarum:** I. gravidarum. – **i. neonatorum:** I. neonatorum.
ictus: Ictus; Iktus.
id: Es.
ID (infective dose)**:** ID (Infektionsdosis).
ID (intradermal)**:** i.d. (intradermal).
IDDM (insulin-dependent diabetes mellitus)**:** IDDM (insulinabhängiger Diabetes mellitus).
idea: Idee. – **compulsive i.:** I., wahnhafte. – **dominant i.:** I., überwertige. – **fixed i.:** I., fixe.
ideal: Ideal.
ideal weight: Idealgewicht.
ideation: Ideation.
identical: identisch.
identification: Identifikation; Identifizierung.
identity: Identität.
identity crisis: Identitätskrise.
ideokinesis: Ideokinese.
ideomotion: Ideomotorik.
idiocrasy: Idiokrasie.
idiocy: Idiotie.
idioglossia: Idioglossie.
idiogram: Idiogramm.
idiolalia: Idiolalie.
idiomuscular: idiomuskulär.
idiopathic: idiopathisch.
idiopathic pulmonary hemosiderosis: Ceelen*-Gellerstedt* Syndrom.
idiosyncrasy: Idiosynkrasie.
idiotopy: Idiotopie.
idiotropic: idiotrop.
idiotype: Idiotyp.
idoxuridine: Idoxuridin.
IDP (inosine diphosphate)**:** IDP (Inosin-5'-disphosphat).
id reaction: Id-Typ, -Reaktion.
IDU (idoxuridine)**:** IDU (Idoxuridin).
iduronic acid: Iduronsäure.
iduronidase: Iduronidase.
iduronosulfate: Iduronatsulfat.
Ig (immunoglobulin)**:** Ig (Immunglobulin).
IgA deficiency: IgA-Mangel.
ignis infernalis: Ignis sacer.
ileal: ileal.
ileal bypass: Ileumausschaltung.
ileal conduit: Ileumconduit.
ileitis: Ileitis. – **regional i.:** I. terminalis.
ileocecal: ileozäkal; ileozökal; ileoc(a)ecalis.
ileocecal tuberculosis: Ileozäkaltuberkulose.

ileocecal valve: Ileozäkalklappe.
ileocecum: Ileozäkum.
ileocolitis: Ileokolitis.
ileocolostomy: Ileokolostomie.
ileocystoplasty: Ileozystoplastik.
ileoscopy: Ileoskopie.
ileostomy: Ileostomie.
ileotransversostomy: Ileotransversostomie.
ileum: Ileum.
ileus: Ileus. – **dynamic i.:** I., dynamischer; I., funktioneller. – **mechanical i.:** I., mechanischer. – **paralytic i.; adynamic i.:** I., paralytischer. – **spastic i.:** I., spastischer.
ilia: Ilia.
iliac: iliacus; iliakal.
iliac crest: Beckenkamm; Darmbeinkamm.
iliac horns: Beckenhörner.
iliac wing fracture: Beckenschaufelfraktur.
iliitis: Iliitis.
iliofemoral: iliofemoral.
ilioinguinal: ilioinguinal.
iliosacral: iliosakral.
ilium: Ilium; Darmbein.
ill: krank.
illacrimation: Tränenträufeln.
illaqueation: Illaqueatio(n).
illness: Erkrankung; Krankheit.
illumination: Belichtung.
illusion: Illusion; Sinnestäuschung.
IM (intramuscular): i.m. (intramuskulär).
image: Bild. – **real image; true image:** B., reelles. – **virtual image; direct image:** B., virtuelles.
image contrast: Bildkontrast.
image intensifier: Bildverstärker, -wandler.
image (intensifier) tube: Bildröhre.
image storage: Bildspeicherung.
imaginary: imaginär.
imagination: Imagination; Vorstellung.
imaging (diagnostics): bildgebende Verfahren.
imaging system (of the eye): Abbildungssystem.
imago: Imago.
imagocide: Imagizid.
imbalance: Ungleichgewicht; Gleichgewichtsstörung.
imbecility: Imbezillität.
imbibing: Imbibieren.
imbibition: Imbibition.
imbricated bandage: Dachziegelverband.
Imerslund's syndrome: Imerslund*(-Najman*)-Gräsbeck* Syndrom.
imidazole: Imidazol.
imidazole syndrome: Bessman*-Baldwin* Syndrom.
imide: Imid.
imine: Imin.
imino acid: Iminosäure.
iminoglycinuria: Iminoglycinurie.
iminourea: Iminoharnstoff.
imipramine: Imipramin.
imitation: Imitation.
imitative: imitatorisch.
Imlach's fatplug: Imlach* Fettpfropf.
immaturity: Unreife; Immaturität.
immediate omphalotomy: Sofortabnabelung.
immediate prosthesis: Immediatprothese.
immediate reaction: Sofortreaktion.
immediate sectioning: Schnellschnittdiagnostik.
immersion: Immersion.
immersion oil: Immersionsöl.
immigration: Immigration; Einwanderung.
imminent: imminens.
immission: Immission.
immobile: immobil; unbeweglich.
immobility: Immobilität.
immobilization: Immobilisation; Immobilisierung.
immotile: unbeweglich.
immune: immun.
immune adherence: Immunadhärenz.
immune body: Immunkörper; Antikörper.
immune cell: Immunzelle.
immune complex: Immunkomplex.
immune complex disease: Immunkomplexkrankheit.
immune defense: Immunabwehr.
immune reaction: Immunreaktion.
immune response: Immunreaktion; Immunantwort.
immune response gene: Ir-Gen.
immune serum: Immunserum.
immune system: Immunsystem.
immunity: Immunität. – **cell-mediated i.; cellular i.:** I., zellvermittelte. – **congenital i.:** I., angeborene. – **humoral i.; B-cell i.:** I., humorale.

immunization: Immunisation; Immunisierung. – **active i.:** I., aktive. – **passive i.:** I., passive.
immunization card: Impfpaß.
immunizing unit: Immunitätseinheit.
immunoassay: Immunoassay.
immunobiology: Immunbiologie.
immunoblast: Immunoblast.
immunoblastoma: Immunoblastom.
immunoblotting: Immunoblot.
immunochemistry: Immunchemie.
immunocoagulopathy: Immunkoagulopathie.
immunocompetence: Immunkompetenz.
immunocompetent: immunkompetent.
immunocyte: Immunozyt.
immunocytoadherence: Immunadhärenz.
immunocytoma: Immunozytom.
immunodeficiency: Immundefekt; Immunmangel. – **acquired i.:** I., erworbener. – **congenital i.:** I., angeborener. – **severe combined i. disease (SCID):** I., schwerer kombinierter.
immunodiffusion: Immun(o)diffusion.
immunoelectrophoresis: Immun(o)elektrophorese.
immunofluorescence: Immun(o)fluoreszenz.
immunogen: Immunogen.
immunogenetics: Immungenetik.
immunogenicity: Immunogenität.
immunoglobulin (Ig): Immunglobulin. – **monoclonal i.:** I., monoklonales.
immunoglobulin deficiency: Immunglobulinmangel.
immunoglobulin fraction: Immunglobulinfraktion.
immunohematology: Immunhämatologie.
immunohemolysis: Immunhämolyse.
immunohistochemistry: Immunhistochemie.
immunoincompetence: Immuninsuffizienz.
immunoinhibitor: Immuninhibitor.
immunologic: immunologisch.
immunological phenomenon: Immunphänomen.
immunologic tolerance: Immuntoleranz.
immunology: Immunologie.
immunomodulator: Immunmodulator.
immunopathology: Immunpathologie.
immunopathy: Immunopathie.
immunoprecipitate: Immunpräzipitat.
immunoproliferation, lymphopathic: Immunproliferation, lymphopathische.
immunoprophylaxis: Immunprophylaxe.
immunoprotein: Immunprotein.
immunoreaction: Immunreaktion.
immunosorbent: Immunadsorbens.
immunostimulant: Immunstimulans.
immunosuppression: Immunsuppression.
immunosuppressive: immunsuppressiv.
immunosuppressive agent; immunosuppressant: Immunsuppressivum.
immunosurveillance: Immunüberwachung.
immunotherapy: Immuntherapie.
immunotoxin: Immun(o)toxin.
IMP (inosine monophosphate): IMP (Inosinmonophosphat).
impacted: eingeklemmt; eingekeilt.
impacted fracture: Stauchungsfraktur.
impaction: Einkeilung.
impalement injury: Pfählungsverletzung.
impar: ungleich; unpaarig; impar.
impedance: Impedanz. – **acoustic i.:** I., akustische.
impedance plethysmography: Impedanzplethysmographie.
impenetrable; impermeable: undurchdringbar.
imperative: imperativ.
imperceptible: imperzeptibel.
imperforate: imperforatus.
impermeable: impermeabel.
impetiginization: Impetiginisation; Impetiginisierung.
impetiginous: impetiginös.
impetigo: Impetigo. – **bullous i.; bullous pemphigoid:** I. bullosa. – **i. contagiosa:** I. contagiosa; I. vulgaris. – **i. follicularis; Bockhart's i.:** I. follicularis.
impetigolike: impetiginoid.
implant: Implantat.
implantation: Implantation.
implantation metastasis: Implantationsmetastase.
implantation of a tooth: Zahneinpflanzung.
implicit; implied: implizit.
impotent: impotent.
impotentia; impotence; impotency: Impotentia; Impotenz. – **i. coeundi:** I. coeundi. – **functional i.; psychogenic i.:** I.,

psychogene. – **i. generandi:** I. generandi. – **symptomatic i.; anatomic i.:** I., symptomatische.
impregnation: Imprägnation; Imprägnierung.
impression: Abdruck; Eindruck; Impressio(n). – **digitate i.:** Impressiones digitatae.
impression material: Abdruckmasse.
impression tray: Abdruckplatte.
impulse: Impuls; Antrieb.
impulse counter: Impulszähler.
impulse transmission: Erregungsübertragung.
impulsion: *psych* Impuls; Antrieb.
impulsive: impulsiv.
impulsive action: Impulsivhandlung; Affekthandlung.
imputability: Imputabilität.
inactivated: inaktiviert.
inactivation: Inaktivierung.
inactivation of phrenic nerve: Phrenikusausschaltung.
inactive: inaktiv.
inactivity: Inaktivität.
inadequate: inadäquat.
inagglutinability: Inagglutinabilität.
inanition: Inanition.
inapparent: inapparent.
inappetence: Inappetenz; Appetitmangel.
inarticulate: inartikuliert.
inborn: angeboren.
incapacitation: Erwerbsminderung; Entmündigung.
incarcerated: eingeklemmt.
incarceration: Einklemmung; Inkarzeration.
incarial bone: Inkabein.
incarnatio: Inkarnation.
incentive: Anreiz.
incest: Inzest.
incidence: Inzidenz; Auftreten.
incidental findings: Zufallsbefund.
incipient: inzipient.
incisal: inzisal.
incised wound: Schnittwunde.
incision: Einschnitt; Schnitt; Inzision.
incisional hernia: Narbenbruch, -hernie.
incisive bone: Zwischenkiefer.
incisor (tooth): Schneidezahn; Incisivus.
incisura; incisure: Incisura; Inzisur.
inclination: Inklination.
inclusion: Inklusion; Einlagerung; Einschluß.
inclusion body: Einschlußkörper(chen).
inclusion (body) encephalitis: Einschlußkörperchenenzephalitis.
inclusion conjunctivitis: Schwimmbadkonjunktivitis.
inclusion conjunctivitis of the newborn; inclusion blennorrhea: Einschlußkörperchenkonjunktivitis.
inclusion disease: Einschlußkörperchenkrankheit, generalisierte (zytomegale).
incoherent: inkohärent.
incompatibility: Inkompatibilität; Unverträglichkeit.
incompatible: inkompatibel.
incomplete: inkomplett.
incongruence: Inkongruenz.
inconstant: inkonstant.
incontinence: Inkontinenz.
incoordination: Inkoordination.
incorporation: Inkorporation.
increase: Anstieg; Erhöhung; Zunahme; Zuwachs.
increment: Zuwachs; Inkrement.
incretion: Inkretion.
incretory: inkretorisch.
incrustation: Inkrustation.
incubation: Inkubation.
incubation period: Inkubationszeit.
incubator: Brutapparat; Brutschrank; Wärmekasten; Inkubator.
incubus: Incubus.
incurable: inkurabel; unheilbar.
incus: Amboß; Incus.
incyclophoria: Inzyklophorie.
incyclovergence: Inzyklovergenz.
indentation: Einkerbung.
indentation tonometer: Impressionstonometer.
index: Index.
index ametropia: Indexametropie.
index finger: Zeigefinger.
index of contagion: Kontagionsindex.
index of contagiosity: Infektionsindex.
index pollicization: Zeigefingerdaumen.
Indian rubber: Kautschuk.
Indian tick typhus: Boutonneuse-Fieber; Bungalore-Typhus.
indican: Indikan.
indicanemia: Indikanämie.
indicanuria: Indikanurie.
indicated: indiziert.

indication: Indikation.
indicator: Indikator.
indicator culture medium: Indikatornährboden.
indicator paper: Indikatorpapier.
indicator solution: Indikatorlösung.
indifference: Indifferenz.
indifferent: indifferent; gleichgültig.
indifferent electrode: Indifferenzelektrode.
indifferent type: Indifferenztyp.
indigenous: nativ.
indigestion: Verdauungsstörung; Indigestion.
indigo blue: Indigoblau.
indigo carmine: Indigokarmin.
indigo red: Indigorot.
indigouria: Indigurie.
indium (In): Indium (In).
individual: individuell.
individuality: Individualität.
individual psychology: Individualpsychologie.
individuation: Individuation.
indolacetic acid: Indolylessigsäure.
indolaceturia: Indolaceturie.
indole: Indol.
indolence: Indolenz.
indolent: indolent.
indomethacin: Indometacin.
indophenol blue: Indophenolblau.
indoramin: Indoramin.
indoxyl: Indoxyl.
indoxyluria: Indoxylurie.
induced: induziert.
inducer: Induktor.
induction: Induktion; Einleitung. – **electromagnetic i.:** I., elektromagnetische. – **magnetic i.:** I., magnetische.
induction current: Sekundärstrom.
induction of labor: Geburtseinleitung.
inductive: induktiv.
inductor: Induktor.
inductothermy: Elektropyrexie.
indurated: induriert.
induration: Induration. – **black i.:** I., schwarze. – **brown i.:** I., braune. – **granular i.:** I., granulierte. – **gray i.:** I., schiefrige. – **plastic i.:** Induratio penis plastica. – **red i.:** I., rote.
indurative: indurativ.
industrial accident: Betriebsunfall.
indwelling cannula: Dauerkatheter; Verweilkanüle, -katheter.
inebriation: Trunkenheit; Rausch; Ebrietas.
inert: inert.
inert gases: Edelgase.
inertia: Inertia.
infancy: Säuglings-, Kleinkindalter.
infant: Neugeborenes; Säugling; Kleinkind. – **mature i.:** N., reifes. – **premature i.:** N., unreifes.
infant feeding: Säuglingsernährung.
infanticide: Kindstötung.
infantile: infantil.
infantile eczema: Säuglingsekzem.
infantile enteritis: Säuglingsenteritis.
infantile paralysis: Poliomyelitis anterior acuta.
infantile scurvy: Säuglingsskorbut.
infantilism: Infantilismus.
infant mortality (rate): Kinder-, Säuglingssterblichkeit.
infant nutrition: Säuglingsernährung.
infarct(ion): Infarkt; Infarzierung. – **anemic i.; pale i.:** I., anämischer; I., ischämischer. – **bland i.:** I., blander; I., steriler. – **hemorrhagic i.:** I., hämorrhagischer. – **red i.:** I., roter. – **septic i.; infected i.:** I., septischer. – **transmural myocardial i.:** I., transmuraler. – **white i.:** I., weißer.
infaust: infaust.
infected: infiziert.
infection: Infektion; Ansteckung; Infekt. – **endogenous i.:** Infektion, endogene. – **focal i.:** I., fokale. – **low-grade i.; minor i.:** Infekt, banaler. – **opportunistic i.:** I., opportunistische. – **retrograde i.:** I., aszendierende. – **silent i.; subclinical i.:** I., stumme. – **transplacental i.:** I., diaplazentare.
infectiosity: Infektiosität.
infectious: ansteckend; infektiös.
infectious disease: Infektionskrankheit.
infectious mononucleosis: Mononucleosis infectiosa.
infective dose: Infektionsdosis.
inferior: inferior.
inferiority complex: Minderwertigkeitskomplex.
inferior lobe: Unterlappen.
inferior strait: Beckenenge.
infertile: infertil.

infertility: Infertilität.
infertility operation: Sterilitätsoperation.
infestation: Infestation.
infibulation: Infibulation.
infiltrate: eindringen.
infiltrate: Infiltrat. – **inflammatory i.:** I., entzündliches. – **leukemic i.:** I., leukämisches. – **lupoid i.:** I., lupoides.
infiltration: Infiltration; Infiltrierung.
infiltration anesthesia: Infiltrationsanästhesie.
infiltrative: infiltrativ.
infirm: schwach; gebrechlich.
infirmity: Gebrechen.
inflammation: Entzündung. – **necrotic i.:** E., nekrotisierende. – **proliferative i.; hyperplastic i.:** E., proliferative = produktive. – **purulent i.; suppurative i.:** E., eitrige. – **ulcerative i.:** E., ulzeröse.
inflammation of the nailbed: Nagelbettentzündung.
inflammation of the nipple: Brustwarzenentzündung.
inflammatory: entzündlich.
inflated: aufgebläht; inflatus.
inflation: Inflation.
inflexible: inflexibel.
inflow: Einfluß.
inflow congestion: Einflußstauung.
influence: Einfluß.
influenza: Grippe; Influenza.
influenzal: grippal; grippös; grippoid.
influenza virus: Grippevirus; Influenzavirus.
influenza virus vaccination: Grippeschutzimpfung.
influenza virus vaccine: Grippeimpfstoff.
influx: Einfluß.
infolding: Infoliation.
information: Information.
informed consent: Einverständniserklärung.
informosome: Informosom.
infraclavicular: infraklavikulär.
infraduction: Infraduktion.
infraorbital: infraorbital.
infraorbital neuralgia: Infraorbitalneuralgie.
infrared: Infrarot.
infrasound: Infraschall.
infrasternal: infrasternal.
infrastructure: Infrastruktur.
infraversion: Infraversion.
infriction: Infriktion.
infundibular: infundibulär.
infundibular stenosis: Infundibulumstenose.
infundibulectomy: Infundibulektomie.
infundibulum: Infundibulum.
infuse: infundieren.
infusion: Infusion; Aufguß.
infusion cholangiography: Infusionscholangiographie.
infusion device: Infusionsgerät.
infusion urography: Infusionsurographie.
Infusoria: Infusorien.
ingestant allergen: Ingestionsallergen.
ingestion: Nahrungsaufnahme; Ingestion.
ingestion tuberculosis: Ingestions-, Fütterungstuberkulose.
ingredient: Ingrediens.
ingrown: eingewachsen.
inguen: Leiste; Inguen.
inguinal: inguinal.
inguinal canal: Leistenkanal.
inguinal hernia: Leistenbruch, -hernie.
inguinal incision: Inguinalschnitt.
inguinal ligament: Leistenband.
inguinal reflex: Leistenreflex.
inguinal ring: Leistenring.
inguinal testis: Leistenhoden.
INH (Isoniazide): INH (Isonikotinsäurehydrazid).
inhalant: Inhalationsmittel; Inhalat.
inhalant allergen: Inhalationsallergen.
inhalation: Inhalation.
inhalation analgesia: Inhalationsanalgesie.
inhalation anesthesia: Inhalationsnarkose.
inhalation pneumonia: Inhalationspneumonie.
inhaler: Inhalator.
inheritable: erblich.
inheritance: Erbgang; Vererbung. – **autosomal i.:** E., autosomaler. – **dominant i.:** E., dominanter. – **sex-linked i.:** E., gonosomaler; V., geschlechtsgebundene. – **recessive i.:** E., rezessiver.
inhibin: Inhibin; Hemmstoff.
inhibit: inhibieren; hemmen.
inhibiting: hemmend.
inhibition: Hemmung; Inhibition. – **competitive i.; selective i.:** H., kompetitive. – **postsynaptic i.:** H., postsynaptische. – **presynaptic i.:** H., präsynaptische. – **recurrent i.:** H., rekurrente.

I J

inhibition of growth: Wachstumshemmung.
inhibition of labor: Wehenhemmung.
inhibition of precipitation: Präzipitationshemmung.
inhibition test: Hemmtest.
inhibitor: Inhibitor; Hemmer.
inhibitory: inhibitorisch; hemmend.
inhomogeneous: inhomogen.
iniencephalus: Iniencephalie.
inion: Inion.
iniopagus; iniops: Iniopagus.
initial: initial.
initial deflection: Anfangsschwankung.
initial dose: Initialdosis.
initial manifestation: Erstmanifestation.
initial menstrual bleeding: Initialblutung.
initial phase: Initialphase.
initial value: Ausgangswert.
initiation: Initiation.
initiator: Initiator.
injected: injiziert.
injection: Injektion; Einspritzung. – **intra-arterial i.:** I., intraarterielle. – **intracardial i.:** I., intrakardiale. – **intracutaneous i.:** I., intrakutane. – **intramuscular i.:** I., intramuskuläre. – **intrathecal i.:** I., intrathekale. – **intravenous i.:** I., intravenöse. – **subcutaneous i.; hypodermic i.:** I., subkutane.
injection injury: Injektionsschaden.
injector: Injektionsapparat.
injury: Schädigung; Verletzung.
inlay: Einlage; Zahnfüllung.
INN (International Nonproprietary Name): INN (internationaler Freiname).
innervation: Innervation. – **reciprocal i.:** I., reziproke.
innervation pattern: Innervationsmuster.
inoculation: Impfung; Inokulation.
inoculum: Inokulum.
inoperable: inoperabel.
inorganic: anorganisch.
inosemia: Inositämie.
inosine: Inosin.
inosine monophosphate; inosinic acid: Inosinmonophosphat; Inosinsäure.
inosine triphosphate: Inosintriphosphat.
inosite; inositol: Inosit; Inositol.
inos(it)uria: Inositurie.
inotropic: inotrop.
inotropism: Inotropie.
inpatient: Patient, stationärer.
inproquone: Äthyleniminochinon.
input: Eingabe.
insane: unzurechnungsfähig.
insanity: Geisteskrankheit.
inscription: Inscription; Verschreibung.
insecticide: Insektizid.
insects: Insekten.
insect sting; i. bite: Insektenstich.
insect venom allergy: Insektenallergie.
insemination: Befruchtung; Besamung; Insemination. – **artificial i.** (A.I.): Insemination, künstliche. – **heterologous a. i.; a. i. by donor** (A.I.D.): I., heterologe. – **homologous a. i.; a. i. by husband** (A.I.H.): I., homologe.
insensible: unbewußt; unempfindlich.
insert: (Schuh-)Einlage; *genet* Insert.
insertion: Ansatz; Insertion.
insertion sequence: Insertionssegment, -sequenz.
insertion tendopathy: Ansatztendopathie.
insipid: insipidus.
in situ: in situ.
insolation: Sonnenbestrahlung; Insolation.
insoluble: unlöslich.
insomnia: Schlaflosigkeit; Asomnie.
inspection: Inspektion.
inspiration: Einatmung; Inspiration.
inspiratory: inspiratorisch.
inspiratory capacity: Inspirationskapazität.
inspissated bile syndrome: Gallenpfropfsyndrom.
inspissation: Eindickung.
instability: Instabilität.
instant(aneous): instant.
instillation: Instillation.
instinct: Instinkt.
instinctive: instinktiv.
institutionalism: Institutionalismus.
instruction: Anleitung.
instrument: Instrument.
instrumental: instrumentell.
instrumentation: apparative Ausstattung.
insufficiency: Insuffizienz. – **chronic venous i.:** I., chronische venöse. – **respiratory i.:** I., respiratorische. – **venous i.:** I., venöse.
insufficiency at rest: Ruheinsuffizienz.
insufficient: insuffizient.
insufflation: Insufflatio.

insufflation anesthesia: Insufflationsnarkose.
insula: Insel; Insula.
insulin: Insulin; Inselhormon.
insulin allergy: Insulinallergie.
insulin antibody: Insulinantikörper.
insulinase: Insulinase.
insulin coma: Insulinkoma.
insulin-dependent diabetes: Insulinmangeldiabetes.
insulin-glucose tolerance test: Insulin-Glucosebelastung.
insulin-hypoglycemia test: Insulin-Hypoglykämie-Test.
insulin infusion system: Insulin-Infusionssystem.
insulin lipodystrophy: Insulinlipodystrophie.
insulinoma: Insulinom.
insulin preparations: Insulinpräparate.
insulin pump: Insulinpumpe.
insulin receptor: Insulinrezeptor.
insulin resistance: Insulinresistenz.
insulin secretion: Insulinausschüttung.
insulin shock: Insulinschock.
insulin-tolerance test: Insulintest.
insulin unit: Insulineinheit.
insulitis: Insulitis.
insuloma: Insulom.
insult(us): Insult.
intake: Einnahme; Einfuhr; Aufnahme.
integral (absorbed) dose: Integraldosis.
integral dose: Volumendosis.
integration: Integration; Integrierung.
integrity: Integrität; Unversehrtheit.
integument: Integument.
intellect: Intellekt.
intellectual decline: Intelligenzabbau.
intellectual deficiency: Intelligenzdefekt.
intelligence: Intelligenz.
intelligence quotient (IQ): Intelligenzquotient (IQ).
intelligence test: Intelligenztest.
intended: intendiert.
intensifier: Intensivierungsgen.
intensifying screen: Verstärkungsfolie.
intensity: Intensität.
intensive: intensiv.
intensive care: Intensivpflege.
intensive care unit: Intensivstation.
intention: Intentio(n); Absicht.
intention spasm: Intentionskrampf.
intention tremor: Intentionstremor.
interaction: Interaktion.
interatrial: interatrial.
interbrain: Zwischenhirn.
intercalary; intercalated: interkalar.
intercalary staphyloma: Interkalarstaphylom.
intercalated cell: Intermediärzelle.
intercalated disk: Glanzstreifen.
intercalated duct: Schaltstück.
intercarpal: interkarpal.
intercellular: interzellulär.
intercellular cement: Kittsubstanz.
intercellular junction: Interzellularbrücke.
intercellular space: Interzellularraum, -spalte.
intercellular substance: Interzellularsubstanz.
intercostal: interkostal.
intercostal nerve block: Interkostalanästhesie.
intercostal space: Interkostalraum; Zwischenrippenraum.
intercricothyrotomy: Interkrikothyreotomie.
intercristal diameter: Beckenbreite.
intercritical: interkritisch.
intercurrent: interkurrent.
interdentium: Interdentalraum.
interdigital: interdigital.
interface: Grenzfläche.
interference: Interferenz. – **chromosomal i.:** I., chromosomale.
interference dissociation: Interferenzdissoziation.
interference phenomenon: Interferenzphänomen.
interferon (INF): Interferon.
interhemispheric: interhemisphärisch.
interior: interior.
interleukin (IL): Interleukin.
interlobar: interlobär.
interlobar effusion: Interlobärerguß.
interlobular: interlobulär.
interlobular empyema: Interlobärerguß.
interlocking: Verriegelung.
intermaxillary: intermaxillär.
intermaxillary bone: Zwischenkiefer.
intermediary: intermediär.
intermediary metabolism: Intermediärstoffwechsel.
intermediary stage: Intermediärstadium.
intermediate: intermedius.

intermediate-acting insulin: Intermediär-insulin.
intermediate electrical position: Zwischentyp.
intermediate host: Zwischenwirt.
intermediate lamella: Schaltlamelle.
intermediate segment: Zwischenstrecke.
intermedin: Intermedin.
intermenstrual: intermenstruell.
intermenstrual bleeding: Zwischenblutung.
intermenstrual pain: Mittelschmerz.
intermission: Intermission.
intermittent: intermittierend; schubweise verlaufend.
internal: innere(r); intern.
internal ear: Innenohr.
internal rotation: Innenrotation.
internal shunt: Überbrückungsplastik.
internatal: internatal.
interneuron: Interneuron; Zwischenneuron.
internist: Internist.
internodal: internodal.
internode: Internodium.
interoceptor: Entero(re)zeptor.
interosseous: interossär.
interpalpebral: interpalpebral.
interparietal: interparietal.
interphalangeal joints: Interphalangealgelenke.
interphase: Interphase.
interpolated: interpoliert.
interposed: interponiert.
interposition: Interposition.
interposition of a jejunal segment: Jejuminterposition.
interpupillary distance: Pupillardistanz.
interscapular line; interscapulum: Interskapularlinie.
intersex: Intersex.
intersexuality: Intersexualität.
interspace: Zwischenraum.
interspersion pattern: Interspersionsmuster.
interspinal: interspinal.
interspinal line: Interspinallinie.
interstice: Interstitium.
interstitial: interstitiell.
interstitial cells: Interstitial-, Zwischenzellen.
interstitial cell-stimulating hormone: Interstitialzellen-stimulierendes Hormon.
interstitial radiation: Radiumspickung.
interstitial space: Interstitialraum.
interstitial tissue: Zwischenzellgewebe.
interstitium: Interstitium.
intertransverse: intertransversalis.
intertriginous: intertriginös.
intertrigo: Intertrigo.
intertrochanteric: intertrochantär.
intertubercular: intertuberkulär.
interval: Intervall. – **isometric i.:** I., isometrisches.
interval operation: Intervalloperation.
intervention: Intervention.
interventricular: interventrikulär.
intervertebral: intervertebral.
intervertebral disk: Bandscheibe; Zwischenwirbelscheibe.
intervertebral disk degeneration: Bandscheibendegeneration.
intervertebral disk protrusion: Bandscheibenprotrusion.
intervertebral enchondrosis: Enchondrosis intervertebralis.
intervillous: intervillös.
intervillous circulation: Interplazentarkreislauf.
intestinal: intestinal.
intestinal amicrobiosis: Amikrobiose, intestinale.
intestinal anastomosis: Darmanastomose.
intestinal anthrax: Darmmilzbrand.
intestinal atony: Darmatonie.
intestinal atresia: Darmatresie.
intestinal bacteria: Darmbakterien.
intestinal bleeding: Darmblutung.
intestinal cancer: Darmkrebs.
intestinal carcinoma: Darmkarzinom.
intestinal catarrh: Darmkatarrh.
intestinal clamp: Darmklemme.
intestinal colic: Darmkolik.
intestinal fistula: Darmfistel.
intestinal flora: Darmflora.
intestinal fluid level: Darmspiegel.
intestinal fluke: Darmegel.
intestinal gases: Darmgase.
intestinal helminths: Darmwürmer.
intestinal incarceration: Darmeinklemmung.
intestinal influenza: Darmgrippe.
intestinal mucosa: Darmschleimhaut.
intestinal mucosal barrier: Darmschranke.

intestinal obstruction: Darmverschluß.
intestinal parasite: Darmparasit.
intestinal passage: Darmpassage.
intestinal perforation: Darmperforation.
intestinal peristalsis: Darmperistaltik.
intestinal polyp: Darmpolyp.
intestinal probe: Darmsonde.
intestinal prolapse: Darmvorfall.
intestinal resection: Darmresektion.
intestinal suction tube: Darmabsaugrohr.
intestinal tract: Intestinaltrakt.
intestinal tube: Darmrohr; Intestinalsonde.
intestinal tuberculosis: Darmtuberkulose.
intestinal ulcer: Darmgeschwür.
intestinal villi: Dünndarmzotten.
intestinal worm: Eingeweidewurm.
intestinum; intestine: Intestinum; Darm.
– **i. crassum; large intestine:** I. crassum.
– **i. tenue; small intestine:** I. tenue.
intima: Intima.
intimal fibrosis: Intimafibrose.
intimal resection: Intimektomie.
intoe: Ballenzeh.
intolerance: Intoleranz; Unverträglichkeit.
intorsion: Intorsion.
intoxication: Intoxikation; Vergiftung; Rausch.
intra-abdominal: intraabdominal.
intra-abdominal testis: Abdominalhoden.
intra-aortic: intraaortal.
intra-aortic balloon counterpulsation: intraaortale Gegenpulsation.
intra-arterial: intraarteriell.
intra-articular: intraartikulär.
intra-articular empyema: Gelenkempyem.
intra-atrial: intraatrial.
intrabulbar: intrabulbär.
intracanalicular: intrakanalikulär.
intracapsular: intrakapsulär.
intracardiac: intrakardial.
intracavernous: intrakavernös.
intracavitary: intrakavitär.
intracellular: intrazellulär.
intracellular fluid: Intrazellularflüssigkeit.
intracellular space: Intrazellularraum (IZR).
intracerebral: intrazerebral.
intrachromosomal: intrachromosomal.
intraconjunctival: intrakonjunktival.
intracorneal: intrakorneal.
intracorporeal: intrakorporal.
intracranial: intrakraniell.
intracranial abscess: Hirnabszeß.
intracranial pressure: Hirndruck; Schädelinnendruck.
intracutaneous: intrakutan.
intracutaneous reaction: Intrakutanreaktion.
intracutaneous test: Intrakutantest.
intradermal: intradermal.
intraductal: intraduktal.
intraductal papilloma: Milchgangpapillom.
intradural: intradural.
intraepidermal: intraepidermal.
intrafusal: intrafusal.
intragastric: intragastral.
intragluteal: intragluteal.
intrahepatic: intrahepatisch.
intralobar: intralobär.
intralumbar: intralumbal.
intramammary: intramammär.
intramedullary: intramedullär.
intramedullary nail: Marknagel.
intramolecular: intramolekular.
intramural: intramural.
intramuscular (I.M.): intramuskulär (i.m.).
intranasal: endonasal.
intraneural: intraneural.
intranuclear inclusion: Kerneinschluß.
intranuclear ophthalmoplegia: Lhermitte* Augenmuskellähmung.
intraocular: intraokulär; intraokular.
intraocular pressure; intraocular tension: Augeninnendruck.
intraoperative: intraoperativ.
intraosseous: intraossal; intraossär.
intraosseous phlebography: Osseovenographie.
intraparietal: intraparietal.
intrapelvic: intrapelvin.
intraperitoneal: intraperitoneal.
intrapleural: intrapleural.
intrapulmonary: intrapulmonal.
intrapulmonary pressure: Lungendruck.
intrarenal: intrarenal.
intrasellar: intrasellär.
intraspinal: intraspinal.
intratendinous: intratendinös.
intrathecal: intrathekal.

I

intrathoracic: intrathorakal.
intratracheal: intratracheal.
intratubal: intratubar.
intratubular: intratubulär.
intratympanic: intratympanisch.
intraurethral: intraurethral.
intrauterine: intrauterin.
intrauterine (contraceptive) device (IUD): Intrauterinpessar (IUP).
intravaginal: intravaginal.
intravascular: intravaskulär.
intravascular injection: Gefäßinjektion.
intravascular sympathectomy: Neuroendarteriektomie.
intravenous (I.V., iv.): intravenös (i.v.).
intravenous anesthesia: Injektionsnarkose.
intravenous renal angiography: Renovasographie.
intraventricular: intraventrikulär.
intraventricular hemorrhage: Ventrikelblutung.
intravesical: intravesikal.
intravital: intravital.
intrinsic: intrinsisch.
intrinsic factor: Intrinsic-Faktor.
introducer: Leitsonde.
introitus: Eingang; Introitus.
introjection: Introjektion.
intromission: Einführung.
intron: Intron.
introverted: introvertiert.
intrusion: Intrusion.
intubate: intubieren.
intubation: Intubation. – **endotracheal i.:** I., endotracheale. – **nasotracheal i.:** I., nasotracheale.
intuition: Intuition.
intuitive: intuitiv.
intumescence: Intumeszenz.
intumescent: intumeszent.
intussusception: Intussuszeption; Invagination.
intussusceptum: Intussusceptum; Invaginat.
inulin: Inulin.
inunction: Inunktion.
invade: eindringen.
invaginated: invaginiert.
invagination: Invagination.
invalid: invalide.
invalidity: Invalidität.
invasion: Invasion.
invasive: invasiv.
invasive disease: Invasionskrankheit.
invasive procedure: invasives Vorgehen.
invermation: Wurmbefall.
inverse: invers.
inverse square law: Abstands(quadrat)-gesetz.
inversion: Inversion.
inversion of reflex: Reflexumkehr.
invertase: Invertase.
inverted: inversus.
inverted testis: Hodeninversion.
inverted T wave: T-Inversion.
invert sugar: Invertzucker.
investigation: Untersuchung; Erforschung.
inveterate: inveteriert.
in vitro: in vitro.
in vitro fertilization (IVF): In-vitro-Fertilisation (IVF).
in vivo: in vivo.
involucrum; involucre: Involucrum.
involuntary: unwillkürlich.
involution: Involution; Rückbildung; Abbau.
involutional: involutiv.
involutional melancholia; i. depression: Involutionsdepression.
involutional period: Involutionsperiode.
inward growing: Endophytie.
iodate: Jodat.
iodic acid: Jodsäure.
iodide: Jodid.
iodide goiter: Jodstruma.
iodine: Jod. – **butanol-extractable i.** (BEI): J., butanolextrahierbares. – **protein-bound i.** (PBI): J., proteingebundenes.
iodine 131: Jod-131.
iodine acne: Jodakne.
iodine deficiency: Jodmangel.
iodine deficiency goiter: Jodmangelstruma.
iodine dermatitis: Joddermatitis.
iodine tincture: Jodtinktur.
iodism: Jodismus.
iodized: jodiert.
iodized salt: Vollsalz; jodiertes Salz.
iodometry: Jodometrie.
iodopsin: Jodopsin.
iodotherapy: Jodbehandlung.
iodothyronine: Jodthyronin.
iodotyrosine: Jodtyrosin.

ion: Ion.
ion exchanger; ion-exchange resins: Ionenaustauscher(harze).
ionic bond(ing): Ionenbindung.
ionization: Ionisation; Ionisierung.
ionization chamber: Ionisationskammer.
ionizing radiation: ionisierende Strahlung.
ionizing radiation absorbed dose: Ionendosis.
ionometry; ionoquantimetry: Ionometrie.
ion pump: Ionenpumpe.
iontophoresis: Iontophorese.
iontotherapy: Ionentherapie.
I-para: Primipara.
ipecac: Ipecacuanha.
ipsilateral: ipsilateral.
IPSP (inhibitory postsynaptic potential): IPSP (inhibitorisches postsynaptisches Potential).
IQ (intelligence quotient): IQ (Intelligenzquotient).
iridectomy: Iridektomie.
iridencleisis: Iridenkleisis, -klisis.
iridesis; iridodesis: Iridodesis.
iridic diaphragm phenomenon: Irisblendenphänomen.
iridium (Ir): Iridium (Ir).
iridoavulsion: Irisablösung.
iridocapsulitis: Iridokapsulitis.
iridocele: Iridozele; Irisvorfall.
iridochoroiditis: Iridochorioiditis.
iridocoloboma: Iriskolobom.
iridocyclitis: Iridozyklitis.
iridodiagnosis: Irisdiagnostik; Augendiagnose.
iridodialysis; coredialysis: Iridodialysis.
iridodiastasis: Iridodiastase.
iridodonesis: Iridodonesis; Irisschlottern.
iridokeratitis: Iridokeratitis.
iridolysis: Iridolyse.
iridoparalysis: Iridoparese.
iridoplegia: Iridoplegie.
iridoschisis: Iridoschisis.
iridotomy: Iri(do)tomie.
iris: Iris.
irisopsia: Iridopsie.
iris pigment: Irispigment.
iris root: Iriswurzel.
iris tumor: Iristumor.
iritis: Iritis.
iritomy: Iridotomie.
iron: Eisen; Ferrum (Fe).
iron-binding capacity: Eisenbindungskapazität.
iron deficiency: Eisenmangel.
iron deficiency anemia: Eisenmangelanämie.
iron hematoxylin stain: Eisenhämatoxylin-Färbung.
iron storage disease: Eisenspeicherkrankheit.
irradiation: Bestrahlung; Irradiation.
irradiation field: Bestrahlungsfeld.
irreducible: irreponibel.
irregular: irregulär.
irreparable: irreparabel.
irresponsible: unzurechnungsfähig.
irreversible: irreversibel.
irrigation: Spülung; Irrigation; Lavage; Lavement.
irritability: Erregbarkeit; Irritabilität.
irritable: irritabel; reizbar.
irritable bladder: Reizblase.
irritable colon; irritable bowel syndrome: Colon irritabile; Reizkolon.
irritable knee: Reizknie.
irritant: Reizmittel, -stoff.
irritant factor: Reizfaktor.
irritant gas: Reizgas.
irritation: Irritation.
irritative: irritativ.
irritative therapy: Reizkörpertherapie.
ischemia: Ischämie; Mangeldurchblutung.
ischemic: ischämisch.
ischemic tolerance: Ischämietoleranz.
ischesis: Sekretverhaltung.
ischiadic: ischiadicus; das Sitzbein betreffend.
ischial fracture: Sitzbeinfraktur.
ischialgia: Ischialgie; Ischiasneuralgie.
ischial tuberosity: Sitzbeinhöcker.
ischiatitis: Ischiasneuralgie.
ischiocele: Ischiozele.
ischiocrural: ischiokrural.
ischium: Ischium.
ischuria: Ischurie.
ISDN (isosorbid dinitrate): ISDN (Isosorbiddinitrat).
island; islet: Insel.
island flap: Insellappen.
island of Reil: Insula.
islet cell: Inselzelle.
islet-cell adenoma: Inselzelladenom.
islet-cell antibodies: Inselzellantikörper.

islet-cell transplantation: Inselzelltransplantation.
islets of Langerhans; L.' islands: Langerhans* Inseln; Inselorgan.
isoagglutinin: Isoagglutinin.
isoalloxazine: Isoalloxazin.
isoantibody: Isoantikörper.
isoantigen: Isoantigen.
isobar: Isobare.
isochromatic: isochrom.
isochromosome: Isochromosom.
isochronous; isochronal: isochron.
isocitrate dehydrogenase: Isocitratdehydrogenase.
isocitric acid: Isozitronensäure.
isocoria: Isokorie.
isocortex: Isokortex.
isocyanate: Isocyanat.
isocytosis: Isozytose.
isodactylism: Isodaktylie.
isodose (curve): Isodose.
isodynamia: Isodynamie.
isoelectric: isoelektrisch.
isoelectric EEG: Nullinien-EEG.
isoenzyme: Isoenzym.
isoflurane: Isofluran.
isoflurophate: Fluostigmin.
isogamy: Isogamie.
isogeneic: isogen.
isohemagglutinin: Isohämagglutinin.
isohemolysin: Isohämolysin.
isohydria: Isohydrie.
isoiconia: Isoikonie.
isoimmune reaction: Isoimmunreaktion.
isoionic: isoionisch.
isolate: Isolat.
isolated: isoliert.
isolation: Isolation; Isolierung.
isolation ward: Isolierstation.
isoleucine: Isoleucin.
isologous: isolog.
isolysin: Isolysin.
isomaltose: Isomaltose.
isomer: Isomer.
isomerase: Isomerase.
isomerism: Isomerie.
isometric: isometrisch.
isometric period: Anspannungszeit.
isometropia: Isometropie.
isomorphism: Isomorphie; Isomorphismus.
isomorphous: isomorph.
isoniazide: Isoniazid.
isonitril: Isonitril.
iso-oncotic: isoonkotisch.
isopentenyl pyrophosphate: Isopentenylpyrophosphat.
isophoria: Isophorie.
isoplastic: Isoplastik.
isoprenaline: Isoprenalin.
isoprene: Isopren.
isopropanol; isopropyl alcohol: Isopropanol; Isopropylalkohol.
isoproterenol: Isoproterenol.
isopters: Isoptere.
isoquinoline: Isochinolin.
isoserum: Iso(immun)serum.
isosexual: isosexuell.
isosmotic: is(o)osmotisch.
Isospora: Isospora.
isosterism: Isosterie.
isosthenuria: Isosthenurie; Harnstarre.
isothermal: isotherm.
isotones: Isotone.
isotonia: Isotonie.
isotonic: isoton(isch).
isotope: Isotop.
isotope angiography: Isotopenangiographie.
isotope nephrography: Isotopennephrographie.
isotransplantation: Isotransplantation.
isotretinoin: Isotretinoin.
isotropic band: I-Band.
isotropy: Isotropie.
isotype: Isotyp.
isovalericacidemia: Isovalerianazidämie.
isovolumetric: isovolumetrisch.
isozygous: isozygot.
isthmectomy: Isthmektomie.
isthmus: Isthmus.
isuria: Isurie.
itai-itai disease: Itai-Itai-Krankheit.
itch: Krätze.
itch(ing): Jucken; Juckreiz; Pruritus.
itch mite: Krätzmilbe.
iteration: Iteration.
iterative: iterativ.
iterative excitability: Iterativität.
ITP: ITP (Inosintriphosphat; idiopathische thrombozytopenische Purpura).
I.U. (international unit): IE (Internationale Einheit).
IUD (intrauterine [contraceptive] device): IUP (Intrauterinpessar).
I.V. (intravenous): i.v. (intravenös).

I.V. drug abuser: Fixer.
Ivemark's syndrome: Ivemark* Syndrom.
IVF (in vitro fertilization): IVF (In-vitro-Fertilisation).
ivory: Elfenbein.
Ixodes: Ixodes.
ixodiasis: Ixodiasis.

Jaboulay's amputation: Jaboulay* Operation. – **J.'s operation:** Winkelmann*(-Jaboulay*) Operation.
jacket cancer: Cancer en cuirasse.
jacket crown: Jacketkrone; Mantelkrone.
jackknife seizures: Blitz(-Nick-Salaam)-Krämpfe; BNS-Krämpfe.
jacksonian epilepsy: Jackson* Epilepsie.
jacksonian seizure: Jackson* Anfall.
Jackson's syndrome: Jackson* Syndrom.
Jacobson's anastomosis: Jacobson* Anastomose.
jactatio; jactitation: Jactatio; Jaktation.
Jaffe's test: Jaffe* Probe.
Jamaica ginger paralysis: Ingwerlähmung.
jamais vu: Jamais-vu.
James fibers: James* Bündel.
janiceps: Janiceps; Januskopf.
Jansky-Bielschowsky syndrome: Jansky* Syndrom.
Japanese B encephalitis: B-Enzephalitis.
Japanese fever: Japanisches Fieber.
jargo: Jargonaphasie.
Jarisch-Herxheimer reaction: Herxheimer*-Jarisch* Reaktion.
jasmin: Jasmin.
jaundice: Icterus; Ikterus; Gelbsucht – **cholestatic j.:** I., cholestatischer. – **hemolytic j.:** I., hämolytischer. – **hepatocellular j.:** I., hepatozellulärer. – **j. of the newborn:** I. neonatorum. – **j. of prematurity:** Frühgeborenenikterus.
Javelle water: Javelle-Wasser.
jaw: Kiefer.
jaw cyst: Kieferzyste.
jaw dilator: Dehnplatte.
jaw reflex; jaw jerk: Unterkieferreflex.
jaw winking: Orbicularis-oris-Reflex.
jealousy mania: Eifersuchtswahn.
Jefferson's syndrome: Jefferson* Syndrom.
jejunal: jejunal.
jejunal fistula: Jejunumfistel.
jejunitis: Jejunitis.
jejunoileostomy: Jejunoileostomie.
jejunojejunostomy: Jejunojejunostomie.
jejunostomy: Jejunostomie.
jejunum: Jejunum; Leerdarm.
Jellinek's sign: Jellinek* Zeichen.
jelly: Gel; Gelee.
jellyfish poison: Quallengift.
Jena Nomina Anatomica: Jenaer Nomenklatur.
Jendrassik's maneuver: Jendrassik* Handgriff.
Jenner's vaccination: Jenner* Impfung.
jerk: Ruck; Zuckung.
jerking: schnellend.
jerk nystagmus: Rucknystagmus.
Jerne's technique: Jerne* Technik.
Jervell-Lange-Nielsen syndrome: Jervell*-Lange/Nielsen* Syndrom.
jet injector: Jet-Injektor.
Jeune's disease: Jeune* Krankheit.
jigger: Sandfloh.
jimsonweed: Stechapfel.
JNA (Jena Nomina Anatomica): JNA (Jenaer Nomina Anatomica).
Jobert's fossa: Jobert* Grube.
Job's syndrome: Hiob-Syndrom.
Jocasta complex: Jokaste-Komplex.
Johnson's syndrome: Johnson* Syndrom.
joining chain: J-Kette.
joint: Gelenk; Articulatio. – **false j.:** G., falsches. – **snapping j.:** G., schnappendes.
joint axis: Gelenkachse.
joint capsule: Gelenkkapsel.
joint cavity: Gelenkhöhle, -spalt.
joint dislocation: Gelenkluxation.
joint effusion: Gelenkerguß.
joint mouse: Gelenkmaus; Enarthron; Enarthrum.
joint play: Gelenkbeweglichkeit.
joint prosthesis: Gelenkprothese.
joint rheumatism: Gelenkrheumatismus.
joint space: Gelenkspalt.
joint tap: Gelenkpunktion.
Jones criteria: Jones* Kriterien.
Jones' disease: Cherubi(ni)smus.
Joseph's syndrome: Joseph* Syndrom.
joule: Joule.
J-point (junction point): j-Punkt.
judicial: gerichtlich.
jugular: jugularis.

jugular fossa: Kehlgrube.
jugular pulse: Jugularispuls.
jugular vein: Halsvene; Drosselvene; Jugularis.
jugulum: Jugulum.
jugum: Jugum.
Juhel-Renoy syndrome: Juhel//Renoy* Syndrom.
juice: Saft.
jump flap: Wanderlappen.
junction: Verbindung.
junctional complex: Verbindungskomplex.
junctional nevus: Junktionsnävus.
junctional tubule: *anat, nephr* Verbindungsstück; Schaltstück.
junction nevus: Grenzflächennävus; Übergangsnävus.
junctura: Junctura; Verbindung.
jungle yellow fever: Buschgelbfieber.
Junin fever: Junin-Fieber.
Junius-Kuhnt syndrome: Kuhnt*-Junius* Krankheit.
Juster's reflex: Juster* Reflex.
juvantia: Juvantia.
juvenile: juvenil; jugendlich.
juxta-articular: juxtaartikulär.
juxtaglomerular: juxtaglomerulär.
juxtaglomerular apparatus: Juxtaglomerularapparat.
juxtaposition; apposition: Juxtaposition.
juxtapyloric: juxtapylorisch.

K

Kader's fistula: Kader* Fistel.
Kahler-Bozzolo syndrome: Kahler* (-Bozzolo*) Krankheit.
Kahn test: Kahn* Flockungsreaktion.
kakidrosis: Kakidrosis; Kakhidrosis.
kakosmia: Kakosmie.
kala-azar: Kala-Azar.
kaliemia: Kaliämie.
kaliopenic: kaliopenisch.
kalium (K): Kalium (K).
kaliuresis: Kaliurese.
kallidin: Kallidin.
kallikrein: Kallikrein.
kallikrein inhibitor: Kallikrein-Inhibitor.
kallikrein-kinin system: Kallikrein-Kinin-System.
kallikreinogen: Kallikreinogen.
Kallmann's syndrome: Kallmann* Syndrom.
kanamycin: Kanamycin.
kangri cancer: Changri-Krebs.
Kanner syndrome: Kanner* Syndrom.
K antigen: K-Antigen.
kaolinosis: Kaolinose.
Kaplan's syndrome: Kaplan* Syndrom.
Kaposi's sarcoma: Kaposi* Sarkom. – **K.'s varicelliform eruption:** K.* Dermatitis.
karaya gum: Karaya-Gummi.
Karnofsky index; K. scale: Karnofsky-Index.
Kartagener's syndrom: Kartagener* Syndrom.
karyoblast: Karyoblast.
karyoclasis: Karyoklasie.
karyocyte: Karyozyt.
karyogamy: Karyogamie.
karyogram; idiogram: Karyogramm.
karyokinesis: Karyokinese.
karyokinetic: karyokinetisch.
karyoklasis: Karyoklasie.
karyolymph: Karyolymphe.
karyolysis: Karyolyse; Kernauflösung.
karyometry: Karyometrie.
karyon: Zellkern; Karyon.
karyophagous: karyophag.
karyoplasm: Karyoplasma.
karyopyknosis: Karyopyknose.
karyopyknotic index: Karyopyknose-Index.
karyorrhexis: Karyorrhexis.
karyotype: Karyotyp.
Kasabach-Merritt syndrome: Kasabach*-Merritt* Syndrom.
Katayama disease: Katayama-Krankheit.
kation: Kation.
katophoria: Katophorie.
Kauffmann's antigen table: Kauffmann* Antigen-Tabelle. – **K.-White schedule:** K.*-White* Schema.
kaulischisis: Kaulischisis.
Kawasaki disease: Kawasaki-Krankheit.
Kayser-Fleischer ring: Kayser*-Fleischer* Ring.
K-cell: K-Zelle.
Kearns-Sayre syndrome: Kearns*-Sayre* Syndrom.
kefir; kefyr: Kefir; Kefyr.
Kegel exercises: Kegel* Gymnastik.
Kehrer's pain reflex: Kehrer* Zeichen.
Kehr's sign: Kehr* Zeichen.
Keith-Flack node: Keith*-Flack* Knoten.
Kell blood group: Kell-System.
Kelly's operation: Kelly* Operation.
keloid: Keloid.
keloid acne: Keloidakne; Aknekeloid.
keloidosis: Keloidose.
keloid scar: Narbenkeloid.
keloplasty: Narbenplastik.
Kent's bundle: Kent* Bündel.
Kenya fever: Kenia-Fieber.
kerasin: Kerasin.
keratan sulfate: Keratansulfat.
keratectasia: Keratektasie.
keratin: Keratin.
keratinization: Keratinisation.
keratinocyte: Keratinozyt.
keratitis: Keratitis; Hornhautentzündung. – **interstitial k.; deep k.:** K. interstitialis. – **neuroparalytic k.:** K. neuroparalytica. – **parenchymatous k.; interstitial k.:** K. parenchymatosa.

keratoacanthoma: Keratoakanthom.
keratocele: Keratozele.
keratoconjunctivitis: Keratoconjunctivitis; Keratokonjunktivitis. – **epidemic k.; virus k.:** K. epidemica.
keratoconus: Keratokonus.
keratocyte: Keratozyt.
keratoderma: Keratoderma.
keratodermia: Keratodermia.
keratogenous: keratogen.
keratoglobus: Keratoglobus.
keratohelcosis: Keratohelkose.
keratohyalin: Keratohyalin.
keratolysis: Keratolyse.
keratolytic: Keratolytikum.
keratoma: Keratom.
keratomalacia: Keratomalazie.
keratometry: Keratometrie.
keratomileusis: Keratomyleusis.
keratomycosis: Keratomykose.
keratonyxis: Keratonyxis.
keratoplasty: Hornhautplastik; Keratoplastik.
keratoscope: Keratoskop.
keratosis: Keratose; Keratosis. – **actinic k.; solar k.:** K. actinica. – **k. palmaris et plantaris:** K. palmoplantaris. – **k. pilaris:** Stachelflechte. – **k. senilis:** K. senilis.
keratostaphyloma: Hornhautstaphylom.
keratotomy: Keratotomie.
Kerckring's folds: Kerckring* Falten.
kerion: Kerion.
Kerley lines: Kerley* Linien.
kernicterus: Kernikterus.
Kernig's sign: Kernig* Zeichen.
ketamine: Ketamin.
ketoacidosis: Ketoazidose.
ketoconazole: Ketoconazol.
keto-enol-tautomerism: Keto-Enol-Tautomerie.
ketogenesis: Ketogenese.
ketogenic: ketogen.
ketoglutarate: Ketoglutarat.
ketoglutaric acid: Ketoglutarsäure.
ketohexose: Ketohexose.
ketone: Keton.
ketone bodies: Ketonkörper.
ketonemia: Ketonämie.
ketonuria: Ketonurie.
ketoplastic: ketoplastisch.
ketoprofen: Ketoprofen.
ketosis; ketose: Ketose.
ketosugars: Ketozucker.
khellin: Khellin.
Kidd blood group: Kidd-System.
kidney: Niere. – **artificial k.:** N., künstliche. – **polycystic k.:** N., polyzystische. – **non-visualization of k.:** N., stumme. – **supernumerary k.:** N., akzessorische.
kidney basin: Nierenschale.
kidney failure: Nierenversagen. – **acute k. f.:** N., akutes.
kidney function test: Nierenfunktionsprüfung.
kidney stone: Nierenstein.
kidney worm: Nierenwurm.
Kielland's forceps: Kielland* Zange.
Kienböck's disease: Kienböck* Malazie.
kieselguhr: Kieselgur.
killer cell: Killerzelle.
Killian's diverticulum: Killian* Divertikel. – **K.'s operation:** K.* Operation.
Kimmelstiel-Wilson syndrome: Kimmelstiel*-Wilson* Syndrom.
Kimura disease: Kimura-Krankheit.
kinase: Kinase.
kinesia: Kinesie.
kinesimeter: Kinesiometer.
kinesis: Kinesis.
kinesitherapy; kinesiotherapy: Bewegungstherapie; Kinesiotherapie.
kinesthesia: Bewegungssinn, -empfindung, -wahrnehmung; Kinästhesie.
kinetic: kinetisch.
kinetochore: Kinetochor.
kinetomere: Kinetomer.
kinetoplast: Kinetoplast.
kinetosis: Kinetose.
kinetosome: Basalkörperchen; Kinetosom.
kinetotherapy: Bewegungstherapie; Kinesiotherapie.
kinin: Kinin.
kininogen: Kininogen.
kink: Knick.
kinking: Knickung.
kinky hair disease/syndrome: Menkes* Syndrom; Kraushaarsyndrom.
kinocilium: Kinozilie.
kinoplasty: Kineplastik.
Kirchner's diverticulum: Kirchner* Divertikel.
Kirschner's wire: Kirschner* Draht.
kissing cancer: Kontaktkarzinom.
kissing metastasis: Kontaktmetastase.

kissing spine: Baastrup* Syndrom.
kissing ulcer: Abklatschgeschwür.
Kjeldahl's method: Kjeldahl* Verfahren.
Klapp's creeping treatment: Klapp* Kriechübungen.
Klebsiella: Klebsiella.
Kleine-Levin syndrome: Kleine*-Levin* Syndrom.
kleptomania: Kleptomanie.
kleptophobia: Kleptophobie.
Kligler iron agar: Kligler* Agar.
Klinefelter's syndrome: Klinefelter* Syndrom.
Klippel-Feil syndrome: Klippel*-Feil* Syndrom. – **Kl.-Trenaunay syndrome:** Kl.*-Trenaunay*(-Weber*) Syndrom.
Klumpke's paralysis: Déjerine//Klumpke* Lähmung.
Knapp's procedure: Knapp* Operation.
Knaus-Ogino method: Knaus*(-Ogino*) Methode.
kneading: Knetung.
knee: Knie; Genu.
kneecap: Kniescheibe.
knee-chest position: Knie-Brust-Lage.
knee-elbow position: Knie-Ellenbogen-Lage.
knee-jerk reflex: Patellarsehnenreflex.
knee joint: Kniegelenk.
knee-joint effusion: Kniegelenkerguß.
knee-joint ligament: Kniegelenkband.
knee presentation: Knielage.
kneippism: Kneipp* Anwendungen. – **Kneipp cure:** K.* Kur.
knife: Messer.
knock-knee: X-Bein; Genu valgum.
knot: Knoten.
knuckle pad: Fingerknöchelpolster.
Koch's bacillus: Koch* Bazillus.
Kocher's clamp: K.* Klemme. – **K.'s operation:** K.* Kragenschnitt. – **K.'s repositioning method:** K.* Reposition.
kocherization: Kocher* Duodenalmobilisierung.
Koebner phenomenon: Koebner* Phänomen.
Koenen's tumor: Koenen* Tumor.
Köhler's disease: Köhler* Krankheit.
Kohlrausch's fold: Kohlrausch* Falte.
koilocytosis: Koilozytose.
koilonychia: Koilonychie.
kola nut: Kolanuß.
Koller's test: Koller* Test.
Kölliker's nucleus: Kölliker* Kernsubstanz.
Kolmer's test: Kolmer* Reaktion*.
König's rods: König* Klangstäbe. – **K.'s syndrome:** K.* Syndrom.
koniometer: Koniometer.
koniosis: Koniose.
Koplik's spots: Koplik* Flecken.
Korotkoff's sound: Korotkow* Ton.
Korsakoff's syndrome: Korsakow* Syndrom, Psychose.
Kostmann's syndrome: Kostmann* Syndrom.
Kozhevnikov's epilepsy: Kojewnikow* Epilepsie.
Krabbe's disease: Krabbe* Syndrom.
kratometer: Kratometer.
Kratschmer-Holmgren reflex: Kratschmer*-Holmgren* Reflex.
kraurosis: Kraurosis. – **k. vulvae:** K. vulvae.
Krause's glands: Krause* Drüsen.
Krause-Wolfe graft: Wolfe*-Krause* Lappen.
Krebs cycle: Citratzyklus; Krebs*-Henseleit* Zyklus.
Kristeller's maneuver: Kristeller* Handgriff.
Kromayer's lamp: Kromayer* Lampe.
Krönlein's trepanation area: Krönlein* Schema.
Krukenberg's arm: Krukenberg* Arm. – **K.'s tumor:** K.* Tumor.
krypton (Kr): Krypton (Kr).
Kufs' disease: Kufs* Syndrom.
Kugelberg-Welander disease: Kugelberg*-Welander* Syndrom.
Kulenkampff's anesthesia: Kulenkampff* Plexusanästhesie.
Kümmell's disease: Kümmell*-Verneuil* Syndrom.
Küntscher nail: Küntscher* Marknagel.
Kupffer's cell: Kupffer* Sternzelle.
Kurzrok-Miller test: Kurzrok*-Miller* Test.
Kussmaul's aphasia: Kussmaul* Aphasie. – **K.'s breathing:** K.* Atmung. – **K.'s coma; diabetic c.:** K.* Koma. – **K.'s disease:** K.*(-Maier*) Krankheit.
Küstner's maneuver: Küstner* Handgriff. – **K.'s umbilical cord sign:** K.* Nabelschnurzeichen.

Kveim's test: Kveim*(-Nickerson*) Test.
kwashiorkor: Kwashiorkor.
Kyasanur Forest disease: Kyasanurwald-Fieber.
kymograph: Kymograph.
kymography: Kymographie.
kynurenine: Kynurenin.
kyogenic: kyogen.
kyphosis: Kyphose. – **juvenile k.:** Adoleszentenkyphose.
kyphoskoliosis: Kyphoskoliose.
kyphotic: kyphotisch.

L

lab: Lab(ferment).
Labbé's triangle: Labbé* Dreieck.
labeling: Etikettierung.
labetalol: Labetalol.
labia (Pl.): Lippen. – **l. pudendi:** Schamlippen.
labial: labial(is).
labial fistula: Lippenfistel.
labial furuncle: Lippenfurunkel.
labial sound: Labiallaut; Lippenlaut.
labile: labil.
lability: Labilität.
labium: Labium; Lippe.
labor: Geburt. – **labor at full term:** G., rechtzeitige. – **precipitate l.:** G., überstürzte. – **prolonged l.; protracted l.:** G., protrahierte.
laboratory: Labor.
laboratory findings: Laborbefunde.
labor (pains): Wehen; Geburtswehen. – **missed l.:** W., frustrane. – **premature l.:** W., vorzeitige.
labor room: Kreißsaal.
labrum: Labrum.
laburnine: Cytisin.
labyrinth: Labyrinth.
labyrinthine: labyrinthär.
labyrinthine deafness: Labyrinth-, Innenohrschwerhörigkeit.
labyrinthine fistula sign: Fistelsymptom.
labyrinthine nystagmus: Labyrinthnystagmus.
labyrinthine reflex: Labyrinthreflex.
labyrinthine righting reflex: Labyrinthstellreflex.
labyrinthine test: Labyrinthprüfung.
labyrinthine vertigo: Labyrinthschwindel.
labyrinthitis: Labyrinthitis.
labyrinthotomy: Labyrinthotomie.
labyrinthus: Labyrinthus.
lacerated: zerrissen; lacer.
laceration: Laceratio; Lazeration. – **l. of cervix:** L. cervicis. – **l. of perineum:** L. perinei.
lacertus: Lacertus.
lack: Mangel; Fehlen.
lack of concentration: Konzentrationsschwäche.
lack of willpower: Willenlosigkeit.
lacrima: Lacrima; Träne.
lacrimal: lacrimalis.
lacrimal apparatus: Tränenapparat.
lacrimal bone: Tränenbein.
lacrimal duct: Tränengang.
lacrimal gland: Tränendrüse.
lacrimal lake: Tränensee.
lacrimal sac; tear sac: Tränensack.
lacrimation: Tränensekretion.
lacrimators: Augenreizstoffe; Tränengas.
lacrimotomy: Lakrimotomie.
lactacidemia: Lactazidämie.
lactaciduria: Lactazidurie.
lactagogue: Laktagogum.
lactalbumin: Lactalbumin; Milcheiweiß.
lactam antibiotics: β-Lactam-Antibiotika.
β-lactamases: β-Lactamasen.
lactase: Lactase.
lactase deficiency: Lactasemangel.
lactate: Lactat.
lactate dehydrogenase (LDH): Lactat-dehydrogenase (LDH).
lactate-pyruvate ratio: Lactat-Pyruvat-Quotient.
lactation: Laktation.
lactation amenorrhea: Laktationsamenorrhö.
lactation involution: Laktationsinvolution.
lactation period: Stillperiode.
lacteal fistula: Milchfistel.
lactic acid: Milchsäure.
lactic acid bacteria: Milchsäurebakterien.
lactic acidosis (LA): Laktatazidose; Lactatazidose.
lactic dehydrogenase (LDH): Lactat-dehydrogenase (LDH).
lacticemia: Lactazidämie.
lactiferous duct: Milchgang.
lactiferous gland: Milchdrüse.
Lactobacillus: Lactobacillus; Laktobazillus.

lactochrome: Lactochrom.
lactoferrin: Lactoferrin.
lactoflavin: Lactoflavin.
lactogenesis: Laktogenese.
lactogenic: laktogen.
lactoglobulin: Lactoglobulin.
lactone: Lacton.
lactophenol blue: Lactophenolblau.
lactoprotein: Lactoprotein.
lactose: Lactose; Milchzucker.
lactose agar: Lactose-Agar.
lactose intolerance: Lactose-Intoleranz.
lactosuria: Lactosurie.
lactotropic: laktotrop.
lactovegetarian: Laktovegetarier.
lactulose: Lactulose.
lacuna: Lacuna; Lakune.
lacunar: lakunär.
lacunar skull: Lückenschädel.
lacus lacrimalis: Lacus lacrimalis.
LAD (= left anterior descending branch of coronary artery): RIVA (Ramus interventricularis anterior).
ladyfinger retractor: Bose* Haken.
Laënnec's cirrhosis: Laënnec* Zirrhose.
Lafora's disease: Lafora* Syndrom.
lag: Verzögerung; Rückstand.
lagophthalmos: Lagophthalmus.
lag phase: Latenzperiode; Verzögerungs-, Latenzphase.
laky: lackfarben.
lallation: Lallen.
lalopathy: Lalopathie.
lalophobia: Lalophobie.
laloplegia: Laloplegie.
lambda waves: Lambda-Wellen.
lambdoid suture: Lambdanaht.
Lambert-Eaton myasthenia syndrome: Lambert*-Eaton* Syndrom.
lambliasis: Lambliasis.
lame: lahm.
lamella: Lamelle.
lamellar: lamellär.
lamellar bone: Lamellenknochen.
lamellar corpuscles: Lamellenkörperchen.
lamina: Lamina. – **basal l.:** L. basalis. – **l. cribrosa:** L. cribrosa.
laminar flow: Laminarströmung.
lamination: Schichtung.
laminectomy: Laminektomie.
lamp: Lampe.
lanatoside: Lanatosid.
Lancefield classification: Lancefield* Einteilung, Klassifikation.
lancet; lancette: Lanzette.
lancinating: lanzinierend.
Lancisi's sign: Lancisi* Zeichen.
Landau reflex: Landau* Reflex.
Landolt's ring: Landolt* Ring.
Landouzy-Déjerine dystrophy: Landouzy*-Déjerine* Atrophie.
Landry's paralysis: Landry* Paralyse.
Landsteiner's classification: Landsteiner* Blutgruppeneinteilung.
Lane's plates: Lane* Platten.
Langenbeck's instruments: Langenbeck* Instrumente.
Lange's operation: Lange* Operation.
Langer's axillary arch; L.'s muscle: Langer* Achselbogen. – **L.'s lines:** L.* Hautspaltlinien.
de Lange's syndrome: (Cornelia de) Lange* Syndrom.
Lange's test: Goldsolreaktion.
Langhans giant cell: Langhans* Riesenzelle. – **L.' layer:** L.* Zellschicht.
lanolin: Lanolin.
lanosterol: Lanosterin.
Lansing virus: Lansing-Stamm.
lanthanides: Lanthaniden.
lanthanum (La): Lanthan (La).
lanugo (hair): Lanugo; Fetalhaarkleid.
Lanz point: Lanz* Punkt.
LAO projection: Boxerstellung.
laparectomy: Laparektomie.
laparocele: Laparozele.
laparocystotomy: Laparozystotomie.
laparoenterostomy: Laparoenterostomie.
laparoenterotomy: Laparoenterotomie.
laparoscope: Laparoskop.
laparoscopy: Laparoskopie; Bauchspiegelung.
laparotomy: Laparotomie. – **staging l.:** L., explorative.
lapinization: Lapinisation.
lapse: Lapsus.
lardaceous: speckartig.
lardaceous kidney: Speckniere.
lardaceous liver: Speckleber.
lardaceous spleen: Speckmilz.
large intestine: Dickdarm.
Laron's dwarfism: Laron* Syndrom.
Larrey's hernia: Larrey* Hernie.
Larsen-Johansson disease: Larsen*-Johansson* Syndrom.

Larsen's syndrome: Larsen* Syndrom.
larva: Larve.
larva migrans: Larva migrans.
larvate: larviert.
laryngeal: laryngeal(is).
laryngeal carcinoma: Kehlkopfkarzinom.
laryngeal diphtheria: Kehlkopfdiphtherie.
laryngeal reflex: Kehlkopfreflex.
laryngeal spasm: Kehlkopfkrampf.
laryngeal stridor: Larynxstridor.
laryngectomy: Laryngektomie.
laryngismus: Laryngismus (stridulus).
laryngitis: Laryngitis; Kehlkopfentzündung. – **acute l.:** L. acuta. – **atrophic l.:** L. sicca. – **chronic l.:** L. chronica. – **diphtheritic l.:** L. diphtherica. – **tuberculous l.:** L. tuberculosa.
laryngocele: Laryngozele.
laryngoedema: Kehlkopfödem.
laryngofissure: Laryngofissur.
laryngography: Laryngographie.
laryngology: Laryngologie.
laryngomalacia: Laryngomalazie.
laryngoparalysis: Laryngoparalyse.
laryngopharyngitis: Laryngopharyngitis.
laryngopharynx: Laryngopharynx.
laryngophony: Laryngophonie.
laryngoplasty: Kehlkopfprothese.
laryngoplegia; laryngoparalysis: Laryngoplegie; Kehlkopflähmung.
laryngoptosis: Laryngoptosis.
laryngorrhea: Laryngorrhö.
laryngoscope: Laryngoskop; Kehlkopfspiegel.
laryngoscopy: Laryngoskopie.
laryngospasm: Laryngospasmus; Kehlkopfkrampf.
laryngostenosis: Larynxstenose.
laryngostomy: Laryngostomie.
laryngostroboscopy: Laryngostroboskopie.
laryngotomy: Laryngotomie; Kehlkopfoperation.
laryngotracheitis: Laryngotracheitis.
laryngotracheobronchitis: Laryngotracheobronchitis.
laryngotracheobronchoscopy: Laryngotracheobronchoskopie.
laryngotracheotomy: Laryngotracheotomie.
larynx: Kehlkopf; Larynx. – **artificial l.:** K., künstlicher.
Lasègue's sign: Lasègue* Zeichen, Phänomen.
laser: Laser.
Lassa fever: Lassa-Fieber.
late bladder reaction: Blasenspätreaktion.
late complication: Spätkomplikation.
late diastole: Spätdiastolikum.
late gestation disorder: Spätgestose.
late gestosis: Spättoxikose.
late infiltrate: Spätinfiltrat.
late manifestation: Spätmanifestation.
latency: Latenz.
latency period: Latenzperiode; Latenzphase.
latency time: Latenzzeit.
latent: latent.
latent period: Latenzperiode; Verzögerungs-, Latenzphase.
late-onset schizophrenia: Spätschizophrenie.
laterad: seitwärts.
lateral: lateral(is); seitlich.
lateral bite: Seitbiß.
lateral column: Seitensäule.
lateral fixation: Lateralfixation.
lateral funiculus of spinal cord: Seitenstrang.
lateral horn: Seitenhorn.
laterality: Seitigkeit.
lateralization: Lateralisation.
lateral myocardial infarction: Lateralinfarkt; Seiteninfarkt.
lateral recumbent position: Seitenlagerung.
lateral ventricle: Seitenventrikel.
late recurrence: Spätrezidiv.
late rickets: Spätrachitis.
lateritious sediment: Ziegelmehlsediment.
lateroflexion: Lateroflexion.
laterognathism: Lateralbiß.
lateroposition: Lateroposition.
lateropulsion: Lateropulsion.
laterotorsion: Laterotorsion.
lateroversion: Lateroversion.
late sequelae: Spätkomplikation.
late sign: Spätzeichen.
late syphilis: Spätsyphilis.
latex: Latex.
latex agglutination: Latexagglutination.
latex fixation test: Latexfixationstest.
latex particles: Latexpartikel.

L

latex test: Latextest.
lathyrism: Lathyrismus(-Syndrom).
latissimus (muscle): latissimus.
lattice theory: Gittertheorie.
laudanum: Laudanum.
laughing: Lachen.
laughing gas: Lachgas; Distickstoffoxid.
laughter: Lachen.
Laugier's hernia: Laugier* Hernie.
Laurence-Moon-Biedl syndrome: Laurence*-Moon*-Biedl*-Bardet* Syndrom.
lavage: Auswaschen; Spülung; Waschung; Lavage; Lavement.
law: Gesetz.
law of Bergonié-Tribondeau: Bergonié*-Tribondeau* Gesetz.
law of mass action: Massenwirkungsgesetz.
laxation: Laxieren.
laxative: Abführmittel; Laxans; Laxativum.
laxative-induced enteropathy: Laxanzienenteropathie.
layer: Schicht; Belag; Stratum. – **basal l.:** Stratum basale. – **ganglionic l.:** St. ganglionare. – **granular l.:** St. granulosum. – **horny l.:** St. corneum.
layered suture: Etagennaht.
layman: Laie.
lazaretto: Lazarett.
LBBB (left bundle branch block): Linksschenkelblock.
LCAT: LCAT (Lecitin-Cholesterin-Acyltransferase).
LCAT deficiency: LCAT-Mangel.
LCM: LCM (lymphozytäre Choriomeningitis).
LD: DL (Dosis letalis); LD (Letaldosis).
LDH: LDH (Lactat-dehydrogenase).
LDL (low-density lipoprotein): LDL.
Le (Lewis blood group): Le (Lewis-Blutgruppenantigene).
L.E. (lupus erythematosus): LE (Lupus erythematodes).
lead: 1) Blei; Plumbum. **2)** Ableitung. – **l., bipolar:** A., bipolare. – **l., esophageal:** A., intraösophageale. – **l., precordial:** A., präkordiale. – **l., standard limb:** Standard-Extremitätenableitung. – **l., unipolar:** A., unipolare.
lead anemia: Bleianämie.
lead blindness: Bleiamblyopie.
lead colic: Bleikolik.
lead encephalopathy: Bleienzephalopathie.
lead equivalent: Bleiäquivalent.
lead gout: Bleigicht.
lead line: Bleisaum.
lead palsy; lead paralysis: Bleilähmung.
lead poisoning: Bleivergiftung.
lead tetraethyl: Bleitetraäthyl.
leak; leakage: Leck.
learning: Lernen.
learning disability: Lernbehinderung.
Leber's disease: Leber* Syndrom.
Lecat's gulf: Lecat* Bucht.
L.E. cell (lupus erythematosus cell): LE-Zelle (Lupus-erythematodes-Zelle).
lecithin: Lecithin; Lezithin.
lecithinase: Lecithinase.
lecithin-cholesterol acyl transferase: Lecithin-Cholesterin-Acyltransferase.
lectin: Lectin; Lektin.
Ledderhose's contracture: Ledderhose* Kontraktur.
Lederer's anemia: Lederer*-Brill* Anämie.
leech: Egel.
leech therapy; leeching: Blutegeltherapie.
Lee's maneuver: (de) Lee* Handgriff.
LeFort fracture: Le Fort* Fraktur.
left: links.
left anterior descending branch of coronary artery (LAD): Ramus interventricularis anterior (RIVA).
left bundle branch block (LBBB): Linksschenkelblock.
left-handedness: Linkshändigkeit.
left heart bypass: Linksbypass.
left-sided: linksseitig.
left-sided heart failure: Linksherzinsuffizienz.
left-to-right shunt: Links-rechts-Shunt.
left type electrical position: Linkstyp.
left ventricular: linksventrikulär.
left ventricular hypertrophy: Linksherzhypertrophie.
left ventricular hypoplasia: Linkshypoplasie-Syndrom.
left ventricular insufficiency: Linksherzinsuffizienz.
legal: gesetzlich; gerichtlich.
legal competence: Geschäftsfähigkeit.
Legal's test: Legal* Probe.
lege artis: lege artis.
Leger's operation: Léger* Operation.

Legg's disease; Legg-Calvé-Perthes disease: Legg*-Calvé*-Perthes* Krankheit.
legionellosis: Legionellose.
Legionnaires' disease: Legionärskrankheit.
leg length: Beinlänge.
leg splint: Beinschiene.
legume: Hülsenfrucht.
legumin: Legumin.
Leichtenstern's phenomenon: Leichtenstern* Phänomen.
Leigh's encephalomyelopathy: Leigh* Enzephalomyelopathie.
Leiner's disease: Leiner* Krankheit.
leiodermia: Leiodermie.
leiomyoma: Leiomyom.
leiomyosarcoma: Leiomyosarkom.
Leishman-Donovan bodies: Leishman* Körperchen.
Leishmania: Leishmania.
leishmaniasis: Leishmaniase. – **American l.:** Leishmaniasis americana. – **cutaneous l.:** L. cutanea. – **Mexican cutaneous l.:** L. mexicana. – **mucocutaneous l.:** L. mucocutanea. – **visceral l.:** L., viszerale.
leishmanid: Leishmanid.
leishmanoid: Hautleishman(o)id.
Lembert's suture: Lembert* Naht.
lemmoblast: Lemnoblast.
lemmocyte: Lemnozyt.
lemniscus: Lemniscus. – **lateral l.; acoustic l.:** L. lateralis. – **medial l.; sensory l.:** L. medialis.
Lenègre's disease: Lenègre* Krankheit.
length: Länge.
lengthening: Verlängerung.
length-tension relation: Längen-Spannungs-Relation.
Lenhartz' diet: Lenhartz* Kost.
Lennander's incision: Lennander* Kulissenschnitt.
Lennert's lymphoma: Lennert* Lymphom.
Lennox-Gastaut syndrome: Lennox* Syndrom.
lens: Linse. – **artificial lens:** L., künstliche.
lens implantation: Linsenimplantation.
lenticonus: Lentikonus.
lenticula: Lenticula.
lenticular; lentiform: lenticularis; lentiformis.
lenticular astigmatism: Linsenastigmatismus.
lenticular cataract: Linsenstar.
lenticular myopia: Linsenmyopie.
lentigines: Lentigines.
lentiginosis: Lentiginose.
lentiginous: lentiginös.
lentiglobus: Lentiglobus.
lentigo: Lentigo. – **l. maligna:** L. maligna.
lentigomelanoma: Lentigo-maligna-Melanom.
lentitis: Lentitis; Phakitis; Phakoiditis.
lentivirus: Lentivirus.
leontiasis: Leontiasis.
LEOPARD syndrome: LEOPARD-Syndrom.
Leopold's maneuvers: Leopold* Handgriffe.
LE phenomenon: LE-Phänomen.
lepidosis: Lepidosis.
lepore hemoglobin: Lepore-Hämoglobin.
lepra cell: Leprazelle (Virchow*).
lepra reaction: Leprareaktion.
leprechaunism: Leprechaunismus(-Syndrom).
leprid: Leprid.
leproma: Leprom.
lepromin test: Lepromin-Reaktion.
leprosarium: Leprosorium.
leprosy: Lepra. – **borderline l.:** L. dimorpha. – **indeterminate l.:** L. indeterminata. – **lepromatous l.:** L. lepromatosa tuberosa. – **tuberculoid l.:** L. tuberculoides; L. maculoanaesthetica.
leprotic; leprous: leprös.
leptocephalia: Leptozephalie.
leptocyte: Leptozyt.
leptodactyly: Leptodaktylie.
leptodermia: Leptoderma.
leptomeningioma: Leptomeningiom.
leptomeningitis: Leptomeningitis.
leptomeninx: Leptomeninx.
Leptomonas: Leptomonas.
lepton: Lepton.
leptoprosopic: leptoprosop.
leptosome: leptosom.
Leptospira (interrogans): Leptospira.
leptospires: Leptospiren.
leptospirosis: Leptospirose; Leptospirosis. – **l. canicola:** Stuttgarter Hundeseuche.
leptothricosis: Leptotrichosis.
Leptothrix: Leptotrichia.
Leriche's syndrome: Bifurkationssyndrom; Leriche* Syndrom.

Lermoyez' syndrome: Lermoyez* Anfall.
lesbian: lesbisch.
Lesch-Nyhan disease: Lesch*-Nyhan* Syndrom.
lesion: Läsion; Schädigung.
lesser circulation: Lungenkreislauf.
lethal: letal(is).
lethal dosis (LD): Letaldosis.
lethal factor: Letalfaktor.
lethargy: Lethargie.
letter blindness; alexia: Buchstabenblindheit.
Letterer-Siwe disease: Letterer* Krankheit.
Letterer-Siwe syndrome: Abt*-Letterer*-Siwe* Syndrom.
leucine: Leucin; Leuzin (Leu).
leucine aminopeptidase: Leucinaminopeptidase (LAP).
leucine aminotransferase: Leucinaminotransferase.
leucinosis: Leucinose.
leucinuria: Leucinurie.
leucism: Leuzismus.
leucopterin: Leukopterin.
leukapheresis: Leukapherese.
leukemia: Leukämie. – **acute lymphatic l.:** L., akute lymphatische (ALL). – **acute myelogenous l.:** L., akute myeloische (AML). – **chronic lymphatic l.:** L., chronische lymphatische (CLL). – **chronic myelogenous l.:** L., chronische myeloische (CML).
leukemid: Leukämid.
leukemogenesis: Leukämogenese.
leukemoid: Leukämoid.
leukin: Leukin.
leukoagglutinin: Leukoagglutinin.
leukoblast: Leukoblast.
leukocidin: Leukozidin.
leukocoria: Leukokorie.
leukocyte: Leukozyt.
leukocyte cast: Leukozytenzylinder.
leukocyte concentrate: Leukozytenkonzentrat.
leukocyte count: Leukozytenzählung.
leukocyte enzyme: Leukozytenenzym.
leukocyte index: Leukozytenindex.
leukocyte migration inhibition factor: Leukozytenmigrationshemmfaktor.
leukocyte phosphatase: Leukozytenphosphatase. – **alkaline l. p.:** L., alkalische.
leukocytic: leukozytär.
leukocytolysin: Leukolysin.
leukocytolysis: Leukozytolyse.
leukocytopenia: Leukozytopenie.
leukocytopoiesis: Leukozytopoese.
leukocytosis: Leukozytose.
leukocytosis inducing factor: Leukozytose induzierender Faktor.
leukocytotoxic: leukozytotoxisch.
leukocyturia: Leukozyturie.
leukoderma: Leukoderm.
leukodiapedesis: Leukodiapedese.
leukodystrophy: Leukodystrophie. – **globoid cell l.:** L., globoidzellige. – **metachromatic l.:** L., metachromatische.
leukoencephalitis: Leukoenzephalitis. – **acute hemorrhagic l.:** L., akute hämorrhagische (Hurst*).
leukoencephalopathy: Leukoenzephalopathie. – **progressive multifocal l.:** L., progressive multifokale (PML).
leukogram: Leukogramm.
leukokeratosis: Leukokeratosis.
leukokinin: Leukokinin.
leukokoria: Leukokorie.
leukoma: Leukom.
leukomaine: Leukomain.
leukomelanoderma: Leukomelanodermie.
leukomyelitis: Leukomyelitis.
leukon: Leukon.
leukonychia: Leukonychie.
leukopathia; leukopathy: Leukopathie.
leukopedesis: Leukopedese.
leukopenia: Leukopenie.
leukopheresis: Leukopherese.
leukoplakia: Leukoplakie.
leukopoiesis: Leukopoese.
leukopoietin: Leukopoetin.
leukopsin: Leukopsin.
leukorrhagia: Leukorrhagie.
leukorrhea: Leukorrhö; Fluor albus; F. vaginalis.
leukosarcoma: Leukosarkom.
leukosis: Leukose.
leukotaxine: Leukotaxin.
leukotaxis: Leukotaxis.
leukotomy: Leukotomie.
leukotoxin: Leukotoxin.
leukotrichia: Leukotrichosis, -se.
leukotrienes: Leukotriene.
Levaditi's method: Levaditi*(-Manouéllan*) Färbung.

levallorphan: Levallorphan.
levamisole: Levamisol.
levarterenol: Levarterenol.
levator: Levator.
levator hiatus: Levatortor.
levatorplasty: Levatorplastik.
Lev's disease: Lev* Krankheit.
LeVeen shunt: Le Veen* Shunt.
level of tolerance: Toleranzstadium.
levitation: Levitation.
levocardia: Lävokardie.
levocardiogram: Lävokardiogramm.
levoclination: Lävoklination.
levodopa: Levodopa.
levoduction: Lävoduktion.
levogram: Lävogramm.
levogyrous: lävogyr.
levomethadone: Levomethadon.
levonorgestrel: Levonorgestrel.
levorotatory: linksdrehend; lävogyr.
levothyroxine: Levothyroxin.
levulose: Lävulose.
Lewandowsky-Lutz disease: Lewandowsky*-Lutz* Krankheit.
Lewis blood group: Lewis-System.
Lewy bodies: Lewy* Körperchen.
Lexer flap: Lexer* Lappen.
Leyden's crystals: Leyden* Kristalle.
L-form: L-Form; L-Phase.
LGL-syndrome: LGL-Syndrom (Lown*-Ganong*-Levine*-Syndrom).
LH: LH (Luteinisierungshormon).
LHRH (luteinizing hormone releasing hormone): LHRH.
liability: Haftung; Haftpflicht; Verpflichtung.
liberation: Freisetzung; *geburtsh* Lösung.
libido: Libido.
libido cathexis: Libidobesetzung.
Libman-Sacks disease: Libman*-Sacks* Syndrom.
lice infestation: Läusebefall; Verlausung.
lichen: Lichen. – **l. amyloidosus; lichenoid amyloidosis:** L. amyloidosus. – **l. axillaris:** L. axillaris. – **l. ruber planus:** L. ruber planus. – **l. sclerosus et atrophicus:** L. sclerosus et atrophicus Hallopeau*-Darier*. – **l. scrofulosus:** L. scrofulosorum. – **l. simplex chronicus:** L. simplex chronicus Vidal*. – **l. spinulosus:** Spitzknötchenflechte.
lichenification: Lichenifikation; Lichenisation.
lichenoid: Lichenoid.
Lichtenstein's syndrome: Lichtenstein* Syndrom.
Lichtheim's aphasia: Lichtheim* Aphasie. – **L.'s syndrome:** L.* Syndrom. – **L.-Wernicke scheme:** L.*-Wernicke* Schema.
licorice: Lakritze.
licorice root: Süßholz.
lid: Lid.
lid coloboma: Lidkolobom.
Liddle's syndrome: Liddle* Syndrom.
lidocaine: Lidocain.
lidoflazine: Lidoflazin.
lid reflex: Lidreflex.
lie: Lage; Kindslage.
Lieberkühn crypts; L.'s glands: Lieberkühn* Krypten.
Liebermann-Burchard test: Liebermann*-Burchard* Reaktion.
Liebermeister's groove: Liebermeister* Furche.
lie detector: Lügendetektor.
lien: Lien; Milz.
lienal: lienal.
lienography: Lienographie.
lientery: Lienterie.
Lieutaud's triangle: Lieutaud* Dreieck.
LIF: LIF (Leukozytose induzierender Faktor).
life: Leben.
life expectancy: Lebenserwartung.
lifelong: lebenslang.
life span: Lebensdauer.
life-sustaining: lebenserhaltend.
life-threatening: lebensgefährlich.
lifetime: Lebenszeit.
lig.: Lig. (Ligamentum).
ligament: Band; Ligament(um).
ligamentous: ligamentosus.
ligand: Ligand.
ligandin: Ligandin.
ligase: Ligase.
ligature; ligation: Unterbindung; Ligatur.
ligature guide: Ligator.
light: Licht.
light-chain disease: L-Ketten-Krankheit.
light chains: Leichtketten; L-Ketten.
lightening: Stellwehen.
light intensity: Lichtstärke.
light microscope: Lichtmikroskop.
lightning figure: Blitzfigur.

lightning syndrome: Blitz(schlag)syndrom.
light protection: Lichtschutz.
light reaction: Lichtreaktion.
light reflex: Lichtreflex.
light sense: Lichtempfindung.
light therapy: Lichttherapie.
Lightwood-Albright syndrome: Lightwood*-Albright* Syndrom.
Lignac-Fanconi disease: Lignac* Syndrom.
lignin: Lignin.
lignoceric acid: Lignocerinsäure.
lilac: lila.
limb: Extremität; Glied.
limbic: limbisch.
limb leads; standard leads: Extremitätenableitungen.
limbus: Limbus.
lime: Kalk.
lime-blossoms: Lindenblüten.
lime milk: Kalkmilch.
limen: Limen.
liminal stimulus: Schwellenreiz.
limit: Grenze.
limiting; limitans: limitans.
limiting membrane: Grenzmembran.
limit value: Grenzwert.
limping: Hinken.
linamarin: Linamarin.
lindane: Lindan.
Lindau's tumor: Lindau* Tumor.
line: Linie.
linea; line: Linea.
linear: linear(is).
linear accelerator: Linearbeschleuniger.
linear extraction: Linearextraktion.
line density: Liniendichte.
line of life: Lebenslinie.
Lineweaver-Burk plot: Lineweaver*-Burk* Verfahren.
lingering: schleichend.
lingua; tongue: Lingua; Zunge. – **bifid t.; forked t.; cleft t.:** L. bifida. – **l. geographica; geographic t.:** L. geographica. – **l. lobata:** Lappenzunge. – **l. nigra; black hairy t.:** L. pilosa nigra. – **l. plicata; fissured t.:** L. plicata.
lingual: lingual.
lingual abscess: Zungenabszeß.
lingual cyst: Zungenzyste.
lingual follicles: Zungenbälge.
lingual goiter: Zungen(grund)struma.
lingual papillae: Zungenpapillen.
lingual tonsil: Zungentonsille.
Linguatula: Linguatula.
lingula: Lingula.
lingulectomy: Lingulektomie.
liniment: Liniment.
linitis plastica: Linitis plastica.
linkage: Kopp(e)lung.
linolenic acid: Linolensäure.
linolic acid; linoleic acid: Linolsäure.
linseed: Leinsamen.
liothyronine: Liothyronin.
lip: Lippe.
lipacidemia: Lipazidämie.
lipaciduria: Lipazidurie.
lipase: Lipase.
lipedema: Lipödem.
lipemia: Lipämie.
lipid: Lipid.
lipid catabolism: Fettabbau.
lipid level: Lipidstatus.
lipid micelle: Lipid-Mizelle.
lipidosis: Lipidose(-Syndrom).
lipid pneumonia: Fettpneumonie; Lipidpneumonie.
lipid reducer: Lipidsenker.
lipid storage disease: Lipoidspeicherkrankheit.
lipoatrophia; lipoatrophy: Lip(o)atrophie.
lipoblast: Lipoblast.
lipoblastoma: Lipoblastom.
lipocele: Lipozele; Adipozele.
lipochondrodystrophy: Lipochondrodystrophie.
lipochrome: Lipochrom.
lipochrome hepatosis: Burka*(-Brick*-Wolfe*) Syndrom.
lipocyte: Fettzelle; Lipozyt.
lipodystrophy: Lipodystrophia; Lipodystrophie. – **intestinal l.:** L. intestinalis. – **progressive l.:** L. paradoxa; L. progressiva.
lipofuscin: Lipofuscin.
lipogenesis: Lipogenese.
lipogranuloma: Lipogranulom.
lipoic acid: Liponsäure.
lipoid: Lipoid.
lipoid granulomatosis: Lipidgranulomatose.
lipoid membrane: Lipoidmembran.
lipoid nephrosis: Lipoidnephrose.
lipoidosis: Lipoidose.

lipoid proteinosis: Lipoidproteinose (Urbach*-Wiethe*).
lipoiduria: Lipoidurie.
lipolysis: Lipolyse.
lipolytic digestion: Fettabbau; Fettverdauung.
lipoma: Lipom; Fettgeschwulst.
lipomatosis: Lipomatose.
lipometabolism: Fettstoffwechsel.
lipomicron: Lipomikron.
lipomucopolysaccharidosis: Lipomucopolysaccharidose.
lipomyxoma: Lipomyxom.
lipopexia: Lipopexie.
lipophagic: lipophag(isch).
lipophanerosis: Lipophanerose.
lipophil: lipophil.
lipopolysaccharide: Lipopolysaccharid.
lipoprotein: Lipoprotein. – **high density l.** (HDL): L. hoher Dichte; α-L.; HDL. – **low density l.** (LDL): L. geringer Dichte; β-L.; LDL. – **very low density l.** (VLDL): L. sehr geringer Dichte, prä-β-L., VLDL. – **lipoprotein X:** Lipoprotein X.
lipoprotein lipase; Lp(a): Lipoproteinlipase.
lipoproteinosis: Lipoproteinose.
liposarcoma: Liposarkom.
liposome: Liposom.
liposuction: Liposuktion.
lipotrophy: Lipotrophie.
lipotropic: lipotrop.
lipotropin: β-Lipotropin.
lipotropism; lipotropy: Lipotropie.
lipoxygenase: Lipoxygenase.
lippitude: Lippitudo.
Lipschütz bodies: Lipschütz* Körperchen.
lipuria: Lipurie.
liquefaction necrosis: Liquefaktionsnekrose.
liquid: flüssig.
liquor: Liquor.
liquorrhea: Liquorrhö.
liquor sugar; cerebrospinal fluid (= CSF) **glucose:** Liquorzucker.
Lisch nodules: Lisch* Knötchen.
Lisfranc's joint: Lisfranc* Gelenk.
lisping: Lispeln.
Lissauer's paralysis: Lissauer* Paralyse. – **L.'s tract; dorsolateral tract:** L.* Tractus; L.* Randbündel. – **L.'s marginal zone:** L.* Zone.
Listeria: Listeria.
listeriosis: Listeriose.
liter: Liter.
lithiasis: Lithiasis.
lithium (Li): Lithium (Li).
lithocholic acid: Lithocholsäure.
lithoclasty: Lithoklasie.
lithocystotomy: Blasensteinschnitt; Lithozystotomie.
lithogenic: lithogen.
litholapaxy: Litholapaxie.
litholysis: Litholyse; Steinauflösung.
lithotomy: Lithotomie; Steinschnitt.
lithotomy position: Steinschnittlage.
lithotripsy: Lithotripsie; Steinzertrümmerung.
lithuresis: Lithurie.
litmus: Lackmus.
Litten's diaphragm phenomenon: Litten* Phänomen; Zwerchfellzeichen.
litter: Trage.
Little's disease: Little* Syndrom, Krankheit.
Littre's glands: Littre* Drüsen. – **L.'s hernia:** L.* Hernie.
Litzmann's classification: Litzmann* Einteilung. – **L.'s obliquity:** L.* Obliquität.
live: lebendig.
live birth: Lebendgeburt.
livedo: Livedo.
liver: Leber. – **lobated l.:** L., gelappte. – **polycystic l.:** L., polyzystische.
liver amyloidosis: Leberamyloidose.
liver biopsy: Leberbiopsie; Leberpunktion.
liver cell: Leber(epithel)zelle.
liver cell adenoma: Leberzelladenom.
liver cyst: Leberzyste.
liver damage: Leberschaden.
liver engorgement: Leberanschoppung.
liver enzyme profile; l. e. pattern: Leberenzymmuster.
liver fluke: Leberegel.
liver function diagnosis; l. f. test: Leberfunktionsdiagnostik, -probe, -prüfung.
liver insufficiency: Leberinsuffizienz.
liver parenchyma: Leberparenchym.
liver retractor: Leberhaken.
liver rupture: Leberruptur.
liver scanning: Leberszintigraphie.
liver sinusoid: Lebersinusoid.
liver spot: Leberfleck.

liver transplantation: Lebertransplantation.
live-saving: lebensrettend.
live vaccine: Lebendimpfstoff.
livid: livid.
lividity: Lividität.
living: lebend; vivus.
living space: Lebensraum.
livor; lividity: Livor (cutis). – **l. mortis; postmortem lividity:** L. mortis.
Loa loa: Loa loa.
lobar: lobär.
lobar atelectasis: Lappenatelektase.
lobar pneumonia: Lobärpneumonie.
lobar sclerosis: Lobärsklerose.
lobate: gelappt; lobatus.
lobe: Lobus; Lappen.
lobectomy: Lobektomie.
lobeline: Lobelin.
lobe of the lung: Lungenlappen.
lobe resection: Lappenresektion.
Lobo's disease: Lôbo* Krankheit; Blastomycosis queloidana.
lobotomy: Lobotomie.
Lobstein's disease: Lobstein* Syndrom.
lobular: lobulär.
lobulated: gelappt.
lobule: Lobulus; Läppchen.
lobule of auricle: Ohrläppchen.
lobulus: Lobulus; Läppchen.
lobus: Lobus; Lappen.
local: örtlich; lokal.
local anesthesia: Lokalanästhesie.
local anesthetic: Lokalanästhetikum.
local dose: Ortsdosis.
localization: Lokalisation.
localization of pain: Schmerzlokalisation.
localized: lokalisiert.
local recurrence: Lokalrezidiv.
locator: Lokalisator.
lochia: Lochien; Wochenfluß.
lochiostasis; lochioschesis: Lochienstauung; Lochiostase.
lock: Schloß.
locked joint: Gelenksperre.
Locke's solution; Locke-Ringer's solution: Locke*(-Ringer*) Lösung.
lockjaw: Kieferklemme, -sperre; Mundsperre; Trismus.
Lockwood's ligament: Lockwood* Band.
locomotion: Fortbewegung; Lokomotion.
locomotor apparatus: Bewegungsapparat.
locomotor organs: Bewegungsorgane.
locus: Locus; Lokus.
Loeffler's bacillus: Loeffler* Bazillus. – **L.'s blood culture medium:** L.* Serumnährboden. – **L.'s methylene blue stain:** L.* Methylenblau.
lofepramine: Lofepramin.
Löffler's endocarditis: Löffler* Endokarditis.
logagnosia: Logagnosie.
logarithm (log): Logarithmus (log).
logasthenia: Logasthenie.
logic: Logik.
logical: logisch.
logoklony: Logoklonie.
logopathia: Logopathie.
logopedia; logopedics: Logopädie.
logophobia: Logophobie.
logorrhea: Logo(r)rhö.
log phase: log-Phase.
loiasis: Loa-loa-Filariose; Loiasis.
loin: Lende.
Lombard's reading test: Lombard* Leseversuch.
long: lang.
long-acting insulin: Depotinsulin.
long-chained: langkettig.
longitudinal: longitudinal(is).
longitudinal bundle: Längsbündel.
longitudinal fracture: Längsfraktur.
longitudinal lie: Längslage.
longitudinal presentation: Geradlage.
longitudinal tomography: Longitudinalschichtung.
longsightedness: Weitsichtigkeit.
long-term collapse of lung: Dauerkollaps.
long-term culture: Dauerkultur.
long-term memory: Langzeitgedächtnis.
long-term prognosis: Spätprognose; Langzeitprognose.
loop: Schleife; Schlinge. – **blind l.:** blinde Schlinge.
loop diuretic: Schleifendiuretikum.
loop-shaped: schleifenförmig.
loop stone extraction: *urol* Schlingenoperation.
loose body: Gelenkkörper, freier.
looseness: Schlaffheit.
loosening: Lockerung.
Looser's syndrome: Looser* Syndrom. – **L.'s transformation zone:** L.* Umbauzone.

loperamide: Loperamid.
lophotrichea: Lophotricha.
lophotrichous: lophotrich.
lorazepam: Lorazepam.
lorcainide: Lorcainid.
lordoscoliosis: Lordoskoliose.
lordosis: Lordose.
lordotic: lordotisch.
Lorenz' operation: v. Baeyer*(-Lorenz*) Operation.
Lorenz' plaster of Paris: Lorenz* Gips. – **L.' position:** L.* Stellung.
lormetazepam: Lormetazepam.
Loschmidt's number: Loschmidt* Zahl.
loss: Verlust; Ausfall.
loss of hair: Haarausfall.
loss of hearing: Ertaubung.
loss of tone: Tonusverlust.
lotion: Lotio.
loudness: Lautheit.
Louis-Bar syndrome: Louis//Bar* Syndrom.
louping ill: Drehkrankheit.
louse: Laus.
louse-borne epidemic typhus: Läusetyphus.
louse-borne relapsing fever: Läuse(biß)-fieber.
low-back: Kreuz.
low-back pain: Kreuzschmerzen; Lumbalgie.
low-back pain syndrome: Lumbalsyndrom.
Löwenstein's culture medium: Löwenstein*-Jensen* Nährboden.
lower abdomen: Unterleib.
lowering: Senkung.
lower jaw: Unterkiefer.
lower leg: Unterschenkel.
lower lip: Unterlippe.
lower nephron nephrosis: Tubulusnephrose.
Lower's rings: Anuli fibrosi cordis.
lower yaw: Mandibula.
low frequency: Niederfrequenz.
low-grade: geringgradig.
Lown classification: Lown* Klassifikation.
Lown-Ganong-Levine (=LGL) **syndrome:** Lown*-Ganong*-Levine* Syndrom.
low-pressure system: Niederdrucksystem.
low-sodium: salzarm; natriumarm.
low-sodium diet: natriumarme Diät.
low stimulus test: Schwachreizprüfung.
low-voltage accident: Niederspannungsunfall.
low-voltage ECG: Niederspannungselektrokardiogramm.
loxotomy: Loxotomie.
lozenge: Lutschpastille.
LPH (lipotropic hormone): LPH (lipotropes Hormon).
LSD (lysergic acid diethylamide): LSD (Lysergsäurediäthylamid).
LTH (luteotropic hormone): LTH (luteotropes Hormon).
lubricant: Gleitmittel; Lubricans.
lubrication: Gleitfähigkeit.
lucency: Aufhellung.
Lucey-Driscoll syndrome: Lucey*-Driscoll* Syndrom.
Luciani's triad: Luciani* Syndrom.
lucid: luzid; lucidus.
luciferase: Luciferase.
luciferin: Luciferin; Luziferin.
Lucilia: Lucilia.
lückenschädel: Lückenschädel; Wabenschädel.
Ludloff's sign: Ludloff* Zeichen. – **L.'s triangle:** L.* Fleck.
Ludwig's angina: Ludwig* Angina.
Ludwig's theory: Ludwig* Theorie.
Luer's bone pliers: Luer* Knochenzange. – **L.'s cannula:** L.* Kanüle. – **L.'s(-Lok) syringe:** L.* Spritze.
lues: Lues.
luetic: luetisch.
Lugol's solution: Lugol* Lösung.
lumbago: Lumbago; Hexenschuß.
lumbar: lumbal; lumbar.
lumbar hernia: Lendenbruch.
lumbar incision: Lumbalschnitt.
lumbarization: Lumbalisation.
lumbar puncture: Lumbalpunktion.
lumbar spine: Lendenwirbelsäule.
lumbar triangle: Lendendreieck.
lumbar vertebrae: Lendenwirbel.
lumbocolotomy: Lumbarkolotomie.
lumbodynia: Lumbago.
lumbolordosis: Lendenlordose.
lumbosacral: lumbosakral.
lumbosacral vertebra: Lumbosakralwirbel.
lumbricoid worms: Askariden.
lumbus: Lumbus; Lende.

lumen: Lumen.
luminescence: Lumineszenz.
luminous; luminiferous: leuchtend.
lumpectomy: Lumpektomie.
lump kidney: S-Niere.
lunacy: Lunatismus.
lunate: Lunatum; Mondbein.
lunatism: Lunatismus; Mondsüchtigkeit.
lunatomalacia: Lunatummalazie.
Lundbaek's syndrome: Lundbaek* Syndrom.
lung: Lunge. – **accessory l.:** L., akzessorische. – **artificial l.; lungmotor:** L., künstliche. – **hyperlucent l.:** L., helle. – **polycystic l.:** L., polyzystische. – **wet l.:** L., feuchte.
lung abscess: Lungenabszeß.
lung biopsy: Lungenbiopsie.
lung bud: Lungenknospe.
lung cancer: Lungenkrebs.
lung capacity: Lungenkapazität.
lung collapse: Lungenkollaps.
lung fluke: Lungenegel.
lung hemorrhage: Lungenblutung.
lung inflammation: Lungenentzündung.
lung markings: Lungenzeichnung.
lungmotor: künstliche Lunge.
lung resection: Lungenresektion.
lung scintigraphy: Lungenszintigraphie.
lung volume: Lungenvolumen.
lungworm: Lungenegel.
lunula: Lunula.
lupoid: lupoid.
lupoma: Lupom; Lupusknötchen.
lupous: lupös.
lupus: Lupus. – **l. erythematosus** (L.E.): Lupus erythematodes (LE); Erythematodes. – **discoid l. e.** (DLE): L. e. chronicus discoides (Cazenave*). – **L.E. cell:** LE-Zelle. – **systemic l. e.** (SLE): L. e. visceralis. – **l. pernio:** L. pernio. – **l. vulgaris:** L. vulgaris
lupus nephropathy: Lupusnephropathie.
Luschka's crypts: Luschka* Gänge. – **L.'s tonsil:** L.* Tonsille.
Lust's phenomenon; L.'s reflex: Lust* Phänomen.
luteal hormone: Gelbkörperhormon.
luteal phase: Gelbkörper-, Lutealphase.
lutein: Lutein.
lutein cell: Luteinzelle.
lutein cyst: Luteinzyste.
luteinization: Luteinisation.
luteinizing hormone (LH): Luteinisierungshormon (LH).
Lutembacher's syndrome: Lutembacher* Syndrom.
luteotropic: luteotrop.
luteotropin; luteotropic hormone: Luteotropin.
Lutheran blood group: Lutheran-Blutgruppe.
luxation: Luxation.
luxation of lens: Linsenluxation.
luxation of temporomandibular joint: Kieferluxation.
luxuriant: luxurierend; wuchernd.
Luys' body; L.' nucleus: Luys* Körper.
LVH (left ventricular hypertrophy): LVH (linksventrikuläre Hypertrophie).
Lwoff's effect: Lwoff* Effekt.
lyase: Lyase.
lycopene: Lycopin.
lycopenemia: Lykopinämie-Syndrom.
lye: Lauge.
Lyell's syndrome: Lyell* Syndrom.
lying: Liegen.
Lyme disease; Lyme borreliosis: Lyme-Krankheit; L.-Borreliose.
lymph: Lymphe.
lymphadenectomy: Lymphadenektomie; Lymphonodektomie.
lymphadenia: Lymphknotenhyperplasie.
lymphadenitis: Lymphadenitis. – **mesenteric l.:** L. mesenterialis acuta. – **tuberculous l.:** L. tuberculosa.
lymphadenogram: Lymphadenogramm.
lymphadenoid: lymphadenoid.
lymphadenoma: Lymphadenom.
lymphadenopathy: Lymphadenopathie.
lymphadenopathy-associated virus: Lymphadenopathie-assoziiertes Virus.
lymphadenopathy (syndrome): Lymphadenopathie-Syndrom.
lymphadenosis: Lymphadenose.
lymphangiectasis; lymphangiectasia: Lymphangiektasie.
lymphangiectomy: Lymphangiektomie.
lymphangiitis: Lymphangiitis.
lymphangioendothelioma: Lymphangioendotheliom.
lymphangiography: Lymphangiographie.
lymphangioma: Lymphangiom. – **cystic l.:** L., zystisches.
lymphangiomyomatosis: Lymphangiomyomatosis.

lymphangiopathy: Lymphangiopathie.
lymphangioplasty: Lymphangioplastik.
lymphangiosarcoma: Lymphangiosarkom.
lymphangiotomy: Lymphangiotomie.
lymphangitis: Lymphangitis.
lymphatic: lymphatisch.
lymphatic capillary: Lymphkapillare.
lymphatic drainage: Lymphdrainage.
lymphatic fistula: Lymphfistel.
lymphaticostomy: Lymphatikostomie.
lymphatic system: Lymphsystem.
lymphatic (vessel): Lymphgefäß.
lymph channel: Lymphsinus.
lymphedema: Lymphödem.
lymph follicle: Lymphfollikel.
lymph gland: Lymphdrüse; Lymphknoten.
lymph node: Lymphknoten.
lymph node metastasis: Lymphknotenmetastase.
lymph node puncture: Lymphknotenpunktion.
lymphoblast: Lymphoblast.
lymphoblastic leukemia: Lymphoblastenleukämie.
lymphoblastoma: Lymphoblastom.
lymphoblastosis: Lymphoblastose.
lymphocele: Lymphozele.
lymphocyte: Lymphozyt. – **B l.:** B-L. – **T l.:** T-L. – **large granular l.:** L., großer granulärer.
lymphocyte transformation: Lymphozytentransformation.
lymphocythemia: Lymphozytose.
lymphocytic: lymphozytär; lymphozytisch.
lymphocytoblast: Lymphozytoblast.
lymphocytoid: lymphozytoid.
lymphocytoma: Lymphozytom.
lymphocytopenia: Lymphozytopenie.
lymphocytopoiesis: Lymphozytopoese.
lymphocytosis: Lymphozytose.
lymphoduct: Lymphgefäß.
lymphoepithelioma: Lymphoepitheliom.
lymphogenous: lymphogen.
lymphogram: Lymphogramm.
lymphogranuloma: Lymphogranulom(a). – **l. inguinale; l. venereum:** L. inguinale; L. venereum.
lymphogranulomatosis: Lymphogranulomatose, -sis.
lymphography: Lymphographie.
lymphoid: lymphoid.
lymphoid cell: Lymphoidzelle.
lymphoidocyte: Lymphoidzelle.
lymphokine: Lymphokin.
lymphoma: Lymphom(a). – **malignant l.:** L., malignes.
lymphomatosis: Lymphomatose.
lymphonodus: Lymphonodus; Lymphknoten.
lymphopathy: Lymphopathie.
lymphopenia: Lymphopenie.
lymphopoiesis: Lymphopoese.
lymphoreticular: lymphoretikulär.
lymphoreticulosis: Lymphoretikulose. – **benign l. of inoculation:** L., benigne infektiöse.
lymphorrhagia; lymphorrhea: Lymphorrhagie; Lymphorrhö.
lymphosarcoma: Lymphosarkom.
lymphostasis: Lymphostase; Lymphstauung.
lymphotomy: Lymphangiotomie.
lymphotoxin: Lymphotoxin.
lymph sinus: Lymphsinus.
lymph vessel: Lymphgefäß.
lynestrenol: Lynestrenol.
lyochrome: Lyochrom.
lyoenzyme: Lyoenzym.
Lyon hypothesis: Lyon* Hypothese.
lyophilic: lyophil.
lyophilization: Lyophilisation.
lyophobic: lyophob.
lypressin: Lypressin; 8-Lysin-Vasopressin.
lysate: Lysat.
lysergic acid: Lysergsäure.
lysergide: Lysergid.
lysin: *bakt* Lysin.
lysine: *biochem* Lysin.
lysin intolerance: Lysinintoleranz.
lysinuria: Lysinurie.
lysis: Lyse.
lysis area; lysis halo: Lysishof.
lysogeny: Lysogenie.
lysokinase: Lysokinase.
lysolecithin: Lysolecithin.
lysosome: Lysosom.
lysozyme: Lysozym.
lyssa: Lyssa; Tollwut.
lyssavirus: Tollwut-Virus.
lytic: lytisch; lysierend.

M

MAC (maximum allowable concentration; minimum alveolar concentration): MAK (maximale Arbeitsplatzkonzentration); MAC (minimale alveoläre Konzentration).
macaca rhesus: Macaca mulatta s. rhesus.
Macchiavello's staining: Macchiavello* Färbung.
maceration: Mazeration.
Mache unit: Mache* Einheit.
machinery murmur: Maschinengeräusch.
Mach's law: Mach* Gesetz. – **M.-Breuer theory:** M.*-Breuer* Theorie.
Macintosh-Leatherdale tube: Macintosh*-Leatherdale* Tubus.
Mackenrodt's ligament: Mackenrodt* Band.
Mackenzie's syndrome: Mackenzie* Syndrom.
Maclagan's thymol turbidity test: Maclagan* Reaktion.
MacLean-Slevin test: MacLean*-Slevin* Test.
macrencephaly: Makroenzephalie.
macroangiopathy: Makroangiopathie.
macrobiosis: Makrobiose.
macrobiotics: Makrobiotik.
macroblast: Makroblast.
macrocephaly: Makrozephalie.
macrocheilia: Makrocheilie.
macrocheiria: Makrocheirie.
macrocrania: Makrokranie.
macrocyte: Makrozyt.
macrodactylia: Makrodaktylie.
macrodontia: Makrodentie; Makrodontie.
macroesthesia: Makroästhesie.
macrofilaria: Makrofilarie.
macrogamete: Makrogamet.
macrogenitosomia: Makrogenitalismus; Makrogenitosomie. – **m. praecox:** Macrogenitosomia praecox.
macrogingivae: Makrulie.
macroglia: Makroglia.
macroglobulin: Makroglobulin.
macroglobulinemia: Makroglobulinämie. – **Waldenström's m.:** M. Waldenström*.
macroglossia: Makroglossie; Zungenhypertrophie.
macrognathia: Makrognathie.
macrogyria: Makrogyrie.
macrolabia: Makrocheilie.
macrolide: Makrolid.
macromastia: Makromastie.
macromelia: Makromelie.
macromolecule: Makromolekül.
macronucleus: Makronukleus.
macrophage: Makrophage.
macrophage activating factor: Makrophagen-Aktivierungsfaktor.
macrophage migration inhibiting factor: Makrophagen-Migrationshemmfaktor.
macropodia: Makropodie.
macropsia: Makropsie.
macroscelia: Makroskelie.
macroscopic: makroskopisch.
macrosomatia; macrosomia: Großwuchs; Makrosomie.
macrostomia: Makrostomie.
macrothrombocyte: Makrothrombozyt.
macrotia: Makrotie.
macula; macule: Macula. – **m. densa:** M. densa. – **m. lutea retinae:** M. lutea.
maculae acusticae: Makulaorgan.
macular: makulär.
macular coloboma: Makulakolobom.
macular cyst: Makulazyste.
macular degeneration: Makuladegeneration. – **age-related m. d.:** M., senile. – **disciform m. d.:** M., scheibenförmige. – **juvenile m. d.:** M., juvenile.
macular edema: Makulaödem.
macular reflex: Makulareflex.
maculate(d): makulös.
maculocerebral: makulozerebral.
maculopapular: makulopapulös.
maculopathy: Makulopathie.
madarosis: Madarosis (ciliaris).
Maddox cross: Maddox* Kreuz. – **M. prism:** M.* Prisma. – **M. rods:** M.* Stäbchen, Zylinder.

Madelung's deformity: Madelung* Deformität. – **M.'s neck; M.'s disease:** M.* Fetthals.
Madlener's operation: Madlener* Operation.
Madura foot: Maduramykose.
Madurella: Madurella.
maduromycosis: Maduramykose.
MAF (macrophage activating factor): MAF (Makrophagen-Aktivierungsfaktor).
Maffucci's syndrome: Maffucci*(-Kast*) Syndrom.
magenblase: Magenblase.
Magendie's foramen: Magendie* Foramen. – **M.-Hertwig sign:** M.*-Hertwig* Schielstellung.
magenstrasse: Magenstraße.
magenta tongue: Magenta-Zunge; Zungenröte.
maggot: Made.
Magill forceps: Magill* Zange. – **M. tube:** M.* Tubus.
magistery: Magistralformel.
magistral: magistral.
magma: Magma.
magnesium (Mg): Magnesium (Mg). – **m. carbonate:** M. carbonicum. – **m. oxide:** M. oxydatum. – **m. peroxide:** M. peroxydatum. – **m. sulfate; epsom salt:** M. sulfuricum; Magnesiumsulfat; Bittersalz.
magnesium deficiency: Magnesiummangel.
magnet: Magnet.
magnetic: magnetisch.
magnetic field: Magnetfeld.
magnetic resonance imaging (MRI): Magnetresonanztomographie (MRT).
magnetic tape: Magnetband.
magnetocardiography: Magnetokardiographie (MKG).
magnetoencephalography: Magnetoenzephalographie (MEG).
magnetomyography: Magnetomyographie (MMG).
magnification: *opt* Vergrößerung.
Magovern prosthesis: Magovern* Prothese.
Mahaim fibers: Mahaim* Fasern.
Mahler's sign: Mahler* Zeichen.
Mahorner-Ochsner test: Mahorner*-Ochsner* Test.
main bronchus: Hauptbronchus; Stammbronchus.
main cell: Hauptzelle.
maintenance: Erhaltung.
maintenance dose: Erhaltungsdosis.
maintenance therapy: Erhaltungstherapie.
Majocchi's disease: Majocchi* Syndrom.
»major« crossmatch: Major-Probe, -Test.
major gene: Hauptgen.
major histocompatibility complex (MHC): Haupthistokompatibilitätskomplex; HLA-System.
malabsorption: Malabsorption.
malabsorption syndrome: Malabsorptionssyndrom.
malachite green: Malachitgrün.
malacia: Malazie.
malacoplakia: Malakoplakie.
malalignment: Frakturfehlstellung.
malar: malar.
malar bone: Jochbein; Wangenbein.
malaria: Malaria. – **cerebral m.:** M. cerebralis. – **falciparum m.:** M. tropica; Falciparum-M. – **quartan m.:** M. quartana. – **tertian m.:** M. tertiana.
malaria parasite: Malariaplasmodium.
Malassezia: Malassezia.
malassimilation: Malassimilation.
malate: Malat.
Malatesta's syndrome: Orbitaspitzensyndrom.
maldigestion: Maldigestion; Verdauungsinsuffizienz.
male: Mann; männlich.
maleate: Maleinat.
maleic acid: Maleinsäure.
malformation: Fehlbildung; Malformation.
Malgaigne's fracture: Malgaigne* Fraktur. – **M.'s hernia:** M.* Hernie.
malic acid: Äpfelsäure.
malic acid dehydrogenase: Malatdehydrogenase.
malic enzyme: Malatenzym.
malign: bösartig; maligne.
malignancy: Malignität.
malignant: bösartig; maligne.
malignant hyperthermia syndrome: Narkose-Hyperthermie-Syndrom.
malignant neoplasm; m. tumor: Malignom.
malingering: Simulation.

mallear: mallear(is).
malleolar: malleolär; malleolar(is).
malleolar fracture: Knöchelbruch, -fraktur; Malleolarfraktur.
malleolus: Fußknöchel; Malleolus.
Malleomyces mallei: Malleomyces mallei.
malleotomy: Malleotomie.
mallet finger: Hammerfinger.
malleus: Malleus.
Mallory bodies: Mallory* Körperchen.
Mallory-Weiss syndrome: Mallory*-Weiss* Syndrom.
malnutrition: Fehlernährung; Mangelernährung; Malnutrition.
malocclusion: Okklusionsstörung.
malodorous: übelriechend.
malonate: Malonat.
malonic acid: Malonsäure.
malonyl: Malonyl.
malonylurea: Malonsäureureid.
malpighian body; m. capsule (of kidney): Malpighi* Körper(chen). – **m. layer:** M.* Schicht.
malposition: Fehlhaltung; Fehlstellung; Malposition.
malpractice: Behandlungsfehler; Kunstfehler.
malpresentation: Fehlhaltung.
malrotation: Malrotation.
Malta fever: Maltafieber.
maltase: Maltase.
maltose; malt sugar: Maltose; Malzzucker.
malt worker's lung: Malzarbeiterlunge.
mamilla: Brustwarze (↗ mammilla).
mamillitis: Brustwarzenentzündung.
mamma: Brust; Mamma.
mammary abscess: Mammaabszeß.
mammary aplasia: Mammaaplasie.
mammary dysplasia: Mammadysplasie.
mammary gland: Brustdrüse.
mammectomy: Mammaamputation.
mammilla: Mamilla; Mamille; Brustwarze.
mammillary body: Mamillarkörper.
mammilliplasty: Mamillenplastik.
mammillitis: Mamillitis.
mammography: Mammographie.
mammoplasty: Mammaplastik.
mammotrophic: mammotrop.
man: Mensch; Mann.
Manchester operation: Manchester-Operation.
manchineel poisoning: Manzanillavergiftung.
Mancini's radial immunodiffusion test: Mancini* Methode.
mancinism: Mancinismus.
mandelate: Mandelat.
mandelic acid: Mandelsäure.
mandibula; mandible: Mandibula; Unterkiefer.
mandibular: mandibular(is).
mandibular arch: Mandibularbogen.
mandibular clonus: Unterkieferklonus.
mandibulofacial dysostosis: Berry* Syndrom.
mandrin: Mandrin.
maneuver: (Hand-)Griff.
manganese: Mangan.
manganese poisoning: Manganvergiftung.
manganism: Manganismus; chron. Manganvergiftung.
mania: Manie. – **acute m.:** M., akute. – **inhibited m.:** M., gehemmte. – **symptomatic m.:** M., symptomatische.
maniac: Maniker.
manic: manisch.
manic-depressive: manisch-depressiv.
manifestation: Manifestation; Erscheinungsform.
manipulation: Manipulation; Handgriff.
mannan: Mannan.
mannitol: Mannit(ol).
mannitol diuresis: Mannit-Diurese.
mannitol hexanitrate: Mannitolhexanitrat.
mannitol test: Mannit-Test.
mannose: Mannose.
mannoside: Mannosid.
mannosidosis: Mannosidose.
Mann's stain: Mann* Färbung.
Mann-Whitney U test: U-Test.
manometer: Manometer.
Mansonella: Mansonella.
mansonelliasis: Mansonelliasis.
Mansonia: Mansonia.
Manson's solution: Manson* Färbung.
M-antibody: M-Antikörper.
M-antigen: M-Antigen.
Mantoux test: (Mendel*-)Mantoux* Probe.
manual: manuell; Handbuch.
manual expression: Manualhilfe.
manubrium: Manubrium.

manus: Manus; Hand.
MAO (monoamine oxidase)**:** MAO (Monoaminooxidase).
MAO inhibitors (MAOI)**:** MAO-Hemmer.
maple bark (strippers') disease: Ahornrindenschäler-Krankheit; Towey* Krankheit.
maple syrup (urine) disease: Ahornsirup(harn)-Krankheit.
maplike skull: Landkartenschädel.
marantic; marastic: marantisch.
marasmus: Marasmus.
marble: Marmor.
marble bone disease: Marmorknochenkrankheit.
marbleization: Marmorierung.
Marburg virus: Marburg-Virus.
Marburg virus disease: Marburg-Virus-Krankheit.
march albuminuria: Marschalbuminurie.
march fracture: Marschfraktur.
march hemoglobinuria: Marschhämoglobinurie.
Marchiafava's disease: Marchiafava*-Bignami* Syndrom. – **M.-Micheli syndrome:** M.*-Micheli-Anämie.
Marcus Gunn syndrome: Gunn* Kiefer-Lid-Phänomen.
Marey's reflex: Marey* Reflex.
Marfan's syndrome: Marfan* Syndrom.
margarine disease: Bläschenkrankheit.
margin: Rand.
marginal: marginal(is).
marginal atelectasis: Randatelektase.
marginal psychosis: Randpsychose.
marginal sinus: Marginalsinus; Randsinus.
marginal zone: Randzone.
margination: Margination.
margo; margin: Margo; Rand; Kante.
marguerítoma: Margaritom; Margeritom.
Marie's ataxia: Nonne*-Marie* Heredoataxie.
Marie-Foix maneuver: Marie*-Foix* Handgriff.
Marie-Sainton syndrome: Scheuthauer*-Marie*-Sainton* Syndrom.
Marie-Strümpell disease: Marie*-Strümpell* Krankheit.
marijuana; marihuana: Marihuana.
Marinescu's sign: Marinescu* Zeichen. – **M.-Sjögren syndrome:** M.*-Sjögren* Syndrom.
Marion's syndrome: Marion* Syndrom.
marisca: Mariske; Marisque.
marker gene: Markierungsgen.
marker (substance): Markersubstanz.
marking: Markierung.
mark of strangulation: Strangulationsmarke.
Maroteaux-Lamy syndrome: Lamy*-Maroteaux* Syndrom.
Marriott-Kekwick rule: Marriott*-Kekwick* Regel.
marrow: Mark.
Marshall's fold: Marshall* Falte. – **M.'s (oblique) vein:** M.* Vene.
Marshall-Marchetti cystourethropexy: Marshall*-Marchetti*(-Krantz*) Operation.
marsh gas: Methan.
Marsh's test: Marsh* Probe.
marsupialization: Marsupialisation.
Martorell's syndrome: Martorell* Syndrom.
masculine: männlich; maskulin.
masculinization: Maskulinisierung, -ismus.
maser (microwave amplification by stimulated emission of radiation)**:** Molekularverstärker.
mask: Maske.
masked: maskiert.
masking: Maskierung; Verdeckung.
mask-like face: Maskengesicht; Hypomimie.
mask of pregnancy: Schwangerschaftspigmentierung.
masochism: Masochismus.
mass: Masse.
massage: Massage.
masseter: Masseter.
masseter clonus: Masseterklonus.
masseter reflex: Masseterreflex.
mass hysteria: Massenhysterie.
massive cerebral hemorrhage: Massenblutung.
massive transfusion: Massentransfusion.
mass neurosis: Massenneurose.
mass number: Massenzahl.
massotherapy: Massagetherapie.
mass psychosis: Massenpsychose.
mass reflex: Massenbewegung.
mastadenitis: Mastadenitis.
mastalgia: Mastalgie.
mastauxe: Mammahypertrophie.

M

mast cell: Mastzelle.
mast cell burst factor: Mastzellenaktivierungsfaktor.
mast cell leukemia: Mastzellenleukämie.
mastectomy: Mastektomie; Mammaamputation. – **modified radical m.:** M., modifizierte radikale. – **radical m.:** M., radikale. – **segmental m.:** M., segmentale. – **subcutaneous m.:** M., subkutane. – **total m.:** M., totale.
Masters and Johnson method: Masters*-Johnson* Behandlung.
Master two-step test: Master* Test.
mastic: Mastix.
mastication: Kauen.
mastication muscles: Kaumuskulatur.
masticatory: mastikatorisch.
mastitis: Mastitis. – **interstitial m.:** M., interstitielle. – **parenchymatous m.:** M., parenchymatöse. – **periductal m.:** M., periduktale. – **puerperal m.:** M. puerperalis.
mastocarcinoma: Mammakarzinom.
mastocyte: Mastozyt.
mastocytoma: Mastozytom.
mastocytosis: Mastozytose.
mastodynia: Mastodynie.
mastoid; mastoidal: mastoidal.
mastoidalgia: Mastoidismus.
mastoid cells: Mastoidzellen.
mastoidectomy: Mastoidektomie.
mastoid hematoma: Mastoidhämatom.
mastoiditis: Mastoiditis. – **silent m.:** M., okkulte.
mastoid (process): Mastoid; Warzenfortsatz.
mastomenia: Mastomenie.
mastopathy: Mastopathia, -pathie. – **cystic m.:** M. chronica cystica.
mastopexy: Mastopexie.
mastoplasia, cystic: Mastopathia chronica cystica.
mastoplasty: Mammaplastik.
mastoptosis: Hängebrust; Mastoptose.
mastotomy: Mastotomie.
Mast syndrome: Mast-Syndrom.
masturbation: Masturbation.
Matas test: Matas*-Moszkowicz* Test.
maternal: maternal.
maternity: Mutterschaft; Maternität.
maternity ward: Wöchnerinnenstation.
Mathieu's disease: Mathieu* Krankheit.
mating: Paarung.
matrix: Matrix. – **m. unguis:** M. unguis.
matrixitis: Onychie.
matrix protein: Matrixprotein.
Matson's method: Matson* Methode.
mattress suture: Matratzennaht.
maturation: Reifung; Maturation.
maturational reflexes: Reifungsreflexe.
maturation arrest: Markhemmung; Reifungsblock; Maturationsarrest.
maturation dissociation: Reifungsdissoziation.
mature: reif; maturus.
maturity: Reife; Maturitas.
maturity determination: Reifebestimmung.
maturity-onset diabetes: Erwachsenendiabetes.
matutinal epilepsy: Aufwachepilepsie.
Maurer's dots: Maurer* Körnelung, Tüpfelung, Flecken.
Mauriceau-Smellie-Veit maneuver: Veit*-Smellie* Handgriff.
Mauthner's membrane: Axolemm.
maxilla: Oberkiefer; Maxilla.
maxillary: maxillär; maxillaris.
maxillary cyst: Oberkieferzyste.
maxillary fracture: Oberkieferfraktur.
maxillary sinus: (Ober-)Kieferhöhle.
maxillary sinusitis: Kieferhöhlenentzündung.
maxillofacial syndrome: maxillofaziales Syndrom.
maximal: maximal.
maximal tubular excretory capacity: Transportmaximum.
maximum allowable concentration (MAC): maximale Arbeitsplatzkonzentration (MAK).
maximum amount: Höchstmenge.
maximum breathing capacity: Atemgrenzwert.
maximum daily dose: Tagesmaximaldosis.
maximum dose: Höchstdosis; Maximaldosis.
maximum permissible dose: *radiol* höchstzugelassene Körperdosis; Höchstdosis.
Mayer's reflex: Mayer* Reflex.
Mayer-Rokitansky-Küster syndrome: Mayer*-Rokitansky*-Küster* Syndrom.
May-Grünwald stain: May*-Grünwald* Färbung.

May-Hegglin anomaly: May*-Hegglin* Anomalie.
May-Hegglin syndrome: Hegglin* Syndrom.
Mayo's operation: Mayo* Operation.
Mayo-Robson's point: Mayo//Robson* Punkt.
mazopexy: Mastopexie.
Mazzoni's corpuscles: Mazzoni* Lamellenkörperchen.
MBC (minimum bactericidal concentration): MBK (minimale bakterizide Konzentration).
McArdle's disease: McArdle*(-Schmid*-Pearson*) Syndrom.
McBurney's point: McBurney* Punkt.
McCallig-Heyerdale test: McCallig* (-Heyerdale*) Test.
McCarthy's reflex: Orbicularis-oculi-Reflex.
McCune-Albright syndrome: Albright*-McCune*-Sternberg* Syndrom.
McDermott's operation: McDermott* Operation.
McGinn-White syndrome: McGinn*-White* Syndrom.
McLaughlin nail: McLaughlin* Nagel.
McMurray's sign: McMurray* Zeichen.
M colony: M-Form.
mean corpuscular hemoglobin (MCH): Färbekoeffizient; Hämoglobingehalt, mittlerer, des Erythrozyten.
mean corpuscular hemoglobin concentration (MCHC): Hämoglobinkonzentration, mittlere, des Erythrozyten.
mean corpuscular volume (MCV): Erythrozytenvolumen.
mean pressure: Mitteldruck.
measles: Masern. – **hemorrhagic m.; black m.:** M., hämorrhagische; M. »schwarze«.
measles exanthema: Masernexanthem.
measles vaccine: Masernimpfstoff.
measles virus: Masernvirus.
measles virus encephalitis: Masernenzephalitis.
measurement; measuring: Messung.
measurement of (blood) pressure: Druckmessung.
measuring chamber: Meßkammer.
meatal stenosis: Meatusstenose.
meat extract: Fleischextrakt.
meatoantrotomy: Meatantrotomie.
meatoscope: Meatoskop.
meatotomy: Meatotomie.
meat poisoning: Fleischvergiftung.
meatus: Meatus. – **auditory m.:** M. acusticus. – **nasal m.:** M. nasalis.
mebendazole: Mebendazol.
mechanocardiography: Mechanokardiographie.
mechanoreceptor: Mechanorezeptor.
Meckel's diverticulum: Meckel* Divertikel.
Meckel's ganglion: Meckel* Ganglion. – **M.'s cartilage:** M.* Knorpel.
meconic acid: Mekonsäure.
meconism: Mekonismus.
meconium: Mekonium.
meconium aspiration syndrome: Mekoniumaspirationssyndrom.
meconium ileus: Mekoniumileus.
meconium peritonitis: Mekoniumperitonitis.
meconium plug syndrome: Mekoniumpfropfsyndrom.
M.E.D. (minimal effective dose; minimal erythemal dosage): MED (minimale effektive Dosis; minimale Erythemdosis).
media: Media.
medial collateral ligament: Innenband.
medial(is): medial(is).
median: median.
median cerebellar peduncle: Brückenarm, -schenkel.
median cleft syndrome: (de) Myer* Syndrom.
median lobe resection: Mittellappenresektion.
median nerve: Medianus.
median nerve block: Medianusblockade.
median plane: Medianebene.
mediastinal: mediastinal(is).
mediastinal abscess: Mediastinalabszeß.
mediastinal displacement: Mediastinalverlagerung.
mediastinal emphysema: Mediastinalemphysem.
mediastinal flutter: Mediastinalflattern, -pendeln.
mediastinitis: Mediastinitis.
mediastinography: Mediastinographie.
mediastinopericarditis: Mediastinoperikarditis.
mediastinoscopy: Mediastinoskopie.
mediastinotomy: Mediastinotomie.

mediastinum: Mediastinum. – **m. testis:** M. testis.
mediator (substance): Mediator(substanz).
medical care: medizinische Versorgung.
medical certificate: Attest.
medical consultant: Vertrauensarzt.
medical record: Krankenblatt.
medical sociology: Medizinsoziologie.
medical technologist: medizinisch-technische(r) Assistent(in) (MTA).
medical treatment: Behandlung.
medicated stylus: *pharm* Bacilli medicati.
medicated wine: Vinum medicatum.
medication: Medikation.
medicinal mud: Heilsediment.
medicine: Medizin; Medikament.
Medina worm: Medinawurm.
medionecrosis: Medianekrose.
Mediterranean: mediterran.
Mediterranean anemia: Mittelmeeranämie.
Mediterranean fever, familial: Mittelmeerfieber, familiäres.
Mediterranean leishmaniasis: Mittelmeerleishmaniase.
medium: Medium.
medrogestone: Medrogeston.
medroxyprogesterone acetate: Medroxyprogesteronacetat.
medulla: Medulla. – **adrenal m.:** M. glandulae suprarenalis. – **m. oblongata:** M. oblongata.
medulla of kidneys: Nierenmark.
medullary: medullar; medullär.
medullary cavity: Markhöhle, -raum.
medullary cyst calculus: Markzystenstein.
medullary layer: Marklager.
medullary rays: Markstrahlung.
medullary sponge kidney: Markschwammniere.
medullitis: Medullitis.
medulloblast: Medulloblast.
medulloblastoma: Medulloblastom.
medusa's head: Medusenhaupt.
Meeh-Dubois formula: Meeh* Formel.
Mees lines: Mees* Streifen.
mefenamic acid: Mefenaminsäure.
mefloquine: Mefloquin.
mefruside: Mefrusid.
MEG (magnetoencephalography): MEG (Magnetoenzephalographie).
megabladder: Megazystis.
megacardia: Kardiomegalie.
megacolon: Megakolon. – **acquired functional m.:** M., sekundäres. – **congenital m.:** M., kongenitales. – **idiopathic m.:** M., idiopathisches. – **toxic m.:** M., toxisches.
megacystis: Megazystis; Vesikomegalie.
megadontia: Makrodentie; Makrodontie.
megaduodenum: Megaduodenum.
megaesophagus: Megaösophagus.
megakaryoblast: Megakaryoblast.
megakaryocyte: Megakaryozyt; Knochenmarkriesenzelle.
megakaryocytic leukemia: Megakaryozytenleukämie.
megakaryocytopenia: Megakaryozytopenie.
megakaryocytosis: Megakaryozytose.
megalencephaly: Megalenzephalie.
megalerythema: Megalerythema.
megaloblast: Megaloblast.
megaloblastosis; megaloblasthemia: Megaloblastose.
megalocephaly: Megalozephalie.
megalocornea: Megalokornea.
megalocyte: Megalozyt.
megalodontia: Makrodentie; Makrodontie.
megaloesophagus: Megaösophagus.
megalomania: Größenwahn; Megalomanie.
megalophthalmos: Megalophthalmus.
megalopsia: Megalopsie.
mega(lo)ureter: Megaureter.
megasigmoid: Megasigma.
megavolt radiation therapy: Megavolttherapie.
meibomian cyst: Meibom* Adenom. – **m. gland:** M.* Drüse.
meibomitis: Meibomitis.
Meigs' syndrome: Meigs*(-Cass*-Demons*) Syndrom.
Meinicke's clearing reaction: Meinicke* Klärungsreaktion.
meiosis: Meiose; Meiosis.
meiotic division: Reifungsteilung.
Meissner's corpuscles: Meißner* (Tast-) Körperchen. – **M.'s ganglion:** M.* Ganglion. – **M.'s plexus:** M.* Plexus.
melalgia: Melalgie.
melancholia: Melancholie.
melanemia: Melanämie.

melanidrosis: Melanidrosis.
melaniferous: melaninhaltig.
melanin: Melanin.
melaninuria: Melaninurie.
melanism: Melanose, -nosis.
melanoblast: Melanoblast.
melanoblastoma: Melanoblastom.
melanocarcinoma: Melanokarzinom.
melanocyte: Melanozyt.
melanocyte-stimulating hormone: Melanotropin.
melanocyte-stimulating hormone releasing factor: Melanoliberin.
melanocytoma: Melanozytom.
melanoderma: Melanoderma, -dermie.
melanodermatitis: Melanodermitis.
melanogen: Melanogen.
melanogenesis: Melaninbildung; Melanogenese.
melanoglossia: Melanoglossie.
melanoma: Melanom. – **amelanotic m.:** M., amelanotisches. – **benign juvenile m.:** M., benignes juveniles. – **malignant m.:** M., malignes.
melanoma of the choroid: Chorioidea-melano(blasto)m.
melanonychia: Melanonychie.
melanopathy: Melanoderma, -dermie.
melanophage: Melanophage.
melanophore: Melanophore.
melanosarcoma: Melanosarkom.
melanosis: Melanose, -nosis. – **m. of Dubreuilh:** M. circumscripta praeblastomatosa.
melanosome: Melanosom.
melanotic: melanotisch.
melanotic erythrodermia: Melano-Erythrodermie.
melanuria: Melanurie.
melasma: Melasma.
melatonin: Melatonin.
melena: Melaena.
melioidosis: Malleoidosis; Melioidose; Pseudorotz.
melitemia: Mellitämie.
melittin: Melittin.
melituria: Meliturie; Mellituric.
Melkersson's syndrome: Melkersson*-Rosenthal* Syndrom.
melo(no)plasty: Melo(no)plastik.
melorheostosis: Melorheostose.
meloschisis: Meloschisis; Wangenspalte.
melphalan: Melphalan.
membrane: Membran(a). – **basement m.:** M. basalis. – **cell m.:** M. cellularis. – **elastic m.:** M., elastische. – **hyaline m.:** M., hyaline. – **placental m.:** M. basilaris placentae. – **synovial m.:** M. synovialis. – **tympanic m.; drum m.:** M. tympani. – **undulating m.:** M., undulierende. – **vestibular m.; Reissner's m.:** M. vestibularis.
membrane bone: Deckknochen.
membrane depolarization: Membrandepolarisation.
membrane filter: Membranfilter.
membrane fluidity: Membranfluidität.
membrane oxygenation, extracorporeal: Membranoxygenation, extrakorporale.
membrane polarization: Membranpolarisation.
membrane potential: Membranpotential.
membrane transport: Membrantransport.
membranous: membranosus.
membranoid: membranartig.
membrum virile: Membrum virile.
memory: Gedächtnis; Erinnerung.
memory cell: Gedächtniszelle.
memory deficit: Merkfähigkeitsstörung.
memory disturbance: Gedächtnisstörung.
memory fusification: Erinnerungstäuschung.
memory gap: Bewußtseins-, Erinnerungs-, Gedächtnislücke.
MEN (multiple endocrine neoplasia): MEA (multiple endokrine Adenomatose).
menadiol: Menadiol.
menadione: Menadion.
menaquinone: Menachinon.
menarche: Menarche.
Mendel-Bekhterev reflex: Fußrückenreflex.
Mendel's laws: Mendel* Gesetze, Lehre, Regeln.
Mendel's reflex: Mendel* Reflex.
Mendelson's syndrome: Mendelson* Syndrom.
Ménétrier's disease: Ménétrier* Syndrom.
Menghini needle: Menghini* Nadel.
men(h)idrosis: Menhidrosis; Menstrualschweiß.
Menière's disease: Menière* Krankheit.
meningeal: meningeal.
meninges: Hirnhäute; Meningen.

meningioma: Meningiom(a); Meningeom. – **angiomatous m.:** M. angiomatosum. – **endothelious m.:** M. endotheliosum. – **malignant m.:** M., malignes.
meningism: Meningismus.
meningitic: meningitisch.
meningitis: Meningitis; Hirnhautentzündung. – **aseptic m.:** M., abakterielle. – **bacterial m.:** M., bakterielle. – **cerebral m.:** M. cerebralis. – **epidemic cerebrospinal m.:** M. (cerebrospinalis) epidemica. – **lymphocytic m.:** M. lymphocytaria. – **purulent m.:** M. purulenta. – **spinal m.:** M. spinalis. – **tuberculous m.:** M. tuberculosa.
meningocele: Meningozele.
meningococcal meningitis: Meningokokkenmeningitis.
meningococci: Meningokokken.
meningococcus: Meningococcus.
meningoencephalitis: Meningoenzephalitis. – **eosinophilic m.:** M., eosinophile.
meningoencephalomyelitis: Meningoenzephalomyelitis.
meningoencephalomyelopathy, leukemic: Meningoencephalomyelopathia leucaemica.
meningomyelitis: Meningomyelitis.
meningomyelocele: Meningomyelozele.
meningoradiculitis: Meningoradikulitis.
meningorrhagia; meningorrhea: Meningorrhagie.
meninx: Meninx; Hirnhaut.
menisceal cyst: Meniskuszyste.
menisceal locking: Meniskuseinklemmung.
meniscectomy: Meniskektomie.
meniscocyte: Meniskozyt.
meniscopathy: Meniskopathie.
meniscus: Meniscus; Meniskus. – **m. articularis:** M. articularis.
meniscus injury: Meniskusverletzung.
Menkes disease: Menkes* Syndrom.
Mennell's sign: Mennell* Zeichen.
menopausal: klimakterisch.
menopausal gonadotropin: Menopausengonadotropin.
menopausal syndrome: Menopausensyndrom.
menopause: Menopause. – **artificial m.:** M., künstliche.
menorrhagia: Menorrhagie.
menses: Menses.
menstrual: menstrual(is).
menstrual cycle: Menstruationszyklus.
menstrual disorder: Zyklusstörung.
menstrual hematuria: Menourie.
menstrual irregularity: Menstruationsstörung; Regelanomalie.
menstrual regulation: Menstruationsregulierung.
menstruation: Menstruatio(n). – **delayed m.:** M. tarda. – **precocious m.:** M. praecox. – **retrograde m.:** M., retrograde.
menstruous: menstruus.
mensual: mensuell.
mentagra: Mentagra.
mental: mental(is); geistig.
mental block: Sperrung.
mental deterioration: Abbau der Persönlichkeit.
mental disorder: Geistesstörung.
mental hygiene: Psychohygiene.
mental illness: Geisteskrankheit.
mental retardation: geistige Behinderung.
mental status: Geisteszustand.
menthol: Menthol.
mentum: Mentum; Kinn.
mepacrine: Mepacrin.
meperidine: Meperidin.
mepindolol: Mepindolol.
meprobamate: Meprobamat.
mepyramine: Mepyramin.
meralgia paresthetica: Meralgia paraesthetica.
mercaptan: Mercaptan.
mercaptopurine: Mercaptopurin.
Mercier's bar: Mercier* Barre. – **M.'s catheter:** M.* Katheter.
mercurialism: Merkurialismus; Mercuriosis; Quecksilbervergiftung.
mercurial rash: Quecksilberekzem.
mercurial stomatitis: Quecksilberstomatitis.
mercury: Hydrargyrum (Hg); Quecksilber.
mercury poisoning: Quecksilbervergiftung.
Merendino's operation: Merendino* Operation. – **M.-Dillard operation:** M.*-Dillard* Operation.
merhidrosis: Merhidrosis.
meridian: Meridian.
meristoma: Meristom (Hueck*).
Merkel's corpuscle: Merkel* (Tast-) Scheibe.

meroacrania: Merakranie; Merokranie.
merocele: Merozele.
merocrine: merokrin.
merogony: Merogonie.
meromelia: Meromelie.
merozoite: Merozoit.
Merseburg triad: Merseburger Trias.
Merskey's test: Merskey* Test.
mesangium: Mesangium.
mesaortitis: Mesaortitis.
mesarteritis: Mesarteriitis.
mesaxon: Mesaxon.
mescaline: Mescalin; Meskalin.
mescalism: Mescalinrausch.
mesectoderm: Mesektoderm.
mesencephalic: mesenzephal.
mesencephalitis: Mesenzephalitis.
mesencephalon: Mesencephalon.
mesencephalotomy: Mesenzephalotomie.
mesenchyme: Mesenchym.
mesenchymoma: Mesenchymom.
mesenteric: mesenterial. – **m. steal syndrome:** m. Entzugssyndrom.
mesenteric artery: Mesenterialarterie.
mesenteric infarct: Mesenterialinfarkt.
mesenteric ischemia: Dunbar* Syndrom.
mesenteric lymphadenitis: Mesenteriallymphadenitis.
mesenteric lymphnodes tuberculosis: Mesenteriallymphknotentuberkulose.
mesenteric vascular occlusion: Mesenterialgefäßverschluß.
mesentery: Mesenterium.
mesh: Masche.
mesh graft: Maschentransplantat.
mesial: mesial.
mesioclusion: Mesialbiß(lage).
mesiodens: Mesiodens, -dont.
mesobilirubin: Mesobilirubin.
mesobilirubinogen: Mesobilirubinogen.
mesoblast: Mesoblast.
mesocardia: Mesokardie.
mesocaval: mesokaval.
mesocephalic: mesozephal.
mesocolon: Mesocolon; Mesokolon.
mesoderm: Mesoderm.
mesodermal: mesodermal(is).
mesoduodenum: Mesoduodenum.
mesogastrium: Mesogastrium.
mesoglia: Mesoglia.
mesomelic dwarfism, Langer type: Langer* Syndrom.
mesomerism: Mesomerie.
mesometritis: Myometritis.
mesometrium: Mesometrium.
mesonephroma ovarii: Mesonephroma ovarii.
mesonephros: Mesonephron, -nephros.
mesopharynx: Mesopharynx.
mesophilic: mesophil.
mesophlebitis: Mesophlebitis.
mesophragma: Mesophragma.
mesophryon: Mesophryon.
mesopneumon: Mesopneumonium.
mesorchium: Mesorchium.
mesosalpinx: Mesosalpinx.
mesosigmoid: Mesosigma.
mesosome: Mesosom.
mesotendineum: Mesotendineum.
mesothelioma: Mesotheliom.
mesothelium: Mesothel.
mesotympanal; mesotympanic: mesotympanal.
mesotympanum: Mesotympanum, -tympanon.
mesovarium: Mesovarium.
messenger: Bote. – **messenger RNA; mRNA:** Boten-RNS; Messenger-RNS.
metabasis: Metabasis.
metabiosis: Metabiose.
metabolic: metabolisch.
metabolic crisis: Stoffwechselkrise.
metabolic disease: Stoffwechselkrankheit.
metabolimeter: Stoffwechselapparat.
metabolism: Metabolismus; Stoffwechsel.
metabolite: Metabolit.
metabolization: Verstoffwechselung.
metacarpal fracture: Metakarpalfraktur.
metacarpophalangeal joint: Grundgelenk.
metacarpus: Metacarpus; Mittelhand.
metacercaria: Metazerkarie.
metachromasia; metachromatism: Metachromasie.
metachromatic: metachromatisch.
metachromatin: Metachromatin.
metachromophil: metachromophil.
metagenesis: Metagenesis.
metagonimiasis: Metagonimiasis.
metainfective: postinfektiös.
metakinesis: Metakinese.
metalbumin: Metalbumin.
metaldehyde: Metaldehyd.
metal-fume fever: Metalldampffieber; Gießerfieber.

M

metallic tinkling: Metallklang.
metallization: Metallisation.
metalloenzyme: Metallenzym.
metallophilia: Metallophilie.
metallophobia: Metallophobie.
metalloprotein: Metallprotein.
metameric: metamer.
metamerism: Metamerie.
metamizole: Metamizol.
metamorphopsia: Metamorphopsie.
metamorphosis: Metamorphose.
metamyelocyte: Metamyelozyt.
metanephrine: Metanephrin.
metanephros: Metanephros.
metaphase: Metaphase.
metaphysis: Metaphyse, -physis.
metaplasia: Metaplasie. – **anaplastic m.:** M., anaplastische. – **myeloid m.:** M., myeloische. – **regenerative m.:** M., regeneratorische.
metaplasm: Metaplasma.
metaplastic: metaplastisch.
metaplastic gastritis: Umbaugastritis.
metapneumonic: metapneumonisch.
metarteriole: Metarteriole.
metastasis: Metastase; Metastasierung. – **canalicular m.:** M., kanalikuläre. – **cerebrospinal m.:** M., liquogene. – **ductogenous m.:** M., duktogene. – **hematogenous m.:** M., hämatogene. – **lymphogenous m.:** M., lymphogene. – **osteoclastic m.:** M., osteoklastische.
metastatic: metastatisch.
metastatic invasion: Metastasierung.
Metastrongylus: Metastrongylus.
metasyphilis: Metasyphilis; Metalues.
metatarsal: metatarsal.
metatarsal bones: Metatarsalia.
metatarsalgia: Metatarsalgie.
metatarsus: Metatarsus. – **m. varus:** M. adductus.
metathalamus: Metathalamus.
metaxeny: Metaxenie.
Metazoa: Metazoen.
metencephalon: Metencephalon.
meteorism: Meteorismus.
meteorobiology: Meteorobiologie.
meteoropathy: meteoropathisches Syndrom.
meteorosensitivity: Wetterfühligkeit.
meteorotropism: Meteorotropismus, -tropie; Wetterempfindlichkeit.
meter: Meter.
3-methoxy-4-hydroxymandelic acid: 3-Methoxy-4-hydroxy-mandelsäure.
methadone: Methadon.
methamphetamine: Methamphetamin.
methane: Methan.
methanol: Carbinol; Methanol.
methaqualone: Methaqualon.
methemoglobin: Methämoglobin; Hämiglobin.
methemoglobinemia: Methämoglobinämie. – **alimentary m.:** M., alimentäre. – **congenital m.:** M., enzymopathische oder hereditäre. – **toxic m.:** M., toxische.
methemoglobin reductase: Methämoglobinreductase.
methemoglobinuria: Methämoglobinurie.
methenamine: Methenamin.
methionine: Methionin.
methionine malabsorption syndrome: Methioninmalabsorptionssyndrom.
method: Methode.
methodological: methodologisch.
methomania: Methomanie.
methotrexate: Methotrexat.
methoxsalen: Methoxypsoralen.
methoxyflurane: Methoxyfluran.
methyl alcohol: Methylalkohol.
methylamine: Methylamin.
methylation: Methylierung.
methyl bromide: Methylbromid.
methyl chloride: Methylchlorid.
methyl donor: Methyldonator.
methyldopa: Methyldopa.
methylene blue: Methylenblau.
methylene chloride: Methylenchlorid.
methylergonovine: Methylergometrin, -ergonovin.
methylglycine: Methylglycin, -glykokoll.
methyl group: Methylgruppe.
methylguanidoacetic acid: Methylguanidinoessigsäure.
methylmalonic aciduria: Methylmalonazidurie.
methylmalonyl-CoA: Methylmalonyl-CoA.
methylmorphine: Methylmorphin.
methyl orange: Methylorange.
methylphenidate: Methylphenidat.
methyl red: Methylrot.
methylthiouracil: Methylthiouracil.
methyltransferase: Methyltransferase.
methyl violet: Methylviolett.
methysergide: Methysergid.

metoclopramide: Metoclopramid.
metonymy: Metonymie.
metopic: metopicus.
metopion: Metopion.
metopism: Metopismus.
metoprolol: Metoprolol.
metralgia: Metralgie.
metratonia: Uterusatonie.
metratrophia: Uterusatrophie.
metritis: Metritis.
metrodynia: Metralgie.
metronidazole: Metronidazol.
metropathy: Metropathie.
metropia; metropy: Metropie.
metroptosis: Gebärmuttersenkung.
metrorrhagia: Metrorrhagie.
metrorrhexis: Uterusruptur.
metyrapone: Metyrapon.
Metz's cell counter: Metz* Zählkammer.
Meulengracht's icterus: Meulengracht* Ikterus.
mexiletine: Mexiletin.
Meyer's law: Meyer* Gesetz.
Meyer's pressure points: Meyer* Druckpunkte.
Meyer-Weigert rule: Meyer*-Weigert* Gesetz.
Meynert's bundle: Meynert* Bündel. – **M.'s commissure:** M.* Haubenkreuzung. – **M.'s layer:** M.* Schicht.
Meynet's nodosities: Meynet* Knötchen.
mezlocillin: Mezlocillin.
Mg (magnesium): Mg (Magnesium).
mianserin: Mianserin.
miasm(a): Miasma.
Mibelli's disease: Mibelli* Krankheit.
micelle; micella: Mizelle.
Michaelis constant: Michaelis*(-Menten*) Konstante.
Michaelis-Gutmann corpuscles; M.-G. bodies: Michaelis*-Gutmann* Körperchen.
Michaelis rhomboid: Michaelis* Raute.
miconazole: Miconazol.
microaerophilic: mikroaerophil.
microangiopathy: Mikroangiopathie. – **diabetic m.:** M., diabetische. – **thrombotic m.:** M., thrombotische.
microautoradiography: Mikroautoradiographie.
microbe: Mikrobe.
microbial content: Keimgehalt.
microbicidal: mikrobizid.
microbid: Mikrobid.
microbiology: Mikrobiologie.
microblast: Mikroblast.
micro blood gas analysis: Mikroblutanalyse.
microcalcification: Mikrokalzifikation, -verkalkung.
microcalix; microcalyx: Mikrokalix.
microcarcinoma: Mikrokarzinom.
microcephaly: Mikrozephalie.
microcheilia: Mikrocheilie.
microcirculation: Mikrozirkulation.
microclimate: Mikroklima.
Micrococcus: Micrococcus; Mikrokokkus.
microcolon: Mikrokolon.
microcoria: Mikrokorie.
microcrania: Mikrokranie.
microculture: Mikrokultur.
microcystic: mikrozystisch.
microcyte: Mikrozyt.
microcytosis; microcythemia: Mikrozytose.
microdactylia; microdactyly: Mikrodaktylie.
microdontia; microdontism: Mikrodontie.
microelectrophoresis: Mikroelektrophorese.
microembolism: Mikroembolisation.
micr(o)encephaly: Mikrenzephalie.
micro(erythro)blast: Mikroerythroblast.
microfibril: Mikrofibrille.
microfilament: Mikrofilament.
microfilaria: Microfilaria; Mikrofilarie.
microgamete: Mikrogamet.
microgenia: Mikrogenie.
microglia: Mikroglia.
microglobulin: Mikroglobulin.
microglossia: Mikroglossie; Zungenhypotrophie.
micrognathia: Mikrognathie; Hypognathie.
micrography: Mikrographie.
microgyria: Mikrogyrie.
microhematuria: Mikrohämaturie.
microinfarction: Mikroinfarkt.
microlentia: Mikrophakie.
microlith: Mikrolith.
microlithiasis: Mikrolithiasis.
micromania: Mikromanie.
micromanipulator: Mikromanipulator.
micromanometer: Mikromanometer.

micromelia: Mikromelie; Brachymelie.
micrometer: Mikrometer.
Micromonospora: Micromonospora.
micromyelia: Mikromyelie.
micromyeloblast: Mikromyeloblast.
micromyelocyte: Mikromyelozyt.
micron (μ); **microne** (particle): Mikron.
micronucleus: Mikronukleus.
microorganism: Mikroorganismus.
microphage: Mikrophage.
microphakia: Mikrophakie.
microphone: Mikrophon.
microphonia: Mikrophonie.
microphonics, cochlear: Mikrophonpotentiale.
microphthalmia: Mikrophthalmie.
microphyte: Mikrophyt.
micropinocytosis: Mikropinozytose.
microplasia: Mikroplasie.
micropolygyria: Mikropolygyrie.
microp(s)ia: Mikrop(s)ie.
micropuncture: Mikropunktion.
microradiography: Mikroradiographie.
microrchidism: Mikrorchidie.
microscope: Mikroskop.
microscopic(al): mikroskopisch.
microscopic hematuria: Mikrohämaturie.
microsmatic: mikrosmatisch.
microsomal: mikrosomal.
microsome: Mikrosom.
microsomia: Mikrosomie; Kleinwuchs.
microspectrophotometry: Mikrospektrophotometrie.
microspermia: Mikrospermie.
microsphere: Mikrosphäre.
microspherolith: Mikrosphärolith.
microsporid: Mikrosporid.
microsporosis: Mikrosporose.
Microsporum: Microsporum, -sporon.
microstomia: Mikrostomie.
microsurgery: Mikrochirurgie.
microthelia: Mikrothelie.
microthrombus: Mikrothrombus.
microtia: Mikrotie.
microtome: Mikrotom.
microtrabeculae: Mikrotrabekel.
microtransfusion: Mikrotransfusion.
microtrauma: Mikrotrauma.
microtubule: Mikrotubulus.
microventricle: Zwergventrikel.
microvilli: Mikrovilli.
microwave: Mikro-, Zentimeterwelle.
microwave diathermy: Mikrowellentherapie, -diathermie.
micturition: Miktion; Harnabgang. – **urgent m.:** M., imperative.
micturition center: Blasenzentrum.
MID (minimal inhibiting dose): MHK (minimale Hemmkonzentration).
midabdomen: Mittelbauch.
midaxillary line: Medioaxillarlinie.
midazolam: Midazolam.
midbrain: Mittelhirn; Mesencephalon.
midbrain lesion: Mittelhirnschaden.
midclavicular line: Medioklavikularlinie; Klavikularmittellinie.
midcycle bleeding; midcyclical b.: Mittelblutung; Ovulationsblutung
Middeldorpf's splint: Middeldorpf* Triangel.
middle ear: Mittelohr.
middle field: Mittelfeld.
middle lobe syndrome: (Lungen-)Mittellappen-Syndrom.
middle piece: Mittelstück.
midfacial fracture: Mittelgesichtsfraktur.
midfoot: Mittelfuß.
midge: Mücke.
midline: Mittellinie.
midpain: Mittelschmerz.
midplane of pelvis: Interspinalebene.
midriff: Zwerchfell.
midsagittal plane: Medianebene.
midsection: Mittelschnitt.
midstream (urine) specimen: Mittelstrahlurin.
midwife: Hebamme.
midwifery: Geburtshilfe.
Miescher's syndrome: Miescher* Syndrom.
MIF (macrophage migration inhibiting factor): MIF (Migrationsinhibitionsfaktor).
mifepristone (RU-486): Mifepriston (RU 486).
migraine: Migräne. – **cervical m.:** M., zervikale. – **ophthalmic m.:** Migraine ophtalmique. – **ophthalmoplegic m.:** M., ophthalmoplegische.
migrant erysipelas: Erysipelas migrans; Wanderrose.
migrating filaria: Wanderfilarie.
migration: Migratio(n).
migration of ovum: Eitransport; Eiwanderung.

migration of testicle: Descensus testis.
Mikulicz's clamp: Mikulicz* Klemme. – **M.'s drain:** M.* Tampon. – **M.'s operation:** M.* Magenresektion. – **M.'s syndrome:** M.* Krankheit.
mild: mild.
Miles operation: Miles* Operation.
miliaria: Miliaria. – **m. crystallina:** M. alba. – **m. rubra:** M. rubra.
miliary: miliar.
miliary carcinosis: Miliarkarzinose.
miliary fever: Schweißfieber.
miliary lupoid: Miliarlupoid.
miliary tubercle: Miliartuberkel.
miliary tuberculosis: Miliartuberkulose.
milieu therapy: Milieutherapie.
milium: Milium.
milk: Milch. – **adapted m.:** M., adaptierte. – **modified m.:** M., humanisierte.
milk-alkali syndrome: Milch-Alkali-Syndrom; Burnett* Syndrom.
milk corpuscles: Milchkügelchen.
milk crust: Milchschorf; Gneis.
milk cyst: Milchzyste.
milk diet: Milchdiät.
milk dilution: Milchverdünnung.
milk duct: Milchgang.
milk duct carcinoma: Milchgangkarzinom.
milk duct ectasia: Milchgangektasie.
milker's granuloma: Melkergranulom (Gottron*).
milker's nodules: Melkerknoten.
milker's paralysis: Melkerlähmung.
milk fermentation: Milchgärung.
milk fever: Milchfieber.
milk leg: Phlegmasia alba dolens.
milk line: Milchleiste.
Milkman's syndrome: Milkman* Syndrom.
milk mixture: Milchmischung.
milk powder: Trockenmilch.
milk pox: Milchpocken.
milk preservation: Milchkonservierung.
milk spot: Milchfleck.
milk testing: Milchprobe.
milk tooth: Milchzahn.
milky: milchig.
Millard-Gubler syndrome: Millard*-Gubler* Syndrom.
Miller-Abbott tube: Miller*-Abbott* Sonde.
miller's asthma: Müllerasthma; Mehlasthma.
Miller-Kurzrok test: Miller*-Kurzrok* Test.
milliequivalent (mEq): Milliäquivalent.
milligram per cent: Milligrammprozent.
Millikan rays: Weltraumstrahlen.
millimicron: Millimikron.
Millin's operation: Millin* Operation.
Millon test: Millon* Probe.
Mills ascending hemiplegia: Mills* Syndrom.
mill-wheel murmur: Mühlradgeräusch.
Milroy's disease: Nonne*-Milroy*-Meige* Syndrom.
Milwaukee brace: Milwaukee-Korsett.
mimic; mimetic: mimisch.
mimicry: Mimikri.
Minamata disease: Minamata-Krankheit.
mineral: Mineral.
mineralization: Mineralisation.
mineral metabolism: Mineralhaushalt, -stoffwechsel.
mineralocortico(stero)ids: Mineralocortico(stero)ide.
mineral water: Mineralwasser.
miner's nystagmus: Dunkelnystagmus.
miners' (occupational) diseases: Bergmannskrankheiten.
minigene: Minigen.
minimal: minimal.
minimal brain damage: Minimalhirnschaden.
minimal protein requirement: Eiweißminimum.
minimum: Minimum.
minimum amount: Mindestmenge.
minimum daily requirement: Mindestbedarf, täglicher.
minimum inhibitory concentration (MIC): minimale Hemmkonzentration (MHK).
minimum wavelength: Grenzwellenlänge.
minipill: Minipille.
Minkowski-Chauffard syndrome: Minkowski*(-Chauffard*-Gänsslen*) Anämie.
minor crossmatching: Minor-Probe, -Test.
minor fraction of hemoglobin: Minorhämoglobin.
minority: Minderheit.

M

Minor's test: Minor* Test.
minoxidil: Minoxidil.
minus lens: Negativlinse.
minute volume: Minutenvolumen.
miosis: Miosis. – **paralytic m.:** M. paralytica. – **spastic m.:** M. spastica.
miotic: Mioticum, -tikum.
miracidium: Miracidium, -zidium; Wimpernlarve.
Mirizzi's syndrome: Mirizzi* Syndrom.
mirror image dextrocardia: Spiegelbilddextrokardie.
misanthropia: Misanthropie.
miscarriage: Fehlgeburt; Abort.
miscible: mischbar.
misperception: Wahrnehmungsstörung; Sinnestäuschung.
mistletoe: Mistel.
mistura; mixture: Mixtur(a).
Mitchell's disease: Mitchell* Krankheit, Syndrom.
mite: Milbe.
mitella: Mitella; Armtragetuch; Armschlinge.
mites: Acaridae.
miticidal: mitizid.
mitigated: mitigiert.
mitis: mitis; mild.
mitochondrion; Pl. **Mitochondria:** Mitochondrium; Pl. Mitochondrien.
mitogen: Mitogen.
mitogen(et)ic: mitogen(etisch).
mitomycin: Mitomycin.
mitosis: Mitose.
mitotic: mitotisch.
mitotic index: Mitoseindex; Zellteilungsindex.
mitotic inhibitors: Mitosehemmer.
mitotic poison: Mitosegift.
mitotic spindle: Mitosespindel.
mitoxanthrone: Mitoxanthron.
mitral: mitral.
mitral cell: Mitralzelle.
mitral configuration; mitralization: Mitralkonfiguration.
mitral murmur: Mitralgeräusch.
mitral opening sound: Mitralöffnungston (MÖT).
mitral regurgitation: Mitralklappeninsuffizienz.
mitral valve: Mitralklappe.
mitral valve atresia: Mitralklappenatresie.
mitral (valve) defect: Mitralklappenfehler; Mitralvitium.
mitral (valve) insufficiency: Mitralklappeninsuffizienz.
mitral valve prolapse: Mitralklappenprolaps.
mitral (valve) stenosis: Mitralklappenstenose.
Mitsuda reaction: Mitsuda*(-Hayashi*) Reaktion.
mittelschmerz: Mittelschmerz.
mixed: gemischt.
mixed cell agglutination (reaction): Mischzellagglutination.
mixed concrement: Mischkonkrement.
mixed connective tissue disease: Mischkollagenose.
mixed dentition: Wechselgebiß.
mixed dust silicosis: Mischstaubsilikose.
mixed infection: Mischinfektion.
mixed lymphocyte culture: gemischte Lymphozytenkultur.
mixed milk feeding: Zwiemilchernährung.
mixed parotis tumor: Speicheldrüsenmischtumor.
mixed tumor: Mischgeschwulst, -tumor.
mixoscopia: Mixoskopie.
mixture; mistura: Mischung; Gemisch.
miyagawanellosis: Miyagawanellose.
Mizuo phenomenon: Mizuo* Phänomen.
M-line: M-Streifen.
Mn (manganese)**:** Mn (Mangan).
mnemasthenia: Mnemasthenie.
mnemic; mnestic: mnemisch; mnestisch.
MNL (mononuclear leukocytes)**:** MMS (Monozyten-Makrophagen-System).
MNSER (mean normalized systolic ejection rate)**:** MNSAR (mittlere normalisierte systolische Auswurfrate).
MNSs blood group: MNSs-System.
Mo (molybdenum)**:** Mo (Molybdän).
mobile: mobil.
mobile heart: Wanderherz.
mobile kidney: Pendelniere.
mobile portio: Wackelportio.
mobility: Beweglichkeit; Mobilität.
mobilization: Mobilisierung.
mobilization therapy: Mobilisationstherapie.
Mobitz block: Mobitz* Typ.
modality: Modalität.
modality of sensation: Sinnesmodalität.

model: Modell.
modeling compound: Abdruckmasse.
modification: Modifikation; Änderung.
modifying gene; modifier: Modifikationsgen.
modiolus: Modiolus.
modulation: Modulation.
module: Modul.
Moebius' disease: Moebius* Krankheit. – **M.' sign:** M.* Zeichen. – **M.' syndrome:** M.* Syndrom.
Moeller-Barlow disease: Moeller*-Barlow* Krankheit. – **M.'s glossitis:** M.*-Hunter* Glossitis.
Moenckeberg's degeneration; M.'s medial sclerosis: Mönckeberg* Sklerose.
mogigraphy: Mogigraphie.
mogilalia: Mogilalie.
mogiphonia: Mogiphonie.
Mohrenheim's space: Mohrenheim* Grube.
moisture: Feuchtigkeit.
molal: molal.
molality: Molalität.
molar: Molar; molar.
molarity: Molarität.
molar pregnancy: Molenschwangerschaft.
mold: Abguß.
mold mycosis: Schimmelmykose.
molds: Schimmelpilze.
mole: Mole; Mol; Mola (uterina). – **fleshy m.; carneous m.:** Mola carnosa. – **hydatid m.; vesicular m.:** M. hydatidosa. – **blood m.:** M. sanguinolenta.
molecular biology: Molekularbiologie.
molecular disease: Molekularkrankheit.
molecular genetics: Molekulargenetik.
molecular mass: Molekularmasse.
molecular weight: Molekulargewicht.
molecule: Molekül.
molimina: Molimina.
Mollaret's antigen: Mollaret* Antigen.
Moll's gland: Moll* Drüse.
molluscidal: molluskizid.
molluscum: Molluscum. – **m. contagiosum:** M. contagiosum; Dellwarze.
Moloney test: Moloney*-Underwood* Test.
molsidomine: Molsidomin.
molybdate: Molybdat.
molybdenum: Molybdän.
Momburg's method; M.'s vasoconstriction: Momburg* Blutleere.
Monakow's bundle; M.'s tract: Monakow* Bündel.
Monaldi's drainage: Monaldi* Saugdrainage.
monarthritis: Monarthritis.
monarticular: mon(o)artikulär.
monaster: Monaster.
Mondor's disease: Mondor* Krankheit.
mongolism: Down*-Syndrom.
mongoloid: mongoloid.
mongoloid pelvis: Mongoloidbecken.
monilethrix: Monilethrix, -trichie, -trichose; Spindelhaar.
moniliasis: Moniliasis, -ose.
monitor: Monitor.
monitoring: Überwachung.
monitoring of labor: Wehenregistrierung.
monkshood: Eisenhut.
monoamine: Monoamin.
monoamine oxidase (MAO): Monoaminooxidase.
monoamine oxidase inhibitors: Monoaminooxidase-Hemmer.
monoanesthesia: Mononarkose.
monoaural: monaural.
monoblast: Monoblast.
monobrachia; monobrachus: Monobrachie.
monocarboxylic acid: Monocarbonsäure.
monocentric: monozentrisch.
monochemotherapy: Monochemotherapie.
monochloracetic acid: Monochloressigsäure.
monochorditis: Monochorditis vasomotorica.
monochorionic twins: Monochoriate.
monochromasy; monochromatism: Monochromasie.
monochromatic: monochrom(atisch).
monochromator: Monochromator.
monoclonal: monoklonal.
monocrotism: Monokrotie.
monocular: monokular.
monocular periorbital hematoma: Monokelhämatom.
monoculus: Monoculus; Uhrglasverband.
monocyte: Monozyt.
monocyte-macrophage system: Monozyten-Makrophagen-System.
monocytic: monozytär.
monocytic angina: Monozytenangina.

M

monocytic leukemia: Monozytenleukämie.
monocytopenia: Monozytopenie.
monocytosis: Monozytose.
Monod's gene model: Monod* Modell.
monodiplopia: Monodiplopie.
monogamy: Monogamie.
monogenesis: Monogenie.
monogenic: monogen.
monoglyceride: Monoglycerid.
monogony: Monogonie.
monohybrid: monohybrid.
monoiodotyrosine: Monojodtyrosin.
monokine: Monokin.
monomania: Monomanie.
monomer: Monomer.
monomorphism: Monomorphie.
mononeuritis: Mononeuritis.
mononuclear: mononukleär.
mononuclear phagocyte system (MPS): mononukleär-phagozytierendes System (MPS).
mononucleosis: Mononukleose.
mononucleotide: Mononucleotid.
monoparesis: Monoparese, -paralyse.
monophasic: monophasisch.
monophobia: Monophobie.
monophthalmia: Einäugigkeit; Monophthalmie; Monopie.
monoplegia: Monoplegie.
monoploid: monoploid.
monopodia: Monopodie.
monorchi(di)sm; monorchia: Monorch(id)ie.
monosaccharide: Monosaccharid.
monosomy: Monosomie.
monospecific: monospezifisch.
monostotic: monostotisch.
monosymptomatic: monosymptomatisch.
monosynaptic: monosynaptisch.
monotherapy: Monotherapie.
monotrichous: monotrich.
monovalent: einwertig; monovalent.
monovular: eineiig.
monozygotic: monozygot.
Monro's foramen: Monro* Foramen. – **M.'s line:** M.* Linie.
Monro-Richter line: Richter* Linie.
mons pubis: Mons pubis.
mons veneris: Venusberg.
Monteggia's fracture: Monteggia* Fraktur. – **M.'s dislocation:** M.* Hüftluxation.
Montgomery's glands: Montgomery* Drüsen.
mood disorder: Gemütskrankheit.
moonface: Mondgesicht.
Moore's fracture: Moore* Fraktur.
Moore's prosthesis: Moore* Prothese.
Morax-Axenfeld diplococcus: Axenfeld* Diplokokkus.
Moraxella lacunata: Moraxella lacunata.
morbid: morbid.
morbidity (rate): Morbidität; Erkrankungshäufigkeit.
morbilli: Morbilli; Masern.
morbilliform: morbilliform; masernähnlich.
morbus: Morbus; Krankheit. – **m. caeruleus:** M. caeruleus; M. coeruleus.
morcellation: Morcellement; Zerstükkelung.
Morel ear: Morel* Ohr.
Morgagni's crypts: Morgagni* Krypten. – **M.'s hydatid:** M.* Anhang. – **M.'s syndrome; M.'s hyperostosis:** M.* Syndrom. – **M.'s ventricle:** M.* Tasche.
moria: Moria; Witzelsucht.
moribund: moribund.
Moritz test: Moritz* Probe.
morning-after pill: Postkoitalpille.
Moro reflex: Moro* Reflex. – **M.'s test:** M.* Probe.
morphea: Morphaea.
morphine; morphia: Morphin; Morphi(n)um.
morphine antagonist: Morphinantagonist.
morphine poisoning: Morphinvergiftung.
morphine receptor: Morphinrezeptor.
morphine substitutes: Narkoanalgetika.
morphinism; morphine addiction: Morphinismus.
morphinomania; morphiomania: Morphinomanie.
morphogenesis: Morphogenese; Gestaltwandel.
morphogenetic: morphogenetisch.
morphological: morphologisch.
morphology: Morphologie.
morphosis: Morphose.
Morquio's syndrome: Morquio* Syndrom.
Morris point: Morris* Punkt.
Morris' syndrome: Morris* Syndrom.
mortality: Mortalität.

Mortensen's syndrome: Mortensen* Syndrom.
mortice: Malleolengabel.
mortification: Nekrose.
Morton's disease; M.'s foot syndrome: Morton* Syndrom.
Morton's neuralgia; M.'s tarsalgia: Morton* Neuralgie.
Morton's ophthalmoscope: Morton* Augenspiegel.
morula: Morula.
morula cell: Morula(r)zelle.
moruloid: maulbeerförmig.
Morvan's chorea: Morvan* Chorea. – **M.'s disease:** M.* Gangrän.
mosaic; mosaicism: Mosaik.
Moschcowitz disease: Moschcowitz* (-Singer*-Symmers*) Syndrom.
mosquito: Moskito; Stechmücke.
mosquito clamp: Moskitoklemme.
Mosse's syndrome: Mosse* Syndrom.
mossy fibers: Moosfasern.
Moszkowicz's collateral sign: Moszkowicz* Kollateralzeichen. – **M.'s operation:** M.* Operation.
mother: Mutter.
motherhood: Mutterschaft.
mother's mark: Muttermal.
mother's milk: Muttermilch.
motilin: Motilin.
motility: Beweglichkeit; Motilität.
motility of stomach: Magenmotilität.
motion: Bewegung.
motion perception: Bewegungswahrnehmung.
motion sickness: Reisekrankheit; Bewegungskrankheit.
motivation: Motivation.
motoneuron: Motoneuron.
motor: motorisch. – **m. aphasia:** m. Aphasie. – **m. cortex:** m. Rinde. – **m. endplate:** m. Endplatte. – **m. neuron:** Motoneuron. – **m. tract:** m. Bahn. – **m. unit:** m. Einheit.
motoricity: Motorik.
Mott cell: Maulbeerzelle; Mott* Zelle.
mottling: Fleckenbildung.
moulage: Moulage.
mountain sickness; m. fever: Höhenkoller, -krankheit; Bergkoller, -krankheit.
mount of Venus: Venusberg.
mouth: Mund.
mouth breathing: Mundatmung.
mouth gag: Mundsperrer.
mouth of the uterus: Muttermund.
mouth-to-mouth resuscitation: Mund-zu-Mund-Beatmung.
mouth-to-nose resuscitation: Mund-zu-Nase-Beatmung.
movable kidney: Wanderniere.
movement: Bewegung.
movement disorder: Bewegungsstörung.
movement-induced postural reflex: Bewegungsreflex.
movement sense: Bewegungssinn.
movement stereotypy: Bewegungsstereotypie.
moving afterimage: Bewegungsnachbild.
moving-field therapy: Bewegungsbestrahlung.
moving grid: Laufraster.
moxa: Moxa.
moxibustion: Moxibustion.
MPS (mononuclear phagocyte system; mucopolysaccharidosis)**:** MPS.
MRI (magnetic resonance imaging)**:** MRT (Magnetresonanztomographie).
mRNA (messenger ribonucleic acid)**:** mRNS.
MS (multiple sclerosis)**:** MS (Multiple Sklerose).
MSH (melanocyte-stimulating hormone)**:** MSH.
MT (medical technologist)**:** MTA (medizinisch-technische Assistentin).
MTU (methylthiouracil)**:** MTU.
mucigogue: Mucigogum.
mucilaginous: schleimig.
mucin: Mucin; Muzin.
mucinase: Muzinase.
mucinolysis: Mukolyse.
mucinolytic: Mukolytikum.
mucinosis: Muzinose.
mucinous: muzinös.
mucinous cyst: Muzinkystom.
mucinuria: Muzinurie; Mukourie.
muciparous; mucigenous; muciferous: schleimbildend; muciparus.
mucocele: Mukozele.
mucoclasis: Mukoklase.
mucocutaneous; mucodermal: mukokutan.
mucocutaneous leishmaniasis: Haut-Schleimhaut-Leishmaniase.
mucocutaneous lymph node syndrome: Lymphknotensyndrom, mukokutanes.

mucocyte: Mukozyt.
mucoepidermoid carcinoma: Mukoepidermoidtumor.
mucoid: mukoid; Mukoid.
mucoid colony: Mukosus-Form.
mucoitin(poly)sulfuric acid: Mukoitinschwefelsäure.
mucolipidosis: Mukolipidose.
mucoperiosteum: Mukoperiost.
mucopolysaccharidase: Mukopolysaccharase.
mucopolysaccharide: Mukopolysaccharid.
mucopolysaccharidosis: Mukopolysaccharidose.
mucopolysacchariduria: Mukopolysaccharidurie.
mucoprotein: Mukoprotein.
mucopurulent: mukopurulent; schleimig-eitrig.
Mucor: Mucor.
mucormycosis: Mukormykose.
mucorrhea: Mukorrhö.
mucosa: Mukosa; Schleimhaut.
mucosal anesthesia: Schleimhautanästhesie.
mucosal pemphigoid: Schleimhautpemphigoid.
mucosal test: Schleimhautprobe.
mucosa prolapse: Mukosaprolaps.
mucoserous: mukoserös.
mucosin: Mukosin.
mucositis: Mukositis.
mucostatic: mukostatisch.
mucotomy: Mukotomie.
mucous: mukös; schleimig.
mucous capsule: Schleimkapsel.
mucous cast: Schleimzylinder.
mucous colic: Schleimkolik.
mucous cyst: Schleimzyste.
mucous gland; muciparous gland: Schleimdrüse.
mucous membrane: Schleimhaut.
mucous obstruction: Verschleimung.
mucous plug: Schleimpfropf.
mucous wall: Schleimwall.
mucoviscidosis: Mucoviscidosis; Mukoviszidose.
mucus: Schleim; Mucus.
mud: Moor; Schlamm.
mudpack: Moorpackung.
Mueller's arm maneuver: Mueller* Armlösung.
Mueller's fibers: Mueller* Stützfasern. – **M.'s muscle:** M.* Muskel.
muff: Muff.
mulberry: Maulbeer.
mule spinners' cancer: Baumwollspinnerkrebs.
Müller duct: Müller* Gang. – **M.'s law (of specific peripheral excitability):** M.* Gesetz (»der spezifischen Reizbarkeit«). – **M.'s maneuver:** M.* Atemversuch.
Müller-Weiss disease: Müller* Syndrom.
multangular bone: Vieleckbein.
multiarticular: polyartikulär.
Multiceps: Multiceps; Quesenbandwurm.
multichannel analyzer: Vielkanalanalysator; Impulshöhenanalysator.
multienzyme complex: Multienzymkomplex.
multifactorial: multifaktoriell.
multifidus-triangle syndrome: Multifidusdreieck-Syndrom.
multiglandular: multiglandulär.
multigravida: Multigravida.
multi-infarct dementia: Multiinfarktdemenz.
multilayer tomography: Simultantomographie.
multilobular: multilobulär.
multilocular: multilokulär.
multinuclear: multinukleär.
multipara: Mehrgebärende; Multipara.
multiple: multipel; mehrfach.
multiple drug dependance: Polytoxikomanie.
multiple drug resistance: Mehrfachresistenz.
multiple fracture: Mehrfachfraktur.
multiple injuries: Mehrfachverletzung.
multiple neuritis: Polyneuritis.
multiple pregnancy: Mehrlingsschwangerschaft.
multiple pressure technique: Multipunktur.
multiple sclerosis (MS): Multiple Sklerose (MS).
multiple stain: Mehrfachfärbung.
multiple systems organ failure: Multiorganversagen.
multiple trauma: Polytrauma.
multipolar: multipolar.
multivalent: multivalent.
multivalvular: multivalvulär.
multivesicular: multivesikulär.

mummification: Mumifikation; Mumifizierung.
mumps: Mumps.
mumps-meningitis: Mumps-Meningitis.
mumps-meningoencephalitis: Mumps-Meningoenzephalitis.
mumps-orchitis: Mumps-Orchitis.
Munchhausen syndrome: Münchhausen-Syndrom.
Münchmeyer's disease: Münchmeyer* Syndrom.
Munro's microabscess: Munro* Mikroabszeß.
Munro's point: Munro* Punkt.
mural: mural.
mural thrombus: Wandthrombus.
muramic acid: Muraminsäure.
muramidase: Murami(ni)dase.
murein: Murein.
murexide: Murexid.
muriatic acid: Salzsäure.
murine: murin.
murine typhus: Rattenfleckfieber.
murmur: Geräusch. – **cardiac m.; heart m.:** Herzgeräusch. – **extracardiac m.; exocardial m.:** G., extrakardiales. – **transmitted m.:** G., fortgeleitetes.
Murphy's sign: Murphy* Zeichen.
Murray's syndrome: Murray* Syndrom.
Murray-Valley encephalitis: Murray-Valley-Enzephalitis.
muscae volitantes: Mouches volantes; Mückensehen.
muscarine: Muscarin; Muskarin.
muscarinic: muscarinartig.
muscarinic receptor: Muscarin-Rezeptor.
muscarinism: Muscarinismus.
muscimol: Muscimol.
muscle: Musculus; Muskel. – **abductor m.:** M. abductor. – **adductor m.:** M. adductor. – **biceps m.:** M. biceps. – **bulbocavernous m.:** M. bulbospongiosus. – **ciliary m.:** M. ciliaris. – **deltoid m.:** M. deltoideus. – **extensor m.:** M. extensor. – **gastrocnemius m.:** M. gastrocnemius. – **gluteal m.:** M. gluteus. – **iliac m.:** M. iliacus. – **latissimus dorsi:** M. latissimus dorsi. – **levator m.:** M. levator. – **lumbrical m.s:** Mm. lumbricales. – **masseter m.:** M. masseter. – **oblique m.:** M. obliquus. – **palatoglossal m.:** M. palatoglossus. – **pectoral m.:** M. pectoralis. – **piriform m.:** M. piriformis. – **quadrate m.:** M. quadratus. – **quadriceps m. of the thigh:** M. quadriceps femoris. – **rhomboid m.:** M. rhomboideus. – **risorius m.:** M. risorius. – **serratus m.:** M. serratus. – **soleus m.:** M. soleus. – **sphincter m.:** M. sphincter. – **spinal m.:** M. spinalis. – **tarsal m.:** M. tarsalis. – **tensor m.:** M. tensor. – **teres m.:** M. teres. – **tibial m.:** M. tibialis. – **transverse m.:** M. transversus. – **trapezius m.:** M. trapezius. – **triceps m.:** M. triceps.
muscle action potential: Muskelaktionspotential.
muscle biopsy: Muskelbiopsie.
muscle bundle: Muskelbündel.
muscle cell: Muskelzelle.
muscle contraction: Muskelkontraktion.
muscle contracture: Muskelkontraktur. – **ischemic m. c.:** M., ischämische.
muscle cramp: Muskelkrampf.
muscle fiber: Muskelfaser.
muscle group: Muskelgruppe.
muscle hemoglobin: Muskelhämoglobin.
muscle metabolism: Muskelstoffwechsel.
muscle receptor: Muskelrezeptor.
muscle reflex: Muskelreflex.
muscle relaxant: Muskelrelaxans.
muscle relaxation: Muskelerschlaffung, -relaxation.
muscle rupture: Muskelriß, -ruptur.
muscle soreness: Muskelkater.
muscle spasm: Muskelkrampf.
muscle spindle: Muskelspindel.
muscle stimulation point; muscular trigger point: Muskelreizpunkt.
muscle stimulus: Muskelreiz.
muscle stretch reflex: Muskeldehnungsreflex.
muscle tissue: Muskelgewebe.
muscle trichina: Muskeltrichine.
muscle twitch: Muskelzuckung.
muscle wasting: Muskelschwund.
muscular: muskulär.
muscular atrophy: Muskelatrophie. – **myopathic m. a.:** M., myogene oder myopathische. – **neurogenic m. a.:** M., neurogene oder neuropathische.
muscular defense: Abwehrspannung.
muscular fatigue: Muskelermüdung.
muscular hernia: Muskelhernie.
muscular hypertonia: Muskelhypertonie.
muscular hypotonia: Muskelhypotonie.
muscular induration: Muskelverhärtung.

muscularis: Muskularis.
muscular layer: Muskelschicht.
muscular pump: Muskelpumpe.
muscular rheumatism: Muskelrheumatismus.
muscular rigidity: Muskelstarre.
muscular tissue: Muskelgewebe.
muscular tone: Muskeltonus.
muscular wasting: Muskeldystrophie.
musculature: Muskulatur. – **somatic m.; skeletal m.:** M., somatische. – **visceral m.:** M., viszerale.
musculature of trunk: Rumpfwandmuskulatur.
musculoskeletal system: Bewegungsapparat.
mushroom: Pilz.
mushroom poisoning: Pilzvergiftung.
mussel poisoning: Muschelvergiftung.
Musset's sign: (de) Musset-Zeichen.
mussitation: Mussitation.
mustard: Senf.
mustard gas: Senfgas; Lost.
Mustard's inflow correction: Mustard* Operation.
mustard poultice: Senfwickel.
mutagen: Mutagen.
mutagenesis: Mutagenese.
mutagenicity: Mutagenität.
mutant: Mutante.
mutarotation: Mutarotation.
mutation: Mutation. – **induced m.:** M., induzierte. – **somatic m.:** M., somatische.
mutator gene: Mutator-Gen.
mute: stumm.
muteness: Mutitas.
mutilant: mutilans; mutilierend.
mutilation: Mutilation.
mutism: Mutismus; Stummheit. – **akinetic m.:** M., akinetischer. – **hysterical m.:** M., neurotischer.
muton: Muton; Mutationseinheit.
muttering: Mussitation.
mutual: gegenseitig; mutuell.
mutualism: Mutualismus.
myalgia: Myalgie.
myasthenia: Myasthenia; Myasthenie. – **m. gravis:** M. gravis.
myasthenic reaction: Erschöpfungsreaktion.
myatonia: Myatonia; Myatonie. – **congenital m.; Oppenheim's disease:** M. congenita Oppenheim*(-Tobler*).
myatrophy: Myatrophie.
mycelium: Myzel; Mycelium.
mycetes: Mycetes; Myzeten.
mycethemia: Myzet(h)ämie.
mycetism: Myzetismus; Pilzvergiftung.
mycetoma: Myzetom.
mycid: Mykid.
mycobacteria: Mykobakterien.
mycobacteriosis: Mykobakteriose.
Mycobacterium: Mycobacterium. – **M. leprae:** M. leprae. – **M. tuberculosis:** M. tuberculosis.
mycohemia: Myzet(h)ämie.
mycology: Mykologie.
mycomyringitis: Myringomykose.
Mycoplasma: Mycoplasma.
mycoplasmas: Mykoplasmen.
mycosis: Mykose; Mycosis. – **m. fungoides:** Mycosis fungoides. – **systemic m.:** Mykose, systemische.
mycostat: Mykostatikum.
mycotic: mykotisch.
mycotoxicosis: Mykotoxikose.
mycotoxin: Mykotoxin.
mydriasis: Mydriasis. – **alternating m.:** M. alternans. – **paralytic m.:** M. paralytica. – **spastic m.:** M. spastica.
mydriatic: Mydriaticum.
myectomy: Myektomie.
myelencephalon: Myelencephalon.
myelin: Myelin.
myelinated: markhaltig.
myelination; myelinization: Myelinisation; Myelinogenese.
myelinogenesis: Markreifung; Myelinisation; Myelinogenese.
myelinolysis: Myelinolyse. – **central pontine m.:** M., zentrale pontine.
myelinopathy: Myelinopathie.
myelinosis: Myelinosis.
myelin sheath: Markscheide; Myelinscheide.
myelitis: Myelitis; Rückenmarkentzündung. – **acute disseminated m.:** M., akute disseminierte. – **metastatic m.:** M., metastatische. – **necrotizing m.:** M. necroticans. – **syphilitic m.:** M. syphilitica. – **transverse m.:** M. transversa.
myeloblast: Myeloblast.
myeloblastic crisis: Myeloblastenkrise.
myeloblastoma: Myeloblastom.
myeloblastosis: Myeloblastose.
myelocele: Myelozele.

myelocyte: Myelozyt.
myelocytosis; myelocythemia: Myelozytose.
myelodysplasia: Myelodysplasie.
myelodysplastic: myelodysplastisch.
myeloencephalitis: Myeloencephalitis.
myelofibrosis: Myelofibrose; Knochenmarkfibrose.
myelogenesis; myelogeny: Myelogenese.
myelogenic; myelogenous: myelogen.
myelogram: Myelogramm.
myelography: Myelographie; Medullographie.
myeloid: myeloid; myeloisch.
myeloma: Myelom.
myelomalacia: Myelomalazie.
myelomatosis: Myelomatose.
myelomeningitis: Myelomeningitis.
myelomeningocele: Myelomeningozele.
myelo-opticoneuropathy: Myelooptikoneuropathie.
myelopathy: Myelopathia, -pathie. – **paraneoplastic m.:** M., paraneoplastische.
myeloproliferative: myeloproliferativ.
myeloschisis: Myeloschisis.
myeloscintigraphy: Myeloszintigraphie.
myelosclerosis: Myelosklerose.
myelosis: Myelose.
myelotomy: Myelotomie.
myenteric: myentericus.
myesthesia: Myästhesie.
myiasis: Myiasis; Fliegenmadenkrankheit.
myitis: Myitis; Myositis.
myoblast: Myoblast.
myoblastoma; myoblastomyoma: Myoblastenmyom.
myocardial biopsy: Myokardbiopsie.
myocardial contractility: Myokardkontraktilität.
myocardial damage: Myokardschaden.
myocardial fibrosis: Myokardfibrose.
myocardial infarction: Myokardinfarkt; Herzinfarkt. – **silent m. i.:** M., stummer. – **threatening m. i.:** M., drohender. – **transmural m. i.:** M., transmuraler.
myocardial insufficiency: Herzmuskelschwäche; Myokardinsuffizienz.
myocardial ischemia: Myokardischämie.
myocardial necrosis: Myokardnekrose.
myocardial revascularization: Myokardrevaskularisation.
myocardial scintigraphy: Myokardszintigraphie.
myocardiopathy; cardiomyopathy: Myokardiopathie.
myocardiopexy: Myokardiopexie.
myocarditis: Myokarditis; Herzmuskelentzündung. – **postmyocardial infarction m.:** M., postinfarktionelle. – **postvaccinal m.:** M., postvakzinale.
myocardium: Myokard.
myocele: Myozele.
myochorditis: Myochorditis.
myochrome: Myochrom.
myoclonia: Myoclonia; Myoklonie. – **m. epilepsy:** M., familiäre essentielle.
myoclonic: myoklonisch.
myoclonic seizures: Petit mal impulsif; myoklonisches P. m.
myoclonus: Myoklonus.
myodegeneration: Myodegeneration.
myodynia; myalgia: Myodynie.
myodysplasia: Myodysplasie.
myodystonia: Myodystonie.
myodystrophy: Myodystrophie.
myoepithelioma: Myoepitheliom.
myofibril; myofibrilla: Myofibrille.
myofibroma: Myofibrom.
myofibrosis: Myofibrosis. – **m. of heart:** M. cordis.
myofilament: Myofilament.
myogelosis: Myogelose; Muskelhärte.
myogenic; myogenetic: myogen.
myoglobin: Myoglobin.
myoglobinemia: Myoglobinämie.
myoglobinuria: Myoglobinurie. – **idiopathic m.:** M., idiopathische paroxysmale. – **paralytic m.:** M., paralytische.
myogram: Myogramm.
myohematin: Myohämatin.
myoid: myoid(es).
myokinase: Myokinase.
myokymia: Myokymie.
myolemma: Myolemm.
myology: Myologie.
myolysis: Myolyse.
myoma: Myom(a). – **mesonephric m.:** M., mesonephrisches. – **m. previum:** M. praevium.
myomalacia: Myomalazie.
myomatosis: Myomatose.
myomatous: myomatosus.
myomectomy: Myomektomie.
myomere: Myomer.
myometritis: Myometritis.
myometrium: Myometrium.

myon: Myon.
myonephropexy: Myonephropexie.
myoparalysis: Myoparalyse; Muskellähmung.
myoparesis: Myoparese; Muskellähmung.
myopathy: Myopathia, -pathie; Muskelerkrankung. – **hereditary distal m.:** M. distalis hereditaria. – **menopausal m.:** M., klimakterische. – **myotonic m.:** M., myotonische. – **ocular m.:** M., okuläre. – **pleoconial m.:** M., pleokoniale. – **thyreotoxic m.:** M., thyreotoxische.
myopia: Myopie.
myopic: myop.
myoplasm: Myoplasma.
myoplastic: myoplastisch.
myoplegia: Myoplegia, -plegie. – **periodic paroxysmal m.:** M. periodica.
myoprotein: Muskeleiweiß.
myorhythmia: Myo(r)rhythmie.
myosarcoma: Myosarkom.
myosclerosis: Myosklerose; Muskelhartspann.
myosin: Myosin.
myositis: Myositis; Muskelentzündung. – **epidemic m.:** M. epidemica. – **ossifying m.:** M. ossificans. – **suppurative m.:** M. purulenta. – **trichinous m.:** M. trichinosa.
myospasm: Myospasmus.
myostasis: Myostatik.
myotenotomy: Myotenotomie.
myotome: Myotom.
myotomy: Myotomie. – **intraocular m.:** M., intraokuläre.
myotonia; myotony: Myotonia, -tonie. – **congenital m., Thomsen's disease:** M. congenita hypertrophica. – **m. dystrophica; Steinert's disease:** M. dystrophica. – **neonatal m.:** M. neonatorum.
myotonic: myotonisch.
myotropic: myotrop.
myringa: Myrinx.
myringitis: Myringitis; Trommelfellentzündung.
myring(od)ectomy: Myringektomie.
myringomycosis: Myringomykose.
myringoplasty: Myringoplastik.
myringorupture: Trommelfellruptur.
myringoscopy: Myringoskopie.
myringotomy: Myringotomie.
myristicine: Myristicin.
myrtiform sound: Myrtenblattsonde.
mysophobia: Mysophobie.
mytilotoxin: Muschelgift.
mytilotoxism: Miesmuschelvergiftung; Mytilismus; Mytilotoxismus.
myxadenitis: Myxadenitis.
myxedema: Myxödem, -oedema. – **circumscribed pretibial m.:** M. circumscriptum praetibiale symmetricum. – **nodular m.:** M. tuberosum. – **operative m.:** M. postoperativum.
myxedema coma: Myxödemkoma.
myx(o)adenoma: Myxadenom.
myxoblastoma: Myxoblastom.
myxochondroma: Myxochondrom.
myxocyte: Myxozyt.
myxolipoma: Myxolipom.
myxoma: Myxom(a). – **fibrous m.:** M. fibrosum.
myxomatosis: Myxomatosis.
myxomatous: myxomatös.
myxoma virus: Myxomvirus.
Myxomycetes: Myxomyzeten; Schleimpilze.
myxorrhea: Myxorrhö.
myxosarcoma: Myxosarkom.
myxovirus: Myxovirus.

N

N (nitrogen): N (Stickstoff).
Na (sodium): Na (Natrium).
nabothian follicles; nabothian cysts: Naboth* Eier.
NaCl (sodium chloride): NaCl.
N.A.D. (no appreciable disease): o. B. (ohne Befund).
NAD (nicotinamide adenine dinucleotide): NAD (Nicotinamid-adenin-dinucleotid).
NADH (reduced form of NAD): NADH (reduziertes NAD).
nadi reaction: Nadi-Reaktion.
NADP (nicotinamide adenine dinucleotide phosphate): NADP (Nicotinamid-adenin-dinucleotid-phosphat).
NADPH (reduced form of NADP): NADPH (reduziertes NADP).
Naegele's forceps: Naegele* Zange. – **N.'s obliquity:** N.* Obliquität. – **N.'s pelvis:** N.* Becken, Deformität. – **N.'s rule:** N.* Regel.
Naegleria: Naegleria.
Naffziger's syndrome: Naffziger* Syndrom. – **N.'s test:** N.* Test.
nagana: Nagana.
Nagel's anomaloscope: Nagel* Anomaloskop. – **N.'s color plates:** N.* Farbtäfelchen.
Nager's acrofacial dysostosis; Nager-(de) Reynier syndrome: Nager*-de Reynier* Syndrom.
nail: Unguis; Nagel. – **hippocratic n.:** U. hippocraticus. – **ingrown n.:** U. incarnatus; eingewachsener Nagel.
nail arthrodesis: Nagelarthrodese.
nail atrophy: Nagelatrophie.
nailbed; nail matrix: Nagelbett; Onychium.
nail biting: Nägelkauen; Onychophagie.
nail excision: Nagelexzision.
nail extension: Nagelextension.
nail extraction: Nagelextraktion.
nail fold; n. groove: Nagelfalz.
nail incision: Nagelinzision.
nailing: (Fraktur-)Nagelung.
nail matrix: Nagelmatrix; Onychium.
nail-patella syndrome: Nagel-Patella-Syndrom.
nail pulse: Nagelpuls.
nail root: Nagelwurzel.
nail splittering: Nagelbrüchigkeit.
nail wall: Nagelwall.
Nakayama's anastomosis: Nakayama* Gefäßnaht.
nalbuphine: Nalbuphin.
nalidixic acid: Nalidixinsäure.
nalorphine: Nalorphin.
naloxone: Naloxon.
nanism: Nanismus; Zwergwuchs; Minderwuchs.
nanomelia: Nanomelie.
nanosomia: Nanosomie; Zwergwuchs; Minderwuchs.
nape: Genick; Nacken.
naphthalene: Naphthalin(um).
β-naphthalene sulfonic acid: β-Naphthalinsulfonsäure.
naphthol: Naphthol.
naphthoquinone: Naphthochinon.
β-naphthylamine: β-Naphthylamin.
naproxen: Naproxen.
Narath's hernia: Narath* Hernie. – **N.'s operation:** N.* Operation.
narcissism: Narziß(is)mus.
narcoanalysis: *psych* Narkotherapie.
narcohypnosis: Narkohypnose.
narcolepsy: Narkolepsie.
narcomania: Narkomanie.
narcotherapy: Narkotherapie.
narcotic: Betäubungsmittel (BTM); Narkotikum; Rauschgift.
narcotine: Narcotin.
narcotism: Betäubungsmittelsucht; Narkomanie; Narkotismus.
naris: Naris; Nasenloch.
narrow: eng; schmal.
narrow angle glaucoma: Engwinkelglaukom.
narrowing: Einengung.
nasal: nasal.
nasal bleeding: Nasenbluten.

nasal bone: Nasenbein.
nasal breathing: Nasenatmung.
nasal cartilage: Nasenknorpel.
nasal catarrh: Nasenkatarrh.
nasal cavity: Nasenhöhle.
nasal concha: Nasenmuschel.
nasal cyst: Nasenzyste.
nasal discharge: Nasensekret.
nasal douche: Nasenspülung.
nasal flaring: Nasenflügelatmen.
nasal fracture: Nasenfraktur.
nasal mucosa: Nasenschleimhaut.
nasal polyp: Nasenpolyp.
nasal reflex: Nasenreflex.
nasal septum: Nasenscheidewand.
nasal skeleton: Nasenskelett.
nasal tamponade: Nasentamponade.
nasal tube: Nasensonde.
nascent: entstehend; freiwerdend; naszierend; nascens.
Nasmyth's membrane: Nasmyth* Membran.
nasolabial: nasolabial.
nasolabial fold: Nasolabialfalte; Nasen-Lippenfalte.
nasolacrimal duct: Tränennasengang.
nasopalatine: nasopalatinal.
nasopalpebral reflex: Nasopalpebralreflex.
nasopharyngeal: nasopharyngeal.
nasopharyngeal angiofibroma: Nasenrachenfibrom. – **juvenile n.a.:** Basalfibroid, -fibrom.
nasopharyngeal catheter: Nasopharyngealkatheter.
nasopharyngitis: Nasopharyngitis; Nasenrachenentzündung.
nasopharyngoscope: Nasopharyngoskop.
nasopharyngoscopy: Rhinopharyngoskopie.
nasopharynx: Nasopharynx; Nasenrachen.
nasosinusitis: Nasennebenhöhlenentzündung.
nasotracheal: nasotracheal.
nasotracheal tube: Nasotrachealtubus.
nates: Nates; Gesäßbacken.
native: nativ.
native preparation: Nativpräparat.
natremia: Natr(i)ämie.
natriuresis: Natriurie.
natriuretic: Natriuretikum.
natron; soda: Natron.
natural: natürlich.
natural antibody: Normalantikörper.
natural radiation: Basisaktivität.
natural remedy: Naturpräparat.
natural science: Naturwissenschaft.
nature: Natur.
naturopathy: Naturheilkunde.
nausea: Übelkeit; Nausea.
Nauta's loop: Nauta* Schleife.
navel: Nabel. – **blue n.:** N., blauer.
navicular: navicularis.
navicular (bone): Kahnbein; Naviculare; Navikulare.
navicular cells: Navikularzellen.
Nb (niobium)**:** Nb (Niob).
Nd (neodymium)**:** Nd (Neodym).
Nélaton's catheter: Nélaton* Katheter. – **N.'s line:** Roser*-Nélaton* Linie.
near point: Nahpunkt.
nearsight: Nahsehen.
nearsightedness: Kurzsichtigkeit; Myopie.
nearthrosis: Nearthrose.
nebula: Nebelfleck.
nebulizer: Vernebler.
Necator: Necator.
neck: Nacken; Hals; Genick; Cervix; Collum.
van Neck's disease: van Neck*(-Odelberg*) Syndrom.
neck dissection: Halsdissektion.
neck of femur: Oberschenkelhals.
neck of humerus, anatomical: Collum anatomicum.
neck of the uterus: Gebärmutterhals.
neck-righting reflex: Halsstellreflex; Nackenreflex.
neck-shaft angle: Kollodiaphysenwinkel.
neck sign: Nackenzeichen.
necrobiosis: Necrobiosis; Nekrobiose.
necrology: Nekrologie.
necrolysis: Nekrolyse.
necrophilia; necrophilism: Nekrophilie.
necrophobia: Thanatophobie.
necropsy; necroscopy: Leichen(be)schau; Nekropsie; Nekroskopie.
necrosis: Nekrose; Necrosis; Gewebstod. – **cheesy n.; caseous n.:** N., käsige oder verkäsende. – **coagulation n.; fibrinous n.:** N., koagulative. – **colliquative n.; liquefactive n.:** N., kolliquative.
necrosis of epiphysis: Epiphysennekrose.
necrospermia: Nekro(zoo)spermie.

necrotic: nekrotisch.
necrotizing: nekrotisierend.
necrotomy: Nekrotomie.
needle: Nadel. – **cutting edge n.:** N., scharfe. – **round point n.:** N., runde.
needle biopsy: Nadelbiopsie.
needle holder: Nadelhalter.
needle-stick injury: Nadelstichverletzung.
negation: Verneinung.
negative: negativ.
negative pressure: Unterdruck.
negative stain: Negativ(kontrast)färbung.
negativism: Negativismus.
negligence: Fahrlässigkeit.
Negri bodies: Negri* Körperchen.
Negro's maneuver: Negro* Handgriff.
Nehb's triangle: Nehb* Dreieck.
Neisseria: Neisseria. – **N. gonorrhoeae:** N. gonorrhoeae. – **N. meningitidis:** N. meningitidis.
Neisser's solution: Neisser* Lösung. – **N.'s test:** N.* Versuch.
Nelson's syndrome: Nelson* Syndrom. – **N.'s tumor:** N.* Tumor.
nemaline myopathy: Nemalinmyopathie.
Nemathelminthes: Nemathelminthes.
nematode: Nematode.
nematodiasis: Nematodiasis, -tosis.
neoarsphenamine: Neoarsphenaminum.
neoblastic: neoblastisch.
neocerebellar: neozerebellar.
neocerebellum: Neocerebellum; Neozerebellum.
neocortex: Neocortex; Neokortex.
neodymium: Neodym(ium).
neoencephalon: Neenzephalon.
neoformation: Neubildung.
neo-Freudian: Neofreudianer.
neogenesis: Neogenese.
neolalism: Neolalie.
neologism: Neologismus; Wortneubildung.
neomorph: neomorph.
neomycin: Neomycin.
neon: Neon.
neonatal: neonatal; neugeboren.
neonatal acne: Neugeborenenakne.
neonatal asphyxia: Neugeborenenasphyxie.
neonatal erythema: Neugeborenenerythem.
neonatal erythroblastosis: Neugeborenenerythroblastose.
neonatal gonococcal conjunctivitis: Neugeborenenblennorrhö.
neonatal hyperbilirubinemia: Neugeborenenhyperbilirubinämie.
neonatal hypoglycemia: Neugeborenenhypoglykämie.
neonatal icterus: Neugeborenenikterus.
neonatal index: Neugeborenenindex.
neonatal jaundice: Neugeborenenikterus.
neonatal lateralization syndrome: Lateralisationssyndrom des Neugeborenen.
neonatal mortality: Neugeborenensterblichkeit.
neonatal sepsis: Säuglingssepsis.
neonatal tetany: Neugeborenentetanie.
neonatal thrombocytopenia: Neugeborenenthrombozytopenie.
neonate: Neugeborenes.
neonatology: Neonatologie.
neopallium: Neopallium.
neoplasia: Neoplasie. – **multiple endocrine n.** (MEN): multiple endokrine N.
neoplasm: Neoplasma; Geschwulst. – **benign n.:** N., benignes. – **malignant n.:** N., malignes.
neoplastic: neoplastisch.
neopterine: Neopterin.
neostigmine: Neostigmin.
neostomy: Neostomie.
neostriatal: neostriär.
neostriatum: Neostriatum.
neoteny: Neotenie.
neothalamus: Neothalamus.
nephelometry: Nephelometrie.
nephelopia: Nephelopsie; Nebelsehen.
nephradenoma: Nierenadenom.
nephralgia: Nephralgie; Nierenschmerz.
nephrapostasis: Nierenabszeß.
nephrectasia; nephrectasy: Nephrektasie.
nephrectomy: Nephrektomie.
nephremphraxis: Nephremphraxis.
nephric: renal.
nephritic: nephritisch.
nephritis: Nephritis. – **acute n.:** N., akute. – **chronic n.:** N., chronische. – **focal n.:** N. focalis. – **hemorrhagic n.:** N., blutige. – **hereditary n.:** N., hereditäre. – **indurative n.:** N., indurative. – **interstitial n.; tubulointerstitial n.:** N., interstitielle. – **lupus n.:** N., lupoide. – **parenchymatous n.:** N., parenchymatöse. – **sclerosing n.; nephrosclerosis:** N., sklerosierende. – **suppurative n.:** N., eitrige.

nephroangiosclerosis: Nephroangiosklerose.
nephroblastoma: Nephroblastom.
nephrocalcinosis: Nephrokalzinose.
nephrocapsectomy: Nierendekapsulation.
nephrocapsulotomy: Nephrokapsulotomie.
nephrocele: Nephrozele.
nephrogenous; nephrogenic: nephrogen.
nephrogenous polycythemia: Forssel* Syndrom.
nephrogram: Nephrogramm.
nephrography: Nephrographie.
nephrohydrosis: Hydronephrose.
nephrolith: Nierenstein.
nephrolithiasis: Nephrolithiasis; Nierensteinleiden.
nephrolithotomy: Nephrolithotomie.
nephrology: Nephrologie.
nephrolysis: Nephrolyse.
nephroma: Nephrom.
nephron: Nephron(um).
nephronophthisis; familial juvenile: Nephronophthise, familiäre juvenile.
nephro-omentopexy: Nephroomentopexie.
nephropathy: Nephropathia; Nephropathie. – **diabetic n.:** N. diabetica. – **epidemic n.:** N., epidemische. – **familial n.:** N., familiäre. – **hereditary n.:** N., erbliche. – **hypertonic n.:** N., hypertonische. – **salt-losing n.:** N., salzverlierende.
nephropexy: Nephropexie.
nephrophthisis: Nephrophthisis.
nephroptosis: Nephroptose; Nierensenkung; Senkniere.
nephrorrhagia: Nephro(r)rhagie.
nephrorrhaphy: Nephro(r)rhaphie.
nephrosclerosis: Nephrosklerose. – **intercapillary n.:** N., diabetische. – **juvenile malignant n.:** N., juvenile maligne.
nephrosis: Nephrose; Nephrosis. – **hemoglobinuric n.:** N., hämoglobinurische. – **lipoid n.:** N., (lipoidale) genuine. – **osmotic n.; vacuolar n.:** N., osmotische.
nephrostomy: Nephrostomie.
nephrotic syndrome: nephrotisches Syndrom.
nephrotome: Nephrotom.
nephrotomography: Nierentomographie.
nephrotomy: Nephrotomie.
nephrotoxin: Nephrotoxin; Nierengift.
nephrotropic: nephrotrop.
nephrotuberculosis: Nierentuberkulose.
nephroureterectomy: Nephroureterektomie.
Neri's sign: Neri* Zeichen. – **N.-Barré syndrome:** N.*-Barré* Syndrom.
Nernst equation: Nernst* Gleichung.
nerve: Nerv(us). – **abducent n.:** N. abducens. – **accessory n.:** N. accessorius. – **acoustic n.; auditory n.:** N. acusticus. – **auricular n.:** N. auricularis. – **buccal n.:** N. buccalis. – **cervical nerves:** Nn. cervicales. – **ciliary nerves:** Nn. ciliares. – **cochlear n.:** N. cochlearis. – **cutaneous n.:** N. cutaneus. – **dental nerves:** Nn. alveolares. – **facial n.:** N. facialis. – **frontal n.:** N. frontalis. – **genitofemoral n.:** N. genitofemoralis. – **glossopharyngeal n.:** N. glossopharyngeus. – **hypogastric n.:** N. hypogastricus. – **hypoglossal n.:** N. hypoglossus. – **intercostal nerves:** Nn. intercostales. – **intermediary n.:** N. intermedius. – **lacrimal n.:** N. lacrimalis. – **laryngeal n.:** N. laryngealis. – **lumbar nerves:** Nn. lumbales. – **mandibular n.:** N. mandibularis. – **maxillary n.:** N. maxillaris. – **median n.:** N. medianus. – **nasopalatine n.:** N. nasopalatini. – **obturator n.:** N. obturatorius. – **occipital n.:** N. occipitalis. – **oculomotor n.:** N. oculomotorius. – **olfactory nerves:** Nn. olfactorii. – **optic n.:** N. opticus. – **palatine nerves:** Nn. palatini. – **phrenic n.:** N. phrenicus. – **pudendal n.:** N. pudendus. – **radial n.:** N. radialis. – **saphenous n.:** N. saphenus. – **sciatic n.:** N. ischiadicus. – **spinal nerves:** Nn. spinales. – **vestibulocochlear n.:** N. vestibulocochlearis.
nerve block: Nervenblock(ade).
nerve cell: Nervenzelle.
nerve center: Nervenzentrum.
nerve conduction: Nervenleitung.
nerve conduction velocity: Nervenleitungsgeschwindigkeit (NLG).
nerve ending: Nervenendigung. – **free n. e.:** N., freie. – **motor n. e.:** N., motorische. – **sensory n. e.:** N., sensible.
nerve entrapment syndrome: Nervenkompressionssyndrom.
nerve fiber: Nervenfaser.
nerve fiber degeneration: Nervenfaserdegeneration.

nerve fibers: Neurofibrae. – **association n. f.:** N. associationes. – **commissural n. f.:** N. commissurales. – **projection n. f.:** N. projectiones.
nerve fibril: Nervenfibrille; Neurofibrille.
nerve gas: Nervengas.
nerve graft(ing): Nerventransplantation; Nervenpfropfung.
nerve growth factor: Nervenwachstumsfaktor.
nerve injury: Nervenverletzung.
nerve paralysis: Nervenlähmung.
nerve plexus: Nervenplexus, -geflecht.
nerve pressure paralysis: Nervendrucklähmung.
nerve pressure points: Nervendruckpunkte.
nerve root: Nervenwurzel.
nerve sheath: Nervenhülle, -scheide.
nerve stimulation: Nervenstimulation. – **transcutaneous electrical n. s. (TENS):** N., transkutane elektrische.
nerve stimulation points: Nervenreizpunkte.
nerve stretching: Neurotonie.
nerve tract: Nervenbahn.
nerve trunk: Nervenstamm.
nerve tumor: Nerventumor.
nerve twitching: Nervenzucken.
nerve unit: Nerveneinheit.
nervous: nerval; nervös.
nervous breakdown: Nervenzusammenbruch.
nervous crisis: Nervenkrise.
nervousness: Nervosität.
nervous prostration: Neurasthenie.
nervous system: Nervensystem. – **autonomic n. s.:** N., autonomes. – **parasympathetic n. s.:** N., parasympathisches. – **peripheral n. s.:** N., peripheres. – **sympathetic n. s.:** N., sympathisches.
nervous system intoxication: Neurotoxikose.
nervous tissue: Nervengewebe.
nesidioblastoma: Nesidioblastom.
nest: Nest; Nidus.
net; network: Netz.
Netherton's syndrome: Netherton* Syndrom.
netilmicin: Netilmicin.
nettle: Brennessel; Urtica.
nettle rash: Urticaria; Urtikaria; Nesselausschlag, -fieber.
Neubauer's counting chamber: Neubauer* Zählkammer.
Neufeld nail: Neufeld* Nagel.
Neuhauser's anomaly: Neuhauser* Anomalie.
Neumann's disease: Neumann* Krankheit.
neural: neural; nerval.
neural crest: Neuralleiste.
neural fold: Neuralwulst.
neuralgia: Neuralgie; Nervenschmerz. – **geniculate n.; Hunt's n.:** N. geniculata. – **idiopathic n.:** N., idiopathische. – **trigeminal n.; facial n.; Fothergill's n.:** N. trigeminalis.
neuralgic: neuralgisch.
neuralgic amyotrophy of the shoulder: Schultermyatrophie, neuralgische.
neuralgiform: neuralgiform.
neural groove: Neuralrinne.
neural plate: Neuralplatte.
neural therapy: Neuraltherapie.
neural transmission: Erregungsübertragung.
neural tube defect: Neuralrohrdefekt.
neuraminic acid: Neuraminsäure.
neuraminidase: Neuraminidase.
neurapraxia: Neurapraxie.
neurasthenia: Neurasthenie; Nervenschwäche.
neurasthenic: Neurastheniker.
neuraxon: Neuraxon.
neurectomy: Neurektomie; Nervenresektion.
neurexeresis: Neurexhairese.
neurilemma: Neurilemm; Neurolemm.
neurilemmitis: Neurolemmitis.
neurilem(mo)ma: Neurolem(m)om.
neurilem(m)oma; neurinoma: Neurilemmom; Neurinom.
neurite: Neurit.
neuritic: neuritisch.
neuritis: Neuritis; Nervenentzündung. – **ascending n.:** N. ascendens. – **multiple n.:** N. multiplex; Polyneuritis. – **optic n.:** N. optica. – **retrobulbar n.:** N. optica retrobulbaris.
neuroanastomosis: Nervenanastomosierung.
neuroblast: Neuroblast.
neuroblastoma: Neuroblastom.
neurochemistry: Neurochemie.
neurocirculatory: neurozirkulatorisch.

neurocranium: Neurocranium; Neurokranium.
neurocrine: neurokrin.
neurocutaneous: neurokutan.
neurocyte: Neurozyt.
neurocytoma: Neurocytoma; Neurozytom.
neurodermatitis: Neurodermitis.
neurodermatosis: Neurodermatose.
neuroectodermal: neuroektodermal.
neuroendocrine: neuroendokrin.
neuroendocrine system: Neuroendokrinium.
neuroepithelioma: Neuroepitheliom.
neur(o)epithelium: Neuroepithel.
neurofibril: Neurofibrille.
neurofibroma: Neurofibrom.
neurofibromatosis: Neurofibromatose.
neurofibrosarcoma: Neurofibrosarkom.
neurofilament: Neurofilament.
neurogenic; neurogenous: neurogen.
neurogenic myotonia: Neuromyotonie.
neurogenous hypertension: Entzügelungshochdruck.
neuroglia: Neuroglia.
neuroglioma: Neurogliom.
neurograft cut: Okulierschnitt.
neurohormone: Neurohormon.
neurohypophysis: Neurohypophyse.
neurokeratin: Neurokeratin.
neurolabyrinthitis: Neurolabyrinthitis.
neurolemma: Neurolemm.
neurolemmitis: Neurolemmitis.
neurolemmoma: Neurolem(m)om.
neuroleptanesthesia: Neuroleptanalgesie.
neuroleptic (drug): Neurolepticum, -tikum.
neurologist: Neurologe; Nervenarzt.
neurology: Neurologie.
neurolysis: Neurolyse.
neuroma: Neurom.
neuromuscular: neuromuskulär. – **n. block:** n. Blockade. – **n. stimulation point:** n. Reizpunkt.
neuromyelitis optica: Neuromyelitis optica.
neuromyositis: Neuromyositis.
neuron: Neuron. – **afferent n.:** N., afferentes. – **central n.:** N., zentrales. – **efferent n.:** N., efferentes. – **motor n.:** N., motorisches. – **sensory n.:** N., sensorisches.
neuronal degeneration: Neuronolyse.
neuronitis: Neuronitis.
neuronophagia: Neurophagie.
neuropapillitis: Neuropapillitis optica.
neuropathic: neuropathisch.
neuropathology: Neuropathologie.
neuropathy: Neuropathie; Nervenkrankheit, -leiden.
neuropeptide: Neuropeptid.
neuropharmacology: Neuropharmakologie.
neurophilic: neurotrop.
neurophysin: Neurophysin.
neurophysiology: Neurophysiologie.
neuropil: Neuropil.
neuroplasm: Neuroplasma.
neuroplasty: Nervenplastik; Neuroplastik.
neuropore: Neuroporus.
neuropsychology: Neuropsychologie.
neuroradiology: Neuroradiologie.
neuroretinal angiomatosis: Bonnet*-Dechaume*-Blanc* Syndrom.
neuroretinitis: Neuroretinitis.
neurorrhaphy: Nervennaht; Neurorrhaphie.
neurosecretion: Neurosekretion.
neurosis: Neurose.
neurosplanchnic: neuroviszeral.
Neurospora: Neurospora.
neurosurgery: Neurochirurgie.
neurosuture: Nervennaht; Neurorrhaphie.
neurosyphilis: Neurosyphilis.
neurotensin: Neurotensin.
neurotization: Neurotisierung.
neurotmesis: Neurotmesis.
neurotology: Otoneurologie.
neurotomy: Neurotomie.
neurotonic: neurotonisch.
neurotony: Neurotonie.
neurotoxia: Neurotoxikose.
neurotoxicity: Neurotoxizität.
neurotoxin: Neurotoxin.
neurotransmitter: Neurotransmitter.
neurotripsy: Neurotripsie.
neurotrophy: Neurotrophie.
neurotropic: neurotrop.
neurotropism; neurotropy: Neurotropie.
neurotrosis: Nervenverletzung.
neurovaccine: Neurovakzine.
neurovascular: neurovaskulär.
neurovegetative: neurovegetativ.
neurovisceral: neuroviszeral.

neutral: neutral.
neutral fat: Neutralfett.
neutrality: Neutralität.
neutralization: Neutralisierung.
neutralization test: Neutralisationstest.
neutral line: Nullinie.
neutral point: Neutralpunkt.
neutral red: Neutralrot.
neutrino: Neutrino.
neutrocclusion: Neutralokklusion.
neutrocytopenia: Neutrozytopenie.
neutrocytosis: Neutrozytose.
neutron: Neutron.
neutron number: Neutronenzahl.
neutron radiation: Neutronenstrahlung.
neutropenia: Neutropenie.
neutrophilia: Neutrophilie.
neutrophilic; neutrophilous: neutrophil.
neutrophil-leukocyte quotient: Leukozytenindex.
neutrophils: Neutrophile.
nevocarcinoma: Nävokarzinom.
nevocytic: nävozellulär.
nevocytic nevus: Nävuszell(en)nävus.
nevoid: naevoid(alis).
nevolipoma: Naevus lipomatosus.
nevoxanthoendothelioma: Nävoxanthoendotheliom.
nevus: Naevus; Nävus. – **blue n.:** N., blauer. – **epidermal n.:** N., epidermaler. – **hairy n.:** N. pilosus. – **Ito's n.:** N. achromians. – **malignant n.:** N., maligner. – **nevocytic n.:** N. naevocellularis. – **n. flammeus:** N. flammeus. – **n. lipomatodes:** N. lipomatosus. – **n. pigmentosus; pigmented n.:** N. pigmentosus. – **n. spilus:** N. spilus. – **Ota's n.:** N. fuscocoeruleus. – **sebaceous n.:** N. sebaceus. – **spider n.:** N. araneus. – **telangiectatic n.; vascular n.:** N. teleangiectaticus. – **Unna's n.:** N. Unna*. – **verrucous n.:** N. verrucosus. – **white n.:** N. albus.
nevus cells: Nävuszellen.
newborn: neugeboren; Neugeborenes.
newton (N): Newton (N).
nexus: Nexus.
Nezelof's syndrome: Nezelof*(-Allibone*) Syndrom.
niacin: Niacin.
niacinamide: Nicotinamid.
niche: Nische.
Nichols strain: Nichols* Stamm.
nickel (Ni): Nickel (Ni).
Nicolas-Favre disease: Nicolas*-Durand*-Favre* Krankheit.
nicotinamide: Nicotin(säure)amid.
nicotinamide adenine dinucleotide (= NAD^+): Nicotinamidadenindinucleotid.
nicotinamide adenine dinucleotide phosphate (= NADP): Nicotinamidadenindinucleotidphosphat.
nicotinamide mononucleotide: Nicotinamidmononucleotid.
nicotinamide phosphoribosyl transferase: Nicotinamid-Phosphoribosyl-Transferase.
nicotine: Nicotin.
nicotine poisoning: Nicotinvergiftung.
nicotine withdrawal: Nicotinentwöhnung.
nicotinic acid: Nicotinsäure.
nicotinic acid deficiency syndrome: Jolliffe* Syndrom.
nicotinism: Nicotinvergiftung.
nictation: Niktation.
nict(it)ation: Nictitatio.
nidation: Nidation.
nidus: Nidus; Nest.
Nieden's near vision test: Nieden* Leseprobe.
Niehans' therapy: Frischzellentherapie.
Niemann-Pick disease: Niemann*-Pick* Krankheit.
Nievergelt's syndrome: Nievergelt* Syndrom.
nifedipine: Nifedipin.
night blindness: Nachtblindheit.
night hospital: Nachtklinik.
nightmare: Alp(drücken).
night myopia: Nachtmyopie.
night presbyopia: Nachtpresbyopie.
night terrors: Nachtangst.
night vision: Nachtsichtigkeit.
nightwalking: Nachtwandeln.
nigrostriatal: strionigral.
Nikolsky's sign: Nikolski* Phänomen.
nile blue (stain): Nilblau(-Färbung).
nimodipine: Nimodipin.
ninhydrin: Ninhydrin.
niphablepsia: Niphablepsie; Schneeblindheit.
nipple: Brustwarze.
nipple shield: Brustwarzenhütchen.
Nisbet's chancre: Bubonuli.
Nissl bodies: Nissl* Schollen. – **N. stain:** N.* Färbung.

nit: Nisse.
Nitabuch's layer: Nitabuch* Streifen.
nitrate: Nitrat.
nitrate broth: Nitratbouillon.
nitrate-induced headache: Nitratkopfschmerz.
nitrate poisoning: Nitratvergiftung.
nitrate reductase: Nitratreductase.
nitration: Nitration.
nitrazepam: Nitrazepam.
nitric acid: Salpetersäure.
nitric acid poisoning: Nitrovergiftung.
nitric oxide: Stickoxid.
nitride: Nitrid.
nitrification: Nitrifikation.
nitrile: Nitril.
nitrite: Nitrit.
nitrite poisoning: Nitritvergiftung.
nitrituria: Nitriturie.
nitrobenzene: Nitrobenzol.
nitroblue tetrazolium (test): Nitroblautetrazolium(-Test).
nitrocellulose: Nitrocellulose.
nitro compounds: Nitroverbindungen.
nitrofuran: Nitrofuran.
nitrofurantoin: Nitrofurantoin.
nitrogen (N): Stickstoff; Nitrogenium.
nitrogen balance: Stickstoffbilanz.
nitrogen dioxide: Stickstoffdioxid.
nitrogen embolism: Stickstoffembolie.
nitrogen equilibrium: Stickstoffgleichgewicht.
nitrogen fixation: Stickstoffbindung.
nitrogen mustard: Stickstofflost; N-Lost.
nitrogen narcosis: Stickstoffnarkose.
nitroglycerin: Nitroglycerin.
nitrosamine: Nitrosamin.
nitrous acid: salpetrige Säure.
nitrous oxide: Distickstoffoxid; Lachgas.
NMR (nuclear magnetic resonance): NMR (nuklearmagnetische Resonanz).
N.N.N. culture medium: NNN-Medium (Novy-Nicolle-McNeal-Medium).
No (nobelium): No (Nobelium).
Noack's syndrome: Noack* Syndrom.
Noble's plication operation: Noble* Operation. – **N.'s sign:** N.* Zeichen.
Nocardia: Nocardia.
nocardiosis: Nokardiose; Nocardiosis.
nociceptive: nozizeptiv.
nociceptor: Nozirezeptor; Schmerzrezeptor.
noctambulism: Noktambulismus.
noctural epilepsy: Schlafepilepsie.
nocturia: Nykturie.
nocturnal myopia: Dämmerungsmyopie.
nocturnal seminal emission: Pollutio(n).
nodal: nodal.
nodal points: Knotenpunkte.
nodal rhythm: Knotenrhythmus.
nodal tachycardia: Knotentachykardie.
nodding: Nicken; Kopfwackeln.
nodding spasms: Blitz-Nick-Salaam-Krämpfe; BNS-Krämpfe.
node: Nodus; Knoten. – **atrioventricular n.:** N. atrioventricularis. – **carotic n.; glomus caroticum:** N. caroticus. – **gouty n.:** N. arthriticus. – **lymph n.:** N. lymphaticus.
nodoc: Nodoc.
nodular: nodulär; nodularis.
nodular goiter: Knotenstruma.
nodule: Knötchen; Nodulus.
noise: Geräusch; Lärm.
noise box: Lärmapparat.
noiseless: geräuschlos.
noise level: Schallpegel.
noma: Noma; Wangenbrand.
nomenclature: Nomenklatur.
nomifensine: Nomifensin.
Nomina Anatomica (NA): Nomina anatomica (NA).
nominal: nominell.
nominal value: Nennwert.
nomogram: Nomogramm.
nomothetic(al): nomothetisch.
nomotopic: nomotop.
non-A, non-B hepatitis: Non-A-Non-B-Hepatitis.
nonapeptide: Nonapeptid.
noncomitance: Inkonkomitanz.
non-contrast film: Leeraufnahme.
non-Hodgkin's lymphoma (NHL): Non-Hodgkin-Lymphom (NHL).
nonius vision: Noniussehschärfe.
non-medical practitioner: Heilpraktiker.
Nonne's cerebellar syndrome: Nonne* Syndrom. – **N.-Apelt reaction:** N.*-Apelt* Reaktion.
Nonnenbruch's syndrome: Nonnenbruch* Syndrom.
nonoxynol 9: Nonoxinol-9.
nonprotein nitrogen (NPN): Reststickstoff; Rest-N.
non-rebreathing valve: Nichtrückatmungsventil.

nonsecretor: Nichtausscheider; Nonsekretor.
nonsense syndrome: Zweckpsychose.
nonspecific: unspezifisch.
nontropical sprue: Zöliakie.
nonviable: lebensunfähig.
Noonan's syndrome: Noonan* Syndrom.
Noon pollen unit: Noon* Einheit.
noopsyche: Noopsyche.
nootropic: Nootropikum.
noradrenergic: noradrenerg.
norepinephrine; noradrenaline: Noradrenalin; Norepinephrin.
norethisterone; norethindrone: Norethisteron; Äthinylnortestosteron.
norfloxacin: Norfloxacin.
norgestrel: Norgestrel.
norleucine: Norleucin.
norm: Norm. – **social n.:** N., soziale.
normal: normal.
normal acidity: Normazidität.
normal bite: Regelbiß.
normal distribution: Normalverteilung (Gauss*-Laplace*).
normality: Normalität.
normalization: Normalisierung.
normal occlusion: Normalbißlage; Regelverzahnung.
normal position: Normalposition, -stellung.
normal range: Normalbereich.
normal serum: Normalserum.
normal values: Normalwerte.
normergy: Normergie.
normetanephrine: Normetanephrin.
normethadone: Normethadon.
normoblast: Normoblast.
normocephaly: Normozephalie.
normochromasia; normochromia: Normochromie.
normocyte: Normozyt.
normodromic: normodrom.
normophoria: Normophorie.
normospermia: Normospermie.
normosthenuria: Normosthenurie.
normotopia: Normalposition.
normotopic: no(r)motop.
normovolemia: Normovolämie.
norpseudoephedrine: Norpseudoephedrin.
Norrie's disease: Norrie*(-Warburg*) Syndrom.
Norum's disease: Norum* Krankheit.
Norwalk agent: Norwalk-Agens.
Norwegian scabies: Borkenkrätze.
noscapine: Noscapin.
nose: Nase.
nosebleed: Nasenbluten; Epistaxis.
nose drops: Nasentropfen.
nose worm: Nasenwurm.
nosocomial: nosokomial.
nosocomial infection: Nosokomialinfektion; Heiminfektion.
nosography: Nosographie.
nosology: Nosologie.
nosophobia: Nosophobie.
nostril: Naris; Nasenloch.
Nothnagel's syndrome: Nothnagel* Syndrom.
notifiable: anzeigepflichtig; meldepflichtig.
notochord: Urwirbelsäule; Notochord.
novobiocin: Novobiocin.
Novy bacillus: Novy* Bazillus.
noxa: Noxe. – **teratogenic n.:** N., teratogene.
NREM (nonrapid eye movement) **sleep:** Non-REM-Schlaf.
NSAID (nonsteroidal anti-inflammatory drugs): NSAR (nichtsteroidale Antirheumatika).
N-terminal: N-terminal.
nubecula: Nubecula.
nucha: Nucha; Nacken.
nuchal ligament: Nackenband.
nuchal rigidity: Genickstarre; Nackenstarre, -steife.
Nuck's canal: Nuck* Divertikel, Kanal.
nuclear: nukleär; nuklear.
nuclear anomaly: Kernanomalie.
nuclear aplasia: Kernaplasie.
nuclear atypia: Kernatypie.
nuclear cataract: Kernstar.
nuclear division: Kernteilung.
nuclear envelope: Kernmembran.
nuclear magnetic resonance (NMR): Kernspinresonanz.
nuclear magnetic resonance imaging (NMRI): Kernspin(resonanz)tomographie.
nuclear magnetic resonance spectroscopy: Kernspinresonanz-Spektroskopie.
nuclear matrix: Kernmatrix.
nuclear medicine: Nuklearmedizin.
nuclear paralysis: Kernlähmung.
nuclear phase: Kernphase.

nuclear polymorphy: Kernpolymorphie.
nuclear pore: Kernpore.
nuclear radiation: Kernstrahlung.
nuclear reaction: Kernreaktion.
nuclear reticulum: Kerngerüst.
nuclear sap: Kernsaft.
nuclear segmentation: Kernsegmentierung.
nuclear sex: Kerngeschlecht.
nuclear shift: Kernverschiebung.
nuclear spin: Kernspin.
nuclear spindle: Kernspindel.
nuclear spin resonance tomography: Kernspin(resonanz)tomographie.
nuclear staining: Kernfärbung.
nuclear zone: Kernzone.
nuclease: Nuclease.
nucleation: Nukleation.
nucleic acid: Nucleinsäure.
nuclein: Nuclein.
nuclein bases: Nucleinbasen.
nucleocapsid: Nucleocapsid; Nukleokapsid.
nucleohistone: Nucleohiston.
nucleoid: Nucleoid.
nucleolar: nucleolar.
nucleolonema: Nucleo(lo)nema; Nukleo(lo)nema.
nucleolus: Nucleolus; Nukleolus; Kernkörperchen.
nucleolysis: Nukleolyse.
nucleon: Nucleon; Nukleon.
nucleophilic: nukleophil.
nucleoplasm: Kernplasma; Nukleoplasma.
nucleoplasmic index: Kern-Plasma-Relation.
nucleoprotein: Nucleoprotein.
nucleoside: Nucleosid.
nucleosome: Nucleosom.
nucleospindle: Kernspindel.
nucleotidase: Nucleotidase.
nucleotide: Nucleotid.
nucleotide sequence: Nucleotidsequenz.
nucleotomy: Nukleotomie.
nucleotoxin: Kerngift.
nucleus: Nucleus; Nukleus; Kern. – **caudate n.; interventricular n.:** N. caudatus. – **lenticular n.:** N. lentiformis. – **motor n. of trigeminal nerve:** N. motorius nervi trigeminalis. – **n. pulposus:** Pulposus. – **red n.:** N. ruber.
nuclide: Nuclid; Nuklid.
nude: nackt; nudus.
null cells: Null-Zellen; Null-Lymphozyten.
nulligravida: Nulligravida.
nullipara: Nullipara.
numb: taub.
number: Nummer; Ziffer; Numerus.
numeric(al): numerisch.
nummular; nummiform: nummulär.
Nunn's gorged corpuscles: Nunn* Körperchen.
nurse: Krankenschwester; Pfleger(in).
nursing: Krankenpflege; Stillen.
nursing home: Pflegeheim.
nut: Nuß.
nutation: Nicken; Kopfwackeln.
nutgall: Gallapfel.
nutmeg liver: Muskatnußleber.
nutrient: nutriens.
nutrients: Nährstoffe.
nutrient solution: Nährlösung.
nutrient vessel: Versorgungsgefäß.
nutrition: Ernährung; Nahrung; Nutrition. – **parenteral n.:** E., parenterale.
nutritional: alimentär; nutritionell.
nutritional adequacy: Ernährungsbalance.
nutritional condition: Ernährungszustand.
nutritional disease: Ernährungskrankheit.
nutrition requirements: Nahrungsbedarf.
nutritive; nutritious: nutritiv.
nutritive deficiency: Nährschaden.
nutritive sugar: Nährzucker.
nutritive value: Nährwert.
nutriture: Ernährungszustand.
nyctalgia: Nyktalgie.
nyctalopia: Nykt(er)alopie.
nycturia: Nykturie.
Nygaard-Brown syndrome: Nygaard*-Brown* Syndrom.
Nylander's test: Nylander* Probe.
nymphomania: Nymphomanie.
Nyssen-van Bogaert syndrome: Nyssen*-van Bogaert* Syndrom.
nystagmic: nystaktisch.
nystagmography: Nystagmographie.
nystagmus: Nystagmus. – **bulbar n.:** N., bulbärer. – **caloric n.:** N., kalorischer. – **cerebellar n.:** N., zerebellärer. – **convergence n.:** N., konvergierender. – **diagonal n.:** N., diagonaler. – **dissociated n.:**

N., dissoziierter. – **divergence n.:** N., divergierender. – **ocular n.; optic n.:** N., okularer; N., optischer. – **optokinetic n.:** N., optokinetischer. – **retraction n.:** N. retractorius. – **vestibular n.:** N., vestibulärer.
nystagmus goggles: Nystagmus-Brille.
nystagmus-myoclonus: Nystagmusmyoklonie.
nystagmus veli palatini: Gaumensegelnystagmus.
nystatin: Nystatin.
nystaxis: Nystagmus.
Nysten's law: Nysten* Regel.

O

O (oxygen)**:** O (Sauerstoff).
oat: Hafer.
oat-cell carcinoma: Haferzellkarzinom; kleinzelliges Bronchialkarzinom.
obelion: Obelion.
Obersteiner-Redlich areal; O.-R. zone: Redlich*(-Obersteiner*) Zone.
Oberst's method: Oberst* Anästhesie.
obese: adipös.
obesity: Fettleibigkeit; Obesitas; Obesität.
obex: Obex.
obidoxime chloride: Obidoximchlorid.
object: Objekt.
object cathexis: Objektbesetzung.
objective: Objektiv; objektiv.
objective diagnosis: Zieldiagnostik.
object libido: Objektlibido.
object loss: Objektverlust.
oblativity: Oblativität.
obligate: obligat(orisch).
obligation to secrecy: Schweigepflicht.
obligation to treatment: Behandlungspflicht.
oblique: schräg; obliquus.
oblique diameter: Schrägdurchmesser.
oblique presentation: Schieflage; Schräglage.
obliquity: Obliquität.
obliquus reflex: Obliquusreflex.
obliteration: Obliteration.
obliteration of the supraaortic branches: Obliterationssyndrom.
obliterative: obliterans; obliterierend.
oblongata: Oblongata.
oblongata syndrome, dorsolateral: Babinski*-Nageotte* Syndrom.
oblongata (vascular) syndrome: Oblongata(-Gefäß)-Syndrom.
obsessive: zwanghaft.
obsolete: obsolet.
obstetrical palsy: Geburtslähmung.
obstetrician: Geburtshelfer.
obstetrician's hand: Pfötchenstellung.
obstetrics: Geburtshilfe; Obstetrik.
obstinacy: Starrsinn.
obstipation: Obstipation.
obstructed labor: Geburtshindernis.
obstruction: Verschluß; Obstruktion.
obstruction ileus: Obstruktionsileus.
obstructive: obstruktiv.
obstructive atelectasis: Kollapsatelektase.
obstructive jaundice: Verschluß-, Okklusionsikterus.
obstruent: obstruierend.
obturation: Obturation.
obturator: Obturator.
obturator hernia: Obturatoriushernie.
obturator nerve block: Obturatoriusblockade.
obturator paralysis: Obturatoriuslähmung.
obtuse: stumpf; obtusus.
obtusion: Obtusion.
occasional: gelegentlich.
occipital: okzipital.
occipitalization: Okzipitalisation; Atlasassimilation.
occipital lobe: Okzipitallappen, -hirn.
occipital neuralgia: Okzipitalneuralgie.
occipital point: Okzipitalpunkt.
occiput: Hinterhaupt; Okziput.
occluder: Okklusivschielverband.
occlusal: okklusal.
occlusal adjustment: Okklusionseinstellung.
occlusal plane: Okklusionsebene.
occlusion: Verschluß; Okklusion; Schlußbiß.
occlusive: okklusiv.
occlusive arterial disease: Verschlußkrankheit, arterielle.
occlusive dressing: Okklusivverband.
occlusive ileus: Okklusionsileus.
occlusive pessary: Okklusivpessar.
occult: okkult.
occupational: gewerblich.
occupational acne: Gewerbeakne.
occupational asthma: Berufsasthma.
occupational dermatosis: Berufsdermatose.
occupational disability: Berufsunfähigkeit.

occupational disease: Berufskrankheit.
occupational eczema: Berufsekzem.
occupational medicine: Arbeitsmedizin.
occupational neuritis: Beschäftigungsneuritis.
occupational physician: Betriebsarzt; Werksarzt.
occupational therapy: Beschäftigungstherapie; Ergotherapie.
occurrence: Auftreten.
ochronosis: Ochronosis.
octan fever: Octana; Oktana.
ocular: ocularis; okulär; okular; Okular.
ocular chamber: Augenkammer.
ocular fundus: Augenhintergrund.
ocular hemorrhage: Ophthalmorrhagie; Augenblutung.
ocular motility: Blickbewegung.
ocular movement: Augenbewegung.
ocular muscle: Augenmuskel.
ocular palsy: Augenmuskellähmung.
ocular tremor: Augenzittern.
oculentum: Oculentum; Augensalbe.
oculoauricular dysplasia: okuloaurikuläres Syndrom (Goldenhar*).
oculocardiac: okulokardial.
oculocardiac reflex: Aschner*(-Dagnini*) Test; Bulbus(druck)reflex.
oculocerebral: okulozerebral.
oculocerebro-renal syndrome: okulozerebrorenales Syndrom.
oculocutaneous: okulokutan.
oculodentodigital dysplasia: okulodentodigitales Syndrom.
oculo-electromyography: Okuloelektromyographie.
oculofacial: okulofazial.
oculography: Okulographie.
oculogyric crisis: Blickkrampf.
oculomotor: okulomotorisch.
oculomotorius: Okulomotorius.
oculonasal: okulonasal.
oculopharyngeal: okulopharyngeal.
oculopupillary: okulopupillär.
oculoreaction: Ophthalmoreaktion.
oculovertebral dysplasia: Okulovertebralsyndrom.
oculus: Oculus; Auge.
O.D. (overdose): Überdosis.
Oddi's sphincter: Oddi* Muskel, Sphinkter.
odontalgia: Zahnschmerz; Dentalgie; Odontalgie.
odontoclasis: Odontoklasie.
odontoclast: Odontoklast.
odontodynia: Odontalgie; Zahnschmerz.
odontogenesis: Odontogenese; Zahnentwicklung.
odontogenic: dentogen.
odontoid aplasia: Densaplasie.
odontoid process of the axis: Dens axis.
odontologist: Zahnarzt.
odontology: Zahnheilkunde; Odontologie.
odontoma: Odontom.
odontopathy: Odontopathie.
odontoplasty: Odontoplastik.
odor: Geruch; Odor.
odorless: geruchsfrei.
odorous substance: Riechstoff; Duftstoff.
Oedipus complex: Ödipus-Komplex.
oesophagostomiasis: Oesophagostomiasis.
Oesophagostomum: Oesophagostomum.
OFD(orofaciodigital)**-syndrome:** OFD-Syndrom (orofaziodigitales Syndrom).
officinal: offizinell.
Ogilvie's syndrome: Ogilvie* Syndrom.
Ogino's rule: Ogino* Regel.
Ogston's operation: Ogston* Operation.
Oguchi's disease: Oguchi* Krankheit.
Ohara's disease: Ohara* Krankheit.
Ohlsson's syndrome: Ohlsson* Syndrom.
ohm: Ohm.
Ohm's law: Ohm* Gesetz.
oidiomycosis: Oidiomykose.
oil: Öl; Oleum. – **camphorated oil:** Oleum camphoratum. – **castor oil:** Rizinusöl. – **cod liver oil:** Lebertran. – **essential oil:** Öl, ätherisches. – **fennel oil:** Fenchelöl. – **peppermint oil:** Pfefferminzöl. – **turpentine oil:** Terpentinöl. – **volatile oil:** Öl, ätherisches. – **wormseed oil:** O. Chenopodii anthelminthici.
oil-aspiration pneumonia: Ölpneumonie.
oil cyst: Ölzyste.
oil-drop sign: Ölfleckphänomen.
oil immersion: Ölimmersion.
oily: ölig.
ointment: Salbe.
ointment acne: Salbenakne.
oleandomycin: Oleandomycin.
oleandrin: Oleandrin.
oleate: Oleat.
olecranal spur: Olekranonsporn.
olecranon: Olecranon; Olekranon.

olefin: Olefin.
oleic acid: Ölsäure.
olein: Olein.
oleogranuloma: Oleogranulom; Ölgranulom.
oleoma: Oleom; Öltumor.
oleum: Oleum; Öl (↗oil).
olfactive: olfaktorisch.
olfactometry: Olfaktometrie.
olfactory: olfaktorisch.
olfactory acuity: Riechschärfe.
olfactory aura: Geruchsaura.
olfactory brain: Riechhirn.
olfactory cell: Riechzelle.
olfactory center: Geruchszentrum; Riechzentrum.
olfactory cortical region: Riechsphäre, kortikale.
olfactory epithelium: Riechepithel.
olfactory hallucination: Geruchshalluzination.
olfactory nerve: Olfaktorius.
olfactory organ: Riechorgan.
olfactory test: Riechprüfung.
olfactory threshold: Riechschwelle.
olfactory tract: Riechbahn.
Olhagen-Liljestrand syndrome: Olhagen*-Liljestrand* Syndrom.
oligemia: Oligämie.
oligoanuria: Oligoanurie.
oligocythemia: Oligozythämie.
oligodactylia: Oligodaktylie.
oligodendrocyte: Oligodendrozyt.
oligodendroglia: Oligodendroglia.
oligodendroglioma: Oligodendrogliom.
oligodipsia: Oligodipsie.
oligodontia: Oligodontie.
oligodynamic: oligodynamisch.
oligohemia: Oligämie.
oligohydramnios: Oligohydramnie.
oligolecithal: oligolezithal.
oligomenorrhea: Oligomenorrhö.
oligonucleotide: Oligonucleotid.
oligopeptide: Oligopeptid.
oligophrenia: Oligophrenie.
oligopnea: Oligopnoe.
oligosaccharide: Oligosaccharid.
oligosialia; oligoptyalism: Oligosialie.
oligospermia: Oligospermie.
oligosymptomatic: oligosymptomatisch.
oligotrichia: Oligotrichie.
oligozoospermia; oligozoospermatism: Oligozoospermie.
oliguria; oliguresis: Oligurie.
oliva; olivary body: *anat* Oliva; Olive.
olivary: olivaris.
Oliver-Cardarelli sign: Oliver*-Cardarelli* Zeichen.
olivopontocerebellar: olivopontozerebellar.
Ollier's disease: Ollier* Syndrom. – **O.-Thiersch graft:** O.*-Thiersch* Transplantat.
omagra: Omagra.
omalgia: Omalgie; Schulterschmerz.
omarthritis: Omarthritis; Schultergelenkentzündung.
omental: omental.
omental hernia: Netzbruch.
omental incarceration: Netzeinklemmung.
omentitis: Omentitis.
omentopexy: Omentopexie; Netzanheftung.
omentoplasty: Omentoplastik.
omentorrhaphy: Omentorrhaphie.
omentum: Omentum. – **greater o.; gastrocolic o.:** O. majus. – **lesser o.; gastrohepatic o.:** O. minus.
omnipotence: *psych* Omnipotenz.
omodynia: Omodynie; Schulterschmerz.
omphalectomy: Omphalektomie.
omphalitis: Nabelentzündung; Omphalitis.
omphalocele: Omphalozele.
omphalomesenteric duct: Dottergang.
omphalophlebitis: Omphalophlebitis.
omphalorrhagia: Nabelblutung; Omphalorrhagie.
omphalos: Omphalos; Nabel.
omphalotaxis: Omphalotaxis.
omphalotomy: Abnabelung; Omphalotomie.
omphalotripsy: Omphalotripsie.
onanism: Onanie.
once a month pill; once a month injection: Einmonatspille, -spritze.
Onchocerca: Onchocerca.
onchocerciasis: Onchozerkose.
oncocyte: Onkozyt.
oncocytoma: Onkozytom.
oncofetal: onkofetal.
oncofetal antigens: karzinofetale Antigene.
oncogene: Onkogen.
oncogenesis: Onkogenese.

oncogenic: onkogen.
oncology: Onkologie.
oncolysis: Onkolyse.
oncornaviruses: Onkorna-Viren.
oncosis: Onkose.
oncosphere: Hakenlarve; Onkosphäre.
oncotherapy: Onkotherapie.
oncotic: onkotisch.
oncotropic: onkotrop.
Ondine's curse: Undine-Syndrom.
oneirism: Oneirismus.
oneirodynia: Oneirodynie.
oneiroid: oneiroid.
one-stage: einzeitig.
one-way: Einmal…; Einweg…
onlay: Auflage.
onlay bone graft: Spananlagerung.
onlay graft: Anlegespan.
onomatology: Onomatologie.
onomatomania: Onomatomanie; Wortzwang.
onset: Ausbruch.
onset of labor: Geburts-, Wehenbeginn.
ontogenesis; ontogeny: Ontogenese; Ontogenie; Entwicklungsgeschichte.
onychia; onychitis: Onychie; Onychia; Onychitis. – **malignant o.:** O. maligna. – **parasitic o.:** O. parasitica. – **punctate o.:** O. punctata.
onychoclasis: Onychoklasie.
onychocryptosis: Onychokryptosis.
onychodystrophy: Onychodystrophia.
onychogryposis: Onychogryposis.
onycholysis: Onycholysis.
onychomadesis: Onychomadesis.
onychomalacia: Onychomalazie.
onychomycosis: Onychomykose.
onycho-osteodysplasia: Nagel-Patella-Syndrom.
onychophagy, -phagia: Onychophagie; Nägelkauen.
onychophyma: Onychophym.
onychorrhexis: Onychorrhexis.
onychoschizia: Onychoschisis.
onychosis: Onychose.
onychotomy: Onychotomie.
onyx: Onyx.
onyxitis: Onyxitis; Onychie.
oocyst: Oozyste.
oocyte: Eizelle; Oozyte.
oogamy: Oogamie.
oogenesis: Oogenese; Oogenie.
oogonium: Oogonie; Oogonium.
ookinete: Ookinet.
oolemma: Oolemma.
oophorectomy: Oophorektomie.
oophoritis: Oophoritis; Eierstockentzündung.
oophorohysterectomy: Oophorohysterektomie.
oophoroma: Oophorom.
oophoron: Oophoron.
oophorosalpingectomy: Oophorosalpingektomie.
oosperm: Zygote.
oosporangium: Oosporangium.
oospore: Oospore.
oozing hemorrhage: Sickerblutung.
OP (operative procedure)**:** Op. (Operation).
opacity: Opazität.
opalescence: Opaleszenz.
opalescent: opaleszierend.
Opalski's syndrome: Opalski* Syndrom.
opaque: opak.
open: offen.
open-air treatment: Freiluftbehandlung.
open angle glaucoma: Weitwinkelglaukom.
opening: Öffnung; Eröffnung.
operability: Operabilität; Operationsfähigkeit.
operable: operabel.
operation: Operation.
operative: operativ.
operator gene: Operatorgen.
opercular epilepsy: Operkulumepilepsie.
operculum: Operculum.
operon: Operon.
ophiasis: Ophiasis.
ophidism: Ophidismus.
ophthalmia: Ophthalmia; Ophthalmie. – **gonorrheal o.:** O. gonorrhoica. – **(photo)electric o.:** O. (photo)electrica. – **sympathetic o.:** O., sympathische.
ophthalmic: ophthalmisch.
ophthalmic migraine: Augenmigräne.
ophthalmic nerve: Ophthalmikus.
ophthalmic reaction: Ophthalmoreaktion.
ophthalmoblennorrhea: Ophthalmoblennorrhö.
ophthalmodynamometry: Ophthalmodynamometrie.
ophthalmologist: Augenarzt.

ophthalmology: Augenheilkunde; Ophthalmologie.
ophthalmometry: Ophthalmometrie.
ophthalmomycosis: Ophthalmomykose.
ophthalmomyiasis: Ophthalmomyiasis.
ophthalmopathy: Ophthalmopathie. – **endocrine o.; Graves' o.:** O., endokrine. – **ischemic o.:** O., hypotensive.
ophthalmoplegia: Augenmuskellähmung; Ophthalmoplegia; Ophthalmoplegie.
ophthalmoreaction: Ophthalmoreaktion.
ophthalmorrhagia: Ophthalmorrhagie.
ophthalmorrhexis; rupture of the eyeball: Ophthalmorrhexis.
ophthalmoscope: Augenspiegel.
ophthalmoscopy: Ophthalmoskopie.
ophthalmotomy: Ophthalmotomie.
ophthalmotonometer: Ophthalmotonometer.
opiate: Opiat.
opiate analgesia: Opiatanalgesie.
opiate poisoning: Opiatvergiftung.
opiate receptor: Opiatrezeptor.
opioid peptides, endogenous: Opioide, endogene.
opioids: Opioide.
opisthencephalon: Opisthencephalon.
opisthion: Opisthion.
opisthogenia: Opisthogenie.
opisthognatism: Opisthognathie.
opisthorchiasis: Opisthorchiasis.
opisthorchis: Opisthorchis.
opisthotonos: Opisthotonus.
Opitz' disease: Opitz* Krankheit.
opium: Opium.
Oppenheim's disease: Oppenheim* Krankheit, Syndrom. – **O.'s sign:** O.* Zeichen.
opponens splint: Opponensplastik.
opportunistic: opportunistisch.
opposition: Opposition.
oppression: Oppression.
opsin: Opsin.
opsiometer: Optometer.
opsiometry: Optometrie.
opsiuria: Opsiurie.
opsoclonus: Opsoklonie; Opsoklonus.
opsonic index: Opsoninindex.
opsonification: Opsonisieren.
opsonin: Opsonin.
opsonization: Opsonisieren.
optic(al): optisch.
optic agnosia: Seelenblindheit.
optic angle: Gesichtswinkel.
optic atrophy-ataxia syndrome: Behr* Krankheit.
optic axis: Sehachse.
optic chiasm: Chiasma opticum.
optic cup: Papillenexkavation.
optic disk: Optikuspapille.
optic nerve: Sehnerv; Optikus.
optic (nerve) atrophy: Optikusatrophie.
optic (nerve) glioma: Optikusgliom.
optic neuritis: Optikusneuritis.
optic papilla: Optikuspapille.
optic radiation: Sehstrahlung.
optics: Optik.
optic tract: Sehbahn.
optodynamometer: Optodynamometer.
optokinetic: optokinetisch.
optometer: Optometer.
optometry: Optometrie.
optotypes: Optotypen; Sehzeichen.
oral: oral.
oral cavity: Mundhöhle.
oral contraceptives: Ovulationshemmer.
oral feeding reflex: Freßreflex.
oral hygiene: Mundpflege.
orality: Oralphase.
oral microflora: Mundflora.
oral rhagades: Mundwinkelrhagaden.
oral stage: Oralphase.
oral tube: Orotubus.
oral vaccination: Schluckimpfung.
oral vaccine: Oralvakzine.
orange-G-dye: Methylorange.
orange peel skin: Apfelsinenhaut.
orbicular: orbicularis.
orbicularis oculi paralysis: Orbikularislähmung.
orbicularis oculi-pupillary phenomenon: Orbikularisphänomen.
orbicularis oris reflex: Orbicularis-oris-Reflex.
orbicularis sign: Orbicularis-oculi-Reflex.
orbiculus ciliaris: Orbiculus ciliaris.
orbit; orbita: Augenhöhle; Orbita.
orbital: orbital.
orbital apex syndrome: Orbitaspitzensyndrom.
orbital cavity: Orbita.
orbital cellulitis: Orbitalphlegmone.
orbitale: Orbitale.
orbital fracture: Orbitafraktur.
orbitotomy: Orbitotomie.
orbivirus: Orbivirus.

orcein: Orcein; Orzein.
orchi(d)algia: Orchialgie.
orchi(d)ectomy: Orchidektomie.
orchi(d)ocele: Orchiozele.
orchi(d)opexy; orchiorrhaphy: Orchidopexie.
orchi(d)otomy: Orchiotomie.
orchis: Hoden; Orchis.
orchitic: orchitisch.
orchitis: Orchitis; Hodenentzündung.
orcin; orcinol: Orcin; Orzin.
orciprenaline: Orciprenalin.
order: Ordnung.
ordinate: y-Achse.
orf virus: Orf-Virus.
organ: Organ. – **accessory o.:** O., akzessorisches. – **critical o.:** O., kritisches.
organ anlage: Organanlage.
organ culture: Organkultur.
organ donation: Organspende.
organ donor: Organspender.
organelle: Organelle.
organic: organisch.
organic brain syndrome: Psychosyndrom, hirnorganisches.
organic neurosis: Organneurose.
organism: Organismus.
organization: Organisation.
organizer: Organisator.
organ neurosis: Organneurose.
organ of Corti: Corti* Organ.
organ of sight: Sehorgan.
organogenesis; organogeny: Organogenese.
organoid: organoid.
organoleptic: organoleptisch.
organon: Organon.
organotherapy: Organotherapie.
organotrope; organotropic: organotrop.
organotrophic: organotroph.
organotropism: Organotropie.
organ perfusion: Organperfusion.
organ specifity: Organspezifität.
organ tolerance dose: Organtoleranzdosis.
organ transplantation: Organtransplantation.
organum: Organum; Organ.
orgasm: Orgasmus.
oriental boil; oriental sore: Orientbeule; Nilbeule.
orientation: Orientierung.
orienteering reaction: Orientierungsreaktion.
orifice: Öffnung; Eingang.
orifice of stomach: Magenmund.
origin: Abstammung; Ursprung; Herkunft.
original: originär.
Ormond's disease: Ormond* Syndrom.
ornithine: Ornithin.
ornithine carbamyl transferase: Ornithin-Carbamoyltransferase.
ornithine decarboxylase: Ornithindecarboxylase.
ornithinemia: Ornithinämie.
ornithine vasopressin: Ornipressin.
Ornithodorus: Ornithodorus.
ornithosis: Ornithose.
orofaciodigital: orofaziodigital.
oropharyngeal: oropharyngeal.
oropharyngeal airway: Oropharyngealtubus.
oropharynx: Oropharynx.
orosomucoid: Orosomukoid.
orotate: Orotat.
orotic acid: Orotsäure.
orotic aciduria: Orotazidurie-Syndrom.
orotidine-5-phosphate: Orotidin-5'-phosphat.
orotracheal: orotracheal.
Oroya fever: Oroya-Fieber.
orphan: Waise.
orphan virus: Orphan-Virus.
orthochromasia: Orthochromasie.
orthochromatic: orthochromatisch.
orthodiagraphy: Orthodiagraphie.
orthodiametry: Orthodiametrie.
orthodontia; orthodontics: Orthodontie; Kieferorthopädie.
orthodontic treatment: Zahn-, Gebißregulierung.
orthodromic: orthodrom.
orthogenesis: Orthogenese.
orthograde: orthograd.
orthomyxovirus: Orthomyxovirus.
orthopantomography: Orthopantomographie.
orthopedic: orthopädisch.
orthopedic device: orthopädischer Apparat.
orthopedics: Orthopädie.
orthophoria: Orthophorie.
orthopnea: Orthopnoe.
ortho-position: Ortho-Stellung.

orthopoxvirus: Orthopoxvirus.
orthoptics: Orthoptik.
orthoroentgenography: Orthoröntgenographie.
orthosis: Orthese.
orthostatic; orthotic: ortho(sta)tisch.
orthostatic ECG: Steh-EKG.
orthostatic exercise test: Stehversuch.
orthostatism: Orthostase.
orthotopic: orthotop.
orthovoltage therapy: Orthovolttherapie.
orthropsia: Orthropsie.
orthuria: Orthurie.
Ortner's syndrome: Ortner* Syndrom.
Ortolani's sign: Ortolani* Phänomen.
oryzenin: Oryzanin.
os: Os; Knochen; Mund.
osazone: Osazon.
osch(e)itis: Skrotitis.
oscheocele: Skrotalhernie.
oscillation: Oszillation; Schwingung.
oscillator: Oszillator.
oscillatory: oszillatorisch.
oscillography: Oszillographie.
oscillometry: Oszillometrie.
oscillopsia: Oszillopsie.
oscilloscope: Oszilloskop.
oscitation: Oszitation.
Osgood-Schlatter disease: Osgood*-Schlatter* Syndrom.
Osler's nodes: Osler* Knötchen. – **O.-Vaquez disease:** O.*-Vaquez* Syndrom. – **O.-Weber-Rendu disease:** O.*(-Rendu*-Weber*) Syndrom.
osmic: osmisch.
osmiophilic: osmiophil.
osmium (Os): Osmium (Os).
osmol: Osmol.
osmolality: Osmolalität.
osmolarity: Osmolarität.
osmology: Osmologie.
osmometer: Osmometer.
osmoreceptor: Osmorezeptor.
osmoregulation: Osmoregulation.
osmosis: Osmose.
osmotherapy: Osmotherapie.
osmotic: osmotisch.
osphresiology: Osphresiologie.
osseous: ossär; ossal.
osseous tissue: Knochengewebe.
ossicles; ossicula: Ossicula. – **auditory o.:** O. auditus.
ossiculectomy: Ossikulektomie.
ossification: Ossifikation; Knochenbildung; Verknöcherung. – **enchondral o.:** O., enchondrale. – **pathologic o.:** O., pathologische. – **periosteal o.:** O., periosteale.
ossification center: Knochenkern.
ossifying: ossificans.
osteitis: Ostitis. – **condensing o.; sclerosing o.:** O. condensans. – **o. deformans:** O. deformans. – **o. fibrosa cystica:** O. fibrosa cystica.
osteoarthritis: Osteoarthritis.
osteoarthropathy: Osteoarthropathie.
osteoarthrosis: Osteoarthrosis.
osteoblast: Osteoblast.
osteoblastic: osteoblastisch.
osteoblastoma: Osteoblastom.
osteocalcin: Osteokalzin.
osteochondritis: Osteochondritis. – **o. deformans juvenilis:** O. deformans juvenilis. – **o. dissecans:** O. dissecans. – **syphilitic o.:** O. syphilitica.
osteochondrodysplasia: Osteochondrodysplasie.
osteochondrodystrophy: Osteochondrodystrophie.
osteochondrolysis: Osteochondrolyse.
osteochondroma: Osteochondrom.
osteochondromatosis: Osteochondromatose.
osteochondrosarcoma: Osteochondrosarkom.
osteochondrosis: Osteochondrosis.
osteoclasis; osteoclasia: Osteoklase; Osteoklasie.
osteoclast: Osteoklast.
osteoclastic: osteoklastisch.
osteoclastoma: Osteoklastom.
osteoclastosis: Osteoklastose.
osteocranium: Osteocranium.
osteocyte: Osteozyt.
osteodesmosis: Osteodesmose.
osteodynia: Osteodynie.
osteodysplasia: Osteodysplasie.
osteodystrophy: Osteodystrophie. – **renal o.:** O., renale.
osteofibroma: Osteofibrom.
osteofibrosis: Osteofibrosis.
osteofluorosis: Fluorosteopathie.
osteogenesis imperfecta: Osteogenesis imperfecta. – **o. i. congenita:** O. i. congenita. – **o. i. tarda:** O. i. tarda.
osteogenic; osteogenous: osteogen.

osteogeny: Osteogenese.
osteoid: osteoid; Osteoid.
osteoid osteoma: Osteoidosteom (Jaffé*-Lichtenstein*).
osteology: Osteologie.
osteolysis: Osteolyse.
osteoma: Osteom. – **osteoid o.:** O. osteoidum; Osteoidosteom.
osteomalacia: Osteomalazie.
osteomyelitis: Osteomyelitis. – **Garré's o.:** O. sicca Garré*; O., sklerosierende.
osteomyelofibrosis: Myeloosteofibrose; Osteomyelofibrose.
osteomyelography: Osteomyelographie.
osteomyelosclerosis: Myeloosteosklerose; Osteomyelosklerose.
osteon: Osteon.
osteonecrosis: Knochennekrose; Osteonekrose.
osteo-onychodysplasia: Osteoonychodysplasie.
osteopathy: Osteopathia; Osteopathie. – **alimentary o.:** O., alimentäre. – **idiopathic o.:** O. idiopathica.
osteoperiostitis: Osteoperiostitis.
osteopetrosis: Osteopetrosis.
osteophony: Knochenschalleitung; Osteophonie; Osteoakusis.
osteophyte: Osteophyt.
osteoplasia: Osteoplasie.
osteoplast: Osteoplast.
osteoplastic: osteoplastisch.
osteoplasty: Osteoplastik.
osteopoikilosis: Osteopoikilie.
osteoporosis: Osteoporose; Osteoporosis. – **o. circumscripta cranii:** O. circumscripta cranii.
osteopsathyrosis: Osteopsathyrosis.
osteoradionecrosis: Osteoradionekrose.
osteosarcoma: Knochensarkom; Osteosarkom.
osteosclerosis: Osteosklerose.
osteosynthesis: Osteosynthese.
osteotome: Osteotom.
osteotomy: Osteotomie. – **linear o.:** O., gerade.
ostium: Ostium; Mündung.
ostium primum defect: Vorhofseptumdefekt I (VSD I); Vorhof-Primum-Defekt; Ostium-primum-Defekt.
ostium secundum defect: Vorhofseptumdefekt II (VSD II); Ostium-secundum-Defekt.
ostreotoxismus: Austernvergiftung.
otalgia: Ohrenschmerz; Otalgie.
Ota's nevus: Ota* Nävus.
OTD (organ tolerance dose)**:** OTD (Organtoleranzdosis).
otectomy: Otektomie.
othematoma: Othämatom.
otitis: Otitis; Ohrenentzündung. – **o. externa:** O. externa. – **o. media:** O. media; Mittelohrentzündung.
otoblennorrhea: Otoblennorrhö.
otocleisis: Otoklisis.
otogenic vertigo: Ohrschwindel.
otogenous; otogenic: otogen.
otolith: Otolith.
otologist: Otologe.
otomastoiditis: Otomastoiditis.
otomycosis: Otomykose.
otoneuralgia: Ohrneuralgie.
otoneurology: Otoneurologie.
otophyma: Otophym.
otoplasty: Ohrplastik; Otoplastik.
otopyorrhea: Otopyorrhö.
otorhinolaryngology: Hals-, Nasen-, Ohrenheilkunde; Otorhinolaryngologie.
otorrhagia: Ohrblutung; Otorrhagie.
otorrhea: Otorrhö.
otosalpinx: Ohrtrompete.
otosclerosis: Otosklerose.
otoscope: Otoskop.
otoscopy: Ohrspiegelung.
otostroboscope: Otostroboskop.
ototoxic: ototoxisch.
ouabain: g-Strophantin.
Ouchterlony technique: Ouchterlony* Technik.
outbreak: Ausbruch.
outer layer infarction: Außenschichtinfarkt.
outflow: Ausfluß.
outgrowth: Auswuchs.
outlet: Abfluß.
outpatient: Patient, ambulanter.
outpatient clinic: Poliklinik; Ambulatorium.
outpatient department: Ambulanz.
output: Abgabe; Auswurf; Leistung.
oval: oval.
ovalbumin: Ovalbumin.
ovalocyte: Ovalozyt.
ovarialgia: Ovarialgie.
ovarian: ovarial.
ovarian abscess: Ovarialabszeß.

O

ovarian bleeding: Ovarialblutung.
ovarian carcinoma: Ovarialkarzinom.
ovarian cycle: Ovarialzyklus.
ovarian cyst: Ovarialzyste.
ovarian failure: Ovarialinsuffizienz.
ovarian follicle: Eifollikel.
ovarian hematoma: Ovarialhämatom.
ovarian hernia: Ovarialhernie.
ovarian hypoplasia: Ovarialhypoplasie.
ovarian myoma: Ovarialmyom.
ovarian pregnancy: Ovarialgravidität.
ovarian tumor: Ovarialtumor.
ovariectomy; oophorectomy: Ovarektomie; Ovariektomie.
ovariocele: Ovariozele.
ovariocyesis: Ovarialgravidität.
ovariogenic: oophorogen.
ovariohysterectomy: Ovariohysterektomie.
ovariopexy: Ovariopexie.
ovariosalpingectomy: Ovariosalpingektomie.
ovariotomy: Ovariotomie.
ovaritis: Eierstockentzündung.
ovarium: Ovar(ium); Eierstock.
ovary: Ovar; Eierstock. – **polycystic o.:** O., polyzystisches.
overbite: Überbiß.
overbridged sella: Sellabrücke.
overdose (O.D.): Überdosis.
overexertion: Überanstrengung.
overfatigue: Übermüdung.
overflow incontinence: Überlaufblase.
overlapping: Überlagerung.
overlapping bones: Stufenbildung (der Schädelknochen).
overlying bone: Belegknochen.
overproduction: Überproduktion.
overprotection: Überprotektion.
overriding: reitend.
overstrain: Überanstrengung.
overtone: Oberton.
overtransfusion: Übertransfusion.
overuse: Überbeanspruchung.
overuse injury: Überlastungsschaden.
overweight: Übergewicht.
oviduct: Eileiter; Ovidukt.
ovigenesis: Oogenese; Oogenie.
ovinia: Ovina; Schafpocken.
ovocenter: Ovozentrum.
ovocyte: Ovocytus; Ovozyte.
ovogenesis: Ovogenesis.
ovomucoid: Ovomukoid.
ovotestis: Ovotestis; Testovarium.
ovular: ovulär.
ovulation: Ovulation; Eisprung.
ovulation induction: Ovulationsinduktion.
ovulation suppressors: Ovulationshemmer.
ovulatory: ovulatorisch.
ovule: Ovulum.
ovules: Ovula. – **graafian o.:** O. Graafiana. – **Naboth's o.:** O. Nabothi.
ovum: Ovum; Ei(zelle).
Owren's disease: Owren* Syndrom.
oxacillin: Oxacillin.
oxalacetic acid: Oxalessigsäure.
oxalate: Oxalat.
oxalated blood: Oxalatblut.
oxalate nephrosis: Oxalatnephrose.
oxalate stone: Oxalatstein.
oxalemia: Oxalämie.
oxalic acid: Oxalsäure; Kleesäure.
oxalosis: Oxalose.
oxalosuccinic acid: Oxalbernsteinsäure.
oxaluria: Oxalurie.
oxazepam: Oxazepam.
oxazines: Oxazine.
oxazoles: Oxazole.
ox bile: Ochsengalle; Rindergalle.
oxidant: Oxidationsmittel.
oxidase: Oxidase.
oxidase test; o. reaction: Oxidasereaktion.
oxidation: Oxidation.
oxidation number: Oxidationszahl.
oxidative: oxidativ.
oxide: Oxid.
oxidimetry: Oxidimetrie; Oxydimetrie.
oxidized cellulose: Verbandzellstoff.
oxidoreductase: Oxido-Reductase.
oxidosis: Oxydose.
oxim(e): Oxim.
oxime therapy: Oximtherapie.
oxitriptan: Oxitriptan.
oxosteroid: Oxosteroid.
oxprenolol: Oxprenolol.
oxycephaly: Oxycephalus; Oxyzephalus; Spitzkopf.
oxyesthesia: Hyperästhesie.
oxyfedrine: Oxyfedrin.
oxygen: Sauerstoff; Oxygen.
oxygenase: Oxygenase.
oxygenation: Oxygenation.
oxygenator: Oxygenator.

oxygen-binding curve: Sauerstoffbindungskurve.
oxygen capacity: Sauerstoffkapazität.
oxygen concentration: Sauerstoffkonzentration.
oxygen content: Sauerstoffgehalt.
oxygen debt: Sauerstoffschuld.
oxygen deficiency: Sauerstoffmangel.
oxygen deficit: Sauerstoffdefizit.
oxygen diffusion: Sauerstoffdiffusion.
oxygen dissociation curve: Sauerstoffdissoziationskurve.
oxygen effect: Sauerstoffeffekt.
oxygen electrode: Sauerstoffelektrode.
oxygen instillation: Sauerstoffinsufflation.
oxygen partial pressure: Sauerstoffpartialdruck.
oxygen radicals: Sauerstoffradikale.
oxygen saturation: Sauerstoffsättigung.
oxygen tension: Sauerstoffspannung.
oxygen therapy: Sauerstoffbehandlung.
oxygen toxicity: Sauerstofftoxizität.
oxygen uptake: Sauerstoffaufnahme.
oxygen utilization: Sauerstoffausschöpfung, -utilisation.
oxyhemoglobin: Oxyhämoglobin.
oxymetazoline: Oxymetazolin.
oxymetry: Oxymetrie.
oxynervonic acid: Oxynervonsäure.
oxyphenbutazone: Oxyphenbutazon.
oxyphil; oxyphilous: oxyphil.
oxyphonia: Oxyphonie.
oxytetracycline: Oxytetracyclin.
oxytocic: Wehenmittel.
oxytocin: Oxytocin.
oxytocin challenge test: Oxitocin-Empfindlichkeitstest.
oxyuriasis: Oxyuriasis.
ozena: Ozaena.
ozone: Ozon.

O

P

P (phosphorus)**:** P (Phosphor).
P_1 (first pulmonic heart sound)**:** P_1 (erster Pulmonalton).
Pa (pascal)**:** Pa (Pascal).
PA (pulmonary artery)**:** PA (Pulmonalarterie).
p-a; P-A (postero-anterior)**:** p.-a.; P-A (posterior-anterior).
PABA (para-aminobenzoic acid)**:** PABA (p-Aminobenzoesäure).
pacchionian granulations; p. bodies: Pacchioni* Granulationen.
pacemaker: (Herz-)Schrittmacher. – **atrioventricular sequential p.:** H., sequentieller. – **demand p.:** H., bedarfsgesteuerter. – **fixed rate p.:** H., frequenzstabiler. – **ventricular p.:** H.; kammergesteuerter. – **wandering p.:** Sch., wandernder.
pacemaker insertion: Schrittmacherimplantation.
pachyacria; pachyakria: Pachyakrie.
pachyblepharon: Pachyblepharon.
pachycephaly: Pachyzephalie.
pachydactyly: Pachydaktylie.
pachyderm(i)a; pachydermatosis: Pachydermie.
pachydermoperiostosis: Pachydermoperiostose.
pachyglossia: Pachyglossie.
pachygyria: Pachygyrie.
pachymeningitis: Pachymeningitis. – **external spinal p.:** P. externa spinalis. – **hypertrophic cervical p.:** P. cervicalis hypertrophica. – **internal hemorrhagic p.:** P. haemorrhagica interna. – **tuberculous p.:** P. tuberculosa.
pachymeninx: Pachymeninx.
pachyonychia: Pachyonychia; Pachyonychie. – **p. congenita:** P. congenita.
pachyostosis: Pachyostose.
pachytene: Pachytän.
pacing code: Herzschrittmachercode.
pacinian corpuscles: (Vater*-)Pacini* Körperchen.
pack: Packung; Wickel. – **wet p.:** feuchter Wickel.
packed cell volume (PCV)**:** Zellpackungsvolumen; Hämatokrit.
pad: Kissen; Polster.
Page's syndrome: Page* Syndrom.
Paget's cells: Paget* Zellen. – **P.'s disease of bone:** P.* Syndrom. – **P. disease of nipple:** P.* Krebs. – **P.-(von) Schroetter syndrome:** P.*-v. Schroetter* Syndrom; Achselvenensperre, akute.
PAH; PAHA (para-aminohippuric acid)**:** PAH (Paraaminohippursäure).
pain: Schmerz; Dolor. – **burning p.:** Sch., brennender. – **dull p.:** Sch., dumpfer. – **fulgurant p.:** Sch., blitzartiger. – **heterotopic p.:** Sch., fortgeleiteter. – **lancinating p.:** Sch., lanzinierender. – **lightning p.:** Sch., blitzartiger. – **radiating p.:** Sch., ausstrahlender. – **referred p.:** Sch., fortgeleiteter. – **terebrant p.:** Sch., bohrender.
pain asymbolia: Schmerzasymbolie.
painful: schmerzhaft; dolent; dolens.
pain point: Schmerzpunkt.
pain reflex to nerve pressure: Nervendruckreaktion.
pain relief: Schmerzlinderung.
pair: Paar.
paired: gepaart.
pair emission: Paarbildung.
pairing: Paarung.
palatal: palatinal.
palatal reflex: Gaumenreflex.
palate: Gaumen; Palatum – **bony p.:** G., harter. – **cleft p.:** Gaumenspalte. – **hard p.:** G., harter. – **high p.; gothic p.:** G., hoher; G. gotischer. – **soft p.:** G., weicher.
palate plate: Gaumenplatte.
palatine: palatinal.
palatine arch: Gaumenbogen.
palatine tonsil: Gaumenmandel.
palatitis: Uranitis.
palatodynia: Palatodynie.
palatoplasty: Palatoplastik.

palatoplasty: Gaumenplastik.
palatoplegia: Gaumensegellähmung.
palatoschisis: Palatoschisis; Gaumenspalte.
pale: blaß; pallidus.
paleencephalon: Palaeencephalon.
paleness: Blässe.
paleocerebellar: paläozerebellar.
paleocerebellum: Palaeocerebellum.
paleocortex: Palaeocortex.
paleoencephalon: Palaeencephalon.
paleopallium: Paläopallium.
paleostriatum: Paläostriatum.
paleothalamus: Paläothalamus.
palikinesia: Palikinesie.
palilalia: Palilalie.
palindrome: Palindrom.
palindromic: palindromisch.
palinmnesis: Palinmnese.
palinopsia: Palinopsie.
paliphrasia: Palinphrasie.
palisade worm: Palisadenwurm.
palladium (Pd): Palladium (Pd).
pallesthesia: Pallästhesie.
palliative: palliativ; Palliativum.
palliative radiation: Palliativbestrahlung.
palliative surgery: Palliativoperation.
palliative treatment: Palliativbehandlung.
pallid: blaß; pallidus.
pallidal: pallidal.
pallidal syndrome: Pallidumsyndrom.
pallidostriatal: pallidostriär.
pallidotomy: Pallidotomie.
pallidum: Pallidum.
pallium: Pallium.
pallor: Blässe; Pallor.
pallor-hyperthermia syndrome, infantile: Blässe-Hyperthermie-Syndrom.
pallor of optic disk: Papillenabblassung.
palm (of the hand): Handfläche; Palma (manus).
Palma's operation: (de) Palma* Operation.
palmar: palmar(is).
palmar abscess: Hohlhandphlegmone.
palmar contracture: Palmarkontraktur.
palmar crease: Handfurche.
palmar erythema: Palmarerythem.
palmar fibromatosis: Palmarfibromatose.
palmar flexion: Palmarflexion.
palmar reflex: Palmarreflex.
palm-chin reflex: Palmomentalreflex.
palmitic acid: Palmitinsäure.
palmomental reflex: Palmomentalreflex.
palmoplantar keratosis: Bureau* Syndrom.
palmus: Palpitation.
palpable: palpabel.
palpate: Palpieren.
palpation: Palpation.
palpebra: Augenlid; Palpebra.
palpebral: palpebral(is).
palpebral commissure: Lidwinkel.
palpebral fissure: Lidspalte.
palpebral nerve pressure point: Palpebralpunkt.
palpebronasal fold: Nasen-Lidfalte.
palpitation (of heart): Herzklopfen; Palpitation.
palsy: Lähmung. – **cerebral p.:** L., zentrale.
Paltauf's spots: Paltauf* Flecken.
Paltauf-Sternberg disease: Paltauf* (-Sternberg*) Krankheit.
paludism: Paludismus; Malaria.
pamaquine: Pamaquin.
panacea: Panazee; Allheilmittel.
panagglutination: Panagglutination.
panagglutinin: Panagglutinin.
panaritium; panaris: (Nagel-)Panaritium.
panarteritis: Panarteritis.
panarthritis: Panarthritis.
pancarditis: Pankarditis.
Pancoast syndrome: Pancoast* Syndrom. – **P.'s tumor:** P.* Tumor.
pancreas: Pancreas; Pankreas; Bauchspeicheldrüse. – **annular p.:** P. anulare. – **artificial p.:** P., künstliches. – **divided p.:** P. divisum.
pancreatectomy: Pankreatektomie.
pancreatic: pancreaticus.
pancreatic abscess: Pankreasabszeß.
pancreatic adenoma: Pankreasadenom.
pancreatic carcinoma: Pankreaskarzinom.
pancreatic cystic fibrosis: Pankreasfibrose, zystische.
pancreatic diabetes: Pankreasdiabetes.
pancreatic duct: Pankreasgang; Pankreatikus.
pancreatic fistula: Pankreasfistel.
pancreatic function tests: Pankreasdiagnostik.
pancreatic insufficiency: Pankreasinsuffizienz.
pancreatic islets: Pankreasinseln.

P

pancreatic juice: Pankreassaft.
pancreatic lipase: Pankreas-Lipase.
pancreatic necrosis: Pankreasnekrose.
pancreatitis: Pankreatitis; Pankreasentzündung. – **acute p.:** P., akute. – **chronic p.:** P., chronische.
pancreatoduodenectomy: Duodenopankreatektomie; Pankreatoduodenektomie.
pancreatoenterostomy: Pankreatoenterostomie.
pancreatography: Pankreat(ik)ographie.
pancreatolith: Pankreasstein; Pankreatolith.
pancre(at)olytic: pankreatolytisch.
pancreatopathy: Pankre(at)opathie.
pancreoprivic: pankreopriv.
pancreozymin: Pankreozymin.
pancuronium bromide: Pancuroniumbromid.
pancythemia: Panzythämie.
pancytopenia: Panzytopenie.
pandemia: Pandemie.
Pandy's test: Pandy* Test.
panel: Arztregister.
panel doctor: Kassenarzt.
panel patient: Kassenpatient.
panencephalitis: Panenzephalitis.
panhypogonadism: Panhypogonadismus.
panhypopituitarism: Panhypopituitarismus.
panlabyrinthitis: Panlabyrinthitis.
panlobular: panazinär.
panmixis: Panmixie.
panmyelopathy: Panmyelopathie.
panmyelophthisis: Panmyelophthise.
Panner's disease: Panner* Krankheit.
panniculitis: Panniculitis; Pannikulitis.
panniculus: Panniculus.
pannus: Pannus. – **corneal p.:** P. corneae.
panograph: Panorama-Aufnahme.
panophthalmia; panophthalmitis: Panophthalmie; Panophthalmitis.
panoptic: panoptisch.
panoramic radiograph: Panorama-Aufnahme.
panosteitis: Panostitis.
panotitis: Panotitis.
panphlebitis: Panphlebitis.
panphobia: Panphobie.
panplegia: Panplegie.
pansinusitis: Pansinusitis.
Panstrongylus: Panstrongylus.
pansystolic: pansystolisch.
pantetheine: Pantethein.
panthenol; pantothenol: Panthenol.
pantomograph: Pantomograph.
pantothenate: Pantothenat.
pantothenic acid: Pantothensäure.
pantropic: pantotrop.
panuveitis: Panuveitis.
PAO (peak acid output): Säuresekretion, maximale.
papain: Papain.
Papanicolaou (= Pap) **smear:** Papanicolaou* Abstrich. – **P. test:** P.* Test.
papaverine: Papaverin.
papayotin: Papayotin.
paper: Papier.
paper chromatography: Papierchromatographie.
paper electrophoresis: Papierelektrophorese.
papilla: Papilla; Papille. – **dental p.:** P. dentalis. – **duodenal p.:** P. duodeni major. – **lacrimal p.:** P. lacrimalis. – **optic p.:** P. nervi optici. – **renal p.:** P. renalis. – **vallate p.:** P. vallata. – **p. of Vater:** P. Vateri.
papillary: papillär.
papillary carcinoma: Papillenkarzinom.
papillary layer: Papillarkörper.
papillary muscles: Papillarmuskeln.
papillary necrosis: Papillennekrose.
papillary stone: Papillenstein.
papilledema: Papillenödem.
papillitis: Papillitis.
papilloduodenectomy: Papilloduodenektomie.
papilloma: Papillom(a). – **hardened p.:** P. durum. – **p. molle:** P. molle.
papillomacular: papillomakulär.
papilloma of the renal pelvis: Nierenbeckenpapillom.
papillomatosis: Papillomatose; Papillomatosis.
papillomavirus: Papilloma-Virus.
Papillon-Lefèvre syndrome: Papillon*-Lefèvre* Syndrom.
papilloretinitis: Papilloretinitis.
papillosphincterotomy: Papillosphinkterotomie.
papovavirus: Papovavirus.
pappataci fever: Pappatacifieber.
Pappenheim's stain: Pappenheim* Färbung.

Pap test: Papanicolaou* Test.
papular: papulös.
papule; papula: Papel; Papula.
papulosis: Papulosis. – **malignant atrophic p.:** P. atrophicans maligna.
para: Gebärende.
para 1: Erstgebärende.
para-aminobenzoic acid (PABA): p-Aminobenzoesäure.
para-aminohippuric acid: p-Aminohippursäure.
para-aminomethylbenzoic acid: p-Aminomethylbenzoesäure.
para-aminosalicylic acid: p-Aminosalicylsäure.
parablepsia; parablepsis: Parablepsis.
parabulia: Parabulie.
paracardiac: parakardial.
paracentesis: Parazentese.
paracervical anesthesia: Parazervikalanästhesie.
paracetamol: Paracetamol.
parachute reaction: Sprungbereitschaft.
paracoccidioidomycosis: Parakokzidioidomykose.
paracolpitis: Parakolpitis.
paracolpium: Paracolpium.
paracusis: Paracusis, -akusis.
paracyclic: parazyklisch.
paracystitis: Parazystitis.
paracystium: Paracystium.
paradidymis: Paradidymis.
paradoxic(al): paradox.
paraesophageal: paraösophageal.
paraffin: Paraffin.
paraffin cancer: Paraffinkrebs.
paraffin embedding: Paraffineinbettung.
paraffinoma: Paraffinom.
parafollicular: parafollikulär.
paraformaldehyde: Paraformaldehyd.
paraganglioma: Paragangliom.
paraganglion: Paraganglion.
parageusia; parageusis: Parageusie.
paragglutination: Par(a)agglutination.
paragnosis: Paragnosie.
paragonimiasis: Paragonimiasis.
Paragonimus: Paragonimus.
paragranuloma: Paragranulom.
paragraphia: Paragraphie.
parahemophilia: Parahämophilie.
parainfectious: parainfektiös.
parainfluenza virus: Parainfluenza-Virus.
parakeratosis: Parakeratose.
paralalia: Paralalie.
paralambdacism: Paralambdazismus.
paralbumin: Paralbumin.
paraldehyde: Paraldehyd.
parallactic: parallaktisch.
parallax: Parallaxe.
parallel: parallel.
parallel flow dialyzer: Plattendialysator.
parallergy; parallergic reaction: Parallergie.
paralogia: Paralogie.
paralysis: Lähmung; Paralyse. – **flaccid p.:** L., atonische; L., schlaffe. – **general p.:** P., progressive. – **motor p.:** L., motorische. – **neurogenic p.:** L., nervale. – **periodic p.:** L., periodische. – **spastic p.:** L., spastische.
paralysis agitans: Parkinson* Krankheit.
paralysis of the adductor muscles: Adduktorenlähmung.
paralysis of the diaphragm: Zwerchfell-Lähmung.
paralysis of the radial nerve: Radialislähmung.
paralysis of the recurrent nerve: Rekurrenslähmung.
paralysis of the trochlear nerve: Trochlearislähmung.
paralytic: paralytisch; Paralytiker.
paralytic luxation: Lähmungsluxation.
paralytic strabismus: Lähmungsschielen.
paralyzant: paralysierend.
paralyzed: gelähmt.
paramastitis: Paramastitis.
Paramecium: Paramecium.
paramedian: paramedian.
paramedian incision: Paramedianschnitt.
parameter: Parameter; Kenngröße.
paramethasone: Paramethason.
parametric: parametrisch; parametran.
parametritis: Parametritis.
parametrium: Parametrium.
paramimia: Paramimie.
paramnesia: Paramnesie.
paramphistomiasis: Paramphistomiasis.
paramucin: Paramuzin.
paramyloidosis: Paraamyloidose.
paramyoclonus multiplex: Paramyoclonus multiplex.
paramyotonia congenita: Paramyotonia congenita.
paramyxovirus: Paramyxovirus.
paranasal: paranasal.

paranasal sinuses: Nasennebenhöhlen.
paranasal sinusitis: Nasennebenhöhlenentzündung.
paraneoplastic neuropathy: Karzinomneuropathie.
paraneoplastic syndrome: Paraneoplasie; paraneoplastisches Syndrom.
paranephric: paranephritisch.
paranephritis: Paranephritis.
paraneural: paraneural.
paranoia: Paranoia.
paranoiac: Paranoiker.
paranoic: paranoisch.
paranoid: paranoid.
paranomia: Paranomie.
paranucleus: Paranukleus.
paraosteoarthropathy: Paraosteoarthropathie.
paraoxon: Paraoxon.
paraoxonase: Paraoxonase.
paraparesis: Paraparese.
parapedesis: Parapedese.
paraphasia: Paraphasie.
paraphimosis: Paraphimose.
paraphonia: Paraphonie.
paraphrasia: Paraphrasie.
paraphrenia: Paraphrenie.
paraphrenitis: Paraphrenitis.
paraplasm: Paraplasma.
paraplegia: Paraplegie.
paraplegic; paraplectic: paraplegisch.
parapleuritis: Parapleuritis.
parapneumonic: parapneumonisch.
para-position: Para-Stellung.
parapoxvirus: Parapoxvirus.
parapraxia: Parapraxie.
paraproctitis: Paraproktitis.
paraprostatitis: Paraprostatitis.
paraprotein: Paraprotein.
paraproteinemia: Paraproteinämie.
parapsoriasis: Parapsoriasis. – **p. en plaques:** P. en plaques. – **guttate p.:** P. guttata leukodermica. – **p. lichenoides chronica:** P. lichenoides.
parapsychology: Parapsychologie.
parapyloric: parapylorisch.
pararectal: pararektal.
pararectal incision: Kulissenschnitt.
pararrhythmia: Pararhythmie.
pararthria: Pararthrie.
parasacral: parasakral.
parasexuality: Parasexualität.
parasite: Parasit. – **facultative p.:** P., fakultativer. – **obligate p.:** P., obligater. – **periodic p.:** P., periodischer. – **specific p.:** P., wirtsspezifischer. – **temporary p.:** P., temporärer.
parasitemia: Parasitämie.
parasitic: parasitär; parasitisch.
parasiticide: Parasitizid.
parasitism: Parasitismus.
parasitology: Parasitologie.
parasitosis: Parasitose.
parasomnia: Parasomnie.
paraspadias: Paraspadie.
paraspasm: Paraspastik.
parasternal: parasternal.
parastriate area: Okzipitalfeld.
parasympathetic nervous system: parasympathisches (Nerven-)System.
parasympathicotonia: Parasympathikotonie.
parasympatholytic: Parasympatholytikum.
parasympathomimetic: Parasympathomimetikum.
parasystole; parasystolic rhythm: Parasystolie.
parathion: Parathion.
parathormone: Parathormon.
parathymia: Parathymie.
parathyrogenous: parathyreogen.
parathyroid adenoma: Parathyreoidom.
parathyroidectomy: Parathyreoidektomie.
parathyroid (gland): Nebenschilddrüse; Parathyreoidea.
parathyroid hormone: Parathormon.
parathyroidoma: Parathyreoidom.
parathyroprivic: parathyreopriv.
paratonsillar: paratonsillär.
paratrachoma: Paratrachom.
paratyphlitis: Paratyphlitis.
paratyphoid fever: Paratyphus.
paraurethral: paraurethral.
paraurethritis: Paraurethritis.
paravaccinia: Paravakzine.
paravaccinial: paravakzinal.
paravaginal: paravaginal.
paravenous: paravenös.
paravertebral: paravertebral.
paravertebral anesthesia: Paravertebralanästhesie.
paravertebral line: Paravertebrallinie.
paravesical: paravesikal.

paravesical pouch: Obturatortasche.
parchment: Pergament.
parchment crackling: Pergamentknistern.
parchment skin: Pergamenthaut.
Pardee Q wave: Pardee* Q(-Zacke).
pareidolia: Pareidolie.
parenchyma: Parenchym.
parenchymatous: parenchymatös.
parenchymatous cartilage: Parenchymknorpel.
parenchymatous jaundice: Parenchymikterus.
parental; parenteral: parenteral; elterlich.
parents: Eltern.
paresis: Parese.
paresthesia: Parästhesie.
paresthetic chiralgia: Ch(e)iralgia paraesthetica.
paretic: paretisch.
parhidrosis: Parahidrosis.
paries: Paries; Wand.
parietal: parietal.
parietal bone: Scheitelbein; Parietale.
parietal cell: Parietalzelle.
parietal cells: Belegzellen.
parietal lobe: Parietallappen; Scheitelhirn, -lappen.
parietal lobe syndrome: Parietallappensyndrom.
parietography: Parietographie.
Parinaud's oculoglandular syndrome: Parinaud* Syndrom. – **P.'s ophthalmoplegia syndrome:** P.* Ophthalmoplegie.
parity: Gebärfähigkeit.
Park's aneurysm: Park* Aneurysma.
Parkinson's disease: Parkinson* Krankheit. – **parkinsonism; parkinsonian syndrome:** P.*-Syndrom; Parkinsonismus.
parodontal: parodontal.
parodontitis: Parodontitis. – **apical p.:** P. apicalis. – **marginal p.:** P. marginalis.
parodontium: Parodontium.
parodontopathy: Parodontopathie.
parodontosis: Parodontose.
paromomycin: Paromomycin.
paromphalocele: Paromphalozele.
paronychia: Paronychie.
paroophoron: Paroophoron.
paropsis; parablepsia: Paropsie.
parorexia: Parorexie.
parosmia; parosphresia: Parosmie; Parosphresie.
parost(e)itis: Parostitis.
parost(e)osis: Parostosis.
parotid cyst: Parotiszyste.
parotidectomy: Parotidektomie.
parotid gland: Parotis; Ohrspeicheldrüse.
parotid saliva: Parotisspeichel.
parotitis: Parotitis.
parovarian: parovarial.
parovarium: Parovarium.
paroxypropione: Paroxypropion.
paroxysm: Paroxysmus.
paroxysmal: paroxysmal.
paroxysmal cough: Hustenparoxysmus.
paroxysmal potential: Krampfpotential, paroxysmales.
parrot fever: Psittakose.
Parrot's disease: Parrot* Krankheit, Syndrom – **P.'s nodes:** P.* Knoten. – **P.'s pseudoparalysis:** P.* Lähmung. – **P.'s ulcer:** P.* Furchen.
part; pars: Teil; Pars.
parthenogenesis: Parthenogenese.
partial: partial; partiär; teilweise.
partial denture: Teilprothese.
partial green blindness: Deuteranomal(op)ie.
partial pressure: Partialdruck.
particle: Partikel; Teilchen.
particle accelerator: Teilchenbeschleuniger.
partition coefficient: Verteilungskoeffizient.
partly: partial; partiär.
parturient: Kreißende.
parturition: Geburt.
parulis: Parulis.
parumbilical: parumbilicalis.
parvicellular: kleinzellig; parvizellulär.
parvovirus: Parvovirus.
PAS (para-aminosalicylic acid): PAS (Paraaminosalicylsäure).
pascal: Pascal.
passage: Passage.
passage of ovum: Eitransport; Eiwanderung.
Passavant's bar: Passavant* (Ring-) Wulst.
passion: Leidenschaft.
passive: passiv.
PAS stain: PAS-Färbung.
paste: Paste.
Pasteur effect: Pasteur* Effekt. – **P.'s method; P. treatment:** P.* Methode.

P

Pasteurella: Pasteurella. – **P. multocida:** P. multocida. – **P. pestis:** P. pestis. – **P. pseudotuberculosis:** P. pseudotuberculosis. – **P. tularensis:** P. tularensis.
pasteurellosis: Pasteurellose.
pasteurization: Pasteurisation; Pasteurisierung.
pastille: Pastille.
pasty: pastös.
Patau's syndrome: Patau* Syndrom.
patch: Lappen.
patch test: Epikutan-, Läppchen-, Pflasterprobe.
patella: Patella. – **floating p.:** P., tanzende. – **slipping p.:** P., gleitende.
patella alta: Patellahochstand.
patella baja: Patellatiefstand.
patellar clonus; clonic knee jerk: Patellarklonus.
patellar dislocation: Patellaluxation.
patellar reflex: Patellarsehnenreflex.
patellar tendon: Patellarsehne.
patellectomy: Patellektomie.
patent: offen(liegend); durchgängig; patent; patens.
paternity (exclusion) test: Vaterschaftsausschluß.
pathobiochemistry: Pathobiochemie.
pathoclisis: Pathoklise.
pathogen: Krankheitserreger.
pathogenesis; pathogeny: Pathogenese.
pathogen(et)ic: pathogen.
pathogenetic mechanism: Pathomechanismus.
pathogenicity: Pathogenität.
pathognomonic: pathognomonisch.
pathognomonic symptom: Leitsymptom.
pathologic(al): pathologisch.
pathologic fracture: Spontanfraktur.
pathologists' sepsis: Leichenvergiftung.
pathology: Pathologie.
pathomorphism: Pathomorphose.
pathophysiology: Pathophysiologie.
pathway: Bahn.
patience: Geduld.
patient: Patient.
pattern: Muster.
Paul's test: Paul* Versuch.
Paul-Bunnell test; P.-B. reaction: Paul*-Bunnell* Reaktion.
pause: Pause. – **compensatory p.:** P., kompensatorische.
pavement epithelium: Pflasterepithel.
pavilion: Pavillon.
Pavlov's stomach; P.'s pouch: Pawlow* Magen, Tasche.
pavor nocturnus: Pavor nocturnus; Alpdrücken.
Payr's clamp: Payr* Klemme. – **P.'s disease:** P.* (Doppelflinten-)Syndrom. – **P.'s method:** P.* Methode. – **P.'s sign:** P.* Zeichen.
Pb (lead): Pb (Plumbum).
PBC (primary biliary cirrhosis): PBZ (primäre biliäre Zirrhose).
PCB (polychlorinated biphenyl): PCB (polychloriertes Biphenyl).
P cells (= pacemaker cells): P-Zellen.
PCV (packed cell volume): Zellpackungsvolumen; Hämatokrit.
Pd (palladium): Pd (Palladium).
PDA (patent ductus arteriosus): PDA (persistierender Ductus arteriosus).
Péan's forceps: Péan* Klemme.
peak: Gipfel; Zacke.
peak acid output (PAO): Maximalsekretion des Magens.
peak value: Höchstwert.
peanut oil: Erdnußöl.
pearl: Perle.
peau d'orange: Orangenhaut.
pectase: Pektase.
pectenitis: Pektenitis.
pectenosis: Pektenose.
pectin: Pektin.
pectineal line: Pecten ossis pubis.
pectoral: pectoralis.
pectoral fremitus: Pektoralfremitus.
pectoralis: Pektoralis.
pectoral muscles: Brustmuskeln.
pectus: Pectus; Brust.
pedal skeleton: Fußskelett.
pedatrophia; pedatrophy: Pädatrophie; Säuglingsatrophie.
pederasty: Päderastie.
pediatrician; pediatrist: Kinderarzt; Pädiater.
pediatry; pediatrics: Kinderheilkunde; Pädiatrie.
pedicle: Stiel; Pedunculus.
pedicle flap: Stiellappen.
pediculate; pedunculate: pediculatus; gestielt.
pediculation: Stielbildung.
pediculicide: Pedikulizid.
pediculosis: Pediculose.

Pediculus (= louse); **pediculus** (= little foot): Pediculus; Laus; Füßchen.
pedology: Pädologie.
pedophilia: Pädophilie.
peduncle: Pedunculus.
pedunculate: gestielt.
pedunculated wart: Stielwarze.
pedunculotomy: Pedunkulotomie.
peeling: Schälen.
peg-shaped tooth: Zapfenzahn.
Peiper-Isbert reflex: Peiper*-Isbert* Reflex.
Pel's crises: Pel* Krisen. – **Pel-Ebstein fever:** Pel*-Ebstein* Fieber.
Pelger-Huët (nuclear) anomaly: Pelger*-Huet* (Kern-)Anomalie.
pelioma: Pelioma.
peliosis: Peliosis; Purpura.
Pelizaeus-Merzbacher syndrome: Pelizaeus*-Merzbacher* Krankheit.
pellagra: Pellagra.
pellagrosis: Pellagrosis.
Pellegrini-Stieda disease: Stieda*-Pellegrini*-Köhler* Schatten.
pellicle: Häutchen; Pellicula; Pellikula.
pellotine: Pellotin.
pellucid: pellucidus; durchscheinend.
peloid: Peloid.
pelt: Fell.
pelvic: pelvin.
pelvic cavity: Beckenhöhle.
pelvic cellulitis: Parametritis.
pelvic complaints: Unterleibsbeschwerden.
pelvic congestion: Pelipathia vegetativa; Parametropathia spastica.
pelvic constriction: Beckenenge.
pelvic curvature: Beckenkrümmung.
pelvic diameter: Beckendurchmesser.
pelvic evisceration: Beckeneviszeration.
pelvic floor: Beckenboden.
pelvic floor repair: Beckenbodenplastik.
pelvic fracture: Beckenbruch, -fraktur.
pelvic girdle: Beckengürtel.
pelvic harness: *orthop* Beckenkorb; Becker* Höschen.
pelvic horns: Beckenhörner.
pelvic inflammation: Unterleibsentzündung.
pelvic inlet: Beckeneingang.
pelvic inlet plane: Beckeneingangsebene.
pelvic kidney: Beckenniere.
pelvic length: Beckenlänge.
pelvic obliquity: Beckenschiefstand.
pelvic outlet: Beckenausgang.
pelvic planes: Beckenebenen.
pelvic plaster cast: Beckengips(verband).
pelvic space: Beckenhöhle.
pelvic vein thrombosis: Becken(venen)thrombose.
pelvimetry: Beckenmessung; Pelvimetrie.
pelvioperitonitis: Pelveoperitonitis.
pelvioplasty: Pelveoplastik.
pelvioscopy: Pelviskopie.
pelvis: Becken; Pelvis. – **android p.:** B., androides. – **ankylotic p.:** B., ankylotisches. – **bony p.:** B., knöchernes. – **contracted p.:** B., verengtes. – **flat p.:** B., plattes. – **gynecoid p.:** B., gynäkoides. – **juvenile p.:** B., juveniles. – **large p.:** B., weites. – **long p.:** B., langes. – **narrowed p.:** B., enges. – **osteomalacic p.:** B., osteomalazisches. – **rachitic p.:** B., rachitisches.
pelvis-leg-foot plaster cast: Becken-Bein-Fuß-Gips.
pemphigoid: Pemphigoid. – **bullous p.:** P., bullöses.
pemphigus: Pemphigus. – **benign familial p.:** P. benignus familiaris chronicus. – **p. erythematosus:** P. seborrhoicus; P. erythematosus. – **p. vegetans:** P. vegetans. – **p. vulgaris:** P. vulgaris.
pen: Stift.
pencil-shaped stool: Bleistiftkot.
Pendred's syndrome: Pendred* Syndrom.
pendular: pendelartig.
pendular nystagmus: Pendelnystagmus.
pendulous: pendelnd.
pendulous breasts: Hängebrust.
pendulum therapy: Pendelbestrahlung.
penetrance: Penetranz.
penetrate: eindringen.
penetrating: penetrierend.
penetration: Penetration.
Penfield's syndrome: Penfield* Syndrom.
penicillamine: Penicillamin.
penicillanic acid: Penicillansäure.
penicillin: Penicillin.
penicillin allergy: Penicillin-Allergie.
penicillinase: Penicill(in)ase.
Penicillium: Penicillium.
penicilloyl-polylysine test: Penicilloyl-Polylysin-Test.
penile: penil.
penile induration: Penisinduration.

P

penile penetration: Immissio penis.
penile prosthesis: Penisknochen.
penile reflex: Bulbokavernosus-Reflex.
penis: Penis. – **double p.:** P. duplex; Diphallus. – **p. palmatus; webbed p.:** P. palmatus.
penis envy: Penisneid.
penitis: Penitis; Penisentzündung.
Penrose drain: Penrose* Drain.
pension neurosis: Rentenneurose.
pentachloronitrobenzene: Pentachlornitrobenzol.
pentachlorophenol: Pentachlorphenol.
pentagastrin: Pentagastrin.
pentalogy: Pentalogie.
pentamer: Pentamer.
pentamidine: Pentamidin.
pentane: Pentan.
pentastomiasis: Pentastomiasis.
Pentastomum denticulatum: Pentastomum denticulatum.
Pentatrichomonas ardindelteili: Pentatrichomonas ardindelteili.
penta-X syndrome: 5-X-Syndrom.
pentazocine: Pentazocin.
pentdyopent: Pentdyopent.
pentitol: Pentit.
penton: Penton.
pentose: Pentose.
pentose phosphate cycle: Pentosephosphatzyklus.
pentosuria: Pentosurie.
pentoxifylline: Pentoxyfyllin.
peplos: Peplos.
peppermint: Pfefferminze.
pepper-salt fundus: Pfeffer-Salz-Fundus.
Pepper's syndrome: Pepper* Syndrom.
pepsin: Pepsin.
pepsinogen: Pepsinogen.
peptic: peptisch.
peptic esophagitis: Refluxösophagitis.
peptic ulcer disease (PUD): Ulkuskrankheit.
peptidase: Peptidase.
peptide: Peptid. – **atrial natriuretic p.:** P., atriales natriuretisches.
peptide bond: Peptidbindung.
peptide synthesis: Peptidsynthese.
peptide synthetase: Peptidsynthetase.
peptidoglycan: Peptidoglykan.
peptidyl transferase: Peptidyltransferase.
Peptococcus: Peptococcus.
peptone: Pepton.
Peptostreptococcus: Peptostreptococcus.
peracute: perakut.
percent: Prozent.
percentile: Perzentile.
perception: Wahrnehmung; Perzeption.
perceptive: perzeptiv.
perceptive deafness: Schallempfindungs-, Perzeptionsschwerhörigkeit.
perceptual field: Wahrnehmungsfeld.
perchlorate: Perchlorat.
perchloric acid: Perchlorsäure.
perchloroethylene: Perchloräthylen.
perchloromethylmercaptane: Perchlormethylmercaptan.
percolate: Perkolat.
percussible: perkutorisch; perkussorisch.
percussion: Perkussion; Perkutieren. – **bimanual p.:** P., bimanuelle. – **direct p.; immediate p.:** P., direkte. – **mediate p.; indirect p.:** P., indirekte.
percussion dullness: Dämpfung.
percussion sound: Klopfschall.
percussion test: Perkussionsversuch.
percussor: Perkussionshammer.
percutaneous: perkutan.
perforate(d): perforiert.
perforating: perforierend; perforans.
perforation: Perforation; Durchbruch.
perforation of stomach: Magenperforation.
perfusion: Durchblutung; Perfusion.
perfusion pressure: Perfusionsdruck.
perhexiline: Perhexilin.
periadenitis: Periadenitis.
perianal: perianal.
periangiitis: Periangiitis.
periapical: periapikal.
periappendicitis: Periappendizitis.
periarterial: periarteriell.
periarteritis: Periarteriitis. – **p. nodosa:** P. nodosa.
periarthritis: Periarthritis.
periauricular: periaurikulär.
periaxonal segmental degeneration: periaxonale Segmentdegeneration.
peribronchiolar: peribronchiolär.
peribronchitis: Peribronchitis.
pericardial; pericardiac: perikardial.
pericardial cavity: Perikardhöhle.
pericardial effusion: Perikarderguß.
pericardial rub: Perikardreiben.
pericardial tamponade: Herzbeuteltamponade.

pericardiectomy: Perikardektomie.
pericardi(o)centesis: Herzbeutel-, Perikardpunktion.
pericardiolysis: Perikardiolyse.
pericardiostomy: Perikardiostomie.
pericardiotomy: Perikardiotomie.
pericarditis: Perikarditis; Pericarditis; Herzbeutelentzündung. – **constrictive p.:** P. constrictiva. – **dry p.:** P. sicca. – **rheumatic p.:** P. rheumatica. – **uremic p.:** P. uraemica.
pericardium: Perikard; Pericardium; Herzbeutel.
pericellular: perizellulär.
pericentric: perizentrisch.
pericholangitis: Pericholangitis.
pericholecystitis: Pericholezystitis.
perichondral; perichondrial: perichondral.
perichondritis: Perichondritis.
perichondrium: Perichondrium.
pericolitis: Perikolitis.
pericorneal: perikorneal.
pericranium: Pericranium.
pericystitis: Perizystitis.
pericyte: Perizyt.
peridectomy: Peri(d)ektomie.
perideferentitis: Perideferentitis.
peridendritic: peridendritisch.
peridentitis: Peridentitis.
peridiverticulitis: Peridivertikulitis.
peridural: peridural.
peridural anesthesia: Periduralanästhesie.
periesophagitis: Periösophagitis.
perifocal: perifokal.
perifolliculitis: Perifolliculitis; Perifollikulitis. – **superficial pustular p.:** P. superficialis pustulosa.
perigastritis: Perigastritis.
periglandular: periglandulär.
perihepatitis: Perihepatitis.
perikaryon: Perikaryon.
perilymph: Perilymphe.
perilymphadenitis: Perilymphadenitis.
perilymphangitis: Perilymphangitis.
perimeningitis: Pachymeningitis.
perimeter: Perimeter.
perimetritis: Perimetritis.
perimetrium: Perimetrium.
perimetry: Perimetrie.
perimysium: Perimysium.
perinatal: perinatal.
perinatal mortality: Perinatalsterblichkeit.
perinatology: Perinatologie.
perineal: perineal.
perineal laceration; p. tear: Perinealriß; Dammriß.
perineal suture: Dammnaht.
perineoplasty: Dammplastik; Perineoplastik.
perineorrhaphy: Dammnaht; Perineorrhapie.
perinephric: perirenal.
perinephritic; perinephric: perinephritisch.
perinephritis: Perinephritis.
perinephrium: Perinephrium; Nierenhülle.
perineum: Damm; Perineum.
perineural; perineurial: perineural.
perineuritis: Perineuritis.
perineurium: Perineurium.
period: Periode.
periodic: periodisch.
periodic acid: Perjodsäure. – **periodic acid Schiff reaction:** P.-Schiff-Reaktion; PAS-Reaktion.
periodicity: Periodizität.
periodontal: paradental; parodontal.
periodontal pocket: Zahnfleischtasche.
periodontitis: Periodontitis.
periodontium: Periodontium; Zahnhalteapparat.
periodontopathy: Parodontopathie.
periodontosis: Parodontose.
perionychia: Perionychie.
perionyx: Nagelhaut; Perionyx.
perioperative: perioperativ.
perioral: perioral.
periorbita: Periorbita.
periorchitis: Periorchitis.
periorchium: Periorchium.
periosteal: periostal.
periosteal reflex: Periostreflex.
periosteoma: Periosteom.
periosteum: Periost(eum). – **alveolar p.:** P. alveolare. – **p. internum:** P. internum.
periostitis; periosteitis: Periostitis.
periostosis: Periostose.
peripancreatitis: Peripankreatitis.
peripheral: peripher.
periphlebitis: Periphlebitis.
periphrenitis: Periphrenitis.
peripleuritis: Peripleuritis.

periporitis: Periporitis.
periportal: periportal.
periproctitis: Periproktitis.
periprostatitis: Periprostatitis.
peripylephlebitis: Peripylephlebitis.
perirectal: perirektal.
perirectitis: Periproktitis.
perirenal: perirenal.
perisalpingitis: Perisalpingitis.
periscopic: periskopisch.
perisinuous: perisinuös; perisinusoidal.
perispermatitis: Perispermatitis.
perisplenitis: Perisplenitis.
peristalsis: Peristaltik. – **reverse p.:** P., retrograde.
peristaltic: peristaltisch.
peristaltic sounds: Darmgeräusch.
peristasis: Peristase.
peristome: Peristomfeld.
peritectomy: Peri(d)ektomie.
peritendineum: Peritendineum.
peritendinitis; peritenonitis: Peritendinitis.
perithelioma: Peritheliom.
perithelium: Perithelium.
peritoneal: peritoneal.
peritoneal carcinomatosis: Peritonealkarzinose.
peritoneal cavity: Peritonealhöhle.
peritoneal dialysis: Peritonealdialyse.
peritoneal dropsy: Aszites.
peritonealization: Peritonealisierung.
peritoneal lavage: Peritoneallavage, -spülung.
peritoneal puncture: Aszitespunktion.
peritoneal tuberculosis: Peritonealtuberkulose.
peritoneocentesis: Bauchpunktion.
peritoneopexy: Peritoneopexie.
peritoneoscopy: Peritoneoskopie.
peritoneum: Peritoneum; Bauchfell. – **parietal p.:** P. parietale. – **visceral p.:** P. viscerale.
peritonism: Peritonismus; Pseudoperitonitis.
peritonitis: Peritonitis; Bauchfellentzündung. – **acute p.:** P., akute. – **adhesive p.:** P., adhäsive. – **biliary p.; bile p.:** P., gallige. – **chronic p.:** P., chronische. – **circumscribed p.; localized p.:** P. circumscripta. – **diffuse p.; generalized p.:** P. libera. – **purulent p.:** P. purulenta. – **tuberculous p.:** P. tuberculosa.
peritonsillitis: Peritonsillitis.
peritrichous: peritrich.
perityphlitis: Perityphlitis.
periumbilical: periumbilikal.
periungual: parungual; periungual.
periureteritis: Periureteritis.
periurethral: periurethral.
periurethritis: Periurethritis.
perivascular: para-, perivasal; perivaskulär.
perivasculitis: Perivaskulitis.
perivesical: perivesikal.
perivitelline: perivitellin.
perlèche: Perlèche.
perlingual: perlingual.
perlsucht: Perlsucht.
permanent cure: Dauerheilung.
permanent damage: Dauerschaden.
permanent teeth: Dauergebiß.
permanganate: Permanganat.
permeability: Permeabilität.
permeable: durchgängig; permeabel.
permeation: Permeation.
permissiveness: Permissivität.
perna: Perna.
pernasal: pernasal.
pernicious: perniziös.
pernicious anemia: Perniziosa.
pernio: Pernio; Frostbeule.
perobrachius: Perobrachius.
perocephalus: Perozephalie.
perochirus: Perochirus.
perodactylia: Perodaktylie.
peromelia: Peromelie.
peroneal: peroneal; fibular.
peroneal nerve paralysis: Fibularislähmung.
peroneal nerve phenomenon: Peroneusphänomen.
peroneal paralysis: Peroneuslähmung.
peroneal sign: Fibularisphänomen; Peroneuszeichen.
peroral; per os: peroral.
peroxidase: Peroxidase.
peroxidase reaction: POX-Reaktion.
peroxide: Peroxid; Superoxid.
peroxisome: Peroxisom; Peroxysom.
perpendicular: orthogonal.
perpetual: perpetuell; perpetuus.
perphenazine: Perphenazin.
persecution complex; p. delusion: Verfolgungswahn.
perseverance: Ausdauer.

perseveration: Perseveration. – **tonic p.:** P., tonische.
persistence; persistency: Persistenz.
persistent: persistent.
persistent form: Dauerform.
persisting: persistierend.
personality: Persönlichkeit.
personality change: Wesensänderung.
personality disorder: Persönlichkeitsstörung.
personality tests: Persönlichkeitstests.
perspiration: Perspiration; Schweiß.
persuasion: Persuasion.
Perthes' disease: Perthes*(-Calvé*-Legg*-Waldenström*) Krankheit. – **P.' test:** P.* Versuch.
pertubation: Pertubation; Eileiterdurchblasung; Persufflation.
pertussis: Pertussis; Keuchhusten.
pertussoid: Pertussoid.
Peruvian wart: Peruwarze.
perversion: Perversion.
pervigilium: Pervigilium; Schlaflosigkeit.
pes: Fuß; Pes. – **pes cavus:** Hohlfuß; Pes cavus. – **pes equinus:** Spitzfuß; Pferdefuß. – **pes planus:** Senkfuß; i.w.S. Plattfuß. – **pes valgoplanus:** Knick-Plattfuß. – **pes valgus:** Knickfuß. – **pes varus:** Klumpfuß.
pessary: Pessar.
pest: Schädling.
pest control: Schädlingsbekämpfung.
pesticemia: Pestseptikämie.
pesticide: Pestizid; Schädlingsbekämpfungsmittel.
pestilential bubo: Pestbeule.
pestis: Pest.
pestle: Pistill.
PET (positron emission tomography): PET (Positronenemissionstomographie).
petechiae: Petechien.
petechial: petechial.
Peters' anomaly: Peters*(-Seefelder*) Syndrom.
pethidine: Pethidin.
Petit's canal: (du) Petit* Kanal. – **P.'s sinus:** (du) P.* Sinus. – **P.'s triangle:** P.* Dreieck.
petit mal: Petit mal.
petit mal seizure: Absence; Absentia mentalis.
Petri dish: Petrischale.
petrifaction: Petrifikation; Versteinerung.
pétrissage: Petrissage; Knetung.
petrolatum; petroleum jelly: Vaseline.
petroleum acne: Ölakne.
petrositis: Petrositis.
petrous bone: Felsenbein.
Peutz-Jeghers syndrome: Peutz*-Jeghers* Syndrom.
pexis: Anheftung.
Peyer's patches (plaques, glands): Peyer* Plaques, Drüsen.
peyote: Peyotl.
Peyronie's disease: (de la) Peyronie* Krankheit.
PF (platelet factor): PF (Plättchenfaktor).
Pfannenstiel's incision: Pfannenstiel* Schnitt.
Pfeiffer's bacillus: Pfeiffer* Bakterium. – **P.'s disease:** P.* Drüsenfieber, Krankheit. – **P.'s phenomenon:** P.* Phänomen.
Pflüger's law: Pflüger* Zuckungsgesetz.
PG (prostaglandin): PG (Prostaglandin).
pH: pH.
PHA (phytohemagglutinin): PHA (Phytohämagglutinin).
phacitis: Phakitis; Phakoiditis.
phacocele: Phakozele; Linsenvorfall.
phacoemulsification: Phakoemulsifikation.
phacoerysis: Phakoeresis.
phacoma: Phakoma.
phacomalacia: Phakomalazie.
phacoplanesis: Linsenschlottern.
phacosclerosis: Phakosklerose.
phage: (Bakterio-)Phage.
phagedena: Phagedaena.
phagedenism: Phagedänismus.
phage typing: Phagentypisierung; Lysotypie.
phagocyte: Phagozyt.
phagocytic: phagozytär; phagozytisch.
phago(cyto)lysis: Phago(zyto)lyse.
phagocytosis: Phagozytose.
phagophobia: Phagophobie.
phagosome: Phagosom.
phakitis: Phakitis; Phakoiditis.
phakoma: Phakoma.
phakomatosis: Phakomatose.
phalangeal cells: Phalangenzellen.
phalanges: Phalangen.
phalangette: Endphalanx.
phalanx: Phalanx.
phallic: phallisch.
phallitis: Penisentzündung.

P

phalloidin: Phalloidin.
phalloplasty: Phalloplastik.
phallus: Phallus; Penis.
phaneroscopy: Phaneroskopie.
phanerosis: Phanerosis.
phantasia; phantasy: Phantasie.
phantasm: Phantasma; Phantasmie.
phantom: Phantom.
phantom corpuscle: Erythrozytenschatten.
phantom limb: Phantomglied.
phantom limb pain: Phantomschmerz.
phantom pregnancy: Scheinschwangerschaft; Pseudogravidität.
phantom tumor: Pseudotumor.
pharmaceutical: pharmazeutisch.
pharmaceuticals: Arzneimittel.
pharmacist: Pharmazeut.
pharmacodynamics: Pharmakodynamik.
pharmacogenetics: Pharmakogenetik.
pharmacognosy: Drogenkunde; Pharmakognosie.
pharmacokinetics: Pharmakokinetik.
pharmacology: Pharmakologie.
pharmacomania: Pharmakomanie.
pharmacon: Pharmakon.
pharmacopeia: Arzneibuch; Pharmakopöe.
pharmacopsychiatric: pharmakopsychiatrisch.
pharmacopsychosis: Pharmakopsychose.
pharmacotherapy: Pharmakotherapie.
pharmacy: Apotheke.
pharmacy: Pharmazie.
pharmaceutics: Pharmazeutik.
pharyngeal: pharyngeal.
pharyngeal diphtheria: Rachendiphtherie.
pharyngeal hypophysis: Rachendachhypophyse.
pharyngeal pouch: Kiemen-, Schlundtasche.
pharyngeal reflex: Rachenreflex.
pharyngeal tonsil: Rachenmandel.
pharyngectomy: Pharyngektomie.
pharyngismus: Pharyngismus.
pharyngitis: Pharyngitis; Rachenentzündung.
pharyngoconjunctival fever: Pharyngokonjunktivalfieber.
pharyngomycosis: Pharyngomykose.
pharyngoplasty: Pharyngoplastik.
pharyngoplegia; pharyngoparalysis: Pharyngoplegie.
pharyngospasm: Pharyngospasmus.
pharyngotomy: Pharyngotomie.
pharynx: Pharynx; Rachen.
phase: Phase.
phase-contrast microscopy: Phasenkontrastmikroskopie.
phas(e)in: Phasin.
phase shift: Phasenverschiebung.
phasic: phasisch.
phasin: Bohnengift.
Phemister operation: Phemister* Operation.
phenacetin: Phenacetin; Phenazetin.
phenanthrene: Phenanthren.
phenazone: Phenazon.
phene: Phän.
phenobarbital: Phenobarbital.
phenocopy: Phänokopie.
phenogenesis: Phänogenese.
phenol: Phenol.
phenol oxidase: Phenol(oxid)ase.
phenolphthalein: Phenolphthalein.
phenol poisoning: Phenolvergiftung.
phenol red: Phenolrot.
phenolsulfonphthalein: Phenolsulfonphthalein.
phenomenology: Phänomenologie.
phenomenon: Phänomen.
phenothiazine: Phenothiazin.
phenotype: Phänotyp(us); Erscheinungsbild, -typ.
phenoxybenzamine: Phenoxybenzamin.
phenoxymethylpenicillin: Phenoxymethylpenicillin.
phentolamine: Phentolamin.
phenylacetic acid: Phenylessigsäure.
phenylalanine: Phenylalanin.
phenylbutazone: Phenylbutazon.
phenyldimethylpyrazolon: Phenyldimethylpyrazolon.
phenylephrine: Phenylephrin.
phenylhydrazine: Phenylhydrazin.
phenylketonuria: Phenylketonurie.
phenylpyruvate: Phenylpyruvat.
phenylpyruvic acid: Phenylbrenztraubensäure.
phenylthiourea; phenylthiocarbamide: Phenylthioharnstoff.
phenytoin: Phenytoin.
pheochrome: phäochrom.
pheochromoblastoma: Phäochromoblastom.
pheochromocytoma: Phäochromozytom.

pheromone: Pheromon.
Philadelphia chromosome: Philadelphia-Chromosom.
philtrum: Philtrum.
phimosis: Phimose; Vorhautverengung.
phlebalgia: Phlebalgie.
phlebectasia; phlebectasis: Phlebektasie.
phlebectomy: Phlebektomie; Venenexhairese; Crossektomie.
phlebitis: Phlebitis. – **adhesive ph.:** Ph., adhäsive. – **migrating ph.:** Ph. migrans.
phlebodynamometry: Phlebodynamometrie.
phlebofibrosis: Phlebofibrose.
phlebogenous: phlebogen.
phlebography: Phlebographie.
phlebolith: Phlebolith.
phlebology: Phlebologie.
phlebomanometry: Phlebomanometrie.
phleborrhexis: Phleborrhexis.
phlebosclerosis: Phlebosklerose.
phlebothrombectomy: Phlebothrombektomie.
phlebothrombosis: Phlebothrombose.
Phlebotomus: Phlebotomus.
phlebotomy: Phlebotomie.
phlegm: Phlegma.
phlegmasia: Phlegmasia. – **ph. alba dolens:** Ph. alba dolens. – **cellulitic ph.:** Ph. puerperalis. – **ph. cerulea dolens:** Ph. coerulea dolens.
phlegmon: Phlegmone.
phlegmonous pharyngitis: Pharynxphlegmone.
phlogistic: phlogistisch.
phlorhizin: Phlorizin.
phlorizin diabetes: Phlorizindiabetes.
phloroglucin: Phloroglucin.
phlyctenula; phlyctena: Phlyktäne.
phlyctenular conjunctivitis: Bindehautphlyktäne.
phobia: Phobie.
phocomelia: Phokomelie.
phonasthenia: Phonasthenie.
phonation: Phonation.
phoneme: Phonem.
phonendoscope: Phonendoskop.
phonetics: Phonetik.
phoniatrics: Phoniatrie.
phonic: phonisch.
phonism: Phonismus.
phonoangiography: Phonoangiographie.
phonocardiography: Phonokardiographie.
phonogram: Phonogramm.
phonology: Phonetik.
phonometer: Phonometer.
phonophobia: Phonophobie.
phonopsia: Phonopsie.
phonoscope: Phonoskop.
phorometer: Phorometer.
phosgene: Phosgen.
phosphagen: Phosphagen.
phosphatase: Phosphatase. – **acid p.:** P., saure. – **alkaline p.:** P., alkalische.
phosphate: Phosphat. – **high-energy p.:** P., aktives.
phosphate buffer: Phosphatpuffer.
phosphate calculus: Phosphatstein.
phosphate diabetes: Phosphatdiabetes.
phosphatide: Phosphatid.
phosphatidylcholine: Phosphatidylcholin.
phosphatidylethanolamine: Phosphatidyläthanolamin.
phosphatidylinositol: Phosphatidylinositol.
phosphaturia: Phosphaturie.
phosphene: Phosphen.
phosphine: Phosphin.
phosphodiesterase: Phosphodiesterase.
phosphofructokinase: Phosphofructokinase.
phosphoglucokinase: Phosphoglucokinase.
phosphoglucomutase: Phosphoglucomutase.
phosphogluconate: Phosphogluconat.
phosphogluconate dehydrogenase: Phosphogluconatdehydrogenase.
phosphogluconic acid: Phosphogluconsäure.
phosphoglycerate kinase: Phosphoglyceratkinase.
phosphoglycerate phosphomutase: Phosphoglyceratphosphomutase.
phosphoglyceric acid: Phosphoglycerinsäure.
phosphoglyceride: Phosphoglycerid.
phosphohexokinase: Phosphohexokinase.
phospholipase: Phospholipase.
phospholipid: Phospholipid.
phosphonecrosis: Phosphornekrose.
phosphorescence: Phosphoreszenz.

phosphoribosylpyrophosphate: Phosphoribosylpyrophosphat.
phosphoric acid: Phosphorsäure.
phosphorolysis: Phosphorolyse.
phosphorus: Phosphor.
phosphorus metabolism: Phosphatstoffwechsel.
phosphorus poisoning: Phosphorvergiftung.
phosphorylase: Phosphorylase.
phosphorylation: Phosphorylierung. – **oxidative p.:** P., oxidative.
phosphotransferase: Phosphotransferase.
phot: Phot.
photalgia: Photodynie.
photic stimulation: Photostimulation.
photism: Photismus.
photoactinic: photoaktinisch.
photoallergy: Licht-, Photoallergie.
photobacterium: Photobakterium.
photobiology: Photobiologie.
photochemotherapy: Photochemotherapie.
photochromogen: photochromogen.
photocoagulation: Licht-, Photokoagulation.
photocontact allergen: Photoallergen.
photodermatitis: Photo-, Lichtdermatitis.
photodermatosis: Photo-, Lichtdermatose.
photodynamic: photodynamisch.
photodynia: Photodynie.
photoelectric cell: Photozelle.
photofluorography: Schirmbildverfahren.
photogenic urticaria: Lichturtikaria.
photoinactivation: Photo-, Lichtinaktivierung.
photoma: Photom.
photometer: Photometer.
photometry: Photometrie.
photomotor: photomotorisch.
photomultiplier: Elektronenvervielfacher.
photon: Photon.
photo-oxidation: Photooxidation.
photophobia: Lichtscheu; Photophobie.
photopic vision: Zapfensehen.
photopigment: Photopigment.
photopsia; photopsy: Photopsie.
photoreaction: Photoreaktion.
photoreceptors: Photorezeptoren.
photoscanning: Photoszintigraphie.
photosensitivity: Lichtempfindlichkeit.
photosensitization: Photo-, Lichtsensibilisierung.
photosynthesis: Photosynthese.
phototaxis: Phototaxis.
phototherapy: Phototherapie.
phototimer: Belichtungsautomat.
phototoxic: phototoxisch.
phrenalgia: Phrenalgie.
phrenectomy: Phrenektomie.
phrenic: phrenisch.
phrenic nerve: Phrenikus.
phrenicodynia: Phrenikusneuralgie.
phrenicoexeresis: Phrenikusexhairese.
phrenicotomy: Phrenikotomie.
phrenicotripsy: Phrenikusquetschung.
phrenocardia: Phrenokardie.
phrenoplasty: Phrenoplastik.
phrenoplegia: Zwerchfell-Lähmung.
phrenoptosis: Zwerchfelltiefstand.
phrenosin: Phrenosin.
phrenospasm: Zwerchfellkrampf; Phrenospasmus.
phrynoderma: Phrynoderma.
phthalazine: Phthalazin.
phthalein: Phthalein.
phthalic acid: Phthalsäure.
phthiriasis: Phthiriasis.
Phthirus pubis: Phthirus pubis.
phthisis: Phthise; Phthisis. – **black ph.:** Ph. atra. – **ph. bulbi:** Ph. bulbi. – **pulmonary ph.:** Ph. pulmonum; Lungentuberkulose.
pH value: pH-Wert.
Phycomycetes: Phycomycetes; Phykomyzeten.
phycomycetoma: Phykomyzetom.
phycomycosis: Phykomykose; Phykomyzetose.
p-hydroxyphenylalanin: p-Hydroxyphenylalanin.
phylaxis: Phylaxis.
phylloquinone: Phyllochinon.
phylogenesis; phylogeny: Phylogenese.
physalis: Physalide; Physalis.
Physaloptera: Physaloptera.
physiatrics: Physiatrik.
physical: physisch; physikalisch.
physical disability: Körperbehinderung.
physical therapy: physikalische Therapie; Physiotherapie.
physician: Arzt.
physicogenic: physiogen.
physics: Physik.

physiognomy: Physiognomie.
physiologic(al): physiologisch.
physiological salt solution (P.S.S.)**:** physiologische Kochsalzlösung.
physiology: Physiologie.
physiotherapy: physikalische Therapie; Physiotherapie; Heil-, Krankengymnastik.
physometra: Physometra.
physostigmine: Physostigmin.
physostigminism: Physostigminismus.
phytanic acid: Phytansäure.
phytic acid: Phytinsäure.
phytid: Phytid.
phytin: Phytin.
phytoagglutinin: Phytagglutinin.
phytobezoar: Phytobezoar.
phytohemagglutinin: Phytohämagglutinin.
phytohormone: Phytohormon.
phyto(me)nadione: Phyto(me)nadion.
phytonosis: Phytonose.
phytoparasite: Phytoparasit.
phytopathogenic: phytopathogen.
phytophotodermatitis: Phytophotodermatitis.
phytosterol: Phytosterin.
phytotherapy: Phytotherapie.
phytotoxin: Phytotoxin.
pia (mater): Pia mater.
pian: Pian; Frambösie.
pica: Pica; Pikazismus.
Pick's disease: Pick* Atrophie, Krankheit.
Pick's disease with atrophy of the frontal lobe: Stirnhirn-Pick.
Pick's pseudocirrhosis: Pick* Zirrhose.
pickwickian syndrome: Pickwickier-Syndrom.
picodnavirus: Picodnavirus.
picornavirus: Picornavirus.
picrate: Pikrat.
picric acid: Pikrinsäure.
picrogeusia: Pikrogeusie.
picrotoxin: Pikrotoxin.
picture: Aufnahme; Bild. – **p., clinical:** Bild, klinisches.
picture test: Bildtest.
PIE (pulmonary infiltrates and eosinophilia) **syndrome:** PIE-Syndrom.
piebald skin: Weißfleckenkrankheit; Vitiligo.
piebaldism: Piebaldismus.
piece-meal necrosis: Mottenfraßnekrose.
piedra: Piedra. – **black p.:** P. nigra. – **white p.:** P. alba.
pierce: durchstechen.
Pierre Robin syndrome: Robin* Syndrom.
piezoelectric: piezoelektrisch.
piezoelectricity: Piezoelektrizität.
piezogenic: piezogen.
PIF (prolactin inhibiting factor)**:** PIF.
pigeon breast: Hühnerbrust.
pigeon-breeder's disease: Taubenzüchterlunge.
pigeon itch: Taubenkrätze.
pigment: Pigment.
pigment(ary) cirrhosis: Pigmentzirrhose.
pigmentary degeneration: Pigmentdegeneration.
pigmentary dermatosis: Pigmentdermatose.
pigmentation: Pigmentatio(n); Pigmentierung.
pigmentation anomalies: Pigmentanomalien.
pigmented epithelium: Pigmentepithel.
pigmented mole: Pigmentfleck.
pigmented nevus: Pigment(zell)nävus.
pigmented tumor; melanoma: Pigmentgeschwulst.
pigment granules: Pigmentkörnchen.
pigmentophage: Pigmentophage.
pigmentophore: Pigmentzelle.
pilar; pilary: pilar(is).
piles: Hämorrhoiden.
pili: Pili; Haare. – **p. anulati:** P. anulati; Ringelhaare.
pill: Pille. – **morning-after pill:** Pille danach.
pillar: Pfeiler.
pillar cells: Pfeilerzellen.
pilobezoar: Pilobezoar.
pilocarpine: Pilocarpin; Pilokarpin.
piloerection: Piloarrektion.
pilomotor: pilomotorisch.
pilon fracture (of tibia): Pilonfraktur.
pilonidal cyst: Pilonidalzyste.
pilonidal fistula: Haar-, Pilonidalfistel.
pilonidal sinus: Pilonidalsinus.
pilot study: Pilotstudie.
pilule: Pilula; kleine Pille.
pilus: Pilus; Haar.
pimelitis: Pimelitis; Panniculitis.
pimple: Pickel; Finne.

pin: Stift.
pincers: Pinzette.
pinching: Kneifen.
pindolol: Pindolol.
pineal: pinealis.
pineal body; p. gland: Pinealdrüse.
pine(al)oblastoma: Pinealoblastom.
pinealocyte: Pinealozyt.
pinealocytoma: Pinealozytom.
pinealoma: Pinealom.
ping-ponging: Pingpong-Infektion.
pinguecula: Pinguecula; Lidspaltenfleck.
pinhole glasses: Lochbrille.
pink disease: Akrodynie.
pinna: Ohrmuschel.
pinocyte: Pinozyt.
pinocytosis: Pinozytose.
pinprick sensation: Nadelstichempfindung.
Pins' sign: Ewart* Zeichen.
pinworm: Madenwurm; Enterobius vermicularis.
piperacillin: Piperacillin.
piperazine: Piperazin.
piperidine: Piperidin.
pipet; pipette: Pipette.
pirenzepine: Pirenzepin.
piretanide: Piretanid.
piriform: piriformis.
piritramide: Piritramid.
Pirogoff's amputation: Pirogoff* Amputation.
Piroplasma: Piroplasma.
piroplasmosis: Piroplasmose.
piroxicam: Piroxicam.
Pirquet's reaction: Pirquet* Reaktion.
pisiform: pisiformis.
pisiform bone: Erbsenbein.
pistol-shot phenomenon: Pistolenschußphänomen.
pit: Fovea; Grube; Grübchen.
pitch: Tonhöhe.
pitch acne: Teerakne.
pitch wart: Teerwarze.
pitted nail: Tüpfelnagel.
pituicyte: Pituizyt.
pituicytoma: Tumorettengeschwulst.
pituitarism: Pituitarismus.
pituitary: hypophysär; pituitär.
pituitary ablation: Hypophysenausschaltung.
pituitary adenoma: Hypophysenadenom.
pituitary gland: Hypophyse; Hirnanhangsdrüse.
pituitary hormones: Hypophysenhormone.
pituitary tumor: Hypophysentumor.
pituitous: pituitös.
pityriasis: Pityriasis. – **p. lichenoides:** P. lichenoides. – **p. rosea:** P. rosea. – **p. simplex:** P. simplex. – **p. versicolor:** P. versicolor.
Pityrosporon: Pityrosporum.
pivampicillin: Pivampicillin.
pivot joint: Radgelenk.
PKU (phenylketonuria): PKU (Phenylketonurie).
pK value: pK-Wert.
placebo: Placebo; Plazebo.
placenta: Placenta; Plazenta. – **accessory p.:** P. accessoria. – **adherent p.:** P. adhaerens. – **circumvallate p.:** P. circumvallata. – **hemochorial p.:** P. haemochorialis. – **incarcerated p.:** P. incarcerata. – **marginal p.:** P. marginata; P. marginalis. – **multilobate p.:** P. multilob(ul)ata; P. multipartita. – **p. previa:** P. praevia. – **succenturiate p.:** P. succenturiata. – **velamentous p.:** P. velamentosa.
placental: Plazenta(r)-.
placental apoplexy: Plazentaapoplexie.
placental barrier: Plazentarschranke.
placental circulation: Plazentakreislauf.
placental dysfunction syndrome: Ballantyne*(-Runge*) Syndrom.
placental hormones: Plazentahormone.
placental infarct: Plazentainfarkt.
placental insufficiency: Plazentainsuffizienz.
placental margin bleeding: Plazentarandblutung.
placental polyp: Plazentapolyp.
placentation: Plazentation.
placentitis: Plazentitis.
placentography: Plazentographie.
Placido's disk: Placido* Scheibe.
placing reaction: Steigreaktion.
placode: Plakode.
plague: Pest. – **black p.:** P., schwarze. – **septicemic p.:** P., septikämische.
plague septicemia: Pestseptikämie.
plague vaccine: Pestvakzine.
Planck's constant: Planck* Konstante, Wirkungsquantum.
plane: Ebene; Planum; Fläche.

plane of passage: Durchtrittsebene.
plane of the pelvic outlet: Beckenenge.
planigraphy: Planigraphie.
planimetry: Planimetrie.
plankton: Plankton.
planning: Planung.
planoconcave: plankonkav.
planoconvex: plankonvex.
planocyte: Planozyt.
plant: Pflanze.
plant(a): Planta.
plantar: plantar.
plantar flexion: Plantarflexion.
plantar neuralgia: Sohlenschmerz.
plantar reflex: Fußsohlen-, Plantarreflex.
plantar wart: Dornwarze.
planum: Planum; Fläche.
plaque: Plaque.
plaque test: Plaque-Test.
plasma: Plasma. – **fresh frozen p.:** P., frisch gefrorenes. – **pooled p.:** P., gepooltes. – **human p.:** P., humanes.
plasma cell: Plasmazelle.
plasma cell hepatitis: Plasmazellenhepatitis.
plasma cell leukemia: Plasmazellenleukämie.
plasma coagulase: Plasmacoagulase.
plasma concentrate: Plasmakonzentrat.
plasma cuff: Randstrom.
plasmacytoma: Plasmozytom.
plasmacytosis: Plasmozytose.
plasma exchange: Plasmaaustausch.
plasmalemma: Plasmalemm.
plasmalogen: Plasmalogen.
plasma membrane: Plasmamembran.
plasmapheresis: Plasmapherese.
plasma proteins: Plasmaproteine.
plasma separation: Plasmaseparation.
plasma substitute: Plasmaersatzmittel.
plasm(at)ic: plasmatisch.
plasma viscosity: Plasmaviskosität.
plasma volume: Plasmavolumen.
plasma volume expander; p. v. extender: Plasmaexpander.
plasmid: Plasmid.
plasmin: Plasmin.
plasminogen: Plasminogen.
plasminogen activator: Plasminogenaktivator.
Plasmodium: Plasmodium. – **P. falciparum:** P. falciparum. – **P. malariae:** P. malariae. – **P. ovale:** P. ovale. – **P. vivax:** P. vivax.
plasmogamy: Plasmogamie.
plaster: Pflaster.
plaster bandage; plaster dressing: Pflasterverband; Gipsbinde.
plaster bed: Gipsbett.
plaster body cast: Longuette.
plaster cast: Gipsverband.
plaster collar: Gipskrawatte.
plaster of Paris: Gips.
plaster splint: Gipsschiene.
plastic: plastisch; Plastik. – **pl. surgery:** pl. Chirurgie. – **pl. surgery of the stapes:** Stapesplastik.
plasticity: Plastizität.
plastid: Plastid.
plate: Platte.
plateau: Plateau.
plate culture: Plattenkultur.
plate dilution test: Plattenverdünnungstest.
platelet: Thrombozyt.
platelet adhesion: Thrombozytenadhäsion.
platelet agglomeration: Thrombozytenagglomeration.
platelet agglutination: Thrombozytenagglutination.
platelet aggregation: Thrombozytenaggregation.
platelet-aggregation inhibitors: Thrombozytenaggregationshemmer.
platelet concentrate: Thrombozytenkonzentrat.
platelet count: Thrombozytenzählung.
platelet factor: Thrombozytenfaktor.
platelet survival time: Thrombozytenüberlebenszeit.
platelet thrombus: Thrombozytenthrombus.
platelet transfusion: Thrombozytensubstitution.
plate-like atelectasis: Streifenatelektase.
platinectomy: Platinektomie.
plating: Plattenkultur.
platinum (Pt): Platin (Pt).
platinum loop: Platinöse.
platybasia: Platybasie.
platycnemia: Platyknemie.
Platyhelminthes: Plathelminthes.

platymorphia: Platymorphie.
platyonychia: Platonychie; Plattnagel.
platysma: Platysma.
platyspondylia; platyspondylisis: Platyspondylie; Plattwirbel; Wirbelabplattung.
Playfair's probe: Playfair* Sonde.
pleasure principle: Lustprinzip.
pleiochromic: pleiochrom.
pleiotropy; pleiotropism: Pleiotropie.
pleochroism; pleochromatism: Pleochroismus.
pleocytosis: Pleozytose.
pleomorphic: pleomorph.
pleomorphism; polymorphism: Pleomorphismus.
pleonosteosis: Pleonostose. – **Léri's p.:** P., familiäre.
pleoptics: Pleoptik.
pleotropism: Polyphänie.
plerocercoid: Plerozerkoid.
plesiopia: Plesiopie.
plessimeter: Plessimeter.
plessimeter percussion: Stäbchenperkussion.
plethora: Plethora.
plethysmograph: Plethysmograph.
plethysmography: Volumenpulskurvenaufzeichnung.
pleura: Pleura. – **parietal p.:** P. parietalis. – **visceral p.:** P. visceralis.
pleural cavity: Pleurahöhle, -raum, -spalt.
pleural dome: Pleurakuppel.
pleural drainage: Pleuradrainage.
pleural effusion: Pleuraerguß,-transsudat.
pleural fibrosis: Pleuraschwarte.
pleural friction sound: Pleurareiben.
pleuralgia: Pleuralgie.
pleural mesothelioma: Pleuramesotheliom.
pleural pressure: Pleuradruck.
pleurectomy: Pleurektomie.
pleurisy: Pleuritis. – **diaphragmatic p.:** P., basale. – **dry p.:** P. sicca. – **exudative p.:** P. exsudativa. – **fibrinous p.:** P. fibrinosa. – **serofibrinous p.:** P., serofibrinöse. – **serous p.:** P., seröse. – **tuberculous p.:** P. tuberculosa. – **wet p.:** P. humida.
pleuritic: pleuritisch.
pleurocentesis: Pleurapunktion.
pleurodesis: Pleurodese.
pleurodynia: Pleurodynie.
pleurolysis: Pleurolyse.
pleuropericarditis: Pleuroperikarditis.
pleuropneumonectomy: Pleuropneumektomie.
pleuropneumonia: Pleuropneumonie.
pleurorrhea: Pleurorrhö.
pleurotomy: Pleurotomie.
plexalgia: Plexalgia.
plexiform: plexiform.
plexiform neuroma: Rankenneurom.
pleximeter: Plessimeter.
plexus (Pl. plexuses): Plexus. – **Auerbach's p.:** P. myentericus. – **autonomic p.:** P. autonomici. – **brachial p.:** P. brachialis. – **celiac p.:** P. c(o)eliacus; P. solaris. – **cervical p.:** P. cervicalis. – **choroid p.:** P. choroideus. – **Meissner's p.:** P. submucosus. – **myenteric p.:** P. myentericus. – **solar p.:** P. c(o)eliacus; P. solaris. – **submucosal p.:** P. submucosus. – **venous p.:** P. venosus.
plexus anesthesia; p. nerve block: Plexusanästhesie.
plexus neuralgia: Plexusneuralgie.
plexus paralysis: Plexuslähmung.
plica: Plica; Falte.
plication: Faltung; Plikation.
ploidy: Ploidie.
plombage: Plombe; Plombierung.
plosive: Verschlußlaut.
plug: Pfropf.
plugged: *dent* gefüllt.
plugger: Stopfer.
plugging: Plombe; Plombierung.
plumbism: Bleivergiftung.
Plummer's iodide therapy: Plummer* Jodbehandlung; Plummern. – **P.-Vinson syndrome:** P.*-Vinson*(-Paterson*-Kelly*) Syndrom.
pluriglandular: pluriglandulär.
pluripotentiality: Pluripotenz.
plutonium (Pu): Plutonium (Pu).
PML (progressive multifocal leukoencephalopathy): PML (progressive multifokale Leukoenzephalopathie).
pneumarthrography: Pneumarthrographie.
pneumarthrosis: Pneumarthrosis.
pneumatic: pneumatisch.
pneumatization: Pneumatisation.
pneumatocele: Pneum(at)ozele.
pneumatometer: Pneumometer.
pneumatosis: Pneumatosis. – **p. cystoides intestinalis:** P. cystoides intestini.
pneumatotherapy: Pneumotherapie.

pneumaturia: Pneumaturie.
pneumectomy: Pneumektomie.
pneumocele: Pneumozele.
pneumocentesis: Pneumozentese.
pneumococcal meningitis: Pneumokokkenmeningitis.
pneumococcal pneumonia: Pneumokokkenpneumonie.
pneumococci: Pneumokokken.
pneumococcus: Pneumococcus.
pneumoconiosis: Pneumokoniose.
Pneumocystis carinii: Pneumocystis carinii.
pneumocystography: Pneumozystographie.
pneumocyte: Pneumozyt; Alveolarepithelzelle.
pneumoencephalography: Pneumoenzephalographie.
pneumography: Pneumographie.
pneumolith: Pneumolith; Lungenstein.
pneumology: Pneumologie.
pneumolysis; pneumonolysis: Pneumolyse.
pneumomediastinum: Pneumomediastinum.
pneumometer: Spirometer.
pneumometry: Spirometrie.
pneumomycosis: Pneumomykose.
pneumomyelography: Pneumomyelographie.
pneumonectomy: Pneumonektomie.
pneumonia: Pneumonie; Pneumonia. – **p. alba:** P. alba. – **atypical p.:** P., atypische. – **hypostatic p.:** P., hypostatische. – **interstitial p.:** P., interstitielle. – **interstitial plasma cell p.:** P., i. plasmazelluläre; Pneumocystis-carinii-P. – **lobar p.:** P., lobäre. – **migratory p.:** P. migrans. – **primary atypical p.:** P., primär-atypische. – **typhoid p.:** P. typhosa.
pneumonic plague: Lungenpest.
pneumonitis: Pneumonitis.
pneumonophthisis: Lungenphthise, -schwindsucht.
pneumonosis: Pneumonose.
pneumopericardium: Pneumoperikard.
pneumoperitoneum: Pneumoperitoneum. – **diagnostic p.:** P., diagnostisches.
pneumopleuritis: Pneumopleuritis.
pneumopyelography: Pneumopyelographie.
pneumoradiography: Pneumoradiographie.
pneumotachygraph: Pneumotachograph.
pneumotherapy: Pneumotherapie.
pneumothorax: Pneumothorax. – **artificial p.:** P., künstlicher. – **closed p.:** P., geschlossener. – **open p.:** P., offener. – **spontaneous p.:** P., spontaner. – **therapeutic p.:** P., künstlicher.
pneumotomy: Pneumotomie.
pneumotropic: pneumotrop.
PNH (paroxysmal nocturnal hemoglobinuria): PNH (paroxysmale nächtliche Hämoglobinurie).
PNPB (positive-negative pressure breathing): PNPB (positiv-negative Druckbeatmung).
POA (pancreatic oncofetal antigen): POA (pankreatisches onkofetales Antigen).
pocket: Tasche.
pockmarked: pockennarbig.
podagra: Podagra.
podocyte: Podozyt.
podophyllin: Podophyllin.
podopompholyx: Podopompholyx.
poikilocyte: Poikilozyt.
poikilocytosis: Poikilozytose.
poikiloderma: Poikilodermie.
poikilopicria: Poikilopikrie.
poikilotherm: poikilotherm.
poikilothermy: Poikilothermie.
point: Punkt; Punctum. – **far p.:** P. remotum; Fernpunkt. – **lacrimal p.:** P. lacrimale. – **p. of maximal impule** (P.M.I.): P. maximum. – **near p.:** P. proximum; Nahpunkt. – **painful p.:** P. dolorosum.
pointing test: Zeigeversuch.
point of passage: Durchtrittspunkt.
poise: Poise.
Poiseuille's law: (Hagen*-)Poiseuille* Gesetz.
poison: Gift.
poisoning: Vergiftung.
poisonous: giftig.
poisonous mushroom: Giftpilz.
poisonous snake: Giftschlange.
poisonous spider: Giftspinne.
poker back; poker spine: Wirbelsäulenversteifung.
Poland's syndrome: Poland* Syndrom.
polar: polar.
polar body: Polkörperchen.
polar cap: Polkappe.

polarimeter: Polarimeter.
polarimetry: Polarimetrie.
polarization: Polarisation.
polarization microscope: Polarisationsmikroskop.
polarizer: Polarisator.
pole: Pol.
pole resection: Polresektion.
polio: Polio(myelitis).
poliodystrophy: Poliodystrophia.
polioencephalitis: Polioencephalitis; Polioenzephalitis.
polioencephalopathy: Polioenzephalopathie.
poliomyelitis: Poliomyelitis. – **acute anterior p.:** P. anterior acuta. – **nonparalytic p.:** P., aparalytische.
poliosis: Poliosis.
poliovirus: Polio(myelitis)-Virus.
poliovirus vaccine: Poliomyelitisimpfstoff.
Politzer's treatment; politzerization: Politzer* Luftdusche.
pollakiuria: Pollakisurie.
pollen: Pollen.
pollinosis: Pollenallergie; Pollinosis; Heufieber; Heuschnupfen.
pollution: Verschmutzung; Verunreinigung.
polocyte: Polkörperchen.
polus: Pol.
polyacrylamide: Polyacrylamid.
polyadenitis: Polyadenitis.
polyadenomatosis: Polyadenomatose.
polyadenopathy: Polyadenopathie.
polyagglutination: Polyagglutination.
polyamide: Polyamid.
polyamine: Polyamin.
polyamino acids: Polyaminosäuren.
Polya's operation: Polya*(-Reichel*) Operation.
polyarteritis nodosa: Polyarteriitis nodosa.
polyarthritis: Polyarthritis.
polyarticular: polyartikulär.
polycentric: polyzentrisch.
polychemotherapy: Polychemotherapie.
polychlorinated biphenyls (PCBs): polychlorierte Biphenyle (PCB).
polychondritis: Polychondritis. – **chronic atrophic p.:** P. chronica atrophicans.
polychromasia; polychromatophilia: Polychromasie.
polychromatic: polychromatisch.
polyclonal: polyklonal.
polycoria: Polykorie.
polycrotism: Polykrotie; polykroter Puls.
polycyclic: polyzyklisch.
polycystic: polyzystisch.
polycystic kidney: Wabenniere; Zystenniere.
polycystic liver: Zystenleber.
polycystic lung: Zystenlunge.
polycythemia: Polyzythämie;Polycythaemia. – **p. hypertonica:** P. (rubra) hypertonica. – **primary p.:** P., primäre. – **relative p.:** P., relative. – **secondary p.:** P., sekundäre; Polyglobulie. – **p. vera:** P. (rubra) vera.
polycytosis: Polyzytose.
polydactylism; polydactyly: Polydaktylie.
polydipsia: Polydipsie.
polydysspondylism: Polydysspondylie.
polydystrophy: Polydystrophie.
polyene: Polyen.
polyenic acid: Polyensäure.
polyethylene: Polyäthylen.
polyethylene glycol: Polyäthylenglykol.
polygalactia: Polygalaktie.
polygenia; polygeny: Polygenie.
polygenic: polygen.
polyglandular: polyglandulär.
polygram: Polygramm.
polyhydramnios: Polyhydramnion.
polykaryocyte: Polykaryozyt.
polymastia; polymazia: Polymastie.
polymelia: Polymelie.
polymenorrhea; polymenia: Polymenorrhö.
polymer: Polymer.
polymerase: Polymerase.
polymerase chain reaction (PCR): Polymerase-Kettenreaktion.
polymeria: Polymerie.
polymerization: Polymerisation.
polymorphic; polymorphous: polymorph.
polymorphism: Polymorphie; Polymorphismus. – **chromosomal p.:** P., chromosomaler. – **genetic p.:** P., genetischer.
polymorphism of cells: Zellpolymorphie.
polymorphonuclear: polymorphkernig.
polymorphonuclear leukocyte: Polymorphkerniger.
polymyalgia rheumatica: Polymyalgia rheumatica.

polymyositis: Polymyositis.
polymyxin: Polymyxin.
polyneuritis: Polyneuritis. – **acute ascending p.:** P., aszendierende akute. – **acute infectious p.:** P., akute infektiöse. – **diphtheric p.:** P. diphtherica. – **infectious p.:** P. infectiosa.
polyneuropathy: Polyneuropathia; Polyneuropathie. – **carcinomatous p.:** P. carcinomatosa. – **diabetic p.:** P., diabetische.
polyneuroradiculitis: Polyradikuloneuritis.
polynuclear: polynukleär.
polynucleotide: Polynucleotid.
polyomavirus: Polyoma-Virus.
polyopia; polyopsia: Polyop(s)ie.
polyorch(id)ism: Polyorchi(di)e.
polyostotic: polyostotisch.
polyotia: Polyotie.
polyp: Polyp. – **sessile p.:** P., breitbasiger. – **pedunculated p.:** P., gestielter.
polypathia: Polypathie.
polyp écraseur: Polypektomieschlinge.
polypectomy: Polypektomie.
polypeptide: Polypeptid.
polyphagia: Polyphagie.
polyphalangism: Poly-, Hyperphalangie.
polypharmacy: Polypragmasie.
polyploid: polyploid.
polyploidy: Polyploidie.
polyposis: Polyposis, -se. – **p. gastrica:** P. ventriculi. – **intestinal p.; p. coli:** P. intestinalis; Kolon-, Dickdarmpolypose. – **p. uteri:** P. uteri.
polypous: polypös; polyposus.
polypragmasy: Polypragmasie.
polyp snare: Polypektomieschlinge.
polyradicular: polyradikulär.
polyradiculitis: Polyradikulitis.
polyradiculoneuritis: Polyradikuloneuritis.
polyribonucleotide nucleotidyltransferase: Polyribonucleotid-nucleotidyltransferase.
polyribosome: Polyribosom.
polysaccharide: Polysaccharid.
polyserositis: Polyserositis.
polysome: Polysom.
polysomy: Polysomie.
polyspermy; polyspermia; polyspermism: Polyspermie.
polystichia: Polystichiasis.
polysynaptic: polysynaptisch.
polythelia; polythelism: Polythelie.
polytrichia; polytrichosis; hypertrichosis: Polytrichie.
polytropic: polytrop.
polyuria: Polyurie.
polyvalent: polyvalent.
polyvalent vaccine: Mehrfach-, Kombinationsimpfstoff.
polyvinyl chloride (PVC)**:** Polyvinylchlorid (PVC).
polyvinylpyrrolidone (PVP)**:** Polyvinylpyrrolidon (PVP).
Pomeroy's method: Pomeroy* Methode.
Pompe's disease: Pompe* Syndrom.
pompholyx: Pompholyx.
Poncet's disease; P.'s rheumatism: Poncet* Krankheit.
pons; pons varolii: Pons (cerebri).
pontine; pontile: pontin.
pontine atrophy: Brückenatrophie.
pontine symptoms: Brückensymptome.
pontine syndrome: Pons-Syndrom. – **lateral p. s.:** P., laterales. – **paramedian p. s.:** P., paramedianes.
pontomesencephalic syndrome: Brükken-Mittelhirn-Syndrom.
pool: Speicher.
pooled plasma: Mischplasma.
pooled serum: Mischserum.
poor: arm.
popliteal: popliteal.
popliteal compression syndrome; p. entrapment syndrome: Poplitea-Kompressionssyndrom.
popliteal sciatic pressure point: Poplitealpunkt.
poppy-seed poisoning: Mohnvergiftung.
population: Population.
population density: Populationsdichte.
porcelain gallbladder: Porzellangallenblase.
pore: Porus; Pore. – **gustatory p.:** P. gustatorius. – **sweat p.:** P. sudorifer; Hautpore. – **taste p.:** P. gustatorius.
porencephaly; porencephalia: Porenzephalie.
poriomania: Wanderdrang.
pork tapeworm: Schweinebandwurm.
pork worm: Trichin(ell)a spiralis.
porocephalosis; porocephaliasis: Porozephalose.
Porocephalus: Porocephalus.

porokeratosis: Porokeratosis. – **disseminated superficial actinic p.:** P., disseminierte superfizielle aktinische. – **p. of Mibelli:** P. Mibelli; P. zosteriformis.
poroma: Porom. – **eccrine p.:** P., ekkrines.
porosis: Porose.
porosity: Porosität.
porphin: Porphin.
porphobilinogen: Porphobilinogen.
porphyria: Porphyria; Porphyrie. – **acute intermittent p.:** P. acuta intermittens. – **congenital erythropoetic p.:** P. congenita; P. erythropoetica. – **p. cutanea tarda; cutaneous p.:** P. cutanea tarda. – **hepatic p.:** P. hepatica. – **variegate p.:** P. variegata.
porphyrinemia: Porphyrinämie.
porphyrinuria; porphyruria: Porphyrinurie.
porphyrism: Porphyrismus.
porphyropsin: Porphyropsin.
porphyry spleen: Porphyrmilz; Bauern(speck)wurstmilz.
porracusis: Porrakusie.
Porro's cesarean section: Porro* Operation.
porropsia: Porropsie.
porta: Porta. – **p. hepatis:** P. hepatis; Leberhilus.
portal: Portal-.
portal circulation: Pfortaderkreislauf.
portal field: Portalfeld.
portal hypertension: Pfortaderhochdruck.
portal of entry: Eintrittspforte.
portal system: Pfortadergebiet.
portal vein: Pfortader.
Porter-Silber chromogens: Porter*-Silber* Chromogene.
portio: Portio.
portion: Teil.
portocaval: portokaval.
portography: Portographie.
portosystemic: portosystemisch.
port-wine stain: Feuermal; Naevus flammeus.
porus: Porus. – **p. acusticus externus:** P. acusticus externus. – **p. acusticus internus:** P. acusticus internus.
position: Haltung; Stellung; Lage; Positio(n).
positional nystagmus: Lagenystagmus.
positional vertigo: Lageschwindel.
positioning: Lagerung.
position of function: Funktionsstellung.
positive: positiv.
positive end-expiratory pressure (PEEP) **breathing:** positiv-endexspiratorische Druckbeatmung.
positive-negative pressure breathing: Wechseldruckbeatmung.
positive pressure: Überdruck.
positive pressure ventilation; p. p. breathing: Druckbeatmung.
positive support reaction: Gegenhalten.
positron: Positron.
positron emission tomography (PET): Positronenemissionstomographie (PET).
postcardiotomy syndrome: Postkardiotomie-Syndrom.
postcholecystectomy syndrome: Postcholezystektomie-Syndrom.
postcoital test: Postkoitaltest.
postcommissurotomy syndrome: Postkommissurotomie-Syndrom.
postconcussional: postkommotionell.
posterior: posterior.
posterior asynclitism: Hinterscheitelbeineinstellung.
posterior cerebral artery syndrome: Posterior-Syndrom.
posterior column: Hinterstrang.
posterior column syndrome: Hinterstrangsyndrom.
posterior horn: Hinterhorn.
posterior lobe of pituitary gland: Hypophysenhinterlappen.
posterior myocardial infarction: Hinterwandinfarkt.
posterior rhinoscopy: Postrhinoskopie.
posteroanterior: posterior-anterior; posteroanterior.
posterolateral infarction: Posterolateralinfarkt.
posteromedial: posteromedial.
posterosuperior: posterosuperior.
postganglionic: postganglionär.
postgastrectomy syndrome: Postgastrektomie-Syndrom.
posthemorrhagic anemia: Blutungsanämie.
posthepatic: posthepatisch.
posthepatitic: posthepatitisch.
posthitis: Posthitis; Vorhautentzündung.
postholith: Balanolith.

postinfectious psychosis: Infektionspsychose.
postmastectomy edema: Postmastektomie-Ödem.
postmaturity: Überreife.
postmenopausal: postmenopausal.
postmenstrual: postmenstruell.
postmortem; post mortem; postmortal: post mortem; postmortal.
postmortem clot: Speckhautgerinnsel.
postmortem examination: Autopsie; Leichenschau; Obduktion; Sektion.
postmortem lividity: Totenflecke; Livor mortis.
postmortem rigidity: Totenstarre.
postmortem thrombus: Leichengerinnsel.
postmyocardial infarction syndrome: Postmyokardinfarkt-Syndrom.
postnatal: postnatal.
postoperative: postoperativ.
postoperative ileus: Operationsileus.
postoperative irradiation: Nachbestrahlung.
postpartum; post partum; postpartal: postpartal.
postpartum contractions: Nachgeburtswehen; Wochenbettwehen.
postpartum depression: Wochenbettdepression.
postpartum hemorrhage: Nachgeburtsblutung.
postpartum period: Nachgeburtsperiode.
postpartum psychosis: Wochenbett-, Puerperalpsychose.
postpartum vaginal discharge: Lochien.
postpericardiotomy syndrome: Postperikardiotomie-Syndrom.
postprandial: postprandial.
postpubertal: postpuber(t)al.
poststenotic: poststenotisch.
poststreptococcal nephritis: Poststreptokokkennephritis.
postsynaptic: postsynaptisch.
post-term birth: Spätgeburt.
post-thrombotic: postthrombotisch.
post-transfusion: posttransfusionell.
posttraumatic: posttraumatisch.
posttraumatic stress disorder; p. s. syndrome: Belastungssyndrom, psychisches.
post-TUR syndrome: TUR-Syndrom.
postural deformity: Haltungsschaden.
postural function: Statomotorik.
postural motor system: Stützmotorik.
postural reflex: Lage-, Haltungs-, Stellreflex.
postural vertigo: Lageschwindel.
posture: Haltung.
posture sense: Lageempfindung.
postvaccinal: postvakzinal.
postvaccinal encephalitis: Impfenzephalitis.
postvaccinal encephalomyelitis: Impfenzephalomyelitis.
postvital staining: Postvitalfärbung.
potable water: Trinkwasser.
potash: Pottasche.
potassemia: Kaliämie.
potassium: Kalium (K). – **p. bicarbonate:** K. bicarbonicum. – **p. carbonate:** K. carbonicum crudum. – **p. cyanide:** K. cyanatum; Cyankali(um). – **p. hydroxide:** Kalilauge. – **p. iodide:** Jodkalium. – **p. sulfate:** K. sulfuricum.
potassium-losing kidney: Kaliumverlustniere.
potassium pump: Kaliumpumpe.
potato culture medium: Kartoffelnährboden.
potency: Potenz.
potent: potent.
potentia: Potentia. – **p. coeundi:** P. coeundi.
potential: Potential. – **bioelectrical p.:** P., bioelektrisches. – **evoked p.:** P., evoziertes. – **excitatory postsynaptic p.** (EPSP): P., exzitatorisches postsynaptisches. – **inhibitory postsynaptic p.** (IPSP): P., inhibitorisches postsynaptisches.
potential difference: Potentialdifferenz.
potentiated: potenziert.
potentiation; potentialization: Potenzierung.
potentiometer: Potentiometer.
potion: Potus.
potomania: Potomanie; Trunksucht.
Pott's disease: Pott* Krankheit. – **P.'s fracture:** Maisonneuve* Fraktur.
Potter's syndrome: Potter* Syndrom.
pouch: Tasche.
Poupart's ligament: Poupart* Band. – **P.'s line:** P.* Linie.
povidone: Polyvinylpyrrolidon (PVP).
powder: Puder; Pulver.
powder burn: Pulverschmauch.
power: Stärke; Macht.

pox: Pocken.
poxvirus: Pockenvirus; Poxvirus (-Gruppe).
PP (pancreatic peptide): PP (pankreatisches Polypeptid).
p.p. (punctum proximum): PP (Punctum proximum; Nahpunkt).
PQ interval: PQ-Zeit.
p.r. (punctum remotum): p.r. (Punctum remotum; Fernpunkt).
practitioner: Praktiker.
Prader-Willi syndrome: Prader* (-Labhart*) -Willi* (-Fanconi*) Syndrom.
pragmatagnosia: Pragmatagnosie.
Prague maneuver: Prager Handgriff.
prajmalium: Prajmalium.
prandial: prandial.
Prasad-Koza syndrome: Prasad*-Koza* Syndrom.
Pratt's signs: Pratt* Zeichen. – **P.'s test:** P.* Test.
Prausnitz-Küstner reaction: Prausnitz*-Küstner* Reaktion.
prazosin: Prazosin.
pre-: prä-.
preacher's hand: Predigerhand.
prealbumin: Präalbumin.
preanesthesia: Pränarkose.
preauricular: präaurikular.
prebetalipoproteins: Präbetalipoproteine.
precancerosis: Präkanzerose.
precancerous: präkanzerös.
precapillary: Präkapillare.
precarcinogen: Präkarzinogen.
precautions: Kautelen.
precentral: präzentral.
prechordal plate: Prächordale; prächordale Platte.
precious metals: Edelmetalle.
precipitate: Ausfällen; Präzipitat.
precipitated: gefällt.
precipitate labor; p. delivery: Sturzgeburt.
precipitating: präzipitierend.
precipitation: Präzipitation.
precipitation reaction; p. test: Präzipitations-, Fällungsreaktion.
precipitin: Präzipitin.
precipitinogen: Präzipitinogen.
preclinical: präklinisch.
precocious: frühreif; praecox.
precocious puberty: Frühreife.
precoma: Praecoma; Präkoma. – **diabetic p.:** P. diabeticum. – **hepatic p.:** P. hepaticum. – **thyrotoxic p.:** P. basedowicum.
preconscious: Vorbewußtes.
precordial: präkordial; präkardial.
precordialgia: Präkordialschmerz.
precordium: Praecordium.
precursor: Präkursor; Vorstufe.
predelirium: Praedelirium (tremens).
predentin: Prädentin.
prediabetes: Prädiabetes.
predictive: prädiktiv.
predictive value: Vorhersagewert.
predisposition: Prädisposition; Veranlagung.
prednisolone: Prednisolon.
prednisone: Prednison.
prednyliden: Prednyliden.
predormition: Einschlafstadium.
pre-eclampsia: Präeklampsie.
pre-excitation: Präexzitation.
pre-existing: präexistent.
preformed: präformiert.
prefrontal: präfrontal.
preganglionic: präganglionär.
pregnancy: Gravidität; Schwangerschaft. – **extrauterine p.; ectopic p.:** G., extrauterine. – **tubal p.:** Tubargravidität.
pregnancy cells: Schwangerschaftszellen.
pregnancy diabetes: Schwangerschaftsdiabetes.
pregnancy luteoma: Luteoma gravidarum.
pregnancy-specific β_1 glycoprotein: Schwangerschaftsprotein.
pregnancy test: Schwangerschaftsnachweis, -test.
pregnane: Pregnan.
pregnanediol: Pregnandiol.
pregnant: schwanger.
pregnenolone: Pregnenolon.
prehension: Greifen.
prehension arm: Greifarm.
Prehn's sign: Prehn* Zeichen.
preileus: Subileus.
preinfarction syndrome: Präinfarkt(-Syndrom).
preinvasive: präinvasiv.
Preiser's disease: Preiser* Krankheit.
prekallikrein: Präkallikrein.
preleukemia: Präleukämie.
preliminary test: Vorprobe.
preload: Vorlast; Preload.

premalignant: prämaligne.
premature: prämatur; vorzeitig.
premature baby: Frühgeborenes.
premature beat: Extrasystole.
premature delivery: Frühgeburt.
premaxilla: Prämaxilla.
premedication: Prämedikation.
premenopausal: präklimakterisch.
premenopause: Prämenopause.
premenstrual: prämenstruell. – **p. tension syndrome** (PMS): p. (Spannungs-)Syndrom.
premenstrual bleeding; p. spotting: Vorblutung, prämenstruelle.
premenstrual phase: Desquamationsphase.
premitotic: prämitotisch.
premolar: Prämolar.
premonitory: prämonitorisch.
premonitory pains: Vorwehen.
premorbidity: Prämorbidität.
premortal: prämortal.
premyocardial infarction syndrome: Prämyokardinfarkt-Syndrom.
prenarcosis: Pränarkose.
prenatal: pränatal.
prenatal care: Schwangerenvorsorge(untersuchung).
prenatal diagnosis; p. screening: pränatale Diagnostik.
preneoplastic: präneoplastisch.
prenylamine: Prenylamin.
preoperative: präoperativ.
preoperative irradiation: Vorbestrahlung.
preoperative preparation: Operationsvorbereitung.
preovulatory: präovulatorisch.
preparalytic: präparalytisch.
preparation: Präparat; Präparation; Zubereitung.
prepatellar: präpatellar.
prepatent period; prepatency: Präpatentperiode; Präpatenz.
preperitoneal: präperitoneal.
preprohormone: Präprohormon.
prepubertal; prepuberal; prepubescent: präpuber(t)al; präpubertär.
prepuce: Vorhaut.
preputial: präputial.
preputiotomy; preputial incision: Präputiotomie.
preputium: Praeputium. – **p. clitoridis:** P. clitoridis.
prepyloric: präpylorisch.
prerenal: prärenal.
presacral: präsakral.
presbyacusis: Altersschwerhörigkeit; Presbyakusis.
presbyatrics; presbyatry: Presbyatrie; Geriatrie.
presbyophrenia: Presbyophrenie.
presbyopia; presbytia: Presbyopie; Alterssichtigkeit.
prescription: Rezept; Verordnung; Verschreibung.
presence: Auftreten.
presenile: präsenil.
presentation: *geburtsh* Einstellung; Kindslage; Praesentatio (fetus).
presenting part: Leitstelle.
preservation: Bewahrung.
preservation of organs: Organkonservierung.
preservation of the transplant: Transplantatkonservierung.
prespermatid: Präspermatide.
pressoreceptor: Pressorezeptor.
pressure: Druck. – **colloidal osmotic p.:** D., kolloidosmotischer. – **intracranial p.:** D., intrakranialer; D., intrakranieller. – **venous p.:** D., venöser.
pressure bandage; pressure dressing: Druckverband; Kompressionsverband.
pressure chamber: Druckkammer.
pressure cone: Druckkonus.
pressure gradient: Druckgradient.
pressure induced atrophy: Druckatrophie.
pressure load: Druckbelastung.
pressure mark: Druckmarke.
pressure necrosis: Drucknekrose.
pressure paralysis: Drucklähmung.
pressure points: Druckpunkte.
pressure points of trigeminal nerve: Trigeminusdruckpunkte.
pressure pulse: Druckpuls.
pressure receptors: Druckrezeptoren.
pressure sense: Drucksinn.
pressure sore; p. ulcer: Druckgeschwür.
prestenotic: prästenotisch.
presuicidal syndrome: präsuizidales Syndrom.
presumptive: präsumptiv.
presynaptic: präsynaptisch.
presystole: Präsystole.
presystolic: präsystolisch.

P

presystolic murmur: Präsystolikum.
preterminal: präterminal.
pretibial fever: Prätibialfieber.
prevalence: Prävalenz.
prevention: Prävention. – **primary p.:** P., primäre. – **secondary p.:** P., sekundäre. – **tertiary p.:** P., tertiäre.
preventive: präventiv.
preventive medicine: Präventivmedizin; Vorsorgemedizin.
preventive treatment: Präventivbehandlung.
prevertebral: prävertebral.
priapism: Priapismus.
Price-Jones curve: Price//Jones* Kurve.
prick: Stich.
prickle cell: Stachelzelle.
prickle cell carcinoma: Stachelzellenkrebs.
prickling: Kribbeln.
prickly heat: Friesel.
prilocaine: Prilocain.
primal scream: erster Schrei.
primaquine: Primaquin.
primary: primär.
primary cancer; p. tumor: Primärtumor.
primary care: Primärversorgung. – **delayed p. c.:** P., aufgeschobene.
primary complex: Primärkomplex.
primary dentition: Milchgebiß.
primary efflorescence: Primäreffloreszenz.
primary focus: Primärherd.
primary healing: Primärheilung.
primary immunization: Basisimpfung.
primary infection: Primärinfektion.
primary lesion: Primäraffekt.
primary (ovarian) follicle: Primärfollikel.
primary pulse: Primärpuls.
primary radiation: Primärstrahlung.
primary response: Primärantwort, -reaktion.
primary structure: Primärstruktur.
primary tuberculosis: Primärtuberkulose.
primary tumor: Muttergeschwulst.
primary urine: Primärharn.
primates: Primaten.
primigravida: Primigravida.
priming dose: Initialdosis.
primipara: Erstgebärende; Primipara.
primitive: primitiv.
primitive aortic archs: Aortenbögen.
primordial: primordial.
primordial bone: Primordialknochen.
primordial follicle: Primordialfollikel.
primordial germ cell: Urgeschlechtszelle.
primordial organ: Organanlage.
principal focus: Brennpunkt.
Pringle's disease: Pringle*-Bourneville* Syndrom.
Prinzmetal's angina: Prinzmetal* Angina.
prion (proteinaceous infection particle): Prion.
prior to implantation: präimplantativ.
prism: Prisma.
prismatic colors: Regenbogenfarben.
prism diopter: Prismendioptrie.
prism glasses: Prismenbrille.
prison psychosis: Haft-, Gefängnispsychose.
privacy: Privatspähre.
private: privat.
private patient: Privatpatient.
proaccelerin: Proaccelerin.
proactivator: Proaktivator.
probability: Wahrscheinlichkeit.
proband: Proband.
probe: Sonde.
probenecid: Probenecid.
probing: Sondieren; Sondierung.
problem: Problem.
procainamide: Procainamid.
procaine: Procain.
procarbazine: Procarbazin.
procedure: Verfahren; Vorgehen.
process: Prozeß; Processus. – **articular p. of vertebra:** P. articularis vertebrae. – **coronoid p.:** P. coronoideus. – **frontal p.:** P. frontalis. – **styloid p.:** P. styloideus. – **uncinate p.:** P. uncinatus.
prochymosin: Prochymosin.
procollagen: Prokollagen.
proconvertin: Proconvertin; Prokonvertin.
procreation: Zeugung.
procreative capacity: Zeugungsfähigkeit.
proctalgia: Proktalgie.
proctectasia: Proktektasie.
proctectomy: Rektumamputation; Proktektomie.
proctitis: Proktitis.
proctocele: Proktozele.
proctocolectomy: Proktokolektomie.
proctocolitis: Proktokolitis.
proctocystoplasty: Proktozystoplastik.
proctocystotomy: Proktozystotomie.

proctodeum: Proktodealdrüse.
proctodynia: Proktodynie.
proctogenic: proktogen.
proctology: Proktologie.
proctopexy: Proktopexie.
proctoscope: Rektoskop.
proctoscopy: Proktoskopie; Rektoskopie; (End-)Darmspiegelung.
proctosigmoiditis: Proktosigmoiditis.
proctostomy: Proktostomie.
proctotomy: Proktotomie.
prodigiosin: Prodigiosin.
prodromal stage: Prodromalstadium.
prodrome: Prodrom(alerscheinung).
productive: produktiv; ergiebig.
proenzyme: Proenzym.
proerythroblast: Proerythroblast.
proerythrocyte: Proerythrozyt.
proferment: Proferment.
professional: professionell.
professional corporation: Berufsgenossenschaft.
professional secret: Berufsgeheimnis.
profibrinolysin: Profibrinolysin.
profile: Profil.
proflavine: Proflavin.
profuse: profus.
progenia: Progenie.
progeria: Progerie.
progestational agents: Progestativa.
progesterone: Progesteron.
progesterone receptor: Progesteronrezeptor.
progesterone test: Progesterontest.
progestins: Progestativa.
proglottid; proglottis: Proglottid; Bandwurmglied.
prognathism: Prognathie.
prognosis: Prognose.
prognostic: prognostisch.
program: Programm.
progress: Fortschritt.
progression: Progredienz; Progressio(n).
progressive: progressiv; progredient.
progressive movements: Progressivbewegungen.
proguanil: Proguanil.
prohormone: Prohormon.
proinsulin: Proinsulin.
projection: Projektion.
projection area: Projektionsfeld.
projection fiber: Projektionsfaser.
projection tract: Projektionsbahn.
projective: projektiv.
prokaryote: Prokaryot.
prolactin: Prolactin; Prolaktin.
prolactin antagonists: Prolaktinhemmer.
prolactinoma: Prolaktinom.
prolamin(e): Prolamin.
prolapse: Prolaps; Vorfall.
prolapsed arm: Armvorliegen.
prolapse of the (umbilical) cord: Nabelschnurvorfall.
prolapse of the uterus: Uterusprolaps; Gebärmuttersenkung.
proliferation: Proliferation.
proliferative; proliferous: proliferativ; proliferierend.
proliferative stage; p. phase: Proliferationsphase; Follikelphase.
proliferative tissue: Proliferationsgewebe.
proline: Prolin.
prolonged ECG: Langzeit-EKG.
prolonged irrigation: Dauerspülung.
prolymphocyte: Prolymphozyt.
prolymphocytic leukemia: Prolymphozytenleukämie.
promastigote: promastigot.
promegakaryocyte: Promegakaryozyt.
promegaloblast: Promegaloblast.
prometaphase: Prometaphase.
promethazine: Promethazin.
prominence; prominentia: Erhebung; Prominentia. – **p. of facial canal:** P. canalis facialis. – **laryngeal p.:** P. laryngea.
promiscuity: Promiskuität.
promonocyte: Promonozyt.
promontory: Promontorium. – **p. of sacrum:** P. ossis sacri. – **p. of tympanic cavity:** P. tympani.
promoter: Promotor.
promyelocyte: Promyelozyt.
promyelocytic leukemia: Promyelozytenleukämie.
pronase: Pronase.
pronation: Pronation.
pronation fracture: Pronationsfraktur.
pronator: Pronator.
pronator syndrome: Pronator-teres-Syndrom.
pronephros; pronephron: Pronephros; Vorniere.
pronucleus: Pronucleus; Vorkern.
propafenone: Propafenon.
propagation: Fortleitung; Propagation; Fortpflanzung.

propane: Propan.
propanidid: Propanidid.
propanol: Propanol.
properdin: Properdin.
prophage: Prophage.
prophase: Prophase.
prophylactic: prophylaktisch; Prophylaktikum; Präventivmittel.
prophylaxis: Prophylaxe.
propicillin: Propicillin.
propionate: Propionat.
Propionibacterium: Propionibacterium.
propionic acid: Propionsäure.
propionic acidemia: Propionazidämie.
proportion: Proportion; Verhältnis.
propositus: Proband.
propranolol: Propranolol.
proprioception; proprioceptive sense: Proprio(re)zeption; Tiefensensibilität.
proprioceptive: proprio(re)zeptiv.
proprioceptive reflex: Eigenreflex.
proprioceptor: Proprio(re)zeptor.
propulsion: Propulsion.
propulsive: propulsiv.
propyl alcohol: Propylalkohol.
propylthiouracil: Propylthiouracil.
prosecretin: Prosekretin.
prosector: Prosektor.
prosencephalon: Prosencephalon.
prosopagnosia: Prosopagnosie.
prosopalgia; prosoponeuralgia: Gesichtsschmerz; Prosopalgie.
prosoplasia: Prosoplasie.
prosopoplegia: Prosoplegie.
prosoposchisis: Prosoposchisis.
prospective: prospektiv.
prostacyclin: Prostacyclin; Prostazyklin.
prostaglandin inhibitors: Prostaglandinsynthesehemmer.
prostaglandins (PG): Prostaglandine.
prostanoid: Prostanoid.
prostate: Prostata; Vorsteherdrüse.
prostate cancer: Prostatakarzinom.
prostatectomy: Prostatektomie. – **perineal p.:** P., perineale. – **suprapubic p.:** P., suprapubische. – **transurethral p.** (TUP): P., transurethrale.
prostate gland: Prostata; Vorsteherdrüse.
prostatic: prostatisch.
prostatic abscess: Prostataabszeß.
prostatic calculus: Prostatakonkrement, -stein.
prostatic hypertrophy: Prostatahypertrophie. – **benign p. h.:** Prostataadenom.
prostatic tuberculosis: Prostatatuberkulose.
prostatic utricle cyst: Utrikuluszyste.
prostatitis: Prostatitis; Prostataentzündung.
prostatolith: Prostatolith; Prostatastein.
prostatomegaly: Prostatavergrößerung.
prostatorrhea: Prostatorrhö.
prostatosis; prostatopathy: Prostatopathie.
prosthesis: Prothese.
prosthetic: prothetisch.
prosthetic heart valve: Herzklappenprothese.
prosthetics: Prothetik.
prosthetic shunt: Prothesenshunt.
prosthodontics: *dent* Prothetik.
prostration: Erschöpfung; Prostration; Auszehrung.
protagon: Protagon.
protamine: Protamin.
protanomalopia; protanomaly: Protanomalie; Rotschwäche.
protanopia: Protanopsie.
protease: Protease.
protease inhibitor(s): Proteasenhemmer.
protected: geschützt.
protection: Schutz.
protective: protektiv.
protective bandage: Deckverband.
protective blockade: Schutzblockierung.
protective colloid: Schutzkolloid.
protective effect: Schutzwirkung.
protective inhibition: Schutzhemmung.
protective mechanism: Schutzmechanismus.
protective ointment: Schutzsalbe.
protective serum: Schutzserum.
protective vaccination: Schutzimpfung.
proteid: Proteid.
protein: Protein. – **p. C:** P. C. – **C-reactive p.** (CRP): P., C-reaktives. – **iron-binding p.:** P., eisenbindendes. – **thyroxine-binding p.:** P., thyroxinbindendes.
proteinase: Proteinase.
protein-bound iodine: proteingebundenes Jod.
protein deficiency: Protein-, Eiweißmangel.
protein envelope: Proteinhülle.
protein kinase: Proteinkinase.

protein-losing enteropathy: Eiweißverlustsyndrom.
protein metabolism; proteometabolism: Eiweiß-, Proteinstoffwechsel.
proteinochrome: Proteinochrom.
proteinosis: Proteinose.
protein polymorphism: Proteinpolymorphismus.
protein ratio: Eiweißquotient; Eiweißrelation.
protein requirement: Eiweißbedarf.
protein synthesis: Protein-, Eiweißsynthese.
proteinuria: Proteinurie.
proteoglycan: Proteoglykan.
proteohormone: Proteohormon.
proteolysis: Proteolyse.
proteolytic: proteolytisch.
proteometabolism: Eiweißstoffwechsel.
Proteus: Proteus.
prothrombin: Prothrombin.
prothrombinase: Prothrombinase.
prothrombin complex: Prothrombinkomplex.
prothrombin consumption test: Prothrombin-Konsumptionstest.
prothrombin deficiency: Hypoprothrombinämie.
prothrombinopenia: Prothrombinopenie.
prothrombin time: Prothrombinzeit.
protionamide: Protionamid.
protist: Einzeller; Protist.
protocol: Protokoll.
protodiastole: Protodiastole.
protodiastolic: protodiastolisch.
protofibril: Protofibrille.
proton: Proton.
proto-oncogen: Protoonkogen.
protopathic: protopathisch.
protoplasm: Protoplasma.
protoplasmic bridge: Protoplasmabrücke.
protoplasmic process: Protoplasmafortsatz.
protoplast: Protoplast.
protoporphyria: Protoporphyrie.
protoporphyrin: Protoporphyrin.
protopsis: Protopsis; Exophthalmus.
protostoma: Urmund.
protosystolic: protosystolisch.
prototype: Prototyp.
protozoiasis; protozoal disease: Protozoonose.
protozoon (Pl. protozoa): Protozoon (Pl. Protozoen).
protracted; prolonged: protrahiert.
protraction: Protrahierung; Protraktion.
protrusion: Protrusion. – **acetabular p.:** P. acetabuli. – **p. of the eyeball:** P. bulbi.
protuberance: Höcker; Protuberantia.
proud flesh: wildes Fleisch; Caro luxurians.
provirus: Provirus.
provitamin: Provitamin.
provocation: Provokation.
provocative test: Provokationsprobe.
proximal: proximal.
proximal phalanx: Grundglied.
prozone (phenomenon): Prozonenphänomen.
PRPP (phosphoribosyl pyrophosphate): PRPP (Phosphoribosyl-pyrophosphat).
pruriginous: pruriginös.
prurigo: Prurigo. – **Hebra's p.:** P. chronica Hebra*. – **pregnancy p.:** P. gestationis. – **p. simplex:** P. simplex.
pruritus: Pruritus.
Prussak's space: Prussak* Raum.
Prussian blue: Preußisch Blau.
prussic acid: Blausäure.
psammocarcinoma: Psammokarzinom.
psammoma: Psammom.
psammoma body: Psammomkorn, -körper.
psammotherapy: Psammotherapie.
psellism: Psellismus.
pseudarthrosis: Pseudarthrose.
pseudesthesia: Pseudästhesie.
pseudoabscess: Pseudoabszeß.
pseudoachondroplasia; pseudochondrodysplasia: Pseudoachondroplasie.
pseudoagglutination: Pseudoagglutination.
pseudoamenorrhea: Pseudoamenorrhö.
pseudoanaphylaxis: Pseudoallergie.
pseudoaortic insufficiency: Pseudoaorteninsuffizienz.
pseudoappendicitis: Pseudoappendizitis.
pseudobulbar paralysis: Pseudobulbärparalyse.
pseudocholinesterase: Pseudocholinesterase.
pseudocirrhosis: Pseudozirrhose.
pseudocirrhosis of liver: Pseudocirrhosis hepatis.

P

pseudocoarctation of the aorta: Pseudocoarctatio aortae.
pseudo-Conn's syndrome: Pseudo-Conn*(-Syndrom).
pseudocroup: Pseudokrupp; Pseudocroup.
pseudocyanosis: Pseudozyanose.
pseudocyesis: Pseudogravidität; Scheinschwangerschaft.
pseudocyst: Pseudozyste.
pseudodementia: Pseudodemenz.
pseudodiarrhea: Pseudodiarrhö.
pseudodiverticulum: Pseudodivertikel.
pseudodysentery: Pseudodysenterie.
pseudoendocrinopathy: Pseudoendokrinopathie.
pseudoepiphysis: Pseudoepiphyse.
pseudofracture: Pseudofraktur.
pseudoglanders: Melioidose; Pseudorotz.
pseudoglioma: Pseudogliom.
pseudogout: Chondrokalzinose(-Syndrom).
pseudohallucination: Pseudohalluzination.
pseudohermaphroditism: Pseudohermaphroditismus.
pseudohernia: Pseudohernie.
pseudo-Hurler's syndrome: Pseudo-Hurler*.
pseudohyperaldosteronism: Pseudohyperaldosteronismus.
pseudohyperkalemia: Pseudohyperkaliämie.
pseudohyperparathyroidism: Pseudohyperparathyreoidismus.
pseudohypertrophy: Pseudohypertrophie.
pseudohypokalemia: Pseudohypokaliämie.
pseudohypoparathyroidism: Pseudohypoparathyreoidismus.
pseudoleukemia: Pseudoleukämie.
pseudologia fantastica: Pseudologia phantastica.
pseudomelanosis: Pseudomelanose.
pseudomembrane: Pseudomembran.
pseudomeningitis; meningism: Pseudomeningitis.
pseudomilium; colloid milium: Pseudomilium.
pseudomnesia: Pseudomnesie.
Pseudomonas: Pseudomonas. – **P. aeruginosa:** P. aeruginosa.
pseudomucin: Pseudomuzin.
pseudomycelium: Pseudomyzel.
pseudomycosis: Pseudomykose.
pseudomyopathic infectious polyneuritis: Beriel*-Devic*-Alajouanine* Syndrom.
pseudomyopia: Schein-, Pseudomyopie.
pseudomyxedema: Pseudomyxödem.
pseudomyxoma peritonei: Pseudomyxoma peritonei.
pseudoneuritis: Pseudoneuritis (optica).
pseudoneuroma: Neurofibrom.
pseudo-obstructive circulatory syndrome: Pseudookklusionssyndrom.
pseudopapilledema: Pseudopapillitis vascularis.
pseudoparalysis; pseudoplegia; pseudoparesis: Pseudolähmung; Pseudoparalyse.
pseudopelade of Brocq: Brocq* Krankheit; Pseudopelade Brocq*.
pseudoperitonitis: Pseudoperitonitis; Abdominalsyndrom.
pseudopod(ium): Pseudopodium.
pseudopolyposis: Pseudopolyposis.
pseudo-porencephaly: Pseudoporenzephalie.
pseudopregnancy: Pseudogravidität; Scheinschwangerschaft.
pseudo-pseudohypoparathyroidism: Pseudo-Pseudohypoparathyreoidismus.
pseudopterygium: Pseudopterygium.
pseudoptosis: Pseudoptose.
pseudorabies: Pseudorabies, -wut.
pseudoreposition: Scheinreposition.
pseudorheumatism: Pseudorheumatismus.
pseudorickets: Pseudomangelrachitis.
pseudosarcoma: Pseudosarkom.
pseudosclerosis: Pseudosklerose.
pseudoseminoma: Pseudoseminom.
pseudostrabism: Pseudostrabismus.
pseudotabes: Pseudotabes.
pseudotruncus arteriosus: Pseudotruncus arteriosus (communis).
pseudotubercle: Pseudotuberkel.
pseudotuberculosis: Pseudotuberkulose.
pseudotumor: Pseudotumor.
pseudouremia: Pseudourämie.
pseudouridylic acid: Pseudouridylsäure.
pseudoxanthoma elasticum: Pseudoxanthoma elasticum.
psilocybin: Psilocybin.

psilosis: Psilosis.
psi phenomena: Psi-Funktionen.
psittacism: Psittazismus.
psittacosis: Psittakose; Papageienkrankheit.
psoas: Psoas.
psoas abscess: Psoasabszeß.
psoas sign: Psoaszeichen.
psoitis: Psoitis.
psoralen: Psoralen.
psoriasiform: psoriasiform.
psoriasis: Psoriasis; Schuppenflechte – **inverse p.:** P. inversa. – **pustular p.:** P. pustulosa.
P.S.P. (phenolsulfon-phthalein)**:** PSP (Phenolsulfonphthalein).
psychagogy: Psychagogik.
psychalgia: Psychalgie.
psychasthenia: Psychasthenie.
psyche: Psyche.
psychedelics: Psychedelika.
psychiatrist: Psychiater.
psychiatry: Psychiatrie.
psychic: psychisch.
psychoanaleptics: Psychoanaleptika.
psychoanalysis: Psychoanalyse.
psychoanalyst: Psychoanalytiker.
psychodrama: Psychodrama.
psychodynamics: Psychodynamik.
psychodysleptics: Psychodysleptika.
psychogalvanic reflex: psychogalvanischer (Haut-)Reflex.
psychogenesis: Psychogenie.
psychogenic: psychogen.
psychogenic polydipsia: Hydrodipsomanie.
psycholeptics: Psycholeptika.
psychologist: Psychologe.
psychology: Psychologie. – **analytic p.:** P., analytische. – **applied p.:** P., angewandte. – **clinical p.:** P., klinische. – **medical p.:** P., medizinische.
psychometry: Psychometrie.
psychomotor: psychomotorisch.
psychomotor attack: Dämmerattacke.
psychomotor function: Psychomotorik.
psychoneurosis: Psychoneurose.
psychopath: Psychopath.
psychopathology: Psychopathologie.
psychopharmacology: Psychopharmakologie.
psychophysical: psychophysisch.
psychophysics: Psychophysik.
psychophysiology: Psychophysiologie.
psychoplegics: Psychoplegika.
psychoprophylaxis: Psychoprophylaxe.
psychosis: Psychose. – **bipolar p.; manic-depressive p.:** P., zykloide. – **endogenous p.:** P., endogene. – **organic p.; symptomatic p.:** P., organische.
psychosomatic medicine: Psychosomatik.
psychosurgery: Psychochirurgie.
psychosynthesis: Psychosynthese.
psychotherapeutic drugs: Psychopharmaka.
psychotherapist: Psychotherapeut.
psychotherapy: Psychotherapie.
psychotic: psychotisch.
psychotonics: Psychotonika.
psychotropic: psychotrop.
psychotropic drugs: Psychopharmaka.
psychotropic energizers: psychotrope Energetika.
psychrophilic: psychrophil.
psychrotherapy: Psychrotherapie; Kältebehandlung.
9p syndrome: 9p-Syndrom.
ptarmus: Nieskrampf.
PTC (percutaneous transhepatic cholangiography; plasma thromboplastin component; phenylthiocarbamide)**:** PTC (perkutane transhepatische Cholangiographie; Plasma-Thromboplastin-Component; Phenylthiocarbamid).
pteridine: Pteridin.
pteroic acid: Pteroinsäure.
pterygium: Pterygium; Flügelfell. – **p. colli:** P. colli.
pterygoid: pterygoideus.
PTH (parathyroid hormone)**:** PTH (Parathormon).
ptilosis: Ptilosis; Wimpernausfall.
ptomaine: Leichengift; Ptomain.
ptosis: Ptose; Ptosis.
ptotic: ptotisch.
PTT (partial thromboplastin time)**:** PTZ (partielle Thromboplastinzeit).
ptyalin: Ptyalin.
ptyalism: Ptyalismus; Speichelfluß.
ptyalolith: Speichelstein.
pubarche: Pubarche.
puberal; pubertal: puberal; pubertär.
pubertas; puberty: Pubertät; Pubertas. – **precocious p.:** P., vorzeitige.
pubes: Pubes.

pubescence: Pubeszenz.
pubic: pubisch.
pubic arch: Schambogen.
pubic bone: Schambein.
pubic eminence: Mons pubis.
pubic hair: Byssus.
pubic hairs: Schamhaare.
pubic louse: Schamlaus.
pubic region: Schamgegend.
pubic symphysis: Schamfuge.
public health service: Gesundheitswesen.
PUD (peptic ulcer disease): Ulkuskrankheit.
pudendal: pudendalis.
pudendal anesthesia: Pudendusanästhesie.
pudendal neuralgia: Pudendusneuralgie.
puerile: pueril.
puerilism: Puerilismus.
puerpera: Wöchnerin.
puerperal: puerperal.
puerperal sepsis: Wochenbettfieber; Puerperalsepsis.
puerperium: Wochenbett; Puerperium.
Pulex: Pulex; Floh.
pulicosis: Pulicosis.
pullout suture: Ausziehnaht.
pull-through procedure(s): Durchzugsverfahren.
pulmo: Pulmo; Lunge.
pulmolith: Pulmolith.
pulmonary: pulmonal.
pulmonary abscess: Lungenabszeß.
pulmonary alveolar microlithiasis: Microlithiasis alveolaris pulmonum.
pulmonary alveolar proteinosis: Lungenproteinose.
pulmonary alveolus: Lungenalveole, -bläschen.
pulmonary amyloidosis: Lungenamyloidose.
pulmonary angiography: Pulmonalisangiographie.
pulmonary apicitis: Spitzenkatarrh.
pulmonary artery: Pulmonalarterie.
pulmonary artery wedge pressure: Pulmonalarterienverschlußdruck.
pulmonary aspergillosis: Lungenaspergillose.
pulmonary atresia: Pulmonalatresie.
pulmonary atrophy: Lungenatrophie.
pulmonary biopsy: Lungenbiopsie.
pulmonary calculus: Lungenstein.
pulmonary cavern: Lungenkaverne.
pulmonary circulation: Pulmonal-, Lungenkreislauf.
pulmonary cirrhosis: Lungenschrumpfung.
pulmonary congestion: Lungenstauung; Stauungslunge.
pulmonary cyst: Lungenzyste.
pulmonary docimasia: Lungen(schwimm)probe.
pulmonary dysplasia: Lungendysplasie.
pulmonary edema: Lungenödem.
pulmonary ejection sound: Pulmonaldehnungston.
pulmonary embolism: Lungenembolie.
pulmonary emphysema: Lungenemphysem.
pulmonary fibrosis: Lungenfibrose.
pulmonary field: Lungenfeld.
pulmonary fistula: Lungenfistel.
pulmonary function test: Lungenfunktionsprüfung.
pulmonary gangrene: Lungengangrän.
pulmonary hemosiderosis: Lungenhämosiderose.
pulmonary hernia: Lungenhernie.
pulmonary hypertension: Lungenhochdruck.
pulmonary induration: Lungeninduration.
pulmonary infarction: Lungeninfarkt.
pulmonary infiltrate: Lungeninfiltrat. – **eosinophilic p. i.:** L., eosinophiles.
pulmonary insufficiency: Lungeninsuffizienz; Pulmonalklappeninsuffizienz.
pulmonary metastasis: Lungenmetastase.
pulmonary perfusion scintigraphy: Lungenperfusionsszintigraphie.
pulmonary puncture: Lungenpunktion.
pulmonary sarcoidosis: Lungensarkoidose.
pulmonary sclerosis: Pulmonalsklerose.
pulmonary siderosis: Lungensiderose. – **idiopathic p. s.:** L., idiopathische.
pulmonary sound: Pulmonal(is)ton; Lungenschall.
pulmonary stenosis: Pulmonalstenose.
pulmonary tuberculosis: Lungentuberkulose.
pulmonary tumor: Lungentumor.
pulmonary valve: Pulmonalklappe.
pulmonary vein: Pulmonalvene.
pulmonic heart sound: Pulmonalton.

pulmonology: Pulmologie.
pulp: Pulpa.
pulp cavity; pulp chamber: Pulpahöhle.
pulpitis: Pulpitis.
pulp stone: Dentikel.
pulsatile: pulsans; pulsatil.
pulsation: Pulsation.
pulse; pulsus: Puls; Pulsus. – **alternating p.:** P. alternans. – **bigeminal p.:** P. bigeminus. – **Corrigan's p.; waterhammer p.:** P. celer et altus. – **filiform p.; thready p.:** P. filiformis. – **full p.:** P. plenus. – **high-tension p.:** P. altus. – **intermittent p.:** P. intermittens. – **irregular p.:** P. irregularis. – **paradoxical p.:** P. paradoxus. – **pulsus celer; quick p.:** P. celer. – **pulsus parvus; small p.:** P. parvus. – **regular p.:** P. regularis. – **soft p.:** P. mollis.
pulse amplitude: Pulsamplitude.
pulse deficit: Pulsdefizit.
pulse difference: Pulsdifferenz.
pulse echo technique: Impulsechoverfahren.
pulseless disease: Pulslos-Krankheit; Aortenbogen-Syndrom; Takayasu* Krankheit.
pulselessness: Pulslosigkeit.
pulse pressure: Pulsdruck.
pulse rate: Pulsfrequenz; Zählrate.
pulse wave: Pulswelle.
pulsion: Pulsion.
pulsion diverticulum: Pulsionsdivertikel.
pulsus: Pulsus; Puls (↗ pulse).
pulvinar: Pulvinar.
pulvis: Pulvis; Puder.
pumiceous lung: Bimssteinlunge.
punch: Stanze.
punch biopsy: Stanzbiopsie.
punch biopsy of the iliac crest: Beckenkammpunktion.
punctation: Punktation.
punctio: Punctio; Punktion.
punctum: Punctum; Punkt (↗ point).
puncture: Punktion; Einstich.
puncture needle: Punktionskanüle.
puncture of the bladder: Blasenpunktion.
puncture of the heart: Herzpunktion.
puncture specimen; p. fluid: Punktat.
pupil: Pupille. – **artificial p.:** P., künstliche. – **bounding p.:** P., springende. – **fixed p.; stiff p.:** P., starre.
pupillary: pupillär.
pupillary reflex: Pupillenreaktion, -reflex.
pupillary sign: Pupillenzeichen.
pupil-lens: Pupillarlinse.
pupillocochlear reflex: Pupillokochlearreflex.
pupillometer: Pupillometer.
pupilloplegia: Pupillenstarre.
pure: rein.
pure alexia: Schriftblindheit (isolierte).
pure culture: Ein-Zell-Kultur; Mono-, Reinkultur.
pure gonadal dysgenesis: Swyer* Syndrom.
pure tone audiometry: Tonaudiometrie.
purgation: Abführen.
purgative: Abführmittel; Laxans; Laxativum.
purgative enema: Reinigungseinlauf.
purified: gereinigt.
purified cotton: Verbandwatte.
purine: Purin.
purine base: Purinbase.
purine-free: purinfrei.
purine-low: purinarm.
purine metabolism: Purinstoffwechsel.
purinemia: Purinämie.
Purkinje cells: Purkinje* Zellen. – **P. fibers:** P.* Fäden, Fasern. – **P. figures:** P.* Figuren. – **P. layer:** P.* Schicht. – **P. phenomenon:** P.* Phänomen.
Purkinje-Sanson images: Purkinje*-Sanson* Bilder.
purpose: Zweck; Absicht.
purpura: Purpura. – **allergic p.:** P. allergica. – **anaphylactoid p.; Schoenlein-Henoch p.:** P., anaphylaktoide. – **p. fulminans:** P. fulminans. – **idiopathic thrombocytopenic p.** (ITP); **hemorrhagic p.:** P., thrombozytopenische – **p. rheumatica:** P. rheumatica. – **thrombotic thrombocytopenic p.:** P., thrombotisch-thrombozytopenische.
purpurin: Uroerythrin.
purse-string suture: Tabaksbeutelnaht.
Purtscher's syndrome: Purtscher* Syndrom.
purulence: Eiterung.
purulent: eiterbildend; eitrig.
pus: Eiter; Pus.
pus cell: Eiterzelle.
pus corpuscle: Eiterkörperchen.
pustular: pustulös.
pustular eruption: Pustelausschlag.

pustule: Pustel, Pustula. – **malignant p.:** P. maligna.
pustulosis: Pustulose.
putamen: Putamen.
putrefaction: Fäulnis; Verwesung; Putreszenz.
putrefactive bacteria: Fäulnisbakterien.
putrescence: Fäulnis; Verwesung; Putreszenz.
putrescence alkaloids: Fäulnisalkaloide.
putrescence dyspepsia: Fäulnisdyspepsie.
putrescine: Putrescin.
putrid: faulig; putrid.
Putti's syndrome: Putti* Syndrom.
Puusepp's operation: Puusepp* Operation. – **P.'s reflex:** P.* Reflex.
PUVA therapy: PUVA-Therapie.
PVC (polyvinyl chloride): PVC (Polyvinylchlorid).
PVP (polyvinylpyrrolidone): PVP (Polyvinylpyrrolidon).
P wave: P-Zacke; Vorhofzacke.
pyarthrosis: Pyarthros; Pyarthrose.
pyelectasia; pyelectasis: Pyelektasie.
pyelitis: Pyelitis; Nierenbeckenentzündung.
pyelocystitis: Pyelozystitis.
pyelography: Pyelographie.
pyelolithotomy: Pyelolithotomie; Nierenbeckensteinentfernung.
pyelonephritis: Pyelonephritis.
pyelonephrolithotomy: Pyelonephrolithotomie.
pyelonephrosis: Pyelonephrose.
pyeloplasty: Pyeloplastik; Nierenbeckenplastik.
pyeloscopy: Pyeloskopie.
pyelospasm: Pyelospasmie.
pyelostomy: Pyelostomie; Nierenbeckenfistel.
pyelotomy: Pyelotomie.
pyelo-ureteral anastomosis: Nierenbecken-Harnleiteranastomose.
pyemia: Pyämie.
pyesis: Eiterung.
pygomelus: Pygomelus.
pygopagus: Pygopagus.
pyknic: pyknisch.
pyknocyte: Pyknozyt.
pyknodysostosis: Pyknodysostose.
pyknolepsy: Pyknolepsie.
pyknosis: (Karyo-)Pyknose.
pyknotic: pyknotisch.
Pyle's disease: Pyle* Syndrom.
pylephlebitis: Pylephlebitis; Pfortaderentzündung.
pylethrombosis: Pfortaderthrombose.
pylorectomy: Pylorektomie.
pyloric: pylorisch.
pyloric gland: Pylorusdrüse.
pyloric hypertrophy: Pylorushypertrophie.
pyloric stenosis: Pylorusstenose. – **hypertrophic p. s.:** P., spastisch-hypertrophische.
pyloromyotomy: Pyloromyotomie.
pyloroplasty: Pyloroplastik.
pylorospasm: Pylorospasmus.
pylorotomy: Pylorotomie.
pylorus: Pylorus.
pyocele: Pyozele.
pyocephalus: Pyozephalus.
pyococci: Pyokokken; Eitererreger.
pyocolpos: Pyokolpos.
pyocyanin: Pyocyanin.
pyocyanosis: Pyocyaneusinfektion.
pyoderma; pyodermatitis: Pyodermie; Pyodermitis.
pyoderma gangrenosum: Pyoderma gangraenosum; Dermatitis ulcerosa.
pyogenic: eiterbildend; pyogen; eitrig.
pyohemothorax: Pyohämopneumothorax.
pyometra: Pyometra.
pyomyositis: Pyomyositis. – **tropical p.:** P. tropica.
pyonephritis: Pyonephritis.
pyonephrolithiasis: Steinpyonephrose.
pyonephrosis: Pyonephrose.
pyoovarium: Pyovar.
pyopericardium: Pyoperikard.
pyopneumopericardium: Pyopneumoperikard.
pyopneumothorax: Pyopneumothorax.
pyorrhea: Pyorrhö.
pyosalpinx: Pyosalpinx.
pyosis: Vereiterung.
pyospermia; pyosemia: Pyospermie.
pyothorax: Pyothorax.
pyourachus: Pyourachus.
pyramid: Pyramide; Pyramis. – **p. of cerebellum; p. of vermis:** P. vermis. – **p. of medulla oblongata:** P. medullae oblongatae. – **renal p.; malpighian p.:** P. renalis. – **vestibular p.:** P. vestibuli.
pyramidal: pyramidalis.
pyramidal cells: Pyramidenzellen.

pyramidal fascicle: Pyramidenstrang.
pyramid(al) signs: Pyramidenzeichen.
pyramidal system: pyramidal-motorisches System.
pyramidal tract: Pyramidenbahn.
pyramidal tract syndrome: Pyramidenbahn-Syndrom.
pyran: Pyran.
pyranose: Pyranose.
pyranoside: Pyranosid.
pyrantel: Pyrantel.
pyrazinamide: Pyrazinamid.
pyrazine: Pyrazin.
pyrazolone: Pyrazolon.
pyretics: Pyretika.
pyretic therapy: Fiebertherapie.
pyretolysis: Fiebersenkung.
pyretotherapy: Fiebertherapie.
pyrexia: Fieber; Pyrexie.
pyridine: Pyridin.
pyridostigmine bromide: Pyridostigminbromid.
pyridoxal: Pyridoxal.
pyridoxal kinase: Pyridoxalkinase.
pyridoxal phosphate: Pyridoxalphosphat.
pyridoxamine: Pyridoxamin.
pyridoxine: Pyridoxin.
pyridoxine-responsive anemia: Pyridoxinmangelanämie.
pyridoxol: Pyridoxol.
pyrimethamine: Pyrimethamin.
pyrimidine: Pyrimidin.
pyrimidine antagonist: Pyrimidinantagonist.
pyrimidine metabolism: Pyrimidinstoffwechsel.
pyrogallol; pyrogallic acid: Pyrogallol.
pyrogenic: pyrogen.
pyrogens: Pyrogene. – **leukocytic p.:** P., endogene.
pyroglutamic acid: Pyrrolidon-5-carbonsäure.
pyromania: Pyromanie.
pyrone: Pyron.
pyronine: Pyronin.
pyrophobia: Pyrophobie.
pyrophosphate: Pyrophosphat.
pyrophosphoric acid: Pyrophosphorsäure.
pyrosis: Pyrosis; Sodbrennen.
pyrrole: Pyrrol; Imidol.
pyrrolidine: Pyrrolidin.
pyruvate: Pyruvat.
pyruvate carboxylase: Pyruvatcarboxylase.
pyruvate decarboxylase: Pyruvatdecarboxylase.
pyruvate dehydrogenase: Pyruvatdehydrogenase.
pyruvate kinase: Pyruvatkinase.
pyruvic acid: Brenztraubensäure.
pyuria: Pyurie.

P

Q

Q band: Q-Band.
Q disk: Q-Streifen.
Q (=query) **fever:** Balkanfieber, -grippe; Q-Fieber.
QRS complex: QRS-Komplex.
Q-T segment; Q-T interval: Q-T-Intervall.
Q-T syndrome: Q-T-Syndrom.
quadrangular: quadrangularis.
quadrant: Quadrant.
quadrantanop(s)ia; quadrant hemianop(s)ia: Quadrantenhemianopsie.
quadrant resection: Quadrantenresektion.
quadrate: quadratus.
quadriceps femoris: Quadrizeps.
quadricepsplasty: Quadrizepsplastik.
quadriceps reflex: Quadrizepsreflex.
quadrigeminal bodies: Vierhügel.
quadrigeminal plate syndrome: Vierhügelsyndrom.
quadrigeminy: Quadrigeminie.
quadriplegia: Quadriplegie.
quadrivalent: vierwertig.
qualitative: qualitativ.
quality: Qualität.
quality control: Qualitätskontrolle.
quantitative: quantitativ.
quantitative analysis: Maßanalyse.
quantity: Quantität.
quantum: Quant.
quantum energy: Quantenenergie.
quantum number: Quantenzahl.
quarantine: Quarantäne.
quartan fever: Viertagefieber.
quartan (malaria): Quartana.
quartz: Quarz.
quartz lamp: Quarzlampe.
quaternary: quartär.
quaternary structure: Quartärstruktur.
Quénu's operation: Quénu*-Miles* Operation.
Queckenstedt's sign: Queckenstedt* Zeichen.
Queensland tick-borne rickettsiosis; Qu. fever: Queensland-Fieber.
querulent: Querulant.
Quervain's disease: (de) Quervain* Krankheit. – **Qu.'s thyroiditis:** (de) Qu.* Thyreoiditis.
questionnaire: Fragebogen.
Queyrat's erythroplasia: Queyrat* Syndrom.
quick: schnell.
quicksilver: Quecksilber.
Quick's test: Quick* Test. – **Qu.'s time:** Qu.* Zeit. – **Qu.'s value:** Qu.* Wert.
quiet: still.
quinacrine: Mepacrin.
Quincke's disease: Quincke* Ödem. – **Qu.'s edema:** Pseudoelephantiasis. – **Qu.'s pulse:** Qu.* Zeichen.
quinidine: Chinidin.
quinine: Chinin.
quininism: Chininvergiftung.
quinoline: Chinolin.
quinolone: Chinolon.
quinone: Chinon.
quintan fever: Quintana.
quintozene: Pentachlornitrobenzol.
quintuplet: Fünfling.
quotidian malaria: Quotidiana.
quotient: Quotient. – **respiratory q.:** Q., respiratorischer.
Q wave: Q-Zacke.

R

Ra (radium): Ra (Radium).
RA (rheumatoid arthritis): RA (rheumatoide Arthritis).
rabbit fever: Hasenpest; Tularämie.
rabies: Tollwut. – **r. immune globulin** (RIG): T.-Immunglobulin. – **r. immune serum:** T.-Immunserum. – **r. vaccine:** T.-Vakzine.
rabies virus: Tollwut-Virus.
race: Rasse.
racemate: Racemat.
racemose: racemosus; traubenförmig.
racemose aneurysm: Rankenaneurysma.
racemose angioma: Rankenangiom.
rachiocele: Rhachiozele.
rachiopagus: Rhachiopagus.
rachioscoliosis: Wirbelsäulenverkrümmung.
rachiotomy: Rhachiotomie.
rachischisis: Rhachischisis.
rachitic: rachitisch.
rachitic beads: rachitischer Rosenkranz.
rachitis: Rachitis; Rhachitis.
rachitism: Rachitisanfälligkeit.
rachitogenic: rachitogen.
radial: radial.
radial aplasia: Radiusaplasie.
radial phenomenon: Radialisphänomen.
radial pulse: Radialispuls.
radian: Radiant (rad).
radiant energy: Strahlungsenergie.
radiate: radiär.
radiation: Radiatio; Strahlung. – **auditory r.; acoustic r.:** R. acustica. – **natural r.:** Strahlung, natürliche. – **optic r.; occipitothalamic r.:** R. optica. – **thalamic r.:** R. thalamica.
radiation biology: Strahlenbiologie.
radiation carcinoma: Röntgenkarzinom.
radiation castration: Strahlenkastration.
radiation cataract: Strahlenkatarakt.
radiation cytology: Strahlenzytologie.
radiation detector: Strahlendetektor.
radiation dose: Strahlendosis.
radiation effect: Strahlenwirkung.
radiation exposure: Strahlenbelastung, -exposition.
radiation field: Strahlenfeld.
radiation genetics: Strahlengenetik.
radiation hardness: Strahlenhärte.
radiation injury: Strahlen-, Röntgenschaden.
radiation nephritis: Strahlennephropathie.
radiation of the corpus callosum: Balkenstrahlung.
radiation pattern: Strahlenrelief.
radiation protection: Strahlenschutz.
radiation sickness: Strahlenkrankheit, -kater.
radiation source: Strahlenquelle.
radiation syndrome: Strahlensyndrom; Bestrahlungssyndrom.
radiation therapy: Strahlentherapie.
radiation treatment: Bestrahlung.
radiation treatment plan: Bestrahlungsplan.
radiation ulcer: Strahlenulkus.
radical: radikal; Radikal.
radical surgery: Radikaloperation.
radicotomy: Rhizotomie; Radikulotomie.
radiculalgia: Wurzelneuralgie.
radicular: radikulär.
radicular compression syndrome: Wurzelkompressionssyndrom.
radicular symptom: Wurzelsymptom.
radicular syndrome: Wurzelsyndrom.
radiculitis: Radikulitis.
radiculography: Radikulographie.
radiculoneuritis: Radikuloneuritis; Wurzelneuritis.
radiculopathy: Wurzelsyndrom.
radioactive: radioaktiv.
radioactive contamination: Strahlenverseuchung; Verstrahlung.
radioactive decay: Atomzerfall; radioaktiver Zerfall.
radioactive isotope: Radioisotop.
radioactive substance: radioaktiver Stoff.
radioactive tagging: Radiomarkierung.

radioactivity: Radioaktivität. – **artificial r.:** R., künstliche. – **natural r.:** R., natürliche.
radiobiology: Radiobiologie; Bioradiologie; Strahlenbiologie.
radiocarbon test: Radiocarbontest; Radiokarbontest.
radiocarcinogenesis: Strahlenkanzerogenese.
radiocardiography: Radiokardiographie.
radiocarpal joint: Radiokarpalgelenk.
radiochemistry: Strahlen-, Radiochemie.
radiode: Radiumträger.
radiodermatitis: Strahlen-, Radiodermatitis.
radiodiagnostics: Röntgendiagnostik.
radiogenic: radiogen.
radiogenic cachexia: Strahlenkachexie.
radiogenic fibrosis: Strahlenfibrose.
radiogenic pneumonia: Strahlenpneumonie.
radiogold: Radiogold.
radiograph: Röntgenaufnahme.
radiographic contrast: Filmkontrast.
radiographic technique: Aufnahmetechnik.
radiography: Radiographie.
radiography of petrous bone (Chaussé): Chaussé* Aufnahme.
radioimmunoassay (RIA): Radioimmunoassay (RIA).
radioimmunoelectrophoresis: Radioimmunoelektrophorese.
radioiodine therapy: Radiojodtherapie.
radioiodine uptake test: Radiojodtest.
radioisotope: Radioisotop.
radioisotope renography: Radioisotopennephrographie.
radioisotope scanning of the thyroid: Schilddrüsenszintigraphie.
radiology: Radiologie.
radiolucent: strahlendurchlässig.
radiolysis: Radiolyse.
radiomanometry: Radiomanometrie.
radiometer: Strahlungsmeßgerät.
radiometry: Radiometrie.
radiomimetic: Radiomimetikum.
radiomutation: Strahlenmutation.
radionecrosis: Strahlen-, Radionekrose.
radionuclide: Radionuklid.
radionuclide angiocardiography: Radionuklid-Angiokardiographie.
radionuclide cisternography: Liquor(raum)szintigraphie.
radionuclide ventriculography: Radionuklid-Ventrikulographie.
radiopaque: röntgenpositiv.
radiopaque material: Kontrastmittel.
radioparent: röntgennegativ.
radioperiostal reflex: Radiusperiostreflex.
radiopharmaceutical: Radiopharmakon.
radiopharmacology: Radiopharmakologie.
radioprotective drugs: Strahlenschutzsubstanzen.
radioreaction: Strahlenreaktion.
radioresistance: Strahlenresistenz.
radiosensitivity; radiosensibility: Strahlensensibilität; Röntgensensibilität.
radiostereoscopy: Röntgenstereoskopie.
radiosterilization: Strahlensterilisation.
radiotelemetry: Radiotelemetrie.
radiotherapy; radiotherapeutics: Radiotherapie; Strahlentherapie.
radiotoxicity: Radiotoxizität.
radiotransparent: strahlendurchlässig.
radioulnar joint: Radioulnargelenk.
radium: Radium.
radium container: Radiumträger.
radium emanation: Radiumemanation.
radium needle: Radiumnadel, -röhrchen.
radium therapy: Radiumtherapie.
radius: Radius.
radius aplasia: Radiusaplasie.
radix: Radix; Wurzel (↗ root).
radon: Radon.
raffinose: Raffinose.
rage: Wut; Raserei; Furor.
ragocyte: Ragozyt; Rhagozyt.
railroad nystagmus: Eisenbahnnystagmus.
rale: Rasselgeräusch. – **consonating r.:** R., klingendes. – **crepitant r.:** R., knisterndes. – **dry r.:** R., trockenes. – **moist r.; crackling r.:** R., feuchtes. – **sibilant r.:** R., pfeifendes.
ramicotomy: Ramikotomie.
ramified: verzweigt.
Ramon's flocculation test: Ramon* Reaktion.
ramose: verzweigt.
Ramstedt's operation: Ramstedt* (-Weber*) Operation.
ramulus: Ramulus.
ramus: Ramus; Ast; Zweig.

randomization: Randomisierung.
random mating: Panmixie.
random sample: Zufallsstichprobe.
random selection: Zufallsauslese.
range of accommodation: Akkommodationsbreite.
ranitidine: Ranitidin.
Ranke's stages: Ranke* Dreistadienlehre.
R antigen: R-Antigen.
ranula: Ranula.
Ranvier's node: Ranvier* Schnürring.
rape: Vergewaltigung; Notzucht.
raphe: Raphe.
rapid: schnell.
rapid analysis: Schnelltests.
rapid desensitization: Schnelldesensibilisierung.
rapid eye movement (REM): schnelle Augenbewegung.
rapid transfusion: Schnelltransfusion.
Rapoport's test: Rapoport* Test.
rapport: Rapport.
rapture of the depth: Tiefenrausch.
raptus: Raptus.
rare: selten.
rare-earths: Seltenerdmetalle.
rarefaction: Rarefizierung.
rash: Hautausschlag; Vorexanthem; Rash.
raspatory: Raspatorium.
raspberry tongue: Himbeerzunge.
RAST (radioallergosorbent test): RAST.
Rastelli's operation: Rastelli* Operation.
rat-bite fever: Rattenbißfieber, -krankheit.
rate: Rate.
rate of mutation: Mutationsrate.
rat-flea: Rattenfloh.
Rathbun's disease: Rathbun* Syndrom.
Rathke's pouch: Rathke* Tasche.
ratio: Verhältnis.
rational: rational.
rationalization: Rationalisierung.
rat lungworm: Rattenlungenwurm.
rat-mite dermatitis: Rattenmilbendermatitis.
rat plague: Rattenpest.
Ratschow's (peripheral vascular) test: Ratschow* Lagerungsprobe.
rat tapeworm: Rattenbandwurm.
rattle: Rasseln.
rattlesnake: Klapperschlange.
raubasine: Raubasin.
Rauber's layer: Rauber* Schicht.
rauwolfia: Rauwolfia; Rauvolfia.
RAV (Rous associated virus): Rous*-assoziiertes Virus.
raw: roh.
ray: Strahl.
ray fungus: Strahlenpilz.
Rayleigh equation: Rayleigh* Gleichung. – **R.'s scattering:** R.* Anomalie.
Raymond's syndrome: Raymond* Syndrom. – **R.-Cestan syndrome:** R.*-Cestan* Syndrom.
Raynaud's disease: Raynaud* Krankheit. – **R.'s phenomenon:** R.* Phänomen.
rays: Strahlung; Strahlen. – **characteristic r.:** St., charakteristische. – **cosmic r.; Millikan r.:** St., kosmische.
Rb (rubidium): Rb (Rubidium).
RBBB (right bundle branch block): RSB (Rechtsschenkelblock).
RBC (red blood cell): Ery (Erythrozyt).
RBE (relative biological effectiveness): RBW (relative biologische Wirksamkeit).
RD (reaction of degeneration): EAR, EaR (Entartungsreaktion).
reabsorption: Rückresorption; Reabsorption.
reaction: Reaktion. – **allergic r.:** R., allergische. – **anamnestic r.:** R., anamnestische. – **anaphylactic r.:** R., anaphylaktische. – **delayed r.:** R., verzögerte.
reaction of degeneration (RD): Entartungsreaktion.
reaction time: Reaktionszeit.
reaction type: Reaktionstyp.
reactivation: Reaktivierung.
reactive: reaktiv.
reactivity: Reaktivität; Reagibilität.
readiness potential of Kornhuber-Deecke: Bereitschaftspotential.
reading chart: Leseprobentafel.
reading disability: Leseunfähigkeit.
Read's method: Read* Entbindungsverfahren.
reagent: Reagens; Reagenz.
reagin: Reagin.
real: real.
reality: Realität.
realization: Ausführung.
real-time ultrasound: Echtzeitverfahren.
reamputation: Nach-, Reamputation.
reanastomosis: Reanastomosierung.
rebound effect: Bremseffekt.

rebound phenomenon: *neur* Rebound-Effekt.
rebound tenderness: Loslaßschmerz.
rebreathing: Rückatmung.
recalcification: Rekalzifikation.
recalcification tetany: Rekalzifikationstetanie.
recalcification time: Rekalzifizierungszeit.
recall antigens: Recall-Antigene.
recanalisation: Rekanalisation, -sierung.
reception: Aufnahme.
receptive: rezeptiv.
receptor: Rezeptor. – **adrenergic r.:** R., adrenerger. – **cholinergic r.:** R., cholinerger. – **sensory r.:** R., sensorischer.
recess: Einbuchtung (↗recessus).
recessive: rezessiv.
recessivity: Rezessivität.
recess(us): Recessus. – **duodenal r.:** R. duodenalis. – **epitympanic r.; attic r.:** R. epitympanicus. – **spherical r.:** R. sphaericus. – **tympanic membrane r.:** R. membranae tympani.
recidivity: Rezidivneigung.
recipient: Empfänger.
reciprocal: reziprok.
recirculation: Rezirkulation.
(von) Recklinghausen's disease: v. Recklinghausen* Krankheit.
reclination: Reklination.
reclination therapy: Reklinationsbehandlung.
recognition: Erkennung.
recombinant: rekombinant.
recombinant DNA technology: Gentechnologie.
recombination: Rekombination.
recompression: Rekompression.
recon: Rekon.
reconstructive: rekonstruktiv.
recording: Aufzeichnung.
recovery: Erholung; Genesung; Heilung; Rekonvaleszenz.
recovery room: Wachstation.
recrudescence: Rekrudeszenz; Wiederaufbrechen.
recruitment: Lautstärkeausgleich; Rekruitment.
rectal: rektal.
rectal abscess: Mastdarmabszeß.
rectal atresia: Rektumatresie.
rectal carcinoma: Mastdarmkrebs.
rectal fistula: Rektal-, Mastdarmfistel.
rectal hernia: Rektumhernie; Mastdarmbruch.
rectal incontinence: Stuhlinkontinenz.
rectal polyp: Rektumpolyp.
rectal prolapse: Rektumprolaps; Mastdarmvorfall.
rectal reflex: Mastdarmreflex.
rectal resection: Rektumresektion.
rectal temperature: Rektaltemperatur.
rectal tenesmus: Stuhldrang, schmerzhafter.
rectangle: Rechteck.
rectangular: rechteckig.
rectectomy: Rektumamputation.
rectilinear: geradlinig.
rectitis: Proktitis.
rectocele: Rektozele.
rectoscope: Rektoskop.
rectoscopy: Rektoskopie.
rectosigmoidectomy: Rektosigmoidektomie.
rectosigmoidoscope: Rektosigmoidoskop.
rectosigmoidostomy: Rektosigmoidostomie.
rectovaginal fistula: Rektovaginalfistel; Mastdarm-Scheiden-Fistel.
rectovesical fistula: Rektovesikalfistel; Mastdarm-Blasen-Fistel.
rectum: Rektum; Rectum.
rectum biopsy: Rektumbiopsie.
rectus incision: Rektusschnitt.
rectus (muscle): Rektus.
rectus oculi paresis: Rectus-oculi-Parese.
rectus sheath: Rektusscheide.
recumbent: rekliniert.
recuperation: Rekonvaleszenz; Erholung.
recurarization: Rekurarisierung.
recurrent: rekurrierend.
recurrent fever: Rekurrensfieber.
recurvation: Rekurvation.
red: rot.
red blindness: Rotblindheit.
red blood cell cast: Erythrozytenzylinder.
red blood cell concentrate: Erythrozytenkonzentrat; Erythrozytenkonserve.
red blood count: Erythrozytenzählung.
Red Cross: Rotes Kreuz.
red-green blindness: Rot-Grün-Blindheit.
redhairedness: Rothaarigkeit; Erythrotrichie.
redislocation: Reluxation.

red nose, chronic: Nasenröte.
red of the lips: Lippenrot.
Redon drainage: Redon* Drainage.
redox: Redox.
redox catalyst: Redoxkatalysator.
redox potential: Redoxpotential.
redox reaction: Redoxreaktion.
redox scale: Redoxskala.
redox system: Redoxsystem.
redox titration: Redoxtitration.
redressement: Redressement; Redression.
red tongue: Zungenröte.
reduced: verringert.
reducible: reponibel.
reducing: reduzierend.
reducing agent: Reduktionsmittel.
reducing diet: Abmagerungsdiät, -kur.
reducing test: Reduktionsprobe.
reductase: Reductase.
reduction: Reduktion; Abnahme; Verringerung.
reduction deformity: Hemmungs(fehl)bildung.
reduction diet: Reduktionsdiät, -kost; Abmagerungskur.
reduction division: Reduktionsteilung.
reduction mammoplasty: Mammareduktion.
reduction plasty: Reduktionsplastik.
redundancy: Redundanz.
redundant: redundant.
reduplication: Reduplikation.
Reduviidae: Reduviidae.
Reed-Sternberg cell: Reed* Zelle.
reentrance; reentry: Reentrance; Reentry; Erregungsrückkehr.
reentry type of extrasystole: Umkehr-Extrasystole.
Reese-Blodi-Krause syndrome: Reese*(-Blodi*-Krause*) Syndrom.
reexposure: Reexposition.
reference value: Referenzwert.
refertilization: Refertilisierung, -sation.
reflectance photometer: Reflektometer.
reflection: Reflexion.
reflective light microscopy: Auflichtmikroskopie.
reflector: Reflektor.
reflectory: reflektorisch.
reflex: Reflex. – **antagonistic r.:** R., alternierender. – **cardiovascular r.; Bainbridge r.:** R., kardiovaskulärer. – **conditioned r.:** R., bedingter. – **crossed r.; consensual r.:** R., gekreuzter. – **exteroceptive r.:** R., exterozeptiver. – **inborn r.:** R., angeborener. – **paradoxical r.:** R., paradoxer. – **pathologic r.:** R., pathologischer. – **psychogalvanic r.:** R., psychogalvanischer. – **spinal r.:** R., spinaler. – **tonic r.:** R., tonischer. – **unconditioned r.:** R., unbedingter. – **visceral r.:** R., viszeraler.
reflex arc: Reflexbogen.
reflex automatism: Reflexautomatie.
reflex bladder: Reflexblase.
reflex center: Reflexzentrum.
reflex chain: Reflexkette.
reflex contracture: Reflexkontraktur.
reflex epilepsy: Reflexepilepsie.
reflex inhibition: Reflexhemmung.
reflex latency: Reflexzeit.
reflex loop: Leitungsbogen.
reflex movement: Reaktivbewegung.
reflexogenic: reflexogen; reflexauslösend.
reflexology: Reflexologie.
reflexotherapy: Reflextherapie.
reflex pattern: Reflexmuster.
reflex spasm: Reflexkrampf. – **saltatory r. s.:** R., saltatorischer.
reflex zone: Reflexzone.
reflux: Reflux. – **biliary-pancreatic r.:** R., biliopankreatischer. – **duodenogastric r.:** R., duodenogastraler. – **gastroesophageal r.:** R., gastroösophagealer. – **pyelorenal r.:** R., pelvirenaler; R., pyelorenaler. – **vesicoureteral r.:** R., vesikoureteraler.
reflux disease: Refluxösophagitis.
reflux gastritis: Refluxgastritis.
refraction: Refraktion; Brechung.
refraction of light: Lichtbrechung.
refractive error: Brechungsfehler.
refractive hyperopia: Brechungshyperopie.
refractive lenses: Brillengläser.
refractive myopia: Brechungsmyopie.
refractive power: Brechkraft.
refractometer: Refraktometer.
refractory: refraktär.
refractory period: Refraktärperiode, -phase. – **relative r. p.:** R., relative.
refracture: Refraktur.
refreshing: Anfrischung.
refrigerant: Kühlmittel.
refrigeration: Kühlung.
Refsum's disease: Refsum*(-Thiébaut*) Krankheit.

refusion: Retransfusion.
regeneration: Regeneration. – **epimorphic r.:** R., echte. – **heteromorphous r.:** R., falsche.
regeneration of nerves: Nervenregeneration.
regenerative: regenerativ.
regimen: Regime.
region: Gebiet.
regional: regionär; regional.
regional anesthesia: Lokal-, Regionalanästhesie.
region(s): Regio (Pl. Regiones). – **abdominal r.:** Regg. abdominis. – **dorsal r.:** Regg. dorsi. – **pectoral r.:** Regg. pectoris.
registration: Registrierung; Aufzeichnung.
regression: Regression.
regression analysis: Regressionsanalyse.
regression line: Regressionsgerade.
regression syndrome, caudal: Regressionssyndrom, kaudales.
regressive: regressiv; regredient.
regular: regulär.
regulation: Regulation.
regulator gene: Regulator-Gen.
regulatory disorder: Regulationsstörung.
regurgitant: regurgitierend.
regurgitant bloodflow: Pendelblut.
regurgitant murmur: Insuffizienzgeräusch.
regurgitation: Regurgitation.
rehabilitation: Rehabilitation; Wiederherstellung; Resozialisierung.
Rehfuss' tube: Rehfuß* Sonde.
Rehn hook: Rehn* Haken. – **R. suture:** R.* Naht. – **R.-Fowler position:** R.*-Fowler* Lagerung.
rehydration: Rehydratation.
Reichert's cartilage: Reichert* Knorpel.
Reifenstein's syndrome: Reifenstein* Syndrom.
Reilly's syndrome: Reilly* Syndrom.
reimplantation: Reimplantation.
reinfarction: Reinfarkt.
reinfection: Reinfekt; Reinfektion.
reinforcement: Verstärkung.
reinfusion: Reinfusion.
Reinke's crystals: Reinke* Kristalle. – **R.'s edema:** R.* Ödem.
reinnervation: Reinnervation.
Reissner's membrane: Reissner* Membran.
Reiter's syndrome: Reiter* Syndrom.
rejection: Abstoßung; Rejektion.
rejection reaction: Abstoßungsreaktion.
relaparotomy: Relaparotomie.
relapse: Rezidiv; Rückfall.
relapsing: rezidivierend; rekurrierend.
relapsing fever: Rückfallfieber; Wechsel-, Rekurrensfieber.
relation: Verhältnis; Relation.
relationship: Zusammenhang.
relative: relativ.
relative biological effectiveness (RBE): relative biologische Wirksamkeit.
relative group: Angehörigengruppe.
relative polycythemia: Pseudopolyglobulie.
relaxant: Relaxans.
relaxation: Entspannung; Erschlaffung; Relaxation.
relaxation atelectasis: Entspannungsatelektase.
relaxation period: Entspannungszeit.
relaxation time: Relaxationszeit.
relaxin: Relaxin.
relay cells: Relaiszellen.
relay nuclei: Schalt-, Relaiskerne.
release: Freisetzung.
release mechanism: Auslösemechanismus.
releasing hormone: Releasing-Hormon.
reliability: Reliabilität.
relief: Entlastung; Erleichterung.
relieving incision: Entlastungsschnitt.
REM (rapid eye movements) **sleep:** REM-Phase.
Remak's fibers: Remak* Fasern. – **R.'s ganglion:** R.*-Bidder* Haufen. – **R.'s sign:** R.* Zeichen.
remedial operation: Umwandlungsoperation.
remedy: Heilmittel; Medikament; Remedium.
remission: Remission.
remittent: remittierend.
remnant: Rest.
removal: Entfernung.
ren: Niere; Ren. – **ren mobilis:** Ren mobilis; R. migrans; Wanderniere.
renal: renal.
renal abscess: Nierenabszeß.
renal adenoma: Nierenadenom.
renal adenomyosarcoma: Nierenadenomyosarkom.

renal agenesis: Nierenagenesie.
renal amyloidosis: Nierenamyloidose.
renal angiography: Nierenangiographie.
renal antibodies: Nierenantikörper.
renal artery: Nierenarterie; Renalis.
renal artery stenosis: Nierenarterienstenose.
renal bed: Nierenlager; Nierenloge.
renal biopsy: Nierenbiopsie.
renal calculus: Nierenstein.
renal calices: Calices renales; Nierenkelche.
renal capsule: Nierenkapsel.
renal carbuncle: Nierenkarbunkel.
renal carcinoma: Nierenkarzinom.
renal cell carcinoma: Nierenzellkarzinom.
renal colic: Nierenkolik.
renal corpuscles: Nierenkörperchen.
renal cortex: Nierenrinde.
renal cyst: Nierenzyste.
renal cystography: Nephrozystographie.
renal decapsulation: Nierendekapsulation.
renal denervation: Nierendenervierung.
renal diabetes: Nierendiabetes.
renal duplication: Doppelniere.
renal edema: Nierenödem.
renal embolism: Nierenembolie.
renal fistula: Nierenfistel.
renal glycosuria: renale Zuckerausscheidung.
renal gout: Nierengicht.
renal gravel: Nierengrieß, -sand.
renal hemorrhage: Nierenblutung.
renal hydrogen ion excretion: renale Wasserstoffionenausscheidung.
renal infarction: Niereninfarkt.
renal insufficiency: Niereninsuffizienz.
renal lobe: Nierenlappen.
renally excreted: harnfähig.
renal malformation: Nierenfehlbildung.
renal necrosis: Nierennekrose.
renal papilla: Nierenpapille.
renal pedicle: Nierenstiel.
renal pelvis: Nierenbecken.
renal plain radiography: Nierenleeraufnahme.
renal plasma flow: Nierenplasmastrom.
renal pyramids: Nierenpyramiden.
renal sarcoma: Nierensarkom.
renal scanning: Nierenszintigraphie.
renal sugar excretion: renale Zuckerausscheidung.
renal threshold: Nierenschwelle.
renal transplantation: Nierentransplantation.
renal tubule: Nierentubulus.
renal tumor: Nierentumor.
renal vein thrombosis: Nierenvenenthrombose.
Rendu-Osler-Weber disease: Rendu*-Osler*-Weber* Syndrom.
renewal: Erneuerung.
reniculus: Renculus.
renin: Renin.
rennet: Lab.
rennin: Rennin.
renography: Renographie.
renopathy: Renopathie.
renorenal: renorenal.
renotrop(h)ic: renotrop.
renovascular: renovaskulär.
Renshaw cells: Renshaw* Zellen.
reovirus: REO-Virus.
repair: Wiederherstellung; Reparatur; Reparation.
repair enzyme: Reparaturenzym.
repellent: Repellent.
replacement: Ersatz.
replantation: Re(im)plantation.
replicable: reproduzierbar.
replicase: Replicase.
replication: Replikation.
replicon: Replicon; Replikon.
repolarization: Repolarisation; Erregungsrückbildung.
reposition: Reposition.
repression: Repression.
repressive: repressiv.
repressor: Repressor.
reproducible: reproduzierbar.
reproduction: Reproduktion; Fortpflanzung.
reproductive: reproduktiv.
reproductive organs: Geschlechtsorgane.
reptilase test: Reptilasetest.
repulsion: Abstoßung.
RES (reticuloendothelial system)**:** RES (retikulo-endotheliales System).
rescue: Rettung; Bergung.
rescue handling techniques: Bergegriffe.
rescuer: Retter.
rescue work: Bergung.
research: Forschung; Erforschung.

resectable: resezierbar.
resection: Resektion.
resection of the colon: Kolonresektion.
resection of the prostate: Prostataresektion. – **transurethral r.** (TUR) **(of the prostate):** P., transurethrale.
resectoscope: Resektionszystoskop; Resektoskop.
reserpine: Reserpin.
reserve: Reserve.
reserve air: Reserveluft.
reserve volume: Reservevolumen. – **expiratory r. v.:** R., exspiratorisches. – **inspiratory r. v.:** R., inspiratorisches.
residual: Residual-.
residual air: Residualluft; Minimalluft.
residual cavity: Restkaverne.
residual circulation: Restkreislauf.
residual delusion: Residualwahn.
residual urine: Restharn.
residual volume: Rest-, Residualvolumen.
residue: Rest.
resin: Harz.
resistance: Resistenz; Widerstand; Abwehr. – **electrical r.:** W., elektrischer. – **peripheral r.:** W., peripherer.
resistance determination: Resistenzbestimmung.
resistance factor: Resistenzfaktor.
resistance to infection: Infektionsabwehr.
resistance to therapy: Therapieresistenz.
resistance transfer factor: Resistenztransferfaktor.
resistance vessels: Widerstandsgefäße.
resistant: resistent.
resolution: Auflösung(svermögen); Resolution.
resolvent: auflösend; (schleim)lösendes Mittel.
resonance: Resonanz. – **affective r.:** R., affektive. – **nuclear magnetic r.:** R., kernmagnetische.
resonant frequency: Eigenfrequenz.
resorcin: Resorcin; Resorzin.
resorption: Resorption.
resorption atelectasis: Resorptionsatelektase.
respiration: Atmung; Atmen; Respiration; Beatmung. – **aerobic r.:** A., aerobe. – **anaerobic r.:** A., anaerobe. – **artificial r.:** A., künstliche. – **Biot's r.:** A., intermittierende. – **Cheyne-Stokes r.:** A., periodische. – **external r.:** A., äußere. – **internal r.:** A., innere. – **Kussmaul's r.:** A., große. – **paradoxical r.:** A., paradoxe. – **periodic r.:** A., periodische.
respiration work: Atemarbeit.
respirator: Beatmungsgerät; Respirator; Atemapparat (techn.).
respiratory: respiratorisch. – **r. failure:** r. Insuffizienz. – **r. quotient:** r. Quotient.
respiratory arrest: Atemstillstand.
respiratory center: Atemzentrum.
respiratory chain: Atmungskette.
respiratory control: Atemregulation.
respiratory depression: Atemdepression.
respiratory distress: Atemnot.
respiratory distress syndrome (RDS): Atemnotsyndrom. – **adult RDS** (ARDS): A. des Erwachsenen. – **RDS of the premature infant:** A. der Frühgeborenen.
respiratory epithelium: Alveolarepithel.
respiratory equivalent: Atemäquivalent.
respiratory exercises: Atemgymnastik.
respiratory insufficiency: Atmungs-, Ateminsuffizienz.
respiratory minute volume: Atemminutenvolumen.
respiratory musculature: Atemmuskulatur.
respiratory neurosis: Atemneurose.
respiratory paralysis: Atemlähmung.
respiratory poison: Atemgift.
respiratory rate: Atemfrequenz.
respiratory reserve: Atemreserve.
respiratory sounds: Atemgeräusch.
respiratory system: Atemwege; Atemapparat (anat.); Atmungsorgane; Apparatus respiratorius.
respiratory therapy: Atemtherapie.
respiratory tract: Respirationstrakt.
respiratory volume: Atemvolumen.
response: (Reiz-)Antwort; Reaktion.
rest: Ruhe.
rest angina: Ruheangina.
restiform: restiform; strangförmig.
resting activity: Ruhetätigkeit.
resting phase; *genet* **resting stage:** Ruhephase.
resting potential: Ruhe(membran)potential; Bestandspotential.
resting tremor: Ruhetremor.
restitution: Restitution; Wiederherstellung; Reparatur.
restless legs: unruhige Beine.

restless legs syndrome: Wittmaack*-Ekbom* Syndrom.
restlessness: Unruhe.
restoration: Wiederherstellung; Reparatur.
restorative: wiederherstellend; restaurativ; reparativ.
rest position: Ruhehaltung.
restraint: Ruhigstellung; Zwang (äußerer).
restriction: Restriktion; Einengung.
restriction enzyme: Restriktionsenzym.
restrictive: restriktiv.
result: Ergebnis.
resuscitation: Reanimation; Wiederbelebung. – **cardiopulmonary r.** (CPR): R., kardiopulmonale.
resuscitation time: Wiederbelebungszeit.
retained: retiniert.
retained placenta: Plazentaretention; Nachgeburtsverhaltung.
retardation: Retardation, -dierung; Entwicklungsverzögerung; Zurückbleiben; Verspätung; Verzögerung.
retarded: retardiert.
retching: Würgen.
rete: Rete; Netz(werk). – **malpighian r.:** R. Malpighi. – **r. mirabile:** Wundernetz, arterielles.
retention: Retention.
retention cyst: Retentionszyste.
retention of secretion: Sekretverhaltung.
retention of urine: Harnverhaltung.
retention time: Verweildauer.
reticular; reticulate: retikulär; netzförmig.
reticular cell: Retikulumzelle.
reticular fiber: Gitterfaser.
reticular formation: Formatio reticularis.
reticular tissue: Retikulargewebe.
reticulin: Reticulin.
reticuloangiomatosis: Retikuloangiomatose.
reticulocyte: Retikulozyt.
reticulocyte crisis: Retikulozytenkrise.
reticulo(cyto)penia: Retikulo(zyto)penie.
reticulocytosis: Retikulozytose.
reticuloendothelial system: retikulohistiozytäres System.
reticuloendotheliosis: Retikuloendotheliose.
reticuloendothelium: Retikuloendothel.
reticulohistiocytosis: Retikulohistiozytose.
reticulolymphosarcoma: Retikulolymphosarkom.
reticulosarcoma: Retikulosarkom; Retikulumzellensarkom.
reticulosis: Retikulose. – **histiocytic medullary r.; familial histiocytic r.:** R., histiozytäre medulläre. – **lipomelanic r.:** R., lipomelanotische. – **malignant r.:** R., maligne.
reticulum: Retikulum.
reticulum cell sarcoma: Retothelsarkom.
retina: Retina; Netzhaut.
retinaculum: Retinaculum; Halteband. – **extensor r.:** R. extensorum. – **flexor r.:** R. flexorum. – **patellar r.:** R. patellae.
retinal: retinal.
retinal artery: Netzhautarterie.
retinal coloboma: Netzhautkolobom.
retinal cone: Zapfen.
retinal detachment: Retina-, Netzhautablösung; Ablatio retinae.
retinal edema: Retinaödem.
retinal image: Netzhautbild.
retinal infarct: Netzhautinfarkt.
retinal points: Netzhautpunkte.
retinal reflexes: Netzhautreflexe.
retinal tear: Netzhautriß.
retinal thrombosis: Netzhautthrombose.
retinitis: Retinitis; Netzhautentzündung. – **exudative r.:** R. exsudativa. – **hemorrhagic r.:** R. haemorrhagica. – **septic r.:** R., septische.
retinoblastoma: Retinoblastom.
retinochoroiditis: Retinochorioiditis.
retinography: Retinographie.
retinoic acid: Retinsäure.
retinoid: Retinoid.
retinol: Retinol.
retinopathy: Retinopathia, -pathie; Netzhauterkrankung.
retinopathy of prematurity: retrolentale Fibroplasie.
retinoschisis: Retinoschisis.
retinoscopy: Retinoskopie.
retinosis: Retinose.
retothelium: Retothel.
retractile: retraktil.
retraction: Retraktion; Einziehung.
retraction of the eardrum: Trommelfelleinziehung.
retraction ring: Retraktionsfurche.
retraction ring (Bumm): Bumm* Kontraktionsring.
retractor: Wundhaken; Wundspreizer.
retroauricular: retroaurikulär.

retrobulbar: retrobulbär.
retrobulbar neuritis: Retrobulbärneuritis.
retrocardiac: retrokardial.
retrocaval: retrokaval.
retrocecal: retrozäkal.
retrocession: Retrozession.
retrocochlear: retrokochlear.
retrocolic: retrokolisch.
retrocollis: Retrocollis.
retrocursive: retrokursiv; rekursiv.
retroflexion of uterus: Retroflexio uteri.
retro-Gasserian rhizotomy: retroganglionäre Neurotomie.
retrograde: retrograd; rückläufig.
retrograde drainage pyelogram: Ablaufpyelogramm.
retrograde hernia: Maydl* Hernie.
retrolabyrinthine: retrolabyrinthär.
retrolental; retrolenticular: retrolental.
retromalleolar: retromalleolär.
retromammary: retromammär, -mammalis.
retronasal space: Retronasalraum.
retropelvic: retropelvin.
retroperistalsis: Retroperistaltik.
retroperitoneal: retroperitoneal.
retroperitoneal fibrosis: Retroperitonealfibrose.
retropharyngeal: retropharyngeal.
retroplacental: retroplazentar.
retropneumoperitoneum: Retropneumoperitoneum.
retroposition: Retropositio, -position.
retropubic: retropubisch.
retropulsion: Retropulsion.
retropulsive: retropulsiv.
retrospective: retrospektiv.
retrospondylolisthesis: Retrolisthesis.
retrosternal: retrosternal.
retrotonsillar: retrotonsillär.
retrouterine: retrouterin.
retrovaccine: Retrovakzine.
retroversion of uterus: Retroversio uteri.
retrovirus: Retrovirus.
retrusion: Retrusion.
Rett's syndrome: Rett* Syndrom.
Retzius' lines: Retzius* Streifen. – **R.' space:** R.* Raum. – **R.' veins:** R.* Venen.
revaccination: Revakzination; Zweitimpfung.
revascularization: Revaskularisation.
Reverdin's graft: Reverdin* Plastik. – **R.'s needle:** R.* Nadel.
reverse: umgekehrt.
reversed shunt: Shuntumkehr.
reversible: reversibel.
reversion: Reversion.
revertant: Revertante.
revision: Revision.
revitalization: Revitalisierung.
revivification: Wundanfrischung.
revulsion: Revulsion.
revulsive; revulsant: Revulsivum.
Reye's syndrome: Reye*(-Morgan*-Baral*) Syndrom.
Reynolds number: Reynolds* Zahl.
R factor (resistance transfer factor)**:** Resistenzfaktor.
RH (releasing hormone)**:** RH (Releasing-Hormon).
Rhabditis: Rhabditis.
rhabdomyolysis: Rhabdomyolyse.
rhabdomyoma: Rhabdomyom.
rhabdomyosarcoma: Rhabdomyosarkom.
rhabdovirus: Rhabdovirus.
rhachischisis: Rhachischisis.
rhagade: Rhagade.
rhamnose: Rhamnose.
Rh antibodies: Rh(Rhesus)-Antikörper.
Rh antigens: Rhesus-Antigene.
Rh blood group: Rhesus-System.
rheobase: Rheobase.
rheography: Rheographie.
rheology: Rheologie.
rheoplethysmography: Rheoplethysmographie.
Rh erythroblastosis: Rh-Erythroblastose.
rhesus monkey: Rhesusaffe.
rheumatic: rheumatisch.
rheumatic nodule: Rheumaknötchen.
rheumatism: Rheuma(tismus). – **nodose rh.:** Rh. nodosus. – **palindromic rh.:** Rh., palindromischer.
rheumatoid: rheumatoid.
rheumatoid arthritis: chronische (progressive) Polyarthritis.
rheumatoid factor: Rheumafaktor.
rhexis: Rhexis.
Rh factor: Rh-Faktor; Rhesusfaktor.
rhinalgia: Rhinodynie; Nasenschmerz.
Rh incompatibility: Rhesus-Inkompatibilität.
rhinencephalic: rhinenzephal.
rhinencephalon: Rhinencephalon.
rhinism: Rhinolalie; Näseln.

rhinitis: Rhinitis; Nasenschleimhautentzündung. – **acute rh.:** Rh. acuta. – **allergic rh.:** Rh. allergica. – **atrophic rh.:** Rh. atrophica(ns). – **chronic hyperplastic rh.:** Rh. hyperplastica. – **chronic hypertrophic rh.:** Rh. hypertrophica(ns). – **pseudomembranous rh.:** Rh. pseudomembranacea. – **vasomotor rh.:** Rh. vasomotorica.
rhinobasal: rhinobasal.
rhinoblennorrhea: Rhinoblennorrhö.
rhinocephaly: Rhinozephalie.
rhinodynia: Rhinodynie; Nasenschmerz.
rhinogenous: rhinogen.
rhinolalia: Rhinolalie.
rhinolith: Nasenstein; Rhinolith.
rhinology: Rhinologie.
rhinomycosis: Rhinomykose.
rhinopathy: Rhinopathia; Rhinopathie.
rhinopharyngitis: Rhinopharyngitis.
rhinopharynx: Rhinopharynx; Epipharynx.
rhinophonia: Rhinophonie; Nasalität.
rhinophycomycosis: Rhinophykomykose.
rhinophyma: Rhinophym.
rhinoplasty: Nasenplastik; Rhinoplastik.
rhinorrhagia: Rhinorrhagie; Nasenbluten.
rhinorrhea: Rhinorrhö.
rhinoscleroma: Rhinosklerom.
rhinoscopy: Rhinoskopie.
rhinosporidiosis: Rhinosporidiose.
rhinovaccine: Rhinovakzine.
rhinovirus: Rhinovirus; Schnupfenvirus.
rhitidectomy: Straffungsoperation.
Rhizobium: Rhizobium.
rhizoid: Rhizoid.
rhizolysis: Rhizolyse.
rhizomelic: rhizomelisch.
rhizoneure: Rhizoneuron.
Rhizopoda: Rhizopoda; Wurzelfüßler.
Rhizopus: Rhizopus.
rhizotomy: Rhizotomie; Wurzeldurchschneidung.
Rh negative (Rh^-): rh-negativ.
rhodamine: Rhodamin.
Rhodnius prolixus: Rhodnius prolixus.
rhodopsin: Rhodopsin; Rodopsin.
rhombencephalon: Rhombencephalon.
rhomboid(eus): rhomboid(eus).
rhomboid fossa: Rautengrube.
rhonchi: Rhonchi; Rasselgeräusche; Giemen.
rhotacism: Rhotazismus.
Rh positive (Rh^+): Rh-positiv.
Rh sensitization: Rhesus-Sensibilisierung.
rhythm: Rhythmus.
rhythmicity: Rhythmik.
rhythm method of contraception: Kalendermethode.
rhytidectomy: Rhytidektomie.
RIA (radioimmunoassay): RIA (Radioimmunoassay).
rib: Rippe; Costa.
Ribbing(-Müller) disease: Ribbing* Syndrom.
rib erosion: Rippenusur.
rib fracture: Rippenfraktur.
rib hump: Rippenbuckel.
riboflavin: Riboflavin.
ribonuclease: Ribonuclease.
ribonucleic acid (RNA): Ribonucleinsäure (RNS).
ribonucleoprotein: Ribonucleoprotein.
ribonucleoside: Ribonucleosid.
ribonucleotide: Ribonucleotid.
ribose: Ribose.
ribose phosphate: Ribosephosphat.
ribosomal: ribosomal.
ribosome: Ribosom.
rib raspatory: Rippenraspatorium.
ribulose: Ribulose.
rice: Reis.
rice bodies: Reiskörperchen.
rice-field fever: Reisfeldfieber; Batavia-Fieber.
rice gruel: Reisschleim.
rice-water stool: Reiswasserstuhl.
Richet's phenomenon: Richet* Phänomen.
Richmond's crown: Richmond* Krone.
ricin: Ricin.
rickets: Rachitis; Rhachitis. – **renal r.:** R., renale. – **vitamin D-resistant r.:** R., Vitamin-D-resistente.
Rickettsia: Rickettsia. – **R. mooseri; R. typhi:** R. mooseri. – **R. siberica:** R. sibirica. – **R. tsutsugamushi; R. akamushi; R. orientalis:** R. tsutsugamushi.
rickettsial antigen: Rickettsienantigen.
rickettsial disease: Rickettsiose.
rickettsial pox: Rickettsienpocken.
rickettsiosis: Rickettsiose.
riders' bone: Reiterknochen.
ridge: Crista.
ridge of nose: Nasenwall.

Rieckenberg's test: Rieckenberg* Reaktion.
Riedel's process; R.'s lobe: Riedel* Fortsatz, Lappen. – **R.'s struma; R.'s disease; R.'s thyroiditis:** R.* Struma.
Rieder's lymphocyte; R.'s cell: Rieder* Form.
Rieger's anomaly: Rieger* Syndrom.
Riehl's melanosis: Riehl* Melanose.
rifampin: Rifampin.
rifamycin: Rifamycin.
Rift valley fever: Rifttalfieber.
right: rechts; dexter.
right axis deviation: Rechtspositionstyp.
right bundle branch block (RBBB): Rechtsschenkelblock (RSB).
right-handedness: Rechtshändigkeit.
right heart: Rechtsherz.
right-left disorientation: Rechts-links-Störung.
right-sided heart failure: Rechtsherzinsuffizienz.
right-to-left shunt: Rechts-links-Shunt.
right ventricular decompensation: Rechtsherzdekompensation.
right ventricular heart failure: Rechtsherzinsuffizienz.
right ventricular hypertrophy: Rechtsherzhypertrophie.
rigid: rigide.
rigid abdomen: brettharter Bauch.
rigidity: Rigidität; Starre.
rigidity of the bladder neck: Blasenhalsstarre.
rigor: Rigor. – **r. mortis:** R. mortis.
Riley-Day syndrome: Riley*-Day* Syndrom.
Rilliet's points: Rilliet* Punkte.
rima: Rima. – **r. glottidis; r. vocalis:** R. glottidis.
RIND (reversible ischemic neurological defects): RIND (reversible ischämische neurologische Defekte).
ring: Anulus; Ring.
ring chromosome: Ringchromosom.
ringed hair: Ringelhaar.
Ringer's solution: Ringer* Lösung.
ring form: Ringform.
ringing in the ear: Ohrensausen.
ring pessary: Ringpessar.
ring shadow: Ringschatten.
ring-shaped: anular(is).
ring-shaped erythrocyte: Anulozyt.
ring stripper: Ringstripper; Ringdesoblitrator.
ring test: Ringtest.
ringworm: Tinea.
Rinne test: Rinne* Versuch.
Riolan's anastomosis: Riolan* Anastomose. – **R.'s arch:** R.* Bogen.
risk factor: Risikofaktor.
risorius muscle: risorius.
RIST (radioimmunosorbent test): RIST (Radioimmunosorbenttest).
ristocetin: Ristocetin.
risus sardonicus: Risus sardonicus.
Ritgen's maneuver: Ritgen* Handgriff; Hinterdammgriff.
Ritter's disease: Ritter* Dermatitis.
Rivalta's test: Rivalta* Probe.
Riva-Rocci sphygmomanometer: Riva//Rocci* Apparat.
river blindness: Onchozerkose.
Rivinus' ligament: Rivinus* Membran.
rivus lacrimalis: Rivus lacrimalis; Tränenkanal.
Rn (radon): Rn (Radon).
RNA (ribonucleic acid): RNS (Ribonucleinsäure).
RNA polymerase: RNS-Polymerase.
RNA replicase: RNS-Replicase.
RNase (ribonuclease): RN-ase (Ribonuclease).
RNA synthesis: RNS-Synthese.
RNA viruses: RNS-Viren.
robertsonian translocation: Robertson* Translokation.
Robertson's sign: Robertson* Zeichen.
Robin's syndrome: Robin* Syndrom.
Robison ester: Robison* Ester.
roborant: Roborans.
Rocher sign: Rocher* (Schlüssel-)Zeichen.
Rocky Mountain spotted fever: Felsengebirgs(fleck)fieber; Rocky-Mountain-Fieber.
rod: Stab; Stäbchen.
rod cell: Stäbchenzelle.
rodent: Nagetier; rodens; nagend; fressend.
rodenticide: Rodentizid.
rodent plague: Nagerpest.
Rodotorula: Rhodotorula.
Roederer's attitude of head: Roederer* Kopfeinstellung.
Roemheld's syndrome: Roemheld* (-Tecklenburg*-Ceconi*) Syndrom.

roentgen equivalent (in) man (=rem): Äquivalentdosis.
roentgenkymography: Röntgenkymographie.
roentgenocinematography: Röntgenkinematographie.
roentgenogram: Röntgenaufnahme.
roentgenography: Röntgenographie.
roentgenology: Röntgenologie.
roentgenotherapy: Röntgentherapie.
roentgen (R): Röntgen.
roentgen rays: Röntgenstrahlen.
roeteln: Röteln.
Roger's disease: Roger* Syndrom.
Roger's murmur: Preßstrahlgeräusch.
Rohrer-Kahlstorf formula: Rohrer*-Kahlstorf* Formel.
Rohr's layer: Rohr* Fibrinoid.
Rokitansky's disease: Rokitansky* Syndrom. – **R.'s diverticulum:** R.* Divertikel. – **R.'s pelvis:** R.* Becken.
Rolando's fissure: Rolando* Fissur, Furche.
role playing: Rollenspiel.
Rolleston's rule: Rolleston* Regel.
Rollier's treatment; R.'s radiation: Rollier* Behandlung.
Romaña's sign: Romaña* Zeichen.
Romanovsky's stain: Romanowsky* Färbung.
Romano-Ward syndrome: Romano*-Ward* Syndrom.
Romberg's disease: Romberg* Krankheit, Syndrom. – **R.'s sign:** R.* Zeichen. – **R.'s station (test):** R.* Versuch. – **romberg-ism:** R.* Phänomen.
R-on-R phenomenon: R-auf-R-Phänomen.
R-on-T phenomenon: R-auf-T-Phänomen.
roof: Dach.
room disinfection: Raumdesinfektion.
root: Wurzel; Radix. – **anterior r.:** R. anterior. – **dorsal r.; sensory r.:** R. dorsalis. – **hair r.:** R. pili. – **motor r.; ventral r.:** R. motoria. – **posterior r.:** R. posterior. – **sympathetic r.:** R. sympathica. – **tooth r.:** R. dentis; Zahnwurzel.
root canal: Wurzelkanal.
root caries: Zementkaries.
root cell: Wurzelzelle.
root filament: Wurzelfaden.
root-filling: Wurzelfüllung.
rooting reflex: *päd* »Bohren«; Brustsuchen.
root of hair: Haarwurzel.
root of lung: Lungenwurzel; Radix pulmonis.
root of nose: Nasenwurzel.
root of tongue: Zungengrund, -wurzel; Radix linguae.
root sheath: Wurzelscheide; Haarscheide.
rope flap: Rundstiellappen.
Rorschach test: Rorschach* (Formdeute-) Test.
rosacea: Rosacea; Rosazea.
rosary: Rosenkranz. – **rachitic r.:** R., rachitischer.
rose: Rose.
rose bengal: Bengalrosa.
Rosenbach-Semon law: Rosenbach*-Semon* Gesetz.
Rosenfeld's syndrome: Rosenfeld* Syndrom.
Rosenmüller's cavity; R.'s fossa: Rosenmüller* Grube. – **R.'s gland:** R.* Drüse.
Rosenthal's syndrome: Rosenthal* Krankheit. – **R.'s vein:** R.* Ader.
roseola: Roseola. – **r. typhosa:** R. typhosa. – **syphilitic r.:** R. syphilitica.
Roser's line: Roser*-Nélaton* Linie.
rose spots: Roseola typhosa.
rosette: Rosette.
rosette test: Rosettentest.
Rose-Waaler test: Waaler*-Rose* Test.
Ross' angiography catheter: Ross* Katheter. – **R.' bodies:** R.* Körper.
Rossolimo's reflex: Rossolimo* Reflex.
rostellum: Hakenkranz; Rostellum.
rostral: rostral.
rostrum: Rostrum.
rotameter: Rotameter.
rotary spasm: Drehkrampf.
rotating anode: Drehanode.
rotating disk oxygenator: Scheibenoxygenator.
rotation: Drehung; Rotation. – **specific r.:** D., spezifische.
rotation(al) therapy: Rotationsbestrahlung.
rotation flap: Rotationslappen; Schwenklappen.
rotation osteotomy: Drehosteotomie.
rotator: Rotator; Drehmuskel.
rotator cuff: Rotatorenmanschette.
rotatory: rotatorisch.

rotatory nystagmus: Rotations-, Drehnystagmus.
rotatory sensation: Rotationsempfindung.
rotatory vertigo: Drehschwindel.
rotatory vestibular test: Drehprüfung.
rotaviruses: Rotaviren.
Roth-Bielschowsky syndrome: Roth*-Bielschowsky* Syndrom.
Rothmund-Thomsen syndrome: Rothmund* Syndrom.
Roth's spots: Roth* Flecke.
Rotor's syndrome: Rotor* Syndrom.
rotula: Rotula.
Rouget's cells: Rouget* Zellen.
rough: rauh; roh.
roughage: Ballaststoff; Schlacke.
rouleaux formation: Rollenbildung.
round: rund.
round cell sarcoma: Rundzellensarkom.
round lesion: Rundherd.
round shadow: Rundschatten.
roundworm: Spulwurm; Rundwurm.
Rous associated virus (RAV): Rous*-assoziiertes Virus. – **Rous sarcoma virus** (RSV): Rous-Sarkom-Virus.
Roussy-Cornil syndrome: Roussy*-Cornil* Syndrom. – **R.-Lévy syndrome:** R.*-Lévy* Syndrom.
Roux-en-Y anastomosis; R.'s gastroenterostomy; R.'s operation: Roux* Operation.
Rovsing's sign: Rovsing* Symptom. – **R.'s syndrome:** R.* Syndrom.
RPRC test (rapid plasma reagin card test): RPRC-Test (Plasmareagin-Kartentest).
R.Q. (respiratory quotient): RQ (respiratorischer Quotient).
rRNA (ribosomal RNA): rRNS (ribosomale Ribonucleinsäure).
RSV (respiratory syncytical virus; Rous sarcoma virus): RS-Virus.
rubber: Gummi.
rubber glove: Gummihandschuh.
rubber pelvis: Kautschukbecken.
rubbing: Frottieren.
rubella: Röteln.
rubella embryopathy: Rötelnembryopathie.
rubella encephalitis: Rötelnenzephalitis.
rubella syndrome, congenital: Rötelnembryopathie.
rubella virus: Rötelnvirus; Rubella-Virus.
rubella (virus) vaccine: Röteln-Vakzine.
rubeola; rubella: Rubeola; Röteln.
rubeosis: Rubeosis. – **r. iridis:** R. iridis.
rubidium: Rubidium.
Rubinstein-Taybi syndrome: Rubinstein*-Taybi* Syndrom.
Rubner's law: Rubner* Gesetz.
rubor: Rubor; Rötung.
rubrospinal: rubrospinal.
rubrospinocerebellar: rubrospinozerebellar.
rubrothalamic: rubrothalamisch.
rucksack paralysis: Rucksacklähmung.
ructus: Ruktation; Ruktus; Aufstoßen.
rudiment: Rudiment.
rudimentary: rudimentär.
rudimentary organ: Rudimentärorgan.
Ruffini's corpuscles: Ruffini* Körperchen. – **R.'s mechanoreceptors:** R.* Rezeptoren.
Rukavina's syndrome; R. type of amyloid polyneuropathy: Rukavina* Syndrom.
rule: Regel; Gesetz.
rule of nine: Neunerregel (Wallace*).
rumination: Rumination; Ruminieren.
Rumpel-Leede test: Rumpel*-Leede* Test.
run: Lauf.
runaround: Umlauf.
run-away pacemaker: Schrittmacherrasen.
running fit(s): Prokursivanfall; Dromolepsie; Epilepsia cursiva.
runt disease: Runt-Krankheit.
rupia: Rupia.
rupture: Ruptur(a).
ruptured bronchus: Bronchusruptur.
rupture of a ligament: Bänderriß.
rupture of a vessel: Gefäßruptur.
rupture of cruciate ligament: Kreuzbandriß.
rupture of follicle: Follikelsprung.
rupture of symphysis: Symphysenruptur.
rupture of the bladder: Blasenruptur.
rupture of the (fetal) membranes: Blasensprung. – **delayed r.:** B., verzögerter. – **premature r.:** B., frühzeitiger. – **r. at time:** B., rechtzeitiger.
rupture of the heart: Herzruptur.
rupture of the kidney: Nierenruptur.

rupture of the lung: Lungenruptur.
rupture of the meniscus: Meniskusriß.
rupture of the uterus: Uterusruptur.
Rush pin: Rush* Nagel.
Russell bodies: Russell*(-Krukenberg*) Körperchen.
Rust's disease: Rust* Krankheit.
rusty: rostig; eingerostet; rostbraun.
ruthenium: Ruthenium.
rutilism: Rutilismus.
rutin: Rutin.
rutoside: Rutosid.
R wave: R-Zacke.
Ryle tube: Ryle* Sonde.

S

S (sulfur): S (Schwefel).
saber shin: Säbelscheidentibia.
Sabin-Feldman dye test: Sabin*-Feldman* Test.
Sabin vaccine: Sabin*-Impfstoff.
S-A block (sinoatrial block): SA-Block (sinuatrialer Block).
sabot heart: Holzschuhform (des Herzens); Aortenherz.
Sabouraud's agar: Sabouraud* Nährboden.
sac: Saccus; Sack. – **amniotic s.; amnion:** S. amniochorialis. – **conjunctival s.:** S. conjunctivae. – **dental s.:** S. dentalis; Zahnsäckchen. – **lacrimal s.:** S. lacrimalis.
saccade: Sakkade.
saccadic: sakkadiert.
saccate: sacciform; sackförmig.
saccharase: Saccharase.
saccharide: Saccharid.
saccharimeter: Saccharimeter.
saccharin: Saccharin.
Saccharomyces: Saccharomyces.
saccharose: Saccharose.
saccharum: Saccharum; Zucker.
sacciform: sacciform; sackförmig.
sacculated kidney: Sackniere.
sacculated lung: Sacklunge.
sacculation: Sackbildung.
saccules: Sacculi; Säckchen.
sac fungi: Schlauchpilze.
Sachs-Georgi reaction: Sachs*-Georgi* Reaktion. – **S.-Witebski reaction:** S.*-Witebski* Reaktion.
sacral: sakral.
sacral bone: Kreuzbein.
sacralgia: Sakralgie.
sacralization: Sakralisation.
sacral part of spinal cord: Sakralmark.
sacral plexus: Kreuzbeingeflecht.
sacral scoliosis: Beckenskoliose.
sacral teratoma: Sakralteratom.
sacral tumor: Sakraltumor.
sacrococcygeal fistula: Steißbeinfistel.
sacrocoxalgia: Sakrokoxalgie.
sacroiliac joint: Sakroiliakalgelenk.
sacroiliac pain: Kreuzschmerzen.
sacrum: Sacrum; Sakrum; Kreuzbein.
sactosalpinx: Saktosalpinx.
saddle area adiposity: Reithosenadipositas.
saddle block anesthesia: Sattelblock-, Reithosenanästhesie.
saddle embolism: Sattelembolie.
saddle joint: Sattelgelenk.
saddle nose: Sattelnase.
sadism: Sadismus.
Safar's airway tube: Safar* Orotubus.
safety: Sicherheit.
safranine: Safranin.
sagittal: sagittal.
sagittal plane: Sagittalebene.
sagittal suture: Scheitel-, Sagittal-, Pfeilnaht.
sago spleen: Sagomilz.
Sahli's method: Sahli* Hämoglobinbestimmung.
sailor's knot: Schifferknoten.
sailor's skin: Seemannshaut.
Saint's triad: Saint* Syndrom.
salaam convulsion; salaam spasms: Salaam-Krampf; BNS-Krampf.
sales pack: Handelsform.
salicylamide: Salicylamid.
salicylate: Salicylat.
salicylic acid: Salicylsäure.
salicylism: Salicyl(säure)vergiftung.
saline: salinisch.
saline bath: Salzbad; Solbad.
saline solution: Salz-, Kochsalzlösung. – **isotonic s. s.:** K., physiologische; K., isotone.
Saling's score: Saling* Schema.
Salisbury strains: Salisbury-Stämme.
saliva: Speichel; Saliva.
saliva ejector: Speichelabsauger.
salivary: Speichel…
salivary corpuscles: Speichelkörperchen.
salivary fistula: Speichelfistel.
salivary gland: Speicheldrüse.

salivation: Speichelbildung, -fluß; Salivation.
salivation center: Speichelzentrum.
salivatory: salivatorius.
salivatory nucleus: Speichelkern.
Salk vaccine: Salk* Impfstoff.
Salmonella: Salmonella. – **S. enteritidis:** S. enteritidis. – **S. paratyphi:** S. paratyphi. – **S. typhi:** S. typhi.
salmonellosis: Salmonellose.
salpingectomy: Salpingektomie.
salpingitis: Salpingitis; Eileiterentzündung.
salpingography: Salpingographie.
salpingolysis: Salpingolysis.
salpingo-oophorectomy: Salpingo-Oophorektomie; Adnexektomie.
salpingo-oophoritis; salpingo-oothecitis: Salpingo-Oophoritis.
salpingo-ovariectomy: Salpingo-Ovariektomie.
salpingoplasty: Salpingoplastik.
salpingostenochoria: Salpingostenochoria.
salpingostomatomy: Salpingoneostomie.
salpingostomatoplasty: Salpingostomatoplastik.
salpingotomy: Salpingotomie.
salpinx: Salpinx.
salt: Salz. – **acid s.:** S., saures. – **basic s.:** S., basisches. – **neutral s.; normal s.:** S., neutrales.
saltatory: saltatorisch.
salt deficiency: Salzmangel.
salt diuresis: Salzdiurese.
salt edema: Salzödem.
salt fever: Salzfieber.
salt-free: salzfrei.
salt hunger: Salzhunger.
salt-losing nephritis: Salzverlustnephritis.
salt-losing syndrome: Salzverlustsyndrom.
saltpeter: Salpeter.
salt-poor: salzarm.
salt solution: Salzlösung.
saluresis: Salurese.
saluretic: saluretisch.
saluretics: Saluretika.
sample: (Stich-)Probe.
sample curettage: Strichabrasio; Strichkürettage.
sample excision: Probeexzision.
sampling: Probenentnahme.
sanatorium: Sanatorium.
sand bath: Sandbad.
Sanders sign: Sanders* Zeichen.
sand flea: Sandfloh.
sandfly: Sandfliege.
sandfly fever: Pappatacifieber.
Sandhoff's disease: Sandhoff*(-Jatzkewitz*) Syndrom.
sandwich method: Sandwichmethode.
Sanfilippo's disease: Sanfilippo* Syndrom.
Sanger Brown's ataxia: Brown* Ataxie.
sanguine: sanguinisch.
sanguineous: blutig.
sanguinolent: sanguinolent.
sanitarium: Sanatorium.
sanitary: sanitär.
sanitation: Sanierung.
sanitization: Sanitation.
S antigen: S-Antigen.
Santorini's cartilage: Santorini* Knorpel.
saphena: Saphena; Vena saphena.
saphenectomy: Saphenektomie.
saphenous: saphenus.
saphenous opening: Schenkelring.
sapo: Sapo; Seife.
sapogenin: Sapogenin.
saponification: Verseifung; Saponifikation.
saponification number: Verseifungszahl.
saponin: Saponin.
saporimetry: Saporimetrie.
sapremia: Saprämie.
saprobes: Saprobionten.
saprogenic: saprogen.
saprophyte: Saprophyt.
saprophytic: saprophytär, -phytisch.
saprozoite: Saprozoon.
saralasine: Saralasin.
Sarcina: Sarcina.
sarcocele: Sarkozele.
Sarcocystis: Sarcocystis.
sarcoid: Sarkoid.
sarcoidosis: Sarkoidose; Sarcoidosis; Besnier*-Boeck*-Schaumann* Krankheit.
sarcolemma: Sarkolemm; Sarcolemma.
sarcoma: Sarkom; Sarcoma. – **botryoid s.:** S. botryoides. – **giant cell s.; myeloid s.:** S. gigantocellulare.
sarcomatosis: Sarkomatose.
sarcomatous: sarkomatös.
sarcomere: Sarkomer.
Sarcophaga: Sarcophaga.

sarcoplasm: Sarkoplasma.
sarcoplasmic: sarkoplasmatisch.
Sarcoptes: Sarcoptes; Krätz(e)milben.
sarcosine: Sarcosin.
sarcosome: Sarkosom.
sarcosporidiosis: Sarkosporidiose.
sarcous: fleischig.
sardonic: sardonisch.
sardonic laugh: Risus sardonicus.
sarin: Sarin.
sartorius: Sartorius.
sat. (saturated): sat.; gesättigt.
sat chromosome: SAT-Chromosom.
satellite: Satellit.
satellite cell: Satellitenzelle.
satellite virus: Satellitenvirus.
satiety: Sättigung.
satiety center: Sättigungszentrum.
Sato's peroxidase reaction: Sato* Peroxidasereaktion.
saturated: gesättigt.
saturation: Sättigung.
saturation analysis: Sättigungsanalyse.
saturation index: Sättigungsindex.
saturnine atrophic kidney: Blei(schrumpf)niere.
saturnine gout: Bleigicht.
saturnine osteosclerosis: Bleiosteosklerose.
saturnism: Bleivergiftung.
Sauerbruch's (pressure-control) method: Sauerbruch* Verfahren; Druckdifferenzverfahren. – **S.'s prosthesis:** S.* Armprothese.
sauna: Sauna.
sausage poisoning: Wurstvergiftung.
Sauvineau's paralysis: Sauvineau* Lähmung.
saxitoxin: Saxitoxin.
Sayk's method: Sayk* Methode.
Sayre's bandage: Sayre* Verband. – **S.'s jacket:** S.* Gipskorsett.
Sb (antimony): Sb (Antimon).
SBE (subacute bacterial endocarditis): SBE (subakute bakterielle Endokarditis).
SBK (=spinnbarkeit) **test:** Spinnbarkeitstest.
Sc (scandium): Sc (Scandium).
s.c. (subcutaneously): s.c. (subcutaneus).
scab: (Blut-, Wund-)Schorf; Kruste; Borke.
scabbard trachea: Säbelscheidentrachea.
scabies: Skabies.
scabieticide: Antiskabiosum.
scald: Verbrühung.
scale: Schuppe; Skala.
scalenotomy: Skalenotomie.
scalenus gap: Skalenuslücke.
scalenus (muscle): Skalenus.
scalenus syndrome: Skalenussyndrom.
scalp avulsion: Skalpierung.
scalpel: Skalpell.
scaly: schuppig.
scaly crust: Schuppenkruste.
scanner: Abtastgerät.
scanning electron microscope (SEM): Rasterelektronenmikroskop.
scanning speech: Skandieren.
Scanzoni's maneuver: Scanzoni* Manöver.
scapha; scaphoid fossa: Scapha.
scaphocephaly; scaphocephalism: Skaphokephalie, -zephalie; Kahnschädel.
scaphoid: Skaphoid(eum).
scaphoid abdomen: Kahnbauch.
scaphoid (bone): Kahnbein; Naviculare; Navikulare.
scaphoid chest: Kahnbrust.
scaphoid malacia: Kahnbeinmalazie.
scapula: Scapula; Schulterblatt. – **elevated s.:** S. elevata. – **winged s.:** S. alata.
scapular: scapularis.
scapular crepitation: Schulterblattkrachen.
scapular dysplasia: Schulterdysplasie.
scapular fracture: Schulterblattfraktur.
scapulodynia: Schulterschmerz.
scapulohumeral muscular dystrophy: Schultergürteltyp (der Muskeldystrophie).
scapus: Scapus; Schaft.
scar: Narbe.
scarabiasis: Skarabiasis.
Scarff-Stookey procedure: Scarff* Operation.
scar formation: Narbenbildung; Vernarbung.
scarification: Skarifikation.
scarifier: Impflanzette.
scarlatina: Scharlach.
scarlatiniform: skarlatiniform; skarlatinös.
scarlatinoid: Skarlatinoid.
scarlet fever: Scharlach.

scarlet fever angina: Scharlachangina.
scarlet fever toxin: Scharlachtoxin.
scarlet rash: Scharlachexanthem.
scarlet red: scharlachrot.
Scarpa's ganglion: Scarpa* Ganglion. – **S.'s triangle:** S.* Dreieck.
scarred kidney: Narbenniere.
scarred liver: Narbenleber.
SCAT (sheep cell agglutination test)**:** SBR (Schafblutkörperchenagglutinationsreaktion).
scatacratia: Skatoakratie.
scatology: Skatologie.
scattered: verstreut; disseminiert.
scattered radiation: Streustrahlung.
scattering: Streuung.
scavenger cell: Abbauzelle; Freßzelle.
Schafer's method: Schafer* Methode.
Schamberg's disease: Schamberg* Krankheit.
Schanz' cravat bandage: Schanz* Verband. – **Sch.' screw:** Sch.* Schraube.
Schatzki ring: Schatzki* Ring.
Schaumann's bodies: Schaumann* Körper(chen).
Schauta's operation: Schauta* Operation.
Schede's operation: Schede* Operation. – **Sch.'s vertical extension:** Sch.* Suspension. – **Sch.'s wheel:** Sch.* Rad.
Scheie's syndrome: (Ullrich*-)Scheie* Syndrom.
Schellong test: Schellong* Test.
Scheuermann's disease: Scheuermann* Krankheit; Adoleszentenkyphose.
Schick test: Schick* Probe.
Schiff's reagent: Schiff* Reagens.
Schilder's disease: Schilder* Krankheit.
Schiller's test: (Schiller*)Jodprobe.
Schilling's classification: Schilling* Index. – **Sch.'s counting chamber:** Sch.* Zählkammer. – **Sch. test:** Sch.* Test.
Schimmelbusch's mask: Schimmelbusch* Maske.
Schiötz tonometer: Schiötz* Tonometer.
Schirmer's test: Schirmer* Test.
schistasis: Spaltbildung.
schistocelia: Schistocoelia.
schistocystis: Spaltblase; Blasenspalte; Schistocystis.
schistocyte: Schizozyt; Schistozyt.
schistoprosopia: Schistoprosopie.
schistosis: Schistose.
Schistosoma: Schistosoma.
schistosome dermatitis: Schistosomendermatitis.
schistosomiasis: Schistosomiasis.
schizencephaly: Schizocephalus.
schizocyte: Schizozyt.
schizogony: Schizogonie.
schizoid: schizoid.
schizomycete: Spaltpilz.
Schizomycetes: Schizomycetes.
schizont: Schizont.
schizonticide: Schizontozid.
schizonychia: Schizonychie.
schizophasia: Schizophasie; Sprachzerfall.
schizophrenia; schizophrenic disorder: Schizophrenie. – **catatonic sch.:** Sch., katatone. – **cenesthetic sch.:** Sch., zönästhetische. – **hebephrenic sch.; disorganized sch.:** Sch., hebephrene. – **paranoid sch.:** Sch., paranoide. – **pseudoneurotic sch.:** Sch., pseudoneurotische.
schizophrenic: schizophren.
schizothymia: Schizothymie.
schizothymic: schizothym.
schizotrichia: Schizotrichia.
Schlange's sign: Schlange* Zeichen.
Schleich's anesthesia: Schleich* Anästhesie.
Schlemm's canal: Schlemm* Kanal.
Schlesinger's test: Schlesinger* Probe.
Schloffer's operation: Schloffer* Operation.
Schmid's metaphyseal dysostosis: Schmid* Syndrom.
Schmidt-Lantermann incisures: Schmidt*-Lantermann* Einkerbungen.
Schmidt's syndrome: Schmidt* Syndrom.
Schmieden's anastomosis: Schmieden* Naht.
Schmincke tumor: Schmincke*(-Regaud*) Tumor.
Schmorl's nodule: Schmorl* (Knorpel-) Knötchen.
Schneeberg tumor: Schneeberger Lungenkrankheit.
Schoemaker's line: Schoemaker* Linie.
Schoenlein's disease: Schoenlein* Nephritis.
Schoenlein-Henoch purpura: Schoenlein*-Henoch* Purpura.
Scholander's analysis: Scholander* Analyse.

Scholz' disease: Scholz* Syndrom.
Schramm's phenomenon: Schramm* Sphinkterphänomen.
Schröder's sign: Schröder* Zeichen.
Schroth's treatment: Schroth* Kur.
Schuchardt's operation: Schuchardt* Operation.
Schüffner's dots; Sch.'s granules: Schüffner* Tüpfelung.
Schultz's angina: Schultz* Angina.
Schultz-Charlton phenomenon: Auslöschphänomen.
Schultze's bundle: Schultze* Bündel.
Schultze's mechanism: Schultze* Modus, Mechanismus.
Schütz tract: Schütz* Bündel.
Schwabach test: Schwabach* Versuch.
Schwalbe's ring: Schwalbe* Grenzring.
schwannoma: Schwannom.
Schwann's cell: Schwann* Zelle. – **Sch.'s sheath:** Sch.* Scheide.
Schwartz-Bartter syndrome: Schwartz*-Bartter* Syndrom.
Schwartze's operation: Schwartze* Mastoidektomie.
Schwarzenbach's maneuver: Schwarzenbach* Handgriff.
Schwarz measles vaccine: Schwarz* Vakzine.
sciatic: ischiadicus; das Sitzbein betreffend.
sciatica: Ischiassyndrom.
sciatic nerve: Ischiasnerv.
sciatic nerve paralysis: Ischiadikuslähmung.
sciatic pain syndrome: Ischiassyndrom.
scimitar syndrome: Scimitar-Syndrom.
scintigram: Szintigramm.
scintigraphy: Szintigraphie.
scintillant: scintillans.
scintillating aura: Flimmeraura.
scintillating scotoma: Flimmerskotom.
scintillation: Szintillation.
scintillation camera: Szintillationskamera.
scintillation counter: Szintillationszähler.
scintillation crystal: Szintillationskristall.
scintillator: Szintillator.
scintiscan: Szintigramm.
scirrhous: scirrhös.
scirrhus: Szirrhus; Skirrhus.
scissor gait: Scherengang.
scissors: Schere.
sclera: Sklera; Sclera.
scleradenitis: Skleradenitis.
scleral icterus: Sklerenikterus.
scleral staphyloma: Sklerastaphylom.
scleral trepanation: Skleratrepanation.
sclerectasia: Sklerektasie.
sclerectomy: Sklerektomie.
scleredema: Sklerödem.
sclerema: Sclerema; Sklerema.
scleritis: Skleritis.
sclerocorneal lens: Sklerallinse.
sclerodactylia: Sklerodaktylie.
scleroderma: Skleroderm(a); Sklerodermie; Morphaea.
scleroma: Sklerom.
scleromalacia: Skleromalazie.
scleromere: Skleromit.
scleronychia: Skleronychie.
scleronyxis: Skleronyxis.
sclerophthalmia: Sklerophthalmie.
scleroprotein: Skleroprotein; Gerüsteiweiß.
sclerosant: verhärtend; sklerosierend.
sclerosing: Sklerosierung.
sclerosis: Sclerosis; Sklerose. – **annular s.:** S., konzentrische. – **arterial s.:** S. arterialis. – **diffuse s.:** S., diffuse. – **laminar cortical s.:** S., kortikale laminäre. – **multiple s.:** Multiple S.; S. multiplex. – **tuberous s.:** S., tuberöse.
sclerostomy: Sklerostomie.
sclerotherapy: Sklerotherapie.
sclerotherapy of varicose veins: Varizenverödung.
sclerotic kidney: Schrumpfniere.
scleroticonyxis: Sklerotikonyxis.
sclerotization: Verödung.
sclerotome: Sklerotom.
sclerotomy: Sklerotomie.
scolex: Scolex; Skolex.
scoliosi(o)metry: Skoliosimetrie.
scoliosis: Skoliose; Scoliosis. – **congenital s.:** S., kongenitale. – **habit s.:** S., habituelle. – **idiopathic s.:** S., idiopathische. – **inflammatory s.:** S., entzündungsbedingte. – **myopathic s.:** S., myopathische. – **neuropathic s.:** S., neuropathische. – **osteopathic s.:** S., osteopathische. – **paralytic s.:** S., paralytische. – **static s.:** S., statische.
scoliotic pelvis: Skoliosebecken.
scopolamine: Scopolamin.
scopophilia: Skopophilie.

scopulariopsosis: Scopulariopsidosis.
scorbutic osteopathy: Skorbutosteopathie.
scorpion: Skorpion.
scotochromogen: skotochromogen.
scotoma: Skotom. – **absolute s.:** S., absolutes. – **central s.:** S., zentrales. – **centrocecal s.:** S., zentrozäkales. – **negative s.:** S., negatives; S. objektives. – **positive s.:** S., positives; S. subjektives. – **relative s.:** S., relatives.
scotopia: Skotopsie.
scotopic vision: Dämmerungssehen; Nachtsehen.
scotopsin: Scotopsin.
scotoscopy: Skotoskopie.
scout film: Nativaufnahme.
scratch: Kratzer.
scratch test: Pricktest; Kratztest; Ritztest.
screaming fit: Schreikrampf.
screen: (Bild-)Schirm.
screening: Vorfelddiagnostik.
screening examination: Vorsorgeuntersuchung.
screening procedure: Suchtest.
screening time: Durchleuchtungszeit.
screen oxygenator: Membranoxygenator.
Scribner shunt: Scribner* Shunt.
scrofulide; scrofuloderma: Skrofuloderm.
scrofulosis; scrofula: Skrofulose; Skrofeln.
scrotal: scrotalis.
scrotal abscess: Skrotalabszeß.
scrotal cancer: Skrotalkrebs.
scrotal elephantiasis: Skrotalelephantiasis.
scrotal hernia: Skrotalhernie.
scrotal reflex: Skrotalreflex.
scrotal tongue: Faltenzunge.
scrotocele: Skrotalhernie.
scrotum: Hodensack; Skrotum; Scrotum.
scrub desinfection: Scheuerdesinfektion.
scrub typhus: Busch(fleck)fieber (Japanisches); Tsutsugamushi-Fieber.
scurvy: Skorbut.
scutiform: schildförmig.
scutulum: Skutulum; Scutulum.
scybalum; scybala (Pl.): Kotballen; Skybala; Scybala.
S.D. (standard deviation): Standardabweichung.
Sézary cell: Sézary* Zelle. – **S. syndrome:** S.* Syndrom.
Se (selenium): Se (Selen).
S.E. (standard error of mean): Standardabweichung des Mittelwerts; Standard-Error.
sea-gull murmur: Möwenschreigeräusch.
seal fin deformity: Flossenhand.
sea onion: Meerzwiebel; Scilla maritima.
searcher: Sonde.
seasickness: Seekrankheit.
season: Jahreszeit.
seatworm: Madenwurm.
sebaceous: sebaceus.
sebaceous adenoma: Talgdrüsenadenom.
sebaceous cyst: Talgdrüsenzyste.
sebaceous glands: Talgdrüsen.
sebaceous nevus: Talgdrüsennävus.
sebaceous secretion: Talgsekretion.
sebolith: Sebolith.
seborrhea: Seborrhö; Seborrhoea. – **s. oleosa:** Salbengesicht.
seborrheic; seborrhoic: seborrhoisch.
seborrheid: Seborrhoid.
sebostasis: Sebostase.
sebum: Sebum; Talg.
secale cornutum: Secale cornutum; Mutterkorn.
Seckel's syndrome: Seckel* Syndrom.
seclusion of pupil: Seclusio pupillae.
secobarbital: Secobarbital.
second: zweiter; Sekunde.
secondary: sekundär.
secondary dentin: Sekundärdentin.
secondary disease: Sekundär-, Folgekrankheit.
secondary follicle: Sekundärfollikel.
secondary hemorrhage: Nachblutung.
secondary host: Nebenwirt.
secondary infection: Sekundärinfektion.
secondary response: Sekundärantwort.
secondary structure: Sekundärstruktur.
secondary suture: Sekundärnaht.
secondary symptom: Randsymptom.
secondary tumor: Sekundärtumor.
second set rejection: Zweitabstoßung.
secondvolume: Sekundenvolumen.
secrecy: Berufsgeheimnis.
secreta: Sekrete.
secretagogue: Sekretagogum.
secrete: sezernieren.
secretin: Secretin; Sekretin.
secretin-pancreozymin test: Sekretin-Pankreozymin-Test.

secretion: Sekretion; Sekret; Ausscheidung.
secretion of sweat: Schweißsekretion.
secretolytic: Sekretolytikum.
secretor: Ausscheider; Sekretor.
secretory: sekretorisch.
secretory phase (menstrual cycle); **secretory stage** (digestion): Sekretionsphase.
section: Sectio; Schnitt; Sektion. – **abdominal s.:** S. abdominalis; Bauchdeckenschnitt. – **cesarean s.:** S. caesarea; Kaiserschnitt. – **serial s.:** S. serialis; Serienschnitt.
sectioning: Schneiden.
secundipara: Zweitgebärende.
sedation: Sedierung.
sedative: Sedativum; Beruhigungsmittel.
sediment: Sediment.
sedimentation: Sedimentation.
sedimentation constant: Sedimentationskonstante.
sedimentation rate: Sedimentationsrate.
sedimentation reaction: Senkungsreaktion.
sedoheptulose: Sedoheptulose.
Seeligmüller's neuralgia: Seeligmüller* Neuralgie.
seeping hemorrhage: Sickerblutung.
segment: Segment; Abschnitt.
segmental: segmentär; segmental.
segmental resection: Segmentresektion.
segmental spinovertebral syndrome: Vertebralsyndrom.
segmental therapy: Segmenttherapie.
segmentation: Segmentation.
segmented neutrophil: Segmentkerniger.
segment of liver: Lebersegment.
segments: Segmenta. – **bronchopulmonary s.:** S. bronchopulmonalia. – **spinal s.:** S. medullae spinalis.
segregation; separation: Segregation; Entmischung.
Seiffert's laryngoscope: Seiffert* Autoskop.
Seip-Lawrence syndrome: Seip*-Lawrence* Syndrom.
Seitz' filter: Seitz-Filter.
seizure: Anfall; Krampf.
Seldinger technique: Seldinger* Technik.
selection: Selektion; Auslese.
selective: selektiv.
selective culture medium: Selektiv-, Elektivnährboden.
selenite: Selenit.
selenium: Selen.
self-digestion: Selbstverdauung.
self-help group: Selbsthilfegruppe.
self-inflicted injury: Selbstbeschädigung.
self-limited: selbstlimitiert.
sellar: sellar.
sella turcica: Sella turcica; Türkensattel.
Sellick's maneuver: Sellick* Handgriff.
Selye's syndrome: Selye* Syndrom.
semantics: Semantik.
semeiology: Semiologie; Symptomatologie.
semen: Same(n).
semiarticulation: Semiarticulatio.
semicanal: Semicanalis. – **s. of auditory tube:** S. tubae auditoriae. – **s. of tensor tympani muscle:** S. musculi tensoris tympani.
semicarbazide: Semicarbazid.
semicircular: semicircularis.
semicircular canals and semicircular ducts: Bogengangsapparat.
semicircular incision: Bogenschnitt.
semiconductor: Halbleiter.
semiconsciousness: Dämmerzustand.
semi-deep radiation therapy: Halbtiefentherapie.
semidirect: semidirekt.
semilethal factors: Semiletalfaktoren.
semilunar: halbmondförmig.
semilunar fold: Semilunarfalte.
semilunar valve: Semilunar-, Taschenklappe.
seminal: seminalis.
seminal concrement: Samenstein.
seminal duct: Samengang, -leiter.
seminal emission: Samenentleerung.
seminal flow: Samenfluß.
seminal fluid: Samenflüssigkeit.
seminal hillock: Samenhügel.
seminal plasma: Sperma-, Samenplasma.
seminal vesicle: Samenblase.
seminal vesiculography: Spermatozystographie.
seminiferous tubule: Samenkanälchen.
seminoma: Seminom.
semiology: Semiologie; Symptomatologie.
semipermeable: semipermeabel.
semiprone position: Linksseitenlage (stabile); Sims* Lage.
semitendinous: semitendinös.
semi-vertical position: Semivertikallage.

Semliki forest fever: Semliki-Wald-Fieber.
Semmelweis method: Semmelweis* Verfahren.
Semple's vaccine: Semple* Vakzine.
Senear-Usher syndrome: Senear*-Usher* Syndrom.
senescence: Seneszenz; Altern; Vergreisung.
Sengstaken-Blakemore tube: Sengstaken*-Blakemore* Sonde.
senile: senil.
senile atrophy: Altersatrophie.
senile emphysema: Altersemphysem.
senile lentigo: Altersflecke.
senile osteoporosis: Altersosteoporose.
senile psychosis: Alterspsychose.
senile wart: Alterswarze.
senilism: Senilismus; Vergreisung.
senility: Senilität.
senium: Senium.
senna leaves: Sennesblätter.
senology: Senologie.
sensation: Empfindung; Gefühl; Sensation
sensation of acceleration: Beschleunigungsempfindung.
sensation of pressure: Druckempfindung.
sense epithelium: Sinnesepithel.
sense of sight: Gesichtssinn.
sense of smell: Geruchssinn.
sense of taste: Geschmackssinn.
sense of touch: Berührungssinn; Tastsinn.
sense organ: Sinnesorgan.
senses: Sinne.
sensibility: Sensibilität. – **epicritic s.:** S., epikritische; S., gnostische. – **protopathic s.:** S., protopathische.
sensible: sensibel.
sensitive: sensibel; sensitiv.
sensitivity: Empfindlichkeit; Sensibilität; Sensitivität.
sensitization: Sensibilisierung; Allergisierung. – **active s.:** S., aktive. – **passive s.:** S., passive. – **transplacental s.:** S., diaplazentare.
sensitizer: Sensibilisator.
sensitometry: Sensitometrie.
sensorial: sensorisch.
sensorimotor function: Sensomotorik.
sensorium: Sensorium.
sensory: sensibel; sensorisch.
sensory area: Sinneszentrum.
sensory cell: Sinneszelle.
sensory disturbance: Sensibilitätsstörung.
sensory epithelium: Sinnesepithel.
sensory function: Sensorik.
sensory function of skin: Hautsinn.
sensory perception: Sinneswahrnehmung.
sensory stimulus: Sinnesreiz.
sensual: sinnlich.
sentinel node: Troisier* Knoten.
separation: Separation; Trennung.
separation anxiety: Trennungsangst.
separation of placenta: Plazentalösung.
sepsis: Sepsis.
sepsis in newborn: Neugeborenensepsis.
septa: Septa.
septal cells: Nischenzellen.
septal defect: Septumdefekt.
septal infarction: Septuminfarkt.
septal rhythm: Septalrhythmus.
septic: septisch.
septicemia: Septikämie; Blutvergiftung.
septicopyemia: Septikopyämie.
septotomy: Septumresektion.
septula: Septula.
septum: Septum; Scheidewand. – **aortopulmonary s.:** S. aorticopulmonale. – **femoral s.; crural s.:** S. femorale. – **intermuscular s.:** S. intermusculare. – **interventricular s.; ventricular s.:** S. interventriculare. – **nasal s.:** S. nasi.
sequela: Folgekrankheit.
sequence: Sequenz.
sequential method: Sequenz-, Sequentialmethode.
sequential radionuclide imaging: Sequenzszintigraphie.
sequester: Sequester.
sequestral cavity: Totenlade.
sequestration: Sequestration; Sequestrierung.
sequestrotomy; sequestrectomy: Sequesterotomie.
sequestrum: Sequester.
SER (somatosensory evoked responses): SEP (somato-sensorisch evozierte Potentiale).
serial derivation: Reihenableitung.
serial dilution: Verdünnungsreihe.
serial examination: Reihenuntersuchung.
serial fracture: Serienfraktur.
serial section: Serienschnitt.
series: Serie.
series of tests: Versuchsreihe.

serine: Serin.
serious: ernst; schwer.
seroanaphylaxis: Serumallergie.
seroattenuation: Seroattenuierung.
seroconversion: Serokonversion.
serocyst: Serozele.
serodermatosis: Serodermatose.
serodiagnosis: Serodiagnostik.
serofibrinous: serofibrinös.
seroflocculation: Serumausflockung.
serogenic; serogenetic: serogen; serogenetisch.
serologic(al): serologisch.
serological group: Serogruppe.
serologic tests for syphilis (S.T.S.): Syphilis-, Lues-Reaktionen.
serology: Serologie.
seroma: Serom.
seromucoid: Seromukoid.
seromuscular: seromuskulär.
seronegative: seronegativ.
seropositive: seropositiv.
seroprophylaxis: Serumprophylaxe.
seropurulent: seropurulent.
seroreaction: Seroreaktion.
serosa: Serosa.
seroserous: seroserös.
serositis: Serositis.
serotherapy: Serumtherapie.
serotonergic: serotoninerg.
serotonin: Serotonin.
serotonin antagonist; s. blocker: Serotonin-Antagonist.
serotonin-secreting tumor: Serotoninom.
serotype: Serotyp.
serous: serös.
serous membrane: Serosa.
serovaccination: Serovakzination.
serovar: Serovar(ietas).
serpent: Schlange.
serrated: gezackt.
Serratia: Serratia.
serratus palsy: Serratusparese.
Sertoli's cells: Sertoli* (Stütz-)Zellen.
serum: Serum. – **antitoxic s.:** S., antitoxisches. – **polyvalent s.:** S., polyvalentes. – **pooled s.:** S., gepooltes.
serum albumin: Serumalbumin.
serum antigen: Serumantigen.
serum bilirubin: Serumbilirubin.
serum culture medium: Serumnährboden.
serum enzyme: Serumenzym.
serum globulin: Serumglobulin. – **pathologic s. g.:** S., abnormes.
serum glutamic oxaloacetic transaminase (SGOT): Serum-Glutamat-Oxalacetat-Transaminase (SGOT).
serum glutamic pyruvic transaminase (SGPT): Serum-Glutamat-Pyruvat-Transaminase (SGPT).
serum hepatitis: Serumhepatitis.
serum lipids: Serumlipoide.
serum protein: Serumeiweiß, -protein.
serum rash: Serumexanthem.
serum sample; s. specimen: Serumprobe.
serum shock: Serumschock.
serum sickness: Serumkrankheit.
sesame oil: Sesamöl.
sesamoid bone: Sesambein; Schaltknochen.
sesamoid cartilage: Sesamknorpel.
sesquiterpene: Sesquiterpen.
sessile: sessil.
set of teeth: Gebiß.
seven-day fever: Siebentagefieber.
Sever's disease: Sever* Krankheit.
severe: schwer.
severely handicapped: schwerbehindert.
severely injured: schwerverletzt.
sew: nähen.
sex: Geschlecht; Sex. – **chromosomal sex:** G., chromosomales. – **genetic sex:** G., genetisches.
sex behavior: Sexualverhalten.
sex behavior center: Sexualzentrum.
sex characteristics: Geschlechtsmerkmale.
sex chromatin: Geschlechts-, Sexchromatin.
sex chromosomes: Geschlechtschromosomen.
sex determination: Geschlechtsbestimmung.
sexduction: Sexduktion.
sex factor: Sex(ual)faktor.
sex glands: Geschlechtsdrüsen.
sex hormones: Sexual-, Geschlechtshormone.
sexivalent: sechswertig.
sex-limited: geschlechtsbegrenzt.
sex-linked: geschlechtsgebunden.
sexology: Sexologie.
sex organs: Geschlechtsorgane; Organa genitalia.
sex pilus: Sexpilus.

sex ratio: Geschlechtsverhältnis.
sex reversal: Geschlechtsumkehr.
sexual: sexuell; geschlechtlich.
sexual behavior: Sexualverhalten.
sexual cycle: Sexualzyklus.
sexual deviation: Sexualdeviation, -anomalie.
sexual drive: Geschlechtstrieb.
sexual dysfunction: Sexualstörung.
sexual instinct: Sexualtrieb.
sexual intercourse: Koitus; Coitus; Geschlechtsverkehr.
sexuality: Sexualität; Geschlechtlichkeit.
sexually transmitted disease: Geschlechtskrankheit.
SGOT (serum glutamic oxaloacetic transaminase): SGOT (Serum-Glutamat-Oxalacetat-Transaminase).
SGPT (serum glutamic pyruvic transaminase): SGPT (Serum-Glutamat-Pyruvat-Transaminase).
shadow: Schatten.
shadowing: Verschattung.
shaft: Schaft.
shaking mixture: Schüttelmixtur.
shaking palsy: Parkinson* Krankheit; Zitterlähmung.
SH antigen (serum hepatitis antigen): SH-Antigen (Serumhepatitis-Antigen).
shape: Form.
sharp: scharf.
Sharpey's fibers: Sharpey* Fasern.
Sharp syndrome: Sharp* Syndrom.
SHBG (sex hormone-binding globulin): SHBG (Sexualhormon-bindendes Globulin).
shear: Scherkraft.
shearing fracture: Abscherfraktur.
sheath: Scheide.
Sheehan's syndrome: Sheehan* Syndrom.
sheep cell agglutination test: Schafblutkörperchen-Agglutinationsreaktion.
sheep pox: Schafpocken.
shelf-life: Haltbarkeitsdauer.
shell: Schale.
sheltered workshop: beschützende Werkstätte.
Shenton's line: Shenton* Linie.
Shepherd's fracture: Shepherd*(-Cloquet*) Fraktur.
Sherman's classification: Sherman* Klassifikation.
Sherren's triangle: Sherren* Dreieck.
Sherrington's law: Sherrington* Gesetz.
shielding: Abschirmung.
shift: Verschiebung.
shift to the right: Rechtsverschiebung.
Shiga's bacillus: Shiga*(-Kruse*) Bazillus.
Shigella: Shigella. – **Sh. dysenteriae:** Sh. dysenteriae. – **Sh. flexneri:** Flexner* Bakterium.
shigellosis: Shigellose.
shikimic acid: Shikimisäure.
shin(bone): Tibia; Schienbein.
shingles: Gürtelrose; Zoster.
Shirodkar operation: Shirodkar* Operation.
shirt-stud abscess: Kragenknopfabszeß.
shivering: Frostphase.
shivering attack: Schüttelfrost.
shock: Schock. – **anaphylactic s.:** Sch., anaphylaktischer. – **cardiogenic s.; cardiovascular s.:** Sch., kardiogener. – **electric s.; electroshock:** Sch., elektrischer. – **hemorrhagic s.:** Sch., hämorrhagischer. – **hypoglycemic s.; insulin s.:** Sch., hypoglykämischer. – **hypovolemic s.:** Sch., hypovolämischer. – **irreversible s.:** Sch., irreversibler. – **neurogenic s.:** Sch., neurogener. – **psychic s.; mental s.:** Sch., psychischer. – **septic s.:** Sch., septischer. – **spinal s.:** Sch., spinaler. – **toxic s.:** Sch., toxischer. – **traumatic s.:** Sch., traumatischer.
shock anuria: Schockanurie.
shock bladder: Schockblase.
shock index: Schockindex.
shock kidney: Schockniere.
shock leukopenia: Schockleukopenie.
shock lung: Schocklunge.
shock therapy: Schockbehandlung.
shoemaker's breast: Schusterbrust.
Shoemaker's line: Shoemaker* Linie.
Shohl solution: Shohl* Lösung.
short: kurz.
short anesthesia: Kurznarkose.
short-distance flap: Nah(lappen)plastik.
short-distance irradiation: Nahbestrahlung.
shortening: Verkürzung.
shortening osteotomy: Verkürzungsosteotomie.
shortening reaction: Fluchtreflex.
short gut syndrome: Kurzdarm-Syndrom.

short-term: kurzfristig.
short-term memory: Kurzzeitgedächtnis.
short-wave therapy: Kurzwellentherapie.
shot: Schuß.
shoulder: Schulter.
shoulder-arm paralysis: Schulter-Arm-Lähmung.
shoulder-arm syndrome: Schulter-Arm-Syndrom.
shoulder blade: Schulterblatt.
shoulder dislocation: Schultergelenk-luxation.
shoulder girdle: Schultergürtel.
shoulder girdle compression syndrome: Schultergürtelkompressionssyndrom.
shoulder-hand syndrome: Schulter-Hand-Syndrom.
shoulder joint: Schultergelenk.
shoulder presentation: Schulterlage.
Shrapnell's membrane: Shrapnell* Membran.
shrinking: Schrumpfung.
shunt: Shunt. – **arteriovenous s.:** S., arteriovenöser. – **splenorenal s.:** S., splenorenaler.
shunt cyanosis: Mischzyanose.
shunted blood: Shuntblut.
shunt operation: Shuntoperation.
shunt volume: Shuntvolumen.
Shute's forceps: Shute* Zange.
Shwachman's syndrome: Shwachman* Syndrom.
Shwartzman-Sanarelli phenomenon: Sanarelli*-Shwartzman* Reaktion.
Shy-Drager syndrome: Shy*-Drager* Syndrom.
Si (silicon): Si (Silicium).
sialadenitis: Speicheldrüsenentzündung.
sialagogue: Sialagogum.
sialic acid: Sialinsäure.
sialism: Sialose.
sial(o)adenitis: Sial(o)adenitis.
sialoaerophagy: Sialo(aero)phagie.
sialoangitis: Sialoangitis.
sialodochitis: Sialodochitis.
sialoductitis: Sialoductitis.
sialogogue: Sialagogum.
sialography: Sial(adeno)graphie.
sialolith: Sialolith; Speichelstein.
sialolithotomy: Sialolithotomie.
sialoma: Sialom.
sialorrhea: Sialorrhö.
sialosis: Sialose.
sialostenosis: Sialostenose.
sialosyrinx: Sialosyrinx.
Siamese twins: siamesische Zwillinge.
Sia's test: Sia* Reaktion.
sibilant: pfeifend; zischend; sibilans.
sibilant rale: Pfeifen.
Sicard's sign: Sicard* Zeichen.
sick: krank.
sickle: Sichel.
sickle cell: Sichelzelle.
sickle cell anemia: Sichelzellenanämie.
sickle cell carrier: Sichelzellenträger.
sickle cell crisis: Sichelzellenkrise.
sickle cell hemoglobin: Sichelzellenhämoglobin.
sickle cell-hemoglobin C disease: Sichelzellen-Hämoglobin-C-Krankheit.
sickle cell-hemoglobin D disease: Sichelzellen-Hämoglobin-D-Krankheit.
sickle cell-thalassemia disease: Sichelzellenthalassämie.
sickle cell trait: Sichelzellenanlage.
sickling: Sichelzellenbildung.
sickly: kränklich.
sickness: Krankheit.
sickness fund: Krankenkasse.
sickroom: Krankenzimmer.
sick sinus syndrome (SSS): Sinusknoten-syndrom.
side-chain theory: Seitenkettentheorie.
side effect: Nebenwirkung; Sekundäreffekt.
side-lying: Seitenlagerung.
sideroachrestic: sideroachrestisch.
sideroblast: Sideroblast.
siderocyte: Siderozyt.
siderocytosis: Siderozytose.
siderofibrosis: Siderofibrose.
sideropenia: Eisenmangel.
sideropenic: sideropenisch.
siderophage: Siderophage.
siderophilic; siderophilous: siderophil.
siderophilin: Siderophilin.
siderosis: Siderose. – **pulmonary s.:** S. pulmonum. – **s. bulbi:** S. bulbi.
siderosome: Siderosom.
siderotic pneumoconiosis: Eisenstaublunge.
side-to-end: latero-terminal.
side-to-end anastomosis: Seit-zu-End-Anastomose.
side-to-side anastomosis: Seit-zu-Seit-Anastomose.

SIDS (sudden infant death syndrome): plötzlicher Kindstod.
Siebold's craniotome: Siebold* Kraniotom.
Siegrist-Hutchinson syndrome: Siegrist*-Hutchinson* Syndrom.
siemens: Siemens.
Siemens' syndrome: Siemens* Syndrom.
sievert (Sv): Sievert (Sv).
sigh respiration: Seufzeratmung.
sight: Sehen.
sigma: Sigma.
sigmatism: Sigmatismus.
sigmoid: Sigmoid.
sigmoid bladder: Sigmablase.
sigmoidectomy: Sigmoidektomie.
sigmoiditis: Sigmoiditis.
sigmoid kidney: S-Niere.
sigmoidoproctostomy: Sigmoidoproktostomie.
sigmoidorectostomy: Sigmoidorektostomie.
sigmoidoscopy: Sigmoidoskopie.
sigmoidostomy: Sigmaafter.
sign: Zeichen; Symptom.
signa: signetur.
signal: Signal.
signature: Signatur(a).
signet-ring cell: Siegelringzelle.
signet-ring shape: Siegelringform.
significance: Signifikanz.
significant: signifikant.
sign language: Zeichensprache.
signs of anesthesia: Narkosezeichen.
signs of death: Todeszeichen.
signs of maturity: Reifezeichen.
signs of placental separation: Lösungszeichen.
signs of pregnancy: Schwangerschaftszeichen.
silence: Ruhe.
silent: still; stumm.
Silfverskiöld's syndrome: Silfverskiöld* Syndrom.
silibinin: Silibinin.
silica: Siliciumdioxid.
silicate: Silikat.
silicatosis: Silikatose.
silicic acid: Kieselsäure.
silicoanthracosis: Silikoanthrakose.
silicon: Silicium; Silizium.
silicon dioxide: Siliciumdioxid.
silicone: Silicon; Silikon.
siliconoma: Silikom.
silicosis: Silikose.
silicotuberculosis: Silikotuberkulose.
silo-filler's disease: Silogasvergiftung.
silver (Ag): Silber; Argentum (Ag).
silver foil: Silberfolie.
Silverman's disease: Silverman* Syndrom.
silver nitrate: Silbernitrat; Höllenstein.
silver staining: Versilberung.
silver wire arteries: Silberdrahtarterien.
silymarin: Silymarin.
simian crease: Vierfingerfurche.
Simmonds' disease: Simmonds* Syndrom.
Simonart's threads: Simonart* Bänder.
Simon's foci: Simon* Herde.
Simon's position: Simon* Lage.
Simons' disease: Simons* Syndrom.
simple: einfach.
Sims-Huhner test: Sims*-Huhner* Test.
Sims' position: Linksseitenlage, stabile.
simulation: Simulation.
simulator: Simulator.
simultaneous: gleichzeitig; simultan.
simultaneous contrast: Simultankontrast.
simultaneous vaccination: Simultanimpfung.
sinapis: Sinapis; Senf.
sinciput: Sinciput; Oberkopf.
sinciput presentation: Vorderhauptslage.
sinew: Sehne.
singer's nodules: Sängerknötchen; Stimmbandknötchen.
single: einfach.
single atrium: Monoatrium.
single bond: Einfachbindung.
single cell necrosis: Einzelzellnekrose.
single dose: Einzeldosis (ED).
single photon emission computed tomography (SPECT): Single-Photon-Emissionscomputertomographie (SPECT).
single strand: Einzelstrang.
single-use instrument: Einmalgerät.
single-use syringe: Einwegspritze.
single ventricle: Monoventrikulie.
singultus: Singultus; Schluckauf.
sinister: links.
sinistrality: Linkshändigkeit.
sinistrocardia: Sinistrokardie.
sinistropositio: Sinistropositio.
sinoatrial; sinoauricular: sinuatrial; sinuaurikulär.

sinoatrial block: Sinusblock.
sinoatrial node: Sinusknoten.
sinoauricular block: Aurikularblock.
sinobronchitis: Sino-, Sinubronchitis; Bronchosinusitis.
sinography: Sino-, Sinusographie.
sinuitis: Sinuitis; Sinusitis.
sinus: Sinus. – **ethmoidal s.:** S. ethmoidalis. – **frontal s.:** S. frontalis. – **maxillary s.:** S. maxillaris. – **sphenoidal s.:** S. sphenoidalis. – **sphenoparietal s.:** S. sphenoparietalis. – **transverse s.:** S. transversus.
sinus arrest: Sinusarrest.
sinus arrhythmia: Sinusarrhythmie.
sinus bradycardia: Sinusbradykardie.
sinus exenteration: Sinusektomie.
sinus histiocytosis: Sinushistiozytose.
sinusitis: Sinusitis.
sinus node: Sinusknoten.
sinus node recovery time: Sinusknotenerholungszeit.
sinusoid: Sinusoid.
sinus phlebitis: Sinusphlebitis.
sinus pleurisy: Sinuspleuritis.
sinus rhythm: Sinusrhythmus.
sinus tachycardia: Sinustachykardie.
sinus thrombosis: Sinusthrombose.
siphon: Siphon.
Sipple syndrome: Sipple* Syndrom.
sirenomelia: Sirenenbildung; Sirenomelie.
sisomicin: Sisomicin.
sister: Schwester.
sister chromatids: Schwesterchromatiden.
sitieirgia: Sitieirgie.
sitomania: Sitiomanie.
sitosterol: Sitosterin.
sitotherapy: Sitiotherapie.
sitting height: Sitzhöhe.
situation: Situation.
situation anxiety: Situationsangst.
situs: Situs.
SI units: SI-Einheiten.
size: Größe.
Sjögren-Larsson syndrome: Sjögren*-Larsson* Syndrom.
Sjögren's syndrome: Sicca-Syndrom; Sjögren* Syndrom.
skatole: Skatol.
skeletal hand: Skeletthand.
skeletal muscles: Skelettmuskulatur.
skeletal scanning: Skelettszintigraphie.
skeletal survey: Skeletttröntgen.
skeletogenous: skeletogen.
skeletogeny: Skeletogenese.
skeleton: Skeleton.
Skene's glands: Skene* Drüsen.
skenitis: Skenitis.
skeptophylaxy: Skeptophylaxie.
skiascope-optometer: Phoropter.
skiascopy: Skiaskopie; Schattenprobe.
skill: Geschicklichkeit.
skilled: erfahren.
Skillern's fracture: Skillern* Fraktur.
skin: Haut; Cutis; Derma.
skin atrophy: Hautatrophie.
skin cancer: Hautkrebs.
skin color: Hautfarbe.
skin cyst: Dermatozyste.
skin disinfection: Hautdesinfektion.
skin dose: Hautdosis; Oberflächendosis.
skin erythema dose: Hauterythemdosis.
skin flap: Hautlappen; Kutislappen.
skin flora: Hautflora.
skinfold: Hautfalte.
skin graft: Hauttransplantat. -lappen.
skin reflex: Hautreflex.
skin tag: Akrochordon.
skin transplantation: Hauttransplantation.
skin turgor: Hautturgor.
skull: Schädel; Cranium.
skull-base fracture: Schädelbasisfraktur.
skullcap: Schädeldach.
skull fracture: Schädelbruch, -fraktur.
slant culture: Schrägkultur.
SLE (systemic lupus erythematosus): LED (Lupus erythematodes disseminatus); SLE (systemischer Lupus erythematodes).
sleep: Schlaf. – **induced s.; artificial s.:** Sch., künstlicher.
sleep apnea syndrome: Schlafapnoe-Syndrom.
sleep attack: Schlafanfall (imperativer).
sleep deprivation: Schlafentzug.
sleep drunkenness: Schlaftrunkenheit.
sleep epilepsy: Schlafepilepsie.
sleeping sickness: Schlafkrankheit.
sleep paralysis: Schlaflähmung.
sleep-wake cycle: Schlaf-Wach-Rhythmus.
sleepwalking: Somnambulismus; Schlafwandeln.
slide: gleiten; Objektträger; Dia(positiv).

sliding flap: Verschiebelappen, -plastik.
sliding hernia: Gleitbruch; Gleithernie.
slime fever: Schlammfieber.
slimming cure: Abmagerungsdiät, -kur.
sling: Schlinge; Armbinde.
sling procedure: Schlingenoperation.
slipped disk: Bandscheibenprolaps, -vorfall, -hernie.
slipping of a vertebra: Wirbelgleiten; Spondylolisthesis.
slit: Schlitz.
slit lamp: Schlitzlampe.
slit lamp microscope: Spaltlampenmikroskop.
Slocumb's syndrome: Slocumb* Syndrom.
sloughing: Verschorfung.
slow: langsam.
slowed diadochokinesia: Bradydiadochokinese.
Sluder's syndrome; S.'s neuralgia: Sluder* Syndrom, Neuralgie.
sludge phenomenon: Sludge-Phänomen.
small-for-date baby: Mangelgeburt.
small intestine: Dünndarm.
smallpox: Pocken.
smallpox vaccination: Pockenschutzimpfung.
smallpox virus: Variola-Virus; Pockenvirus.
smear: Abstrich.
smear infection: Schmierinfektion.
smegma: Smegma.
smegmolith: Smegmolith.
smell: Geruch.
smell brain: Riechhirn.
Smellie's maneuver: Smellie* Handgriff.
smelling substance: Riechstoff.
Smith's fracture: Smith* Fraktur.
Smith-Petersen nail: Smith/Petersen* Nagel.
Smith stain: Smith* Färbung.
smoke poisoning: Rauchgasvergiftung.
smoker's cancer: Raucherkrebs.
smoker's leg: Raucherbein.
smoker's patch: Leukokeratosis nicotinica (palati).
smoking: Rauchen. – **passive s.:** R., passives.
SMON (subacute myelo-optic neuropathy): SMON (subakute Myelooptikoneuropathie).
smooth: glatt.
smooth tongue: Lackzunge; Zungenatrophie (glatte).
Sn (tin): Sn (Zinn).
snail: Schnecke.
snake: Schlange.
snake bite: Schlangenbiß.
snake venom: Schlangengift.
snapping: schnellend.
snapping hip: Schnapphüfte.
snapping thumb: Schnappdaumen.
sneezing: Niesen.
Snellen's chart: Snellen* Tafel. – **S.'s test:** S.* Sehprobe.
sniffing: Schnüffeln.
sniff test: Schnüffelversuch.
snoring: Schnarchen.
snout reflex: Schnauzenreflex.
snow blindness: Schneeblindheit.
snuffbox: Tabatière.
snuffles: Schniefen.
soap: Seife.
soapsud abortion: Seifenabort.
soapy stool: (Kalk-)Seifenstuhl.
sober: nüchtern.
sociability: Soziabilität.
social: sozial.
social insurance: Sozialversicherung.
socialization: Sozialisation.
social medicine: Sozialmedizin.
social psychiatry: Sozialpsychiatrie.
social psychology: Sozialpsychologie.
society: Gesellschaft.
sociogenesis: Soziogenese.
sociology, medical: Soziologie, medizinische.
sociomedical: sozialmedizinisch.
sociometry: Soziometrie.
sociopathy: Soziopathie.
socket: Gelenkpfanne.
soda: Soda. – **caustic s.:** S., kaustisches.
soda lime: Natronkalk.
soda water: Sodawasser.
sodium: Natrium. – **s. acetate:** N. aceticum. – **s. benzoate:** N. benzoicum. – **s. bicarbonate:** N. bicarbonicum. – **s. biphosphate:** N. biphosphoricum. – **s. bisulfite:** N. bisulfurosum. – **s. carbonate:** N. carbonicum. – **s. chloride:** N. chloratum; Kochsalz. – **s. citrate:** N. citricum. – **s. fluoride:** N. fluoratum. – **s. glutamate:** N. glutaminicum. – **s. hydroxide:** N. hydroxydatum. – **s. hypochlorite:** N. hypochlorosum. – **s. nitrite:**

N. nitrosum. – **phenylbarbital s.:** N. phenylaethylbarbituricum. – **s. phosphate:** N. phosphoricum. – **s. salicylate:** N. salicylicum. – **s. sulfate:** N. sulfuricum. – **s. sulfide:** N. sulfuratum. – **s. sulfite:** N. sulfurosum. – **s. thiosulfate:** N. thiosulfuricum.
sodium borate: Borax.
sodium chloride: Kochsalz.
sodium clearance: Natrium-Clearance.
sodium cyclamate: Natriumcyclamat, -zyklamat.
sodium hydroxide solution: Natronlauge.
sodium loss: Natriumverlust.
sodium nitroprusside: Nitroprussidnatrium.
sodium-potassium coefficient: Natrium-Kalium-Quotient.
sodium-potassium pump: Natrium-Kalium-Pumpe; Na-K-Pumpe.
sodium pump: Natriumpumpe.
sodium reabsorption: Natriumrückresorption.
sodium retention: Natriumretention.
sodium salts: Natriumsalze.
sodium transport: Natriumtransport.
sodium urate: Natriumurat.
sodoku: Sodoku.
sodomy: Sodomie.
Soelder's lines: Sölder* Linien.
soft: weich.
softening: Erweichung.
softening of bones: Knochenerweichung.
soft palate: Velum palatinum.
soft tissue: Weichteile.
soft tissue radiograph: skelettfreie Aufnahme.
soft tissue rheumatism: Weichteilrheumatismus.
soil bacteria: Bodenbakterien.
Sokolow-Lyon index: Sokolow*-Lyon* Index.
sol: Sol.
solanine: Solanin.
Solanum: Solanum.
solar: solar.
solarium: Solarium.
solar plexus: Solarplexus; Sonnengeflecht.
solar plexus reflex: Solarisreflex.
soldier's patch: Macula lactea.
sole: Sohle.
sole of the foot: Fußsohle.
sole plate: Sohlenplatte.
sole reflex: Sohlenreflex.
soleus (muscle): Soleus.
solid: solide.
solidism: Solidarpathologie.
solid phase: Festphase.
solitary: solitär.
solitary kidney: Solitärniere.
solitary lymph nodules: Solitärfollikel.
solubility: Löslichkeit; Solubilität.
solubility product: Löslichkeitsprodukt.
solubilizer: Lösungsvermittler.
soluble: löslich.
solution: Lösung; Solutio.
solvents: Lösungsmittel. – **non-polar s.:** L., apolare. – **organic s.:** L., organische. – **polar s.:** L., polare.
soma: Soma.
somaplasm: Somatoplasma.
somatagnosia: Somatoagnosie.
somatesthesia: Somatosensibilität.
somatic: somatisch.
somatization: Somatisierung.
somatogenic: somatogen.
somatomammotropin: Somatomammotropin.
somatomedin: Somatomedin.
somatoplasm: Somatoplasma.
somatosensory: somatosensorisch.
somatosensory cortex: Körperfühlsphäre.
somatostatin: Somatostatin.
somatotopic: somatotopisch.
somatotropin: Somatotropin.
somatotropin release-inhibiting factor: Somatostatin.
somesthesia: Somatosensibilität.
somite: Somit.
somnambulism: Schlafwandeln; Somnambulismus.
somnifacient: schlafbringend; Schlafmittel.
somniloquism; somniloquy: Somniloquie.
somnolence: Somnolenz.
somnolent: somnolent.
Somogyi phenomenon: Somogyi* Effekt. – **S. unit:** S.* Einheit.
Sones technique: Sones* Technik.
sonication: Sonifikation.
sonogram: Sonogramm.
sonography: Sonographie.
sonorous: klingend; sonor.

soot: Ruß.
soot cancer: Rußkrebs.
soot lung: Rußlunge.
soot wart: Rußwarze.
sophomania: Sophomanie.
sopor: Sopor.
soporific: schlafbringend; Schlafmittel.
sorbic acid: Sorbinsäure.
sorbitol; sorbite: Sorbit(ol).
sorbitol dehydrogenase: Sorbitdehydrogenase.
sorbose: Sorbose.
sordes: Sordes.
sore: Geschwür.
soreness: Wundsein.
sore throat: Angina (tonsillaris).
sorption: Sorption.
sotalol: Sotalol.
Sotos' syndrome: Sotos* Syndrom.
souffle: Hauch.
soul: Seele.
sound: Klang; Ton; Laut; Schall; Geräusch; Sonde; erklingen; tönen; gesund.
sound conduction: Schalleitung.
sound conduction apparatus: Schalleitungsapparat.
sound intensity: Schallstärke.
soundless: geräuschlos.
sound level: Lautstärke(pegel).
sound-perceiving apparatus: Schallempfindungsapparat.
sound pressure: Schalldruck.
sound threshold: Ton-, Schallschwelle.
sound velocity: Schallgeschwindigkeit.
sour: sauer.
source: Quelle.
source of light: Lichtquelle.
South American blastomycosis: Parakokzidioidomykose.
South American trypanosomiasis: Chagas*(-Cruz*) Krankheit.
soybean flour: Soja(bohnen)mehl.
sp. (species): Sp. (Species).
spa: Bad(eort); Heilbad.
space: Raum; Spatium. – **intercostal sp.:** Spatium intercostale. – **retroperitoneal sp.:** Sp. retroperitoneale. – **retropharyngeal sp.:** Sp. retropharyngeale.
space medicine: Raumfahrtmedizin.
space sense: Raumsinn.
space sickness: Weltraum-, Raumkrankheit.
Spalding's sign: Spalding* Zeichen.
Spanish windlass: Schraubenzugapparat.
sparganosis: Sparganose.
Sparganum: Sparganum.
sparteine: Spartein.
spasm: Spasmus. – **canine sp.:** Sp. caninus. – **cynic sp.:** Sp. cynicus. – **mobile sp.:** Sp. mobilis. – **nodding sp.:** Sp. nutans. – **respiratory sp.:** Sp. respiratorius. – **rotatory sp.:** Sp. rotatorius. – **winking sp.:** Sp. nictitans.
spasmatic; spasmodic: spasmisch; spasmodisch.
spasmodic laughter: Gelasma.
spasmodic sneezing: Nieskrampf.
spasmogenic: spasmogen.
spasmolygmus: Spasmolygmus.
spasmolysis: Spasmolyse.
spasmolytic: Spasmolytikum; spasmolytisch.
spasmophilia: Spasmophilie.
spasmophilic: spasmophil.
spastic: spastisch; Spastiker.
spastic intestinal convolution: Darmsteifung.
spasticity: Spastik; Spastizität.
spatial: räumlich.
spatial perception: Raumsinn.
spatial vector: Flächenvektor.
spatula: Spatel.
speaking: Sprechen.
speaking aid: Sprechhilfe.
specialist: Facharzt; Gebietsarzt.
specialization: Spezialisierung.
specialty: Fachgebiet.
species: Art; Species; Spezies.
species-specific: art-, speziesspezifisch.
specific: spezifisch.
specificity: Spezifität.
specificity of action: Wirkungsspezifität.
specimen: Muster; Probe.
SPECT (single photon emission computed tomography): SPECT (Single-Photon-Emissions-Computertomographie).
spectacle glasses: Brillengläser.
spectacles: Brille.
spectinomycin: Spectinomycin.
spectral filter: Spektralfilter.
spectral line: Spektrallinie.
spectrin: Spectrin; Spektrin.
spectrometry: Spektrometrie.
spectrophotometry: Spektrophotometrie.
spectroscopy: Spektroskopie.

spectrum: Spektrum. – **electromagnetic s.:** S., elektromagnetisches. – **invisible s.:** S., unsichtbares. – **visible s.:** S., sichtbares.
spectrum analysis: Spektralanalyse.
spectrum filter: Spektralfilter.
spectrum of activity: Wirkungsspektrum.
speculum: Speculum; Spekulum.
speech: Sprache. – **internal sp.:** Sp., innere. – **nasal sp.:** Sp., näselnde. – **scanning sp.:** Sp., skandierende. – **slurring sp.:** Sp., verwaschene. – **staccate sp.:** Sp., abgehackte.
speech abnormalities: Sprachstörung.
speech audiometry: Sprech-, Sprachaudiometrie.
speech center; sp. area: Sprachzentrum.
speech defect: Sprachfehler.
speech organ: Sprachorgan.
speech pathologist: Sprachpädagoge.
speech therapy: Sprachheilkunde.
speleoscopy: Speleoskopie.
speleostomy: Speleostomie.
sperm: Sperma; Spermie.
spermaceti: Cetaceum.
sperm antibody: Spermien-Antikörper.
sperm antigen: Spermien-Antigen.
spermatic: spermaticus.
spermatic cord: Samenstrang.
spermatic cord ligation: Samenstrangunterbindung.
spermatic cord torsion: Samenstrangtorsion.
spermatic duct: Samenleiter; Spermaticus.
spermatid: Spermatide.
spermatid transformation: Spermiohistogenese.
spermatitis: Spermatitis.
spermatocele: Spermatozele; Samenbruch.
spermatocyst: Spermatozystis.
spermatocystectomy: Spermatozystektomie; Samenblasenentfernung.
spermatocystic catheterization: Samenblasenkatheterisierung.
spermatocystitis: Spermatozystitis.
spermatocyte: Spermatozyt.
spermatogenesis: Spermatogenese.
spermatogonium: Spermatogonium.
spermatorrhea: Spermatorrhö.
spermatovum: Spermov(i)um.
spermatozoon: Spermatozoon; Samenfaden.
spermaturia: Spermaturie.
sperm autoantibodies: Sperma-Autoantikörper.
sperm bank: Samenbank.
sperm banking: Spermakonservierung.
sperm compatibility test: Spermakompatibilitätstest.
spermicide: Spermizid.
spermidine: Spermidin.
spermine: Spermin.
spermiogenesis: Spermiogenese.
spermiogram: Spermio-, Spermatogramm.
sperm(ium): Spermium.
sperm motility: Spermienmotilität.
spermoplasm: Spermatoplasma.
sphacelism: Sphakelismus.
sphaceloderma: Sphakeloderma.
sphacelus: Sphakelus.
Sphaerophorus: Sphaerophorus.
sphagiasmus: Sphagiasmus.
sphenocephalus: Sphenokephalus; Keilschädel.
sphenoidal: sphenoidal(is).
sphenoidal angle: Sphenoidalwinkel.
sphenoid bone: Sphenoid; Sphenoidale; Flügelbein.
sphenoiditis: Sphenoiditis.
sphenoidotomy: Sphenoidotomie.
sphenopalatine ganglion: Sphenopalatinum.
sphere: Sphäre.
spherical: sphärisch.
spherocyte: Sphärozyt; Kugelzelle.
spherocytic anemia: Kugelzell(en)anämie.
spherocytosis: Sphärozytose.
spheroid(al): sphäroid.
spheroid joint: Kugel-, Sphäroidgelenk.
spherolith: Sphärolith.
spherophakia: Sphärophakie.
spheroplast: Sphäroplast.
spheroprotein: Sphäroprotein.
sphincter: Sphinkter; Sphincter; Schließmuskel.
sphincter dilation: Sphinkterdehnung.
sphincterectomy: Sphinkterektomie.
sphincter hypertonia: Sphinkterhypertonie.
sphincter insufficiency: Sphinkterinsuffizienz.
sphincterismus: Sphinkterspasmus.
sphincterolysis: Sphinkterolyse.

sphincterometry: Sphinkterometrie.
sphincteroplasty: Sphinkterplastik.
sphincterotomy: Sphinkterotomie.
sphincter sclerosis: Sphinktersklerose.
sphincter spasm: Sphinkterspasmus.
sphingoglycolipid: Sphingoglykolipid.
sphingolipid: Sphingolipid.
sphingolipidosis: Sphingolipidose.
sphingomyelins: Sphingomyeline.
sphingophospholipids: Sphingophospholipide.
sphingosine: Sphingosin.
sphygmography: Pulsschreibung.
sphygmomanometer: Sphygmomanometer.
sphygmotonograph: Sphygmotonograph.
spica (bandage): Spica; Kornährenverband.
spica (hip) cast: (Becken-)Spreizgips.
spica of foot: Steigbügelverband.
spice: Gewürz.
spicule: Spiculum.
spider-burst varices: Besenreiservarizen.
spider cell: Spinnenzelle.
spider fingers: Spinnenfingrigkeit; Arachnodaktylie.
spider nevus: Lebersternchen; Spinnenmal.
spider poison: Spinnengift.
spider web formation: Spinnengewebsgerinnsel.
Spiegler's tumor: Spiegler* Tumor.
Spielmeyer-Vogt syndrome; S.-V.disease: Stock*-Spielmeyer*-Vogt* Syndrom.
spigelian hernia: Spieghel* Hernie.
spike: Zacke; Spitze.
spike (potential): Spitzenpotential.
spike-wave complex: S/W-Komplex.
spina: Spina. – **sp. bifida:** Sp. bifida.
spinal: spinal.
spinal anesthesia: Spinal-, Lumbal-, Rückenmarkanästhesie.
spinal arteriography: Spinalarteriographie.
spinal block syndrome: Nonne*-Froin* Syndrom; spinales Blocksyndrom.
spinal canal: Spinalkanal.
spinal column: Wirbelsäule; Rückgrat.
spinal concussion: Rückenmarkerschütterung.
spinal cord: Rückenmark.
spinal cord compression: Rückenmarkkompression.
spinal cord contusion: Rückenmarkkontusion.
spinal curvature: Wirbelsäulenkrümmung.
spinal deformity: Wirbelsäulendeformität.
spinal disk syndrome: Bandscheibensyndrom.
spinal fusion: Wirbelsäulenversteifung.
spinal ganglion: Spinalganglion.
spinal line: Spinallinie.
spinal nerves: Spinal-, Rückenmarknerven.
spinal paralysis: Spinalparalyse. – **spastic sp. p.:** Sp., spastische.
spinal puncture: Spinalpunktion.
spinal roots: Rückenmarkwurzeln.
spinal segment: Rückenmark-, Neuralsegment.
spinal syndrome: Wirbelsäulensyndrom.
spinal tap: Spinalpunktion.
spinal tract: Rückenmarkbahn.
spinal tuberculosis: Wirbeltuberkulose.
spina ventosa: Winddorn.
spindle: Spindel; Fusus.
spindle apparatus: Spindelapparat.
spindle cell: Spindelzelle.
spindle cell carcinoma: Spindelzellkarzinom.
spindle cell nevus: Spindelzellnävus.
spindle poison: Spindelgift.
spine: Rückgrat; Dorn; Spina. – **bifid sp.:** Sp. bifida. – **ischial sp.; sciatic sp.:** Sp. ischiadica. – **nasal sp.:** Sp. nasalis.
spine cell: Stachelzelle.
spinnbarkeit test: Spinnbarkeitstest.
spinobulbar: spinobulbär.
spinocerebellar: spinozerebellar.
spinocerebellar tract: Kleinhirnseitenstrang.
spinogram: Wirbelsäulenaufnahme.
spinothalamic tractomy: Walker* Operation.
spinous process of vertebrae: Dornfortsatz.
spintheropia; spintherism: Spintherismus.
spiradenoma: Spiradenom.
spiral: Spirale.
spiral artery: Spiralarterie.
spiral fracture: Spiralbruch; Torsionsbruch, -fraktur.
spiral organ: Corti* Organ.
spiramycin: Spiramycin.

Spira's syndrome: Spira* Syndrom.
spireme: Spirem.
Spirilla: Spirille; Schraubenbakterie.
spirillicidal: spirillizid.
spirillosis: Spirillose.
Spirillum: Spirillum.
spirit: Spiritus.
spirit of wine: Weingeist.
spiritus vini gallici: Franzbranntwein.
Spirochaeta: Spirochaeta.
Spirochaetales: Spirochaetales.
spirochetal fever: Spirochätenfieber.
spirochetal jaundice: Leptospirosis icterohaemorrhagica.
spirochete: Spirochäte.
spirochete agglutination test: Spirochäten-Agglutinationsreaktion.
spirochetosis: Spirochätose.
spiroergometry: Spiroergometrie.
spirography: Spirographie.
spirometer: Spirometer.
spironolactone: Spironolacton.
spitting: Spucken.
splanchnicectomy: Splanchnikektomie.
splanchnic (nerve) block: Splanchnikusblockade.
splanchnic nerve paralysis: Splanchnikusparese.
splanchnicotomy: Splanchnikotomie.
splanchnocranium: Splanchnokranium; Eingeweideschädel.
splanchnology: Splanchnologia.
splanchnomegaly: Splanchnomegalie.
splanchnomicria: Splanchnomikrie.
splanchnopleure: Splanchnopleura.
splanchnoptosis: Splanchnoptose; Eingeweidesenkung.
splashing sound: Plätschergeräusch.
splayfoot: Spreizfuß.
spleen: Milz; Splen.
splenadenoma: Splenadenom.
splenectasia; splenectasis: Splenektasie.
splenectomy: Milzexstirpation; Splenektomie.
splenial: splenial.
splenic: splenisch; die Milz betreffend.
splenic artery: Milzarterie.
splenic circulation: Milzkreislauf.
splenic infarction: Milzinfarkt.
splenic nodule: Milzfollikel.
splenic pulp: Milzpulpa. – **red p.:** M., rote. – **white p.:** M., weiße.
splenic puncture: Milzpunktion.
splenic rupture: Milzruptur.
splenic sinus: Milzsinus.
splenic transposition: Milztransposition.
splenic tumor: Milztumor.
splenic vein thrombosis: Milzvenenthrombose.
splenitis: Splenitis; Milzentzündung.
splenium: Splenium.
splenius (muscle): Splenius.
splenization; splenification: Splenisation.
splenogenous; splenogenic: splenogen.
splenography: Splenographie.
splenohepatomegaly: Splenohepatomegalie.
splenoma: Splenom.
splenomegaly: Splenomegalie; Milzvergrößerung. – **congestive sp.:** Sp., kongestive. – **tropical sp.:** Sp., tropische.
splenopathic: splenopathisch.
splenopexy: Splenopexie.
splenoportal: splenoportal.
splenoportography: Splenoportographie.
splenorenal: splenorenal.
splicing: Spleissen.
splint: Schiene.
splint apparatus: Schienen(hülsen)-apparat.
splint dressing: Schienenverband.
splinter: Span.
splinting: Schienung.
splinting catheter: Schienenkatheter.
split: gespalten.
split consciousness: Spaltung des Bewußtseins; Bewußtseinsspaltung.
split foot: Spaltfuß.
split hand: Spalthand.
split-skin graft: Spalthauttransplantat, -lappen.
splitting: Spaltung. – **sp. of heart sounds:** Sp. der Herztöne.
spodogenous: spodogen.
spodogram: Aschenbild.
spoke bone: Speiche; Radius.
spondylarthritis: Spondylarthritis. – **rheumatoid sp.; ankylosing sp.:** Sp. ankylopoetica.
spondylarthrosis: Spondylarthrose.
spondylitis: Spondylitis; Wirbelentzündung. – **ankylosing sp.; rheumatoid sp.:** Sp. ankylosans. – **tuberculous sp.:** Sp. tuberculosa.
spondylodesis: Spondylodese.
spondylolisthesis: Spondylolisthesis.

spondylolysis: Spondylolyse.
spondylomalacia: Spondylomalazie.
spondylomyelitis: Spondylomyelitis.
spondylopathy: Spondylopathie; Wirbelsäulenaffektion.
spondyloptosis: Spondyloptose.
spondyloschisis: Spaltwirbel; Wirbelbogenspalte.
spondylosis: Spondylose; Spondylosis. – **cervical sp.; rhizomelic sp.:** Sp., zervikale. – **sp. deformans:** Sp. deformans. – **hyperostotic sp.:** Sp. hyperostotica.
spondylotherapy: Spondylotherapie.
spondylotomy: Spondylotomie.
sponge: Schwamm.
sponge biopsy: Schwammbiopsie.
sponge kidney: Schwammniere.
sponge tent: Zervixdilatator.
spongiform: schwammartig.
spongioblast: Spongioblast.
spongioblastoma: Spongioblastom.
spongiocyte: Spongiozyt.
spongiosclerosis: Spongiosasklerose.
spongiosis: Spongiose.
spongy: spongiös; schwammartig.
spontaneous: spontan.
spontaneous abdominal wall hematoma: Bauchdeckenhämatom, spontanes.
spontaneous abortion: Spontanabort.
spontaneous breathing: Spontanatmung.
spontaneous delivery: Spontangeburt.
spontaneous evolution: Selbstentwicklung.
spontaneous fracture: Spontanfraktur.
spontaneous movement: Spontanbewegung.
spontaneous nystagmus: Spontannystagmus.
spontaneous pneumothorax: Spontanpneumothorax.
spontaneous recovery: Spontanheilung.
spontaneous version: Spontan-, Selbstwendung.
spoon: Löffel; Cochleare.
spoon nail: Löffel-, Hohlnagel.
sporadic: sporadisch.
sporangium: Sporangium.
spore: Spore. – **asexual sp.:** Sp., asexuelle. – **sexual sp.:** Sp., sexuelle.
spore stain: Sporenfärbung.
spore test: Sporenprobe.
sporicide: Sporontozid.
sporidiosis: Sporidiose.
sporing: Sporulation.
sporocyst: Sporozyste.
sporogony; sporogenesis: Sporogonie.
Sporothrix: Sporothrix.
sporotrichin: Sporotrichin.
sporotrichosis: Sporotrichose.
Sporotrichum: Sporotrichon.
Sporozoa: Sporozoa; Sporozoen.
sporozoite: Sporozoit.
sporozoon: Sporentierchen.
sports medicine: Sportmedizin.
sporulation: Sporulation.
spot: Fleck. – **blind s.:** blinder F. des Auges.
spotfilm: Zielaufnahme.
spotfilm device: Zielaufnahmegerät.
spotted fever: Fleckfieber. – **Rocky Mountain s. f.:** F., Südamerikanisches.
spotting: Durchbruchblutung; Schmierblutung.
sprain: Verstauchung; Gelenkdistorsion.
spray: sprühen; Spray.
spreader: Distraktor; Spreizgerät; Spreizer.
spreading: Verbreitung.
spreading factor: Diffusionsfaktor.
spread of stimulus: Erregungsausbreitung.
Sprengel's deformity: Sprengel* Deformität. – **Sp.'s paralysis of abdominal muscles:** Bauchdeckenlähmung (Sprengel*).
spring: Frühjahr; Quelle.
spring conjunctivitis: Frühjahrskonjunktivitis.
spring-summer encephalitis: Früh(jahr)-Sommer-(Meningo-)Enzephalitis (FSME).
sprout: Sproß.
sprue: Sprue. – **nontropical sprue:** Sp., einheimische. – **tropical sprue:** Sp., tropische.
spud: Flachmeißel.
spur: Sporn.
spurious: falsch.
sputtering: Bedampfung.
sputum: Sputum; Auswurf. – **bloody sp.:** Sp. cruentum. – **mucopurulent sp.:** Sp. coctum. – **rusty sp.:** Sp., rostbraunes.
squama: Schuppe; Squama.
squamous: schuppig; squamös.
squamous cell: Schuppenzelle.
squamous cell carcinoma: Pflasterzell-, Plattenepithelkarzinom.

squamous epithelium: Pflaster-, Plattenepithel.
square knot: Schifferknoten.
squarrous: squarrosus.
squash specimen: Tupfpräparat.
squatting: Hockstellung.
squeeze: quetschen.
squill: Meerzwiebel; Scilla maritima.
squint: Schielen; Strabismus.
squint hook: Schielhäkchen.
squinting eye: Schielauge.
Sr (strontium): Sr (Strontium).
SRIF (somatostatin; somatotropin release-inhibiting factor): Somatostatin.
SSPE (subacute sclerosing panencephalitis): SSPE (subakute sklerosierende Panenzephalitis).
SSS (sick sinus syndrome): Sinusknotensyndrom.
stab: Stich.
stab cell: Stabkerniger.
stab culture: Stichkultur.
stability: Stabilität; Festigkeit.
stabilization: Stabilisation.
stabilizer: Stabilisator.
stable: stabil.
stab wound: Stichwunde.
stachyose: Stachyose.
Stacke's operation: Stacke* Operation.
Stack's splint: Stack* Schiene.
stadium; stage: Stadium.
stage of dilatation: Eröffnungsperiode.
stages of anesthesia: Narkosestadien.
staggers: Drehkrankheit.
staghorn calculus: Nierenbeckenausgußstein.
staging: Stadienbestimmung; Staging.
stagnant hypoxia: Stagnationshypoxie.
stagnation: Stagnation.
stain: Fleck; Farbstoff.
staining; stain: Färbung.
staining of bacteria: Bakterienfärbung.
Stainton's syndrome: Stainton* Syndrom.
staitinodermia: Staitinodermie.
stalagmometer: Stalagmometer.
stalk: Stengel; Stiel.
stammering: Stottern; Stammeln. – **psychogenic st.:** St., hysterisches. – **physiological st.:** St., physiologisches.
standard: Standard.
standard bicarbonate: Standardbicarbonat.
standard deviation (S.D.): Standardabweichung.
standard error (S.E.) **of mean:** Standardabweichung des Mittelwerts; Standard-Error.
standardization: Standardisierung.
standardized conditions; st. terms: Standardbedingungen.
standardized vaccine: Standardimpfstoff.
standard leads: Standardableitungen.
standard solution: Standardlösung.
standard temperature and pressure (STP): Normaltemperatur und -druck.
standard test: Standardtest.
standing: Stehen.
Stanford classification: Stanford-Klassifikation.
stannosis: Zinnstaublunge.
stanozolol: Stanozolol.
Stansfeld-Webb method: Stansfeld*-Webb* Verfahren.
St. Anthony's fire: Sankt-Antonius-Feuer.
stapedectomy: Stapedektomie.
stapediolysis: Stapedolyse.
stapedius: Stapedius.
stapedius reflex: Stapediusreflex.
stapes: Stapes; Steigbügel.
staphyle: Uvula.
staphylectomy: Staphylektomie.
staphyloangina: Staphylokokkenangina.
staphylocoagulase: Staphylocoagulase.
staphylococcal: staphylogen.
staphylococcal food poisoning: Staphylokokkenenteritis.
staphylococcal scalded skin syndrome: Lyell* Syndrom.
staphylococcal toxicosis: Staphylokokkentoxikose.
staphylococci: Staphylokokken.
Staphylococcus: Staphylococcus.
staphyloderma; staphylodermatitis: Staphyloderma; Staphylodermie.
staphylokinase: Staphylokinase.
staphylolysin: Staphylolysin.
staphyloma: Staphylom(a). – **anterior st.:** St. conicum. – **posterior st.:** St. posticum verum.
staphyloplasty: Staphyloplastik.
staphyloschisis: Staphyloschisis.
staphylotoxin: Staphylotoxin.
stapler: Klammernahtgerät; Nähapparat; Nahtmaschine.
starburst varices: Besenreiservarizen.

starch: *chem* Stärke. – **st., animal:** St., tierische.
starch bandage: Stärkebinde.
starch-iodine test: Jod-Stärkereaktion.
Stargardt's disease: Stargardt* Syndrom.
Starling's heart-lung preparation: Starling* Herz. – **St.'s law of heart:** St.* Herzgesetz.
Starr-Edwards prosthesis: Starr*-Edwards* Prothese.
start codon: Startercodon.
starter (solution): Starter(lösung).
startle reflexes: Stellreaktionen; Stellreflexe.
starvation acidosis: Hungerazidose.
stasibasiphobia: Stasobasophobie.
stasiphobia: Stasophobie.
stasis: Stase; Stasis.
stasis gall bladder: Stauungsgallenblase.
state: Status; Zustand. – **st., epiletic:** St. epilepticus.
state of tension: Spannungszustand.
static: statisch.
static sense: Gleichgewichtssinn.
stationary: stationär.
statistical: statistisch.
statistics: Statistik.
statoacoustic: statoacusticus.
statoconia: Statoconia.
statokinetic: statokinetisch.
statolith: Statolith.
Staub's effect: Staub* Effekt. – **St.-Traugott test:** St.*-Traugott* Versuch.
Stauffer's syndrome: Stauffer* Syndrom.
steady: gleichmäßig.
steady state: Fließgleichgewicht.
steal syndrome: Anzapfsyndrom; Stealsyndrom.
steam: Dampf.
steam bath: Dampfbad.
steam disinfection: Dampfdesinfektion.
steam inhalation: Dampfinhalation.
steam (pressure) sterilization: Dampfsterilisation.
steapsin: Steapsin.
stearate: Stearat.
stearic acid: Stearinsäure.
stearin: Stearin.
stearrhea: Stea(to)rrhö.
steatocele: Steatozele.
steatocystoma multiplex: Sebocystomatosis.
steatolysis: Steatolyse.
steatoma: Steatom.
steatomatosis: Steatomatosis.
steatomery: Steatomerie.
steatorrhea: Stea(to)rrhö.
steatosis: Steatosis.
Steele-Richardson-Olszewski syndrome: Steele*-Richardson*-Olszewski* Krankheit.
Stein-Leventhal syndrome: Stein*-Leventhal* Syndrom.
Steinmann's extension: Steinmann* Extension. – **St. pin:** St.* Nagel.
stellate: sternförmig.
stellate block: Stellatumblockade.
stellate cell: Sternzelle.
stellate ganglion: Stellatum.
stellectomy: Stellektomie.
Stellwag's sign: Stellwag* Zeichen.
stem: Stamm.
stem cell: Stammzelle.
stem cell leukemia: Stammzellenleukämie.
Stenger test: Stenger* Versuch.
stenocardia: Stenokardie.
stenocephaly: Stenozephalie.
stenochoria: Stenochorie.
stenocoriasis: Stenokorie.
stenocrotaphia: Stenokrotaphie.
stenomycteria: Stenomycteria.
stenopeic; stenopaic: stenopäisch.
stenopaic glasses: Spalt-, Schlitzbrille.
stenosal murmur: Stenosegeräusch.
stenosing: stenosierend.
stenosis: Stenose.
stenosis of the aortic isthmus: Aortenisthmusstenose.
stenosis of the bladder neck: Blasenhalsstenose.
stenosis of the tricuspid valve: Trikuspidal(klappen)stenose.
stenothermal: stenotherm.
stenothorax: Stenothorax.
stenoxenic: stenoxen.
Stensen's duct: Stensen* Gang.
Stent's composition: Stentsmasse.
Stenvers' projection: Stenvers* Aufnahme.
stephanion: Stephanion.
Stephen-Slater valve: Stephen*-Slater* Ventil.
steppage gait: Steppergang.
stepping reflex: Geh-, Schreitreflex.
step test: Stufentest.

stercobilin: Stercobilin; Sterkobilin.
stercobilinogen: Stercobilinogen.
stercobilinuria: Stercobilinurie.
stercoraceous vomiting: Stuhlerbrechen.
stercoral; stercoraceous: sterkoral; fäkulent; fäkal.
stercoral fistula: Kotfistel.
stercoroma: Sterkoraltumor.
stereoagnosis: Stereoagnosie.
stereoanesthesia: Stereoanästhesie.
stereocilia: Stereozilien.
stereo-electroencephalography: Stereoelektroenzephalographie.
stereoencephalotomy: Stereoenzephalotomie.
stereoesthesia: Stereoästhesie.
stereognosis: Stereognosie.
stereogram: Stereoaufnahme.
stereoisomerism: Stereoisomerie.
stereometry: Stereometrie.
stereopsis: Stereopsis.
stereoradiography: Röntgenstereographie.
stereoradiometry: Röntgenstereometrie.
stereoroentgenography: Röntgenstereographie.
stereoscope: Stereoskop.
stereoscopic: stereoskopisch.
stereoscopic microscope: Stereomikroskop.
stereotaxic; stereotactic: stereotaktisch.
stereotaxis: Stereotaxie.
stereotype: Stereotyp.
sterile: steril.
sterility: Sterilität. – **absolute st.:** St., absolute. – **artificial st.:** St., artifizielle. – **relative st.:** St., relative.
sterilization: Sterilisation; Entkeimung.
sterilizer: Sterilisator.
sternal: sternal.
sternalgia: Sternalgie.
sternal line: Sternallinie.
sternal puncture: Sternalpunktion.
Sternberg's disease: Sternberg* Krankheit. – **St.'s giant cells:** St.*(-Reed*) Riesenzellen. – **St.'s sign:** St.* Zeichen.
Sternheimer-Malbin cells: Sternheimer*(-Malbin*) Zellen.
sternoclavicular: sternoklavikular.
sternocleidomastoid (muscle): Sternocleidomastoideus.
sternodymus; sternopagus: Sternodymus; Sternopagus.
sternoschisis: Sternoschisis.
sternotomy: Sternotomie.
steroid: Steroid.
steroid acne: Steroidakne.
steroidal withdrawal syndrome: Steroidentzugssyndrom.
steroid diabetes: Steroiddiabetes.
steroid fever: Steroidfieber.
steroid hormones: Steroidhormone.
steroid hormone therapy: Steroidtherapie.
steroid (induced) cardiopathy: Steroidkardiopathie.
steroidogenesis: Steroidproduktion.
steroid receptor: Steroidrezeptor.
steroid sepsis: Steroidsepsis.
steroid ulcer: Steroidulkus.
steroid-withdrawal pseudorheumatism: Steroidpseudorheumatismus.
sterol: Sterin.
stertor: Stertor.
stethoscope: Stethoskop.
Stevens-Johnson syndrome: Stevens*-Johnson* Syndrom.
Stewart-Treves syndrome: Stewart*-Treves* Syndrom.
STH (somatotropic hormone): STH (somatotropes Hormon).
sthenic: sthenisch.
stibialism: Stibialismus.
Stickler's syndrome: Stickler* Syndrom.
Stierlin's sign: Stierlin* Zeichen.
stiffening: Versteifung.
stiff joint: (Gelenk-)Versteifung.
stiff neck: Nackenstarre, -steife.
stiffness: Steife; Starre.
stigma: Stigma.
stigma of degeneration: Degenerationsmerkmal, -stigma.
stigmatization: Stigmatisierung.
stigmatometer: Stigmatometer.
stilbene: Stilben.
stilet: Stilett.
stillbirth: Totgeburt.
stillborn: totgeboren.
Stiller's (asthenia) disease: Stiller* Syndrom.
Stilling's nucleus: Stilling* Kern.
Stilling-Türk-Duane syndrome: Stilling*-Türk*-Duane* Syndrom.
Still's murmur: Still* Geräusch. – **St.-Chauffard syndrome:** St.*-Chauffard* Syndrom.
stimulant(s): Stimulans (Pl. Stimulantia; Stimulanzien).

stimulation: Stimulation; Stimulierung; Anregung. – **paired st.:** St., gepaarte. – **photic st.:** St., photische.
stimulation current: Reizstrom.
stimulation discrimination: Reizdiskrimination.
stimulation therapy: Reiztherapie.
stimulus: Reiz; Stimulus. – **adequate st.; homologous st.:** R., adäquater. – **conditioned st.:** R., bedingter. – **chemical st.:** R., chemischer. – **subliminal st.:** R., unterschwelliger. – **unconditioned st.:** R., unbedingter.
stimulus conduction: Erregungsausbreitung.
stimulus perception: Reizperzeption.
stimulus-response latency: Präsentationszeit.
stimulus threshold: Reizschwelle.
sting: Stachel; Stich.
stipple: Stippchen.
stippled epiphysis: Stippchenepiphyse.
stippling: Tüpfelung.
stirrup: Stapes; Steigbügel.
stitch: nähen; Stich.
St. Louis encephalitis: St.-Louis-Enzephalitis.
stochastic: stochastisch.
Stockholm method; St. technique: Stockholmer Methode.
stockinet: Trikotschlauch.
stockinet bandage: Stülpverband.
stock solution: Stammlösung.
Stoffel's operation: Stoffel* Operation.
stoichiometry: Stöchiometrie.
Stokes' attacks: Stokes* Anfälle. – **St.' breathing:** St.* Atmung. – **St.' disease:** St.* Kragen.
Stokvis-Talma syndrome: Stokvis*-Talma* Syndrom.
stoma: Stoma.
stomach: Magen.
stomachal: stomachal; gastrisch.
stomach cancer: Magenkrebs.
stomachic: Magenmittel; Stomachikum.
stomach stapling: Magenbypass.
stomach tube: Magenschlauch, -sonde.
stomatitis: Stomatitis. – **aphthous st.; herpetic st.:** St. aphthosa. – **gangrenous st.:** St. gangraenosa. – **mercurial st.:** St. mercurialis. – **ulcerative st.:** St. ulceromembranosa.
stomatocyte: Stomatozyt.
stomatocytosis: Stomatozytose.
stomatology: Stomatologie.
stomatomycosis: Stomatomycosis.
stomatoplasty: Stomatoplastik.
stomatoschisis: Stomatoschisis.
stomatoscope: Stomatoskop.
stomodeum: Stoma(to)deum.
stone: Stein.
stone colic: Steinkolik.
stonemason's silicosis: Sandsteinsilikose.
stone pox: Steinpocken.
stool: Stuhl(gang); Faeces; Fäzes.
stool culture: Koprokultur.
storage: Speicherung.
storage cell: Speicherzelle.
storage disease: Speicherkrankheit.
stored blood: Blutkonserve.
stosstherapy: Stoßtherapie.
strabismic amblyopia: Schielamblyopie.
strabismology: Strabologie.
strabismus: Strabismus; Schielen. – **concomitant st.:** St. concomitans. – **convergent st.:** St. convergens. – **divergent st.:** St. divergens. – **latent st.:** St. latens. – **nonconcomitant st.:** St. non-concomitans. – **vertical st.:** St. verticalis.
strabometer: Schielwinkelmesser; Strabometer.
strabotomy: Schieloperation; Strab(ism)otomie.
straight: gerade.
strain: Stamm; Zerrung; Anspannung.
strait: Engpaß.
strand: Strang.
strangulated hernia: Brucheinklemmung.
strangulation: Strangulation; Ab-, Einschnürung; Erdrosseln; Erwürgen.
strangulation ileus: Strangulationsileus.
strangulation mark: Drosselmarke; Schnürfurche.
strangury: Blasentenesmus; Strangurie.
strapping: Verband.
stratification: Stratifikation; Schichtung.
stratifunctional endopsychic neurosis: Schichtneurose.
stratigraphy: Stratigraphie.
stratum: Stratum; Schicht. – **st. basale:** St. basale. – **st. corneum:** St. corneum. – **st. granulosum:** St. granulosum.
strawberry gallbladder: Stippchengallenblase.
strawberry mark: Naevus teleangiectaticus.

strawberry tongue: Erdbeerzunge; Zungenröte.
streak culture: Strichkultur.
streak(s): Streifen.
streaky: gestreift.
stream: Strom.
streblodactyly: Streblodaktylie.
street phobia: Agoraphobie.
street virus: Straßenvirus.
strength: Stärke; Kraft.
strepitus: Strepitus.
streptoangina: Streptokokkenangina.
Streptobacillus moniliformis: Streptobacillus moniliformis.
streptococcal infection: Streptokokkeninfektion.
streptococcal sore throat: Streptokokkenangina.
streptococci (Pl.)**:** Streptokokken. – **hemolytic str.:** Str., hämolysierende.
Streptococcus: Streptococcus. – **Str. faecalis:** Str. faecalis. – **Str. pneumoniae:** Str. pneumoniae. – **Str. pyogenes:** Str. pyogenes; Str. haemolyticus. – **Str. viridans:** Str. viridans.
streptodermatitis: Streptodermia.
streptodornase: Streptodornase.
streptokinase: Streptokinase.
streptolysin: Streptolysin.
Streptomyces: Streptomyces.
Streptomycetaceae: Streptomycetaceae.
streptomycin: Streptomycin, -myzin.
streptomycosis: Streptomykose.
streptothricosis: Streptothrichose.
stress: Streß.
stress deformity: Belastungsdeformität.
stress fracture: Streßfraktur.
stressor: Stressor.
stress reaction: Streßreaktion. – **emotional st. r.:** St., emotionale.
stress ulcer: Streßulkus.
stretcher: Krankentrage.
stretching: Dehnung.
stretch marks: Schwangerschaftsnarben, -streifen.
stretch receptors: Dehnungsrezeptoren.
stretch reflex: Dehnungs-, Streckreflex.
stretch stimulus: Dehnungsreiz.
stria(e): Stria (Pl. Striae); Streifen. – **medullary striae:** Striae medullares. – **striae distensae; striae atrophicae:** Striae cutis (atrophicae); Striae distensae. – **striae gravidarum:** Schwangerschaftsnarben. – **stria terminalis:** Stria terminalis.
striatal: striatal.
striate; striated: striär; gestreift.
striate body: Streifenhügel; Streifenkörper; Striatum.
striated muscle fiber: Skelettmuskelfaser.
striate zone: Streifenfeld.
striatum; striate body: Striatum.
stricture: Striktur; Strictura.
stridor: Stridor. – **congenital laryngeal str.:** St. congenitus.
stridulous: stridorös; stridulös.
striocerebellar: striozerebellär.
striopallidal: striopallidär.
stripping: Abstreifen.
strip(s): Streifen.
strobila: Strobila.
stroboscope: Stroboskop.
stroke: Schlag(anfall); Apoplexia; Apoplexie.
stroke volume: (Herz-)Schlagvolumen.
stroke volume hypertension: Schlagvolumenhochdruck.
stroma: Stroma.
stromatosis: Stromaendometriose; Stromatose.
Strongyloides stercoralis: Strongyloides stercoralis.
strongyloidosis: Strongyloidosis.
strontium: Strontium.
strophanthidin: Strophanthidin.
strophanthin: Strophanthin.
strophanthus glycoside: Strophanthusglykosid.
strophulus: Strophulus.
structural change: Strukturänderung.
structural gene: Strukturgen.
structure: Struktur.
struma: Struma. – **endemic st.:** St., endemische. – **Riedel's st.; cast iron st.:** St., eisenharte.
strumectomy: Strumaresektion; Strumektomie.
strumiprivous: strumipriv.
strumitis: Strumitis.
Strümpell's disease; Strümpell-Marie d.: v. Strümpell* Syndrom. – **Strümpell's sign:** v. Strümpell* Tibialis-Zeichen.
struvite: Magnesium-Ammonium-Phosphat.
strychnine: Strychnin.

Strychnos: Strychnos.
S.T.S. (serologic tests for syphilis): Syphilis-Reaktionen.
S-T segment: S-T-Strecke.
Stuart-Bras syndrome: Stuart*-Bras* Syndrom.
Stuart factor: Stuart(-Prower)-Faktor.
stubbornness: Starrsinn.
study: Untersuchung; Studie.
study period: Untersuchungszeitraum.
stump: Stumpf.
stump cancer: Stumpfkarzinom.
stump neuroma: Stumpfneurom.
stump pain: Stumpfschmerz.
stunned: (wie) betäubt.
stupidity: Stupidität.
stupor: Stupor.
stuporous: stuporös.
stupration: Vergewaltigung.
Sturge-Weber syndrome: Sturge*-Weber*(-Krabbe*-Dimitri*) Syndrom.
Sturmdorf-Bonney plasty: Sturmdorf*-Bonney* Plastik.
stuttering: Stottern. – **physiological st.:** St., physiologisches. – **psychogenic st.:** St., hysterisches.
St. Vitus' dance: Veitstanz; Chorea minor.
sty(e): Gerstenkorn; Hordeolum.
style: Griffel.
stylet: Stilett.
styloid: styloideus.
styloiditis: Styloiditis.
styloid process: Styloid; Griffelfortsatz.
stylus: Stift; Stylus (medicatus).
stypsis: Stypsis.
styptic: Styptikum.
styrene: Styrol.
subacromial: subakromial.
subacute: subakut.
subacute sclerosing leukencephalitis (SSLE): van Bogaert* Leukoenzephalitis.
subaortic stenosis: Subaortenstenose.
subarachnoid: subarachnoidal.
subarachnoid hemorrhage: Subarachnoidalblutung.
subarachnoid space: Subarachnoidalraum.
subareolar: subareolär.
subaxillary: subaxillär.
subcapital: subkapital.
subchondral: subchondral.
subchronic: subchronisch.
subclavian artery; subclavian vein: Subklavia (Arterie; Vene).
subclavian steal syndrome: Subklavia-Anzapfsyndrom.
subclavicular murmur: Subklavikulargeräusch.
subclavius: Subklavius.
subclinical: subklinisch.
subconjunctival: subkonjunktival.
subconsciousness: Unterbewußtsein.
subcoracoid-pectoralis-minor syndrome: Subkorakoid-Pektoralis-minor-Syndrom.
subcortical: subkortikal.
subcostal incision: Rippenbogenrandschnitt.
subculture: Subkultur.
subcutaneous (s.c.): subkutan; subcutaneus.
subcutaneous emphysema: Hautemphysem.
subcutaneous suture: Subkutannaht.
subcutaneous tissue: Unterhautgewebe.
subcuticular suture: Intrakutannaht.
subcutis: Subkutis; Unterhaut.
subdental: subdental.
subdermal: subdermal.
subdiaphragmatic: subdiaphragmal.
subdural: subdural.
subdural drainage: Duradrainage.
suberosis: Korkstaublunge; Suberose.
subfascial: subfaszial.
subfebrile: subfebril.
subfrontal: subfrontal.
subgingival: subgingival.
subglottic: subglottisch.
subgroup: Untergruppe.
subhepatic: subhepatisch.
subicteric: subikterisch.
subinguinal: subinguinal.
subinvolution: Subinvolution.
subjective: subjektiv.
sublethal: subletal.
subleukemia: Subleukämie.
sublimate: Sublimat.
sublimate intoxication: Sublimatvergiftung.
sublimation: Sublimation; Sublimierung.
sublimed sulfur: Schwefelblüte.
subliminal: subliminal.
sublimis: sublimis.
sublingual: sublingual.
sublingual tablet: Sublingualtablette.

subluxation: Subluxatio(n).
submandibular: submandibular.
submarginal: submarginal.
submaxillary: submaxillar.
submaxillary gland: Unterkieferdrüse.
submeningeal: submeningeal.
submental: submental.
submersed: submers.
submersed culture: Submerskultur.
submicron: Submikron.
submicroscopic: submikroskopisch.
submicroscopic corpuscle: Amikron.
submodality: Submodalität.
submucous; submucosal: submukös.
suboccipital: suboccipitalis.
subparietal: subparietal.
subpatellar: subpatellar.
subpectoral: subpektoral.
subperiosteal: subperiostal.
subperitoneal: subperitoneal.
subphrenic: subphrenisch.
subpleural: subpleural.
subpubic: subpubisch.
subrenal: subrenal.
subscapular: subskapulär.
subserous: subserös.
subsidiary zone: Subsidiärzone.
subspecies: Subspecies.
substance; substantia: Substantia; Substanz. – **black s.; substantia nigra:** S. nigra. – **compact s.:** S. compacta. – **gray s.:** S. grisea. – **spongy s. (of bone):** S. spongiosa. – **substantia gelatinosa:** S. gelatinosa. – **white s.:** S. alba.
substance P: Substanz P.
substitute: Ersatz(-Stoff).
substitution: Substitution.
substitution therapy: Substitutionstherapie.
substrate: Substrat.
substrate competition: Substratkonkurrenz.
substrate induction: Substratinduktion.
subtemporal: subtemporal.
subthalamotomy: Subthalamotomie.
subtile; subtle: subtil(is).
subtilisin: Subtilisin.
subtotal: subtotal.
subtraction method: Subtraktionsmethode.
subtrochanteric: subtrochantär, -trochanter.
subungual: subungual.
subunit: Untereinheit.
subunit vaccine: Spaltvakzine.
subvalvular: subvalvulär.
succedaneous: succedaneus.
success: Erfolg.
successive contrast: Sukzessivkontrast.
successive stain: Sukzedanfärbung.
succinate: Succinat.
succinate glycine cycle: Succinat-Glycin-Zyklus.
succinic acid: Bernsteinsäure.
succinodehydrogenase: Succinatdehydrogenase.
succinylcholine: Succinylcholin.
succinyl-coenzyme A: Succinylcoenzym A.
succorrhea: Sukurrhö.
succubus: Succubus; Alpdrücken.
succus: Succus; Saft.
sucking: Lutschen; Saugen.
sucking lice: Anoplura.
sucking pad: Saugpölsterchen; Wangenfettpfropf.
sucking reflex: Lutsch-, Saugreflex.
sucking weakness: Trinkschwäche.
sucking worm: Saugwurm.
Sucquet-Hoyer canal; S.-H. anastomosis: Sucquet*-Hoyer* Kanal.
sucrose: Sucrose; Sukrose; Saccharose.
sucrose-isomaltose intolerance: Saccharose-(Isomaltose-)Intoleranz.
sucrosuria: Saccharosurie; Sucrosuria.
suction: Absaugung; Saugen; Suktion.
suction apparatus: Saugapparat.
suction biopsy: Saugbiopsie.
suction cup: Saugglocke, -napf.
suction curettage: Saug-, Aspirationskürettage.
suction drainage: Saugdrainage.
sudanophilic: sudanophil.
Sudan stains: Sudanfarbstoffe.
sudatorium: Sudatorium.
sudden cardiac death: Sekundenherztod.
sudden drop syndrome: Tumarkin* Anfall.
sudden infant death syndrome (SIDS): plötzlicher Kindstod.
Sudeck's atrophy: Sudeck* Dystrophie, Syndrom.
sudor: Sudor; Schweiß.
sudorific: schweißtreibend; hidrotisch.
sudorific treatment: Schwitzkur.

sudoriparous abscess: Schweißdrüsenabszeß.
suffering: krank; leidend.
sufficiency: Suffizienz.
suffocant: Atemgift.
suffocation: Erstickung; Suffokation.
suffusion: Suffusion.
sugar: Zucker.
sugar alcohol: Zuckeralkohol.
sugar cane fever: Zuckerrohrfieber.
sugar culture medium: Zuckernährboden.
sugar fermentation: Zuckervergärung.
sugar substitute: Zuckeraustauschstoff.
sugar test: Zuckerprobe.
suggestibility: Suggestibilität.
suggestion: Suggestion.
suggestive therapeutics: Suggestionstherapie.
sugillation: Sugillation.
suicidal tendency: Suizidalität.
suicide: Suizid; Selbstmord; Freitod.
suicide prevention: Suizidprophylaxe.
sulcus: Sulcus. – **coronary s.:** S. coronarius. – **spiral s.:** S. spiralis. – **s. centralis:** S. centralis.
sulfadiazine: Sulfadiazin.
sulfa drugs: Sulfonamide.
sulfanilamide: Sulfanilamid.
sulfanilic acid: Sulfanilsäure.
sulfasalazine: Sulfasalazin.
sulfatase: Sulfatase.
sulfate: Sulfat.
sulfatide: Sulfatid.
sulfatidosis: Sulfatid(lipid)ose.
sulfhemoglobin: Sulfhämoglobin.
sulfhemoglobinemia: Sulfhämoglobinämie.
sulfhydryl: Sulfhydryl.
sulfhydryl group: SH-Gruppe.
sulfide: Sulfid.
sulfinpyrazone: Sulfinpyrazon.
sulfite: Sulfit.
sulfite oxidase: Sulfitoxidase.
sulfobromophthalein: Bromsulfalein(um), -sul(fo)phthalein; Sulfobromphthalein.
sulfocysteinuria: Sulfocysteinurie, -zysteinurie.
sulfonamide gravel: Sulfonamidgrieß.
sulfonamide purpura: Sulfonamidpurpura.
sulfonamides: Sulfonamide.
sulfone: Sulfon.
sulfonyl urea: Sulfonylharnstoff.
sulfosalicylic acid: Sulfosalicylsäure.
sulfourea: Sulfonylharnstoff.
sulfoxide: Sulfoxid.
sulfur: Sulfur; Schwefel. – **purified s.; washed s.:** S. depuratum. – **precipitated s.; milk of s.:** S. praecipitatum. – **sublimed s.; flowers of s.:** S. sublimatum.
sulfurated hydrogen: Schwefelwasserstoff.
sulfur bath: Schwefelbad.
sulfur dioxide: Schwefeldioxid.
sulfuric; sulfurated: schwefelsauer; sulfuricus.
sulfuric acid: Schwefelsäure.
sulfurous acid: schweflige Säure.
sulfur spring: Schwefelquelle.
Sulkowitch's test: Sulkowitch* Probe.
sulprostone: Sulproston.
sumac: Sumach.
summation: Summation.
summation effect: Summationseffekt.
summation gallop: Summationsgalopp.
summation pulse: Pulssumme.
summer cholera: Brechdurchfall.
summer diarrhea: Sommerdiarrhö.
summer encephalitis: Sommerenzephalitis.
sunbath: Sonnenbad.
sunburn: Sonnenbrand; Dermatitis solaris.
sun deficiency disease: Anheliose.
sundown position of eyes: Sonnenuntergangsphänomen.
sunflower cataract: Chalcosis lentis.
sunstroke: Sonnenstich.
superacidity: Superazidität; Hyperazidität.
superantigen: Superantigen.
supercilium: Supercilium; Augenbraue.
supercoil: Superschraube.
superego: Über-Ich; Super-Ego.
superfecundation: Superfecundatio; Überschwängerung.
superfemale: Super-, Überweibchen.
superfetation: Doppelbefruchtung.
superficial: superficialis.
superficial abdominal reflex: Bauchdeckenreflex.
superficial gastritis: Oberflächengastritis.
superficial marker: Oberflächenmarker.
superficial pain: Oberflächenschmerz.

S

superficial radiotherapy: Oberflächentherapie.
superficial sensory function: Oberflächensensibilität.
superficies: Superficies; Oberfläche.
supergene: Supergen.
superhelix: Superhelix.
superimposition: Überlagerung.
superimpregnation: Superimprägnation.
superinfection: Superinfektion.
superinvolution: Hyperinvolution.
superior: superior; oberer.
superior cerebellar peduncle: Bindearm.
superior duodenal fold: Broesike* Falte.
supermale: Übermännchen; Supermaskulinität.
supernumerary breasts: Mammae accessoriae s. aberrantes s. erraticae.
superoxide: Superoxid.
superoxide dismutase: Superoxiddismutase.
supervision: Aufsicht; Überwachung.
supination: Supination.
supination fracture: Supinationsfraktur.
supine position: Rückenlage.
supplement: Ergänzung.
supplemental: ergänzend.
supplementary: zusätzlich.
supplementary food: Beikost.
supply: Zufuhr.
supporting: stützend.
supporting apparatus: Stützapparat.
supporting leg: Standbein.
supporting ligaments: Halteapparat.
supporting tissue: Stützgewebe.
support reaction: Stützreaktion.
suppository: Zäpfchen; Suppositorium.
suppression: Suppression; Unterdrückung.
suppression test: Suppressionstest.
suppressor: Suppressor.
suppressor cell: Suppressorzelle.
suppressor gene: Suppressorgen.
suppuration: Eiterung; Vereiterung; Suppuratio.
suppurative: eiterbildend; eitrig.
suppurative; suppurant: suppurativ.
supra-apical: supraapikal.
supraclavicular: supraklavikulär.
supracondylar: suprakondylär.
supradiaphragmatic: supradiaphragmaticus.
supraduction: Supraduktion.
supraglottic: supraglottisch.
supramalleolar: supramalleolär.
supranuclear: supranukleär.
supraorbital: supraorbital.
supraorbital neuralgia: Supraorbitalneuralgie.
suprapubic: suprapubisch.
suprarenal: suprarenal.
suprarenal gland: Nebenniere.
suprascapular: supraskapulär.
supraspinal: supraspinal.
supraspinal motor system: supraspinalmotorisches System.
supraspinous: supraspinatus.
suprasternal: suprasternal.
supratentorial: supratentoriell.
supraumbilical: supraumbilikal.
supravaginal: supravaginal.
supravalvular: supravalvulär.
supraventricular: supraventrikulär.
supravital: supravital.
supravital stain: Supravitalfärbung.
sura: Wade; Sura.
sural: sural(is).
suramin: Suramin.
surdity: Taubheit; Surditas.
surdomutism: Taubstummheit; Surdomutitas.
surface: Oberfläche.
surface anesthesia: Oberflächenanästhesie.
surface antigen: Oberflächenantigen.
surface charge: Oberflächenladung.
surface culture: Oberflächenkultur.
surface tension: Oberflächenspannung.
surfactant: Oberflächenfaktor; Tensid.
surgeon: Chirurg.
surgeon's knot: chirurgischer Knoten.
surgery: Chirurgie. – **cosmetic s.:** Ch., kosmetische. – **minor s.:** Ch., kleine. – **plastic s.:** Ch., plastische.
surgical: operativ.
surgical abdomen: akutes Abdomen.
surgical hook: Wundhaken.
surgical microscope: Operationsmikroskop.
surgical report: Operationsbericht.
surgical silk: Nähseide.
surrogate: Ersatzstoff; Surrogat.
surrogate mother: Leih-, Surrogatmutter.
surroundings: Umwelt.
surveillance: Überwachung.
survey radiogram: Übersichtsaufnahme.

survival: Überleben.
survival rate: Überlebensrate.
survival time: Überlebenszeit.
susceptibility: Empfänglichkeit; Suszeptivität.
suspended animation: Scheintod.
suspended heart: Tropfenherz.
suspended heart syndrome: Evans*-Lloyd//Thomas* Syndrom.
suspended particles: Schwebstoffe.
suspension: Suspension; Aufhängung; Aufschwemmung; Hängelage.
suspension laryngoscopy: Schwebelaryngoskopie.
suspensory: Suspensorium.
sustentacular: stützend.
sustentacular cell: Stützzelle.
sustentaculum: Stütze; Sustentaculum.
Sutton's nevus: Sutton* Phänomen.
sutural cataract: Nahtstar.
suture: Naht; Sutura; Sutur. – **apposition s.; coaptation s.:** N., adaptive. – **atraumatic s.:** N., atraumatische. – **buried s.:** N., versenkte. – **continuous s.; uninterrupted s.:** N., fortlaufende. – **relief s.:** N., druckentlastende.
suture clip: Wundklammer.
suture granuloma: Nahtgranulom.
suture hook: Fadenfänger.
suture insufficiency: Nahtinsuffizienz.
sutureless: nahtlos.
suture material: Nahtmaterial.
suture of a vessel: Gefäßnaht.
suxamethonium chloride: Suxamethoniumchlorid.
SV (Simian virus): SV.
Svedberg's flotation method: Svedberg* Methode.
Swaarts-Conant stain: Swaarts*(-Conant*) Färbung.
swab: Tupfer.
swallowing: Schlucken; Verschlucken.
swallowing reflex: Schluckreflex.
Swan-Ganz catheter: Swan*-Ganz* Katheter.
swan-neck deformity: Schwanenhalsdeformität.
swarming culture medium: Schwärmplatte.
S wave: S-Zacke.
sweat: Schweiß.
sweat gland: Schweißdrüse.
sweetener, artificial: Süßstoff.
Sweet's syndrome: Sweet* Syndrom.
swelling: Schwellung; Anschwellung; Geschwulst; Quellung.
Swenson's procedure: Swenson* Operation.
swimmer's dermatitis; s.'s itch: Badedermatitis; Bade-, Schwimmerkrätze.
swimming pool granuloma: Schwimmbadgranulom.
switch: Schalter.
switching: Umschaltung.
swollen: geschwollen.
swoon: Synkope.
Swyer-James syndrome: Swyer*-James* Syndrom.
sycosis (barbae): Sycosis (barbae).
Sydenham's chorea: Chorea minor.
syllable stumbling: Silbenstolpern.
sylvian aqueduct: Sylvius* Aquädukt. – **s. fissure:** S.* Furche.
symbiont; symbiote: Symbiont.
symbiosis: Symbiose.
symblepharon: Symblepharon.
symbol: Symbol.
symbol agnosia: Symbolagnosie.
symbolism: Symbolhandlung.
symbolization: Symbolisation.
symbolophobia: Symbolophobie.
symbrachydactyly: Symbrachydaktylie.
symmelia; sym(m)elus: Symmelie; Sym(m)elus.
symmetry: Symmetrie.
sympathectomy: Sympathektomie; Sympathikotomie; Grenzstrangresektion.
sympathetic: sympathisch; sympathetisch.
sympatheticalgia: Sympathalgie.
sympathetic blockade: Sympathikusblockade.
sympathetic (nervous) system: Sympathikus; sympathisches (Nerven-)System.
sympatheticotonia: Sympathikotonie.
sympathetic paralysis: Sympathikuslähmung.
sympathetic trunk: Grenzstrang.
sympathic: sympathisch; sympathetisch.
sympath(ic)oblast: Sympathoblast.
sympathicolysis: Sympathikolyse.
sympathicomimetic: Sympath(ik)omimetikum.
sympathicotonia: Sympathikotonie, -tonus.
sympathicotripsy: Sympathikotripsie.

sympathicus: Sympathikus.
sympathoblastoma: Sympathoblastom.
sympathogonioma: Sympathogoniom.
sympathogonium: Sympathogonie.
sympatholysis: Sympathikolyse.
sympatholytic: Sympatholyticum, -lytikum.
sympathomimetic: Sympathomimeticum, -tikum.
sympathomimetic amines: Weckamine.
sympathy: Sympathie.
symphalangism: Symphalangismus; Symphalangie.
symphysiolysis: Symphysendehiszenz.
symphysiotomy; symphysiectomy: Symphyseotomie.
symphysis: Symphyse.
symplasm: Symplasma.
sympodia: Sympodie.
symptom: Symptom; Krankheitszeichen. – **objective s.:** S., objektives. – **pathognomonic s.:** S., pathognomonisches. – **subjective s.; rational s.:** S., subjektives.
symptomatic: symptomatisch.
symptomatology: Symptomatik; Symptomatologie.
symptom complex: Symptomenkomplex.
synadelphus: Synadelphus.
synalgia: Synalgie.
synapse: Synapse. – **axoaxonic s.:** S., axoaxonale. – **axodendritic s.:** S., axodendritische. – **axosomatic s.:** S., axosomatische. – **electrogenic s.:** S., elektrische.
synapsis: Synapsis.
synaptic junction: Synapse.
synaptic poison: Synapsengift.
synaptolemma: Synapsenmembran.
synaptosome: Synaptosom.
synarthrosis: Synarthrosis.
syncephalus: Synzephalus.
synchilia: Syncheilie.
synchondrosis: Synchondrose.
synchronization; synchronizing: Synchronisation.
synchronizing antineoplastic chemotherapy: Synchronisationstherapie.
synchronous: synchron; gleichzeitig.
synchrony; synchronism: Synchronie; Synchronismus.
synchrotron: Synchrotron.
synchysis: Synchisis.
synclitism: Synklitismus; Kopfeinstellung.
syncopal: synkopal.
syncope: Synkope. – **cardiac s.:** S., kardiale. – **convulsive s.:** S., konvulsive. – **vasovagal s.:** S., vagovasale.
syncytial: synzytial.
syncytiotrophoblast: Synzytiotrophoblast.
syncytium: Synzytium.
syndactylism: Syndaktylie.
syndesis: Syndese.
syndesmectomy: Syndesmektomie.
syndesmitis: Syndesmitis.
syndesmophyte: Syndesmophyt.
syndesmosis: Syndesmosis; Bandhaft.
syndrome: Syndrom. – **afferent loop s.:** S. der zuführenden Schlinge. – **battered child s.:** S. des geschlagenen Kindes. – **blue diaper s.:** S. der blauen Windeln. – **blind loop s.:** S. der blinden Schlinge. – **efferent loop s.:** S. der abführenden Schlinge. – **empty sella s.:** S. der leeren Sella. – **inspissated bile s.:** S. der eingedickten Galle. – **minimal brain damage s.:** S. des Minimalhirnschadens. – **s. of inappropriate antidiuretic hormone (secretion)** (SIADH)**:** S. der inadäquaten ADH-Sekretion; Bartter* Syndrom. – **restless legs s.:** S. der unruhigen Beine. – **staphylococcal scalded skin s.** (SSSS)**:** S. der verbrühten Haut.
synechia: Synechie.
synechia uteri: Uterussynechie.
synechotomy: Synechiotomie.
syneresis: Synärese; Synhairese.
synergism: Synergismus.
synergist: Synergist.
synergy; synergia: Synergie.
synesthesia: Synästhesie.
synesthesialgia: Synästhesalgie.
syngamy: Syngamie.
syngeneic: syngen(etisch).
synkinesis: Synkinese; Mitbewegung.
synonym: Synonym.
synonymous: synonym.
synophrys: Synophrys.
synophthalmia; synophthalmus: Synophthalmie.
synopsia: Synopsie.
synoptophore; synoptoscope: Synoptophor; Synoptoskop.
synorchidism; synorchism: Synorchidie.
synostosis: Synostose; Synostosis. – **premature s.:** S., prämature.
synovectomy: Synovialektomie.
synovia: Synovia.

synovial: synovial.
synovial bursa: Schleimbeutel.
synovial chondromatosis: Gelenkchondromatose.
synovial fluid: Gelenk-, Synovialflüssigkeit.
synovial hernia: Synovialhernie.
synovialoma: Synovialom.
synovial sarcoma: Synovialsarkom.
synovioma: Synoviom.
synoviorthesis: Synoviorthese.
synovitis: Synov(ial)itis. – **dry s.; s. sicca:** S. sicca. – **purulent s.; suppurative arthritis:** S. purulenta. – **serous s.:** S. serosa. – **tendinous s.:** S. tendinosa. – **tuberculous s.:** S. tuberculosa. – **vaginal s.:** S. vaginalis.
synovium: Gelenkinnenhaut.
syntaxis: Syntaxis.
synthase: Synthase.
synthesis: Synthese.
synthetase: Synthetase.
synthetic: synthetisch; Kunststoff.
synthetic resin: Kunstharz.
syntonic: synton.
syntopy: Syntopie.
syntropy: Syntropie.
synulosis: Synulosis.
syphilid(e): Syphilid.
syphilis: Syphilis. – **cerebrospinal s.:** S., zerebrospinale. – **congenital s.; prenatal s.:** S., angeborene. – **endemic s.:** S., endemische. – **latent s.:** S., latente. – **s. d'emblée:** S. d'emblée.
syphilitic: Syphilitisch; syphilogen.
syphiloderm(a): Syphiloderma.
syphiloma: Syphilom.
syphilophobia; syphilomania: Syphilophobie.
syringadenoma: Syringadenom.
syringe: Spritze.
syringe abscess: Spritzenabszeß.
syringectomy: Syringektomie.
syringitis: Syringitis.
syringobulbia: Syringobulbie.
syringocarcinoma: Schweißdrüsenkarzinom.
syringocystoma: Syringozystom.
syringoma: Syringom.
syringomyelia: Syringomyelie.
syringotomy: Syringotomie.
syrinx: Syrinx.
syrup: Sirup.
syssarcosis: Syssarcosis.
system: System(a). – **lymphatic s.:** S. lymphaticum. – **nervous s.:** S. nervosum.
systematic: systematisch.
systematics: Systematik.
systematization: Systematisierung.
system disease: Systemerkrankung.
Système Internationale d'Unités: Système internationale (d'unités).
systemic: systemisch.
systemic amyloidosis syndrome: Lubarsch*-Pick* Syndrom.
systemic blood pressure: Systemblutdruck.
systemic circulation: Körperkreislauf.
systemic disease: Systemerkrankung.
systemic lavage: Blutwäsche.
systemic mycosis: Systemmykose.
systemic reaction: Systemreaktion.
systole: Systole.
systolic: systolisch.
systolic click murmur syndrome: Barlow* Syndrom.
systolic murmur: Systolikum.
syzygy: Syzygium.

S

T

T (temperature): T (Temperatur).
t (temporal): t (temporal).
$T_{½}$; $t_{½}$ (half-life): $T_{½}$; $t_{½}$ (Halbwertszeit).
T_3 (triiodothyronine): T_3 (Trijodthyronin).
T_4 (tetraiodothyronine): T_4 (Tetrajodthyronin).
Ta (tantalum): Ta (Tantal).
tabacosis: Tabakvergiftung.
tabacosis pulmonum: Tabakstaublunge.
tabagism: Tabakvergiftung.
Tabanidae: Tabanidae.
tabardillo: Tabardillo-Fieber.
tabatière: Tabatière.
tabby cat heart: Tiger(fell)herz.
tabes: Tabes. – **t. dorsalis:** T. dorsalis.
tabetic; tabic: tabisch.
tabetic bladder: Tabikerblase.
tabetic visceral crisis: Organkrise, tabische.
table: Tabelle; Tisch; Tafel.
table salt, common: Kochsalz.
table spoon: Eßlöffel.
tablet: Tablette.
taboparesis; taboparalysis: Taboparalyse.
tabun: Tabun.
taches: Taches; Flecke(n).
tachyarrhythmia: Tachyarrhythmie.
tachycardia: Tachykardie; Herzjagen. – **paroxysmal t.:** T., paroxysmale. – **paroxysmal supraventricular t.:** T., supraventrikuläre. – **ventricular t.:** T., ventrikuläre.
tachycardia-bradycardia syndrome: Tachyarrhythmie-Bradykardie-Syndrom.
tachycardiac: tachykard.
tachykinin: Tachykinin.
tachylalia: Tachylalie.
tachyphagia: Tachyphagie.
tachyphylaxis: Tachyphylaxie.
tachypnea: Tachypnoe.
tachysterol: Tachysterin; Tachysterol.
tachytrophic: tachytroph.
tactile: taktil.
tactile agnosia: Tastblindheit.
tactile anesthesia: Tastlähmung.
tactile bodies: Tastkörperchen.
tactile elevation: Fingerbeere.
tactile receptors: Berührungs-, Tastrezeptoren.
tactile sensation: Tastempfindung.
tactile system: Tastzentrum.
tactile toruli: Tastballen.
taction: Tastsinn.
taenia: *anat* Taenia.
Taenia: *helminth* Taenia; Bandwurm. – **T. saginata:** T. saginata; Rinderbandwurm. – **T. solium:** T. solium; Schweinebandwurm.
taeniacides; taeniafuges: Taenicida; Taenifuga; Bandwurmmittel.
taeniasis: Taeniasis.
T-agglutination: T-Agglutination.
tail: Schwanz; Cauda.
Takahara's disease: Takahara* Krankheit; Akatalasämie.
Takata-Ara test: Takata*-Ara* Reaktion.
Takayasu's arteritis: Takayasu* Krankheit.
taking of blood samples: Blutentnahme.
talalgia: Talalgie.
talar luxation: Talusluxation.
talc; talcum: Talk(um).
talc granuloma: Talkumgranulom.
talcosis: Talkose.
talipes: Fußfehlbildung, -deformität.
talipes calcaneus: Hackenfuß.
talipes equinovarus: Spitz-Klumpfuß.
talipes equinus: Spitzfuß.
talipes valgus: Knickfuß; X-Fuß.
talkative: geschwätzig.
talking: Sprechen.
Talma's disease: Talma* Syndrom. – **T.'s operation:** T.* Operation.
talpa: Talpa.
talus: Talus.
tamoxifen: Tamoxifen.
tampon: Tampon.
tamponade; tamponing: Tamponade.
tampon tube: Stopfrohr.
tandem satellites: Tandem-Satelliten.

tangential fibers: Tangentialfasern.
Tangier disease: Tangier-Krankheit.
tannate: Tannat.
Tanner's operation: Tanner* Operation.
tannin; tannic acid: Tannin; Gerbstoff, -säure.
tanning: Tanninbehandlung.
tantalum: Tantal.
T antigen: T-Antigen.
tape: Pflaster; Band.
tapetoretinal: tapetoretinal.
tapeworm: Bandwurm; Taenia.
tapeworm segment: Bandwurmglied.
Tapia's syndrome: Tapia* Syndrom.
tapiroid lip: Tapirlippe.
tap water: Leitungswasser.
tar: Teer.
tarantula: Tarantel.
tar cancer: Teerkrebs.
Tardieu's spots: Tardieu* Flecken.
tardive: tardiv.
tardive dyskinesia: Spätdyskinesie.
tardive epilepsy: Spätepilepsie.
target: Ziel.
target cell: Target-, Ziel-, Schießscheiben-, Kokardenzelle.
target device: Zielgerät.
target organ: Zielorgan.
target theory: Treffertheorie.
target-to-film distance: Fokus-Film-Abstand.
tar melanosis: Teermelanose.
tarry stool: Teerstuhl.
tarsal: tarsal.
tarsal bones: Fußwurzel(knochen); Tarsalia.
tarsalgia: Tarsalgie.
tarsalia: Tarsalia.
tarsal tunnel: Tarsaltunnel.
tarsal tunnel syndrome: Tarsaltunnel-syndrom.
tarsitis: Tarsitis.
tarsorrhaphy: Tarsorrhaphie; Blepharorrhaphie.
tarsotomy: Tarsotomie.
tarsus: Tarsus; Fußwurzel; »Lidknorpel«.
tartar: Weinstein; Zahnstein.
tartaric acid: Weinsäure.
tart cell: Tart-Zelle.
tartrate: Tartrat.
tasikinesia: Tasikinesie.
task: Aufgabe.
T_4-assay: T_4-Test.
taste: Geschmack.
taste area: Geschmackszentrum.
taste bud: Geschmacksknospe; Caliculus gustatorius.
taste cells: Geschmackszellen.
tasteless: geschmacklos.
taste substance: Schmeckstoff.
tasting: Schmecken.
T.A.T. (tetanus antitoxin): TAT (Tetanus-antitoxin).
tattooing: Tätowierung.
taurine: Taurin.
Taussig-Bing syndrome: Taussig*-Bing* Syndrom.
tautology: Tautologie.
tautomerism: Tautomerie.
Tawara's node: Tawara* Knoten.
taxine: Taxin.
taxis: Taxis.
taxon; taxonomic group: Taxon.
taxonomy: Taxonomie.
Tay-Sachs disease: Tay*-Sachs* Syndrom.
Tay's spot: Tay* Fleck.
TB, T.b. (tuberculosis): Tb, Tbc, Tbk (Tuberkulose).
TBG (thyroxine-binding globulin): TBG (Thyroxin-bindendes Globulin).
TBPA (thyroxine-binding prealbumin): TBP, TBPA (Thyroxin-bindendes Präalbumin).
Tc (technetium): Tc (Technetium).
T cell: T-Zelle.
T-clamp: T-Klemme.
TD (travelers' diarrhea): Touristenenteritis; Tourist(ik)a.
T drain: T-Drain.
Te (tellurium): Te (Tellur).
tea: Tee.
teaching hospital: Lehrkrankenhaus.
tear: Riß; Träne; Lacrima.
tear fluid: Tränenflüssigkeit.
tear gas: Tränengas.
tear of the perineum: Dammriß.
tear passages: Tränenwege.
teat: Mamilla; Mamille; Brustwarze.
technetium: Technetium.
technique; technology: Technik.
tectonics: Tektonik.
tectorial: tectorius.
tectum mesencephali: Tectum mesencephali.

teeth: Zähne; Dentes. – **anterior t.:** Frontzähne; Dentes adversi. – **auditory t.:** D. acustici. – **canine t.:** Eckzähne; D. canini. – **incisor t.:** Schneidezähne; D. incisivi. – **milk t.:** Milchzähne; D. caduci. – **molar t.:** Molaren; D. molares. – **mottled t.; stained t.:** Denti scritti. – **permanent t.:** D. permanentes. – **premolar t.:** Prämolaren; D. praemolares.
teething: Zahnen.
T effector cell: T-Effektor-Zelle.
tegmen: Tegmen.
tegmental: tegmental.
tegmental decussation: Haubenkreuzung.
tegmental nuclei: Haubenkerne.
tegmental syndrome: Benedikt* Syndrom.
tegmentopontine syndrome: Pons-Haubensyndrom.
tegmentum: Tegmentum.
tegmentum of pons: Brückenhaube.
Teichmann's crystals: Teichmann* Kristalle.
teichoic acid: Teichoinsäure; Teichonsäure.
teichopsia: Teichopsie; Teichoskopie.
tela: Tela.
telangiectasia; telangiectasis: Teleangiektasie. – **hereditary hemorrhagic t.:** T. hereditaria haemorrhagica.
teleangiectatic rosacea: Couperose.
telecanthus: Telekanthus.
telecobalt therapy: Telekobalttherapie.
telecurietherapy: Telecurietherapie; Telegammatherapie.
telemetry: Telemetrie.
telencephalon: Telencephalon.
teleology: Teleologie.
teleopsia: Teleopsie.
teleradiogram; teleroentgenogram: Fernaufnahme.
teleradiotherapy: Fernbestrahlung.
telescope: Teleskop.
telescopic: teleskopartig.
telethermography: Telethermographie.
tellurite culture medium: Tellurit-Nährboden.
tellurium: Tellur.
telocentric: telozentrisch.
telodendron; telodendrite: Telodendron.
telogen hair: Telogenhaar.
telolecithal: telolezithal.
telomere: Telomer.
telophase: Telophase.
temperament: Temperament.
temperate: temperent.
temperature: Temperatur.
temperature monitor: Dauerthermometer.
temperature perception; t. sensation: Temperaturempfindung.
temperature scale: Temperaturskala.
temperature sense: Wärme-, Temperatursinn.
template: Matrize.
template theory: Matrizentheorie.
temples: Schläfen; Tempora.
temporal: temporal(is).
temporal arteritis: Horton* Syndrom.
temporal bone: Schläfenbein.
temporalis: Schläfenmuskel.
temporal lobe: Temporallappen; Schläfenhirn, -lappen.
temporal lobe epilepsy: Temporallappen-Epilepsie.
temporal lobe seizure: Schläfenlappenanfall.
temporal lobe syndrome: Temporallappen-Syndrom.
temporal nerve pressure point: Temporalpunkt.
temporal pallor (of optic disk): Abblassung, temporale.
temporary: temporär.
temporary deafness: Vertäubung.
tenacity: Tenazität; *psych* Haften.
tenalgia: Tendodynie.
tenalgia crepitans: Tenalgia crepitans.
ten-day fever: Zehntagefieber.
tendency to deviate: Abweichtendenz.
tendinitis: Tendinitis.
tendinoplasty: Sehnenplastik.
tendinous: tendinös; sehnig.
tendinous contracture: Sehnenkontraktur.
tendinous cords: Sehnenfäden.
tendolysis: Tendolyse.
tendon: Tendo; Sehne. – **Achilles t.:** T. calcaneus.
tendon grafting: Sehnentransplantation.
tendon lengthening: Sehnenverlängerung.
tendon reflex: Sehnenreflex.
tendon rupture: Sehnenriß.
tendon sheath: Sehnenscheide.
tendon shortening: Sehnenverkürzung.

tendon spindle: Sehnenspindel.
tendon suture: Sehnennaht.
tendon transfer: Sehnentranslokation.
tendon transplantation: Sehnentransplantation.
tendopathy: Tendopathie.
tendovaginitis: Sehnenscheidenentzündung; Tendovaginitis.
tenesmus: Tenesmus.
tenia: *anat, helminth* Taenia.
tennis elbow: Tennisellenbogen.
tennis leg: Tennisbein.
tenodesis: Tenodese.
tenodynia: Tendodynie.
tenofibril: Tonofibrille.
Tenon's capsule: Tenon* Faszie, Kapsel. – **T.'s space:** T.* Raum; retrovaginaler Raum.
tenonectomy: Tenonektomie.
tenonitis: Tenonitis.
tenophony: Sehnenknarren.
tenoplasty: Sehnenplastik.
tenoreceptor: Tenorezeptor.
tenorrhaphy: Sehnennaht; Tenorrhaphie.
tenostosis: Sehnenknochen, -verknöcherung.
tenosuture: Sehnennaht.
tenosynovitis Ten(d)osynovitis; Sehnenscheidenentzündung.
tenotome: Tenotom.
tenotomy: Tenotomie.
TENS (transcutaneous electrical nerve stimulation): TENS (transkutane elektrische Nervenstimulation).
tense: gespannt; tensus.
tense fontanel: Fontanellenspannung, gesteigerte.
tenside: Tensid.
tension: Spannung; Anspannung; Tension.
tension banding: Zuggurtung.
tension bulla: Spannungsblase.
tension headache: Spannungskopfschmerz.
tension pneumomediastinum: Spannungsmediastinum.
tension pneumothorax: Spannungspneumothorax.
tension sound: Anspannungston.
tensor: Tensor.
tent: Stift.
tentative diagnosis: Vermutungsdiagnose.
tentorial: tentoriell.
tentorial hemorrhage: Tentoriumblutung.
tentorial notch: Tentoriumschlitz.
tentorial pressure cone: Tentoriumdruckkonus.
tentorial rupture: Tentoriumriß.
tentorium (cerebelli): Tentorium.
TEPA (tetraethylenephosphoramid): TEPA (Triäthylenphosphoramid).
tepid: lauwarm.
TEPP (tetraethylpyrophosphate): TEP (Tetraäthylpyrophosphat).
teratoblastoma: Teratoblastom.
teratocarcinoma: Teratokarzinom.
teratogenesis; teratogeny: Teratogenese.
teratogenic; teratogenetic: teratogen(etisch).
teratogenicity: Teratogenität.
teratoid: Teratoid.
teratology: Teratologie.
teratoma: Teratom.
teratospermia: Teratospermie.
terbutaline: Terbutalin.
terebrant: terebrans.
teres: teres.
terfenadine: Terfenadin.
term: Terminus; Frist.
terminal: terminal; endständig.
terminal bar: Schlußleiste.
terminal corpuscles: Terminalkörperchen.
terminal group: Endgruppe.
terminal hair: Terminalhaar; Sekundärbehaarung.
terminal phalanx: Endphalanx.
terminal plane: Terminalebene.
terminal vessels: Endstrombahn.
termination: Endigung; Terminatio.
terminator codon: Terminatorcodon.
terminolateral: terminolateral.
terminolateral anastomosis: End-zu-Seit-Anastomose.
terminology: Terminologie.
terminoterminal: terminoterminal.
terminoterminal anastomosis: End-zu-End-Anastomose.
terminus: Terminus.
termone: Termon.
terpene: Terpen.
terror: Schreck.
Terry's syndrome: Terry* Syndrom.
tertian: tertian(us).
tertian malaria: Tertiana.
tertiary: tertiär.

tertiary follicle: Tertiärfollikel.
tertiary structure: Tertiärstruktur.
tesla (T): Tesla.
test: Test.
test agent: Testkeim.
test antigens: Testantigene.
test antitoxin: Testantitoxin.
test diet; test meal: Probekost.
testicle: Hoden; Testikel.
testicular: testikulär.
testicular atrophy: Hodenatrophie.
testicular biopsy: Hodenbiopsie.
testicular dysgenesis syndrome: (del) Castillo* Syndrom.
testicular dystopia: Hodendystopie.
testicular insufficiency: Hodeninsuffizienz.
testicular torsion: Hodentorsion.
testicular tuberculosis: Hodentuberkulose.
testicular tumor: Hodentumor.
testis: Hoden; Testis.
test of vestibular function: Vestibularisprüfung.
test organism; test agent: Testorganismus; Testkeim.
testosterone: Testosteron.
test person: Proband.
test red blood cells: Testerythrozyten.
test serum: Testserum.
test strip: Teststreifen.
test tube: Reagenzglas.
test tube baby: Retortenbaby.
test tube reaction: Röhrchentest.
tetanic: tetanisch.
tetanic face: Tetaniegesicht.
tetaniform: tetaniform.
tetanizing: tetanisierend.
tetanoid: tetanoid.
tetanolysin: Tetanolysin.
tetanospasmin: Tetanospasmin.
tetanus: Tetanus; (Wund-)Starrkrampf.
tetanus antitoxin: Tetanus-Antitoxin.
tetanus bacillus: Tetanusbazillus.
tetanus immune globulin: Tetanusimmunglobulin.
tetanus prophylaxis: Tetanusprophylaxe.
tetanus toxin: Tetanustoxin.
tetanus toxoid: Tetanustoxoid.
tetany: Tetanie. – **latent t.:** T., latente. – **manifest t.:** T., manifeste. – **neonatal t.:** T. neonatorum. – **rachitic t.:** T., rachitogene.
tetrachloroethylene: Tetrachloräthylen.
tetracosactide: Tetracosactid.
tetracyclic: tetrazyklisch.
tetracycline: Tetracyclin; Tetrazyklin.
tetracycline nephropathy: Tetrazyklinnephropathie.
tetrad: Tetrade.
tetraethylammonium bromide: Tetraäthylammoniumbromid.
tetraethyl-pyrophosphate: Tetraäthylpyrophosphat.
tetragenous: tetragen.
tetrahydrocannabinol: Tetrahydrocannabinol.
tetrahydrofolic acid: Tetrahydrofolsäure.
tetraiodothyronine (T_4): Tetrajodthyronin.
tetralogy: Tetralogie.
tetramazia; tetramastia: Tetramastie.
tetrameric; tetramerous: tetramer.
tetraodontoxism: Tetraodon-Vergiftung.
tetraparesis: Tetraparese.
tetrapeptide: Tetrapeptid.
tetraplegia: Tetraplegie.
tetraploidy: Tetraploidie.
tetrasomy: Tetrasomie.
tetrathionate: Tetrathionat.
tetravaccine: Tetravakzine.
tetravalent: vierwertig.
tetra X syndrome: 4-X-Syndrom.
tetrazolium: Tetrazol.
tetrodotoxin: Tetrodotoxin.
tetrodotoxism: Tetraodon-Vergiftung.
tetrose: Tetrose.
tetrylammonium bromide: Tetrylammoniumbromid.
Teutschlaender's syndrome: Teutschländer* Syndrom; Lipokalzinogranulomatose.
texture: Textur; Textus.
T fracture: T-Fraktur.
Th (thorium): Th (Thorium).
thalamencephalon: Thalamencephalon.
thalamic: thalamisch.
thalamic hand: Thalamushand.
thalamic rigidity: Thalamusstarre.
thalamic syndrome: Thalamus-Syndrom.
thalamotomy: Thalamotomie.
thalamus: Thalamus.
thalassemia: Thalassaemia; Thalassämie. – **th. major:** Th. major. – **th. minor:** Th. minor. – **sickle-cell th.:** Th. minima.
thalassotherapy: Thalassotherapie.

thalidomide embryopathy: Thalidomid-Embryopathie.
thallium: Thallium.
thallium poisoning; thallitoxicosis: Thalliumvergiftung.
THAM (tromethamine): THAM (Trometamol).
thanatognomonic: thanatognomonisch; thanatognostisch.
thanatology: Thanatologie.
thanatophobia: Thanatophobie.
thanatophoric: thanatophor.
Thayer-Martin medium: Thayer*-Martin* Medium.
Thévenard's syndrome: Thévenard* Syndrom.
thebaine: Thebain.
thebesian valve: Thebesius* Klappe.
theca: Theka; Theca.
theca cell: Thekazelle.
theca cell tumor; thecoma: Thekazelltumor; Thekom.
theca-lutein cell: Theka-Luteinzelle.
theileriasis: Theileriose.
theine: Thein; Tein.
thelalgia: Thelalgie.
thelarche: Thelarche; Telarche.
thelaziasis: Thelaziasis.
theleplasty: Mamillenplastik.
thelitis: Thelitis.
thelorrhagia: Thelorrhagie.
thenar (eminence): Thenar; Daumen-, Handballen.
thenar muscle atrophy: Daumenballenatrophie.
theobroma oil: Kakaobutter, -öl.
theobromine: Theobromin.
theomania: Theomanie.
theophylline: Theophyllin.
theory: Theorie.
theory of contrasting colors: Gegenfarbentheorie.
theory of evolution: Abstammungslehre.
theory of hearing: Hörtheorie.
theory of mutation: Mutationstheorie.
therapeutic: Therapeutikum; therapeutisch.
therapeutic community: Gemeinschaftspraxis.
therapeutic diet: Heilnahrung.
therapeutic exercises: Krankengymnastik.
therapeutic index: therapeutische Breite.
therapeutic pedagogy: Heilpädagogik.
therapeutics: Therapie.
therapeutic sleep: Heilschlaf.
therapist: Therapeut.
therapy: Therapie; Behandlung. – **adjuvant th.:** Th., adjuvante. – **specific th.:** Th., spezifische.
thermal: thermal.
thermal spa: Thermalbad.
thermal spring: Thermalquelle.
thermic: thermisch.
thermic denaturation: Hitzedenaturierung.
thermic sense: Wärmesinn.
therm(o)algesia: Thermalgesie.
therm(o)anesthesia: Thermanästhesie.
thermocautery: Thermokaustik; Thermokauter.
thermocoagulation: Thermokoagulation.
thermocouple: Thermoelement.
thermode: Thermode.
thermodilution method: Thermodilutionsmethode.
thermogenous; thermogenic: thermogen.
thermography: Thermographie.
therm(o)hyperesthesia: Thermhyperästhesie.
thermolabile: thermolabil; hitzeempfindlich.
thermometer: Thermometer.
thermometry: Wärmemessung.
thermopenetration: Thermopenetration.
thermophilic: thermophil.
thermophils: Thermophile.
thermophore: Thermophor.
thermopile: Thermoelement.
thermoplegia: Thermoplegie; Hitzschlag.
thermoprecipitation: Thermopräzipitation.
thermoreceptor: Thermo-, Temperatur-, Wärmerezeptor.
thermoregulation: Thermo-, Temperaturregulation.
thermoresistance: Wärmeresistenz.
thermoresistant: thermoresistent.
thermostabile: thermostabil; hitzebeständig.
thermostat: Thermostat.
thermotaxis: Thermotaxis.
thermotherapy: Thermo-, Wärmetherapie.
thermotolerant: thermotolerant.
thesaurismosis: Thesaurismose.

thesaurosis: Speicherkrankheit.
theta wave: Theta-Welle.
thevetin: Thevetin.
thiabendazole: Thiabendazol.
thiamazole: Thiamazol.
thiamine: Thiamin.
thiamine pyrophosphate: Thiaminpyrophosphat.
thiamphenicol: Thiamphenicol.
thiazides: Thiazide.
thiazines: Thiazine.
thiazole: Thiazol.
Thibierge-Weissenbach syndrome: Thibierge*-Weissenbach* Syndrom.
Thieffry-Shurtleff syndrome: Thieffry*-Shurtleff* Syndrom.
Thiemann's disease: Thiemann* Syndrom.
Thiersch's graft: Thiersch* Lappen.
thigh: Oberschenkel.
thigh bone: Oberschenkelknochen; Femur.
thigmotaxis: Thigmotaxis.
thin: dünn.
thinking disorder: Denkstörung.
thin-layer chromatography: Dünnschichtchromatographie.
thin-layer electrophoresis: Dünnschichtelektrophorese.
thioacid: Thiosäure.
thioalcohol: Thioalkohol.
Thiobacillus: Thiobacillus.
thiobarbiturate: Thiobarbiturat.
thiocarbamide: Thioharnstoff.
thiochrome: Thiochrom.
thioctic acid: Thioctsäure.
thiocyanate: Thiocyanat.
thioester: Thioester.
thioglycolate culture medium: Thioglykolat-Nährmedium.
thioguanine: Thioguanin; Tioguanin.
thiol: Thiol.
thionin: Thionin.
thiopental sodium: Thiopental-Natrium.
thioridazine: Thioridazin.
thiosemicarbazone: Thiosemicarbazon.
thiosulfate: Thiosulfat.
thiosulfuric acid: Thioschwefelsäure.
thiotepa: Thiotepa.
thiouracil: Thiouracil.
thiourea: Thioharnstoff, -urea.
third: dritte(r).
third space: Transzellulärraum.
third stage: Tertiärstadium.
third stage of labor: Nachgeburtsperiode.
thirst: Durst.
thirst center: Durstzentrum.
thirst fever: Durstfieber.
thixotropy: Thixotropie.
Thomas splint: Thomas* Schiene.
Thomas' syndrome: Thomas* Syndrom.
Thomayer's sign: Thomayer* Zeichen.
Thoma-Zeiss counting chamber: Thoma*-Zeiss* Kammer.
Thompson's test: Thompson* Test.
Thomsen's antigen: Thomsen* Antigen.
Thomsen's disease: Thomsen* Syndrom.
Thomsen's pain signs: Thomsen* Zeichen.
Thomsen's splint: Thomsen* Schiene.
Thomson's syndrome: Thomson* Syndrom.
Thomson-Walker operation: Thomson//Walker* Operation.
thoracalgia: Thorakalgie.
thoracentesis: Thorakozentese.
thoracic; thoracal: thorakal.
thoracic breathing: Brustatmung.
thoracic cage: Brustkorb.
thoracic cavity: Brusthöhle.
thoracic circumference: Brustumfang.
thoracic compression: Thoraxkompression.
thoracic deformity: Thoraxdeformität.
thoracic drainage: Thorax-Drainage.
thoracic empyema: Pleuraempyem.
thoracic medulla: Brustmark.
thoracic nerves: Brustnerven.
thoracic respiration: Thorakal-, Thoraxatmung.
thoracic spine: Brustwirbelsäule.
thoracic stomach: Thoraxmagen.
thoracic syndrome: Thorakalsyndrom.
thoracic vertebra: Thorakalwirbel.
thoracic vertebral column: Brustwirbelsäule.
thoracic wall: Brustwand.
thoracic wall hernia: Brustwandhernie.
thoracic wall instability: Thoraxwandinstabilität.
thoracic wall phlegmon: Brustwandphlegmone.
thoracobronchotomy: Thorakobronchotomie.
thoracocautery: Thorakokaustik.
thoracocentesis: Thorakozentese.

thoracodynia: Thorakodynie.
thoracography: Thorakographie.
thoracolaparotomy: Laparothorakotomie.
thoracolysis: Thorakolyse.
thoracopagus: Thorakopagus.
thoracoplasty: Thorakoplastik.
thoracoschisis: Thorakoschisis; Thoraxspalte.
thoracoscope: Thorakoskop.
thoracoscopy: Thorakoskopie.
thoracostomy: Thorakostomie.
thoracotomy: Thorakotomie.
thorax: Thorax; Brustkorb. – **bony th.:** Th., knöcherner.
Thorel's bundle: Thorel* Bündel.
thorium: Thorium.
thorium emanation: Thoriumemanation.
Thorn's syndrome: Thorn* Syndrom.
Thorn test: Thorn* Test.
thoron: Thoron.
thoroughfare channel: Durchgangskanal.
thought disorder: Denkstörung.
thought transference: Gedankenübertragung.
thread: Faden; Garn; Zwirn.
thread drainage: Fadendrainage.
threadlike: fadenförmig.
threonine: Threonin.
threose: Threose.
threshold: Schwelle.
threshold dose: Schwellendosis.
threshold of sensation: Empfindungsschwelle.
threshold stimulus: Schwellenreiz.
threshold substance: Schwellenstoff.
threshold value: Grenzwert.
thrill: Schwirren.
thriving: Gedeihen.
throat: Kehle; Gurgel.
thrombapheresis: Thrombapherese.
thrombarterectomy: Thrombarteriektomie.
thrombasthenia: Thrombasthenie.
thrombectomy: Thrombektomie.
thrombelastography: Thrombelastographie.
thrombin: Thrombin.
thrombin accelerator: Thrombinakzelerator.
thrombin inhibitor: Thrombininhibitor.
thrombin time: Thrombinzeit.
thromboangiitis: Thromb(o)angiitis. – **th. obliterans:** Th. obliterans.
thromboarteritis: Thrombarteriitis.
thromboclasis: Thrombolyse.
thrombocytapheresis: Thrombo(zyto)pherese.
thrombocyte antibody: Thrombozytenantikörper.
thrombocyte antigen: Thrombozytenantigen.
thrombocyte transfusion: Thrombozytensubstitution.
thrombocythemia: Thrombozythämie.
thrombocytolysis: Thrombozytolyse.
thrombocytopathy: Thrombozytopathie.
thrombocytopenia: Thrombozytopenie. – **essential th.; idiopathic th.:** Th., essentielle.
thrombocytopoiesis: Thrombozytopoese.
thrombocytosis: Thrombozytose.
thromboembolic: thrombembolisch.
thromboembolism; thromboembolia: Thromb(o)embolie.
thromboendarterectomy: Thrombendarteriektomie.
thromboendocarditis: Thrombendokarditis.
thrombogenesis: Thrombogenese.
β-thromboglobulin: β-Thromboglobulin.
thrombohemorrhagic: thrombohämorrhagisch.
thrombokinase: Thrombokinase.
thrombolysis: Thrombolyse.
thrombomoduline: Thrombomodulin.
thrombopathy; thrombopathia: Thrombopathie.
thrombopenia: Thrombopenie.
thrombophilia: Thrombophilie; Thromboseneigung.
thrombophlebectomy: Thrombophlebektomie.
thrombophlebitis: Thrombophlebitis. – **deep th.:** Th. profunda. – **superficial th.:** Th. superficialis.
thromboplastin: Thromboplastin.
thromboplastin generation test: Thromboplastinbildungstest.
thromboplastin time: Thromboplastinzeit. – **partial t. t.:** Th., partielle.
thrombopoiesis: Thrombopoese.
thrombopoietin: Thrombopoetin.
thrombosis: Thrombose. – **posttraumatic th.:** Th. par effort. – **th. of mesenteric veins:** Mesenterialvenenthrombose.
thrombospondin: Thrombospondin.

T

thrombosthenin: Thrombosthenin.
thrombotest: Thrombotest.
thrombotic: thrombotisch.
thromboxane: Thromboxan.
thrombus: Thrombus. – **laminated th.; mixed th.:** Th., gemischter. – **mural th.; parietal th.:** Th., wandständiger. – **red th.:** Th., roter. – **white th.:** Th., weißer.
throwback: Atavismus.
thrush: (Mund-)Soor; Schwämmchen.
thumb: Daumen; Pollex.
thumb reconstruction: Daumenersatz.
thumb reflex: Daumenreflex.
thumb sign: Daumenzeichen.
Thurau's hypothesis: Thurau* Hypothese.
thylakoid: Thylakoid.
thyme: Thymian.
thymectomy: Thymektomie.
thymeretic: Thymeretikum.
thymic: thymicus.
thymic alymphoplasia: Thymusalymphoplasie; Alymphoplasia thymica.
thymic aplasia: Thymusaplasie.
thymic hormone: Thymushormon.
thymic humoral factor: Thymus-Serum-Faktor.
thymic hyperplasia: Thymushyperplasie.
thymidine: Thymidin.
thymine: Thymin.
thymitis: Thymitis.
thymocyte: Thymozyt.
thymogenic: thymogen.
thymol: Thymol.
thymoleptic: Thymoleptikum.
thymol turbidity test: Thymoltrübungstest.
thymoma: Thymom.
thymopathy: Thymopathie.
thymopoietin: Thymopoietin.
thymoprivous; thymoprivic: thymopriv.
thymosin: Thymosin.
thymus-dependent: thymusabhängig.
thymusectomy: Thymusexstirpation.
thymus (gland): Thymus.
thymus hypoplasia: Thymushypoplasie.
thymus-independent: thymusunabhängig.
thyroaplasia: Thyreoaplasie.
thyrocalcitonin: Thyreocalcitonin.
thyrocarditis; thyrocardiac disease: Thyreokardiopathie.
thyrochondrotomy: Thyreochondrotomie.
thyrocolloid: Schilddrüsenkolloid.
thyrogenic; thyrogenous: thyreogen.
thyroglobulin: Thyreoglobulin.
thyroglossal: thyreoglossus.
thyrohyoid: thyreohyoideus.
thyroid adenoma: Schilddrüsenadenom.
thyroid carcinoma: Schilddrüsenkarzinom.
thyroid cartilage: Schildknorpel.
thyroidectomy: Thyreoidektomie.
thyroid ectopia: Schilddrüsenektopie.
thyroid function test: Schilddrüsenfunktionsprüfung.
thyroid (gland): Schilddrüse; Thyreoidea.
thyroid hormone: Schilddrüsenhormon.
thyroid hyperfunction: Schilddrüsenüberfunktion.
thyroid hypofunction: Schilddrüsenunterfunktion.
thyroidism: Thyreoidismus.
thyroiditis: Thyreoiditis; Schilddrüsenentzündung.
thyroid nodule: Schilddrüsenknoten.
thyroid-stimulating hormone (TSH): Thyreoidea-stimulierendes Hormon (TSH).
thyroid storm: Basedow-Krise; Schilddrüsenkrise.
thyroid tumors: Schilddrüsentumor.
thyronine: Thyronin.
thyropexy: Thyreopexie.
thyroprival: thyreopriv.
thyrosis: Thyreose.
thyrotherapy: Schilddrüsenextraktbehandlung.
thyrotomy: Thyreotomie.
thyrotoxic: thyreotoxisch.
thyrotoxic crisis: Basedow-Krise.
thyrotoxicosis: Thyreotoxikose.
thyrotropic: thyreotrop.
thyrotropin; thyrotrophin: Thyreotropin.
thyroxine (T_4): Thyroxin.
thyroxine-binding capacity: Thyroxinbindungskapazität.
TIA (transient ischemic attack): TIA (transitorische ischämische Attacke).
tiapride: Tiaprid.
tiaprofenic acid: Tiaprofensäure.
tibia: Tibia; Schienbein.
tibiad; tibial: tibial.
tibial aplasia: Tibiaaplasie.
tibial fracture: Tibiafraktur.
tibialgia: Schienbeinschmerz.

tibialis: tibialis.
tibialis posterior reflex; tibioadductor reflex: Tibialis-posterior-Reflex.
tibialis sign: Tibialisphänomen.
tibial nerve paralysis: Tibialislähmung.
tibial plateau fracture: Tibiakopffraktur.
tibiofemoral: tibiofemoral.
tibiofibular: tibiofibular.
tic: Tic; Tick.
ticarcillin: Ticarcillin.
tick: Zecke.
tick-borne encephalitis: Zeckenenzephalitis.
tick-borne relapsing fever: Zeckenrückfallfieber.
tick-borne spotted fever; tick-borne rickettsiosis: Zeckenfleckfieber.
tick paralysis: Zeckenlähmung.
tic-tac rhythm: Tick-Tack-Rhythmus.
tidal drainage: Tidaldrainage; Ebbe-und-Flut-Drainage; Gezeitendrainage.
tie: Bindung.
Tiemann's catheter: Tiemann* Katheter.
Tietze's syndrome: Tietze* Syndrom.
Tietz' syndrome: Tietz* Syndrom.
Tiffeneau's respiratory test: Atemstoßtest; Tiffeneau* Test.
tight: eng.
tight-fitting: festsitzend.
tight junction: Zonula occludens.
tigroid: tigroid.
tigroid bodies: Tigroidschollen.
tigrolysis: Tigrolyse.
tilidine: Tilidin.
tilting table: Kipptisch.
time: Zeit.
timed vital capacity: Sekundenkapazität.
timolol: Timolol.
tin: Zinn.
tinctura; tincture: Tinctura; Tinktur.
tincture of opium: Opiumtinktur; Laudanum.
tinea: Tinea. – **t. barbae:** T. barbae. – **t. corporis:** T. corporis. – **t. imbricata:** Tropenringwurm. – **t. nigra:** T. nigra. – **t. pedis:** T. pedis; Fußpilz.
Tinel's sign: Tinel* Zeichen.
tine test: Tine-Test; Stempeltechnik.
tin foil: Zinnfolie.
tingible: tingibel.
tingling: Kribbeln.
tinidazole: Tinidazol.
tinnitus: Tinnitus.
tip of tongue: Zungenspitze.
tiredness: Ermüdung.
tissue: Gewebe. – **adipose t.:** Fettgewebe. – **connective t.:** Bindegewebe. – **fatty t.:** Fettgewebe. – **glandular t.:** Drüsengewebe. – **muscular t.:** Muskelgewebe. – **supporting t.:** Stützgewebe.
tissue-active: gewebsaktiv.
tissue bank: Gewebebank.
tissue cultivation: Gewebezüchtung.
tissue culture: Gewebekultur.
tissue deformation: Gewebsfehlbildung.
tissue fluorescence: Gewebefluoreszenz.
tissue glue: Gewebekleber.
tissue half-value layer: Gewebehalbwerttiefe.
tissue hormone: Gewebshormon.
tissue immunity: Gewebsimmunität.
tissue plasminogen activator: Gewebe-Plasminogenaktivator.
tissue preservation: Gewebekonservierung.
tissue pressure: Gewebsdruck.
tissue respiration: Gewebsatmung.
tissue specimen: Gewebeprobe.
tissue tension: Gewebsspannung.
tissue therapy: Gewebetherapie.
tissue typing: Gewebetypisierung.
titanium: Titan.
titer: Titer.
titillation: Titillatus.
titration; titrimetry: Titration; Titrieren.
titubation: Titubatio.
Tl (thallium): Tl (Thallium).
TLC (thin layer chromatography): TLC (Dünnschichtchromatographie).
TLC (total lung capacity): TK, TLC (Totalkapazität).
T-loop: T-Schleife.
T lymphocytes: T-Lymphozyten.
Tm (maximal tubular excretory capacity): Tm (Transportmaximum der Nieren).
Tm (thulium): Tm (Thulium).
TMV (tobacco mosaic virus): TMV (Tabakmosaikvirus).
Tn (thoron): Tn (Thoron).
TNF (tumor necrosis factor): TNF (Tumor-Nekrose-Faktor).
TNM classification: TNM-System.
toadstool: Giftpilz.
toadstool poisoning: Pilzvergiftung.
to-and-fro sound: Lokomotivgeräusch.

to-and-fro-system: Pendelatmungssystem.
tobacco: Tabak.
tobacco mosaic virus (TMV): Tabakmosaikvirus (TMV).
tobacco poisoning: Tabakvergiftung.
Tobey-Ayer sign: Tobey*-Ayer* Zeichen.
tobramycin: Tobramycin.
tocainide: Tocainid.
tocodynamometry: Tokometrie.
tocogram: Tokogramm.
tocology: Tokologie.
tocolysis: Tokolyse.
tocolytic (drug): Tokolytikum.
tocometry: Tokometrie.
tocopherol: Tocopherol; Tokopherol.
Todd's paralysis: Todd* Paralyse.
toes: Zehen; Digiti pedis.
togavirus: Togavirus.
toilet: Toilette.
tolbutamide: Tolbutamid.
tolbutamide tolerance test: Tolbutamidtest.
tolerance: Toleranz.
tolerance dose: Toleranzdosis.
toliprolol: Toliprolol.
Tollens' test: Tollens* Probe.
tolonium chloride: Toloniumchlorid.
toluene: Toluol.
toluidine: Toluidin.
toluidine blue: Toluidinblau.
Tomes' fibers: Tomes* Fasern, Fortsätze. – **T.' (granular) layer:** T.* Körnerschicht.
tomogram: Tomogramm.
tomography: Tomographie; Schichtaufnahmeverfahren.
tone: Ton; Tonus; Spannung.
toneless: tonlos.
tone sense: Tongehör.
tongue: Zunge. – **adherent t.:** Z., angewachsene. – **burning t.:** Z., brennende. – **coated t.; furred t.:** Z., belegte. – **hairy t.:** Haarzunge; Trichoglossie. – **red t.:** Z., rote.
tongue bite: Zungenbiß.
tongue forceps: Zungenzange.
tongue muscles: Zungenmuskulatur.
tongue-tie: angewachsene Zunge; Ankyloglosson; Ankyloglossie.
tongue worm: Zungenwurm.
tonic: Tonikum; tonisch.
tonic blepharospasm: Blepharotonus.
tonic-clonic; tonoclonic: tonisch-klonisch.
tonicity: Tonus; Tonizität.
tonic neck reflex: Kopfstellreflex.
tonic pupil: Pupillotonie.
tonic reflex: Tonusreflex.
tonofibril: Tonofibrille.
tonography: Tonographie.
tonometer: Tonometer.
tonometry: Tonometrie.
tonsil: Tonsilla; Tonsille. – **pharyngeal t.:** T. pharyngea(lis).
tonsil fur: Tonsillenbelag.
tonsillar: tonsillär.
tonsillar abscess: Tonsillenabszeß.
tonsillar crypts: Tonsillenkrypten; Cryptae tonsillares.
tonsillar hyperplasia: Tonsillenhyperplasie.
tonsillar ring: lymphatischer Rachenring.
tonsillectomy: Tonsillektomie.
tonsillitis: Tonsillitis.
tonsillotomy: Tonsillotomie.
tonus: Tonus.
tool: Instrument; Werkzeug.
tooth: Zahn; Dens (s.a. teeth). – **artificial t.:** Z., künstlicher. – **impacted t.:** Z., verlagerter. – **wisdom t.:** Weisheitszahn.
tooth abscess: Zahnabszeß.
toothache: Zahnschmerz; Dentalgia, -algie.
Tooth's atrophy: Tooth* Muskelatrophie.
tooth crown: Zahnkrone.
tooth decay: (Zahn-)Karies; Zahnfäule.
tooth drift: Zahnverschiebung.
tooth dysplasia: Zahndysplasie.
tooth extraction: Zahnextraktion.
tooth germ: Zahnkeim.
tooth migration; t. movement: Zahnverschiebung.
tooth root: Zahnwurzel.
tooth socket: Zahnalveole.
tooth-to-tooth position: Zangenbiß.
topagnosia; topagnosis; topoanesthesia: Topagnosie.
topectomy: Topektomie.
tophus: Tophus; Gichtknoten.
topical: topisch.
topical anesthesia: Oberflächenanästhesie.
top of the head: Scheitel.
topognosia: Topognosie; Ortssinn.
topography: Topographie.
topoisomerase: Topoisomerase.
torcular Herophili: Torcular Herophili.

Torg's syndrome: Torg* Syndrom.
toric: torisch.
Torkildsen's shunt: Torkildsen* Drainage.
Tornwaldt's disease: Tornwaldt* Krankheit.
torpid: torpid.
torpidity: Torpidität.
torpor: Torpor.
torque: torquieren.
torsade de pointes: torsade de pointes.
torsion: Torsion.
torsion angle: Torsionswinkel.
torsion dystonia: Torsionsdystonie.
torsion fracture: Torsionsbruch, -fraktur.
torso: Rumpf.
torticollis: Torticollis; Schiefhals. – **ocular t.:** Sch., okulärer. – **spasmodic t.:** Sch., spastischer. – **symptomatic t.:** Sch., symptomatischer.
tortipelvis: Tortipelvis.
tortuosity of retinal vessels: Tortuositas vasorum retinae.
Torula: Torula.
toruloma: Torulom.
Torulopsis: Torulopsis.
torulosis: Torulose.
torulus: Torulus.
torus: Torus.
torus tubarius: Tubenwulst.
total: total.
total acidity: Gesamtazidität.
total atelectasis: Totalatelektase.
total dose: Gesamtdosis.
total endoprosthesis: Totalendoprothese.
total lipids: Gesamtlipide.
total lung capacity: Totalkapazität.
total metabolic rate: Gesamtumsatz.
total prosthetic replacement: Totalprothese.
total protein: Gesamteiweiß.
total removal: Totaloperation.
total replacement of hip: Hüftgelenkersatz.
Toti's operation: Toti* Operation.
totipotency: Omnipotenz.
totipotent: omnipotent.
touch phobia: Berührungsfurcht.
touch sensation: Berührungsempfindung.
Touraine-Solente-Golé syndrome: Touraine*-Solente*-Golé* Syndrom.
(Gilles de la) Tourette's syndrome: Tourette* Syndrom.
Tournay's sign: Tournay* Zeichen.
tourniquet: Stauschlauch; Tourniquet.
tourniquet test: Tourniquet-Test.
towel: Handtuch.
towel clip: Tuchklemme.
toxemia: Tox(ik)ämie.
toxemia of pregnancy: Schwangerschaftstoxikose.
toxic: giftig; toxisch.
toxicant: Gift; Toxikon; Toxikum.
toxic contact reaction: toxische Kontaktreaktion.
toxicity: Toxizität; Giftigkeit.
Toxicodendron: Toxicodendron.
toxicoderma; toxicodermatosis: Toxikodermie.
toxicodermatitis: Toxikoderm(at)itis.
toxi(co)genic: toxigen; toxogen.
toxicological center: Entgiftungszentrum.
toxicology: Toxikologie.
toxicomania: Toxikomanie.
toxicosis: Toxikose.
toxic psychosis: Intoxikationspsychose.
toxic shock syndrome: toxisches Schocksyndrom.
toxin: Toxin.
toxinemia: Toxinämie.
toxin neutralisation reaction: Toxinneutralisationstest.
toxin therapy: Toxintherapie.
toxin unit: Toxineinheit.
toxisterol: Toxisterin.
toxitherapy: Toxintherapie.
Toxocara: Toxocara.
toxocariasis: Toxokariasis.
toxoid: Toxoid.
toxolysin: Toxolysin.
toxon: Toxon.
toxonosis: Toxikose.
toxophorous: toxophor.
Toxoplasma: Toxoplasma.
toxoplasmosis: Toxoplasmose.
t-PA (tissue plasminogen activator): t-PA (Gewebe-Plasminogenaktivator).
TPA-test (treponema pallidum agglutination test): TPA-Test (Treponema-pallidum-Agglutinationstest).
TPHA (treponema pallidum hemagglutination): TPHA (Treponema-pallidum-Hämagglutination).
TPIA (treponema pallidum immunoadherence): TPIA (Treponema-pallidum-Immunadhärenz).

T.P.I. test (treponema pallidum immobilizing test): TPI-Test (Treponema-pallidum-Immobilisationstest).
T-plane: T-Ebene.
TPN (triphosphopyridine nucleotide): TPN (Triphosphorpyridinnukleotid).
TPP (thiamine pyrophosphate): TPP (Thiaminpyrophosphat).
trabeculae: Trabeculae; Trabekel. – **fleshy t. of heart:** T. carneae cordis. – **t. of spleen:** Milztrabekel.
trabecular: trabekulär.
trabecular veins: Balkenvenen.
trabeculated bladder: Trabekel-, Balkenblase.
trace: Spur.
trace analysis: Spurenanalyse.
trace elements: Spurenelemente.
trachea: Trachea; Luftröhre.
tracheal: tracheal.
tracheal breathing: Trachealatmen.
tracheal cartilage: Trachealknorpel.
tracheal diverticulum: Trachealdivertikel.
tracheal fistula: Trachealfistel.
tracheal rale: Trachealrasseln.
tracheal secretion: Trachealsekret.
tracheal stenosis: Trachealstenose.
tracheitis: Tracheitis.
trachelectomy: Zervixamputation.
trachelitis: Zervizitis.
trachelocystitis: Zystokollitis.
trachelopexy: Zervikopexie.
tracheloplasty: Zervixplastik.
tracheobronchial: tracheobronchial.
tracheobronchitis: Tracheobronchitis.
tracheocele: Tracheozele.
tracheoesophageal fistula: Tracheo-Ösophagealfistel.
tracheofissure: Tracheofissur.
tracheomalacia: Tracheomalazie.
tracheopathia osteoplastica: Tracheopathia (chondro)osteoplastica.
tracheopathy: Tracheopathie.
tracheorrhagia: Tracheorrhagie.
tracheoschisis: Tracheoschisis.
tracheoscopy: Tracheoskopie.
tracheostenosis: Tracheostenosis.
tracheostoma: Tracheostoma.
tracheostomy: Tracheostomie.
tracheostomy tube: Trachealkanüle.
tracheotomy: Tracheotomie; Luftröhrenschnitt.
trachitis: Tracheitis; Trachitis.
trachoma: Trachom(a).
trachoma inclusion conjunctivitis (TRIC): Trachomaeinschlußkörperchenkonjunktivitis.
trachomatous: trachomatös.
tract: Tractus; Trakt. – **corticospinal t.:** T. corticospinalis. – **olfactory t.:** T. olfactorius. – **optic t.:** T. opticus.
traction: Zug; Traktion; Extension.
traction aneurysm: Traktionsaneurysma.
traction bandage: Zugverband.
traction bed: Extensionsbett.
traction bow: Extensionsbügel.
traction device: Extensionsapparat.
traction diverticulum: Traktionsdivertikel.
traction emphysema: Traktionsemphysem.
traction table: Extensionstisch.
traction wire: Extensionsdraht.
tractor: Extensionsapparat.
tractotomy: Traktotomie.
trade name: Handelsname.
tragicus (muscle): Tragusmuskel.
tragus: Tragus.
tragus pain: Tragusschmerz.
training: Training; Übung; Ausbildung. – **autogenic t.:** autogenes Training.
tramadole: Tramadol.
trance: Trance.
tranexamic acid: Tranexamsäure.
tranquilizer: Tranquilizer; Psychosedativum.
transabdominal: transabdominal.
transaldolase: Transaldolase.
transaminase: Transaminase.
transamination: Transaminierung.
transcellular: transzellulär.
transcervical: transzervikal.
transcobalamine: Transcobalamin.
trans-configuration: trans-Konfiguration.
transcortin: Transcortin; Transkortin.
transcriptase: Transcriptase; Transkriptase. – **reverse t.:** T., reverse.
transcription: Transkription.
transcutaneous: transkutan.
transdermal: transdermal.
transdermal infusion system; transdermal drug-delivery system: transdermales therapeutisches System (TTS).
transducer: Meßwandler; Schallkopf.
transduction: Transduktion.
transfection: Transfektion.

transfer: Transfer.
transferase: Transferase.
transfer factor: Transfer-Faktor.
transfer host: Hilfswirt.
transfer ribonucleic acid (tRNA)**:** Transfer-Ribonucleinsäure (t-RNS).
transferrin: Transferrin.
transfix: durchstechen.
transfixion: Transfix(at)ion.
transformation: Transformation; Umformung; Umwandlung.
transformation phase: Transformationsphase.
transformation zone: Transformationszone; Umbauzone.
transformylation: Transformylierung.
transfusion: Transfusion. – **autologous t.:** T., autologe.
transfusion reaction; t. accident: Transfusionszwischenfall, -schaden.
transglycosidation: Transglykosidierung.
transhydrogenase: Transhydrogenase.
transient: transitorisch; transient.
transient ischemic attack; transient cerebral ischemia: transitorisch-ischämische Attacke (TIA).
transient neonatal diabetes: transitorische Säuglingshyperglykämie.
transillumination: Durchleuchtung; Transillumination.
transit: Transit; Passage.
transition: Transition.
transitional: transitorisch.
transitional cell carcinoma: Übergangszellkarzinom.
transitional dentition: Wechselgebiß.
transitional epithelium: Übergangsepithel.
transitional vertebra: Assimilations-, Übergangswirbel.
transitory: transitorisch.
transit time: Transitzeit.
transketolase: Transketolase.
translation: Translation.
translocation: Translokation. – **balanced t.:** T., balancierte. – **reciprocal t.:** T., reziproke.
translocation trisomy: Translokationstrisomie.
translucence: Aufhellung.
translucent: durchsichtig.
transmethylation: Transmethylierung.
transmigration: Durchwanderung.
transmineralization: Transmineralisation.
transmissible: übertragbar.
transmission: Transmission.
transmission light microscopy: Durchlichtmikroskopie.
transmitter (substance): Transmitter; Überträgerstoff.
transmural: transmural.
transparency: Transparenz.
transparent: durchsichtig.
transpeptidation: Transpeptidierung.
transpiration: Transpiration.
transplacental: trans-, diaplazentar.
transplant: Transplantat.
transplantation: Transplantation. – **autoplastic t.; homoplastic t.:** T., autogene. – **heteroplastic t.; syngeneic t.:** T., syngene. – **xenoplastic t.:** T., xenogene.
transplantation antigens: Transplantationsantigene.
transplantation immunity: Transplantationsimmunität.
transplantation metastasis: Transplantationstumor.
transplantation of pancreas: Pankreastransplantation.
transplant rejection: Transplantatabstoßung.
transport: Transport. – **active t.:** T., aktiver.
transport medium: Transportmedium.
transport protein: Transportprotein.
transposition: Transposition. – **t. of great vessels:** T. der großen Arterien. – **t. of pulmonary veins:** Fehleinmündung der Lungenvenen. – **t. of viscera:** Situs inversus (viscerum).
transposon: Transposon.
transrectal: transrektal.
transseptal: transseptal.
transsexual: transsexuell.
transsexualism: Transsexualität.
transsphenoidal: transsphenoidal.
transthoracic: transthorakal.
transtracheal: transtracheal.
transudate: Transsudat.
transudation: Transsudation.
transuranic elements: Transurane; Uranoide.
transurethral: transurethral.
transverse: transversus.
transverse bands: Intermediärstreifen.

T

transverse colon: Querdarm; Colon transversum.
transversectomy: Transversektomie.
transverse diameter: Transversaldurchmesser.
transverse fracture: Querfraktur; Transversalbruch.
transverse lie: Querlage.
transverse myelitis: Querschnittsmyelitis.
transverse plane: Transversalebene.
transverse presentation: Querstand. – **high t. p.:** Q., hoher. – **low t. p.:** Q., tiefer.
transverse process: (Wirbel-)Querfortsatz.
transverse spinal cord syndrome: Querschnittssyndrom.
transverse striation: Querstreifung.
transversion: Transversion.
transversosigmoidostomy: Transversosigmoidostomie.
transversus: Transversus.
transvesical: transvesikal.
transvestite: Transvestit.
transves(ti)tism: Transvestitismus.
trapeziform: trapezförmig.
trapezius (muscle): Trapezius.
trapezoid: trapezförmig.
Traube's phenomenon; Tr.'s reduplicated sound: Traube* Doppelton. – **Tr.'s semilunar space:** Tr.* Raum.
traulism: Traulismus.
trauma: Trauma. – **psychic t.:** T., psychisches.
traumatic: traumatisch.
traumatic asphyxia; traumatic apnea: Asphyxiesyndrom, traumatisches.
traumatic erysipelas: Wundrose.
traumatic psychosis: Unfallpsychose.
traumatic violence: Gewalteinwirkung.
traumatism; traumatization: Traumatisation; Traumatisierung.
traumatology: Traumatologie.
traumatopnea: Traumatopnoe.
travelers' diarrhea: Reisediarrhö; Touristenenteritis; Tourist(ik)a.
Treacher Collins syndrome: (Treacher) Collins* Syndrom.
treatment: Therapie; Behandlung. – **causal t.:** Th., kausale. – **conservative t.:** Th., konservative. – **surgical t.:** Th., chirurgische. – **symptomatic t.:** Th., symptomatische.
treatment plan: Therapieplan.
trehalose: Trehalose.
Treitz' hernia: Treitz* Hernie.
trema: Trema.
trematode: Trematode.
trembling: Zittern.
tremor: Tremor. – **coarse t.:** T., grobschlägiger. – **essential t.:** T., essentieller. – **fine t.:** T., feinschlägiger. – **heredofamilial t.; essential t.:** T., hereditärer. – **senile t.:** T., seniler. – **toxic t.:** T., toxischer.
tremor of iris: Hippus (pupillae).
trench fever: Fünftagefieber; Wolhynisches Fieber.
trench mouth: Mundfäule.
trend: Trend.
Trendelenburg position: Trendelenburg* Lagerung. – **Tr.'s operation:** Tr.* Operation. – **Tr.'s sign:** Tr.* Zeichen. – **Tr.'s test:** Tr.* Versuch.
trepan: Trepan.
trepanation: Trepanation.
trepanation of the skull: Schädeltrepanation.
trephine: Trephine.
trepidation: Trepidation.
Treponema: Treponema. – **T. pallidum:** T. pallidum.
Treponemataceae: Treponemataceae.
treponematosis: Treponematose.
treponemes: Treponemen.
tretamine: Tretaminum.
tretinoin: Tretinoin.
TRH (thyrotropin releasing hormone): TRH (Thyreotropin-Releasing-Hormon).
TRH stimulation test: TRH-Stimulations-Test.
triacylglycerol: Triacylglycerin.
triacylglycerol lipase: Triacylglycerinlipase.
triad: Trias; Triade.
triage: Triage.
trial: Versuch.
triamcinolone: Triamcinolon.
triamterene: Triamteren.
triangle: Dreieck; Triangulum.
triangular: triangulär.
triangular bandage: Triangelverband.
triangular pulse: Dreieck-Impuls.
triarylphosphate paralysis: Triarylphosphat-Lähmung.
triarylphosphate poisoning: Triarylphosphat-Vergiftung.
Triatoma: Triatoma.

triaxial: triaxial.
triazine: Triazin.
triazolam: Triazolam.
tribasilar synostosis: Tribasilarsynostose.
tribe: Tribus.
tribromomethane: Bromoform.
TRIC (trachoma inclusion conjunctivitis): (Trachoma-)Einschlußkörperchenkonjunktivitis.
tricarboxylic acid: Tricarbonsäure.
tricarboxylic acid cycle: Citratzyklus; Tricarbonsäurezyklus.
tricephalus: Tricephalus; Trizephalus.
triceps: Trizeps.
triceps reflex: Trizeps(sehnen)reflex.
trichalgia: Trichalgie.
trichesthesia: Trichästhesie.
trichiasis: Trichiasis.
Trichinella; trichina: Trichin(ell)a.
trichinosis; trichinellosis: Trichinose.
trichloroacetic acid: Trichloressigsäure.
trichloroethane: Trichloräthan.
trichloroethanol: Trichloräthanol.
trichloroethylene: Trichloräthylen.
trichloromethane: Trichlormethan.
trichloronitromethane: Trichlornitromethan.
trichobezoar: Trichobezoar.
Trichobilharzia: Trichobilharzia.
Trichocephalus: Trichocephalus.
trichoclasia; trichoclasis: Trichoklasie.
trichoepithelioma: Trichoepitheliom.
trichoglossia: Trichoglossie.
trichogram: Trichogramm.
trichoma: Trichom.
trichomonad: Trichomonade.
Trichomonas: Trichomonas. – **T. vaginalis:** T. vaginalis.
trichomoniasis: Trichomoniasis.
trichomycosis: Trichomycosis; Haarpilzbefall. – **t. axillaris:** T. axillaris. – **t. nodosa:** T. nodosa.
trichonodosis: Trichonodosis.
trichonosis: Trichonosis.
trichophagia; trichophagy: Trichophagie.
trichophytid: Trichophytid.
trichophytin: Trichophytin.
Trichophyton: Trichophyton.
trichophytosis: Trichophytia; Trichophytose.
trichoptilosis: Trichoptilosis.
trichorrhexis: Trichorrhexis; Haarbrüchigkeit.
trichorrhexomania: Trichorrhexomanie.
trichoschisis: Trichoschisis; Haarspaltung.
trichosis: Trichose.
Trichosporon: Trichosporon.
trichosporosis: Trichosporie; Trichosporose.
trichostasis spinulosa: Trichostasis spinulosa.
trichostrongyliasis; trichostrongylosis: Trichostrongyliasis.
Trichostrongylus: Trichostrongylus.
Trichothecium: Trichothecium.
trichotillomania: Trichotillomanie.
trichotomous: trichotom.
trichotomy: Trichotomie.
trichromatopsia: Trichromasie; Dreifarbenempfindlichkeit.
trichrome stain: Trichromfärbung.
trichuriasis: Trichuriasis.
Trichuris trichiura: Trichuris trichiura.
tricipital: dreiköpfig; trizipital.
tricresyl phosphate: Trikresylphosphat.
tricrotic: trikrot.
tricrotism: Trikrotie.
tricuspid: trikuspidal.
tricuspid atresia: Trikuspidalatresie.
tricuspid insufficiency: Trikuspidalinsuffizienz.
tricuspid valve: Trikuspidalklappe.
tricyclic: trizyklisch.
trident hand: Dreizackhand.
triethylenemelamine: Triäthylenmelamin.
triethylene phosphoramide: Triäthylenphosphoramid.
trifascicular: trifaszikulär.
triflupromazine: Triflupromazin.
trifocal lens: Trifokalglas.
trigeminal neuralgia: Trigeminusneuralgie.
trigeminosympathetic neuralgia: Bonnet* Syndrom.
trigeminus; trigeminal nerve: Trigeminus.
trigeminy; trigeminal pulse: Trigeminie.
trigger: Auslösemechanismus.
trigger finger: schnellender Finger.
trigger point: Reizpunkt; Triggerpunkt.
triglycerides: Triglyceride.
trigone: Trigonum; Dreieck. – **bladder t.:** Blasendreieck. – **carotid t.:** T. caroticum. – **lumbar t.:** T. lumbale. – **olfactory t.:** T. olfactorium. – **vesical t.:** T. vesicae; Blasendreieck.
trigonocephalus: Trigonozephalus.

triiodide: Trijodid.
triiodothyronine (T_3)**:** Trijodthyronin.
trilobate: trilobatus.
trilocular: trilocularis.
trilogy: Trilogie.
trimalleolar: trimalleolär.
trimeric: trimer.
trimester: Trimenon.
trimethadione: Trimethadion.
trimethoprim: Trimethoprim.
trimethylamine: Trimethylamin.
trimethylglycine: Trimethylglykokoll.
trimethylxanthine: Trimethylxanthin.
Trinidad disease: Trinidad-Krankheit.
trinitrotoluene (TNT)**:** Trinitrotoluol.
triolism: Triolismus.
triopathy, diabetic: Triopathie, diabetische.
triorchidism: Triorchidie.
triorthocresyl phosphate: Triorthokresylphosphat.
triose: Triose.
triosephosphate isomerase: Triosephosphatisomerase.
tripeptide: Tripeptid.
triphalangia: Triphalangie.
triphenyltetrazolium chloride: Triphenyltetrazoliumchlorid.
triphosphopyridine nucleotide: Triphosphopyridinnucleotid.
triple: dreifach.
triple anastomosis: Tripelanastomose.
triple arthrodesis: Tripelarthrodese.
triplegia: Triplegie.
triple kidney: Tripelniere.
triple phosphate: Tripelphosphat.
triplet: Triplett; Drilling.
triple vaccination: Dreifachimpfung.
triple vaccine: Tripelvakzine.
triple-X syndrome: Tripel-X-Syndrom; 3-X-Syndrom.
triploidy: Triploidie.
triplopia: Triplopie.
tripod: Tripus. – **Haller's t.:** T. Halleri.
triquetrum; triquetral bone: Triquetrum; Dreiecksbein.
trisaccharide: Trisaccharid.
TRIS buffer: Tris-Puffer.
trismus: Trismus; Gnathospasmus.
trisomy: Trisomie.
trisomy syndrome: Trisomie-Syndrom. – **t. 13 syndrome:** T.-13-Syndrom; Patau* Syndrom. – **t. 18 syndrome:** T.-18-Syndrom; Edwards* Syndrom. – **t. 21 syndrome:** T.-21-Syndrom; Down* Syndrom.
tristichia: Tristichiasis.
tritanomaly; tritanomalopia: Tritanomalie; Blauschwäche.
tritanopia; tritanopsy: Tritanop(s)ie; Blaublindheit.
triticeous: triticeus.
tritium: Tritium.
trituration: Verreibung; Trituratio.
trivalent: dreiwertig.
trivalve: trivalvulär.
trivial name: Trivialname.
tRNA (transfer ribonucleic acid)**:** t-RNS (Transfer-Ribonucleinsäure).
trocar: Trokar.
trochanter: Trochanter; Rollhügel. – **t. major; greater t.:** T. major. – **t. minor; lesser t.:** T. minor.
trochanteric: trochantericus.
trochanteric fracture: Trochanterfraktur.
trochantin: Trochanter minor.
troche: (Lutsch-)Pastille.
trochlea: Trochlea. – **muscular t.:** T. muscularis.
trochlear: trochlearis.
trochlear fracture: Trochlearfraktur.
trochlear nerve: Trochlearis.
trochocephaly: Trochozephalus.
trochoginglymus: Trochoginglymus.
trochoid: trochoideus.
trochoid joint: Radgelenk.
Troell-Junet syndrome: Troell*-Junet* Syndrom.
Troeltsch's recesses: Troeltsch* Taschen.
trofosfamide: Trofosfamid.
Troisier's node: Troisier* Knoten. – **T.'s syndrome:** T.* (-Hanot*-Chauffard*) Syndrom.
tromantadine: Tromantadin.
Trombicula: Trombicula. – **T. akamushi:** T. akamushi. – **T. autumnalis; autumnal chigger:** T. autumnalis.
trombidiosis; trombiculiasis: Trombidiose; Erntekrätze.
trombone tongue: Züngelkrampf.
tromethamine: Trometamol.
Trommer's test: Trommer* Probe.
Trömner's sign: Trömner* Reflex, Fingerzeichen.
tropane alkaloid: Tropa(n)alkaloid.
trophedema: Trophödem.

trophic: trophisch.
trophism: Trophik.
trophoblast: Trophoblast.
trophoblastoma: Trophoblastom.
trophology: Ernährungslehre.
trophoneurosis: Trophoneurose.
trophopathy: Ernährungsstörung.
trophotropic: trophotrop.
trophotropism: Trophotropismus.
trophozoite: Trophozoit.
tropical: tropisch.
tropical disease: Tropenkrankheit.
tropical frenzy: Tropenkoller.
tropin: Tropin.
tropism: Tropismus.
tropocollagen: Tropokollagen.
tropomyosin: Tropomyosin.
troponin: Troponin.
Trousseau's sign: Trousseau* Phänomen, Zeichen.
true vocal cord: Plica vocalis.
trumpet bacteria: Trompetenbakterien.
truncal ataxia: Stamm-, Rumpfataxie.
trunk; truncus: Truncus; Rumpf; Stamm. – **brachiocephalic t.:** T. brachiocephalicus. – **sympathetic t.:** T. sympatheticus.
trypan blue: Trypanblau.
Trypanosoma: Trypanosoma.
trypanosomal chancre: Trypanosomenschanker.
trypanosomes: Trypanosomen.
trypanosomiasis: Trypanosomiasis. – **South American t.:** T., Südamerikanische.
trypomastigote: Trypomastigot.
trypsin: Trypsin.
trypsin inhibitor: Trypsin-Inhibitor.
trypsinogen: Trypsinogen.
trypsin test: Trypsin-Test.
tryptamine: Tryptamin.
tryptic: tryptisch.
tryptophan: Tryptophan.
tryptophan malabsorption: Tryptophan-Malabsorption.
tryptophan tolerance test: Tryptophan-Belastungstest.
tryptophanuria: Tryptophanurie.
tsetse (fly): Tsetse-Fliege.
TSH (thyroid-stimulating hormone)**:** TSH; TTH (thyreotropes Hormon).
T-splint: T-Schiene.
TSTA (tumor-specific transplantation antigen)**:** TSTA (tumorspezifisches Transplantationsantigen).
T_3-suppression test: T_3-Suppressionstest.
tsutsugamushi disease; t. fever: Tsutsugamushi-Fieber; Japan. Busch(fleck)-fieber.
t-test: t-Test.
T-tube: T-Tubus; T-Drain.
T-tubule: T-Tubulus.
T-type acetabular fracture (Cattalorda): Cattalorda* Fraktur.
tubal: tubar.
tubal abortion: Tubarabort.
tubal carcinoma: Tubenkarzinom.
tubal colic: Tubenkolik.
tubal exstirpation: Tubenexstirpation.
tubal implantation: Tubenimplantation.
tubal ligation: Tubenligatur.
tubal passage of ovum: Tubenwanderung des Eies.
tubal peristalsis: Tubenperistaltik.
tubal pregnancy: Tubargravidität; Eileiterschwangerschaft.
tubal rupture: Tubar-, Tubenruptur.
tubal sterilization: Tubensterilisation.
tubal torsion: Tubentorsion.
tube: Tuba; Tube; Kanüle; Röhre; Tubus. – **auditory t.; eustachian t.:** T. auditoria (Eustachii). – **fallopian t.; uterine t.:** T. uterina (Fallopii).
tubectomy: Tubenexstirpation.
tube drainage: Schlauchdrainage.
tube feeding: Sondenernährung.
tube flap: Rundstiellappen.
tuber: Tuber. – **t. calcanei:** T. calcanei.
tuber angle: Tubergelenkwinkel.
tubercle: Tuberculum; Tuberkel. – **articular t.; zygomatic t.:** T. articulare. – **t. of rib:** T. costae.
tuberculid: Tuberkulid.
tuberculin: Tuberculin; Tuberkulin. – **old t.; original t.** (OT)**:** Alttuberculin.
tuberculin patch test: Tuberculin-Pflasterprobe.
tuberculin reaction: Tuberculin-Reaktion.
tuberculin test: Tuberculintest.
tuberculocide: Tuberkulozid.
tuberculoderm: Tuberkuloderm.
tuberculoid: tuberkuloid.
tuberculoma: Tuberkulom.
tuberculoprotein: Tuberkuloprotein.
tuberculosilicosis: Tuberkulosilikose.

T

tuberculosis: Tuberculosis; Tuberkulose. – **miliary t.:** T. (acuta) miliaris. – **t. verrucosa; warty t.:** T. verrucosa.
tuberculosis of bones (and joints): Knochentuberkulose.
tuberculosis of bronchial lymph nodes: Bronchiallymphknotentuberkulose.
tuberculosis of the bladder: Blasentuberkulose.
tuberculosis of the skin: Hauttuberkulose.
tuberculosis vaccination: Tuberkulose-Schutzimpfung.
tuberculostatic: Tuberkulostatikum.
tuberculous; tuberculotic: tuberkulös.
tuberculous lymphadenitis: Lymphknotentuberkulose.
tuberculum: Tuberculum.
tuberosity: Tuberositas. – **deltoid t.:** T. deltoidea. – **gluteal t.:** T. glutealis. – **radial t.:** T. radii. – **t. of tibia:** T. tibiae.
tuberous: tuberös.
tubocurarine: Tubocurarin.
tubo-ovarian abscess: Tuboovarialabszeß.
tubo-ovarian cyst: Tuboovarialzyste.
tuboplasty: Salpingoplastik.
tuborrhea: Tuborrhö.
tubotorsion: Tubentorsion.
tubular; tubulous: tubulär.
tubular bone: Röhrenknochen.
tubular respiration: Bronchialatmen.
tubular system: Tubulusapparat.
tubule: Tubulus.
tubules: Tubuli. – **convoluted t.:** T. contorti. – **renal t.:** T. renales. – **seminiferous t.:** T. seminiferi.
tubulopathy: Tubulopathie.
tubus: Tubus.
tuftsin: Tuftsin.
T-U fusion: T-U-Verschmelzung.
tularemia: Tularämie. – **oculoglandular t.:** T., okuloglanduläre. – **pneumonic t.; typhoidal t.:** T., generalisierte. – **ulceroglandular t.:** T., ulzeroglanduläre.
tularine: Tularin.
tumescence: Tumeszenz; Schwellung.
tumid: geschwollen.
tumor: Tumor; Geschwulst.
tumor antibody: Tumorantikörper.
tumor cell: Tumorzelle.
tumor dose: Tumordosis.
tumorigenesis: Tumorentstehung.
tumor immunology: Tumorimmunologie.
tumor lysis syndrome: Tumorlyse-Syndrom.
tumor marker: Tumormarker.
tumor necrosis factor (TNF): Tumor-Nekrose-Faktor (TNF).
tumorous: tumorös.
tumor-specific antigen: Tumorantigen.
tumor staging: Tumor-Klassifikation.
tumor virus: Tumorvirus.
Tunga penetrans: Tunga penetrans; Sandfloh.
tungiasis: Tungiasis; Sarcopsyllosis.
tungstate: Wolframat.
tungsten (W): Wolfram (W).
tunica: Tunica. – **mucous t.:** T. mucosa. – **t. adventitia; t. externa:** T. adventitia. – **t. albuginea:** T. albuginea. – **t. fibrosa:** T. fibrosa. – **t. interna:** T. interna. – **t. media:** T. media. – **t. muscularis:** T. muscularis. – **t. serosa:** T. serosa.
tuning fork test: Stimmgabelprüfung.
tunnel flap: Rundstiellappen.
Tuohy's needle: Tuohy* Nadel.
TUR (transurethral resection of prostate): TUR (transurethrale Prostata-Resektion).
turban top: Lorchel.
turban tumor: Turban-Tumor.
turbidimetry: Turbidimetrie.
turbulence; turbulency: Turbulenz.
Türck's bundle: Türck* Bündel.
Turcot's syndrome: Turcot* Syndrom.
turgescence: Turgeszenz.
turgid: geschwollen.
turgor: Turgor.
turista: Touristenenteritis; Tourist(ik)a.
Türk's irradiation leukocytes: Türk* Reizformen. – **T.'s reagent:** T.* Reagens.
Turnbull's blue: Turnbull* Blau.
Turner's syndrome: Ullrich*-Turner* Syndrom.
turnover: Umsatz.
turnover rate: Umsatzrate.
turpentine: Terpentin.
turricephaly: Turrizephalus; Turmschädel.
tussis: Husten; Tussis.
tussive syncope: Hustensynkope.
T wave: T-Welle.
twice: zweifach.
twice a day: zweimal täglich; b.i.d. (bis in die).

twilight: Zwielicht.
twilight blindness: Dämmerungsamblyopie.
twin birth: Zwillingsgeburt.
twin collision: Zwillingskollision.
Twining's line: Twining* Linie.
twin pregnancy: Zwillingsschwangerschaft.
twins: Zwillinge. – **dizygotic t.; biovular t.; fraternal t.:** Z., zweieiige. – **monozygotic t.; uniovular t.; identical t.; true t.:** Z., eineiige.
twisting: Verdrehung; Torsion.
twitch(ing): Zuckung.
twitching fibers: Zuckungsfasern. – **fast t. f.:** Z., schnelle. – **slow t. f.:** Z., langsame.
two-cell bath: Zweizellenbad.
two-colour culture medium: Zweifarbennährböden.
two-compartment model: Zwei-Kompartiment-Modell.
two-glass test: Zweigläserprobe.
two-step test: Zweistufentest.
tylectomy: Tylektomie.
tyloma: Tylom.
tylosis: Tylosis; Schwielenbildung.
tylotic: kallös; schwielig.
tympanal; tympanic: tympanal.
tympanectomy: Tympanektomie.
tympanic cavity: Paukenhöhle.
tympanic inflation: Luftdusche.
tympanic membrane: Trommelfell.
tympanism: Trommelbauch.
tympanites: Meteorismus.
tympanitic resonance: Tympanie.
tympanitis: Trommelfellentzündung; Tympanitis.
tympano-lacrimal reflex: Ohr-Tränen-Reflex.
tympanometry: Tympanometrie.
tympanoplasty: Tympanoplastik.
tympanosclerosis: Paukenhöhlen-, Tympanosklerose.
tympanosympathectomy: Tympanosympathektomie.
tympanotomy: Trommelfellinzision.
tympanum: Tympanon; Tympanum.
tympanum perforation: Trommelfellperforation.
tympany: Tympanie.
Tyndall effect: Tyndall* Effekt.
type: Typ(us).
type of diabetes: Diabetestyp.
typhlitis; typhloenteritis: Typhlitis.
typhobacillosis: Typhobazillose.
typhohemia: Typhämie.
typhoid: Typhoid.
typhoidal: typhös.
typhoid fever: Typhus abdominalis; Salmonellenenteritis.
typhoid nodule: Typhom.
typhoid toxin: Typhotoxin.
typhoid vaccination: Typhus-Schluckimpfung.
typho-paratyphoid vaccine; triple vaccine: Typhus-Paratyphus-Impfstoff.
typhopneumonia: Typhuspneumonie.
typhous: typhös.
typhus: Fleckfieber. – **endemic t.; murine t.:** F., endemisches. – **epidemic t.; louse-borne t.:** F., epidemisches. – **murine t.; flea-borne t.:** F., murines.
typing: Typisierung.
tyraminase: Tyraminase.
tyramine: Tyramin.
tyrocidine: Tyrocidin.
Tyrode's solution: Tyrode* Lösung.
tyroma: Tyrom.
tyromatosis: Verkäsung.
tyrosinase: Tyrosinase.
tyrosine: Tyrosin.
tyrosine hydrolase: Tyrosinhydroxylase.
tyrosinemia: Tyrosinämie.
tyrosis: Tyrosis.
tyrosyluria: Tyrosylurie.
tyrothricin: Tyrothricin.
tyrotoxism: Tyrotoxikose; Käsevergiftung.
Tyson's glands: Tyson* Drüsen.
Tzanck cells: Tzanck* Zellen. – **Tz. test:** Tz.* Test.

U

U (uranium)**:** U (Uran).
ubiquinone: Ubichinon.
ubiquitin: Ubiquitin.
ubiquitous: ubiquitär.
UDP (uridine diphosphate)**:** UDP (Uridin-5'-diphosphat).
UDPP (uridine diphosphoglucose)**:** UDPG (Uridin-5'-diphosphatglucose).
U fiber: U-Faser.
Uhl's anomaly: Uhl* Anomalie.
ulcer: Ulcus; Ulkus; Geschwür. – **crural u.; leg u.:** U. cruris. – **duodenal u.:** U. duodeni. – **gastric u.:** U. ventriculi. – **jejunal u.:** U. jejuni. – **peptic u.:** U. pepticum. – **rodent u.:** U. rodens. – **serpiginous u.; creeping u.:** U. serpens. – **trophic u.; phagedenic u.:** U. trophicum. – **tropical u.:** U. tropicum. – **varicose u.:** U. varicosum. – **u. vulvae acutum:** U. vulvae acutum.
ulceration: Ulzeration.
ulcerative: ulzerös.
ulcer niche: Ulkusnische.
ulcerocancer: Ulkuskarzinom.
ulcer of the leg: Beingeschwür.
ulcerous: ulzerös.
ulcus: Ulcus (↑ulcer).
ulegyria: Ulegyrie.
Ullrich-Feichtiger syndrome: Ullrich*-Feichtiger* Syndrom.
ulna: Ulna; Elle.
ulnar: ulnar.
ulnar drift: Ulnardeviation.
ulnar tunnel syndrome: Ulnartunnel-Syndrom.
ulotrichous: ulotrich.
ultimobranchial bodies: Ultimobranchialkörper.
ultracentrifugation: Ultrazentrifugation.
ultrafilter: Ultrafilter.
ultrafiltrate: Ultrafiltrat.
ultrafiltration: Ultrafiltration.
ultrahard: ultrahart.
ultrahigh: ultrahoch.
ultramicroanalysis: Ultramikroanalyse.
ultramicroscopy: Ultramikroskopie.
ultrared: Ultrarot; Infrarot.
ultrashort wave diathermy: Ultrakurzwellentherapie.
ultrasonic atomization: Ultraschallvernebelung.
ultrasonic cardiography: Ultraschall-(echo)kardiographie.
ultrasonic diagnostics: Ultraschalldiagnostik.
ultrasonics: Ultraschall.
ultrasonic therapy: Ultraschalltherapie.
ultrasonic tomography: Echo-, Ultraschalltomographie.
ultrasonography: Ultraschalldiagnostik.
ultrasound: Ultraschall.
ultraviolet: Ultraviolett (UV).
ultraviolet irradiation: Ultraviolettbestrahlung.
ultraviolet microscopy: Ultraviolettmikroskopie.
ultraviolet radiation (UVR)**:** Ultraviolettstrahlung.
ultraviolet spectrophotometry: Ultraviolett-Spektrophotometrie.
ultravisible: ultravisibel.
Ultzmann's catheter: Ultzmann* Katheter.
ululation: Ululation.
umbilectomy: Umbilektomie.
umbilical: umbilikal.
umbilical artery: Nabelarterie.
umbilical bandage: Nabelbinde.
umbilical blennorrhea: Blennorrhoea umbilici.
umbilical circulation: Umbilikalkreislauf.
umbilical cord: Nabelschnur.
umbilical cord hemorrhage: Nabelschnurblutung.
umbilical fistula: Nabelfistel.
umbilical granuloma: Nabelgranulom.
umbilical hernia: Nabelbruch, -hernie.
umbilical loop: Nabelschleife.
umbilical vein: Nabelvene.
umbilicus: Nabel; Umbilicus.
umbo of tympanic membrane: Umbo membranae tympani.

UMP (uridine monophosphate)**:** UMP (Uridinmonophosphat).
unblocking: Entblockung.
unciforme: unciformis.
Uncinaria: Uncinaria.
uncinariasis: Unzinariasis.
uncinate: uncinatus.
uncinate epilepsy: Unzinatus-Epilepsie.
uncoating: Enthüllung.
unconditioned: unbedingt.
unconscious: Unbewußtes; unbewußt; bewußtlos. – **collective u.:** U., kollektives.
unconsciousness: Bewußtlosigkeit.
uncovertebral: unkovertebral.
uncovertebral joint: Unkovertebralgelenk.
uncus: Uncus.
underdevelopment: Unterentwicklung.
undernutrition: Unterernährung.
underwater exercises: Unterwassergymnastik.
underwater massage: Unterwassermassage.
underwater treatment: Unterwasserbehandlung.
underweight: Untergewicht.
undescended testis: Hodenhochstand; Maldescensus testis.
undifferentiated: undifferenziert.
Undritz anomaly: Undritz* Anomalie.
undulant: undulierend.
undulant fever: Brucellose; Brucellosis.
undulation: Undulation.
unequal: ungleich.
unfolding: Entfaltung.
ungual: ungual; Nagel-.
unguent(um): Unguentum; Salbe.
unguis: Unguis; Nagel.
unicellular organism: Einzeller.
unifascicular: unifaszikulär.
uniform: gleichmäßig.
unilateral: einseitig; Halbseiten...
unilateral chondrodystrophy: Hemichondrodystrophie.
unilateral syndrome: Halbseitensyndrom.
unilocular: unilocularis.
unimpaired state: Unversehrtheit.
unipara: Unipara.
unipolar: unipolar.
unit: Einheit.
unit membrane: Einheits-, Elementarmembran.
unit of measure: Maßeinheit.
univalent: univalent; einwertig.
universal: universal.
universal donor: Universalspender.
universal recipient: Universalempfänger.
Unna's nevus: Unna* Nävus.
Unna's paste: Zinkleim.
Unna's paste boot; U.'s paste dressing: Unna* Pastenschuh; Zinkleimverband.
unpaired: unpaarig.
unrest: Bewegungsdrang.
unsaturated: ungesättigt.
unspecific defense system (UDS): Abwehrsystem, unspezifisches.
unsupporting leg: Spielbein.
Unterberger's test: Unterberger* Tretversuch.
Unverricht's disease; U.-Lafora disease: Unverricht* Syndrom.
uperisation: Ultrahocherhitzung; Uperisation.
upper abdomen: Oberbauch.
upper arm: Oberarm.
upper cervical radicular syndrome: Okzipitalsyndrom.
upper jaw: Oberkiefer; Maxilla.
upper lid: Oberlid.
upper lip: Oberlippe.
upright: aufrecht.
upright excretory urogram: Stehpyelogramm.
upright position: Vertikalstellung.
uprooting: Entwurzelung.
upstream: stromaufwärts.
uptake: Aufnahme.
upward: aufwärts.
urachal abscess: Urachusabszeß.
urachal cyst: Urachuszyste.
urachal fistula: Urachusfistel.
urachus: Urachus.
uracil: Uracil; Urazil.
uragogues: Uragoga.
uranium: Uran.
uranoplasty: Gaumenplastik.
uranoplegia: Gaumensegellähmung.
uranoschisis: Uranoschisis; Gaumenspalte.
uranostaphyloplasty: Uranostaphyloplastik.
uranostaphylorrhaphy: Staphylouranorrhaphie.
urano(staphylo)schisis: Gaumenspalte.
urapidil: Urapidil.

urate: Urat.
urate calculus: Uratstein.
urate cast: Harnsäurezylinder.
urate kidney; u. nephropathy: Uratnephropathie, -niere.
uratosis: Uratose.
uraturia: Uraturie.
Urbach-Oppenheim disease: Urbach*-Oppenheim* Krankheit.
Urbach-Wiethe disease: Urbach*-Wiethe* Krankheit.
urea: Carbamid; Harnstoff; Urea.
urea clearance: Harnstoff-Clearance.
urea cycle: Harnstoffzyklus.
urea degradation: Harnstoffspaltung.
urea nitrogen: Harnstoff-Stickstoff.
urease: Urease.
urease test: Urease-Test.
ureide: Ureid.
urelcosis: Urelkosis.
uremia: Urämie. – **eclamptic u.; convulsive u.:** U., eklamptische. – **extrarenal u.; prerenal u.:** U., extrarenale.
uremic: urämisch.
ureolysis: Ureolyse.
uresis: Urese; Harnbildung, -ausscheidung.
ureter: Ureter; Harnleiter.
ureteral calculus: Harnleiterstein.
ureteral catheter: Uretersonde.
ureteral catheterization: Ureterkatheterismus.
ureteral compression: Ureterkompression.
ureteral intubation drain: Ureterschienungsdrain.
ureteral malformation: Ureterfehlbildung.
ureteral narrowing: Ureterenge.
ureteral orifice: Uretermündung, -ostium.
ureteral replacement: Uretersatz.
ureteral spasm: Ureterspasmus.
ureteral valve: Harnleiterklappe.
ureterectasis: Ureterdilatation.
ureterectomy: Ureterektomie.
ureteric cyst: Ureterzyste.
ureteric peristalsis: Ureterperistaltik.
ureteric stricture: Ureterstriktur.
ureteritis: Ureteritis; Harnleiterentzündung.
ureterocele: Ureterozele.
ureterocolostomy: Ureterokolostomie.
ureterocystoneostomy: Ureterozystoneostomie.
ureterocystoplasty: Ureterozystoplastik.
ureter(o)cystoscope: Ureterzystoskop.
ureterocystostomy: Ureterozystostomie.
ureteroenterostomy: Ureteroenterostomie; Ureteroenteroanastomose.
ureterohydronephrosis: Ureterohydronephrose.
ureteroileocystoplasty: Ureteroileozystoplastik.
ureteroileostomy: Ureteroileostomie.
ureterolith: Ureterolith; Harnleiter-, Ureterstein.
ureterolithotomy: Ureterolithotomie.
ureterolysis: Ureterolyse.
ureteromeatotomy: Ureteromeatotomie.
ureteroneocystostomy: Ureteroneozystostomie.
ureteroneopyelostomy: Ureteroneopyelostomie.
ureteronephrectomy: Ureteronephrektomie.
ureteropelvic junction stenosis: Ureterabgangsstenose.
ureteroplasty: Ureteroplastik.
ureteropyelitis: Ureteropyelitis.
ureteropyelography: Ureteropyelographie.
ureteropyeloneostomy: Ureteropyeloneostomie.
ureteropyelostomy: Ureteropyelostomie.
ureterorectostomy: Ureterorektostomie.
ureterosigmoidostomy: Ureterosigmoidostomie.
ureterostenosis: Ureterstenose.
ureterostomy: Ureterostomie.
ureterotomy: Ureterotomie.
ureteroureteral reflux: ureteroureteraler Reflux.
ureteroureterostomy: Ureteroureterostomie.
ureter-ovarian vein syndrome: Ureter-Ovarika-Kompressionssyndrom.
ureterovesical: ureterovesikal.
urethan(e): Urethan.
urethra: Urethra; Harnröhre. – **female u.:** U. feminina. – **male u.:** U. masculina.
urethral: urethral.
urethral bougie: Harnröhrenbougie.
urethralgia: Urethralgie.
urethral gland: Urethraldrüse.
urethral smear: Urethralabstrich.
urethral stricture: Harnröhrenstriktur.
urethral syndrome: Urethralsyndrom.

urethral varix: Urethralhämorrhoid.
urethrism: Urethrismus.
urethritis: Urethritis. – **gonococcal u.; specific u.:** U. gonorrhoica. – **nonspecific u.:** U. simplex. – **syphilitic u.:** U. syphilitica.
urethrocele: Urethrozele.
urethrocystography: Urethrozystographie.
urethrography: Urethrographie.
urethrometry: Urethrometrie.
urethroplasty: Harnröhrenplastik.
urethrorrhagia: Urethrorrhagie.
urethrorrhea: Urethrorrhö; Harnröhrenausfluß.
urethroscopy: Urethroskopie.
urethrostenosis: Harnröhrenstenose.
urethrostomy: Urethrostomie.
urethrotomy: Urethrotomia, -tomie. – **external u.:** U. externa. – **internal u.:** U. interna.
urge incontinence: Dranginkontinenz.
urgency: (Harn-)Drang.
urgent: dringlich.
uric acid: Harnsäure.
uric acid infarct: Harnsäureinfarkt.
uricase: Uricase; Urikase.
uricemia: Urikämie.
uricolysis: Urikolyse.
uricometer: Urimeter.
uricopoiesis: Urikopoiese.
uricosuria: Urikosurie.
uricosuric agent: Urikosurikum.
uridine: Uridin.
uridine diphosphate: Uridindiphosphat.
uridine monophosphate: Uridinmonophosphat.
uridine triphosphate: Uridintriphosphat.
uridrosis; urhidrosis: Urhidrosis.
uridyl glucuronyl transferase: Uridylglucuronyltransferase.
urinal: Urinal; Urinflasche.
urinalysis: Urinstatus.
urinary: Urin-.
urinary abscess: Harnabszeß.
urinary bladder: Harnblase.
urinary calculus: Harnkonkrement, -stein.
urinary cast: (Harn-)Zylinder.
urinary dysfunction: Miktionsstörung.
urinary excretion test: Urinexkretionstest.
urinary flow: Harnfluß.
urinary glucose: Harnglucose.
urinary gravel: Harngrieß.
urinary incontinence: Blasen-, Harninkontinenz.
urinary obstruction: Harnabflußstörung; Harnstauung.
urinary phlegmon: Urinphlegmone.
urinary retention: Harnretention; Harnsperre.
urinary sediment: Harnsediment.
urinary stammering: Harnstottern.
urinary tract: Harnwege.
urinary tract infection (UTI): Harnwegsinfektion.
urination: Harnausscheidung, -abgang; Miktion; Wasserlassen.
urine: Urin; Harn.
urine salt: Harnsalz.
urine spindle: Harnspindel.
uriniferous tubules: Harnkanälchen.
urinogenous: urogen.
urinometer: Urometer.
urinous; urinose: urinös.
urinous infiltration: Harninfiltration.
urobilin: Urobilin.
urobilinogen: Urobilinogen.
urobilinogenuria: Urobilinogenurie.
urobilinoid: Urobilinoid.
urobilinuria: Urobilinurie.
urocanase: Urocanase.
urocanic acid: Urocaninsäure.
urocele: Urozele.
urochezia: Urochezie.
urochrome: Urochrom.
urocyst: Harnblase.
urodochium: Urodochium; Urinal.
urodynamics: Urodynamik.
uroerythrin: Uroerythrin.
uroflow: Harnfluß.
uroflowmetry: Uroflowmetrie.
urogastrone: Urogastron.
urogenital: urogenital.
urogenous: urogen.
urogram: Urogramm.
urography: Urographie. – **retrograde u.; ascending u.:** U., retrograde.
urokinase: Urokinase.
urokinin: Urokinin.
urolagnia: Urolagnie.
urolith: Harnstein; Urolith.
urolithiasis: Urolithiasis.
urolitholysis: Harnsteinauflösung.
urology: Urologie.

urometer: Urometer.
uromucoid: Uromucoid.
uroncus: Uroncus.
uronic acid: Uronsäure.
urophanic: urophan.
uropoiesis: Uropoese; Harnbereitung.
uroporphyria: Uroporphyrie.
uropsammus: Harnsand.
urorrhodin; urorosein: Urorosein.
uroscheocele; urocele: Uroscheozele.
uroscopy: Uroskopie.
urosepsis: Urosepsis; Harnsepsis.
urostealith: Urostealith.
urothelium: Urothel.
urotoxia: Urotoxikose.
urotoxin: Urotoxin.
ursolic acid: Ursolsäure.
urtica: Urtica; Quaddel.
urticaria: Urticaria; Urtikaria. – **cholinergic u.:** U. cholinergica. – **giant u.:** U. gigantea. – **u. pigmentosa:** U. pigmentosa. – **solar u.:** U. solaris; Sonnenausschlag.
urticarial; urticarious: urtikariell.
Usher's syndrome: Usher* Syndrom.
usnic acid; usnein: Usninsäure.
ustilaginism: Ustilagismus.
uta: Uta.
uterine: uterin.
uterine aplasia: Uterusaplasie.
uterine apoplexy: Uterusapoplexie.
uterine atony: Uterusatonie.
uterine atrophy: Uterusatrophie.
uterine bleeding: Uterusblutung.
uterine carcinoma: Uteruskarzinom.
uterine cavity: Gebärmutterhöhle.
uterine conglutination: Uteruskonglutination.
uterine dilator: Uterusdilatator.
uterine hypertrophy: Uterushypertrophie.
uterine hypoplasia: Uterushypoplasie.
uterine inertia: Wehenschwäche.
uterine inversion: Uterusinversion.
uterine motility: Uterusmotilität.
uterine myoma: Uterusmyom.
uterine perforation: Uterusperforation.
uterine polyposis: Uteruspolypose.
uterine probe: Uterussonde.
uterine retroflexion: Uterusretroflexion.
uterine segment: Uterinsegment.
uterine souffle: Uteringeräusch.
uterine spasm: Uterusspasmus.
uterine tube: Eileiter.
uterine tympany: Uterustympanie.
uterocervical: uterozervikal.
uteropexy: Uteropexie.
uteroplacental: uteroplazentar.
uteroplasty: Uterusplastik.
uterovaginal: uterovaginal.
uterovaginal prolapse: Gebärmutter(Scheiden)vorfall.
uterovesical: uterovesikal.
uterus: Uterus. – **infantile u.; pubescent u.:** U., infantiler.
uterus amputation: Uterusamputation.
U test (Mann-Whitney): U-Test.
UTI (urinary tract infection): Harnwegsinfektion.
utilization: Utilisation.
utilization time: Nutzzeit.
UTP (uridine triphosphate): UTP (Uridintriphosphat).
utricle; utriculus: Utriculus. – **prostatic u.:** U. prostaticus.
utricular: utriculär; schlauchförmig.
UV (ultraviolet): UV (ultraviolett).
uvea: Uvea.
uveal coloboma: Uveakolobom.
uveitis: Uveitis. – **anterior u.:** U. anterior. – **phacogenic u.; lens-induced u.:** U., phakogene. – **posterior u.:** U. posterior.
uveoparotid fever: Neurouveoparotitis.
UVR (ultraviolet radiation): UV-Strahlung; Ultraviolettstrahlung.
uvula: Uvula; Gaumenzäpfchen. – **cleft u.:** U. bifida. – **u. vermis; u. of cerebellum:** U. vermis. – **u. vesicae; u. of urinary bladder:** U. vesicae urinariae.
uvular edema: Uvulaödem.
uvular hematoma: Uvulahämatom.
uvulitis: Kionitis.
uvuloptosis: Uvuloptose.
U wave: U-Welle.
uzara: Uzara-Wurzel.

V

V (vanadium; ventilation; vision; volt)**:** V (Vanadium; Ventilation; Visus; Volt).
v. (vein)**:** V. (Vena).
vaccinal: vakzinal.
vaccinal immune protection: Impfschutz.
vaccination: Impfung; Vakzination.
vaccination gap: Impflücke.
vaccination lancet: Impflanzette.
vaccination reaction: Impfreaktion.
vaccination schedule: Impfkalender.
vaccination virus: Impfvirus.
vaccine: Impfstoff; Vakzine. – **v., adsorbed; v., adsorbate:** Adsorbat-Impfstoff.
vaccinia, generalized: Impfpocken.
vaccinia immune globulin: Vaccinia-Immunglobulin.
vaccinia virus: Vaccinia-Virus; Vakzine-Virus.
vaccinia virus antigen: Vaccinia-Antigen.
vaccinoid: Impfpocken; Vaccinoid; Vakzinoid.
vaccinostyle: Impffeder.
vaccinotherapeutics: Vakzinetherapie.
vacuolated: vakuolär.
vacuole: Vakuole.
vacuolization; vacuolation: Vakuolisierung.
vacuum: Vakuum.
vacuum aspiration; v. curettage: Vakuumkürettage,-aspiration; Aspirationskürettage.
vacuum extractor: Vakuumextraktor.
vacuum phenomenon: Vakuumphänomen.
vagabond's disease: Vagantenhaut.
vagal: vagal(is).
vagal crisis: Vaguskrise.
vagal nucleus: Vaguskern.
vagal paralysis: Vaguslähmung.
vagal tone: Vagotonus.
vagina: Vagina; Scheide. – **v. bulbi:** V. bulbi. – **v. fibrosa tendinis:** V. fibrosa tendinis.
vaginal: vaginal.
vaginal carcinoma: Scheiden-, Vaginalkarzinom.
vaginal cycle: Vaginalzyklus.
vaginal cytology: Vaginalzytologie.
vaginal discharge: Scheidenausfluß; Fluor vaginalis.
vaginal epithelium: Scheidenepithel.
vaginal flora: Scheidenflora.
vaginal fluid: Scheidensekret.
vaginal fornix: Scheidengewölbe.
vaginal lubrication: vaginale Lubrikation.
vaginal mucosa: Scheidenschleimhaut.
vaginal neoplasty: Neovagina.
vaginal pessary: Scheidenpessar.
vaginal prolapse: Scheidenprolaps.
vaginal secretion: Scheidensekret.
vaginal smear: Scheiden-, Vaginalabstrich.
vaginal spasm: Scheidenkrampf.
vaginal speculum: Scheidenspekulum.
vaginal stenosis: Vaginalstenose.
vaginal tear: Scheidenriß.
vaginal transudate: Scheidentranssudat.
vaginal vault: Scheidengewölbe.
vaginismus: Vaginismus.
vaginitis: Vaginitis. – **nonspecific v.:** V., unspezifische.
vaginofixation; vaginopexy: Vaginofixation; Vaginopexie.
vaginoperineal incision: Scheiden-Damm-Schnitt.
vaginoperineal laceration: Scheiden-Damm-Riß.
vaginoperineotomy: Scheiden-Damm-Schnitt.
vaginoplasty: Scheidenplastik.
vaginoscope: Scheidenspekulum.
vaginotomy: Scheidenschnitt.
vagolytic (agent): Vagolytikum.
vagomimetic (agent): Vagomimetikum.
vagotomy: Vagotomie. – **truncular v.; truncal v.:** V., trunkuläre.
vagotonia: Vagotonie.
vagotonic: vagoton.
vagotropic: vagotrop.
vagus death: Vagustod.
vagus (nerve): Vagus.
vagus pressure test: Vagusdruckversuch.

vagus pulse: Vaguspuls.
vagus reflex: Vagusreflex.
valence; valency: Valenz; Wertigkeit.
valence change: Valenzwechsel.
valent: valent.
valerian: Baldrian; Valeriana officinalis.
valgization: Valgisierung.
valgus: valgus.
valid: gültig; valide.
validity: Validität.
valine: Valin.
vallate papillae: Wallpapillen.
vallecula: Vallecula. – **v. cerebelli:** V. cerebelli.
Valleix points: Nervendruckpunkte; Valleix* Punkte.
Vallen's sign: Vallen* Zeichen.
valley of cerebellum: Vallecula cerebelli.
vallum ungius: Vallum unguis; Nagelwall.
Valsalva's maneuver: Valsalva* Versuch; Preßdruckversuch. – **V.'s sinus:** V.* Sinus.
value: Wert.
valve; valva: Valva; Klappe. – **aortic v.:** V. aortae. – **ileocecal v.:** V. ileocaecalis. – **v. of pulmonary trunk; pulmonary v.:** V. trunci pulmonalis.
valve leaflet: Klappensegel.
valvula: Valvula. – **v. semilunaris:** V. semilunaris. – **v. sinus coronarii:** V. sinus coronarii (Thebesii).
valvular: valvulär.
valvular defect: Herzklappenfehler, -vitium.
valvular insufficiency; v. incompetence: (Herz-)Klappeninsuffizienz.
valvular pneumothorax: Ventilpneumothorax.
valvular stenosis: Klappenstenose.
valvuloplasty: Valvuloplastie.
valvulotomy: Valvulotomie.
vanadium: Vanadium.
van Allen syndrome: (van) Allen* Syndrom.
vancomycin: Vancomycin.
van der Waals forces: van der Waals* Kräfte.
van Gieson's stain: van Gieson* Färbung.
vanillylmandelic acid (VMA): Vanillinmandelsäure (VMA).
vanishing lung: Lungendystrophie, progressive.
Van Slyke's method: van Slyke* Test.
van't Hoff's rule or **law:** van't Hoff* Gesetz.
Vanzetti's sign: Vanzetti* Zeichen.
vapocauter: Dampfkauter (Wessely*).
vapor: Dampf.
vaporization: Vaporisation; Verdampfung.
Vaquez's disease: Vaquez* Syndrom.
variability: Variabilität.
variable: variabel; Variable.
variance: Varianz.
variant: Variante.
variant angina: Prinzmetal* Angina.
variation: Variation.
varicella: Varicella; Varizellen; Windpocken.
varicella-zoster immune globulin (VZIg): Zoster-Immunglobulin.
varicella-zoster virus (VZV): Varicella-Zoster-Virus.
varicocele: Varikozele.
varicomphalus: Varicomphalus.
varicophlebitis: Varikophlebitis.
varicose: varikös.
varicose vein: Krampfader.
varicosis: Varicosis; Varikose. – **spinal v.:** V. spinalis.
varicosity: Varize; Varikosität.
varicotomy: Varikektomie.
variety: Varietät; Varietas; var.; Abart.
variola: Variola; Pocken. – **v. minor:** V. minor.
variolation: Variolation.
variola virus: Variola-Virus.
variolization: Variolation.
varioloid: Variolois.
varix: Krampfader; Varix; Varize.
varization: Varisation; Varisierung.
varus: varus.
vas: Vas; Gefäß.
vascular: vaskulär.
vascular banding: Gefäßumhüllung.
vascular bundle: Gefäßband.
vascular dilatation: Gefäßerweiterung, -ektasie.
vascular hemophilia: Angiohämophilie.
vascular inflammation: Gefäßentzündung.
vascularization: Vaskularisation; Vaskularisierung.
vascular malformation: Gefäßfehlbildung.
vascular murmur: Gefäßgeräusch.

vascular obliteration: Gefäßverschluß.
vascular probe: Gefäßsonde.
vascular prosthesis: Gefäßprothese.
vascular reactivity law: Stufengesetz.
vascular resistance: Gefäßwiderstand.
vascular sclerosing: Gefäßverödung.
vascular sclerosis: Gefäßsklerose.
vascular sound: Gefäßton.
vascular substitute: Gefäßersatz.
vascular surgery: Gefäßchirurgie.
vascular system: Gefäßsystem.
vascular transplantation: Gefäßtransplantation.
vascular tree: Gefäßbaum.
vascular tuft: Gefäßknäuel.
vasculitis: Vasculitis; Vaskulitis. – **allergic v.:** V. allergica. – **necrotizing v.:** V. necroticans. – **nodular v.:** V. nodularis.
vasculopathy: Vaskulopathie.
vasectomy: Vasektomie; Vasoresektion; Samenleiterresektion.
vaselinoderma: Vaselinoderma.
vasoactive: vasoaktiv; gefäßwirksam.
vasoconstriction: Vasokonstriktion; Gefäßverengung.
vasoconstrictor; vasoconstrictive agent: Vasokonstriktor.
vasodepressor; vasodepressant: vasodepressorisch.
vasodepressor syncope: Entspannungskollaps.
vasodilation; vasodilatation: Vasodilatation; Gefäßerweiterung, -ektasie.
vasodilative agents; vasodilators: Vasodilatanzien.
vasodilator: Vasodilatator.
vasography: Vasographie.
vasoligation: Samenstrangunterbindung; Gefäß-, Vasoligatur.
vasomotion: Vasomotion.
vasomotor: vasomotorisch.
vasomotor center: Vasomotorenzentrum.
vasomotor collapse: Entspannungskollaps; Vasomotorenkollaps.
vasomotoricity: Vasomotorik.
vasomotor nerves: Vasomotoren.
vasomotor paralysis: Vasomotorenlähmung.
vasopathy: Vasopathie.
vasopressin: Vasopressin.
vasopressor: vasopressorisch.
vasoreflex: Vasoreflex.
vasospasm: Vasospasmus.
vasospastic: vasospastisch.
vasotomy: Vasotomie.
vasotonia: Vasotonie.
vasovagal: vasovagal.
vasovagal syncope: vagovasaler Anfall.
vasovasostomy: Vasovasostomie.
vasovesiculography: Vasovesikulographie.
vastus (muscle): Vastus.
VATER association: VATER-Assoziation.
Vater's ampulla: Vater* Ampulle. – **V.'s corpuscles:** V.*-Pacini* Körperchen. – **V.'s papilla:** V.* Divertikel, Papille.
vault: Gewölbe.
VC (vital capacity): VK (Vitalkapazität).
VCG (vectorcardiogram): VKG (Vektorkardiogramm).
VDRL (= Venereal Disease Research Laboratories) **test:** V.D.R.L.-Test.
Veau's operation: Veau* Operation.
vector: Vektor.
vectorcardiogram: Vektorkardiogramm.
vectorcardiography: Vektorkardiographie.
vecuronium bromide: Vecuroniumbromid.
veganism: Veganismus.
vegetable; vegetal: pflanzlich.
vegetarian: Vegetarier.
vegetation: Vegetation. – **adenoid v.:** V., adenoide. – **bacterial v.:** V., bakterielle.
vegetative: vegetativ.
vegetative nervous system: Vegetativum.
vehicle: Vehiculum; Vehikel.
Veillonella: Veillonella.
vein: Vena; Vene. – **accompanying v.:** V. comitans. – **facial v.:** V. facialis. – **jugular v.:** V. jugularis. – **splenic v.:** V. lienalis. – **subclavian v.:** V. subclavia.
vein anesthesia: Venenanästhesie.
vein stripping: Venenstripping.
velamentous: velamentosus.
velamentum: Velamentum; Umhüllung.
vellus: Vellushaar.
velocity: Geschwindigkeit.
velocity constant: Geschwindigkeitskonstante.
Velpeau's bandage: Velpeau* Verband. – **V.'s deformity:** V.* Deformation.
velum: Velum; Segel. – **v. palatinum:** Gaumensegel.
vena: Vena. – **v. cava:** V. cava. – **v. comitans:** V. comitans. – **v. facialis:** V. facialis.
vena cava syndrome: Kavasyndrom.

vena cavography: Kavographie.
venectasia: Venektasie.
venene: Venenum; Gift.
venereal: venerisch.
venereal collar: Halsband der Venus.
venereal disease: Geschlechtskrankheit.
venereology: Venerologie.
venesection: Venae sectio; Venaesectio.
venography: Venographie.
venopathy: Venopathie.
venosclerosis: Venenverödung.
venoscopy: Venoskopie.
venostasis: Venostase.
venotomy: Venotomie.
venous: venös.
venous angle: Venenwinkel.
venous bypass: Venenbypass.
venous catheter: Venenkatheter.
venous function testing: Venenfunktionsprüfung.
venous hum: Nonnensausen.
venous inflammation: Venenentzündung.
venous insufficiency: Veneninsuffizienz.
venous node: Venenknoten.
venous obstruction: Venensperre.
venous occlusion plethysmography: Venenverschlußplethysmographie.
venous pressure: Venendruck. – **central v. p.:** V., zentraler.
venous pulse: Venenpuls.
venous sheathing: Begleitstreifen.
venous thrombosis: Venenthrombose.
venous valve: Venenklappe.
venter: Venter; Bauch.
ventilation: Ventilation; Beatmung. – **alveolar v.:** V., alveoläre.
ventilation coefficient: Ventilationsäquivalent.
ventilation disorder: Ventilationsstörung. – **obstructive v. d.:** V., obstruktive. – **restrictive v. d.:** V., restriktive.
ventilation/perfusion rate: Ventilations-Perfusions-Quotient.
ventilation scintigraphy: Ventilationsszintigraphie.
ventilator: Beatmungsgerät.
ventrad: ventralwärts.
ventral: ventral(is).
ventral funicle: Vorderstrang.
ventricle: Ventrikel; Ventriculus. – **fourth v.:** V. quartus. – **lateral v.:** V. lateralis. – **Morgagni's v.:** V. laryngis. – **single v.:** V., singulärer. – **third v.:** V. tertius.
ventricle of the brain: Hirnventrikel.
ventricle of the heart: Ventriculus cordis; Herzventrikel.
ventricular: ventrikulär.
ventricular autonomy; ventricular automatism: Kammerautomatie.
ventricular block: Kammerblock; Ventrikelblockade.
ventricular complex: Kammerkomplex.
ventricular drainage: Ventrikeldrainage.
ventricular escape: Kammerersatzrhythmus.
ventricular extrasystole: Kammerextrasystole.
ventricular fibrillation: Kammerflimmern.
ventricular flutter: Kammerflattern.
ventricular hypertrophy: Ventrikelhypertrophie.
ventricular level: Ventilebene.
ventricular pressure: Ventrikeldruck.
ventricular rupture: Ventrikelruptur.
ventricular scanning: Ventrikelszintigraphie.
ventricular septal defect: Kammer-, Ventrikelseptumdefekt.
ventricular septum: Kammer-, Ventrikelseptum.
ventricular sphygmography: Ventrikelsphygmogramm.
ventricular tachycardia: Kammertachykardie.
ventricular volume: Ventrikelvolumen. – **end-diastolic v. v.:** V. enddiastolisches. – **end-systolic v. v.:** V., endsystolisches.
ventriculoatriostomy: Ventrikuloaurikulostomie.
ventriculocisternostomy: Ventrikulozisternostomie.
ventriculography: Ventrikulographie.
ventriculo-jugular shunt: Nulsen*-Spitz* Operation.
ventriculopuncture: Ventrikelpunktion.
ventriculoscope: Ventrikuloskop.
ventriculostomy: Ventrikulostomie.
ventriculus: Ventriculus; Ventrikel.
ventrofixation: Ventrifixation.
venule: Venole; Venüle; Venula.
Veraguth's fold: Veraguth* Falte.
verapamil: Verapamil.
verbal: verbal.
verbal hypnotic suggestion: Verbalsuggestion.
verbal paraphasia: Wortamnesie.

verbigeration: Verbigeration.
verdoglobin: Verdoglobin.
vergence: Vergenz.
vermicide: Vermizid.
vermicular: vermicularis.
vermiform: vermiform(is).
vermiform appendix: Appendix vermiformis.
vermifuge: Anthelmintikum; Vermifugum.
vermilion border: Lippenrot.
vermin control: Ungezieferbekämpfung.
verminous ileus: Wurmileus.
vermis: Vermis; Wurm. – **v. cerebelli; v. of the cerebellum:** V. cerebelli.
vermis dysfunction: Wurmstörung.
vermis superior: Oberwurm.
vernal catarrh: Frühlingskatarrh.
vernal conjunctivitis: Frühjahrskonjunktivitis.
vernal season: Frühjahr.
Verner-Morrison syndrome: Verner*-Morrison* Syndrom.
Vernet's syndrome: Vernet* Syndrom.
vernix caseosa: Käseschmiere; Vernix caseosa.
verruca: Verruca; Warze. – **v. acuminata:** V. acuminata. – **v. plana:** V. plana. – **v. plantaris:** V. plantaris. – **v. senilis:** Alterswarze. – **v. vulgaris:** V. vulgaris.
verruciform: verruciformis.
verrucose; verrucous: verrukös.
verrucosis: Verrucosis.
verruga peruana: Verruga peru(vi)ana.
version: Versio(n); Wendung. – **external v.:** W., äußere. – **internal v.:** W., innere. – **spontaneous v.:** W., spontane.
versive: versiv.
versive seizures: Versivanfälle.
vertebra: Vertebra; Wirbel. – **prominent v.:** V. prominens. – **v. plana:** V. plana; Plattwirbel.
vertebrae: Vertebrae; Wirbel.
vertebral: vertebral(is).
vertebral angiography: Vertebralis-Angiographie.
vertebral arch: Wirbelbogen.
vertebral artery: Vertebralis.
vertebral artery syndrome: Vertebralis-Syndrom.
vertebral block: Wirbelblock.
vertebral body: Wirbelkörper.
vertebral canal: Wirbelkanal.
vertebral cleft: Wirbelspalte.
vertebral column: Wirbelsäule.
vertebral dislocation: Wirbelluxation.
vertebral foramen: Wirbelloch.
vertebral fracture: Wirbelbruch.
vertebral fusion: Blockwirbel.
vertebral joint: Wirbelgelenk.
vertebral motor segment: Bewegungssegment.
vertebral necrosis: Wirbelkörpernekrose.
vertebral redressement: Wirbelkörperaufrichtung.
vertebral syndrome: Wirbelsäulensyndrom.
Vertebrata; vertebrates: Vertebrata; Wirbeltiere.
vertebrectomy: Vertebrotomie.
vertebrobasilar: vertebrobasilär.
vertebrogenic: vertebragen.
vertex: Scheitel; Vertex.
vertex presentation: Hinterhauptslage (HHL).
vertical: verticalis.
vertical mattress suture: Rückstichnaht.
vertical position: Steiltyp.
vertical strabismus: Höhenschielen.
Verticillium: Verticillium.
vertiginous: vertiginös; schwindlig.
vertiginous attack: Schwindelanfall.
vertigo: Schwindel; Vertigo. – **caloric v.:** Sch., kalorischer. – **galvanic v.:** Sch., galvanischer. – **vestibular v.:** Vestibularisschwindel.
vesica: Vesica; Blase.
vesical: vesikal.
vesical capacity: Blasenkapazität.
vesical crisis: Blasenkrise.
vesical denervation: Blasendenervierung.
vesical diverticulosis: Divertikelblase.
vesical diverticulum: Blasendivertikel.
vesical ectopy: Blasenektopie.
vesical fistula: Blasenfistel.
vesical hernia: Blasenhernie.
vesical paracentesis: Blasenpunktion.
vesical paralysis: Blasenlähmung.
vesical reflex: Blasenreflex.
vesical sphincter: Blasenschließmuskel.
vesical tamponade: Blasentamponade.
vesical tenesmus: Blasentenesmus.
vesical ulcer: Blasengeschwür.
vesical varicosis: Blasenvarizen.
vesicle: Bläschen; Vesicula; Vesikel. – **optic v.:** V. ophthalmica. – **seminal v.:** V. seminalis.

vesicocele: Blasenhernie.
vesicoclysis: Blasenspülung.
vesicofixation: Vesikofixation.
vesicorectostomy: Vesikorektostomie.
vesicospinal center: Blasenzentrum.
vesicostomy: Vesikostomie.
vesicoureteral: vesikoureteral.
vesicovaginal: vesikovaginal.
vesicovaginal fistula: Blasen-Scheiden-Fistel.
vesicular: vesikulär.
vesicular breathing; v. murmur: Vesikuläratmen; Bläschenatmen.
vesiculation: Vesikulation.
vesiculitis: Vesikulitis.
vesiculography: Vesikulographie.
vessel: Gefäß.
vessel wall: Gefäßwand.
vestibular: vestibulär.
vestibular crisis: Vestibulariskrise.
vestibular fold: Taschenfalte.
vestibular lateralization of muscle tone: vestibuläre Tonusdifferenz.
vestibular ligament: Taschenband.
vestibular nerve: Vestibularis.
vestibular neuronitis: Vestibularis-neuronitis.
vestibular nystagmus: Vestibular-nystagmus.
vestibular organ; vestibular system: Vestibularapparat, -organ.
vestibular syndrome: Vestibularsyndrom.
vestibular vertigo: Vestibularisschwindel.
vestibule: Vestibulum; Vorhof. – **v. of larynx:** V. laryngis. – **v. of mouth:** V. oris. – **v. of nose:** V. nasale. – **v. of vagina:** V. vaginae.
vestige of vaginal process: Vestigium processus vaginalis.
vestigial: rudimentär.
veterinary medicine: Veterinärmedizin.
viability: Lebensfähigkeit.
Vi antigen: Vi-Antigen (Virulenz-Antigen).
vibex (Pl. vibices): Vibex (Pl. Vibices); Strieme(n).
vibration: Schwingung; Vibration.
vibration receptor: Vibrationsrezeptor.
vibrator: Vibrator.
vibratory massage: Vibrationsmassage.
vibratory sense: Vibrationswahrnehmung.
Vibrio: Vibrio. – **V. cholerae:** V. cholerae; V. comma.
vibrissae: Vibrissae; Nasenhaare.
vibromassage: Vibrationsmassage.
vicarious: vikariierend.
Vicq d'Azyr's band: Vicq d'Azyr* Streifen. – **V.'s fasciculus; V.'s tract:** V.* Bündel.
vidarabine: Vidarabin.
video-densitometry: Videodensitometrie.
vidian canal: Vidianus* Kanal.
view: Ansicht.
vigilance: Vigilanz; Vigilität.
vignetting: Vignettierung.
Villaret's syndrome: Villaret* Syndrom.
villi: Villi; Zotten. – **intestinal v.:** V. intestinales. – **v. of the small intestine:** Dünndarmzotten. – **synovial v.:** V. synoviales.
villikinine: Villikinin.
villoma: Zottentumor.
villose; villous: villös.
villous atrophy: Zottenatrophie.
villous carcinoma: Zottenkarzinom.
villous folds: Zottenfalten.
villous heart: Zottenherz; Cor villosum.
villous placenta: Zottenplazenta.
villous polyp: Zottenpolyp.
villous pulsation: Zottenpuls.
villous tumor: Zottentumor.
villus: Villus; Zotte (↗ villi).
viloxazine: Viloxazin.
Vim-Silverman (biopsy) needle: Silverman* Nadel.
vinblastine: Vinblastin.
vinca alcaloids: Vinca-Alkaloide.
Vincent's angina: Plaut*-Vincent* Angina.
Vincent's symptom: Vincent* Symptom.
vincristine: Vincristin.
vincula of tendons: Vincula tendinum.
vinculum: Vinculum.
Vineberg's operation: Vineberg* Operation.
vinegar: Essig; Acetum.
Vink's disease: Vink* Krankheit.
vinyl chloride: Vinylchlorid.
violence: Gewalt.
violent: violent.
viomycin: Viomycin.
VIP (vasoactive intestinal polypeptide): VIP (vasoaktives intestinales Peptid).
vipoma: VIPom; Vipom.
viral: viral.
viral embryopathy: Virusembryopathie.

viral encephalitis: Virusenzephalitis.
viral enteritis: Virusenteritis.
viral hepatitis: Virushepatitis.
viral infection: Virusinfektion.
viral interference: Virusinterferenz.
viral meningitis: Virusmeningitis.
viral myocarditis: Virusmyokarditis.
viral pancreatitis: Viruspankreatitis.
viral pneumonia: Viruspneumonie.
Virchow's corpuscles: Virchow* Körperchen. – **V.'s node:** V.* Drüse, Knoten. – **V.'s theory:** V.* Zellenlehre.
Virchow-Robin space: Virchow*-Robin* Raum.
viremia: Virämie.
virgin: Virgo; Jungfrau.
virginity: Virginitas; Virginität.
viridans endocarditis: Viridans(Streptococcus viridans)-Endokarditis.
viridans group of streptococci: Viridans-Streptokokken.
virile: männlich; maskulin; viril(is).
virilism: Virilismus.
virility: Virilität.
virilization: Virilisierung.
virion: Virion.
virocyte: Virozyt.
virogenetic: virogen.
viroid: Viroid.
virology: Virologie.
viropexis: Viropexie.
virosis: Virose; Viruskrankheit.
virostatic (agent): Virostatikum.
virtual: virtuell.
virucide; virucidal: viruzid.
virulence: Virulenz.
virulent: virulent.
viruria: Virurie.
virus: Virus. – **bacterial v.:** V., bakterienpathogenes. – **fixed v.:** V. fixe. – **oncogenic v.; tumor v.:** V., onkogenes. – **slow v.:** V., langsames.
virus classification: Virusklassifikation.
virus culture: Viruszüchtung.
virus encephalitis: Virusenzephalitis.
virus enteritis: Virusenteritis.
virus hepatitis: Virushepatitis.
virus inactivation: Virusinaktivierung.
virus infection: Virusinfektion.
virus keratoconjunctivitis: Viruskeratitis.
virus neutralization (test): Virusneutralisation.
virus receptor: Virusrezeptor.
virustatic: virustatisch.
virustatic (agent): Virustatikum.
vis a tergo: Vis a tergo.
viscance: Viscance; Atemwiderstand.
viscera: Eingeweide.
visceral: viszeral.
visceral arch: Viszeral-, Kiemenbogen.
visceral brain: Viszeralhirn.
visceral skeleton: Viszeralknochen, -knorpel.
viscerectomy: Viszerektomie.
viscerocranium: Gesichtsschädel; Viscerocranium.
viscerogenic: viszerogen.
visceromegaly: Viszeromegalie.
visceromotor: viszeromotorisch.
visceroptosis: Viszeroptose.
visceroreceptor: Viszerozeptor.
viscerosensory: viszerosensorisch.
viscerosomatic: viszerosomatisch.
viscerotome: Viszerotom.
viscerovisceral: viszeroviszeral.
viscid: viskös; viszid.
viscosimetry: Viskosimetrie.
viscosity: Viskosität.
viscous; viscose: zähflüssig; viskös.
visible: visibel.
vision: Sehen. – **binocular v.:** S., binokulares. – **central v.:** S., foveales. – **eccentric v.:** S., exzentrisches. – **night v.:** S., skotopisches. – **peripheral v.:** S., peripheres. – **stereoscopic v.:** S., räumliches.
visual: visual; visuell.
visual acuity: Sehschärfe.
visual acuity testing: Sehtest.
visual angle: Bild-, Gesichtswinkel.
visual axis: Sehachse.
visual center: Sehzentrum.
visual cortex: Sehrinde.
visual field: Gesichts-, Sehfeld.
visual function: Gesichtssinn; Sehleistung.
visual line: Blicklinie.
visual pathway: Sehbahn.
visual purple: Sehpurpur.
visual sphere: Sehsphäre.
visual word blindness: Schriftblindheit (isolierte).
visuomotor: visomotorisch.
visuosensory: visosensorisch.
vital: vital.
vital capacity: Vitalkapazität.
vital energy: Lebenskraft.

vital functions: Vitalfunktionen.
vital indication: Vitalindikation.
Vitali's test: Vitali* Probe.
vitality: Vitalität.
vitality test: Vitalitätsprüfung.
vital reaction: Vitalreaktion.
vital signs: Lebenszeichen.
vital staining: Vitalfärbung.
vitamer: Vitamer.
vitamin: Vitamin. – **vitamin A:** Vitamin A. – **vitamin B_1:** Vitamin B_1. – **vitamin B_2:** Vitamin B_2. – **vitamin B_6:** Vitamin B_6. – **vitamin B_{12}:** Vitamin B_{12}. – **vitamin B complex:** Vitamin-B-Komplex. – **vitamin C:** Vitamin C. – **vitamin C deficiency syndrome:** Vitamin-C-Mangelsyndrom. – **vitamin D (group):** Vitamin D. – **vitamin D-binding protein:** Vitamin-D-bindendes Protein. – **vitamin E:** Vitamin E. – **vitamin K:** Vitamin K.
vitamin deficiency disorder: Vitaminmangelkrankheit.
vitamin enrichment: Vitaminierung.
vitaminoid: Vitaminoid.
vitelliform: vitelliform.
vitelline circulation: Dottersackkreislauf.
vitelline duct: Dottergang.
vitellus: (Ei-)Dotter; Vitellus, Vitellum.
vitiligo: Vitiligo.
vitium: Vitium; Defekt.
vitrectomy: Vitrektomie.
vitreous: vitreus.
vitreous body; vitreum: Glaskörper.
vitreous liquefaction: Glaskörperverflüssigung.
vitreous opacity: Glaskörpertrübung.
vitriol: Vitriol.
vitrum: Glas; Vitrum.
vivisection: Vivisektion.
vocabulary test: Wortschatz-Test.
vocal: vokal.
vocal apparatus: Stimmapparat.
vocal cord: Stimmband.
vocal fold: Stimmlippe, -falte.
vocal fremitus: Stimmfremitus.
vocalization: Vokalisierung.
vocalization epilepsy: Vokalisationsepilepsie.
vocal lip: Stimmlippe.
vocal sounds: Laute.
Voelcker's test: Voelcker* Probe.
Voges-Proskauer reaction: Voges*-Proskauer* Reaktion.
Vogt's disease: Vogt* Syndrom.
Vogt-Koyanagi syndrome: Vogt*-Koyanagi* Syndrom.
voice: Stimme. – **eunuchoid v.:** St., eunuchoide.
voiding: Wasserlassen.
voiding cystourethrogram: Miktionsurogramm.
voiding urine: Harnabgang.
vola: Vola; Palma.
volar: volar; palmar.
volar flexion: Volarflexion.
volatile: *chem* flüchtig; volatil.
volatile anesthetic: Inhalationsnarkotikum.
Volhard's test: Volhard* Nierenfunktionsprobe.
volition: Wille.
Volkmann's canals: Volkmann* Kanäle. – **V.'s contracture:** V.* Kontraktur, Lähmung. – **V.'s deformity:** V.* Deformität. – **V.'s splint:** V.* Schiene. – **V.'s triangle:** V.* Dreieck.
volt (V): Volt (V).
voltage: Voltage.
voltampere (VA): Voltampere (VA).
voltmeter: Voltmeter.
volume: Volumen.
volume conductor: Volumenleiter.
volume deficiency shock: Volumenmangelkollaps.
volume dosis: Volumendosis.
volume hypertension: Volumenhochdruck.
volume loading: Volumenbelastung.
volume of distribution: Verteilungsvolumen. – **apparent v. of d.:** V., scheinbares.
volume percent (vol.%): Volumprozent.
volume receptor: Volumenrezeptor.
volume substitutes: Volumenersatzmittel.
volume substitution (therapy): Volumenersatz, -substitution.
volumetry: Volumetrie.
voluntary: freiwillig.
voluntary motor function: Willkürmotorik.
volutin: Volutin.
volvulus: Volvulus; Darmverschlingung.
vomer: Vomer.
vomit(ing): Erbrechen (↗vomitus).
vomiting center: Brechzentrum.

vomiting of pregnancy: Schwangerschaftserbrechen.
vomitus; vomit; vomiting: Vomitus. – **bilious v.:** V. biliosus. – **bloody v.:** V. cruentus. – **v. matutinus:** V. matutinus. – **psychogenic v.:** V. hystericus. – **stercoraceous v.:** V. faeculentus s. stercoralis. – **v. of pregnancy:** V. gravidarum.
Voorhoeve's disease: Voorhoeve* Syndrom.
vortex: Vortex; Strudel; Wirbel.
vorticose: vorticosus.
voussure: Voussure.
vox: Vox; Stimme.
voyeurism: Voyeurismus.
Vrolik's disease: Vrolik* Krankheit.
VSD (ventricular septal defect): VSD (Ventrikelseptumdefekt).
vulnerability: Verletzbarkeit; Vulnerabilität.
vulnerable: verletzbar; verwundbar; vulnerabel.
vulnus: Vulnus; Wunde.
Vulpian's atrophy: Vulpian* Atrophie.
vulsella: Vulsella; Vulsellum; scharfe Pinzette.
vulva: Vulva.
vulvar atrophy: Vulvaschrumpfung.
vulvar cancer: Vulvakarzinom.
vulvar dystrophy: Vulvadystrophie.
vulvar garrulity: Garrulitas vulvae.
vulvectomy: Vulvektomie.
vulvitis: Vulvitis.
vulvovaginitis: Vulvovaginitis. – **gonorrheal v.:** V. gonorrhoica. – **herpetic v.:** V. herpetica. – **mycotic v.:** V. candidomycetica.
vv. (veins): Vv. (Venae, Pl.).
VZV (varicella-zoster virus): Zostervirus.

W

W (watt; tungsten)**:** W (Watt; Wolfram).
van der Waals forces: van der Waals* Kräfte.
Waardenburg syndrome: v. Waardenburg* Syndrom.
Wada-Cutter prosthesis: Wada*-Cutter* Prothese.
waddling gait: Watschelgang.
Wagner's polymyositis: Wagner* Krankheit.
Wagner's syndrom: Unverricht*-Wagner* Syndrom.
Wahl's law: von Wahl* Gesetz. – **W.'s sign:** W.* Zeichen.
waist: Taille.
Wald cycle: Wald* Zyklus.
Walden's inversion: Walden* Inversion.
Waldenström's macroglobulin(emia): Waldenström* Makroglobulin(ämie).
Waldeyer's ring: Waldeyer* Rachenring.
walker: Gehstütze.
walking: Gehen.
walking cast: Gehgips.
wall: Wand.
wall abscess: Wandabszeß.
Wallenberg's syndrome: Wallenberg* Syndrom.
wallerian degeneration: Waller* Degeneration. – **w. law:** W.* Gesetz.
wall of nail: Nagelwall; Vallum unguis.
walnut: Walnuß.
Walter Reed classification: Walter Reed* Klassifikation.
Walthard's islets; W.'s inclusions: Walthard* Zellherde.
wandering cell: Wanderzelle.
wandering kidney: Wanderniere.
wandering liver: Wanderleber.
wandering spleen: Wandermilz.
wandering testicle: Wanderhoden.
Wangensteen drainage: Wangensteen* Drainage.
Wanner's symptom: Wanner* Symptom.
Warburg's apparatus: Warburg* Manometer. – **W. coenzyme:** W.* Atmungsferment. – **W.'s yellow enzyme:** W.* gelbes Ferment.
ward: Abteilung; Station.
warfare agents: Kampfstoffe.
warfarin: Warfarin.
warfarin anticoagulants: Cumarin-Derivate.
warfarin embryopathy: Warfarin-Embryopathie.
war gas: Kampfgas.
Waring-Blendor syndrome: Waring*-Blendor* Syndrom.
warm: warm.
warm agglutination: Wärmeagglutination.
warm antibody: Wärmeantikörper.
warm autoantibody: Wärmeautoantikörper.
warming: Erwärmung.
warning arrhythmia: Warnarrhythmie.
wart: Verruca; Warze. – **common w.:** V. vulgaris – **fig w.; genital w.; venereal w.:** Condyloma acuminatum. – **flat w.:** V. plana. – **plantar w.:** V. plantaris.
Wartegg's drawing completion test: Wartegg* Zeichentest.
Wartenberg's disease: Wartenberg* Syndrom. – **W.'s sign:** W.* Reflex.
Warthin's tumor: Warthin* Tumor.
washerwoman's hands: Waschfrauenhände.
washing: Waschung.
washing out: Auswaschen.
wash-out pyelography: Belastungsurographie.
wasp sting: Wespenstich.
wasp venom: Wespengift.
Wassermann's antigen: Wassermann* Antigen. – **W. reaction:** W.* Reaktion.
waste material: Abfallprodukt.
wasting: Schwund; Verfall; Auszehrung; Marasmus.
watch-crystal nail: Uhrglasnagel.
watchmakers' cramp: Uhrmacherkrampf.

water: Wasser; Aqua. – **bound w.:** W., gebundenes. – **distilled w.:** W., destilliertes. – **free w.:** W., freies.
water absorption: Wasserresorption.
water and electrolyte balance: Wasser-Elektrolyt-Haushalt.
water balance: Wasserhaushalt, -bilanz.
water bath: Wasserbad.
water bed: Wasserbett.
waterborne epidemic: Wasserepidemie.
water cancer: Wasserkrebs; Noma.
water cure: Wasserbehandlung.
water diuresis: Wasserdiurese.
water gas: Wassergas.
waterhammer pulse: Wasserhammerpuls.
water hardness syndrome: Hartwasser-Syndrom.
Waterhouse-Friderichsen syndrome: Waterhouse*-Friderichsen* Syndrom.
water intoxication: Wasserintoxikation, -vergiftung.
water of combustion: Oxidationswasser.
water retention: Wasserretention.
watershed infarction: Grenzlinieninfarkt.
Waterston-Cooley anastomosis: Waterston*-Cooley* Anastomose.
water treading: Wassertreten.
Watson-Crick helix: Watson*-Crick* Modell.
Watson-Schwartz test: Watson*-Schwartz* Test.
watt (W)**:** Watt (W).
wave: Welle.
wave-form: Wellenform.
wavelength: Wellenlänge.
wave propagation: Wellenausbreitung.
wax: Wachs.
waxy: wachsartig.
waxy cast: Wachszylinder.
waxy kidney: Wachsniere.
waxy liver: Wachsleber.
waxy spleen: Wachsmilz.
WBC (white blood cell)**:** Leukozyt.
WDHA (= water diarrhea, hypokalemia, achlorhydria) **syndrome:** Verner*-Morrison* Syndrom.
weak: kraftlos; schwach.
weakness: Schwäche.
weaning: Abstillen; Ablaktation.
weanling: Flaschenkind.
wear and tear: Abnutzung; Verschleiß.
wear and tear pigment: Abnutzungspigment.
weary of life: lebensmüde.
web: Schwimmhaut; Interdigitalfalte.
webbed neck: Pterygium colli.
Weber-Christian disease: (Pfeifer*-)Weber*-Christian* Syndrom.
Weber-Fechner law: Weber* Gesetz.
Weber's paralysis: Weber* Syndrom.
Weber test: Weber* Test.
Wechsler Intelligence Scale: Wechsler* Test.
wedge: Keil.
wedge osteotomy: Keilosteotomie.
wedge pressure: Wedge-Druck.
wedge-shaped deformity of vertebra: Keilwirbel.
weeping: nässend.
weeping sinew: Überbein.
Wegener's granulomatosis; W.'s syndrome: Wegener* Granulomatose, Syndrom.
Weigert's law: Weigert* Gesetz. – **W.'s stain:** W.* Färbung.
weight: Gewicht. – **critical w.:** G., kritisches.
weight gain: Gewichtszunahme.
weightlessness: Schwerelosigkeit.
weight loss: Gewichtsverlust.
weight reduction: Gewichtsabnahme.
Weil's disease: Weil* Krankheit.
Weil-Felix reaction: Weil*-Felix* Reaktion.
Weil-like disease: Weil*-ähnliche Krankheit.
Welch's bacillus: Welch*-Fraenkel* Bazillus; Clostridium perfringens Typ A.
welfare: Wohlfahrt; Fürsorge.
well-being: Wohlbefinden.
Wenckebach's bundle: Wenckebach* Bündel. – **W.'s period:** W.* Periode. – **W.'s sign:** Vorhofpfropfung.
Werdnig-Hoffmann syndrome; W.-H. paralysis: Werdnig*-Hoffmann* Syndrom.
Werlhof's disease: Werlhof* Syndrom.
Wermer's syndrome: Wermer* Syndrom; multiple endokrine Adenomatose (MEA), Typ I.
Werner's disease: Werner* Krankheit.
Werner-His disease: Werner*-His* Krankheit.
Wernicke's aphasia: Wernicke* Aphasie. – **W.'s encephalopathy; W.'s syndrome:** W.* Syndrom; Pseudoencephalitis. – **W.'s sign:** W.* Phänomen.

Wernicke-Kleist motility psychosis: Motilitätspsychose, autonome.
Wernicke-Mann hemiplegia: Wernicke* (-Mann*) Prädilektionsparese.
Wertheim's operation: Wertheim* Operation. – **W.-Schauta operation:** W.*-Schauta* Operation.
Westergren method: Westergren* Methode.
Western blot: Western Blot; Immunoblot.
West Nile encephalitis: West-Nil-Enzephalitis.
Westphal's disease: Westphal* Syndrom.
Westphal-Edinger nucleus: Edinger* Kern.
Westphal-Leyden syndrome: Westphal*-v. Leyden* Syndrom. – **W.-Piltz phenomenon:** W.*-Pilcz* Phänomen. – **W.-Strümpell pseudosclerosis:** W.*-v. Strümpell* Syndrom.
West's syndrome: West* Syndrom.
wet: feucht; naß.
wet dream: Pollutio(n).
wet lung: Wasserlunge; Lungenödem.
wet-nurse: Amme.
wet rods: Naßkeime.
Weyers syndrome: Weyers* Syndrom. – **W.-Thier syndrome:** W.*-Thier* Syndrom.
Wharton's duct: Wharton* Gang. – **W.'s jelly:** W.* Sulze.
wheal: Quaddel; Urtica.
wheat bran: Weizenkleie.
wheelchair: Rollstuhl.
Wheeler procedure: Wheeler* Operation.
whetstone crystal: Wetzsteinkristall.
whey: Molke.
whiplash injury: Peitschenhieb-, Schleudertrauma.
Whipple's disease: Whipple* Krankheit. – **W.'s operation:** W.* Operation. – **W.'s triad:** W.* Trias.
whipworm: Peitschenwurm; Trichuris trichiura.
whirl: Vortex; Strudel; Wirbel.
whisper test: Flüsterprobe.
whistle-tip catheter: Flötenschnabelkatheter.
whistle-tip fracture: Flötenschnabelbruch.
white: weiß; albus.
white blood cell (WBC): Leukozyt.
whitehead: Milium.
Whitehead's operation: Whitehead* Operation.
white leg: Phlegmasia alba dolens.
white liver disease: Reye* Syndrom.
white lung: Pneumonia alba; weiße Lunge.
white mistletoe: Mistel; Viscum album.
white phantom corpuscle: Lymphozytenschatten.
white pox: Alastrim; Variola minor.
white-spotted: weißgefleckt.
white thrombus: Abscheidungsthrombus.
white zinc: Zinkoxid.
whitish: weißlich.
whitlow: Panaritium.
Whitman's plaster: Gipshöschen.
Whitmore's disease: Whitmore* Krankheit.
WHO (World Health Organization): Weltgesundheitsorganisation.
whole: ganz.
whole blood: Vollblut.
whole body clearance: Gesamtkörperclearance.
whole body counter: Ganzkörperzähler.
whole body irradiation: Ganzkörperbestrahlung.
whole body tomography: Ganzkörpertomographie.
whooping cough: Keuchhusten.
whorl: Vortex; Strudel; Wirbel.
wick drainage: Dochtdrainage.
Wickham's striae: Wickham* Streifen.
Widal's reaction: Widal* Reaktion. – **W.-Abrami disease; Widal's icteroanemia:** W.*(-Abrami*) Anämie.
wide: weit.
Wide-Gemzell reaction: Wide*-Gemzell* Reaktion.
Widmark's test: Widmark* Bestimmung.
width of pelvis: Beckenweite.
Wiener's one-gene theory: Wiener* Ein-Gen-Theorie.
Wigand's maneuver: Wigand*-Martin*-Winckel* Handgriff.
Wilcoxon's rank test: Wilcoxon* Test.
wild: wild.
Wildervanck's syndrome: Wildervanck* Syndrom.
wild L-type gene: Wildallel.
wild strain: Wildstamm.
will: Wille.

von Willebrand factor: v. Willebrand* Faktor. – **von W.'s disease:** v. W.*-Jürgens* Syndrom.
Williams-Beuren syndrome: Williams*-Beuren* Syndrom.
Williams' sign: Trachealton.
Willis salt flotation method: Willis* Anreicherung.
Wilms' tumor: Wilms* Tumor.
Wilson's block: Wilson* Block. – **W.'s disease:** W.* Syndrom. – **W.'s lead:** W.* Ableitung. – **W.-Mikity syndrome:** W.*-Mikity* Syndrom.
Winckel's maneuver: v. Winckel* Handgriff.
wind: Blähung.
windburn: Windbrand.
windkessel: Windkessel.
window: Fenster; Fenestra. – **aortic w.:** F., aortopulmonales.
window type: Fenstertyp.
windpipe: Luftröhre; Trachea.
windshield syndrome: Windschutzscheiben-Syndrom.
wing: Flügel; Ala.
wing beating: Flügelschlagen.
winged: geflügelt.
wings of the sphenoid bone: Keilbeinflügel.
winking spasm: Blinzelkrampf.
wink reflex: Orbikularisreflex.
Winslow's anastomosis: Winslow* Anastomose. – **foramen of W.:** W.* Loch.
wintergreen oil: Gaultheriaöl.
Wintrich's sign: Wintrich* Schallwechsel.
Wintrobe's method; W.'s hematocrit determination: Wintrobe* Hämatokritbestimmung.
wire cerclage: Drahtcerclage.
wire extension: Drahtextension.
wire ligature: Drahtligatur.
wire-like phlebitis: Eisendrahtphlebitis.
wire splinting: Drahtschienung.
wire suture: Drahtnaht.
wiring, circumferential: Drahtumschlingung.
wiry pulse: Drahtpuls.
wisdom tooth: Weisheitszahn.
Wiseman-Doan syndrome: Wiseman*-Doan* Krankheit.
Wiskott-Aldrich syndrome: Wiskott*-Aldrich* Syndrom.
Wissler-Fanconi syndrome: Wissler* (-Fanconi*) Syndrom.
witches' milk: Hexenmilch.
witch hazel: Hamamelis.
withdrawal: Entnahme; Entziehung; Entzug.
withdrawal bleeding: Abbruch-, Entzugsblutung.
withdrawal delirium: Entzugsdelir.
withdrawal reflex: Abwehrreflex.
withdrawal syndrome: Abstinenz-, Entzugssyndrom.
Witzel's gastrostomy: Witzel* Fistel.
Wohlfahrtia: Wohlfahrtia.
wolffian body: Urniere. – **w. duct:** Wolff* Gang. – **w. tubules:** W.* Tubuli.
Wolff's law: Wolff* Transformationsgesetz.
Wolff-Parkinson-White (WPW) **syndrome:** Wolff*-Parkinson*-White* Syndrom.
Wolf-Hirschhorn syndrome: Wolf* Syndrom.
Wölfler's operation: Wölfler* Operation.
wolfram (W): Wolfram (W).
wolfsbane: Eisenhut.
Wolhynia fever: Wolhynisches Fieber.
Wolman's disease: Wolman* Krankheit.
woman years: Frauenjahre.
womb: Gebärmutter; Uterus.
wood: Holz.
wood alcohol: Methylalkohol.
Wood's light; W.'s rays: Wood* Licht.
Wood's operation: Wood* Methode.
Wood's sign: Wood* Zeichen.
wood tick: Holzbock.
wool fat: Wollwachs, -fett.
wool-sorters' disease: Lungenmilzbrand; Weberhusten.
wool test: Wollfadentest.
word blindness: Wortblindheit.
word center: Lesezentrum.
word deafness: Worttaubheit.
word mutism: Wortstummheit.
word salad: Wortsalat.
work: Arbeit.
works doctor: Betriebsarzt.
work therapy: Arbeitstherapie.
World Health Organization (WHO): Weltgesundheitsorganisation.
worm: Wurm.
worm egg demonstration: Wurmeiernachweis.
worm eggs: Wurmeier.

worm infestation: Wurmbefall.
wormwood: Artemisia absinthium.
wound: Wunde.
wound care: Wundversorgung.
wound clamp: Wundklammer.
wound dehiscence: Nahtdehiszenz.
wound diphtheria: Wunddiphtherie.
wound dressing: Wundverband.
wound excision: Wundausschneidung, -exzision.
wound foil: Wundfolie.
wound healing: Wundheilung.
wound infection: Wundinfektion.
wound retractor: Wundhaken; Wundspreizer.
wound surface: Wundbelag.
wound suture: Wundnaht.
wound toilet: Wundversorgung.
wound treatment: Wundbehandlung. – **open w. t.; air-dressing w. t.:** W., verbandlose.
WPW (Wolff-Parkinson-White) **syndrome:** WPW-Syndrom (Wolff*-Parkinson*-White* Syndrom).
WR (Wassermann reaction): WaR (Wassermann* Reaktion).
wrapping: Umhüllungsoperation.
Wright blood-group system: Wright-System.
Wright's stain; W.'s technique: Wright* Färbung.
Wright's vaccine therapy: Wright* Vakzinetherapie.
wrinkling: Faltenbildung.
Wrisberg's (cardiac) ganglion: Wrisberg* Ganglion.
wrist: Handwurzel.
wrist block: Handgelenkblock.
wrist clonus: Handklonus.
wrist-drop: Fallhand.
wrist (joint): Handgelenk.
writer's cramp: Schreibkrampf; Graphospasmus; Cheirismus.
writing hand: Schreibhandstellung.
wryneck: Schiefhals.
Wuchereria: Wuchereria. – **W. bancrofti:** W. bancrofti.
wuchereriasis: Wuchereriasis.

X, Y

X0 syndrome: X0-Syndrom.
xanthelasma: Xanthelasma.
xanthene: Xanthen.
xanthic calculus: Xanthinstein.
xanthine: Xanthin.
xanthine base: Xanthinbase.
xanthinoxidase: Xanthinoxidase.
xanthinoxidase inhibitor: Xanthinoxidasehemmer.
xanthinuria: Xanthinurie.
xanthochromia: Xanthochromie.
xanthocillin: Xantocillin.
xanthocyanopsia: Xanthozyanopsie.
xanthoderma: Xanthodermie.
xanthodontia: Xanthodontie.
xanthofibroma: Xanthofibrom.
xanthofibrosarcoma: Xanthofibrosarkom.
xanthogranuloma: Xanthogranulom.
xanthokyanopy: Xanthozyanopsie.
xanthoma: Xanthom.
xanthomatosis: Xanthomatose.
Xanthomonas: Xanthomonas.
xanthophyll: Xanthophyll.
xanthoprotein: Xanthoprotein.
xanthopsia: Xanthopsie.
xanthopterin: Xanthopterin.
xanthosine monophosphate: Xanthosinmonophosphat.
xanthosis: Xanthose; Xanthosis cutis.
xanthurenic acid: Xanthurensäure.
xantinol nicotinate: Xantinolnicotinat.
x-axis: x-Achse.
X chromosome: X-Chromosom.
Xe (xenon): Xe (Xenon).
xenobiotic: Xenobiotikum; Fremdstoff.
xenodiagnosis: Xenodiagnostik.
xenogeneic antibody: Xenoantikörper.
xenogeneic antigen: Xenoantigen.
xenogeneic serum: Fremdserum.
xenogenous; xenogeneic: xenogen(etisch).
xenograft: Xenotransplantat.
xenon: Xenon.
xenoparasite: Xenosit.
xenoparasitism: Xenoparasitismus.
xenoplasty: Xenoplastik.
Xenopsylla: Xenopsylla.
xerasia: Xerasie.
xeroderma: Xeroderma; Xerodermie.
– **x. pigmentosum:** X. pigmentosum (Kaposi*).
xeromammography: Xeromammographie.
xerophthalmia: Xerophthalmie.
xeroradiography: Xeroradiographie; Xeroröntgenographie.
xerosis: Xerose; Xerosis.
xerostomia: Xerostomie.
xerotic: xerotisch.
Xg blood-group: Xg-System.
xiphodynia: Xiphoidalgie.
xiphoid: Xiphoid.
xiphoid pain syndrome: Xiphoid-Syndrom.
xiphoid process: Schwertfortsatz.
xiphopagus: Xiphopagus.
x-radiation: Röntgenstrahlung.
x-ray apparatus: Röntgengerät.
x-ray castration: Röntgenkastration.
x-ray cautery: Röntgenkaustik.
x-ray dermatitis: Röntgendermatitis.
x-ray equipment; x-ray unit: Röntgenanlage.
x-ray examination, serial: Röntgenreihenuntersuchung.
x-ray film: Röntgenfilm.
x-ray filter: Röntgenfilter.
x-ray fluoroscopy: Röntgendurchleuchtung.
x-ray image: Röntgenbild.
x-ray image amplifier: Röntgenbildverstärker.
x-ray negative: röntgennegativ.
x-rays: Röntgenstrahlen.
x-ray sickness: Röntgenkater.
x-ray tube: Röntgenröhre.
x-strain: X-Stamm.
x wave: x-Welle.
XXY syndrome: XXY-Syndrom.
xylan: Xylan.
xylitol: Xylitol.

xylol; xylene: Xylol.
xylose tolerance test: Xylose-(Toleranz-) Test.
xylulose: Xylulose.
xysma: Xysma.
xyster: Xyster; Rasparatorium.
XYY syndrome: XYY-Syndrom.

Y (yttrium): Y (Yttrium).
Yaba virus: Yaba-Virus.
Y-anastomosis: Y-Anastomose.
Yangtze (Valley) fever: Yangtse(tal)-Fieber.
yarn: Garn.
yawning: Gähnen.
yawning spasm: Zwangsgähnen.
yaws: Frambösie.
y-axis: y-Achse.
Yb (ytterbium): Yb (Ytterbium).
Y cartilage: Y-Fuge; Y-Knorpel.
Y chromatin: Y-Chromatin.
Y chromosome: Y-Chromosom.
Y descent: Y-Tal; Y-Abfall.
year: Jahr.
yeast: Hefe; Faex.
yeast fungi; yeasts: Hefepilze.
yeast infection: Levurose.
yeast phase: Hefephase.
yellow: gelb; flavus.
yellow blindness: Gelbblindheit.
yellow body: Gelbkörper.
yellow bone marrow: Fettmark.
yellow fever: Gelbfieber. – **sylvan y. f.:** G., silvatisches. – **urban y. f.:** G., klassisches.
yellow spot: Macula lutea.
yellow vision: Gelbsehen.
yerba: Yerba.
Yersinia: Yersinia.
yersiniosis: Yersiniose.
Y-fracture: Y-Fraktur.
Y-incision: Y-Schnitt.
Y ligament: Y-Band.
yoga: Yoga.
yohimbine: Yohimbin; Johimbin.
yolk: Dotter.
yolk sac circulation: Dottersackkreislauf.
yolk stalk: Dottergang.
Yoshida's sarcoma: Yoshida* Sarkom.
young: jung.
Young's rule: Young* Regel. – **Y.-Helmholtz theory:** Y.*-v. Helmholtz* Theorie.
Youssef's syndrome: Youssef* Syndrom.
youth: Jugend.
ypsiliform; Y-shaped: ypsiloniform; Y-förmig.
ytterbium: Ytterbium.
yttrium: Yttrium.
yushi: Minamata-Krankheit.
Y-V-plasty: Y-V-Plastik.

Z

Z (atomic number)**:** Z (Symbol für Ordnungszahl).
Zahn's grooves: Zahn* Furchen. – **Z.'s infarct:** Z.* Infarkt. – **Z.'s lines:** Z.* Linien.
Zahorsky's syndrome: Zahorsky* Krankheit.
Zangemeister's maneuver: Zangemeister* Handgriff.
Z band; Z disk: Z-Linie.
Z chromosome: Z-Chromosom.
Z disk: Z-Streifen.
Z-DNA: Z-DNS.
zein: Zein.
Zeis' glands: Zeis* (Lidrand-)Drüsen.
Zeiss' loop (catheter): Zeiss* Schlinge(nsonde).
Zellweger's syndrome: Zellweger* Syndrom.
Zenker's degeneration; zenkerism: Zenker* Degeneration. – **Z.'s diverticulum:** Z.* Divertikel.
zero: Null(punkt). – **absolute z.:** N., absoluter.
zeta wave: Zeta-Welle.
zidovudine: Zidovudin.
Ziehen-Oppenheim disease: Ziehen*(-Schwalbe*-Oppenheim*) Syndrom.
Ziehl-Neelsen (acid-fast) stain: Ziehl*-Neelsen* Färbung.
Ziemnowicz shunt: Ziemnowicz* Schraubendrainage.
Zieve's syndrome: Zieve* Syndrom.
zigzag incision: Zickzackschnitt.
Zimmerlin's type; Z.'s atrophy: Zimmerlin* Typ.
zinc: Zink; Zincum.
zinc acetate: Zinkacetat.
zinc chloride: Zinkchlorid.
zinc deficiency: Zinkmangel.
zinc gelatin: Zinkleim.
zinc ointment: Zinksalbe.
zinc oxide: Zinkoxid.
zinc paste: Zinkpaste.
zinc powder: Zinkstaub.
zinc salts poisoning: Zinkvergiftung.
zinc sulfate: Zinksulfat.
Zinsser's syndrome: Zinsser*(-Engman*-Cole*) Syndrom.
zirconium: Zirkon(ium).
Zn (zinc)**:** Zn (Zink).
Zollinger-Ellison syndrome: Zollinger*-Ellison*(-Strøm*) Syndrom.
zomotherapy: Zomotherapie.
zona: Zona; Gürtel; Bezirk; Zoster.
zonal; zonary: zonal.
Zondek-Aschheim test: Zondek* Reaktion.
zone: Zone. – **epileptogenic z.:** Z., epileptogene. – **erogenous z.:** Z., erogene.
zone agglutination: Zonenagglutination.
zone electrophoresis: Zonenelektrophorese.
zone of demyelination: Lückenfeld.
zone of inhibition; prozone: Hemmzone.
zone of ossification: Verknöcherungszone.
zonesthesia: Zonästhesie.
zoning: Zonenreaktion.
zonography: Zonographie.
zonula; zonule: Zonula. – **z. adherens:** Z. adhaerens. – **z. ciliaris:** Z. ciliaris. – **z. occludens:** Z. occludens. – **z. of Zinn:** Z. ciliaris; Zinn* Zone.
zonulitis: Zonulitis.
zonulolysis: Zonulolyse.
zonulotomy: Zonulotomie.
zooerasty: Sodomie; Zooerastie.
zookinase: Zookinase.
zoonosis: Zoonose.
zooparasite: Zooparasit.
zoopathology: Tierpathologie.
zoophilia (erotic): Zoophilia erotica.
zoophilism: Zoophilie.
zoophobia: Zoophobie.
zoopsia: Zoopsie.
zoospermia: Zoospermie.
zoosterol: Zoosterin.
zootoxin: Zootoxin.
zoster: Zoster.
Z-plasty: Z-Plastik.
Zr (zirconium)**:** Zr (Zirkonium).

zuckergussdarm: Zuckergußdarm.
zuckergussleber: Zuckergußleber.
Zuckerkandl's body; Z.'s organ: Zuckerkandl* Organ.
Zweifel's forceps: Zweifel* Zange.
Zweifel's maneuver: Zweifel* Handgriff.
zygapophyseal articulation: Zwischenwirbelgelenk.
zygapophysis: Zygapophysis.
zygocyte: Zygote.
zygoma: Jochbogen; Zygoma.
zygomatic: zygomatisch.
zygomatic arch: Jochbogen.
zygomatic (arch) fracture: Jochbogenfraktur.
zygomatic bone: Jochbein; Wangenbein.
Zygomycetes: Zygomyzeten; Zygomycetes.
zygospore: Zygospore.
zygote: Zygote.
zygotene: Zygotän.
zymase: Zymase.
zymic: zymisch.
zymogen: Zymogen.
zymogenic: zymogen.
zymogram: Zymogramm.
Zymonema: Zymonema.
zymonematosis: Zymonematose.
zymosterol: Zymosterin.
zymotic: zymotisch.

Deutsch–Englisch
German–English

A

A-Antigen: antigen a.
Aarskog* Syndrom: facialdigitogenital syndrome.
Abadie*(-Rocher*) Zeichen: Abadie's sign; Abadie-Rocher sign.
abakteriell: abacterial.
A-Bande: A band; anisotropic disk.
Abarognosis: abarognosis.
Abart: variety.
Abasia, Abasie: abasia.
abatisch: abatic; abasic.
Abbau: *chem* degradation; dissimilation; *path* atrophy; involution. – **A. der Persönlichkeit:** mental deterioration.
Abbauzelle: scavenger cell; phagocyte.
Abbe* Zählkammer: Abbe counting chamber; Abbe-Zeiss apparatus.
Abbildungssystem: imaging system (of the eye).
Abbinden: constriction (by a tourniquet).
Abblassung, temporale: temporal pallor (of optic disk).
Abbruchblutung: withdrawal bleeding.
ABC-Maßnahmen: ABC (= airway, breathing, circulation) of cardiopulmonary resuscitation.
Abdecktest: cover test.
Abderhalden* Abwehrfermente: Abderhalden protective ferments.
Abdomen: abdomen. – **A., akutes:** acute a.; surgical a.
Abdomenübersicht(saufnahme): abdominal survey radiography; abdominal plain film.
abdominal: abdominal.
Abdominalgravidität: abdominal pregnancy.
Abdominalhoden: (intra)abdominal testis.
Abdominalsyndrom: abdominal syndrome; pseudoperitonitis.
Abdominaltuberkulose: abdominal tuberculosis.
Abdominaltumor: abdominal tumor.
Abdruck: impression.
Abdruckmasse: impression material; modeling compound.
Abdruckplatte: impression tray.
Abductio, Abduktion: abduction.
Abduktionsfraktur: abduction fracture.
Abduktionskontraktur: abduction contracture.
Abduktionsschiene: abduction splint.
Abduktorenlähmung: abductor paralysis; abductor palsy.
Abduzenslähmung, Abduzensparese: abducens paralysis; a. paresis.
aberrans: aberrant.
Aberratio, Aberration: aberration.
Abetaglobulinämie: abetaglobulinemia.
Abetalipoproteinämie: abetalipoproteinemia.
Abfallprodukt: waste material.
Abfluß: drain; outlet.
Abführen: purgation; catharsis.
Abführmittel: laxative; purgative.
Abgabe: output.
Abgrenzung: differentiation; demarcation.
Abguß: mold.
abhängig: dependent; addicted.
Abhängigkeit: dependence.
ABH-Substanzen: ABH-substances.
A-Bild-Methode: A-mode; A-scan.
Abiosis: abiosis.
Abiotrophie: abiotrophy.
Abkapselung: encapsulation.
Abklatschgeschwür: kissing ulcer.
Abklatschmetastase: contact metastasis.
abklemmen: (to) clamp.
Abklingquote: decay rate.
Abkochung: decoction.
Ablagerung: deposit; deposition.
Ablaktation: ablactation; weaning.
Ablatio: ablation; detachment; removal. – **A. placentae:** abruptio placentae. – **A. retinae:** a. retinae; retinal detachment.
ablative Hormontherapie: ablative hormonal therapy.
Ablauf: drain(age); course (of events).

Ablaufpyelogramm: retrograde drainage pyelogram.
Ableitung: lead; derivation. – **A., bipolare:** bipolar l.; standard limb l. – **A., intraösophageale:** esophageal l. – **A., präkordiale:** precordial l. – **A., unipolare:** unipolar l.
Ableitungsbronchus: draining bronchus.
Ableitungsfistel: draining fistula.
Ablenkung: deviation; deflection; *psych* distraction.
Ablepharie: ablepharia; ablephary.
Ablepsie: ablepsia; blindness.
Abmagerungsdiät, -kur: reducing diet; slimming cure.
Abnabelung: cutting the cord; omphalotomy.
Abnahme: decrease; decline; reduction.
abnorm: abnormal; aberrant.
AB0-Blutgruppensystem: AB0 blood group system.
AB0-Inkompatibilität: AB0 incompatibility.
Abnutzung: degeneration; wear and tear.
Abnutzungskrankheit: degenerative disease.
Abnutzungspigment: wear and tear pigment; lipofuscin.
Abort, Abortus: abortion; miscarriage.– **A. artificialis:** artificial a.; induced a. – **A. completus:** complete a. – **A. criminalis:** criminal a. – **A. imminens:** imminent a.; threatened a. – **A. incompletus:** incomplete a. – **A., indizierter:** therapeutic a. – **A. progrediens:** inevitable a. – **A., verhaltener:** missed a.
Abortausräumung: dilation and evacuation (D and E).
abortiv: abortive.
Abort(iv)ei: blighted ovum.
Abortivum: abortifacient.
Abrasio, Abrasion: abrasion. – **A. uteri:** dilation and curettage (D and C).
Abreibung: attrition.
Abriß: avulsion.
Abruptio: abruptio.
Absättigung: saturation.
Absaugung: suction; aspiration.
Abschälungsfraktur: cleavage fracture; flake fracture.
abschätzen: (to) estimate; (to) calculate.
Abscheidungsthrombus: white thrombus.
Abscherfraktur: shearing fracture.
Abschilferung: desquamation.
Abschirmung: shielding.
Abschnitt: segment.
Abschnürung: strangulation; constriction.
Abschürfung: excoriation.
Abschwächung: attenuation.
Absence, Absentia mentalis: absence (of mind); petit mal seizure.
Absentismus: absenteeism.
Absicht: intention; purpose.
Absiedlung: metastasis.
Absinth: absinth(e).
Absinthvergiftung: absinth poisoning; absinthism.
absolut: absolute.
Absonderung: discharge.
Absorbens: absorbent.
Absorber: absorber.
Absorption: absorption.
Absorptionskurve: absorption curve; attenuation c.
Absorptionsmeßgerät: absorptiometer.
Absorptionsspektrum: absorption spectrum.
Abspaltung: dissociation.
Absprengungsbruch: chip fracture.
Abstammung: origin; descent.
Abstammungslehre: theory of evolution; genetics.
Abstand: distance.
Abstands(quadrat)gesetz: inverse square law.
absteigend: descending.
Abstillen: weaning; ablactation.
Abstinenzsyndrom: abstinence syndrome; withdrawal s.
Abstoßung: rejection; repulsion.
Abstoßungsreaktion: rejection reaction.
Abstreifen: stripping.
Abstrich: smear.
Abstumpfung, emotionale: hebetude; blunted affect.
Abszedierung: abscess formation.
Abszeß: abscess. – **A., anorektaler:** anorectal a. – **A., appendizitischer:** appendiceal a.; appendicular a. – **A., bartholinischer:** Bartholin a. – **A., biliärer:** biliary a. – **A., epiduraler:** epidural a.; extradural a. – **A., epinephritischer:** paranephric a. – **A., epiploischer:** epiploic a. – **A., gekammerter:** circumscribed a. – **A., heißer:** hot a.; acute a. – **A., intrazerebraler:** cerebral a.; brain a.; intracra-

nial a. – **A., ischiorektaler:** ischiorectal a. – **A., kalter:** cold a.; chronic a. – **A., metastatischer:** metastatic a. – **A., otogener:** otic cerebral a. – **A., paraanaler:** perianal a. – **A., parametraner:** parametric a. – **A., paranephritischer:** paranephric a.; paranephritic a. – **A., parapharyngealer:** parapharyngeal a. – **A., parodontaler:** periodontal a. – **A., pelvirektaler:** pelvirectal a. – **A., perinephritischer:** perinephric a.; perirenal a. – **A., periprokt(it)ischer:** periproctic a.; perirectal a. – **A., pulmonaler:** pulmonary a. – **A., pyämischer:** pyemic a.; septicemic a. – **A., retropharyngealer:** retropharyngeal a. – **A., subduraler:** subdural a. – **A., subphrenischer:** subphrenic a.; subdiaphragmatic a.

Abt*-Letterer*-Siwe* Syndrom: Letterer-Siwe syndrome.

Abtastgerät: scanner.

Abteilung: department; ward.

Abtreibung: abortion.

Abulie: abulia.

abundant: abundant.

Abusus: abuse.

Abwehr: defense; resistance.

Abwehrmechanismus: defense mechanism.

Abwehrreflex: defense reflex; withdrawal r.

Abwehrspannung: muscular defense.

Abwehrsystem, unspezifisches: unspecific defense system (UDS).

Abweichtendenz: tendency to deviate.

Abweichung: deviation.

Acaridae: Acaridae; mites.

Acaridosis: acari(di)asis.

Acarodermatitis: acarodermatitis.

accelerans: accelerant.

accessorius: accessory.

Accretio pericardii s. **cordis:** accretion; accretio cordis.

ACD-Stabilisator: ACD solution.

ACE-Hemmer: ACE (= angiotensin converting enzyme) inhibitor.

Acephalus: acephalus; acephalia.

Acetabulum: acetabulum.

Acetal: acetal.

Acetaldehyd: acetaldehyde.

Acetat: acetate.

Acetessigsäure: acetoacetic acid.

Acetoacetat: acetoacetate.

Acetomorphin: diamorphine; acetomorphine.

Aceton: acetone.

Acetonämie: acetonemia.

Acetonkörper: acetone bodies; ketone bodies.

Acetonurie: acetonuria; ketonuria.

Acetum: acetum; vinegar.

Acetylcholin: acetylcholine.

Acetylcholinesterase: acetylcholinesterase.

Acetylcholinesterase-Hemmer: acetylcholinesterase inhibitor.

Acetyl-Coenzym A, Acetyl-CoA: acetylcoenzyme A; acetyl CoA.

Acetylen: acetylene.

Acetyl-epsilon-aminocapronsäure: acetyl-epsilon-aminocaproic acid.

Acetylierung: acetylation.

Acetylmethadol: acetylmethadol.

Acetylsalicylsäure: acetylsalicylic acid (ASA).

Achalasie: achalasia.

ACHE, AChE (Acetylcholinesterase): AChE (acetylcholinesterase).

Acheilie: acheilia.

Acheirie: acheiria.

Achenbach* Syndrom: digital paroxysmal aneurysm; Achenbach's syndrome.

Achillessehne: Achilles tendon.

Achillessehnenreflex: Achilles tendon reflex; Achilles jerk.

Achillessehnenriß: Achilles tendon rupture.

Achillobursitis: achillobursitis.

Achillodynie: achillodynia.

Achillorrhaphie: achillorrhaphy.

Achillo(teno)tomie: achillo(teno)tomy.

Achlorhydrie: achlorhydria.

Acholie: acholia.

Acholurie: acholuria.

Achondro(dys)plasie: achondroplasia; chondrodystrophy.

Achondrogenesis: achondrogenesis.

Achorese: achoresis.

Achromasie: achromasia.

achromatisch: achromatic.

Achromatopsie: achromatopsia; complete color blindness.

Achromatosis: achromasia; achromatosis.

Achromo(retikulo)zyt: achromocyte; achromatocyte; ghost corpuscle.

Achromotrichie: achromotrichia.

Achse: axis.
Achseldrüsen: axillary glands.
Achselhaare: axillary hair.
Achselvenensperre, akute: Paget-Schroetter syndrome; effort thrombosis.
Achselvenenthrombose: axillary vein thrombosis.
Achsenametropie: axial ametropia.
Achsendrehung: axial rotation.
Achsenfaden: axoneme of spermatozoon; axial filament.
Achsenhyperopie: axial hyperopia.
Achsenmyopie: axial myopia.
Achsenskelett: axial skeleton.
Achsensyndrom: axis syndrome.
Achylia, Achylie: achylia.
Acidum: acid.
Acinetobacter: Acinetobacter.
Acinus: acinus.
Aconitin: aconitine.
Aconitsäure: aconitic acid.
d'Acosta* Krankheit: Acosta's disease.
acquisitus: acquired.
Acridin-Farbstoffe: acridine dyes.
Acrolein: acrolein.
acromialis: acromial.
Acromion: acromion.
Acrylamid: acrylamide.
Acrylharz: acrylate; acrylic.
Acrylnitril: acrylonitrile.
Acrylsäure: acrylic acid.
ACTH: ACTH (= adrenocorticotropic hormone).
ACTH-Test: ACTH stimulation test.
Actin: actin.
actinicus: actinic.
Actinin: actinin.
Actinium: actinium.
Actinomyces: Actinomyces; actinomycetes.
Actinomycin D: actinomycin D; dactinomycin.
Actinomyosin: actinomyosin.
Actomyosin: actomyosin.
acuminatus: acuminate; acute.
acusticus: acoustic; acustic.
Acyl-CoA: acyl-CoA.
adäquat: adequate.
Adaktylie: adactylia; adactyly.
Adamantinom: adamantinoma; ameloblastoma.
Adamantoblast: adamantoblast; ameloblast.
Adams*-Stokes* Syndrom: Adams-Stokes syndrome.
Adaptation: adaptation.
Adaptationskrankheit: adaptation disease.
Adaptationssyndrom (Selye*): general adaptation syndrome.
Adapter: adapter.
adaptiert: adapted; modified.
Adaptometrie: adaptometry.
addieren: (to) add.
Addison* Anämie: Addison's anemia; pernicious anemia. – **A.* Krankheit:** Addison's disease. – **A* Krise:** addisonian crisis.
Addisonismus: addisonism.
additiv: additive.
Adduktion: adduction.
Adduktionsfraktur: adduction fracture.
Adduktionskontraktur: adduction contracture.
Adduktor: adductor.
Adduktorenlähmung: paralysis of the adductor muscles; adductor paralysis.
Adduktorenreflex: adductor reflex.
adduzierend: adducent.
Adenin: adenine.
Adenitis: adenitis.
Adenoakanthom: adenoacanthoma.
Adenofibrom: adenofibroma.
Adenofibromatosis: adenofibromatosis.
Adenographie: adenography.
Adenohypophyse: adenohypophysis; anterior pituitary.
adenoid: adenoid.
Adenoide: adenoids.
Adenoidismus: adenoidism.
Adenoiditis: adenoiditis.
Adenokarzinom: adenocarcinoma. – **A., alveoläres:** alveolar a.; acinar a. – **A., papilläres:** papillary a. – **A., schleimbildendes:** mucinous a.
Adenokystom: adenocystoma; cystadenoma.
Adenom(a): adenoma. – **A. malignum:** malignant a.; adenocarcinoma. – **A. solidum:** solid a.; trabecular a. – **A. toxicum:** toxic thyroid a.
Adenomatose: adenomatosis. – **A., multiple endokrine,** MEA: multiple endocrine neoplasia (MEN); Wermer's syndrome.
Adenomyom: adenomyoma.

Adenopathie: adenopathy. – **A., multiple endokrine:** multiple endocrine neoplasia (MEN).
Adenosarkom: adenosarcoma.
Adenosin: adenosine.
Adenosindesaminase: adenosine deaminase (ADA).
Adenosindesaminasemangel: adenosine deaminase deficiency.
Adenosin-5'-diphosphat, Adenosindiphosphorsäure, ADP: adenosine diphosphate (ADP).
Adenosinmonophosphat, AMP: adenosine monophosphate; AMP. – **A., zyklisches:** cyclic AMP; adenosine 3',5'-cyclic monophosphate.
Adenosin-5-triphosphat, ATP: adenosine triphosphate (ATP).
Adenosintriphosphatase, ATPase: adenosine triphosphatase (ATPase).
Adenose: adenosis. – **A., sklerosierende:** sclerosing a.
Adenotomie: adenotomy.
Adenotonsillektomie: adenotonsillectomy.
Adenovirus: adenovirus.
Adenylatcyclase: adenylate cyclase; cyclic AMP synthetase.
Adenylatkinase: adenylate kinase.
Adeps: adeps; fat. – **A. lanae anhydricus:** (anhydrous) wool fat. – **A. l. hydrosus:** hydrous wool fat. – **A. suillus:** lard.
Ader: blood vessel.
Aderhaut: choroid.
Aderhautkolobom: choroidal coloboma.
Aderlaß: bloodletting.
ADH (antidiuretisches Hormon): ADH (antidiuretic hormone).
adhärent: adherent.
Adhärenz: adherence.
Adhäsin: adhesin; adhesive factor.
Adhaesio, Adhäsion: adhesion.
Adhäsionsileus: adhesion ileus.
adhäsiv: adhesive.
Adiadochokinese: adiadochokinesia, adiadochokinesis.
Adiastolie: adiastole; compliance defect of right ventricle.
Adie* Syndrom: Adie's syndrome.
Adipocire: adipocere; grave wax.
adipös: adipose; obese.
Adiponecrosis: adiponecrosis; fat necrosis.
Adiposalgie: adiposalgia.
Adipositas: adiposis; adiposity; obesity. – **A. cordis:** fatty heart. – **A. dolorosa:** Dercum's disease.
Adipozele: adipocele; lipocele.
Adipozyt: adipocyte; fat cell.
Adipsie: adipsia.
Aditus: aditus.
Adiuretin: antidiuretic hormone (ADH).
Adjuvans: adjuvant.
Adminiculum: adminicle.
Adnexa, Adnexe: adnexa; appendages.
Adnexektomie: adnexectomy; salpingo-oophorectomy.
Adnexitis: adnexitis.
Adnextumor: adnexal tumor.
Adoleszentenkyphose: juvenile kyphosis; Scheuermann's disease.
Adoleszentenstruma: juvenile goiter.
Adoleszenz: adolescence.
adrenal: adrenal.
Adrenalektomie: adrenalectomy.
Adrenalin: epinephrine.
Adrenarche: adrenarche.
adrenerg(isch): adrenergic.
Adrenochrom: adrenochrome.
Adreno(cortico)statikum: adrenostatic.
adrenocorticotropes Hormon: adrenocorticotropic hormone (ACTH); corticotropin.
adrenogenital: adrenogenital.
adrenokortikal: adrenocortical.
Adrenolytikum: adrenolytic.
Adrenomimetikum: adrenomimetic; sympathicomimetic.
Adriamycin: doxorubicine; Adriamycin.
Adsorbat-Impfstoff: adsorbed vaccine; adsorbate v.
Adsorbens: adsorbent.
Adsorption: adsorption.
Adstringens: adstringent.
adultus: adult.
Adventitia: adventitia.
Adventitiazelle: adventitial cell; pericyte.
Adversivepilepsie: adversive epilepsy.
Adynamia, Adynamie: adynamia. – **A. episodica hereditaria:** episodic hereditary a.; Gamstorp's syndrome.
Aedes: Aedes; yellow fever mosquitoes.
Ägophonie: egophony.
ähnlich: similar; analogous.
Ähnlichkeit: similarity; likeness.

Änderung: change; alteration; modification.
ängstlich: anxious; timid.
Äpfelsäure: malic acid.
Äquationsteilung: equational division.
Aequator bulbi: equator bulbi; e. of eyeball. – **Ae. lentis:** e. lentis; e. of lens.
Äquatorialplatte: equatorial plate.
äquilibriert: equilibrated.
äquimolar: equimolar.
äquimolekular: equimolecular.
Äquivalent: equivalent. – **Ä., epileptisches:** epileptic e.
Äquivalentdosis: roentgen equivalent (in) man (=rem).
Äquivalentgewicht: equivalent weight.
Äquivalenz: equivalence.
Äquivalenzzone: equivalence zone.
Aerämie: aeremia.
aerob: aerobic.
Aerobier: aerobe.
Aerobiose: aerobiosis.
Aeroembolismus: aeroembolism; air embolism.
aerogen: aerogenic; aerogenous.
Aerootitis: aerotitis; barotitis.
Aerophagie: aerophagy.
Aerosinusitis: aerosinusitis.
Aerosol: aerosol.
Aerosoltherapie: aerosol therapy.
Aerotrauma: barotrauma.
Aerozele: aerocele.
Ästhesie: esthesia.
Ästhesioneuroblastom: olfactory neuroblastoma.
Ästivo-Autumnalfieber: estivo-autumnal fever.
Ästivo-Autumnalkatarrh: estivo-autumnal catarrh.
Äthanol: ethanol.
Äthanolamin: ethanolamine.
Äther: ether.
ätherisch: volatile; ethereal.
Äthernarkose: ether anesthesia; etherization.
Äthinylnortestosteron: norethisterone.
Äthinylöstradiol: ethinyl estradiol.
Äthyläther: ethyl ether.
Äthylalkohol: ethyl alcohol.
Äthylbromid: ethyl bromide; bromoethan.
Äthylchlorid: ethyl chloride; chloroethan.
Äthylen: ethylene.
Äthylenchlorid: ethylene chloride.
Äthylendiamintetraessigsäure: ethylenediaminetetraacetic acid (EDTA).
Äthylenglykol: ethylene glycol.
Äthyleniminochinon: ethylene iminoquinone; inproquone.
Äthylenoxid: ethylene oxide.
Äthylentetrachlorid: ethylene tetrachloride.
Ätiologie: etiology.
ätzend: caustic; corrosive.
Ätzgift: caustic poison; corrosive poison.
Ätzmittel: caustic.
Ätzung: cauterization.
äußerlich: external.
A-Faser: A-fiber.
afebril: afebrile; apyretic.
Affekt: affect.
Affektepilepsie: affect-induced epilepsy; affective e.
Affekthandlung: impulsive action.
Affektion: affection.
affektiv: affective.
Affektivität: affectivity.
Affektkrampf, respiratorischer: affective respiratory spasm.
Affektlabilität: affective lability.
Affenfurche: simian crease.
Affenhand: monkey hand.
afferens, afferent: afferent.
Afferenz: afference; afferent nerves.
Affinität: affinity.
affiziert: affected.
Afibrinogen(äm)ie: afibrinogenemia.
Aflatoxin: aflatoxin.
AFP (Alpha-Fetoprotein): AFP (alpha-fetoprotein).
After: anus. – **A., künstlicher:** artificial a.
Afterjucken: anal itching.
A(ga)laktie, Agalasie: agalactia.
agam: agamic.
Agammaglobulinämie: agammaglobulinemia. – **A., kongenitale (geschlechtsgebundene):** X-linked congenital a.
Agamogenie: agamogenesis.
aganglionär: aganglionic.
Aganglionosis: aganglionosis.
Agar(-Agar): agar(-agar).
Agar-Diffusionstest: agar diffusion test.
Agarose: agarose.
Agenesia, Agenesis: agenesia; agenesis.
Agenitalismus: agenitalism.
Agens: agent.
Ageusie: ageusia; ageustia.

A

Agglomeration: agglomeration.
Agglutination: agglutination.
Agglutinationstest: agglutination test.
Agglutinin: agglutinin.
Agglutinogen: agglutinogen.
Aggravatio(n): aggravation.
Aggregat: aggregate.
Aggregation: aggregation.
Aggregatzustand: phase; physical state.
Aggressin: aggressin.
Aggressivität: aggressivity.
agitans: agitated.
Agitatio(n); Agitiertheit: agitation.
Aglossie: aglossia.
aglukosurisch: aglycosuric.
Aglykon: aglycone.
Agnathie: agnathia.
Agnosie: agnosia. – **A., akustische:** auditory a. – **A., optische:** optic a.; visual a. – **A., taktile:** tactile a.
Agonadismus: agonadism; gonadal aplasia.
agonal: agonal.
Agonie: agony.
Agonist: agonist.
Agoraphobie: agoraphobia; street phobia.
Agrammatismus: agrammatism.
agranulär: agranular.
Agranulozytose: agranulocytosis; granulocytopenia.
Agraphie: agraphia. – **A., motorische:** motor a.
Agrypnie: agrypnia; insomnia.
Agyrie, Agyrismus: agyria.
Ahaptoglob(ul)inämie: ahaptoglobinemia.
Ahlfeld* Zeichen: Ahlfeld's sign.
Ahornrindenschäler-Krankheit: maple bark (strippers') disease.
Ahornsirup(harn)-Krankheit: maple syrup (urine) disease.
AI: A.I. (= artificial insemination).
AIDS: AIDS (= Acquired Immune Deficiency Syndrome).
Aitken* Klassifikation: Aitken classification.
Ajmalin: ajmaline.
AK (Antikörper): ab (antibody).
Akalkulie: acalculia.
Akanthästhesie: acanthesthesia.
Akanthokeratose: acanthokeratodermia; acanthosis.
Akantho(kerato)lysis: acantholysis.
Akanthom: acanthoma.
Akanthose: acanthosis.
Akapnie: acapnia.
Akarbie: acarbia.
Akarinose: acarinosis; acariasis.
Akarizid: acaricide.
Akatalasämie: acatalasia; Takahara's disease.
Akataphasie: acataphasia.
Akathisie: acathisia.
Akinesie: akinesia.
akinetisch: akinetic.
Akkommodation: accommodation.
Akkommodationsbreite: range of accommodation.
Akkommodationskrampf: accommodation spasm; cyclospasm.
Akkommodationslähmung: accommodative iridoplegia.
Akme: acme.
Akne: acne. – **A. vulgaris:** a. vulgaris; common a.
aknegen: acnegenic.
Aknekeloid: acne keloid; keloid acne.
Aknemie: acnemia.
Akoasma: acousma; acoasma.
Akorie: 1) acorea; absence of pupil. **2)** acoria.
akral: acral.
Akranie: acrania.
Akremoniose: acremoniosis.
Akren: extremities.
Akridin: acridine.
Akroagnosie: acroagnosis.
Akroanästhesie: acroanesthesia.
Akroasphyxie: acroasphyxia.
Akrochordon: acrochordon; skin tag.
Akrocyanosis: acrocyanosis.
Akrodermatitis: acrodermatitis.
Akrodynie: acrodynia; pink disease; Feer's disease.
Akrogerie: acrogeria.
Akrognosie: acmesthesia.
Akrokeratose: acrokeratosis.
Akromegalie: acromegaly; Marie's disease.
Akromelalgie: acromelalgia.
Akromikrie: acromicria.
Akromioklavikulargelenk: acromioclavicular joint.
Akromion: acromion; acromial process.
Akroneurose: acroneurosis.
Akroosteolyse: acro-osteolysis.

Akropachie: acropachy.
Akroparästhesie: acroparesthesia.
Akropigmentation: acral pigmentation.
Akrosklerose: acrosclerosis.
Akrosom: acrosome; apical body.
Akrotrophoneurose: acrotrophoneurosis.
Akrozephalie: acrocephaly.
Akrozephalosyndaktylie: acrocephalosyndactyly; Apert's syndrome; Carpenter's syndrome.
Akrozyanose: acrocyanosis.
Aktin: actin.
aktinisch: actinic.
Aktinium: actinium.
Aktinodermatitis: actinic dermatitis; actinodermatitis.
Aktinomykose: actinomycosis.
Aktinomyosin: actomyosin.
Aktinomyzet: actinomycete.
Aktinon: actinon; radon 219.
Aktionspotential: action potential.
Aktionsstrom: action current.
aktiv: active.
Aktivator: activator.
aktiviert: activated.
Aktivierung: activation.
Aktivierungsanalyse: activation analysis.
Aktivität: activity. – **A., enzymatische:** enzymatic a. – **A., katalytische:** catalytic a. – **A., optische:** optical a.
Aktivkohle: activated charcoal.
Aktographie: actography.
Aktomyosin: actomyosin.
Aktualneurose: actual neurosis.
Akupressur: acupressure; shiatsu.
Akupunktur: acupuncture.
Akureyri-Krankheit: Akureyri disease.
Akustik: acoustics.
Akustikus: acoustic nerve; auditory n.
Akustikusneurinom: acoustic neurinoma.
akustisch: acoustic; auditory.
akut: acute.
Akute-Phase-Protein: acute phase protein.
Akutversorgung: acute care.
Akzeleration: acceleration.
Akzeptanz: acceptance.
Akzeptor: acceptor.
Akzessoriuslähmung: accessory nerve paralysis.
akzidentell: accidental.
Ala: ala; wing.
Alalie: alalia.
Alanin: alanine.
Alaninaminotransferase, ALAT: alanine aminotransferase (ALT).
alaris: alar.
Alarmreaktion: alarm reaction.
Alastrim: alastrim; white pox.
Alaun: alum.
Albers//Schönberg* Krankheit: Albers//Schönberg disease.
Albert* Krankheit: Albert's disease; achillobursitis.
Albini* Knötchen: Albini's nodules.
Albinismus: albinism. – **A. partialis:** partial a. – **A. totalis:** total a.
Albino: albino.
Albinoidismus: albinoidism.
Albright* Syndrom: Albright's disease.
Albright*-McCune*-Sternberg* Syndrom: McCune-Albright syndrome.
Albugo: albugo.
Albumin: albumin.
Albumin-Globulin-Quotient: albumin-globulin ratio.
Album(in)ose: albuminose; albumose.
Albuminurie: albuminuria; proteinuria.
albus: white.
Aldehyd: aldehyde.
Aldehydalkohol: aldehyde alcohol; aldol.
Aldehyddehydrogenase: aldehyde dehydrogenase.
Aldehydoxidase: aldehyde oxidase; aldehydase.
Aldehydprobe (Ehrlich*): Ehrlich's benzaldehyde reaction.
Aldehydzucker: aldehyde sugar; aldose.
Aldohexose: aldohexose.
Aldol: aldol.
Aldolase: aldolase.
Aldopentose: aldopentose.
Aldose: aldose.
Aldosteron: aldosterone.
Aldosteronismus: aldosteronism. – **A., primärer:** primary a.; Conn's syndrome. – **A., sekundärer:** secondary a.
Aldrich* Syndrom: Aldrich's syndrome.
Aleppobeule: Aleppo boil; Delhi boil; Oriental sore.
Aleukämie: aleukemia.
Alexander* Syndrom: Alexander's syndrome; dysmyelogenic leukodystrophy.
Alexie: alexia.
Alexin: alexin.
Alfentanil: alfentanile.

Algesie: algesia.
Alg(es)imetrie: algesimetry; algometry.
Algodystrophie: algodystrophy.
Algolagnie: algolagnia.
Alimemazin: alimemazine; trimeprazine.
alimentär: alimentary; nutritional.
aliphatisch: aliphatic.
Alkali: alkali.
Alkal(i)ämie: alkalemia.
Alkalimetrie: alkalimetry.
Alkalireserve: alkaline reserve; alkali reserve.
alkalisch: alkaline.
Alkaliurie: alkalinuria; alkaluria.
Alkaloid: alkaloid.
Alkalose: alkalosis. – **A., metabolische:** metabolic a. – **A., respiratorische:** respiratory a.
Alkapton: alkapton.
Alkaptonurie: alkaptonuria.
Alkohol: alcohol.
Alkoholabusus: alcohol abuse.
Alkoholbestimmung: alcohol determination.
Alkoholblockade: alcohol nerve block.
Alkoholdehydrogenase (ADH): alcohol dehydrogenase.
Alkoholdelir: alcoholic delirium; delirium tremens.
Alkoholdepravation: alcoholic depravation.
Alkoholembryopathie: alcohol embryopathy; fetal alcohol syndrome.
Alkoholepilepsie: alcoholic epilepsy.
Alkoholhalluzinose: alcoholic hallucinosis.
Alkoholiker: alcoholic.
Alkoholintoxikation: alcoholic intoxication.
alkoholisch: alcoholic.
Alkoholismus: alcoholism.
Alkoholpolyneuropathie: alcoholic polyneuropathy.
Alkoholpsychose: alcoholic psychosis.
Alkoholrausch: alcohol poisoning.
Alkylanzien: alkylating agents.
ALL (akute lymphatische Leukämie): ALL (acute lymphocytic leukemia).
All(ach)ästhesie: all(ach)esthesia.
Allantoin: allantoin.
Allantois: allantois.
Allel: allele; allelomorph.
(van) Allen* Syndrom: van Allen syndrome.
Allergen: allergen.
Allergenkarenz: avoidance of allergen(s).
Allergentestung: allergen test(ing).
Allergie: allergy. – **A. vom Soforttyp:** immediate type a. – **A. vom verzögerten Typ:** delayed type a.; cell-mediated a.
Allergie-Diät: elimination diet; hypoallergenic diet.
Allergisierung: allergization; sensitization.
Allergologie: allergology.
Allergometrie: allergometry.
Alles-oder-Nichts-Gesetz: all-or-none law.
Allgemeinarzt: general practitioner.
Allgemeinnarkose: general anesthesia.
Allgemeinzustand: general condition.
Alloantigen: alloantigen.
Alloantikörper: alloantibody.
Alloch(e)irie: allochiria.
Allochezia, Allochezie: allochezia.
allogen: allogen(e)ic.
Allokinese: allokinesis.
Allometrie, Allomorphosis: allometry; allomorphism.
Allopathie: allopathy.
Alloplastik: alloplasty.
Allopurinol: allopurinol.
Allo(r)rhythmie: allor(r)hythmia.
Allosterie: allostery.
Allotransplantat: allograft; homograft.
Allotriophagie: allotriophagy; pica.
Allotypie: allotypy.
Alloxan-Diabetes: alloxan diabetes.
Aloe: aloe.
Aloin: aloin.
Alopecia, Alopezie: alopecia. – **A. areata:** a. areata; pelade. – **A. atrophicans:** atrophic a.; pseudopelade. – **A. liminaris:** marginal traumatic a.; traction a. – **A. symptomatica:** symptomatic a.
Alp(drücken): nightmare.
Alpers* Syndrom: Alpers' syndrome; diffuse progressive cerebrocortical atrophy.
Alpha-Aktivierung: alpha-activation.
Alpha-Amylase: alpha-amylase.
Alphablocker: alpha blockers; alpha-adrenergic blocking agents.
Alphablockierung: alpha blocking.
Alpha-Fetoprotein (AFP): alpha-fetoprotein (AFP).

Alphahämolyse: alpha hemolysis.
Alphaketten-Krankheit: alpha chain disease.
Alphalipoprotein: alpha-lipoprotein.
Alphaprodin: alphaprodine.
Alpharezeptor: alpha(-adrenergic) receptor.
Alpharezeptorenblocker: alpha-receptor blockers.
Alpharhythmus: alpha-rhythm.
alpha-ständig: in the alpha position.
Alphastrahlen: alpha rays.
Alphateilchen: alpha particles.
Alpha-Thalassämie: alpha thalassemia.
Alphavirus: alphavirus.
Alphawelle: alpha wave.
Alphazelle: alpha cell.
Alphazerfall: alpha decay.
Alport* Syndrom: Alport's syndrome.
alt: old.
Alter: age. – **A., biologisches:** biological a. – **A., chronologisches:** chronological a. – **A., funktionelles:** functional a. – **A., hohes:** old age; senescence. – **A., kalendarisches:** chronological a.
Alteration: alteration.
alternans: alternating.
Alternans: alternans.
alternierend: alternating; alternate.
Alternsforschung, Alternslehre: gerontology; gereology.
Altersatrophie: senile atrophy.
Altersdiabetes: adult-onset/maturity-onset diabetes.
Altersemphysem: senile emphysema.
Altersflecke: senile lentigo.
Altershaut: gerodermia.
Altersheilkunde: geriatrics.
Altersosteoporose: senile osteoporosis.
Alterspigment: age pigment; lipofuscin.
Alterspsychose: senile psychosis; geriopsychosis.
Altersschwerhörigkeit: presbyacusis.
Alterssichtigkeit: presbyopia.
Alterswarze: senile wart; verruca senilis.
Alterung, vorzeitige: progeria.
Altinsulin: regular insulin; unmodified i.; soluble i.
Alttuberculin: old/original tuberculin (OT).
Alumen: alumen; alum.
Aluminium: aluminum.
Aluminium-Gleichwert: aluminum equivalent.
alveolär: alveolar.
Alveolaratrophie: alveolar atrophy; atrophy of the alveolar bone.
Alveolarektasie: alveolar ectasia.
Alveolarepithel: respiratory epithelium.
Alveolarepithelzelle: pneumocyte.
Alveolarfortsatz: alveolar process.
Alveolarluft: alveolar air.
Alveolarzellkarzinom: alveolar cell carcinoma.
Alveolen, Alveoli: alveoli. – **A. dentales:** dental alveoli; tooth sockets. – **A. pulmonis:** pulmonary alveoli; air cells; air vesicles.
Alveolitis: alveolitis.
Alveolokapillarblock: alveolar-capillary block.
Alveolus; Alveole: alveolus.
Alymphoplasia thymica: thymic alymphoplasia.
Alymphozytose: alymphocytosis.
Alzheimer* Krankheit: Alzheimer's disease.
amakrin: amacrine.
Amalgam: amalgam.
Amanita: amanita.
Amanitin: amanitine.
Amantadin: amantadine.
Amara (remedia): bitters.
Amastie: amastia; amazia.
Amaurose; Amaurosis: amaurosis. – **A. fugax:** transient blindness.
amaurotisch: amaurotic.
Ambisexualität: ambisexuality; bisexuality.
Ambitendenz: ambitendency.
Ambivalenz: ambivalence.
Amblyopia, Amblyop(s)ie: amblyopia.
Amblyoskop: amblyoscope.
Amboß: ambos; incus; anvil.
Ambozeptor: amboceptor; interbody.
ambulant: ambulatory; outpatient.
Ambulanz: 1) outpatient department. **2)** ambulance.
Ambulatorium: outpatient clinic.
Ameisenlaufen: formication.
Ameisensäure: formic acid.
amelanotisch: amelanotic.
Amelie, Amelia: amelia.
Ameloblast: ameloblast; adamantoblast.

A

Ameloblastom: ameloblastoma; adamantinoma.
Ameloblastosarkom: ameloblastosarcoma.
Amenorrhö: amenorrhea. – **A., funktionelle:** functional a. – **A., primäre:** primary a. – **A., sekundäre:** secondary a.
Amentia: amentia.
Amethopterin: amethopterin.
Ametropie: ametropia.
Amid: amide.
Amidase: amidase.
Amidopyrin: amidopyrine.
Amikrobiose, intestinale: intestinal amicrobiosis.
Amikron: submicroscopic corpuscle.
Amimie: amimia.
Amin: amine. – **A., vasoaktives:** vasoactive a.
Aminase: aminase.
Amindiabetes: amine diabetes; amino acid diabetes.
Aminoacyl: aminoacyl.
Aminoacyl-tRNS-Synthetase: aminoacyl-tRNA-synthetase.
Aminoäthanol: aminoethanol.
Aminoazidurie: aminoaciduria.
p-Aminobenzoesäure: para-aminobenzoic acid (PABA).
γ-Amino-n-buttersäure: gamma-aminobutyric acid (GABA).
ε-Aminocapronsäure: epsilon-aminocaproic acid.
Aminoessigsäure: aminoacetic acid.
Aminoglykosid-Antibiotika: aminoglycoside antibiotics.
Aminogruppe: amino group.
p-Aminohippursäure: para-aminohippuric acid.
δ-Aminolävulinsäure, ALS: aminolevulinic acid (ALA).
p-Aminomethylbenzoesäure: para-aminomethylbenzoic acid.
Aminopeptidase: aminopeptidase.
Aminophenazon: aminophenazone.
α-Aminopropionsäure: alpha-aminopropionic acid.
Aminopterin: aminopterin.
Aminopurin: aminopurine.
Aminosäure: amino acid.
Aminosäurendiabetes: amino acid diabetes.
Aminosäurensequenz: amino acid sequence.
5-Aminosalicylsäure: 5-aminosalicylic acid.
p-Aminosalicylsäure: para-aminosalicylic acid.
Aminozucker: amino sugar.
Amitose: amitosis.
AML (akute myeloblastische Leukämie): AML (acute myelocytic leukemia).
Amme: wet-nurse.
Ammoniak: ammonia.
ammoniakalisch: ammoniacal.
Ammoniakvergiftung: ammonia intoxication.
Ammonium: ammonium.
Ammoniumbase: ammonium base.
Ammonshornsklerose: Ammon's horn sclerosis.
Amnesie: amnesia. – **A., anterograde:** anterograde a. – **A., psychogene:** psychogenic a. – **A., retrograde:** retrograde a.
amnestisch: amnestic.
Amniographie: amniography.
Amnion, Amnios: amnion; bag of waters.
Amnionhöhle: amniotic cavity.
Amnionitis: amnionitis; amnitis.
Amnionstränge: amniotic bands.
Amnioskop: amnioscope.
Amnioskopie: amnioscopy.
amniotisch: amniotic.
Amniotomie: amniotomy.
Amniozele: amniocele.
Amniozentese: amniocentesis.
Amöbe: ameba; amoeba.
Amöbenabszeß: amebic abscess.
Amöbenhepatitis: amebic hepatitis.
Amöbenmeningoenzephalitis: amebic meningoencephalitis.
Amöbenruhr: amebic dysentery.
Amöbiasis: amebiasis; entamebiasis.
amöboid: ameboid.
amorph: amorphous.
Amorphie: amorphia; amorphism.
Amorphosynthese: amorphognosia.
Amoss* Dreifußzeichen: Amoss' sign.
Amotio: amotio; detachment.
Amoxicillin: amoxicillin.
AMP (Adenosinmonophosphat): AMP (adenosine monophosphate).
Ampere: ampere.
Amphetaminsulfat: amphetamine sulfate.
amphibol: amphibolic.

Amphimixis: amphimixis.
Amphioxus lanceolatus: amphioxus; lancet fish.
amphitrich: amphitrichous.
Amphizyt: amphicyte.
Ampholyt: ampholyte.
amphorisch: amphoric.
Amphorophonie: amphorophony.
amphoter: amphoteric.
Amphotericin B: amphotericin B.
amphotrop: amphotropic.
Ampicillin: ampicillin.
Amplitude: amplitude.
Ampulla: ampulla. – **A. vitrea:** ampule.
ampullaris: ampullar; ampullary.
Ampulle: ampule.
Amputatio, Amputation: amputation. – **A., aperiostale:** aperiostal a. – **A. interscapulothoracalis:** forequarter a. – **A. mediotarsalis** u. **metatarsea:** transmetatarsal a. – **A., osteoplastische:** osteoplastic a. – **A., traumatische:** traumatic a.
Amputationsneurom: traumatic neuroma; amputation n.
Amputationsstumpf: amputation stump.
Amputierter: amputee.
Amrinon: amrinone.
Amusie: amusia.
Amyelhämie: aplastic anemia.
Amyelie: amyelia.
Amygdala: *anat* amygdala; *bot* almond.
Amygdalin: amygdalin.
Amylalkohol: amyl alcohol.
Amylase: amylase.
Amylnitrit: amyl nitrite.
Amylo-1,6-Glucosidase: amylo-1,6-glucosidase.
Amyloid: amyloid.
Amyloidkörper: amyloid body.
Amyloidose: amyloidosis. – **A., primäre:** primary a. – **A., sekundäre:** secondary a.
Amylopektin: amylopectin; amylin.
Amylopektinose: amylopectinosis; glycogen storage disease type IV.
Amylorrhö: amylorrhea.
Amylose: amylose.
Amylum: amylum; starch.
amyostatisch: amyostatic.
Amyotonie: amyotonia.
Amyotrophie: amyotrophy.
ANA (antinukleärer Antikörper): ANA, ana (antinuclear antibody).
Anabiose: anabiosis.
anabiotisch: anabiotic.
anabol, anabolisch: anabolic.
Anabolikum: anabolic.
Anabolismus: anabolism.
Anabolit: anabolite.
Anachorese: anachoresis.
Anadenie: anadenia.
Anadidymus: anadidymus.
Anaemia, Anämie: anemia. – **A., achrestische:** achrestic a. – **A., akute:** acute a. – **A., alimentäre:** malnutrition a. – **A., aplastische:** aplastic a. – **A., autoimmunhämolytische:** autoimmune hemolytic a. – **A., erythroklastische:** erythroclastic a. – **A., hämolytische:** hemolytic a. – **A., hyperchrome:** hyperchromic a. – **A., hypochrome:** hypochromic a. – **A., immunhämolytische:** immunohemolytic a. – **A., leuko-erythroblastische:** leukoerythroblastic a. – **A., makrozytäre:** macrocytic a. – **A., megaloblastische:** megaloblastic a. – **A., mikrozytäre:** microcytic a. – **A., normochrome:** normochromic a. – **A., perniziöse:** pernicious a.; addisonian a. – **A., sideroachrestische:** sideroachrestic a. – **A. splenica:** splenic a.; Banti's syndrome.
anämisch: anemic.
anaerob: anaerobic.
Anaerobier: anaerobe. – **A., fakultativer:** facultative a. – **A., obligater:** obligate a.
Anaerobiose: anaerobic metabolism; anaerobiosis.
Anästhesie: anesthesia.
Anästhesiologie: anesthesiology.
Anästhesist: anesthetist; anesthesiologist.
Anästhetikum: anesthetic.
Anagenhaar: anagen hair.
Anaklisis: anaclisis.
Anakrotie: anacrotism.
Anakusis: anacusis; anakusis.
anal: anal.
Analabszeß: anal abscess.
Analatresie: anal atresia.
Analbuminämie: analbuminemia.
Analeptikum: analeptic.
Analfissur: anal fissure.
Analfistel: anal fistula.
Analgesia, Analgesie: analgesia.
Analgetikum: analgesic; analgetic.
Analgie: analgia; analgesia.

A

analog: analogous.
Analogstoff: analogue; analogous compound.
Analphalipoproteinämie, familiäre: familial analphalipoproteinemia.
Analprolaps: anal prolapse.
Analreflex: anal reflex.
Analrhagade: anal rhagade; anal fissure.
Analyse: analysis.
analysieren: (to) analyze.
Anamnese: anamnesis.
Anankasmus: anancasm.
Anaphase: anaphase.
anaphylaktisch: anaphylactic.
anaphylaktoid: anaphylactoid.
Anaphylatoxin: anaphylatoxin.
Anaphylaxie: anaphylaxis. – **A., inverse:** inverse a. – **A., lokale:** local a.; Arthus reaction. – **A., passive:** passive a.
Anaplasie: anaplasia.
Anaplastik: anaplasty; anaplastic surgery.
Anarthrie: anarthria.
Anasarka: anasarca.
Anaspadie: anaspadias; epispadias.
Anastomose: anastomosis. – **A., arteriovenöse:** arteriovenous a. – **A., gastrojejunale:** gastrojejunal a.; gastroenterostomy. – **A., koronarikokavale:** coronaricocaval a. – **A., lymphovenöse:** lymphaticovenous a. – **A., portokavale:** portocaval a. – **A., spinofaziale:** faciohypoglossal a.
Anastomosengeschwür: anastomotic ulcer.
Anatomie: anatomy.
anatomisch: anatomic(al).
Anatoxin: anatoxin.
Anazidität: anacidity.
Anazoturie: anazoturia.
Ancrod: ancrod.
Ancylostoma: Ancylostoma. – **A. duodenale:** European hookworm.
Ancylostoma-Dermatitis: Ancylostoma dermatitis; ground itch.
Ancylostomiasis: ancylostomiasis; hookworm disease.
Andamanen-Fieber: Andaman fever.
Androblastom: androblastoma.
Androgamet: male gamete.
Androgen: androgen; androgenic hormone.
androgyn: androgynous.
Androgynie: androgyny; androgynism.
Androspermium: androsperm.
Androstan: androstane.
Androstendiol: androstenediol.
Androstendion: androstenedione.
Androsteron: androsterone.
Androtropie, Androtropismus: androtropism.
Anelektrotonus: anelectrotonus.
Anenzephalie: anencephaly; anencephalia.
Anenzymie: anenzymia.
Anergie: anergy.
Anethopathie: anethopathy.
Anetodermie: anetoderma.
Aneuploidie: aneuploidy.
Aneurin: aneurine; thiamine.
Aneurysma: aneurysm. – **A., arteriosklerotisches:** atherosclerotic a. – **A. arteriovenosum:** arteriovenous a. – **A. cirsoides:** cirsoid a.; racemose a. – **A. dissecans:** dissecting a. – **A., echtes:** true a. – **A., falsches:** false a. – **A. sacciforme:** sacculated a.
Anfall: attack; seizure.
Anfang: start; beginning.
Anfangsschwankung: initial deflection.
Anfrischung: refreshing; avivement.
angeboren: inborn.
Angehörigengruppe: relative group.
Angelhakenform (des Magens): fishhook stomach.
angemessen: adequate; appropriate.
angewandt: applied.
Angewohnheit: habit.
Angialgie: angialgia; angiodynia.
Angiektasie: angiectasia; angiectasis.
Angiektomie: angiectomy.
Angiitis: angi(i)tis; vasculitis.
Angina: angina; sore throat. – **A. abdominalis:** intestinal a. – **A. pectoris:** a. pectoris. – **A., vasospastische:** Prinzmetal's a.
anginös: anginal; anginose; anginous.
Angioblast: angioblast.
Angioblastom: angioblastoma.
Angiodynie: angiodynia; angialgia.
Angiodysgenesia spinalis: angiodysgenetic myelomalacia.
Angiodysplasie: angiodysplasia.
Angiofibrolipom: angiofibrolipoma.
Angiofibrom: angiofibroma.
Angiogramm: angiogram.
Angiographie: angiography.

Angiohämophilie: angiohemophilia; vascular hemophilia.
angioid: angioid.
angioimmunoblastisch: angioimmunoblastic.
Angiokardiographie: angiocardiography.
Angiokardiopathie: angiocardiopathy.
Angiokeratom: angiokeratoma.
Angiologie: angiology.
Angiolupoid: angiolupoid.
angiolytisch: angiolytic.
Angiom(a): angioma. – **A. stellatum:** spider a.; stellate a. – **A. teleangiectaticum:** telangiectatic a.
Angiomatose, Angiomatosis: angiomatosis.
Angiomyom: angiomyoma.
Angioneurose, Angioneuropathie: angioneurosis; angioneuropathy.
angioneurotisch: angioneurotic.
Angioorganopathie: angio-organopathy.
Angiopathia, Angiopathie: angiopathy. – **A. diabetica:** diabetic a.
Angioplastie: angioplasty. – **A., perkutane transluminale:** percutaneous transluminal a.
Angiopsathyrosis: angiopsathyrosis; capillary fragility.
Angiorezeptor: angioreceptor.
Angio(r)rhexis: angiorrhexis.
Angiosarkom: (hem)angiosarcoma.
Angiose: angiosis; angiopathy.
Angiosklerose: angiosclerosis.
Angiospasmus: angiospasm.
Angiotensin, Angiotonin: angiotensin; hypertensin.
Angiotrophoneurose: angiotrophoneurosis.
Angle* Klassifikation: Angle's classification.
Angor: angor.
angrenzend: adjacent; related.
Angriff: attack.
Angst: anxiety; fear; phobia.
Angstneurose: anxiety neurosis.
Angstsyndrom: anxiety disorder.
angularis: angular.
Angularis-Syndrom: Gerstmann's syndrome; angular gyrus syndrome.
Angulus: angulus; angle.
Anhäufung: accumulation; agglomeration.
Anhang: appendix; appendage.
Anheftung: fixation; pexis.
Anheliose: sun deficiency disease.
An(h)idrose, Anhidrosis: an(h)idrosis. – **A. hypotrichotica polydysplastica Siemens*:** Christ-Siemens syndrome.
Anhydrämie: anhydremia.
Anhydrid: anhydride.
anikterisch: anicteric.
Anilid: anilide.
Anilin: aniline.
Anilinkrebs: aniline cancer.
Anima: anima.
animal: animal.
Anion: anion.
Anionenaustauscher: anion exchange resin.
Anionenkomplex: anion complex.
Anionenlücke: anion gap.
Anir(id)ie: aniridia.
Anis: anise.
Anisakiasis: anisakiasis.
Aniseikonie: aniseikonia; anisoiconia.
Anisochromie: anisochromia.
Anisodontie: anisodontia.
Anisogamie: anisogamy.
Anisokaryose: anisokaryosis.
Anisokorie: anisocoria.
Anisometropie: anisometropia.
Anisosphygmie: anisosphygmia.
Anisotropie: anisotropy.
Anisozytose: anisocytosis.
Ankyloblepharon: ankyloblepharon.
Ankylodaktylie: ankylodactyly.
Ankyloglosson, Ankyloglossie: ankyloglossia; tongue-tie.
ankylosans: ankylosing.
Ankylose: ankylosis. – **A. extraarticularis, A., falsche:** false a.; fibrous a.; ligamentous a.
Anlage: disposition; anlage (= primordium).
Anlagerung: apposition.
Anlageträger: genetic carrier.
Anlegespan: onlay graft.
Anleitung: instruction; guidance.
Annahme: assumption.
Anneliden: Annelida.
Annexa: annexa; adnexa.
Anode: anode.
Anodenöffnungszuckung, AÖZ: anodal opening contraction (AOC).
Anodenschließungszuckung: anodal closure contraction (ACC).

Anodenstrahlen: anode rays.
Anodontie: anodontia; anodontism; dental aplasia.
anoetisch: anoetic.
Anomalie: anomaly.
Anomaliewinkel: angle of anomaly.
Anomaloskop: anomaloscope.
Anonychie, Anonychosis: anonychia.
Anopheles: Anopheles.
Anophthalmie, Anophthalmus: anophthalmia.
Anopie: anopia.
Anoplura: Anoplura; sucking lice.
Anopsie: anopsia.
Anorch(id)ie: anorchia; anorch(id)ism.
anorektal: anorectal.
anorektisch: anorectic; anorectous.
Anorexia, Anorexie: anorexia. – **A. nervosa:** a. nervosa.
anorganisch: inorganic.
Anorgasmie: anorgasmy.
Anoskop: anoscope.
Anosmie: anosmia.
Anosognosie: anosognosia.
Anotie: anotia.
anovulatorisch: anovulatory.
Anoxämie: anoxemia.
Anoxie: anoxia.
Anoxybiose: anoxybiosis; anaerobiosis.
Anpassung: adaptation; adjustment; accommodation.
Anpassungsfähigkeit: adaptability.
Anregung: stimulation.
Anreicherung: enrichment.
Anreiz: incentive.
Ansammlung: accumulation; pool.
Ansatz: approach; *anat* base; origin; insertion.
Ansatztendopathie: insertion tendopathy.
Anschluß: connection.
Anschoppung: engorgement.
Anschwellung: swelling; tumescence.
Ansicht: view; aspect.
Anspannung: tension; strain.
Anspannungston: tension sound.
Anspannungszeit: isometric period; isovolumetric interval.
Anstalt: institution.
ansteckend: infectious.
Ansteckung: infection.
Anstieg: increase.
Anstrengung: effort; exertion.
Anstrengungsasthma: exercise-induced asthma.
Antacidum: antacid.
Antagonismus: antagonism.
Antagonist: antagonist.
Antazidum: antacid.
Anteflexio uteri: anteflected uterus; anteflexion of the uterus.
Anteil: portion; part.
antekolisch: antecolic.
Antekurvation: antecurvature.
Antepositio(n): anteposition.
anterior, anterius: anterior.
antero-: antero-.
anterograd: anterograde.
anteroposterior: anteroposterior.
Anteroseptalinfarkt: anteroseptal infarction.
Antetorsio(n): antetorsion.
Anteversio uteri: anteversion of the uterus.
Anthelmintikum: anthelmintic; vermifuge.
Anthidrotikum: antihydrotic.
Anthracen: anthracene.
Anthrachinon: anthraquinone.
Anthracosis: anthracosis; black lung.
Anthra(ko)silikose: anthracosilicosis.
Anthrarobin: anthrarobin.
Anthrax: anthrax.
Anthrazen: anthracene.
Anthropologie: anthropology.
anthropophil: anthropophilic.
Anthropophobie: anthropophobia.
Anthropozoonose: anthropozoonosis.
Antiadrenergikum: antiadrenergic; sympatholytic.
Antiallergikum: antiallergic.
antianämisch: antianemic.
Antiandrogen: antiandrogen.
Anti-Antikörper: antiantibody.
Antiarrhythmikum: antiarrhythmic.
Antiasthmatikum: antasthmatic.
Antibabypille: birth control pill; the pill.
Antibiose: antibiosis.
Antibiotikaresistenz: antibiotic resistance.
Antibiotikum: antibiotic.
Anticholinergikum: anticholinergic.
Antidepressivum: antidepressant; thymoleptic.
Antidiabetikum: antidiabetic.
Antidiarrhoikum: antidiarrheal.

Antidiuretikum: antidiuretic.
Antidot: antidote.
antidrom: antidromic.
Antiemetikum: antiemetic.
Antienzym: antienzyme.
Antiepileptikum: antiepileptic.
Antifibrillans: antifibrillatory drug; a. agent.
Antifibrinolysin: antifibrinolysin.
Antifibrinolytikum: antifibrinolytic.
antigen: antigenic.
Antigen: antigen. – **A., karzinoembryonales:** carcinoembryonic a. (CEA). – **A., kreuzreagierendes:** cross-reacting a. – **A. onkofetales:** oncofetal a. – **A., prostataspezifisches:** prostate-specific a. – **A., tumorspezifisches:** tumor-specific a.
Antigen-Antikörper-Reaktion: antigen-antibody reaction.
Antigendeterminante: antigenic determinant.
Antigen-Drift: antigenic drift.
Antigenformel: antigen formula.
Antigenität: antigenicity.
Antigenmuster: antigen pattern.
Antigen-Shift: antigenic shift.
Antigenspezifität: antigen specifity.
Antiglobulin: antiglobulin.
Antiglobulin-Konsumptionstest: antiglobulin consumption test.
antihämophil: antihemophilic.
Antihistaminikum: antihistamine; antihistaminic.
Antihormon: antihormone.
Antihumanglobulin: anti-human globulin.
Antihyaluronidase-Test: antihyaluronidase test.
Antihypertensivum, Antihypertonikum: antihypertensive.
Antikoagulans: anticoagulant.
Antikörper, AK: antibody (ab). – **AK, antinukleärer:** antinuclear ab. – **AK, antitoxischer:** antitoxic ab. – **AK, autologer:** autologous ab. – **AK, blockierender:** blocking ab. – **AK, inkompletter:** incomplete ab. – **AK, komplementbindender:** complement fixing ab. – **AK, kompletter:** complete ab. – **AK, monoklonaler:** monoclonal ab. – **AK, zytophiler:** cytophilic ab. – **AK, zytotoxischer:** cytotoxic ab.
Antikonvulsivum: anticonvulsant.
Antikonzeption: contraception.
Antikus-Lähmung: anticus paralysis; paralysis of the cricothyroid muscle.
Antileprotikum: antileprotic.
Antilipidämikum: antilipemic.
Antilymphozytenserum, ALS: antilymphocyte serum (ALS).
Antimetabolit: antimetabolite.
Antimitotikum: antimitotic.
Antimon: antimony.
Antimonose: antimonosis.
Antimutagen: antimutagen.
Antimykotikum: antimycotic.
antineoplastisch: antineoplastic.
Antineuralgikum: antineuralgic agent; analgesic.
antinukleär: antinuclear.
Antiöstrogen: antiestrogen.
Antiperistaltik: antiperistalsis.
Antiperspirans: antiperspirant; anhidrotic.
Antiphlogistikum: antiphlogistic.
Antiplasmin: antiplasmin.
Antipruriginosum: antipruritic.
Antipyretikum: antipyretic.
Antirefluxplastik: antireflux plasty.
Antirheumatikum: antirheumatic. – **A., nicht-steroidales,** NSAR: nonsteroidal anti-inflammatory drug (NSAID).
Antisepsis: antisepsis.
Antiseptikum: antiseptic.
Antiserum: antiserum.
Antiskabiosum: antiscabietic; scabieticide.
Antispasmodikum: antispasmodic.
Antistaphylolysin: antistaphylolysin.
Antistreptokinase, ASK: antistreptokinase.
Antistreptolysin, ASL: antistreptolysin (ASL).
Antithrombin: antithrombin.
Antithrombotikum: antithrombotic.
Antitoxin: antitoxin.
antitoxisch: antitoxic.
α_1-Antitrypsin: alpha$_1$-antitrypsin.
Antituberkulotikum: antituberculotic.
Antitussivum: antitussive.
antiviral: antiviral.
Antivitamin: antivitamin.
Anton* Operation: Anton's procedure. – **A.* Zeichen:** Anton's sign. – **A.*-Babinski* Syndrom:** Anton-Babinski syndrome.

Antrektomie: antrectomy.
Antrieb: impulse; drive.
antriebslos: adynamic.
Antrotomie: antrotomy.
Antrum: antrum. – **A. Highmori:** a. of Highmore; maxillary a.
Antwort: response.
anular(is): annular; ring-shaped.
Anuli fibrosi cordis: Lower's rings; fibrous rings of the heart.
Anuloplastik: annuloplasty.
Anulorrhaphie: annulorrhaphy.
Anulozyt: ring-shaped erythrocyte.
Anulus: annulus; ring.
Anurie: anuria; anuresis. – **A., echte:** true a. – **A., falsche:** false a. – **A., physiologische:** physiological a. – **A., postrenale:** postrenal a. – **A., prärenale:** prerenal a. – **A., renale:** renal a.
Anus: anus. – **A. praeter(naturalis):** artificial a.; preternatural a.
Anxietas: anxiety. – **A. tibiarum:** restless legs.
Anxiolytikum: anxiolytic.
Anzapfsyndrom: steal syndrome.
anzeigepflichtig: notifiable.
Aorta: aorta. – **A. abdominalis:** abdominal a. – **A. ascendens:** ascending a. – **A. descendens:** descending a. – **A., reitende:** overriding a. – **A. thoracica:** thoracic a.
aortal: aortic.
Aortenaneurysma: aortic aneurysm.
Aortenarkade: aortic arcade.
Aortenbifurkationssyndrom: aortic bifurcation syndrome.
Aortenbögen: (primitive) aortic archs.
Aortenbogen: aortic arch.
Aortenbogenanomalie: aortic arch anomaly.
Aortenbogensyndrom: aortic arch syndrome; pulseless disease.
Aortenfenster: aortic window.
Aortenherz: aortic configuration; sabot heart.
Aortenisthmusstenose: stenosis of the aortic isthmus; coarctation of the aorta.
Aortenklappeninsuffizienz: aortic (valve) insufficiency; aortic regurgitation.
Aortenklappenprolaps: aortic valve prolapse.
Aortenklappenstenose: aortic (valve) stenosis.
Aortenknopf: aortic knob.
Aortenkonfiguration: aortic configuration.
Aortenruptur: aortic rupture; aortoclasia.
Aortensklerose: aortic sclerosis.
Aortenstenose: aortic stenosis. – **A., kongenitale = Coarctatio aortae:** congenital abdominal a. st. – **A., subvalvuläre:** subvalvular a. st. – **A., supravalvuläre:** supravalvular a. st.
Aortensyphilis: aortic lues; syphilitic aortitis.
Aortenton: aortic component of the second heart sound.
Aortitis: aortitis.
Aortographie: aortography.
aortopulmonal: aortopulmonary.
apallisch: apallic.
Apathie: apathy.
apathisch: apathic; apathetic; indifferent.
Apatit: apatite.
APC-Viren: APC (= adenoidal pharyngeal conjunctival) viruses.
Aperistaltik: aperistalsis.
Apert* Syndrom: Apert's syndrome; acrocephalosyndactyly.
Apertur(a): aperture.
Apex: apex.
Apexkardiogramm: apexcardiogram.
Apfelsinenhaut: peau d'orange; orange peel skin.
Apgar* Index: Apgar score.
Aphagie: aphagia.
Aphakie: aphakia.
Aphasie: aphasia. – **A., amnestische:** amnesic a. – **A., globale:** global a. – **A., kortikale:** cortical a. – **A., motorische:** motor a.; Broca's a.; expressive a. – **A., sensorische:** sensory a.; Wernicke's a.; receptive a. – **A., subkortikale:** subcortical a. – **A., transkortikale:** transcortical a.
Aphemie: aphemia.
Aphonie: aphonia.
Aphrasie: aphrasia.
Aphrodisiakum: aphrodisiac.
Aphthen: aphthae; aphthous ulcers.
aphthös: apthoid.
Aphthongie: aphthongia.
Aphthosis: aphthosis.
Apicitis, Apizitis: apicitis.
apikal: apical.

Apik(o)ektomie: apic(o)ectomy.
Apikolyse: apicolysis.
Apikotomie: apicotomy.
Aplasie: aplasia.
aplastisch: aplastic.
Apnoe: apnea.
apnoisch: apneic.
Apochromat: apochromatic objective.
Apodie: apodia.
Apoenzym: apoenzyme.
Apoferritin: apoferritin.
apokrin: apocrine.
Apolipoprotein: apolipoprotein.
Apomorphin: apomorphine.
Aponeur(os)ektomie: aponeurotomy.
Aponeurose: aponeurosis.
Aponeurositis: aponeurositis.
Apophyse: apophysis.
Apophysenlösung, Apophyseolyse: apophysial fracture.
Apophysitis: apophysitis. – **A. tibialis adolescentium:** juvenile tibial a.; Osgood-Schlatter disease.
apoplektiform: apoplectiform; -plectoid.
apoplektisch: apoplectic.
Apoplexia, Apoplexie: apoplexia; apoplexy; cerebrovascular accident; stroke. – **A. bulbaris:** bulbar apoplexy; pontine a. – **A. cerebelli:** cerebellar stroke. – **A. cerebri:** cerebral apoplexy. – **A. retinalis:** retinal apoplexy. – **A. spinalis:** spinal apoplexy. – **A. uteroplacentaris:** uteroplacental apoplexy.
Aposkeparnismus: tangential skull fracture.
Apotheke: pharmacy; drugstore.
Apparat(us): apparatus; device; system. – **A. acusticus:** acoustic a. – **A. digestorius:** digestive system; alimentary system. – **A. lacrimalis:** lacrimal a. – **A., orthopädischer:** orthopedic device. – **A. respiratorius:** respiratory system. – **A. urogenitalis:** genitourinary system.
Appendektomie: appendectomy.
Appendices: appendages.
Appendizitis: appendicitis. – **A., akute:** acute a. – **A., chronische:** chronic a. – **A., gangränöse:** gangrenous a. – **A., perforierende:** perforative a.; perforating a.
Appendikostomie: appendicostomy.
Appendix: appendix; appendage. – **A. vermiformis:** vermiform appendix.
Appendizitiszeichen: appendicitis signs.
Apperzeption: apperception.
Appetenz: appetency.
Appetit: appetite.
Appetitanreger: appetizer.
Appetitmangel: inappentence.
Appetitzügler: appetite depressant.
Applanatio corneae: corneal applanation.
Applanationstonometer: applanation tonometer; applanometer.
Applikator: applicator.
Appositio(n): apposition.
Apraxie: apraxia. – **A., gliedkinetische:** limb-kinetic a. – **A., ideatorische:** ideational a.; sensory a. – **A., ideokinetische** oder **ideomotorische:** ideokinetic a.; ideomotor a. – **A., konstruktive:** constructional a. – **A., angeborene okulomotorische:** oculomotor a.
Aprosexia, Aprosexie: aprosexia; attention deficit.
Aprotinin: aprotinin.
Apsithyrie: apsithyria.
Aptyalismus: aptyalism; asialia.
Apudom: apudoma.
APUD-Zellen: APUD (= amine precursor uptake and decarboxylation) cells.
apyretisch: apyretic; afebrile.
Aqua: aqua; water.
Aquädukt, Aquaeductus: aqueduct(us).
Aquäduktsyndrom: aqueductal syndrome.
Arabinose: arabinose.
Arachidonsäure: arachidonic acid.
Arachnidismus: arachn(o)idism.
Arachnitis, Arachnoiditis: arachnitis; arachnoiditis.
Arachnodaktylie: arachnodactyly; spider fingers.
Arachnoidalraum: (sub)arachnoid space.
Arachnoidalzyste: arachnoid cyst.
Arachnoidea: arachnoid membrane; arachnoidea.
Aran*-Duchenne* Krankheit: Duchenne-Aran disease; progressive muscular dystrophy.
ARAS (aufsteigendes retikuläres Aktivierungssystem): arousal system.
Arbeit: work.
Arbeitshypertrophie: compensatory hypertrophy.
Arbeitsinsuffizienz: functional insufficiency; stress response i.

Arbeitsmedizin: occupational medicine.
Arbeitsplatzkonzentration, maximale, MAK: maximum allowable concentration (MAC).
Arbeitstherapie: work therapy.
Arborisationsblock: arborization block.
ARBO-Viren, Arboviren: arboviruses.
Archetypus: archetype.
arcuatus: arcuate.
Arcus: arch. – **A. aortae:** aortic arch; arch of aorta. – **A. pubis:** pubic arch. – **A. senilis:** arcus senilis; gerontoxon.
Area: area.
Areal: area; region.
Arecolinum: arecoline.
Areflexie: areflexia.
Arenaviren: arenaviruses.
argentaffin: argentaffin(e).
Argentaffinom: argentaffinoma; carcinoid.
Argentum, Ag: silver (Ag).
Arginase: arginase.
Arginin: arginine.
Argininbernsteinsäure: argininosuccinic acid.
Argininosuccin(oazid)urie: argininosuccinic aciduria.
Argininsynth(et)ase: arginine synthetase.
Argon, Ar: argon (Ar).
Argonz*-del Castillo*(-Ahumada*) Syndrom: del Castillo syndrome.
Argyll Robertson* Phänomen: Argyll Robertson pupil.
Argyrie: argyria.
Argyrose: argyrosis.
Ariboflavinose(-Syndrom): ariboflavinosis.
Arithmomanie: arithmomania.
arm: poor.
Arm: arm; brachium.
Arm-Abweichversuch: arm deviation test.
Armbinde: sling.
Armlösung: freeing of arms; arm extraction.
Armplexuslähmung: brachial plexus paralysis. – **A., obere:** Erb-Duchenne paralysis. – **A., untere:** Klumpke's paralysis.
Armstrong* Krankheit: Armstrong's disease.
Armtonus-Reaktion: brachial tonicity reaction.
Armvorfall: arm prolapse; arm presentation.
Armvorliegen: prolapsed arm.
Arndt*-Schulz* Gesetz: Arndt-Schulz law.
Arneth* (Leukozyten-)Schema: Arneth's formula.
Arnold*-Chiari* Syndrom: Arnold-Chiari syndrome; A.-C. deformity.
Aromastoff: aromatic.
Aromat: aromatic compound.
aromatisch: aromatic.
Arrhenoblastom: arrhenoblastoma.
A(r)rhinenzephalie: arhinencephalia.
Arrhythmia, A(r)rhythmie: arrhythmia. – **A. absoluta:** continuous a.; perpetual a. – **A., respiratorische:** respiratory a.
Arrosionsblutung: arrosion bleeding.
Arsen, As: arsenic (As).
Arsenik (weißes): arsenic trioxide.
Arsenkrebs: arsenic cancer.
Arsenvergiftung: arsenic poisoning.
Arsenwasserstoff: arsine; arsenous hydride.
Art: species.
Artefakt: artefact; artifact.
Artemisia absinthium: wormwood; absinthe.
Arteria, Arterie: artery. – **A. basilaris:** basilar a. – **A. carotis:** carotid a. (common; external; internal). – **A. cerebri:** cerebral a. (anterior; middle; posterior). – **A. femoralis:** femoral a. – **A. iliaca:** iliac a. (common; external; internal). – **A. lienalis:** splenic a. – **A. meningea:** meningeal a. (anterior; middle; posterior). – **A. profunda femoris:** deep femoral a. – **A. spinalis:** spinal a. (anterior; posterior). – **A. subclavia:** subclavian a. – **A. vertebralis:** vertebral a.
Arterialisation: arterialization.
Arterie: artery.
Arteriektasie: arteriectasia; arterial dilatation.
arteriell: arterial.
Arterienersatz: arterial graft.
Arteriengeräusch: arterial murmur.
Arterienverkalkung: arterial calcification; arteriosclerosis.
Arteriitis: arteri(i)tis. – **A. temporalis:** temporal a.; cranial a.; giant-cell a.
Arteriogramm: arteriogram.
Arteriographie: arteriography.

Arteriola, Arteriole: arteriole.
Arteriolitis: arteriolitis.
Arteriolosklerose: arteriolosclerosis.
arteriomesenterial: arteriomesenteric.
Arteriopathie: arteriopathy.
Arterio(r)rhaphie: arteriorrhaphy.
Arteriosklerose: arteriosclerosis.
Arteriospasmus: arteriospasm; arterial spasm.
Arteriotomie: arteriotomy.
arteriovenös: arteriovenous.
Arthrektomie: arthrectomy; erasion of joint.
Arthritis: arthritis. – **A. allergica:** allergic a. – **A. ankylosans:** ankylosing a. – **A., chronisch-entzündliche:** chronic inflammatory a. – **A. gonorrhoica:** gonorrheal a. – **A., hämophile:** hemophilic a. – **A., rheumatoide:** (juvenile) rheumatoid a.; Still's disease. – **A. syphilitica:** syphilitic a. – **A. tuberculosa:** tuberculous a. – **A. urica:** gouty a.
Arthrodese: arthrodesis.
Arthrodynie: arthrodynia.
arthrogen: arthrogenic.
Arthrographie: arthrography.
Arthrogryposis multiplex congenita: a. multiplex congenita; congenital multiple arthrogryposis.
Arthrolith: arthrolith.
Arthrologie: arthrology.
Arthrolyse: arthrolysis.
Arthroosteoonychodysplasie: arthro-osteo-onychodysplasia.
Arthropathia, -pathie: arthropathy. – **A. neuropathica:** neuropathic a.; Charcot's joint. – **A. tabica:** syphilitic a.; tabetic osteoarthropathy.
Arthrophyt: arthrophyte.
Arthroplastik: arthroplasty.
Arthropneumographie: air contrast arthrography.
Arthropode: arthropod.
Arthrorise: arthro-ereisis; arthrorisis.
Arthrose, Arthrosis: arthrosis. – **A. deformans:** degenerative arthritis.
Arthroskopie: arthroscopy.
Arthrospore: arthrospore.
Arthrotomie: arthrotomy.
Arthrozentese: arthrocentesis.
Arthus* Reaktion, Phänomen: Arthus reaction; Arthus phenomenon.
articularis: articular.
Articulatio: joint; articulation.
artificialis, artifiziell: artificial.
Artikulation: articulation.
artikulieren: (to) articulate.
artspezifisch: species-specific.
Arylamin-Acetyl(transfer)ase: arylamine-acetyltransferase.
Arylsulfatase: arylsulfatase.
Arytenoidektomie: arytenoidectomy.
arytenoideus: arytenoid.
Arytenoidopexie: arytenoidopexy.
Arzneibuch: pharmacopeia.
Arzneimittel: drugs; pharmaceuticals.
Arzneimittelallergie: drug allergy.
Arzneimittelexanthem: drug eruption; drug rash.
Arzneimittelmißbrauch: drug abuse.
Arzneimittelprüfung: drug study.
Arzt: physician.
Arztregister: panel.
Asai* Fistel: Asai shunt.
Asbest: asbestos.
Asbestose, Asbestosis pulmonum: asbestosis.
Ascariasis, Ascaridosis: ascariasis.
Ascaris lumbricoides: Ascaris; roundworm.
ascendens: ascending.
Aschenbild: ash picture; spodogram.
Ascher* Syndrom: Ascher's syndrome.
Aschheim*-Zondek* Reaktion: Aschheim-Zondek test.
Aschner*(-Dagnini*) Test: Aschner's phenomenon; oculocardiac reflex.
Aschoff* Knötchen: Aschoff's nodules; A.'s bodies. – **A.*-Tawara* Knoten:** Tawara's node; atrioventricular node.
Ascites: ascites.
Ascoli* Reaktion: Ascoli's test; A.'s reaction.
Ascorbinsäure: ascorbic acid.
ASE (= Antistreptolysin-Einheit): antistreptolysin unit.
Asemie: asemia.
Asepsis: asepsis.
aseptisch: aseptic.
Asexualität: asexuality; lack of libido.
asexuell: asexual.
Asialie: asialia; aptyalism.
Asiderose: asiderosis.
Asitie: anorexia.
Askariden: ascarides; lumbricoid worms.

Askarideneileus: ileus secondary to ascariasis; ascaridic ileus.
Askorbinsäure: ascorbic acid.
Askospore: ascospore.
ASL (Antistreptolysin)**:** ASL (antistreptolysin).
Asomnie: asomnia; insomnia.
Asparagin: asparagine; aminosuccinic acid.
Asparaginase: asparaginase.
Asparaginsäure: aspartic acid.
Aspartase: aspartase.
Aspartataminotransferase, ASAT**:** aspartate aminotransferase (AST).
Aspergillom: aspergilloma.
Aspergillose: aspergillosis.
Aspergillus: Aspergillus.
Aspergillus-Sepsis: aspergillus sepsis.
Aspermatie, Aspermatismus: aspermatism; aspermia.
Aspermie: aspermia.
asphyktisch: asphyctic; asphyctous.
Asphyxia, Asphyxie: asphyxia. – **A., fetale:** fetal a. – **A. livida:** a. livida; blue a. – **A. neonatorum:** a. neonatorum; respiratory distress syndrome. – **A., lokale:** local a.; Raynaud's disease.
Asphyxiesyndrom, traumatisches: traumatic asphyxia; traumatic apnea.
Aspirat: aspirate.
Aspiration: aspiration.
Aspirationsbiopsie: aspiration biopsy.
Aspirationskürettage: aspiration curettage; suction curettage; vacuum aspiration.
Aspirationspneumonie: aspiration pneumonia.
Aspirator: aspirator.
Asplenie: asplenia.
ASR: 1) Antistreptolysinreaktion: antistreptolysin reaction. **2) Achillesehnenreflex:** ankle jerk.
ASS (Acetylsalicylsäure)**:** ASA (acetylsalicylic acid).
Assimilation, -lierung: assimilation.
Assimilationswirbel: transitional vertebra.
Assistent(in): assistant. – **A., medizinisch-technische(r),** MTA**:** medical technologist.
assistiert: assisted.
Assoziation: association.
Assoziationsbahn: association pathway.
Assoziationsfaser: association fiber.
Assoziationsfeld: association area; association field.
Assoziationsversuch: association test.
assoziiert: associated.
Ast: branch; ramus.
Astasie: astasia.
Asteatosis: asteatosis.
Aster: aster.
Astereognosie: astereognosis; stereoagnosis.
Astereoskopie: lack of stereopsis.
Asterixis: asterixis; flapping tremor.
Asthenie: asthenia. – **A., neurozirkulatorische:** neurocirculatory a.; cardiac neurosis.
Astheniker: asthenic (type).
asthenisch: asthenic.
Asthenokorie: asthenocoria.
Asthenopie: asthenopia.
Astheno(zoo)spermie: asthenospermia; asthenozoospermia.
Asthenurie: asthenuria.
Asthma: asthma. – **A. bronchiale:** bronchial a.; allergic a. – **A. cardiale:** cardiac a. – **A., endogenes:** intrinsic a. – **A., exogenes:** extrinsic a.
Asthmatiker: asthmatic.
asthmoid: asthmoid.
Astigmatismus: astigmatism.
Astigm(at)ometer: astigm(at)ometer; keratometer.
Astigm(at)oskop: astigm(at)oscope.
Astroblastom: astroblastoma.
Astroglia: astroglia.
Astrosphäre: astrosphere; aster.
Astrozyt: astrocyte.
Astrozytom: astrocytoma.
Astrup* Methode: Astrup's method.
Asyllabie: asyllabia; asyllabism.
Asymbolie: asymbolia; asemia.
asymptomatisch: asymptomatic.
asynchron: asynchronous.
Asynergie: asynergy.
Asynklitismus: asynclitism. – **A., hinterer:** posterior a.; Litzmann's obliquity. – **A., regelrechter:** anterior a.; Naegele's obliquity.
Asystolie: asystole; asystolia.
Aszendenz: ascendance.
Aszites: ascites; ascitic fluid; hydroperitoneum; peritoneal dropsy.

Aszitespunktion: peritoneal puncture; abdominal p.
Ataktilie: lack of tactile sensation.
ataktisch: ataxic; atactic.
Ataraktikum: ataractic.
Atavismus: atavism; throwback.
Ataxia, Ataxie: ataxia. – **A., labyrinthäre:** labyrinthine a. – **A., lokomotorische:** locomotor a. – **A., motorische:** motor a. – **A., sensorische:** sensory a. – **A., spinale:** spinal a. – **A., statische:** static a. – **A., zerebellare:** cerebellar a.
Atelektase: atelectasis. – **A., fetale:** fetal a.; primary a. – **A., sekundäre:** secondary a.
Atelie: atelia.
Atem: breath.
Atemäquivalent: respiratory equivalent.
Atemanhalteversuch: breath-holding test.
Atemanhaltezeit: breath-holding time.
Atemapparat: *anat* respiratory system; *tech* respirator.
Atemarbeit: respiration work.
Atembeutel: breathing bag; Ambu bag.
Atemdepression: respiratory depression.
Atemfrequenz: respiratory rate.
Atemgeräusch: respiratory sounds; breath sounds.
Atemgift: respiratory poison; suffocant.
Atemgrenzwert: maximum breathing capacity; maximal voluntary ventilation.
Atemgymnastik: respiratory exercises.
Ateminsuffizienz: respiratory insufficiency.
Atemlähmung: respiratory paralysis.
Atemminutenvolumen: respiratory minute volume.
Atemmuskulatur: respiratory musculature; inspiratory muscles.
Atemneurose: respiratory neurosis.
Atemnot: dyspnea; respiratory distress.
Atemnotsyndrom: respiratory distress syndrome (RDS). – **A. des Erwachsenen:** adult RDS (ARDS). – **A. der Frühgeborenen:** RDS of the premature infant; hyaline membrane syndrome.
Atemregulation: respiratory control.
Atemreserve: respiratory reserve.
Atemstillstand: respiratory arrest; apnea.
Atemstoßtest: Tiffeneau's respiratory test.
Atemtherapie: respiratory therapy.
Atemvolumen: respiratory volume.
Atemwege: respiratory system.
Atemwegswiderstand: airway resistance.
Atemzentrum: respiratory center.
Athelie: athelia.
Atherom: atheroma.
Atheromatose, Atherosis: atheromatosis.
Atherosklerose: atherosclerosis.
Athetose: athetosis.
athletisch: athletic.
Athyrie, Athyreose: athyroidism; athyrea.
Atlas: atlas; first cervical vertebra.
Atlasassimilation: occipitalization.
Atmen: **1)** respiration; breathing. **2)** breath sounds; auscultatory respiration. – **A., bronchiales:** bronchial breath sounds. – **A., vesikuläres:** vesicular breath sounds.
Atmosphäre: atmosphere.
Atmung: respiration; breathing. – **A., aerobe:** aerobic r. – **A., äußere:** external r. – **A., anaerobe:** anaerobic r. – **A., große:** Kussmaul's r. – **A., innere:** internal r. – **A., intermittierende:** Biot's r. – **A., künstliche:** artificial r. – **A., paradoxe:** paradoxical r. – **A., periodische:** periodic r.; Cheyne-Stokes r.
Atmung-: respiratory.
Atmungsinsuffizienz: respiratory insufficiency.
Atmungskette: respiratory chain.
Atom: atom.
Atomgewicht: atomic weight.
Atomkern: atomic nucleus.
Atommasse: atomic mass.
Atomzerfall: radioactive decay.
Atonie: atony.
atonisch: atonic.
Atopie: atopy.
ATP (Adenosintriphosphat)**:** ATP (adenosine triphosphate).
ATPase (Adenosintriphosphatase)**:** ATPase (adenosine triphosphatase).
Atracuriumbesilat: atracurium besilate.
Atransferrinämie: atransferrinemia.
Atresie: atresia; imperforation.
atretisch: atretic; atresic.
atrial: atrial.
Atrichie: atrichia; atrichosis.
Atrioseptopexie: atrioseptopexy.
atrioventrikulär, AV**:** atrioventricular (A-V).
Atrioventrikularkanal: atrioventricular canal.

Atrioventrikularklappe: atrioventricular valve.
Atrioventrikularknoten: atrioventricular node.
Atrium: atrium.
Atriumseptumdefekt, ASD: atrial septal defect (ASD).
Atropa Belladonna: belladonna; deadly nightshade.
Atrophie: atrophy; atrophia. – **A., braune:** brown a. – **A., fettige:** fatty a. – **A., neurogene:** neurogenic a. – **A., physiologische:** physiologic a.
atrophisch: atrophic.
Atrophoderma: atrophoderma.
Atropin: atropine.
Atropinvergiftung: atropinism; atropine (sulfate) poisoning.
Attacke: attack. – **A., transitorisch-ischämische (TIA):** transient ischemic attack; transient cerebral ischemia.
Attenuierung: attenuation.
Attest: medical certificate.
Attik(o)-Antrotomie: atticoantrotomy.
Attonität: catatonic immobility.
Atypie: atypia.
atypisch: atypical.
Audiogramm: audiogram.
Audiometer: audiometer.
Audiometrie: audiometry.
auditiv: auditive.
auditorisch: auditory.
Auer* Stäbchen: Auer's bodies.
Auffrisch(ungs)impfung: booster vaccination.
Aufgabe: task; duty; function.
Aufgeben: giving up; resignation.
Aufguß: infusion.
Aufhängung: suspension.
Aufhellung: lucency; translucence.
Aufklärung: information; (health) education.
Auflage: onlay; support.
Aufliegen: bedsores; decubitus.
Auflichtmikroskopie: reflective light microscopy; bright-field m.
Auflösung: dissolution; disintegration; resolution.
Auflösungsvermögen: resolution.
Aufmerksamkeit: attention; regard.
Aufnahme: **1)** reception; admission. **2)** radiograph; picture; view. **3)** uptake; intake.
Aufnahmetechnik: radiographic technique.
Aufprallverletzung: blunt trauma.
aufrecht: upright.
Aufschwemmung: suspension.
Aufsicht: supervision.
Aufspaltung: splitting; decomposition.
aufsteigend: ascendent; ascending.
Aufstoßen: eructation.
Auftragen: application.
Auftreten: occurrence; appearance; incidence; presence.
Aufwachepilepsie: awakening epilepsy; matutinal e.
aufwärts: upward.
Aufwand: expenditure; expense.
Aufzeichnung: recording; registration.
AUG (Ausscheidungsurographie): descending urography; excretion u.
Augapfel: eyeball.
Auge: eye.
Augen-: ocular.
Augenarzt: ophthalmologist.
Augenbank: eye bank.
Augenbewegung: ocular movement. – **A., schnelle:** rapid eye movement (REM).
Augenbraue: eyebrow.
Augendiagnose: iridodiagnosis.
Augenheilkunde: ophthalmology.
Augenhintergrund: eyeground; ocular fundus.
Augenhöhle: orbit.
Augeninnendruck: intraocular pressure; intraocular tension.
Augenkammer: ocular chamber.
Augenklappe: eyeshade.
Augenlid: eyelid; palpebra.
Augenlinse: (eye) lens; crystalline lens.
Augenmigräne: ophthalmic migraine.
Augenmuskel: ocular muscle; eye muscle.
Augenmuskellähmung: ocular palsy; ophthalmoplegia.
Augenprothese: artificial eye.
Augenreizstoff: eye irritant.
Augenschutz: eye protection.
Augenspiegel: ophthalmoscope.
Augenwinkel: canthus.
Augenzittern: ocular tremor; nystagmus.
Augmentationsplastik: augmentation.
Aujeszky* Krankheit: Aujeszky's disease.
Aura: aura. – **A., akustische:** auditory a. – **A., epileptische:** epileptic a. – **A., moto-**

rische: motor a. – **A., visuelle:** visual a. – **A., viszerale:** visceral a.
Auriasis: auriasis.
Auricula: auricle; auricula.
Aurikularanhang: auricular appendage.
Aurikularblock: sinoauricular block.
Aurikularkanal: auricular canal; atrioventricular c.
aurikulotemporal: auriculotemporal.
Aurikulotherapie: auriculotherapy.
aurikuloventrikulär: auriculoventricular; atrioventricular.
Auris: ear.
Aurum: gold.
Ausatmung: expiration.
Ausbildung: training; education.
Ausbleiben: failure.
Ausbreitung: spreading; expansion.
Ausbruch: outbreak; eruption; burst; onset.
Ausdauer: perseverance; endurance.
Ausdehnung: dimension; extension.
Ausdruck: expression.
Ausfällen: precipitate.
Ausfall: breakdown; loss; *chem* precipitate.
Ausfallnystagmus: paralytic labyrinthine/vestibular nystagmus.
Ausflockung: flocculation.
Ausfluß: discharge; outflow.
Ausführung: realization.
Ausführungsgang: excretory duct; efferent d.
Ausgang: exit; outcome; result.
Ausgangswert: initial value.
ausgewogen: balanced.
Ausgleich: compensation; equilibration.
Ausgußstein: staghorn calculus.
Aushöhlung: excavation.
Auskleidung: lining membrane; covering.
Auskultation: auscultation.
auskultatorisch: auscultatory.
Auslese: selection.
Auslöschphänomen: Schultz-Charlton phenomenon.
Auslöschung: extinction.
Auslösemechanismus: trigger; release mechanism.
Auspitz* Phänomen: Auspitz phenomenon.
Ausräumung: dissection; curettage.
Ausrenkung: dislocation; luxation.
Ausrüstung: equipment.
Ausschaltung: elimination.
Ausscheider: carrier; secretor.
Ausscheidung: excretion; secretion.
Ausscheidungsurographie: excretion/excretory urography; descending u.
Ausschlag: eruption; exanthema.
Ausschluß: exclusion.
Ausschwemmung: suspension; washing-out.
Außen-: outer; exterior; external.
Außenrotation: external/lateral rotation.
Außenschichtinfarkt: outer layer infarction.
Aussparung: gap.
Ausstattung, apparative: instrumentation.
Ausstülpung: evagination.
Austastung: exploration; palpation.
Austauschharze: exchange resins.
Austauschtransfusion: exchange transfusion.
Austernvergiftung: ostreotoxismus.
Austin* Syndrom: Austin's syndrome.
Australia-Antigen: Australia antigen; hepatitis B surface antigen.
Austreibung: ejection; expulsion.
Austreibungsphase: *kard* ejection phase; second systolic phase; *gyn* expulsion period.
Austreibungston: ejection click.
Austrittsdosis: exit dose.
Auswahl: selection; option; choice.
Auswaschen: washing out; lavage.
Auswertung: evaluation; interpretation.
Auswirkung: effect.
Auswuchs: outgrowth; *path* vegetation.
Auswurf: expectoration; sputum.
Auswurfvolumen: ejection volume.
Auszehrung: wasting; consumption.
Ausziehnaht: pullout suture.
Auszug: extract.
Autismus: autism. – **A., frühkindlicher:** early infantile a.
autistisch: autistic.
Autoagglutination: autoagglutination.
Autoagglutinationsanämie: autoimmune hemolytic anemia.
Autoagglutinin: autoagglutinin.
Autoaggressionskrankheit: autoimmune disease.
Autoantigen: autoantigen.
Autoantikörper: autoantibody.

autochthon: autochthonous.
Autodigestion: autodigestion.
Autoerotismus: autoerotism.
autogen: autogenous; autogenic.
autogen(et)isch: autogenetic; autogenous.
Autographie: autographism.
Autohämagglutinin: autohemagglutinin.
Autohämolysin: autohemolysin.
Autohämotherapie: autohemotherapy.
Autohypnose: autohypnosis; self-induced hypnosis.
Autoimmunität: autoimmunity.
Autoimmunkrankheit, Autoimmunopathie: autoimmune disease.
Autoimmunreaktion: autoimmune reaction.
Autoimmunthyreoiditis: autoimmune thyroiditis.
Autoinfektion: autoinfection.
Autoinfusion: autoinfusion.
Autoinokulation: autoinoculation.
Autointoxikation: autointoxication.
Autoinvasion: autoinvasion.
Autoklav: autoclave.
Autolyse: autolysis.
Autolysin: autolysin; autocytolysin.
Automatie: automatism; automaticity.
Automatiezentrum: automatic center; focus of automaticity.
Automationssyndrom: automation syndrome.
Automatismus: automatism.
Automatose: automatic posturing.
autonom: autonomous; autonomic.
Autophagie: autophagy; autophagocytosis.
Autophilie: autophilia; narcissism.
Autophobie: autophobia.
Autophonie: autophony.
Autoplastik: autoplasty; autograft.
Autoprothrombin: autoprothrombin.
Autopsie: autopsy; postmortem examination.
Autoradiographie: autoradiography.
Autosensibilisierung: autosensitization.
Autoskopie: autoscopy.
Autosom: autosome.
Autosuggestion: autosuggestion.
Autotopagnosie: autotopagnosia; body-image agnosia.
Autotoxikose: autotoxicosis; autointoxication.
Autotransfusion: autotransfusion.
Autotransplantation: autotransplantation; autografting.
autotroph: autotrophic.
Autotrophie: autotrophy.
Autovakzine: autovaccine.
Auvard* Handgriff: Auvard's maneuver.
Auxanogramm: auxanogram.
auxiliär: auxiliary.
Auxin: auxin.
AV-Block: A-V block.
Avellis* Syndrom: Avellis' paralysis syndrome.
Aversion: aversion.
Avidin: avidin.
Avidität: avidity.
avirulent: avirulent.
Avitaminose: avitaminosis.
AV-Knoten: A-V node.
Avogadro* Gesetz: Avogadro's law.
Avulsio: avulsion.
Axenfeld* Diplokokkus: Morax-Axenfeld diplococcus. – **A.*(-Schürenberg*) Syndrom:** Axenfeld's syndrome.
Axerophthol: axerophthol; vitamin A.
axial: axial.
Axilla: axilla; armpit.
Axillarabszeß: axillary abscess.
axillar: axillary.
Axillarislähmung: axillary nerve paralysis.
Axis: axis.
Axolemm: axolemma; Mauthner's membrane.
Axon: axon; axis cylinder; neurite.
Axonema: axoneme.
Axonotmesis: axonotmesis.
Axonreflex: axon reflex.
Axoplasma: axoplasm.
Ayerza* Krankheit: Ayerza's syndrome.
Ayre* T-Stück: Ayre's tube.
AZ (Allgemeinzustand)**:** general condition.
Azathioprin: azathioprine.
Azidimetrie: acidimetry.
Azidität: acidity.
Aziditätsbestimmung: acidimetry.
azidophil: acidophil(ic).
Azidophilie: acidophilia.
Azidose: acidosis. – **A., dekompensierte:** decompensated a. – **A., diabetische:** diabetic a. – **A., kompensierte:** compensated a. – **A., metabolische:** metabolic a. – **A., renale tubuläre:** renal tubular a. – **A., respiratorische:** respiratory a.

Azidoseatmung: acidotic breathing; Kussmaul's breathing.
Azidothymidin, AZT: azidothymidine (AZT).
Azidurie: aciduria.
Azinuszelltumor: acinus-cell tumor.
Azokarmin: azocarmine.
Azoospermie: azoospermia.
Azoreaktion: azoreaction.
Azotämie: azotemia. – **A., chloroprive** oder **hypochlorämische:** chloropenic a.
Azotierung: azotation.
Azoturie: azoturia.
Azur: azure.
Azurfarbstoff: azure dye.
Azurgranula: azurophil granules.
azurophil: azurophil(ic).
Azyanoblepsie, Azyanopsie: tritanomaly; tritanopsy.
Azygos: azygos (vein).
azyklisch: acyclic.
azymisch: azymic; azymous.
Azystie: acystia; bladder aplasia.

B

Baader* Dermatostomatitis: erythema multiforme bullosum.
Baastrup* Syndrom: Baastrup's syndrome; kissing spine.
Babcock* Operation: Babcock's operation.
Babes* Knötchen: Babes' tubercles. – **B.*-Ernst* Körperchen:** Babes-Ernst granules.
Babesia: Babesia; Piroplasma.
Babesiasis, Babesiose: babesiosis; piroplasmosis.
Babinski* Ohr-Phänomen: Babinski's aural phenomenon. – **B.* Reflex:** Babinski's reflex. – **B.*-Fröhlich*** Syndrom: Babinski-Fröhlich syndrome. – **B.*-Nageotte* Syndrom:** Babinski-Nageotte syndrome; dorsolateral oblongata syndrome. – **B.*-Vaquez* Syndrom:** Babinski-Vaquez syndrome.
Bachmann* Interaurikular-Bündel: Bachmann's interatrial bundle.
Bacillaceae: Bacillaceae.
Bacilli medicati: *pharm* medicated stylus.
Bacillus, Pl. **Bacilli,** Bac.: bacillus; bacilli, B.
Bacitracin: bacitracin.
Bacteriophagum: bacteriophage.
Bacterium, Pl. **Bacteria:** bacterium; bacteria; Bact.
Bacteroidaceae: Bacteroidaceae.
Bacteroides: Bacteroides.
Bacteroidosis: bacteroidosis.
Bad: **1)** (Badeort) spa. **2)** bath; balneum.
Badedermatitis, Badekrätze: swimmer's dermatitis; s.'s itch.
Bäckerallergie: flour allergy.
Bäderheilkunde: balneology.
Bäfverstedt* Syndrom: Bäfverstedt's syndrome.
v. Baelz* Syndrom: Baelz' syndrome; glandular cheilitis.
Bändelung: banding.
Bänderriß: rupture of a ligament; desmorrhexis.
v. Baer* Bläschen: Baer's vesicle.
Baer* Handgriff: Baer maneuver.
Bärentraubenblätter: bearberry leaves.
Bärtschi//Rochaix* Syndrom: cervical vertigo syndrome.
v. Baeyer*(-Lorenz*) Operation: Lorenz' operation.
Bagassose, -sis: bagassosis.
Bahn: tract; pathway.
Bahnung: facilitation.
Baillarger* Zeichen: Baillarger's sign.
Bailliart* Index: Bailliart index.
Bainbridge* Reflex: Bainbridge reflex.
Bajonettfinger: bayonet finger.
Bajonettstellung: bayonet deformity.
Baker* Zyste: Baker's cyst.
de Bakey* Operation: de Bakey aneurysm operation.
Bakteriämie: bacteremia.
Bakterizidine: bactericidins.
Bakterid: bacterid.
bakteriell: bacterial.
Bakterien: bacteria.
Bakterienagglutination: bacterial agglutination.
Bakterienallergen: bacterial allergen.
Bakterienantigen: bacterial antigen.
Bakterienausscheider: bacteria excretor.
Bakterienembolie: bacterial embolism.
Bakterienenzyme: bacterial enzymes.
Bakterienfärbung: staining of bacteria.
Bakterienfilter: bacteria filter.
Bakterienflora: bacterial flora.
Bakterienkapsel: bacterial capsule.
Bakterienklassifikation: classification of bacteria.
Bakterienkultur: bacterial culture.
Bakterienmembran: bacterial membrane.
Bakteriennährböden: bacterial culture media.
bakterienpathogene Viren: bacteriophages.
Bakterienproteine: bacterial proteins.
Bakterienruhr: bacillary dysentery; shigellosis.
Bakteriensporen: bacterial spores.
Bakterientoxin: bacterial toxin.

Bakterienwachstum: bacterial growth.
Bakterienzellwand: bacterial cell wall.
Bakterienzylinder: bacterial cast.
Bakteriocholie: bacteriocholia.
Bakterioklasie: bacterioclasis.
Bakteriologie: bacteriology.
Bakteriolyse: bacteriolysis.
Bakteriolysin: bacteriolysin.
Bakteriopexie: bacteriopexy, -pexia.
Bakteriophagen: bacteriophages.
Bakteriophagie: bacteriophagy.
Bakteriostase: bacteriostasis.
Bakteriotoxine: bacteriotoxins.
Bakteriozine: bacteriocins.
Bakterium: bacterium.
Bakteriurie: bacteriuria.
Bakterizid: bactericide.
Bakterizidine: bactericidins.
Bakteroidose: bacteroidosis.
Balanitis: balanitis.
Balanoblennorrhö: balanoblennorhea.
Balanolith: postholith.
Balanoposthitis: balanoposthitis.
Balanorrhagie, -rhö: balanorrhagia; balanorrhea.
Balanozele: balanocele.
Balantidiasis, -diosis: balantidiasis; balantidosis.
Balantidium coli: Balantidium coli.
Balaties, Balbuties: balbuties; stuttering.
Baldrian: valerian.
Baldwin* Zeichen: Baldwin's sign.
Baldy* Operation: Baldy's operation.
Balggeschwulst: atheroma.
Balint* Gruppe: Balint group.
Bálint* Syndrom: Balint's syndrome.
Balkanfieber, -grippe: Q fever.
Balken: corpus callosum.
Balkenapraxie: callosal apraxia.
Balkenarterie: 1) (Gehirn) anterior artery of the corpus callosum. **2)** (Milz) trabecular branches of the arteria lienalis.
Balkenblase: trabeculated bladder.
Balkenmangel: agenesis of the corpus callosum.
Balkenstich: callosal puncture.
Balkenstrahlung: radiation of the corpus callosum.
Balkenvenen: trabecular veins.
Ballance* Zeichen: Ballance's sign.
Ballantyne*(-Runge*) Syndrom: placental dysfunction syndrome.
Ballaststoff: roughage; dietary fiber.
Ballen: ball (of the foot).
Ballenzeh: intoe.
Ballismus; ballistisches Syndrom: ballism.
Ballistokardiographie, BKG: ballistocardiography (BCG).
Ballondilatation: balloon dilatation; balloon angioplasty.
Ballonierung: ballooning; acute pulmonal emphysema.
Ballonkanüle: balloon-tipped cannula.
Ballonkatheter: balloon-tipped catheter.
Ballonpulsation: balloon pulsation.
Ballonsonde: balloon probe.
Ballontamponade: balloon tamponade.
Ballonvalvuloplastie: balloon valvuloplasty.
Ballottement: ballottement. – **B. des kindlichen Kopfes:** abdominal b.; vaginal b.
Ballungsreaktion (Müller*): conglobation reaction; Müller's test.
Balneologie: balneology.
Balneotherapie: balneotherapy; balneotherapeutics.
Baló* Krankheit: Balo's disease; concentric sclerosis.
Balsam(um): balm; balsam.
Balser* Nekrose: Balser's fatty necrosis.
Bamberger* Krankheit: Bamberger's disease. – **B.* Zeichen:** Bamberger's sign.
Bamberger*(-Marie*) Syndrom: Bamberger-Marie disease.
Bambushaar: bamboo hair.
Bambusstabwirbelsäule: bamboo spine.
Bancroft* Filarie: Filaria bancrofti; Wuchereria b.
Bancroftose: bancroftosis; Bancroft filariosis.
Band: *anat* ligament.
Bandage: bandage; dressing.
Bande: band.
Band-EKG: electrocardiographic tape monitoring.
Bandenspektrum: band spectrum.
Bandhaft: syndesmosis.
Bandkeratitis: band keratitis; ribbon-like k.
Bandl* Kontraktionsring: Bandl's (retraction) ring.
Bandscheibe: intervertebral disk.
Bandscheibendegeneration: intervertebral disk degeneration.

Bandscheibenprolaps, -vorfall, -hernie: slipped disk; herniated (intervertebral) disk; disk prolapse.
Bandscheibenprotrusion: intervertebral disk protrusion.
Bandscheibensyndrom: spinal disk syndrome; discopathy.
Bandwürmer: tapeworms; Taenia; cestodes.
Bandwurmfinne: cysticercus.
Bandwurmglied: tapeworm segment; proglottid.
Bandwurmmittel: taeniacides.
Bang* Bazillus: Bang's bacillus. – **B.* Krankheit:** Bang's disease.
Bankart* Läsion, B.* Impression: Bankart's lesion.
Bannister* Krankheit: Bannister's disease; angioneurotic edema.
Bannwarth* Syndrom: Lyme disease.
Banti* Syndrom: Banti's disease; hepatolienal fibrosis.
B-Antigen: B antigen.
Bar: bar.
Barästhesie: baresthesia.
Baragnosis: baragnosia.
Baranästhesie: baranesthesia.
Bárány* Drehstarkreizprüfung: Barany's rotatory vestibular function test. – **B.* Kalorisation:** B.'s caloric test. – **B.* Simulationsprüfung:** B.'s simulation test. – **B.* Syndrom:** B.'s syndrome. – **B.* Zeichen:** B.'s sign. – **B.* Zeigeversuch:** B.'s pointing test.
Barba, Bart: beard.
Barbitale: barbitals.
Barbitalum (solubile): barbital sodium.
Barbiturate: barbiturates.
Barbituratnarkose: barbiturate-induced anesthesia.
Barbituratsucht: barbiturate addiction.
Barbituratvergiftung: barbiturate poisoning.
Barbitursäure: barbituric acid.
Barbotage: barbotage.
Bard*-Pic* Syndrom: Bard-Pic syndrome.
von Bardeleben* Binde: Bardeleben's bandage.
Bardenheuer* Extension: Bardenheuer's extension.
Bardet*-Biedl* Syndrom: Laurence-Moon-Biedl syndrome.
Barium, Ba: barium (Ba). – **B. sulfuratum:** barium sulfide. – **B. sulfuricum:** barium sulfate.
Bariumbrei: barium meal.
Bariumkalk: barium-hydroxide lime.
Bariumstaublunge: barytosis.
Bariumvergiftung: barium poisoning.
Barker* Nadel: Barker's spinal needle.
Barlow* Syndrom: Barlow's syndrome; systolic click murmur syndrome.
Barnes* Operation: Barnes' operation. – **B.* Syndrom:** Barnes' dystrophy.
Barney* Punkt: Barney point.
Barognosis: barognosis.
Barorezeptoren: baroceptors.
Barosinusitis: barosinusitis; barotraumatic sinusitis.
Barotrauma: barotrauma.
Barr* Körper(chen): Barr body; sex chromatin body.
Barré* Beinhalteversuch: Barré's pyramidal sign. – **B.*-Liéou* Syndrom:** B.-Liéou syndrome. – **B.*-Masson* Syndrom:** B.-Masson syndrome.
Barrett* Syndrom: Barrett's syndrome. – **B.* Ulkus:** B.'s ulcer. – **B.* Ösophagus:** B.'s esophagus; columnar-lined esophagus.
Barriere: barrier; bar.
Bársony*-Teschendorf* Syndrom: Barsony-Teschendorf syndrome; diffuse esophageal spasm.
Bart: beard.
Bart* Syndrom: hereditary bullous epidermolysis.
Bart*-Pumphrey* Syndrom: knuckle pads syndrome.
Bartels* Brille: Bartels' nystagmus spectacles. – **B.* Nystagmus:** Bartels' nystagmus.
Bartenwerfer* Krankheit: Bartenwerfer's syndrome.
Bartfinne, -flechte: barber's itch; sycosis.
Bartholin* Drüse: Bartholin's gland; greater vestibular gland. – **B.*-Zyste:** Bartholin's abscess.
Bartholinitis: bartholinitis.
Barton* Fraktur: Barton's fracture.
Bartonella: Bartonella.
Bartonellosis: bartonellosis; bartonelliasis.
Bartpilzflechte: trichophytosis.

Bartter* Syndrom: Bartter's syndrome; syndrome of inappropriate antidiuretic hormone secretion.
Barytosis pulmonum: barytosis; baritosis.
basal: basal; basilar.
Basalfibroid, -fibrom: juvenile nasopharyngeal angiofibroma.
Basalfrequenz: baseline fetal heartrate.
Basalganglien: basal ganglia.
Basaliom(a): basiloma; basaloma; basal cell carcinoma.
Basalis: basal layer.
basalis: basal.
Basalkörperchen: basal body; kinetosome.
Basalmembran: basement membrane; basal lamina.
Basalmeningitis: basilar meningitis.
Basalsekretion: basal secretion.
Basaltemperatur, BST, ST, B-T°: basal (body) temperature, BBT.
Basalzellen: basal cells.
Basalzell(en)adenom: basal cell adenoma.
Basalzell(en)epitheliom: basal cell epithelioma.
Basalzell(en)karzinom: basal cell carcinoma.
Basalzellnävus-Syndrom: basal cell nevus syndrome.
Base: base.
Basedow* Krankheit: Graves' disease; exophthalmic goiter.
Basedowifizierung: basedowified struma/goiter.
Basedow-Krise: thyrotoxic crisis; thyroid storm.
Baseler Nomenklatur, BNA: Basle Nomina Anatomica (BNA).
Basen: bases.
Basenanaloga: base analogues.
Basenaustauscher: base exchangers.
Basenpaarung: base pairing.
Basensequenz: base sequence.
Basenüberschuß: base excess, BE.
Basidie: basidium.
Basidiomycetes: Basidiomycetes.
Basidiomykose: basidiomycosis.
basilär, basilar: basilar; basal.
Basilarimpression: basilar impression.
Basilaris-Insuffizienz: basilar insufficiency.
Basilarmembran: basilar membrane.
Basilemm(a): basilemma.
Basis: base; basis.
Basisaktivität: natural radiation.
basisch: 1) alkaline. **2)** basic.
Basiseinheit: basic unit.
Basisfraktur: basilar skull fracture.
Basisfrequenz: baseline fetal heartrate.
Basisimmunität: basic immunity.
Basisimpfung: primary immunization.
Basistherapeutika: basic therapeutics.
Basiswinkel: Boogard's angle.
basophil: basophilic.
Basophilenanstieg, Basozytose: basocytosis.
Basophilenleukämie: basophilic leukemia.
Basophilie: basophilia.
Bassen*-Kornzweig* Syndrom: Bassen-Kornzweig syndrome.
Bassini* Operation: Bassini's operation; herniotomy.
Bassler* Zeichen: Bassler's sign.
Bastedo* Zeichen: Bastedo's sign.
Batavia-Fieber: rice-field fever.
bathmotrop: bathmotropic.
Bathophobie: bathophobia.
Bathyästhesie: bathyesthesia.
Bathykardie: bathycardia.
Bathypnoe: bathypnoe.
Batiochromie: (gray) methemoglobinemic cyanosis.
Batrachotoxin: batrachotoxin.
Batroxobin: batroxobine.
Battarismus: battarism; stammering.
Batten*-Mayou* Syndrom: Batten-Mayou syndrome.
Batten*-Spielmeyer*-Vogt* Syndrom: Batten-Spielmeyer-Vogt syndrome.
Battey-Krankheit: Battey's (tuberculosis-like) disease.
Bauch: abdomen; belly. – **B., akuter:** acute a. – **B., brettharter:** rigid a.
Bauchaorta: abdominal aorta.
Bauchatmung: abdominal breathing.
Bauchdecke: abdominal wall.
Bauchdeckenabszeß: abdominal wall abscess.
Bauchdeckenaplasie: aplasia of the abdominal wall; prune belly defect.
Bauchdeckenbruch: abdominal wall hernia.
Bauchdeckendesmoid: abdominal wall desmoid.

Bauchdeckenemphysem: abdominal wall emphysema.
Bauchdeckenhämatom, spontanes: spontaneous abdominal wall hematoma.
Bauchdeckenlähmung (Sprengel*): Sprengel's paralysis of abdominal muscles.
Bauchdeckenphlegmone: abdominal wall phlegmon.
Bauchdeckenreflex: superficial abdominal reflex.
Bauchdeckenschnitt: abdominal incision; laparotomy.
Bauchdeckenspannung: abdominal tension; a. rigidity.
Baucheingeweide: abdominal viscera.
Bauchfell: peritoneum.
Bauchfellentzündung: peritonitis.
Bauchfistel: abdominal fistula.
Bauchganglion: celiac ganglion.
Bauchhaken: abdominal retractor.
Bauchhautreflex, BHR: abdominal reflex.
Bauchhöhle: abdominal cavity.
Bauchhöhlenschwangerschaft: abdominal pregnancy.
Bauchmuskeln: abdominal muscles.
Bauchpresse: abdominal press(ure).
Bauchpunktion: abdominal puncture; peritoneocentesis.
Bauchraum: abdominal cavity.
Bauchregionen: abdominal regions.
Bauchschnitt: abdominal incision; laparotomy.
Bauchschock: abdominal shock.
Bauchspalte: gastroschisis.
Bauchspeichel: pancreatic juice.
Bauchspeicheldrüse: pancreas.
Bauchspiegelung: laparoscopy.
Bauchtrauma: abdominal trauma.
Bauchtyphus: abdominal typhus.
Bauchverletzung: abdominal injury; abdominal trauma.
Bauchwand: abdominal wall.
Bauchwandableitung: abdominal (wall) lead.
Bauch(wand)hernie: abdominal (wall) hernia.
Bauchwassersucht: abdominal dropsy; ascites.
Bauern(speck)wurstmilz: porphyry spleen.
Bauhin* Drüse: Bauhin's gland; anterior lingual gland. – **B.* Klappe:** B.'s valve; ileocecal valve.
v. Baumgarten* Syndrom: Cruveilhier-Baumgarten syndrome.
Baumwollfieber, -staublunge: byssinosis.
Baumwollspinnerkrebs: mule spinners' cancer; byssinotic carcinoma.
Bayard* Ekchymosen: Bayard's ecchymoses.
Bayford*-Autenrieth* Dysphagie: Bayford-Autenrieth dysphagia.
Bayley* Block: Bayley's block. – **B.*-Cabrera* Kreis:** B.'s triaxial reference system.
Bazex* Syndrom: Bazex syndrome; psoriasiform acrokeratotic dermatosis.
Bazillämie: bacillemia.
Bazillen: bacilli.
Bazillenausscheider: bacillus excretor.
Bazillenruhr: bacillary dysentery.
Bazillenträger: bacillus carrier.
bazilliform: bacilliform.
Bazillurie: bacilluria.
Bazillus: bacillus.
Bazin* Krankheit: Bazin's disease.
Bazy* Krankheit: Bazy's disease.
BBF(Becken-Bein-Fuß)-Gips: long leg spica cast; pelvis-leg-foot plaster cast.
B-Bild: B-scan.
BCG, Bacille Calmette-Guérin: Calmette-Guérin bacillus, BCG.
BCNU: BCNU = 1,3-bis [2-chloroethyl]-1-nitroso-urea.
Bean* Syndrom: Bean's syndrome; blue rubber bleb nevus (disease).
Beard* Syndrom: Beard's disease.
Beare*-Dodge*-Nevin* Syndrom: Beare-Dodge-Nevin syndrome.
Beatmung: artificial respiration; ventilation.
Beatmungsgerät: respirator; ventilator.
Beau*-Reil* Furchen, Linien: Beau's lines.
Becherzelle: goblet cell.
v. Bechterew* Kern: Bechterew's nucleus. – **B.* Krankheit:** Bekhterev's disease; Bechterew's disease; ankylosing spondylitis. – **B.* Reflex:** B.'s reflex. – **B.*-Mendel* Reflex:** B.-Mendel reflex. – **B.* Ischiasphänomen:** B.'s Test.
Beck* Beatmungsgerät: Beck ventilator; B. respirator. – **B.* Klemme:** Beck's

clamp. – **B.* Operation:** B.'s cardiomyopexy; B.'s pericardiopexy. – **B.* Trias:** B.'s triad.

Becken: pelvis. – **B., allgemein verengtes:** p. justo minor; generally contracted p. – **B., androides:** android p. – **B., ankylotisches:** ankylotic p. – **B., einfach-plattes:** flat p. – **B., enges:** narrowed p.; contracted p. – **B., geradverengtes:** Deventer's p. – **B., gynäkoides:** gynecoid p.; normal female p. – **B., infantiles:** infantile p. – **B., juveniles:** juvenile p. – **B., knöchernes:** bony p. – **B., langes:** long p. – **B., osteodystrophisches:** cordiform p. – **B., osteomalazisches:** osteomalacic p. – **B., ostitisches:** ankylotic p. – **B., plattes:** flat p. – **B., plattrachitisches:** flat rachitic p. – **B., querverengtes:** transversely contracted p. – **B., rachitisches:** rachitic p. – **B., schrägverengtes:** Naegele's p.; obliquely contracted p. – **B., verengtes:** contracted p. – **B., weites:** p. justo major; large p.

Beckenachse: axis of the pelvis.

Beckenausgang: pelvic outlet.

Beckenboden, BB: pelvic floor.

Beckenbodenplastik: pelvic floor repair; colpoperineoplasty.

Beckenbreite: intercristal diameter.

Beckenbruch: pelvic fracture.

Beckendurchmesser: pelvic diameter; conjugate.

Beckenebenen: pelvic planes.

Beckeneingang: pelvic inlet.

Beckeneingangsebene: pelvic inlet plane.

Beckenendlage, BE: breech presentation.

Beckenenge: 1) (Beckenebene) inferior strait; plane of the pelvic outlet. **2)** pelvic constriction.

Beckeneviszeration: pelvic evisceration.

Beckenfraktur: pelvic fracture.

Beckenführungslinie: axis of the birth canal.

Beckengips(verband): pelvic plaster cast.

Beckengürtel: pelvic girdle.

Beckenhochlagerung: elevation of the pelvis.

Beckenhöhle: pelvic cavity; pelvic space.

Beckenhörner: pelvic horns; iliac horns.

Beckenkamm: iliac crest.

Beckenkammpunktion: punch biopsy of the iliac crest.

Beckenkorb: *anat* pelvic cavity; *orthop* pelvic harness.

Beckenkrümmung: pelvic curvature.

Beckenlänge: pelvic length.

Beckenmaße: diameters of the pelvis.

Beckenmessung: pelvimetry.

Beckenniere: pelvic kidney.

Beckenringbruch: fracture of the pelvic ring.

Beckenringlockerung: loosening of the pelvic ring; widening of pelvic ligaments.

Beckenschaufelfraktur: iliac wing fracture.

Beckenschiefstand: pelvic obliquity.

Beckenskoliose: sacral scoliosis.

Beckenspreizgips: spica cast.

Becken(venen)thrombose: iliac venous thrombosis; pelvic vein thrombosis.

Beckenverengung: pelvic constriction.

Beckenweite: width of pelvis.

Becker* Höschen: pelvic harness (Becker).

Becker* Zeichen: Becker's phenomenon.

Becker*-Kiener* Syndrom: Becker's muscular dystrophy.

Beckmann* Instrumente: Beckmann's apparatus; B.'s adenotome.

Beckwith* Syndrom: thalidomide embryopathy.

Béclard* Hernie: Béclard's hernia. – **B.* Kern:** B.'s nucleus.

Becquerel: becquerel.

Bedampfung: vacuum coating; sputtering; shadowing.

bedingter Reflex: conditioned reflex.

Bednar* Aphthen: Bednar's aphthae. – **B.*-Parrot* Epiphysenlösung:** Parrot's paralysis.

Beer* Zeichen: Beer's sign.

Beerenaneurysma: berry aneurysm.

Befehlsautomatie: command automatism.

Befruchtung: fertilization; insemination. – **B., extrakorporale:** in-vitro fertilization (IVF). – **B., künstliche:** artificial insemination (AI).

Befruchtungsfähigkeit: fertility capability.

Begattung: copulation; coitus.

Begbie* Syndrom: Begbie's disease.

Begleitkrankheit: concomitant disease; associated disease.

Begleitschielen: concomitant strabismus; concomitant squint.

Begleitstreifen: venous sheathing.
Begleitvene: concomitant vein.
Béguez//César* Anomalie: Béguez César disease.
Behaarung: hairiness; hair coat.
Behandlung: medical treatment; therapy.
Behandlungsfehler: malpractice.
Behandlungspflicht: obligation to treatment.
Behandlungszwang: compulsory treatment.
Behaviorismus: behaviorism.
Behçet* Krankheit: Behçet's disease.
Behinderung: handicap; disability.
Behn* (-Rorschach*) Test: Behn-Rorschach test.
Behnke*-Thiel* Syndrom: corneal dystrophy.
Behr* Krankheit: Behr's disease; optic atrophy-ataxia syndrome.
Beigel* Krankheit: Beigel's disease; white piedra.
Beikost: supplementary food.
Beine, unruhige: restless legs.
Beingeschwür: ulcer of the leg.
Beinglatze: hairless legs.
Beinlänge: leg length.
Beinödem: edema of the leg.
Beinschiene: leg splint.
Beinvorfall: footling presentation.
Beischlaf: coitus; cohabitation; sexual intercourse.
Beißblock: bite block.
BEJ, Butanol-extrahierbares Jod: BEI, butanol-extractable iodine.
Bejel: bejel.
v. Békésy* Wirbeltheorie: Békésy's theory.
Bel: *physik* bel.
Belag: coating; layer.
Belastungsdeformität: stress deformity.
Belastungsdiät: diagnostic diet.
Belastungsechokardiographie: exercise echocardiography.
Belastungselektrokardiogramm: exercise ECG.
Belastungsinsuffizienz: exercise-induced (cardiac) insufficiency.
Belastungskollaps: collapse due to exertion.
Belastungssyndrom, psychisches: post-traumatic stress disorder/syndrome.
Belastungsurographie: wash-out pyelography.
Belebungsmittel: analeptic agents.
Belegknochen: overlying bone.
Belegzellen: parietal cells; acid cells; border cells.
Beleuchtungsstärke: density of the luminous flux.
Belichtung: illumination; exposure.
Belichtungsautomat: exposure timer; phototimer.
Bell* Lähmung: Bell's palsy. – **B.* Phänomen:** B.'s phenomenon. – **B.* Spasmus:** B.'s spasm.
Belladonna: belladonna.
Bellhusten: barking cough.
Belloc(q)* Tamponade: Bellocq's tamponade of the posterior nares.
Bemegrid: bemegride.
Bence//Jones* Eiweißkörper: Bence-Jones protein (cylinders).
Benedict* Glucoseprobe: Benedict's test. – **B.* Kalorimeter:** Benedict(-Roth) apparatus.
Benedikt* Syndrom: Benedikt's syndrome; tegmental syndrome.
Bengalrosa: rose bengal.
benigne: benign.
Benignität: benignity.
Béniqué* Sonde: Béniqué's sound.
Benjamin* Syndrom: Benjamin's (anemia) syndrome.
Bennett* Fraktur: Bennett's fracture. – **B.* Operation:** B.'s operation. – **B.* Respirator:** Bennett's ventilator.
Bennhold* Färbung: amyloid staining (Bennhold). – **B.* Probe:** Bennhold's test.
Benninghoff* Spannmuskeln: aortic tensors (Benninghoff).
Benommenheit: giddiness; dizziness.
Benperidol: benperidol.
Bensaude* Methode: hemorrhoidal sclerotherapy (Bensaude).
Bentonit-Flockungstest: bentonite test.
Benzaldehyd: benzaldehyde.
1,2-Benzanthracen: benzanthracene.
Benzapyren: benzpyrene.
Benzathin-Penicillin G: benzathine penicillin.
Benzatropinmethanosulfat: benzatropine methansulfonate; benzatropine mesylate.
Benzen(um): benzene.

B-Enzephalitis: Japanese B encephalitis.
Benzidin: benzidine.
Benzidinprobe: benzidine test.
Benzin: gasoline; benzin(e); petrol.
Benzinum Petrolei: gasoline.
Benzoat: benzoate.
Benzochinon: benzoquinone.
Benzodiazepine: benzodiazepines.
Benzoe: benzoin.
Benzoesäure: benzoic acid.
Benzol: benzene.
Benzolmyelopathie: benzene myelopathy.
Benzolring: benzene ring.
Benzolvergiftung: benzene poisoning.
Benzothiadiazin-Derivate: benzothiadiazine derivatives.
Benzoyl: benzoyl.
1,2-Benzpyren: 3,4-benzpyrene.
Benzyl: benzyl.
Benzylalkohol, Benzylium: benzyl alcohol.
Benzylpenicillin: benzylpenicillin.
Bérard* Band: Bérard's ligament.
Berardinelli* (Zwischenhirn-)Syndrom: Berardinelli's syndrome.
Bereitschaftspotential: readiness potential of Kornhuber-Deecke.
Berens* Operation: Berens procedure.
Bergara*-Wartenberg* Zeichen: Bergara-Wartenberg sign.
Bergarbeiter...: miners'...
Bergegriffe: rescue handling techniques.
Berger* Effekt: Berger effect. – **B.* Nephropathie:** Berger's disease. – **B.* Rhythmus, Wellen:** Berger rhythm/waves; alpha rhythm/waves. – **B.* Zeichen:** Berger's sign.
Bergeron*-Henoch* Krankheit: Bergeron-Henoch disease.
Bergh* Reaktion: Bergh's reaction.
Bergkoller, -krankheit: mountain sickness.
v. Bergmann* Syndrom: Bergmann's syndrome; epiphrenal syndrome.
Bergmannskrankheiten: miners' (occupational) diseases.
Bergonié*-Tribondeau* Gesetz: law of Bergonié-Tribondeau.
Bergstrand* Syndrom: Bergstrand's disease; osteoid osteoma.
Bergung: rescue (work).
Beriberi: beriberi; B_1 avitaminosis.
Beriel*-Devic*-Alajouanine* Syndrom: pseudomyopathic infectious polyneuritis.
Berkow* Tabelle: Berkow's table; B.'s scale.
Berlin* Syndrom: ectodermal dysplasia (Berlin type).
Berlin* (Netzhaut-)Trübung: Berlin's edema; B.'s disease.
Berliner-Blau-Reaktion: Berlin-blue reaction.
Berliner Schuh: ankle-foot orthosis (AFO).
Berloque-Dermatitis: berloque dermatitis.
Bernard* Syndrom: Bernard-Horner syndrome. – **B.*-Soulier* Syndrom:** Bernard-Soulier syndrome; giant platelet syndrome.
Bernhardt* Formel: Bernhardt's formula.
Bernhardt* Syndrom: Bernhardt-Roth syndrome; meralgia paresthetica.
Bernheim* Syndrom: Bernheim's syndrome.
Berning* Trias: Berning's triad.
Bernstein* 3-Gen-Theorie: Bernstein's 3-gen-theory.
Bernsteinsäure: succinic acid.
Berry* Syndrom: mandibulofacial dysostosis.
Berstungsbruch: burst fracture.
Bertiella studeri: Bertiella.
Bertin* Band: iliofemoral ligament; Bertin's ligament. – **B.* Knöchelchen:** Bertin's bone. – **B.* Säulen:** renal columns.
Bertolotti* Syndrom: Bertolotti's syndrome.
Berührungsempfindung: touch sensation.
Berührungsfurcht: touch phobia; haptophobia.
Berührungsrezeptoren: tactile receptors.
Berührungssinn: sense of touch.
Berufsasthma: occupational asthma.
Berufsdermatose: occupational dermatosis.
Berufsekzem: occupational eczema.
Berufsgeheimnis: professional secret; secrecy.
Berufsgenossenschaft: professional corporation.
Berufskrankheit, BK: occupational disease.

Berufsunfähigkeit, BU: occupational disability.
Beruhigungsmittel: sedatives.
Berylliosis: berylliosis. – **B. pulmonum:** pulmonary b.
Beryllium, Be: beryllium, Be.
Berylliumgranulomatose: beryllium granulomatosis.
Berylliumkrankheit: berylliosis.
Besamung: insemination.
Beschäftigungsneuritis: occupational neuritis.
Beschäftigungstherapie: occupational therapy.
Beschleunigungsempfindung: sensation of acceleration.
Beschleunigungstrauma, zervikozephales: acceleration concussion.
Beschneidung: circumcision.
beschützende Werkstätte: sheltered workshop.
Besenreiservarizen: starburst varices; spider-burst v.
Besetzung: *psych* cathexis; cathectic energy.
Besnier* Prurigo: Besnier's prurigo. – **B.*-Boeck*-Schaumann* Krankheit:** Besnier-Boeck disease; Hutchinson-Boeck disease; sarcoidosis.
Bessman*-Baldwin* Syndrom: Bessman-Baldwin syndrome; imidazole syndrome.
Best* Krankheit: Best's disease.
Bestandspotential: resting potential.
Bestrahlung: irradiation; radiation treatment.
Bestrahlungsfeld: irradiation field.
Bestrahlungsplan: radiation treatment plan.
Bestrahlungssyndrom: radiation syndrome.
Beta-Adrenorezeptor-Antagonisten: beta-adrenergic antagonists; beta blockers.
Betaaktivität: beta activity; beta radiation.
Betaapplikator: beta-applicator.
Betablocker: beta blockers.
Betacholesterin: beta cholesterol; LDL-cholesterol.
Betäubung: anesthesia.
Betäubungsmittel, BTM: narcotics.
Betäubungsmittelgesetz: Dangerous Drugs Act.
Betäubungsmittelsucht: narcotism; drug addiction.
Betaglobulin: beta-globulin.
Betahämolyse: beta-hemolysis.
Betain: betaine.
Betakörperchen: Lipschütz bodies.
Betalactam-Antibiotika: beta-lactam antibiotics.
Betalipoproteine, -lipoproteide: beta lipoproteins; beta lipoproteides.
Betamethason: betamethasone.
Betaoxidation: beta-oxidation.
Betarezeptoren: beta(-adrenergic) receptors.
Betarezeptorenblocker: beta (receptor) blockers.
Betarhythmus: beta rhythm.
Betastrahlung: beta radiation; beta-rays.
Betasympatholytika: beta sympatholytics.
Betasympathomimetika: beta sympathomimetics.
Betateilchen: beta particles.
Betatrontherapie: betatron therapy.
Betawellen: beta waves.
Betaxolol: betaxolol.
Betazelle: beta cell; B cell.
Beta-Zerfall: beta decay.
Betazol: betazole.
Betelkauen: betel nut chewing.
Betreuung: care.
Betriebsarzt: works doctor; occupational physician.
Betriebsunfall: industrial accident.
Bettnässen: bedwetting; enuresis.
Betz* Riesenzellen: Betz cells; giant pyramidal cells.
Beugekontraktur: flexion contracture.
Beuger: flexors.
Beugereaktion: flexion reaction; flexor response.
Beugereflex, Beugersynergie: flexor reflex; flexor synergism.
Beugesehnenreflex: flexor tendon reflex.
Beugung: *physiol* flexion; flection; *physik* diffraction.
Beulenpest: bubonic plague.
Beutelblase: atonic bladder.
Bewahrung: preservation.
Beweglichkeit: mobility; motility.
Bewegung: *physiol* movement; *physik* motion.

Bewegungsapparat: musculoskeletal system; locomotor apparatus.
Bewegungsarmut: hypokinesia.
Bewegungsbestrahlung: moving-field therapy.
Bewegungsdrang: unrest; hyperactivity; hyperkinesia.
Bewegungsempfindung: kinesthesia.
Bewegungskrankheit: motion sickness.
Bewegungsmangelkrankheiten: hypokinetic diseases.
Bewegungsmuster: coordination of movements.
Bewegungsnachbild: moving afterimage.
Bewegungsorgane: locomotor organs.
Bewegungsreflex: movement-induced postural reflex.
Bewegungssegment: vertebral motor segment.
Bewegungssinn: movement sense; kinesthesia.
Bewegungsstereotypie: (movement) stereotypy.
Bewegungsstörung: movement disorder.
Bewegungstherapie: kinesitherapy.
Bewegungsunruhe: hyperkinesia; akathisia.
Bewegungswahrnehmung: kinesthesia; motion perception.
Bewußtlosigkeit: unconsciousness.
Bewußtsein: consciousness.
Bewußtseinslücke: memory gap; blackout.
Bewußtseinsstörung: reduced consciousness; impaired consciousness.
Bezafibrat: bezafibrate.
Beziehungswahn: delusion of reference.
Bezoar: bezoar.
Bezold*-Jarisch* Reflex: Bezold-Jarisch reflex.
Bezold* Mastoiditis: Bezold's mastoiditis. – **B.* Trias:** Bezold's triad.
B-Fasern: B-fibers.
B-Galle: B-bile.
B-Hypovitaminose: B-hypovitaminosis.
Bial* Pentosenprobe: Bial's test.
Bianchi* Syndrom: Bianchi's syndrome.
Bicarbonat: bicarbonate.
Bicarbonatämie: hyperbicarbonatemia.
Bicarbonatpuffer: bicarbonate buffer.
biceps: bicipital.
Bichat* Band: inferior costotransverse ligament. – **B.* Fettpfropf:** Bichat's fatty ball.
Bichel*-Bing*-Harboe* Syndrom: Bichel-Bing-Harboe syndrome.
Bichromat: dichromate.
Bickenbach* Methode: Bickenbach's maneuver.
bicuspidalis: bicuspid(al).
b.i.d. (bis in die): twice a day.
Bidaktylie: bidactyly.
Bidder*(-Remak*) Ganglion: Bidder-Remak ganglion; Bidder's ganglion.
bidestillatus: double distilled.
Biederman* Zeichen: Biederman's sign.
Biedl* Krankheit: Bardet-Biedl syndrome.
Biegungsbruch: bending fracture.
Bielschowsky* Phänomen: Bielschowsky's phenomenon. – **B.* Syndrom:** Bielschowsky's disease.
Biemond* Syndrom: Biemond's syndrome; B.'s ataxia.
Bienengift: bee venom.
Bier* Anästhesie: Bier's anesthesia. – **B.* Flecken:** B.'s spots. – **B.* Stauung:** B.'s (passive) hyperemia.
Bierhefe: brewer's yeast.
Biermer* Krankheit: Biermer's anemia; pernicious anemia. – **B.* Schallwechsel:** Biermer's change of note.
Biernacki* Zeichen: Biernacki's sign.
Biett* Collerette: Biett's collar.
Bietti* Syndrom: Bietti's syndrome.
bifaszikulär: bifascicular.
Bifidobacterium: bifidobacterium.
bifidus: bifid.
Bifidus-Flora: bifidus flora.
Bifokalglas: bifocal lens.
Bifonazol: bifonazole.
Bifurkation: bifurcation.
Bifurkationssyndrom: bifurcation syndrome; Leriche's syndrome.
Bigelow* Band: iliofemoral ligament; Bigelow's ligament.
Bigeminie: bigeminy.
Bigeminus: bigeminy.
Biggs* Test: thromboplastin generation test.
Biguanide: biguanides.
bikalorische Spülung: bicaloric irrigation.
Bikarbonat: bicarbonate.

bikondyläre Fraktur: bicondylar fracture.
Bikonkavglas: biconcave lens.
Bikuspidalität: bicuspidization.
bilateral(is): bilateral.
Bild: image; picture. – **B., klinisches:** clinical picture. – **B., reelles:** real image; true image. – **B., virtuelles:** virtual image; direct image.
Bilderleben, katathymes: catathymic image perception.
bildgebende Verfahren: imaging (diagnostics).
Bildkontrast: image contrast.
Bildröhre: image (intensifier) tube.
Bildschirm: (fluoroscopic) screen.
Bildspeicherung: image storage.
Bildtest: picture test.
Bildverschmelzung: fusion.
Bildverstärker, -wandler: image intensifier.
Bildwinkel: visual angle.
Bilharzia: Bilharzia; Schistosoma.
Bilharziose, -ase: bilharziosis; schistosomiasis.
biliär, biliaris: biliary.
Bilifuscin: bilifuscin.
biliös, biliosus: bilious.
biliogen: biligenic.
Bilir(h)achie: bilirachia.
Bilirubin: bilirubin. – **B., direktes (konjugiertes):** direct (conjugated) b. – **B. freies:** free b. – **B., indirektes (unkonjugiertes):** indirect (unconjugated) b. – **B., primäres:** primary b. – **B., sekundäres:** secondary b.
Bilirubinämie: bilirubinemia.
Bilirubinenzephalopathie: bilirubin encephalopathy.
Bilirubin(kalk)stein: bilirubin concrement.
Bilirubinkonjugation: bilirubin conjugation.
Bilirubinurie: bilirubinuria.
Bilis: bile.
Biliverdin: biliverdin.
Billings* Methode: cervical mucus method.
Billroth* Operation: Billroth I/II operation. – **B.* Syndrom:** Billroth's hypertrophy.
bilobaris, bilobatus: bilobate; bilobular.
Bilobektomie: bilobectomy.
bilocularis: bilocular.
bimanuell: bimanual.
Bimastoidlinie (Fischgold*-Metzger*): Fischgold's bimastoid line.
bimaxillar: bimaxillary.
Bimssteinlunge: pumiceous lung.
binär: binary.
binaural: binaural.
Bindearm: superior cerebellar peduncle.
Bindegewebe: connective tissue. – **B., elastisches:** elastic c. t. – **B., embryonales:** embryonic c. t. – **B., faseriges:** fibrous c. t. – **B., interstitielles:** interstitial c. t. – **B., kollagenes:** collagenous c. t.
Bindegewebsfasern: connective tissue fibers.
Bindegewebsfibrille: collagen fibril.
Bindegewebskrankheit: connective tissue disease.
Bindegewebsmassage: connective tissue massage.
Bindegewebsnävus: connective tissue nevus.
Bindegewebsschwäche: connective tissue weakness.
Bindegewebszelle: connective tissue cell.
Bindehaut: conjunctiva.
Bindehautentzündung, -katarrh: conjunctivitis.
Bindehautphlyktäne: phlyctenular conjunctivitis.
Bindehautverhornung: conjunctival keratinization.
Binde(nverband): bandage (dressing).
Bindung: *chem* bond, binding; *psych* attachment, tie.
Binet*-Simon* Test: Binet-Simon test.
Bing* Reflex: Bing's reflex. – **B.*-Horton* Syndrom:** cluster headache.
Bing*-v. Neel* Syndrom: Bing-Neel syndrome.
Bing*-Taussig* Syndrom: Taussig-Bing syndrome.
Binoculus: binocular occlusion.
binokular: binocular. – **b. Sehen:** b. vision.
Binswanger* Enzephalopathie: Binswanger's encephalitis.
Bioakkumulation: bioaccumulation.
Biochemie: biochemistry.
biochemisch: biochemical.
Bioelektrizität: bioelectricity.
Bioflavonoide: bioflavonoids.

biogen: biogenic; biogenous. – **b. Amine:** biogenic amines.
biogenetisches Grundgesetz: biogenetic law.
biographische Methode: biographic method.
Biokatalysatoren: biocatalysts.
Bioklimatologie: bioclimatology.
biokompatibel: biocompatible; histocompatible.
Biokybernetik: biocybernetics.
Biologie: biology.
biologische Oxidation: biological oxidation.
biologische Probe: blood compatibility test.
biologische Uhr: biological clock.
Biolumineszenz: bioluminescence.
Biomagnetismus: biomagnetism.
Biomembran: biomembrane.
Biometeorologie: biometeorology.
Biometrie: biometry.
Biomikroskopie: biomicroscopy.
Biomotor: biomotor.
Bionik: bionics.
Bionomik: bionomics.
Biopolymer: biopolymer.
Biopotential: biopotential.
Bioprothese: biological prosthesis.
Biopsie: biopsy.
Biopterin: biopterin.
Bioradiologie: radiobiology.
Biorhythmik: biorhythm.
Biose: *path* biosis; *chem* biose; diose.
Biosensor: biological sensor.
Biosid: bioside.
Bioskopie: bioscopy.
Biosphäre: biosphere.
Biostatik: biostatics.
Biostatistik: biostatistics.
Biosynthese: biosynthesis.
Biot* Atmung: Biot's respiration; B.'s breathing.
Biotechnologie: biotechnology.
Biotelemetrie: biotelemetry.
Biotin: biotin.
Biotop: biotope.
Biotransformation: biotransformation.
Biotropie, Biotropismus: biotropism.
Biotyp(us): biotype.
Biovar(ietas): biovariety.
Bioverfügbarkeit: bioavailability.
Biozyklus: biocycle.
biparietal(is): biparietal.
Biperiden: biperiden.
biphasisch: biphasic.
Biphenyle, polychlorierte: polychlorinated biphenyls, PCB.
bipolar(is): bipolar.
Bipolarzelle: bipolar cell; bipolar neuron.
Bird* Respirator: Bird's ventilator.
Birnberg* Schleife: Birnberg's bow.
Bisacodyl: bisacodyl.
Bi(s)albuminämie: bisalbuminemia.
Bischoff* Plastik: Bischoff's plasty.
Bisegmentierung: bisegmentation.
Bisexualität: bisexuality; ambisexuality.
bisexuell: bisexual; ambisexual.
Biskuitform: dumb-bell crystal.
Bismutismus, Bismutose: bismutism; bismutosis.
Bismutum, Bi: bismuth, Bi.
bisphärisch: bispherical.
Biß: (occlusion) bite. – **B., geschlossener:** closed bite. – **B., offener:** open bite; nonocclusion.
Bißverletzung: bite injury; bite wound.
bitemporal(is): bitemporal.
Bitot* Flecke: Bitot's spots.
bitrochantär, -ter: bitrochanteric.
bitter: bitter.
Bittersalz: magnesium sulfate.
Bitterstoffe: bitter substances; bitters; amaroids.
Biuret: biuret; carbamyl urea.
Biuretreaktion: biuret test.
bivalent: bivalent; divalent.
Bizeps: biceps; bicipital muscle.
Bizeps-femoris-Reflex: biceps femoris reflex.
Bizeps(sehnen)reflex, BSR: biceps reflex.
bizyklisch: bicyclic.
Bjerrum* Schirm, Skotometer: tangent screen; Bjerrum's scotometer. – **B.* Zeichen:** B.'s scotoma.
Björk* Oxygenator: Björk' oxygenator. – **B.*-Shiley* Prothese:** B.-Shiley prosthesis.
Björnstad* Syndrom: Björnstad's syndrome.
BK, Berufskrankheit: occupational disease.
BKG, Ballistokardiographie: ballistocardiography.
BKS, Blutkörperchensenkung: ESR.

Blackfan*-Josephs*-Diamond* Anämie: Blackfan's anemia.
Blähkaverne: ballooning cavern.
Blähung: wind; meteorism.
Bläschen: vesicle.
Bläschenatmen: vesicular breathing.
Bläschenausschlag: herpes.
Bläschendrüse: seminal vesicle.
Bläschenfollikel: Graafian follicle; vesicular follicle.
Bläschenkrankheit: margarine disease.
Bläschenoxygenator: bubble oxygenator.
Blässe: pallor; paleness.
Blässe-Hyperthermie-Syndrom: infantile pallor-hyperthermia syndrome.
Blättchentest: dish test.
Blair* Operation: Blair's operation.
Blakemore*-Sengstaken* Sonde: Blakemore-Sengstaken tube.
Blalock* Klemme: Blalock's clamp. – **B.* Naht:** B.'s suture. – **B.* Operation:** B.'s operation. – **B.*-Taussig* Anastomose:** B.-Taussig operation.
bland: bland; mild; non-infected.
Bland*-White*-Garland* Syndrom: Bland-White-Garland syndrome.
Blandin*-Nuhn* Drüse: anterior lingual gland.
Blase: *derm* blister; bulla; *urol* bladder. – **B., autonome:** autonomous bladder. – **B., hypertone:** hypertonic bladder. – **B., neurogene:** neurogenic bladder.
Blasenachalasie: bladder achalasia.
Blasenapraxie: bladder apraxia; apraxia of micturition.
Blasenatonie: bladder atony.
Blasenatrophie: bladder atrophy.
Blasenausschlag: blistering eruption; bullous eruption.
Blasenautomatie: automatic bladder.
Blasenautonomie: bladder autonomia.
Blasenbilharziose: bladder bilharziosis; urinary schistosomiasis.
Blasendenervierung: vesical denervation.
Blasendivertikel: vesical diverticulum.
Blasendreieck: trigone of bladder; bladder triangle.
Blasendruckmessung: cystomanometry.
Blasenekstrophie, -exstrophie: bladder exstrophy.
Blasenektopie: vesical ectopy.
Blasenemphysem: bladder emphysema.
Blasenentleerung: bladder emptying; miction.
Blasenentzündung: cystitis.
Blasenfistel: bladder fistula; vesical fistula. – **B., künstliche:** artificial cystostomy.
Blasenfrühreaktion: early bladder reaction; acute radiation cystitis.
Blasengalle: B-bile.
Blasengeschwür: vesical ulcer.
Blasenhals: bladder neck.
Blasenhalssklerose: sclerosis of the bladder neck.
Blasenhalsstarre: rigidity of the bladder neck.
Blasenhalsstenose: stenosis of the bladder neck.
Blasenhernie: vesical hernia; vesicocele.
Blaseninkontinenz: urinary incontinence.
Blaseninstillation: bladder instillation.
Blasenkapazität: vesical capacity; bladder capacity.
Blasenkarzinom: carcinoma of the bladder; bladder cancer.
Blasenkatheter: bladder catheter.
Blasenkrise: bladder spasms; vesical crisis.
Blasenlähmung: vesical paralysis.
Blasenmole: hydatidiform mole; hydatid mole.
Blasenpapillom: bladder papilloma.
Blasenpapillomatose: bladder papillomatosis.
Blasenplastik: bladder reconstruction; cystoplasty.
Blasenpunktion: puncture of the bladder; vesical paracentesis.
Blasenreflex: bladder reflex; vesical reflex.
Blasenruptur: rupture of the bladder.
Blasen-Scheiden-Fistel: vesicovaginal fistula.
Blasenschließmuskel: vesical sphincter; sphincter of the bladder.
Blasenschnitt: cystotomy.
Blasenspätreaktion: late bladder reaction.
Blasenspalte: schistocystis.
Blasenspiegelung: cystoscopy.
Blasensprengung: amniotomy.
Blasensprung: rupture of the (fetal) membranes. – **B., frühzeitiger:** premature r. – **B., rechtzeitiger:** r. at time. – **B., verzögerter:** delayed r.

Blasenspülung: vesicoclysis; bladder irrigation.
Blasenstarre: rigidity of the bladder.
Blasenstein: urinary calculus; bladder stone.
Blasensteinschnitt: cystolithotomy; lithocystotomy.
Blasentamponade: vesical tamponade.
Blasentenesmus: vesical tenesmus; strangury.
Blasentraining: bladder cycling.
Blasentuberkulose: tuberculosis of the bladder.
Blasentumor: bladder tumor.
Blasenvarizen: vesical varicosis.
Blasenvorfall: cystocele.
Blasenwurm: bladder worm; Cysticercus.
Blasenzentrum: micturition center; vesicospinal center.
Blastem: blastema.
Blastenleukämie: blast cell leukemia.
Blastenkrise, -schub: blast crisis; CML-BC.
Blastoderm, -diskus: blastoderm.
Blastogenese: blastogenesis.
Blastom: blastoma; blastocytoma.
blastom(at)ös: blastomatous.
Blastomatose: blastomatosis.
Blastomeren: blastomeres.
Blastomyces: Blastomyces; Paracoccidioides.
Blastomycosis queloidana: keloidal blastomycosis; Lobo's disease.
Blastomykose: blastomycosis. – **B., Europäische:** cryptococcosis. – **B., Nordamerikanische:** North American blastomycosis; Gilchrist's disease.
Blastopathie: blastopathia; blastopathy.
Blastoporus: blastopore.
Blastospore: blastospore.
Blastozyste: blastocyst.
Blastula: blastula.
Blattern: smallpox; variola.
Blauausscheidung: blue excretion.
Blaublindheit: blue blindness; tritanopsia; acyanoblepsia.
blauer Fleck: black and blue mark.
Blaue-Windeln-Syndrom: blue diaper syndrome.
Blau-Gelb-Blindheit: blue-yellow blindness.
Blaulichtbestrahlung: blue-light therapy.
Blauprobe: blue test.
Blausäure: prussic acid; hydrocyanic acid.
Blausäurevergiftung: hydrocyanic acid poisoning.
Blauschwäche: tritanomaly.
Blausucht: cyanosis; morbus caeruleus.
Blei: lead.
Bleiäquivalent: lead equivalent.
Bleiamblyopie: lead blindness.
Bleianämie: lead (poisoning) anemia.
Bleienzephalopathie: lead encephalopathy.
Bleigicht: lead gout; saturnine g.
Bleigleichwert: lead equivalent.
Bleikolik: lead colic.
Bleilähmung: lead palsy; lead paralysis.
Bleiosteosklerose: saturnine osteosclerosis.
Bleisaum: blue line; lead line.
Blei(schrumpf)niere: saturnine atrophic kidney.
Bleistiftkot: pencil-shaped stool.
Bleitetraäthyl: lead tetraethyl.
Bleivergiftung: saturnism; lead poisoning; plumbism.
Blende: aperture; diaphragm; collimator.
Blendung: blinding.
Blennorrhagie: blennorrhagia.
Blennorrhö: blennorrhea.
Blennorrhoea umbilici: umbilical blennorrhea.
Blennurie: blennuria.
Bleomycin: bleomycin.
Blepharadenitis: blepharoadenitis.
Blepharadenom: blepharoadenoma.
Blepharektomie: blepharectomy.
Blepharelosis: blepharelosis.
Blepharismus: blepharism.
Blepharitis: blepharitis. – **B. ciliaris:** ciliary b.; blear eye.
Blepharoblennorrhö: blepharoblennorrhea.
Blepharochalasis: blepharochalasis.
Blepharoklonus: blepharoclonus.
Blepharokonjunktivitis: blepharoconjunctivitis.
Blepharon: blepharon; eyelid.
Blepharophimose: blepharophimosis.
Blepharoplast: blepharoplast; basal body/granule.
Blepharoplegie: blepharoplegia.
Blepharoptosis: blepharoptosis.

Blepharorrhaphie: blepharorrhaphy; tarsorrhaphy.
Blepharospasmus: blepharospasm.
Blepharostat: blepharostat.
Blepharosymphysis, -synechie: blepharosynechia; symblepharon.
Blepharotonus: tonic blepharospasm.
Blickbewegung: ocular motility.
Blickfeld: visual field; field of vision.
Blickkrampf: gaze spasm; oculogyric crisis.
Blicklähmung: gaze palsy.
Blicklinie: visual line.
Blickrichtungsnystagmus: deviation nystagmus.
Blickzentrum: center of gaze; visual center.
blind: blind.
Blindbiopsie: blind biopsy.
Blinddarm: blind gut; cecum.
Blinddarmentzündung: typhlitis.
Blindendatresie: dead-end atresia.
Blindenschrift: braille.
Blindheit: blindness.
Blindsack-Syndrom: blind-loop syndrome.
Blindversuch, einfacher/doppelter: blind test; (simple/double) blind study.
Blinzelkrampf: winking spasm; blepharoclonus.
Blinzelreflex: blink(ing) reflex; corneal reflex.
Blitzfigur: lightning figure.
Blitz(-Nick-Salaam)-Krämpfe, BNS-Krämpfe: nodding spasms; salaam spasms; jackknife seizures.
Blitz(schlag)syndrom: lightning syndrome.
Blitzstar: electric cataract.
Bloch*-Sulzberger* Syndrom: incontinentia pigmenti; Bloch-Siemens syndrome.
Bloch* Zeichen: Bloch's (pyramidal) sign.
Block: block. – **Bl., atrioventrikulärer:** atrioventricular bl. – **Bl., bifaszikulärer:** bifascicular bl. – **Bl., fokaler:** focal bl. – **Bl., intraventrikulärer:** intraventricular bl. – **Bl., kardialer:** cardiac bl.; heart bl. – **Bl., retrograder:** retrograde bl. – **Bl., sinuatrialer** oder **sinuaurikulärer:** sinoatrial b.; sinoauricular bl. – **Bl. der venösen Leberstrombahn:** stenosis of hepatic veins.
Blockade: blockade; blocking.
Blockdissoziation: block-dissociation.
Blocker: blocker; blocking agent.
Blockierung, Blockade: blockade, blocking; *orthop* arthrodesis.
Blocksyndrom, spinales: spinal block.
Blockwirbel: fused vertebrae; vertebral fusion.
Blom*-Singer* Prothese: Blom-Singer prosthesis.
Bloom* Syndrom: Bloom's syndrome.
Blount* Klammer: Blount's clamp. – **B.*(-Barber*) Syndrom:** Blount-Barber syndrome; deformative osteochondrosis of the tibia.
Blumberg* Zeichen: Blumberg's sign.
Blumenkohltumor: cauliflower-shaped tumor.
Blumer* Zeichen: Blumer's sign.
Blut: blood. – **B., arterielles:** arterial b. – **B., okkultes:** occult b. – **B., venöses:** venous b.
Blutagar: blood agar.
Blutalkoholkonzentration, BAK: blood alcohol concentration (BAC).
Blutandrang: blood congestion.
Blutarmut: anemia.
Blutausstrich: blood smear; blood slide.
Blutaustausch: exchange transfusion.
Blutbank: blood bank.
Blutbild: blood count; hemogram. – **B., rotes:** red blood count. – **B., weißes:** white blood count.
Blutbildung: blood (cell) formation; hem(at)opoiesis.
Blutblase: blood blister; hemorrhagic blister.
Blutdepot: blood reservoir.
Blutderivat: component blood.
Blutdialyse: hemodialysis.
Blutdruck: blood pressure. – **Bl., diastolischer:** diastolic bl. p. – **Bl., mittlerer:** mean bl. p. – **Bl., systolischer:** systolic bl. p.
Blutdruckamplitude: amplitude of blood pressure.
Blutdruckkrankheit: high blood pressure; hypertension.
Blutdruckkrise: hypertensive crisis.
Blutdruckmessung: blood pressure measurement; hemodynamometry.

Blutdrucksenkung: lowering of the blood pressure; hypotension.
Blutdruckzügler: blood-pressure depressors.
Blutegeltherapie: leech therapy; leeching.
Bluteindickung: hemoconcentration.
Bluteiweißstoffe: blood proteins; plasma proteins.
blutende Mamma: bleeding mamma.
Blutentnahme: taking of blood samples.
Bluter: bleeder; hemophili(a)c.
Bluterbrechen: blood vomiting; hematemesis.
Blutergelenk: bleeder's joint; hemophilic joint.
Bluterguß: hematoma.
Blutersatz(flüssigkeit): blood substitute.
Blutfaktoren: blood factors.
Blutfarbstoff: blood pigment; hemoglobin.
Blutfleck: blood stain; blood spot.
Blutformel: total blood type.
Blutgasanalyse: blood gas analysis.
Blutgefäße: blood vessels.
Blutgerinnsel: blood clot.
Blutgerinnung: blood coagulation; blood clotting.
Blutgerinnungszeit: coagulation time; clotting time.
Blutgeschwulst: hematoma; hemangioma.
Blut-Gewebe-Schranke: blood-tissue barrier.
Blutgifte: hemotoxins.
Blutgruppen: blood groups; blood types.
Blutgruppenantigen: blood-group antigen.
Blutgruppenantikörper: blood-group antibody.
Blutgruppenbestimmung: blood typing.
Blutgruppeninkompatibilität: blood-group incompatibility.
Blutgruppensubstanzen: blood-group substances.
Blutharnen: hematuria.
Blut-Hirn-Schranke: blood-brain barrier (BBB).
Bluthochdruck: high blood pressure; hypertension.
Bluthusten: blood-expectorating; hemoptysis.
blutig: bloody; sanguineous.
Blutkapillaren: capillary; vessels; capillaries.
Blutkörperchen: blood corpuscles; blood cells.
Blutkörperchenschatten: ghost corpuscle.
Blut(körperchen)senkungsgeschwindigkeit, -reaktion, BKS, BSG: erythrocyte sedimentation rate (ESR).
Blutkörperchenvolumen: corpuscular volume.
Blutkörperchenzylinder: blood (cell) cast.
Blutkonserve: stored blood (for transfusion).
Blutkrankheit: hemopathy; blood disease.
Blutkreislauf: blood circulation (system).
Blutkristalle: blood crystals.
Blutkuchen: blood clot.
Blutkultur: hemoculture; blood culture.
Blutlanzette: blood lancet.
Blutleere: ischemia; exsanguination.
Blut-Liquor-Schranke: blood-cerebrospinal fluid barrier.
Blutmauserung: building-up and destruction of erythrocytes.
Blutmole: blood mole.
Blutnachweis: test for blood; proof of the presence of blood.
Blutparasiten: blood parasites.
Blutpfropf: blood clot; coagulum.
Blut-pH: blood pH.
Blutpigment: blood pigment; hemoglobin.
Blutplättchen: blood platelet; thrombocyte.
Blutplasma: blood plasma.
Blutprobe: blood sample; blood specimen.
Blutpunkte: petechiae.
Blutschatten: blood shadow.
Blutschlamm: (blood) sludge.
Blutschorf: scab; crust.
Blutschwamm: hemangioma.
Blutschweiß, -schwitzen: blood sweat; hemat(h)idrosis.
Blutsenkung(sreaktion): blood sedimentation reaction.
Blutserum: blood serum.
Blutspeicher: blood reservoir; blood pool.
Blutspendedienst: blood transfusion service.
Blutspender: blood donor.

B

Blutsperre: arrest of blood supply.
Blutspiegel: blood level.
Blutspucken: blood-spitting; hemoptysis.
Blutspur: blood stain.
Blutstäubchen: hemoconia.
Blutstammzelle: blood stemcell; hemocytoblast.
Blutstatus: complete blood count (CBC).
Blutstillung: hemostasis; arrest of bleeding.
Blutströmung: blood flow.
Blutstuhl: bloody stool; melaena.
Blutsturz: hemorrhage.
Blutsverwandtschaft: consanguinity.
Bluttransfusion: blood transfusion.
Blutung: bleeding; hemorrhage.
Blutungsanämie: posthemorrhagic anemia.
Blutungsschock: hemorrhagic shock.
Blutungszeit: bleeding time.
Blutverdünnung: hemodilution; hydremia.
Blutvergiftung: blood poisoning; septicemia.
Blutviskosität: blood viscosity.
Blutvolumen, BV: blood volume.
Blutwäsche: hemodialysis; systemic lavage.
Blutzellen: blood cells.
Blutzirkulation: blood circulation.
Blutzucker: blood sugar; blood glucose.
Blutzuckerbelastung(sprobe): glucose tolerance test.
Blutzuckerspiegel: blood-sugar level.
B-Lymphozyt: B-lymphocyte; B-cell.
BNA, Baseler Nomenklatur: BNA.
BNS-Krämpfe, Blitz-Nick-Salaam-Krämpfe: nodding spasms; salaam spasms; jackknife seizures.
Boari* Zipfelplastik: Boari's flap plasty.
Boas* Druckpunkte: Boas' points.
Bobath* Methode: Bobath's method.
Bochdalek* Dreieck: Bochdalek's trigone; lumbosacral t. – **B.* Hernie:** B.'s hernia.
Bockhart* Krankheit: Bockhart's impetigo.
Bodenbakterien: soil bacteria.
Bodenkrätze: ground itch; uncinarial dermatitis.
Bodenstrahlung: earth radiation.
Boeck* Krankheit: Boeck's disease; B.'s sarcoidosis.
Böhler* Aufnahme: stress radiogram. – **B.* Schiene:** Böhler's splint. – **B.* Zeichen:** B.'s meniscus sign.
Boerhaave* Syndrom: Boerhaave's syndrome.
bösartig: malignant.
Boettcher* Kristalle: Charcot-Böttcher (sperm) crystals.
van Bogaert* Leukoenzephalitis: subacute sclerosing leukencephalitis (SSLE).
Bogengangsapparat: semicircular canals and semicircular ducts.
Bogenlampe: arc lamp.
Bogenschnitt: semicircular incision.
Bogenspalte: fissured vertebral arch.
Bogomolez* Serum: antireticular cytotoxic serum (ACS).
Bogorad* Syndrom: Bogorad's syndrome.
Bohnengift: phasin.
Bohnenkrankheit: favism.
Bohr* Effekt: Bohr effect. – **B.* Formel:** B.'s equation.
Bohrdraht: drill wire.
»Bohren«: *päd* rooting reflex.
Bolometer: bolometer.
Bolus: bolus; *pharm* bole.
Bolusinjektion: bolus injection.
Bolustod: asphyxia by alimentary bolus.
Bolzung: bolting.
Bombensyphilid: corymbiform syphilid.
Bombesin: bombesine.
Bonjour-Tröpfchen: gleet.
Bonnaire* Syndrom: Cathlin's mark.
Bonnet* Kapsel: Bonnet's capsule. – **B.* Position:** B.'s position. – **B.* Regel:** B.'s rule. – **B.* Zeichen:** B.'s sign.
Bonnet* Syndrom: Bonnet's syndrome; trigeminosympathetic neuralgia. – **B.*-Dechaume*-Blanc* Syndrom:** Bonnet-Dechaume-Blanc syndrome; neuroretinal angiomatosis.
Bonnevie*-Ullrich* Syndrom: Bonnevie-Ullrich syndrome.
Bonnier* Syndrom: Bonnier's syndrome.
Bor: boron.
Borane: boranes.
Borat: borate.
Borax: borax; sodium borate.
Borborygmus: borborygmus.
Borchardt* Trias: Borchardt's triad.

Bordet* Antikörper: Bordet's amboceptor; B.'s antibody. – **B.*-Gengou* Agar:** B.-Gengou agar.
Bordetella pertussis: Bordetella pertussis; Haemophilus pertussis.
Borismus: borism.
Borke: crust; scab.
Borkenflechte: crusted tetter; impetigo.
Borkenkrätze: Norwegian scabies.
Borneol(um): borneol.
Bornholmer Krankheit: Bornholm disease; endemic myalgia; devil's grip.
Borrelia: Borrelia.
Borreliose: borreliosis.
Borries* Syndrom: Borries' syndrome.
Bors* Reflexe: Bors' anogenital reflex.
Borsäure: boric acid.
Borvergiftung: borism.
Bose* Haken: ladyfinger retractor.
Boston* Zeichen: Boston's sign.
Boston-Exanthem: Boston exanthem.
Botallo* Foramen: Botallo's foramen. – **B.* Gang:** B.'s duct.
Boten: messengers. – **Boten-RNS:** messenger RNA; mRNA.
Bothriocephalosis: diphyllobothriasis.
botryoid(es): botryoid.
Botryomykose: botryomycosis.
Botulinusneuropathie: botulism neuropathy.
Botulinustoxine: botulins; botulinus toxins.
Botulismus: botulism.
Bouchard* Knoten: Bouchard's nodes.
Bouché*(-Hustin*) Methode: systematic desensitization (Bouché-Hustin).
Bougie: bougie.
Bougierung: bougienage.
Bouillaud* Krankheit: Bouillaud's disease.
Bouillon: bouillon; culture broth.
Bourneville* (-Brissaud*-Pringle*-Pellizzi*) Syndrom: Bourneville's syndrome; tuberous sclerosis.
Bouton terminal: bouton terminal.
Boutonneuse-Fieber: boutonneuse fever; Indian tick typhus.
Bouveret* Syndrom: Bouveret's syndrome; auricular paroxysmal tachycardia. – **B.* Zeichen:** B.'s sign.
Boveri* Reaktion: Boveri's (CSF globulin) test.
bovin: bovine.
Bowditch* Effekt: Bowditch's law.
Bowen*(-Darier*) Dermatose: Bowen's precancerous dermatosis; Bowen's disease.
Bowman* Drüsen: Bowman's glands: olfactory glands. – **B.*(-Müller*) Kapsel:** B.'s capsule. – **B.* Membran:** B.'s membrane.
Boxerenzephalopathie (traumatische): boxer's traumatic encephalopathy.
Boxerstellung: LAO projection.
Boyd* Venen: Boyd's veins.
Boyd*-Stearns* Syndrom: Boyd-Stearns syndrome.
Boyden* Test: Boyden's test.
Boyer* Zyste: Boyer's cyst.
Bq, Becquerel: Bq.
Br, Brom: Br.
Braasch* (Kopfsenk-)Versuch: Braasch's maneuver.
Bracherium: hernia truss.
brachial: brachial.
Brachialgia, Brachialgie: brachialgia.
Brachium: (upper) arm; brachium.
Bracht* Handgriff: Bracht's maneuver.
Brachybasie: brachybasia.
Brachydaktylie: brachydactyly.
Brachymelie: micromelia.
Brachyösophagus: brachyesophagus; shortness of the esophagus.
Brachyphalangie: brachyphalangia.
Brachyzephalie: brachycephaly.
Bradyästhesie: bradyesthesia.
Bradyakusie: bradyacusia.
Bradyarrhythmie: bradyarrhythmia.
Bradyarthrie: bradyarthria.
Bradydiadochokinese: slowed diadochokinesia.
Bradykardie: bradycardia.
Bradykardie-Tachykardie-Syndrom, alternierendes: bradycardia-tachycardia; brady-tachycardia syndrome.
Bradykinesie: bradykinesia.
Bradykinin: bradykinin.
Bradylalie, -glossie: bradylalia; bradyglossia.
Bradyphrenie: bradyphrenia.
Bradypnoe: bradypnea.
Bradysphygmie, -krotie: bradysphygmia.
Bradyteleokinese: bradyteleokinesis.
bradytroph: bradytrophic.
Bradyurie: bradyuria.
Bragard* Zeichen: Bragard's sign.

Braille* Schrift: braille.
branchialis: branchial.
branchiogen: branchiogenous; branchiogenic.
Brand: gangrene.
Brandblase: burn blister.
Brandnarbenkarzinom: burn scar carcinoma.
Brandseuche: ergotism.
Brandt* Syndrom: Brandt's syndrome; acrodermatitis enteropathica.
Brandwunde: burn.
Brassica-Faktoren: brassica glycosidic factors.
Braun* Anästhesie: field block. – **B.* Schiene:** Braun's splint. – **B.* Anastomose:** Braun's anastomosis. – **B.* Röhre:** cathode ray tube (Braun).
braunes Pigment: dark endogenous pigments.
brauner Tumor: brown tumor.
Brechdurchfall: summer cholera; diarrhea with vomiting.
Brechkraft: refractive power.
Brechmittel: emetics.
Brechung: refraction.
Brechungsfehler: refractive error.
Brechungshyperopie: refractive hyperopia.
Brechungsmyopie: refractive myopia.
Brechzentrum: vomiting center.
Bregma: bregma.
Breibeschlag: barium coating.
Brei(kost): pap; puree; mashed food.
Breipassage: barium passage.
Breitbandantibiotikum: broad spectrum antibiotic.
Breite, therapeutische: therapeutic index; safety margin.
Bremsstrahlung: bremsstrahlung; braking radiation.
Bremseffekt: rebound effect.
Brennebene: focal plain.
Brenneman* Syndrom: Brenneman's syndrome.
brennende Füße: burning feet.
Brenner* Tumor: Brenner tumor.
Brennfleck: focal spot; focus.
Brennpunkt: principal focus; focal point.
Brennweite: focal length; focal distance.
Brennwert: caloric value.
Brenzcatechin: catechol; pyrocatechol.
Brenztraubensäure: pyruvic acid.
Breschet* Hiatus: Breschet's hiatus. – **B.* Venen:** B.'s veins; diploic veins.
bretthart: board-like. – **b. Bauch:** rigid abdomen.
Breus* Mole: Breus' mole; hematomole.
brevis: short.
Brewer* Infarkt: Brewer's infarct.
Bricker* Blase, Plastik: Bricker's operation.
Brickner* Zeichen: Brickner's sign.
Bridenileus: adhesion ileus.
Briefkuvert-Formen: envelope crystals; oxalic acid crystals.
Briggs* Beutel: Brigg's bag.
Brill* (-Zinsser*) Krankheit: Brill-Zinsser disease.
Brill*-Symmers* Syndrom: Brill-Symmers syndrome; giant follicular lymphoma.
Brillantgelb: brilliant yellow.
Brillantkresylblau: brilliant cresyl blue.
Brille: spectacles; glasses.
Brillenglasbestimmung: eye test for glasses.
Brillengläser: spectacle glasses; refractive lenses.
Brillenhämatom: bilateral periocular hematoma; bilateral black eye.
Brissaud* Reflex: Brissaud's reflex. – **B.* Syndrom:** B.'s syndrome; Gilles de la Tourette syndrome.
Broadbent* Aneurysmazeichen: Broadbent's sign.
Broca* Aphasie: Broca's aphasia. – **B.* Formel:** B.'s formula. – **B.* Sprachzentrum:** B.'s speech center.
Brock* Operation: Brock's operation; transventricular valvulotomy.
Brockenbrough* Nadel: Brockenbrough's needle.
Brocq* Krankheit: Brocq's disease; pseudopelade of Brocq. – **B.*-Duhring* Syndrom:** Duhring's dermatitis. – **B.*-Pautrier* Syndrom:** angiolupoid of Brocq and Pautrier.
Brodie* Abszeß: Brodie's abscess. – **B.* Zeichen:** B.'s sign.
Brodmann* Areae, Felder: Brodmann's (cortical) areas.
Brodny* Klemme: Brodny clamp.
Broesike* Falte: superior duodenal fold.
Brom, Br: bromine, Br.

Bromaceton, Bromacetophenon: bromacetone; bromacetophenone.
Bromakne: bromide acne.
Bromat: bromate.
Brombenzylcyanid: brombenzylcyanide.
Bromelain, Bromelin: bromelin.
Brom(h)idrosis: brom(h)idrosis.
Bromid: bromide.
Bromismus: brominism.
Bromkresolgrün, -purpur: bromocresol green; bromocresol purple.
Bromocriptin: bromocriptine.
Bromoderm: bromoderma.
Bromoform: tribromomethane.
Bromperidol: bromperidole.
Bromsulfalein(um), -sul(fo)phthalein: bromsulphalein, BSP; sulfobromophthalein.
Bromsulfaleinretentionsprobe: BSP clearance test.
Bromthymolblau: bromothymol blue.
Bromuracil: bromouracil.
Bromwasserstoffsäure: hydrobromic acid.
Bronchadenitis: bronchadenitis.
bronchial(is): bronchial.
Bronchialabsaugung: bronchial aspiration.
Bronchialadenom: bronchial adenoma.
Bronchialanschoppung: bronchial congestion.
Bronchialasthma: bronchial asthma.
Bronchialatmen: bronchial respiration; tubular respiration.
Bronchialbaum: bronchial tree.
Bronchialdrüsen: bronchial glands.
Bronchialfistel: bronchial fistula.
Bronchialfremitus: bronchial fremitus.
Bronchialkarzinoid: bronchial carcinoid.
Bronchialkarzinom: bronchial carcinoma; bronchial cancer. – **B., kleinzelliges:** oat-cell carcinoma.
Bronchialkatarrh: bronchial catarrh; bronchitis.
Bronchialkatheter: bronchial catheter.
Bronchialkollaps: bronchial collapse.
Bronchialkreislauf: bronchial circulation.
Bronchiallymphknotentuberkulose: tuberculosis of bronchial lymph nodes.
Bronchialstein: bronchial calculus; broncholith.
Bronchialstumpfinsuffizienz: bronchial stump rupture.
Bronchialtoilette: cleaning of the respiratory tract.
Bronchiektas(i)e: bronchiectasis.
Bronchiolen, Bronchioli: bronchioles.
Bronchiolitis: bronchiolitis.
Bronchiolus: bronchiole.
Bronchitis: bronchitis.
bronchoalveolär: bronchoalveolar.
Bronch(o)alveolitis: bronchoalveolitis.
Bronchoblennorrhö: bronchoblennorrhea.
Bronchodilatator: bronchodilator.
bronchogen: bronchogenic.
Bronchographie: bronchography.
Bronchokonstriktion: bronchoconstriction.
Broncholith: broncholith.
Bronchomalazie: bronchomalacia.
Bronchomykose: bronchomycosis.
Bronchophonie: bronchophony.
Bronchopneumonie: bronchopneumonia; bronchopneumonitis; bronchial pneumonia.
bronchopulmonale Dysplasie: bronchopulmonary dysplasia; Wilson-Mikity syndrome.
Bronchorrhagie: bronchorrhagia.
Bronchorrhö: bronchorrhea.
Bronchosinusitis: sinobronchitis.
Bronchoskop: bronchoscope.
Bronchoskopie: bronchoscopy.
Bronchospasmolytikum: bronchospasmolytic substance.
Bronchospasmus: bronchospasm.
Bronchospirochaetosis Castellani*: Castellani's bronchitis; bronchospirochetosis.
Bronchospirometrie: bronchospirometry.
Bronchostaxis: bronchostaxis.
Bronchostenose: bronchostenosis; bronchial stenosis.
Bronchostomie: bronchostomy.
Bronchotetanie: bronchotetany.
Bronchotomie: bronchotomy.
Bronchotomographie: tomography of central airways.
bronchovesikulär: bronchovesicular; bronchoalveolar.
Bronchozele: bronchocele.
Bronchus, Bronchi: bronchus, bronchi.
Bronchusblockade: bronchial blocking.
Bronchusblocker: bronchial blocker; double lumen endotracheal tube.

Bronchusfistel: bronchial fistula.
Bronchusruptur: ruptured bronchus.
Bronchustuberkulose: bronchial tuberculosis.
Bronchusverschluß: bronchial occlusion; bronchial obstruction.
Bronchuswaschung: bronchial lavage.
Brondgeest* Ruhetonus: resting tonus (Brondgeest).
Bronzediabetes: bronze(d) diabetes.
Bronzehaut: bronzed skin.
Broteinheit, BE: carbohydrate exchange unit.
Brown* Ataxie: Sanger Brown's ataxia.
Brown* Test: (Hines-Brown) cold pressure test.
Brown//Séquard* Lähmung: Brown-Séquard syndrome; hemiparaplegic syndrome.
Brown*-Symmers* Krankheit: Brown-Symmers disease.
Browne* Operation: Denis Browne operation. – **B.* Schiene:** Denis Browne splint.
Bruce* Faserbündel: Bruce's tract.
Bruce* Septikämie: Malta fever; brucellosis.
Brucella abortus: Brucella abortus; Bang's bacillus. – **B. melitensis:** Brucella melitensis; Micrococcus melitensis.
Brucellin: brucellin.
Brucellose, Brucellosis: brucellosis; undulant fever; Malta fever; Bang's disease.
Bruch* Membran: Bruch's membrane.
Bruch: hernia; fracture; rupture.
Bruchband: hernia truss.
Brucheinklemmung: strangulated hernia; incarcerated hernia.
Bruchoperation: herniotomy.
Bruchpforte: hernial orifice.
Bruchsack: hernial sac.
Bruchspaltanästhesie: local anesthesia in the fracture gap.
Brucin: brucine.
Brudzinski* Zeichen: Brudzinski's sign.
Brücke* Muskel: meridional fibers of the ciliary muscle.
Brücke: *anat* pons; *dent* bridge.
Brückenarm: median cerebellar peduncle.
Brückenatrophie: pontine atrophy.
Brückenhaube: tegmentum of pons.
Brückenkallus: bridging callus.
Brückenkolobom: bridge coloboma.
Brückenlappen(plastik): bridge flap; bipedicled flap.
Brücken-Mittelhirn-Syndrome: pontomesencephalic syndromes.
Brückenschenkel: median cerebellar peduncle.
Brückensymptome: *anat* pontine symptoms.
Brückenwinkel: cerebellopontile angle.
Brugia malayi: Brugia malayi.
Brugsch* Syndrom: Brugsch's syndrome.
Bruit: noise; sound; murmur. – **B. de diable:** venous hum. – **B. de pot-fêlé:** cracked pot sound.
Brummen: dry rale.
Brunhilde-Stamm: Brunhilde strain.
v. Brunn* Epithelnester: Brunn's epithelial nests.
Brunner* Drüsen: Brunner's glands; duodenal glands.
Brunnerosis: hyperplasia of Brunner's glands.
Bruns* Kanüle: tracheal cannula (Bruns). – **B.* Syndrom:** Bruns' syndrome. – **B.* Watte:** Bruns' sterile cotton wool.
Brunschwig* Operation: Brunschwig's operation; pelvic evisceration.
Brushfield* Flecken: Brushfield's spots.
Brust: mamma; breast.
Brustaorta: descending thoracic aorta.
Brustatmung: thoracic breathing; th. respiration.
Brustbein: breastbone; sternum.
Brustbräune: angina pectoris.
Brustdrüse: mammary gland.
Brustdrüsenentzündung: mastitis.
Brustdrüsenschwellung, physiologische: swelling of mammary glands in newborn.
Brustenge: angina pectoris.
Brustfell: pleura.
Brusthöhle: thoracic cavity.
Brustkind: breast-fed baby.
Brustkorb: thoracic cage; chest; thorax.
Brustkorbprellung, -quetschung: thoracic contusion; chest contusion; th. compression.
Brustkrebs: breast cancer.
Brustlymphgang: thoracic duct.
Brustmark: thoracic medulla.
Brustmilch: breast milk.

Brustmilchintoxikation: breast-milk intoxication.
Brustmuskeln: pectoral muscles.
Brustnerven: thoracic nerves.
Brustspalte: thoracoschisis.
Brustsuchen: rooting reflex.
Brustumfang: girth of chest; thoracic circumference.
Brustwand: chest wall; thoracic wall.
Brustwandableitung: chest lead; precordial lead.
Brustwandhernie: thoracic wall hernia.
Brustwandphlegmone: thoracic wall phlegmon.
Brustwandsyndrom, vorderes: anterior chest-wall syndrome.
Brustwarze: nipple; mamilla.
Brustwarzenentzündung: inflammation of nipple; mamillitis.
Brustwarzenhof: areola.
Brustwarzenhütchen: nipple shield.
Brustwirbelsäule: thoracic vertebral column; thoracic spine.
Brutapparat: incubator.
Brutkapsel: brood capsule.
Bruton*(-Gitlin*) Syndrom: Bruton-type (infantile sex-linked) agammaglobulinemia.
Brutschrank: incubator; couveuse.
Bruxismus: bruxism.
Bruxomanie: bruxomania.
Bruzellose: brucellosis.
Bryant* Dreieck: Bryant's triangle. – **B.* Extension:** Bryant's femoral extension.
Brygmus: brygmus; odontoprisis; grinding teeth.
BSG, Blutkörperchensenkungsgeschwindigkeit: ESR.
BSR: 1) Blutkörperchensenkungsreaktion: ESR. **2) Bizepssehnenreflex:** biceps reflex.
BST, Basaltemperatur: BBT, basal (body) temperature.
B-Streptokokken: group B streptococci.
BT, B-T°, Basaltemperatur: BBT, basal (body) temperature.
B-Teilchen: beta particles.
BTM, Betäubungsmittel: narcotic.
Bubo: bubo. – **B., schankröser:** chancroidal b. – **B., skrofulöser:** scrofulous b. – **B., syphilitischer:** syphilitic b. – **B., tropischer:** tropical b.
Bubonenpest: bubonic plague.
Bubonuli: bubonuli; Nisbet's chancre.
Bucca: cheek.
buccalis: buccal.
Buccinator: buccinator.
van Buchem* Syndrom: van Buchem's syndrome.
Buchstabenblindheit: letter blindness; alexia.
Buchweizenkrankheit: fagopyrism.
Buck* Faszie: Buck's fascia; deep fascia of penis.
Buckel: hump.
Bucky* Blende: Bucky-Potter diaphragm. – **B.* Strahlen:** Bucky's rays.
Budd*-Chiari* Syndrom: Budd-Chiari syndrome; hepatic vein occlusion.
Budin* Regel: Budin's rule.
Büdinger*-Ludloff*-Läwen* Syndrom: Büdinger-Ludloff-Läwen syndrome; patellar chondromalacia.
Buelau* Drainage: closed pleural drainage (Buelau's method).
Bündel: bundle; fascicle; tract
Bündelnagelung (Hackethal*): Hackethal nailing.
Bündelstamm-Extrasystole: bundle branch extrasystole.
Büngner* Bänder: Büngner's cell cordons.
Bürette: burette; buret.
Bürger* Probe: Bürger's test. – **Bürger*-Grütz* Syndrom:** Bürger-Grütz syndrome; hyperlipoproteinemia type I.
Buerger* Gangrän: Buerger's gangrene; thrombangiitis obliterans.
Bürker* (Blutfaden-)Methode: Bürker's method. – **B.* Zählkammer:** Bürker counting chamber.
Bürokrankheit, amerikanische: building illness syndrome; BIS.
Bürstenabstrich: brush biopsy.
Bürstenmassage: brush massage.
Bürstensaum: cuticular layer; brush border.
Bürstenschädel: »hair-on-end« appearance.
Buflomedil: buflomedil.
Buformin: buformin.
bukkal: buccal.
bulbär: bulbar.
Bulbärparalyse: bulbar paralysis; bulbar palsy; Duchenne's paralysis.

Bulbärsprache: lower brainstem dysarthria.
Bulbärsyndrom, akutes apoplektiformes: pseudobulbar paralysis.
bulbocavernosus: bulbocavernous.
Bulbokavernosus: bulbocavernosus (muscle).
Bulbokavernosus-Reflex: bulbocavernous reflex; penile reflex.
bulbomimischer Reflex (Mondonesi*): bulbomimic reflex.
Bulbospongiosus: bulbospongiosus (muscle).
Bulbourethraldrüse: bulbourethral gland.
Bulbus: bulb.
Bulbus(druck)reflex (Aschner*): oculocardiac reflex; Aschner's phenomenon.
Bulbussymptom: tabetic analgesia of the eyeballs.
Bulimie: bulimia.
Bulla: *anat* bulla; *derm* large blister.
Bulldogklemme: bulldog clip.
bullös, bullosus: bullous.
Bullosis: bullosis.
Bumerangnadel: boomerang needle.
Bumetanid: bumetanide.
Bumm* Kontraktionsring: retraction ring (Bumm).
Bungalore-Typhus: Indian tick typhus.
Bunnell* Naht: Bunnell's suture.
Bunnell* Reaktion: Paul-Bunnell reaction.
Bunsen* Brenner: Bunsen burner.
Bunyaviridae: Bunyaviridae.
Buphenin: buphenine; nylidrin hydrochloride.
Buphthalmus: buphthalmos; hydrophthalmia.
Bupivacain: bupivacaine.
Buprenorphin: buprenorphine.
Burchardt* Körperchen: Burchardt's inclusion bodies.
Burdach* Strang: Burdach's column; fasciculus cuneatus.
Bureau* Syndrom: palmoplantar keratosis.
Burger* Zeichen: Burger's sign; Heryng's sign.
Burka*(-Brick*-Wolfe*) Syndrom: lipochrome hepatosis.
Burke* Syndrom: metaphyseal chondrodysplasia with dwarfism, pancreatic insufficiency and neutropenia.
Burkitt* Lymphom: Burkitt's lymphoma; Burkitt's tumor; African lymphoma.
Burnet* Theorie: clonal selection theory.
Burnett* Syndrom: milk-alkali syndrome; Burnett's syndrome.
Burow* Dreieck: Burow's triangle. – **B.* Vene:** Burow's vein.
Burri* Verfahren: Burri's stain test.
Bursa: bursa; bag.
Bursa-Äquivalent: bursa-equivalent.
Bursektomie: bursectomy.
Bursitis: bursitis.
Bursographie: radiography of a bursa.
Bursose: chronic bursitis.
Buruli-Ulkus: Buruli ulcer.
Busch(fleck)fieber (Japanisches): tsutsugamushi fever; scrub typhus.
Buschgelbfieber: jungle yellow fever.
Buschke* Krankheit: Buschke's scleredema. – **Buschke*(-Busse*) Krankheit:** B.'s disease. – **Buschke*(-Fischer*) Krankheit:** Fischer's syndrome. – **Buschke*-Ollendorf* Syndrom:** B.-Ollendorf syndrome; disseminated lenticular dermatofibrosis.
Buschkrätze: creeping myiasis.
Buserelin: buserelin.
Busquet* Krankheit: Busquet's disease.
Busse*-Buschke* Krankheit: Busse-Buschke disease; cryptococcosis.
Busulfan: busulfan.
Butan: butane.
Butanol-extrahierbares Jod, BEJ**:** butanol-extractable iodine, BEI.
Butler*-Bound*-Spector* Syndrom: hyaline membrane disease.
Buttergelb-Hepatom: butter yellow hepatoma.
Buttermilch: buttermilk.
Buttersäure: butyric acid.
Buttersäuregärung: butyric fermentation.
Butterstuhl: steatorrhea.
Butylalkohol: butyl alcohol.
Butylessigsäure: butylacetic acid.
Butylmercaptan: butyl mercaptane.
Butyrat: butyrate.
Butyrometer: butyrometer.
Butyrum Cacao: cacao butter.
Buzzard* Kunstgriff: Buzzard's maneuver.
BV, Blutvolumen**:** blood volume.
B-Virus: 1) B virus. **2)** hepatitis B virus. **3)** influenza virus serotype B.
BW, Brustwirbel**:** thoracic vertebra.

B-Wellen: beta waves.
BWK, Brustwirbelkörper: body of a thoracic vertebra.
BWS, Brustwirbelsäule: thoracic spine.
Bychowski*(-Grasset*) Zeichen: Bychowski-Grasset sign.
Byssinose: byssinosis.
Byssus: pubic hair.
B-Zellen: beta cells; B-cells; B-lymphocytes.
B-Zell-Wachstumsfaktor: B-cell growth factor.

C

Cabot* Ringe: Cabot's rings; Cabot's ring bodies.
Cachexia: cachexia.
Cadaverin: cadaverine.
Cadmium: cadmium.
Caecum: cecum.
Caecitas: blindness. – **C. nocturna:** night-blindness.
Caerulein: cerulein.
Cäsium: cesium; caesium.
Café-au-lait-Fleck: flat mole; café au lait macule.
Caffey* (-Silverman*) Syndrom: Caffey's disease; infantile cortical hyperostosis.
CAH, chronisch-aggressive Hepatitis: chronic active/aggressive hepatitis.
Cairns* Syndrom: Cairns syndrome; postmeningitic CSF block.
Caissonkrankheit: caisson disease; decompression illness; diver's paralysis.
Cajal* Silberimprägnation: Cajal's cell stain. – **C.* Zelle:** Cajal's horizontal cell.
Calabar-Beule: calabar swelling.
calcanearis: calcaneal.
Calcaneus: calcaneus; heel bone.
Calcaria: lime; calcium carbonate.
Calcariuria: calcariuria.
Calciferol: calciferol.
calcificans: calcifying.
Calcinosis: calcinosis.
Calcitonin: calcitonin.
Calcitoninom: medullary thyroid carcinoma.
Calcitriol: calcitriol.
Calcium, Ca: calcium (Ca).
Calciumcarbonat: calcium carbonate.
Calciumchlorat: calcium chloride.
Calciumgluconat: calcium gluconate.
Calciumhydroxid: calcium hydroxide.
Calciumlactat: calcium lactate.
Calciumverlustsyndrom: congenital calcium loss syndrome.
Calciurie: calciuria.
Calculosis: calculosis.
Calculus: calculus; stone; mineral concretion.
Calices renales: renal calices.
Caliculus gustatorius: taste bud.
Californium: californium.
Calix: calix.
Call*-Exner* Körperchen: Call-Exner bodies.
Callander* Amputation: Callander amputation.
Calliphoridae: calliphora.
Callositas: callosity.
callosus: callous; tylotic.
Calmette*-Guérin* Bazillus, BCG: Calmette-Guérin bacillus (BCG).
Calmette* Serum: Calmette's antivenene.
Calmodulin: calmodulin.
Calomel: mercurous chloride; calomel.
Calor: heat; heat of fever.
Calot* Verfahren: Calot's treatment.
Calva, Calvaria: calvaria.
Calvé* Syndrom: Calvé's disease. – **Calvé*-(Legg*-)Perthes* Syndrom:** Calvé-Perthes disease.
Calvities: baldness.
Calx: *anat* heel; *chem* lime.
CAM, Chorion-Allantois-Membran: chorio-allantoic membrane.
Camera bulbi: chamber of the eye.
cAMP: CAMP (cyclic adenosine monophosphate).
Campher: camphor.
CAMP-Test (Christie-Atkins-Munch-Petersen): CAMP test.
Campylobacter: Campylobacter.
Camurati*-Engelmann* Syndrom: Engelmann's disease; progressive diaphyseal dysplasia.
Canaliculi: canaliculi.
Canaliculus: canaliculus.
Canalis: canal. – **C. pterygoideus:** pterygoid canal. – **C. vertebralis:** vertebral canal; spinal canal.
Canavan* Syndrom: Canavan's syndrome.
Cancer: cancer. – **cancer en cuirasse:** jacket cancer; corset cancer.
Candela: candela.

Candida: Candida.
Candidamycosis: candidal mycosis; candidiasis.
Candidiasis, Candidosis: candidiasis.
Canities: canities; grayness; hoariness.
Cannabiosis: hemp fever.
Cannabis: cannabis; hemp.
Cannon* Gesetz: Cannon's law of denervation. – **Cannon*-Böhm* Punkt, Sphinkter:** Cannon's point.
Canthus: canthus.
Cantor* Sonde: Cantor tube.
CAP: catabolite activator protein (CAP).
CAPD: continuous ambulatory peritoneal dialysis (CAPD).
Capdepont*(-Hodge*-Stainton*) Zahndysplasie: Capdepont-Hodge syndrome; dentinogenesis imperfecta.
Capillariasis: capillariasis.
capillaris: capillary; hairiike.
Capillaritis: capillaritis.
Capilli: capilli; hairs of the head.
Capillitium: scalp hair.
Capistrum: Barton's bandage.
capitatus: capitate; head-shaped.
Capitulum: capitulum. – **C. humeri:** capitellum.
Caplan*-Colinet* Syndrom: Caplan's syndrome; rheumatoid pneumoconiosis.
Capps* Reflex: Capps reflex.
Capronsäure: caproic acid.
Caprylsäure: caprylic acid.
Capsid: capsid.
Capsomer: capsomer.
Capsula: capsule. – **C. externa:** external capsule. – **C. fibrosa perivascularis:** Glisson's capsule. – **C. glomerularis:** Bowman's capsule. – **C. interna:** internal capsule.
Capsulitis: capsulitis.
Captopril: captopril.
Caput: head; caput.
Carbachol: carbachol.
Carbamat: carbamate.
Carbamazepin: carbamazepine.
Carbamid: carbamide; urea.
Carbamidsäure: carbamic acid.
Carbam(o)ylphosphat: carbamyl phosphate.
Carbenicillin: carbenicillin.
Carbimazol: carbimazole.
Carbinol: carbinol; methanol.
Carbo: coal; charcoal. – **C. medicinalis:** medicinal charcoal.
Carboanhydrase: carbonic anhydrase.
Carboanhydrasehemmer, -inhibitoren: carbonic anhydrase inhibitors.
Carbochromen: carbochromen.
Carbonat: carbonate.
Carbonat-dehydratase: carbonate dehydrase; carbonic anhydrase.
Carbonsäure: carbonic acid.
Carboxyhämoglobin: carboxyhemoglobin.
Carboxylase: carboxylase.
Carboxylierung: carboxylation.
Carboxypeptidase A: carboxypeptidase A.
Carbunculus: carbuncle.
Carbutamidum: carbutamide.
carcinoembryonales Antigen: carcinoembryonic antigen (CEA).
carcinofetale Antigene: oncofetal antigens.
Carcinoma: cancer; carcinoma. – **Ca. in situ:** carcinoma in situ (CIS); preinvasive carcinoma; intraepithelial carcinoma.
Cardia: cardia; orifice of stomach.
cardiacus: cardiac; cardio-.
cardialis: cardial; cardiac.
Cardiolipin: cardiolipin.
Cardiomegalia: cardiomegaly.
Cardiomyopathia: cardiomyopathy.
Cardionatrin: atrial natriuretic factor.
Cardiopathia: cardiopathy.
Cardiovirus: cardiovirus.
Carey Coombs* Geräusch: Coombs murmur.
Carhart* Senke: Carhart's dip.
Caries: (dental) caries; decay.
Carina: carina.
Carlens* Tubus: Carlens' catheter; endobronchial tube.
Carleton* Flecken: Carleton's spots.
Carman* Meniskuszeichen: Carman's (meniscus) sign.
Carminativa (remedia): carminatives.
Carnes* Arm: Carnes' armprosthesis.
Carnett* Zeichen: Carnett's sign.
Carney* Trias: Carney's triad.
Carnificatio: carnification.
Carnitin: carnitine.
Carnosin: carnosine.
Carnot* Reflex: Carnot's reflex.
Caro luxurians: proud flesh.

Caroli* Syndrom: Caroli's syndrome.
caroticus: carotid.
Carotin: carotene.
Carotinikterus: carotene jaundice; carotenosis cutis.
Carotinoide: carotinoids.
Carotis: carotid; carotid artery.
Carotissinus: carotid sinus.
Carpale; Carpalia: carpal bone(s).
Carpenter* Syndrom: Carpenter's syndrome.
Carpentier* Ring: Carpentier's ring.
Carpus: carpus; wrist.
Carrel* Kolben: Carrel's flask. – **C.* Naht:** Carrel's suture.
Carrión* Krankheit: Carrión's disease.
Carteolol: carteolol.
Carter* Krankheit: Carter's disease; Madura foot.
cartilagineus, cartilaginosus: cartilaginous.
Cartilago: cartilage.
Caruncula: caruncle.
Carus: deep coma.
Casal* Kollier, Kragen: Casal's necklace.
Casein: casein.
caseosus: caseous.
Casoni*(-Botteri*) Test: Casoni's reaction/test.
Caspar* Trübung: Caspar's ring opacity.
Casper* Katheter: Casper's catheter.
Cassidy*-Scholte* Syndrom: carcinoid syndrome.
Cassirer*(-Crocq*) Syndrom: Cassirer's syndrome.
Castellani* Geschwür: tropical ulcer. – **C.* Krankheit:** Castellani's disease; bronchospirochetosis. – **C.* Lösung:** Castellani's paint. – **C.*-Low* Zeichen:** Castellani-Low sign.
Castellanos* Syndrom: Castellanos' syndrome.
(del) Castillo* Syndrom: testicular dysgenesis syndrome.
Castle*-Faktor: Castle's intrinsic factor.
Castleman* Syndrom: Castleman's lymphoma.
Castoröl: castor oil.
Cast-Syndrom: body cast syndrome.
Casus: case.
Catalepsia: catalepsy.
Cataphora: cataphora.
Cataracta: cataract. – **C. calorica:** heat-ray c. (glassblower's c.). – **C. congenita:** congenital c. – **C. diabetica:** diabetic c. – **C. juvenilis:** juvenile c. – **C. senilis:** senile c.
catarrhalis: catarrhal.
Catarrhus: catarrh.
Catecholamine: catecholamines.
Cattalorda* Fraktur: T-type acetabular fracture (Cattalorda).
Cauda: tail; cauda.
caudalis: caudal.
Cauda-Syndrom: cauda equina syndrome.
Causa: cause.
Cava: vena cava.
cave: note.
Caverna: cavern; cavity.
Cavernitis: cavernitis.
cavernosus: cavernous.
Cavitas: cavity.
Cavum: cavum; cavity; space.
cavus: hollow; cavus.
CCD-Winkel: femoral neck-shaft angle.
CCK, Cholecystokinin: CCK, cholecystokinin.
Cd: Cd (cadmium).
cd: cd (candela).
CDP: CDP (cytidine diphosphate).
C-Drepanozytose: HbC/HbS drepanocytosis.
CEA: CEA (carcinoembryonic antigen).
Ceelen*-Gellerstedt* Syndrom: Ceelen-Gellerstedt syndrome; idiopathic pulmonary hemosiderosis.
Cefamandol: cefamandole.
Cefazolin: cefazolin.
Celestin* Bougie: Celestin's bougie. – **C.* Pulsionstubus, Rohr:** Celestin's tube.
celiacus: celiac.
Cella: cell; chamber.
Celloidin: celloidin.
Cellula: cellula; (little) cell.
Cellulase: cellulase.
Celsius* Skala: Celsius scale; centigrade scale.
Cementum: cement; cementum.
centralis: central.
Centrum: center.
centum: hundred.
Cephalaea: cephalea; cephalgia; headache.
Cephal(al)gia: cephalgia; headache.

Cephalosporine: cephalosporins.
Cephalus: head.
Ceramid: ceramide.
Cerclage: cerclage.
cerebellaris: cerebellar.
Cerebellum: cerebellum.
cerebralis: cerebral.
Cerebronsäure: cerebronic acid.
Ceroid: ceroid.
Ceroidlipofuscinose: ceroidlipofuscinosis.
ceruleus: sky blue.
Cerumen: earwax; cerumen.
Cervix: cervix; neck.
Cestan* Zeichen: Cestan's sign; Dupuy-Dutemps sign. – **C.*-Chenais* Syndrom:** Cestan-Chenais syndrome; Cestan's paralysis.
Cestoda: Cestoda; cestodes.
Cetaceum: spermaceti.
Cetylsäure: cetylic acid.
CF: 1) cystische Fibrose: CF (cystic fibrosis). **2) Citrovorumfaktor:** CF (citrovorum factor).
C-Fasern: C-fibers.
C-Galle: C-bile.
Chaddock* Reflex: Chaddock's reflex.
Chagas*(-Cruz*) Krankheit: Chagas' disease; South-American trypanosomiasis.
Chagrinleder-Haut: chagrin patch.
Chalasia, Chalasie: chalasia.
Chalazion: chalazion; meibomian cyst.
Chalcosis: chalcosis. – **Ch. lentis:** sunflower cataract.
Chalicosis: chalicosis.
Chalodermie (Ketly*): lax skin; dermatochalasis; chalazodermia.
Chalon: chalone.
Changri-Krebs: kangri cancer.
Charakter: character.
Charakterneurose: character neurosis.
Charcot* Gelenk: Charcot's joint. – **Ch.* Krankheit:** Charcot's disease; tabetic arthropathy. – **Ch.*-Leyden* Kristalle:** Charcot-Leyden crystals. – **Ch.*-Marie*-Tooth* Krankheit:** Charcot-Marie-Tooth disease. – **Ch.* Syndrom:** **1)** Charcot's syndrome, intermittent claudication. **2)** amyotrophic lateral sclerosis. – **Ch.* Trias:** Charcot's triad. – **Ch.*-Weiss*-Baker* Syndrom:** hypersensitive carotid sinus syndrome. – **Ch.* Zeichen:** Charcot's sign.
Charlin*(-Sluder*) Syndrom: Charlin's syndrome.
Charmot* Krankheit: Charmot's syndrome.
Charrière* Skala: Charrière's scale.
Chasma: chasma.
Chassaignac* Lähmung, Syndrom: Chassaignac's paralysis; painful brachial palsy.
Chauffard* Punkt: Chauffard's point.
Chaussé* Aufnahme: radiography of petrous bone (Chaussé).
Chaussier* Zeichen: Chaussier's sign.
Chediak*-Higashi* Syndrom: Chediak-Higashi syndrome.
Cheilektomie: cheilectomy.
Cheilitis: cheilitis; chilitis.
Cheilognatho(palato)schisis: cheilognathopalatoschisis.
Cheiloschisis: cheiloschisis; harelip.
Cheilosis: cheilosis.
Cheilotomie: cheilotomy.
Ch(e)iragra: chiragra.
Ch(e)iralgia paraesthetica: paresthetic chiralgia.
Cheirismus: cheirospasm; writer's cramp.
Ch(e)iropompholyx: pompholyx.
Chelat: chelate.
Chelatbildner: chelating agents.
chemisch: chemical.
Chemodektom: chemodectoma.
Chemokoagulation: chemocoagulation.
Chemolitholyse: chemical litholysis.
Chemolyse: chemolysis.
Chemonukleolyse: chemonucleolysis.
Chemoprophylaxe: chemoprophylaxis.
Chemoresistenz: chemoresistance.
Chemorezeptor: chemoreceptor.
Chemosis: chemosis.
Chemotaxin: chemotaxin.
Chemotaxis: chemotaxis.
Chemotherapeutikum: chemotherapeutic agent.
chemotherapeutischer Index: chemotherapeutic index.
Chemotherapie: chemotherapy.
Cheno(desoxychol)säure: chenodeoxycholic acid.
Cherubismus: cherubism; Jones' disease.
Cheyne*-Stokes* Atmung: Cheyne-Stokes respiration.
Chiari* Netzwerk: Chiari's network. – **Ch.* Syndrom:** Arnold-Chiari deformi-

ty. – **Ch.*-Frommel* Syndrom:** Chiari-Frommel syndrome.
Chiasma: chiasm; crossing. – **Ch. opticum:** optic chiasm.
Chiasmasyndrom: chiasmal syndrome.
Chikungunya-Virus: chikungunya virus.
Chilaiditi* Syndrom: Chilaiditi's syndrome; subphrenic displacement of the colon.
Chimäre: chimera.
Chinaalkaloide: cinchona alkaloids.
Chinarestaurant-Syndrom: Chinese restaurant syndrome.
Chinarinde: cinchona bark.
Chinidin: quinidine; conquinine.
Chinin: quinine.
Chininvergiftung: cinchonism; quininism.
Chinolin: quinoline.
Chinolon: quinolone.
Chinon: quinone.
Chion(o)ablepsia: chionablepsia; snow blindness.
Chi-Quadrat-Test: chi-square test.
Chiragra: chiragra.
Chiralgia: chiralgia.
Chirologie: cheirology; dactylology.
Chiropraktik: chiropractic.
Chirospasmus: chirospasm; writer's cramp.
Chirurg: surgeon.
Chirurgie: surgery. – **Ch., kleine:** minor s. – **Ch., kosmetische:** cosmetic s. – **Ch., plastische:** plastic s.
chirurgischer Knoten: surgeon's knot.
Chitin: chitin.
Chitoneurom: chitoneuroma.
Chlamydia: Chlamydia.
Chlamydosporen: chlamydospores.
Chloasma: chloasma; melasma. – **Ch. gravidarum:** chloasma gravidarum; mask of pregnancy.
Chlor, Cl: chlorine (Cl).
Chlorämie: chloremia.
Chloräthyl: ethyl chloride.
Chloräthylen: vinyl chloride.
Chloräthyl(en)rausch: ethyl chloride anesthesia.
Chlorakne: chloracne.
Chloral: chloral.
Chloralhydrat: chloral hydrate.
Chlorambucil: chlorambucil.
Chloramphenicol: chloramphenicol.
Chloranämie, achylische: achylic chloranemia; idiopathic hypochromic anemia.
Chlorat: chlorate.
Chlorbenzol: chlorobenzene.
Chlordan: chlordane.
Chlorid: chloride.
Chloridbestimmung: chloridimetry.
Chlorierung: chlorination.
Chlorkalk: chlorinated lime.
Chlorkohlenwasserstoffe: chlorinated hydrocarbons.
Chlormethan: chloromethane; methyl chloride.
Chlorodontie: chlorodontia; green teeth.
Chloroform: chloroform.
Chloroformnarkose: chloroform anesthesia.
Chloroformvergiftung: chloroform poisoning.
Chloroleukämie: chloroleukemia.
Chlorom: chloroma; green cancer.
Chlorophenothan(um technicum): chlorophenotane; pentachlorin; DDT.
Chlorophyll: chlorophyll.
Chlorop(s)ie: chloropia; chloropsia.
Chloroquin: chloroquine.
Chlorosis, Chlorose: chlorosis.
Chlorothiazid: chlorothiazide.
Chlorphenol: chlorophenol.
Chlorpikrin: chlor(o)picrin.
Chlorpromazin: chlorpromazine.
Chlortalidon: chlorthalidone.
Chlortetracyclin: chlortetracycline.
Chlorung: chlorination.
Chlorvergiftung: chlorine poisoning.
Chlorwasserstoff: hydrogen chloride.
Choana: choana.
Cholämie: cholemia.
Cholagoga: cholagogues; choleretics.
Cholan: cholane.
Cholangie: cholangia.
Cholangiektasie: cholangiectasis.
Cholangien: bile ducts; biliary ducts.
Cholangiogramm: cholangiogram.
Cholangiographie: cholangiography. – **Ch., endoskopisch-retrograde:** endoscopic retrograde ch. (ERC). – **Ch., perkutane transhepatische:** percutaneous transhepatic ch. (PTC).
Cholangiole: cholangiole.
Cholangiolitis: cholangiolitis.
Cholangiom: cholangioma.

Cholangiopankreatikographie: cholangiopancreatography.
Cholangioskopie: cholangioscopy.
Cholangiostomie: cholangiostomy.
Cholangiozystographie: cholecystangiography.
Cholangitis: cholangitis.
Cholansäure: cholanic acid.
Cholaskos: choleperitoneum.
Cholecalciferol: cholecalciferol; dehydrocholesterol.
Cholecystis: cholecyst; gallbladder.
Cholecystokinin: cholecystokinin.
Choledochitis: choledochitis.
Choledochoduodenostomie: choledochoduodenostomy.
Choledochoenterostomie: choledochoenterostomy.
Choledochojejunostomie: choledochojejunostomy.
Choledocholithiasis: choledocholithiasis.
Choledochoskop: choledochoscope.
Choledochotomie: choledochotomy.
Choledochus: common bile duct; (ductus) choledochus.
Choledochusstenose: stenosis of the choledochus.
Choledochuszyste: choledochocele; choledochal cyst.
Choleglobin: choleglobin.
Choleinsäuren: choleic acid.
Cholelithiasis: cholelithiasis; biliary calculi; gall stones.
Cholelitholyse: cholelitholysis.
Cholelithotripsie: cholelithotripsy.
Choleperitoneum: choleperitoneum.
Cholera asiatica: Asiatic cholera. – **Ch. sicca:** cholera sicca; dry cholera.
Cholera-Rotreaktion: cholera red reaction.
Cholera-Schutzimpfung: cholera vaccination.
Cholerese: choleresis.
Choleretica, -tika: choleretics.
Choleriker, Cholericus: choleric person.
Cholestan: cholestane.
Cholestase: cholestasia; cholestasis.
Cholesteatom: cholesteatoma.
Cholesteatose, -steatosis: cholesteatosis.
Cholesterase: cholesterase.
Cholesterin: cholesterol; cholesterin.
Cholesterinämie: cholesterolemia; cholesteremia.
Cholesterinester: cholesterol ester.
Cholesterinesterase: cholesterol esterase.
Cholesterinspeicherkrankheit: cholesterol storage disease.
Cholesterinstein: cholesterol gallstone.
Cholethorax: cholesterohydrothorax.
Cholezystatonie: cholecystatony.
Cholezystektasie: cholecystectasia.
Cholezystektomie: cholecystectomy.
Cholezystitis: cholecystitis.
Cholezystocholangiographie: cholecystocholangiography.
Cholezystoduodenostomie: cholecystoduodenostomy.
Cholezystoenterostomie: cholecyst(o)enterostomy.
Cholezystographie: cholecystography.
Cholezystojejunostomie: cholecystojejunostomy.
Cholezystokinin: cholecystokinin(-pancreozymin).
Cholezystolithiasis: cholecystolithiasis.
Cholezystopathie: cholecystopathy.
Cholezystopexie: cholecystopexy.
Cholezystose: cholecystosis.
Cholezystostomie: cholecystostomy.
Cholezystotomie: cholecystotomy.
Cholin: choline.
Cholinacetylase, -acetyltransferase: choline acetylase; choline acetyltransferase.
Cholindehydrogenase: choline dehydrogenase.
cholinerg: cholinergic.
Cholinesterase, ChE: cholinesterase.
Cholinesterasehemmer: cholinesterase inhibitors.
Cholinkinase: choline kinase.
Cholinolytikum: cholinolytic (agent).
Cholinzeptoren: cholinergic receptors.
Cholostase: cholestasis.
Cholsäure: cholic acid.
Cholurie: choluria.
chondral: chondral.
Chondrektomie: chondrectomy.
Chondrin: chondrin.
Chondritis: chondritis.
Chondroblast, -plast: chondroblast; chondroplast.
Chondroblastom: chondroblastoma.
Chondrocalcinosis: chondrocalcinosis; pseudogout.
Chondrodysplasie: chondrodysplasia; dyschondroplasia; Ollier's disease.

Chondrodystrophie: chondrodystrophy; achondroplasia.
Chondroektodermaldysplasie: chondroectodermaldysplasia; Ellis-van Creveld syndrome.
Chondrofibrom: chondrofibroma.
Chondroitinsulfat: chondroitin sulfate.
Chondroitinurie: chondroitinuria.
Chondrokalzinose(-Syndrom): chondrocalcinosis (syndrome); pseudogout.
Chondroklasie: chondroclasis; chondroclasia.
Chondroklast: chondroclast.
Chondrokranium: chondrocranium.
Chondrolipom: chondrolipoma.
Chondrolyse: chondrolysis.
Chondrom: chondroma.
Chondromalazie: chondromalacia.
Chondromatose: chondromatosis.
Chondromukoid: chondromucoid; chondromucin.
Chondromyxom: chondromyxoma.
Chondropathie: chondropathy.
Chondroplasie: chondroplasia.
Chondroplastik: chondroplasty.
Chondrosamin: chondrosamine.
Chondrosarkom: chondroblastic sarcoma; chondrosarcoma.
Chondrose: degenerative chondropathy.
Chondrotomie: chondrotomy.
Chondrozyt: chondrocyte.
Chopart* Exartikulation: Chopart's (midtarsal) amputation.
Chorangiom: chorioangioma.
Chorda: cord; chorda; tendon.
Chordektomie: chordectomy.
Chorditis: chorditis.
Chordom: chordoma.
Chordopexie: cordopexy.
Chordotomie: chordotomy.
Chorea: chorea. – **Ch. Huntington*:** chronic progressive hereditary chorea; Huntington's chorea; H.'s disease. – **Ch. minor:** minor chorea; Sydenham's chorea; St. Vitus' dance.
choreiform: choreiform.
Choreoathetose: choreoathetosis.
Choreomanie: choreomania; epidemic chorea.
Chorioallantois(membran): chorioallantois; chorioallantoic membrane.
Chorioblastom: chorioblastoma.
Chorioidea: choroidea; choroid.
Chorioideaatrophie, zirkumpapillare: circumpapillary choroidal atrophy.
Chorioideamelano(blasto)m: melanoma of the choroid.
Chorioideasklerose: choroidal sclerosis.
Chorioidepitheliom, -papillom: choroid epithelioma; ch. papilloma.
Chorioideremie: choroideremia; hereditary progressive chorioretinal degeneration.
chorioideus: choroid.
Chorioiditis: choroiditis.
Chorioidose: choroidopathy; choroiditis.
Choriomeningitis: choriomeningitis. – **Ch., lymphozytäre:** lymphocytic ch.
Chorion: chorion.
Chorionepitheliom: chorionepithelioma.
Choriongonadotropin: chorionic gonadotrop(h)in.
Chorionkarzinom: choriocarcinoma.
Chorionzotte: chorionic villi.
Chorionzottenbiopsie: chorionic villus sampling (CVS).
Chorioretinitis: chorioretinitis.
Choristie: chorista.
Choristom: choristoma.
Choroidea: choroidea; choroid.
Chotzen* Syndrom: Chotzen's syndrome; acrocephalosyndactyly.
Christ*-Siemens* Touraine* Syndrom: Christ-Siemens(-Touraine) syndrome.
Christmas-Faktor: Christmas factor.
Chrobak* Sondenversuch: Chrobak's test.
Chrom, Cr: chromium (Cr).
Chromästhesie: chromesthesia.
chromaffin: chromaffin.
Chromalaun: chrome alum.
Chromatgeschwür: chrome ulcer.
Chromatid: chromatid.
Chromatin: chromatin.
chromatinnegativ: chromatin-negative.
chromatinpositiv: chromatin-positive.
chromatisch: chromatic.
Chromatoblast: chromatoblast.
Chromatographie: chromatography.
Chromatolyse: chromatolysis.
chromatophil: chromatophil(ic).
Chromatophor: chromatophore.
Chromatopsie: chromatopsia.
Chromatose: chromatosis.
Chromaturie: chromaturia.
Chromhidrose: chrom(h)idrosis.

Chromoblastomykose: chromoblastomycosis.
chromogen: chromogenic.
Chromogen: chromogen.
Chromokrinie: chromocrinia.
Chromomer: chromomere.
Chromomykose: chromomycosis.
chromophil: chromophil(ic); chromophilous.
chromophob: chromophobe; chromophobic.
Chromoskopie: chromoscopy.
Chromosom(en): chromosome(s).
chromosomal: chromosomal.
Chromosomenaberration: chromosome aberration.
Chromosomenbruch: chromosomal breakage.
Chromosomenkarte: chromosomal map; gene map.
Chromosomenmosaik: chromosomal mosaicism.
Chromosomensatz: chromosome set.
Chromosomentranslokation: chromosomal translocation; crossing-over.
Chromosomenzahl: chromosome number.
Chromotrichomykose: chromotrichomycosis.
Chromozentrum: chromocenter; karyosome.
Chromozystoskopie: chromocystoscopy.
Chromozyt: chromocyte.
Chromsiderose: chromosiderosis.
Chromvergiftung: chromium poisoning.
Chronaxie: chronaxia; chronaxy.
chronisch: chronic.
Chronizität: chronicity.
Chronobiologie: chronobiology.
chronotrop: chronotropic.
Chronotropismus: chronotropism.
Chrysiasis: chrysiasis; auriasis.
Chrysoderma: chrysoderma.
Churg*-Strauss* Syndrom: Churg-Strauss syndrome.
Chvostek* Zeichen: Chvostek's sign.
Chylämie: chylemia.
Chyloderma: chyloderma; scrotal elephantiasis.
chylös: chylous.
Chylomediastinum: chylomediastinum.
Chylomikron: chylomicron.
Chylomikronämie: chylomicronemia.
Chyloperikard: chylopericardium.
Chyloperitoneum: chyloperitoneum.
Chyloptoe: chyloptysis.
Chylorrhö: chylorrhea.
Chylothorax: chylothorax.
Chylozele: chylocele.
Chylurie: chyluria.
Chylus: chyle.
Chymase: chymase.
Chymotrypsin: chymotrypsin.
Chymus: chyme.
Cicatrix: scar; cicatrix.
Ciclosporine: cyclosporines.
Ciguatera: ciguatera.
Cilia: cilia; eyelashes; kinocilia.
Cilium: cilium; eyelash.
Cillosis: eyelid tremor; cillosis.
Cimetidin: cimetidine.
Cimex: Cimex.
Cimino* Shunt: Cimino shunt.
Cinchona: cinchona.
cinereus: cinereal.
Cingulum: cingulum; girdle.
circinatus: circinate; circular.
Circulus: circulus; circle; ring. – **C. arteriosus cerebri:** arterial circle of Willis. – **C. vitiosus:** vicious circle.
Circumferentia: circumference.
circumflexus: circumflex.
circumscriptus: circumscribed.
Cirrhosis: cirrhosis.
cis: cis; on the same side.
Cisterna chyli: cisterna chyli.
Cis-trans-Isomerie: cis-trans isomerism.
Cistron: cistron.
Citelli* Dreieck: Citelli's triangle.
cito; citissime: immediately.
Citratblut: citrated blood.
Citratzyklus: citric acid cycle; tricarboxylic acid cycle; Krebs cycle.
Citrobacter: Citrobacter.
Citrovorumfaktor: citrovorum factor.
Citrullinämie: citrullinemia.
Citrullinurie: citrullinuria.
Cl (Chlor): Cl (chlorine).
Cladosporiosis: cladosporiosis.
Clapotement: clapotage.
Clara* Zellen: Clara cells.
Clarke* Bündel: Clarke's bundle.
Clauberg* Nährboden, Platte: Clauberg's culture medium.
Claude*(-Loyez*) Syndrom: Claude's syndrome.

Claudicatio: claudication. – **Cl. intermittens:** intermittent cl.
Claustrum: claustrum.
Clava: clava; tuber of nucleus gracilis.
clavatus: clavate; club-shaped.
Clavicula: clavicle; collarbone.
clavicularis: clavicular.
Clavus: clavus; corn.
Climacterium, Climax: climacteric.
Clindamycin: clindamycin.
Clitoris: clitoris.
Clivus: clivus.
CLL (chron. lymph. Leukämie)**:** CLL (chronic lymphatic leukemia).
Clofibrat: clofibrate.
Clomifen-Test: clomiphene test.
Clomipramin: clomipramine.
Clonazepam: clonazepam.
Clonidin: clonidine.
Clonorchiasis, Clonorch(i)osis: clonorchiasis.
Cloquet* Hernie: Cloquet's (crural) hernia. – **Cl.* Kanal:** canal of Cloquet.
Clostridium: Clostridium. – **Cl. botulinum:** Cl. botulinum. – **Cl. difficile:** Cl. difficile. – **Cl. perfringens:** Cl. perfringens; gas bacillus; Cl. welchii. – **Cl. tetani:** Cl. tetani.
Clotrimazol: clotrimazole.
Clozapin: clozapine.
Cluster-Kopfschmerz: cluster headache.
C-Mitose: C-mitosis; colchicine-blocked mitosis.
CML (chron.-myel. Leukämie)**:** CML (chronic myelogenous leukemia).
CMP (Cytidinmonophosphat)**:** CMP (cytidene monophosphate).
CoA (Coenzym A)**:** CoA (coenzyme A).
Coagulum: coagulum; (blood) clot.
Coarctatio: coarctation.
Coats* Retinitis: Coats' disease; Coats' retinitis.
Cobalamin: cobalamin.
Cobalt, Co**:** cobalt (Co).
Coca-Alkaloide: coca alkaloids.
Cocain: cocaine.
Cocarboxylase: cocarboxylase.
Coccidia: Coccidia.
coccygeus: coccygeal.
Cochinfuß: Madura foot.
Cochlea: cochlea.
Cochleare: spoon.
cochlearis: cochlear.
Cockayne* Syndrom: Cockayne's syndrome.
Cockett* Venen: Cockett's veins.
Cocktail, lytischer: lytic cocktail.
Code, genetischer: genetic code.
Codecarboxylase: codecarboxylase.
Codehydrogenase: codehydrogenase.
Codein: codeine; methylmorphine.
Codivilla* Nagelextension: Codivilla's extension.
Codman* Tumor: Codman's tumor. – **C.* Zeichen:** Codman's sign.
Codon: codon.
Coenurosis: coenurosis.
Coenurus cerebralis: Coenurus cerebralis.
Coenzym: coenzyme.
Coeruloplasmin: ceruloplasmin.
Cofaktor: cofactor.
Coferment: coferment; coenzyme.
Coffein: caffeine.
Coffey* Operation: Coffey's operation.
Cogan* Syndrom: Cogan's syndrome.
Cohabitatio: sexual intercourse.
Cohn* Fraktionierung: Cohn's fractionation.
Coitus: coitus; sexual intercourse.
Colamin: colamine.
Colchicin: colchicine.
Cole* Tubus: Cole's endotracheal tube.
Colestipol: colestipol.
Colestyramin: cholestyramine (resin).
Colibakterium, Colibazillus: colibacillus; Escherichia coli.
Colicin: colicin.
Coli-Dyspepsie, -Enteritis: Escherichia coli enteritis; escherichiosis.
Colisepsis: colisepsis; colibacillosis.
Colistin: colistin (sulfate).
Colitis: colitis. – **C. pseudomembranacea:** c. pseudomembranous – **C. ulcerosa:** ulcerative c.
Collagenose: collagenosis.
collateralis: collateral.
Colles* Fraktur: Colles' fracture.
Collet* Syndrom: Collet-Sicard syndrome.
Colliculitis: colliculitis.
Colliculus: colliculus.
Collip* Einheit: Collip unit.
Collodium: collodion.
Collum: neck; collum. – **C. anatomicum:** anatomical neck of humerus.

Collyrium: eye lotion; eye wash.
Coloboma: coloboma.
Colon: colon. – **C. ascendens:** ascending c. – **C. descendens:** descending c. – **C. irritabile:** irritable c; spastic c.; irritable bowel syndrome. – **C. sigmoideum:** sigmoid/pelvic c. – **C. transversum:** transverse c.
Colonna* Operation: Colonna's operation.
Colorado-Zeckenfieber: Colorado tick fever, CTF.
Columna: column; columna. – **C. vertebralis:** vertebral column; spine.
Coma: coma. – **C. diabeticum:** diabetic c. – **C. hepaticum:** hepatic c.
Comedo: comedo; blackhead.
comitans: concomitant; accompanying.
Commissura: commissure.
Commotio cerebri: concussion of brain; cerebral concussion.
communicans: communicating.
communis: common.
Compressio: compression; pressure.
Compton* Effekt: Compton effect.
computergestützt: computed.
Computertomographie, CT: computed tomography.
Concanavalin A, ConA: concanavalin A.
Concha: concha.
concisus: chopped.
concomitans: concomitant; accompanying.
Concrescentia: concrescence.
Concretio pericardii: concretio cordis.
Concussio: concussion.
Condyloma: condyloma; wart. – **C. acuminatum:** genital wart; acuminate w.; venereal w.; fig w. – **C. latum** bzw. **syphiliticum:** flat condyloma; broad c.; syphilitic c.
Condylus: condylus; condyle.
confluens: confluent. – **Confluens sinuum:** confluence of sinuses.
Congelatio: congelation; freezing.
congenital(is), congenitus: congenital.
Coniotomia: coniotomy.
Conjugata: conjugate. – **C. anatomica:** conjugate diameter. – **C. diagonalis:** diagonal c. – **C. externa:** external c. – **C. vera:** true c.; obstetric c.
Conjunctiva: conjunctiva.
Conjunctivitis: conjunctivitis.
Conn* Syndrom: Conn's syndrome; primary hyperaldosteronism.
Conradi*-Hünermann*(-Raap*) Syndrom: Conradi's syndrome.
contagiosus: contagious.
Continentia: continence.
Contractura: contracture. – **C. palmaris:** Dupuytren's contracture.
Contre-coup: contrecoup.
contunde: *pharm* crush!
Contusio: contusion.
Conus: cone.
Cooley* Anämie: Cooley's anemia; thalassemia major.
Coombs* Geräusch: Coombs' murmur. – **C.* Test:** Coombs' test.
Cooper* Fraktur: pilon fracture of tibia. – **C.* Hernie:** Cooper's hernia. – **C.* Syndrom:** Cooper's disease; mastodynia. – **C.* Technik:** Cooper's ligament hernioplasty.
Cor: heart; cor. – **C. adiposum:** fatty heart; cor adiposum. – **C. bovinum:** cor bovinum; cor taurinum; bucardia. – **C. nervosum:** cardiac neurosis. – **C. pulmonale:** cor pulmonale. – **C. triloculare:** cor triloculare. – **C. villosum:** villous heart.
Corbus* Krankheit: Corbus' disease; gangrenous balanitis.
Cori* Ester: Cori ester. – **C.* Krankheit:** Cori's disease. – **C.* Zyklus:** Cori cycle.
Corium: corium.
Cornea: cornea.
Cornet* Pinzette: Cornet's forceps.
Cornu: horn; cornu.
Corona: crown; corona. – **C. dentis:** crown of tooth.
coronarius: coronary.
Corona-Viren, Coronaviridae: coronaviruses.
coronoideus: coronoid; crown-shaped.
Corpora: corpora; bodies.
Corpus: corpus; body. – **C. albicans:** corpus albicans. – **C. atreticum:** pseudolutein body. – **C. callosum:** corpus callosum; commissura magna cerebri. – **C. cavernosum:** corpus cavernosum; erectile body. – **C. luteum:** corpus luteum; yellow body of ovary. – **C. pineale:** pineal body; epiphysis. – **C. striatum:** corpus striatum; striate body. – **C. vitreum:** vitreous body.

Corpuscula: corpuscles.
Corpusculum: corpusculum; corpuscle.
Corrigan* Krankheit: Corrigan's disease. – **C.* Puls:** Corrigan's pulse.
Corrigens: corrigent.
Corrin: corrin.
Cortex: *anat* cortex, cortical layer; *pharm* bark.
Corti* Organ: organ of Corti; spiral organ.
corticalis: cortical.
Corticoid: corticoid.
Corticosteroid: corticosteroid.
Corticosteron: corticosterone.
Corticotrophin: corticotrop(h)in; adrenocorticotropic hormone (ACTH).
Corticotropin-freisetzender Faktor: corticotropin-releasing hormone (CRH).
Cortisol: cortisol; hydrocortisone.
Cortison: cortisone.
Corvisart* Gesicht: Corvisart's facies.
Corynebacterium: Corynebacterium. – **C. diphtheriae:** C. diphtheriae; diphtheria bacillus; Klebs-Loeffler bacillus. – **C. pseudodiphtheriticum:** C. pseudodiphtheriticum; Hofmann's bacillus.
Coryza: coryza; cold.
Cossio* Syndrom: 1) Lutembacher*-Cossio* Sy.: Lutembacher's syndrome. **2) C.*-Berconsky* Sy.:** C.-Berconsky syndrome.
Costa: rib; costa. – **C. spuria:** false rib. – **C. vera:** true rib.
Costen* Syndrom: Costen's syndrome; temporomandibular joint syndrome.
Cotrimoxazol: cotrimoxazole.
Cotte* Operation: presacral neurectomy; Cotte's operation.
Cotton* Fraktur: trimalleolar ankle fracture; Cotton's fracture.
Cotton-wool-Herde: cotton-wool spots.
Cotunnius* Syndrom: sciatic neuralgia.
Cotyledo: cotyledon.
Cotyloiditis erosiva: erosive cotyloiditis.
Coulomb (C): coulomb (C).
Councilman* Körper: Councilman's bodies.
Couperose: teleangiectatic rosacea.
Courvoisier* Gesetz, Zeichen: Courvoisier's law; C.'s sign.
Couvelaire* Syndrom: Couvelaire uterus; uteroplacental apoplexy.
Cowden-Krankheit: Cowden's disease.
Cowdry* Körper: Cowdry bodies.
Cowper* Drüsen: Cowper's glands; bulbourethral glands.
Cowperitis: cowperitis.
Cox* Vakzine: Cox vaccine.
Coxa: coxa; hip; hip joint. – **C. valga:** coxa valga. – **C. vara:** coxa vara.
Coxalgia: hip pain; coxalgia.
Coxiella burneti: Coxiella burnetii.
Coxitis: coxitis; hip joint disease; coxarthritis.
Coxsackie-Viren: coxsackieviruses.
Cozymase: cozymase; nicotinamide-adenine dinucleotide (NAD).
CP (Creatinphosphat): CP (creatine phosphate).
cP (chron. Polyarthritis): chronic polyarthritis.
C-Peptid: C-peptide.
Cramer* Schiene: Cramer's splint.
Crampus: cramp.
cranialis: cranial.
Cranium: cranium; skull.
crassus: fat; obese.
Craurosis vulvae: kraurosis vulva; leukoplakia vulvae.
C-reaktives Protein: C-reactive protein.
Creatin: creatine.
Creatinin: creatinine.
Creatinkinase: creatine kinase (CK); creatine phosphokinase (CPK).
Credé* Handgriff: Credé's maneuver; Credé's method. – **C.* Prophylaxe:** Credé's prophylaxis.
Cremaster: cremaster (muscle).
Creme: cream.
Crepitatio: crepitus; crepitation.
Crescendogeräusch: crescendo murmur.
CREST-Syndrom: CREST (calcinosis, Raynaud, esophagus, sclerodactylia, telangiectasia) syndrome.
Creutzfeldt* Syndrom: Creutzfeldt-Jakob disease (CJD).
van Creveld*-v. Gierke* Krankheit: von Gierke disease; glycogen storage disease.
C-Rezeptor: complement receptor.
CRH (Corticotropin-freisetzendes Hormon): corticotrop(h)in-releasing hormone; ACTH.
Cri-du-chat-Syndrom: cri du chat syndrome; cat-cry syndrome.
cribriformis, cribrosus: cribriform.
cricoideus: cricoid.

Crigler*-Najjar* Syndrom: Crigler-Najjar syndrome; congenital hyperbilirubinemia.
Crinis: hair. – **C. capitis:** hair of the head. – **C. pubis:** pubic hair.
Crisp* Aneurysma: Crisp's aneurysm.
Crista: crista; crest; ridge. – **Cr. galli:** crista galli.
Crohn* Krankheit: Crohn's disease; regional ileitis.
Cromoglicinsäure: cromoglicic acid.
Cronkhite*-Canada* Syndrom: Cronkhite-Canada syndrome.
Crooke* Zellen: Crooke's (hyaline) cells.
Cross*-McKusick*-Breen* Syndrom: Cross syndrome; oculocerebral syndrome.
Crossektomie: phlebectomy.
Crotonöl: croton oil.
Croup: croup.
crouposus: croupous.
Crouzon* Syndrom: Crouzon's disease.
CRP (C-reaktives Protein)**:** C-reactive protein.
CRST-Syndrom: CRST (calcinosis, Raynaud, sclerodactylia, telangiectasia) syndrome.
cruciatus: cruciate.
cruciformis: cruciform; cross-shaped.
cruentus: bloody; blood red.
Crura: crura.
cruralis: crural; femoral.
Crus: crus; leg.
Crush-Syndrom: crush syndrome; traumatic rhabdomyolysis.
Crusta: crust.
Crutchfield* Klammer: Crutchfield tongs.
Cruveilhier*(-v. Baumgarten*) Syndrom: Cruveilhier-Baumgarten syndrome. – **Cr.* Knötchen:** Albini's nodules.
Crux mortis: crux mortis.
Cruz*-Chagas* Trypanosomiasis: Chagas' disease; South American trypanosomiasis.
Cryptae tonsillares: tonsillar crypts.
Cryptococcosis: cryptococcosis.
Cryptococcus: Cryptococcus.
Cryptosporidiosis: cryptosporidiosis.
Cryptosporidium: Cryptosporidium.
Crystalloconus: lenticonus.
Cs (Caesium): Cs (c[a]esium).
CT (Computertomographie)**:** CT (computed tomography).
Ctenocephalides: Ctenocephalides; fleas. – **C. canis:** dog flea. – **C. felis:** cat flea.
C-terminal: c-terminal = carboxyl-terminal.
CTG (Cardiotokographie)**:** cardiotocography.
cubitalis: cubital.
Cubitus: cubitus; elbow.
cuboide(u)s: cuboid.
Culex: Culex.
Cullen* Zeichen: Cullen's sign.
Culmen: culmen.
Cumarin: coumarin.
Cumarin-Derivate: warfarin anticoagulants.
Cumulus oophorus: cumulus oophorus.
cuneiformis: cuneiform.
Cunnilingus: cunnilingus.
Cunnus: vulva.
Cupula: cupula.
curabilis: curable.
Curare: curare.
Curarisierung: curarization.
Curettage: curettage; curettement.
Curling* Ulkus: Curling's ulcer.
Curschmann* Spirale: Curschmann's spiral. – **C.*-Batten*-Steinert* Syndrom:** Steinert's disease; myotonic dystrophy.
Curvatura (ventriculi): curvature (of stomach).
Cushing* Operation: Cushing's operation; subtemporal decompression. – **C.* Syndrom:** Cushing's syndrome; cerebellopontine angle tumor. – **C.* Ulkus:** Cushing's ulcer.
Cushingoid: cushingoid.
cuspidatus: cuspidate.
Cuspis: cusp. – **C. dentalis:** cusp of a tooth.
cutaneus: cutaneous.
Cuticula: cuticle. – **C. dentalis:** dental cuticle; Nasmyth's membrane.
Cutis: cutis, skin. – **C. anserina:** goose flesh. – **C. callosa:** skin callus. – **C. (hyper)elastica:** elastic skin. – **C. laxa:** cutis laxa; chalazodermia.
Cuvier* Gang (Kanal): Cuvier's duct.
C-Welle: C-wave.
Cyanid: cyanide.
Cyankali(um): potassium cyanide.

Cyanosis: cyanosis.
Cyclamat: cyclamate.
Cyclitis: cyclitis. – **C. simplex:** serous cyclitis.
Cyclo-AMP: cyclic AMP.
Cyclopropan-Narkose: cyclopropane anesthesia.
Cyclosporine: cyclosporines.
Cymba conchalis: cymba conchalis.
Cynarin: cynarine.
Cyproheptadin: cyproheptadine.
Cyproteronacetat: cyproterone acetate.
Cyriax* Syndrom: Cyriax' syndrome.
Cystadenoma: cystadenoma.
Cystathioninurie: cystathioninuria.
Cystein: cysteine.
Cysticercus: cysticercus; bladder worm.
cysticus: cystic.
Cystin: cystine.
Cystinose: cystinosis.
Cystinurie: cystinuria.
Cystis: cyst.
Cystitis: cystitis.
Cystosarcoma phylloides: cystosarcoma phylloides.
Cytarabin: cytarabine.
Cytidin: cytidine.
Cytidindiphosphat, CDP: cytidine diphosphate (CDP).
Cytidinmonophosphat, CMP: cytidine monophosphate (CMP).
Cytidintriphosphat, CTP: cytidine triphosphate (CTP).
Cytidylsäure: cytidylic acid.
Cytisin: cytisine; laburnine.
Cytochrom: cytochrome.
Cytosin: cytosine.
Cytosinarabinosid: cytosine arabinoside; cytarabine.
C-Zelle: C-cell (of pancreatic islets; of thyroid gland).
Czermak* Räume: Czermak's spaces. – **Cz.* Versuch:** carotid sinus reflex.
Czerny* Naht: Czerny's suture.

D

Da (*lat.* gib!): give.
Daae* Farbtafel: Daae's color chart. – **D.*-Finsen* Krankheit:** Bornholm disease.
DAB (Ductus arteriosus Botalli)**:** Botallo's duct.
Dacarbazin: dacarbazine.
Dach: roof.
Dachziegelverband: imbricated bandage.
Da Costa* Syndrom: Da Costa's syndrome.
Dämmerattacke: psychomotor attack.
Dämmerungsamblyopie: twilight blindness.
Dämmerungsmyopie: nocturnal myopia.
Dämmerungssehen: scotopic vision; night vision.
Dämmerzustand: trance; twilight state; semiconsciousness; fugue state.
Dämpfung: damping; (percussion) dullness; sedation.
Daknomanie: dacnomania.
Dakryagoga: dacryagogues.
Dakryoadenektomie: dacryoadenectomy.
Dakryoadenitis: dacry(o)adenitis.
Dakryoblennorrhö: dacryoblennorrhea.
Dakryocanaliculitis: dacryocanaliculitis.
Dakryocystitis: dacryocystitis.
Dakryographie: dacryocystography.
Dakryolith: dacryolith.
Dakryom(m)a: dacryoma.
Dakryorhinostomie: dacryocystorhinostomy.
Dakryorrhö, -rhysis: dacryorrhea.
Dakryosolenitis: dacryosolenitis.
Dakryostagma: epiphora.
Dakryostenose: dacryostenosis.
Dakryotomie: dacryocystotomy.
Dakryozele: dacryocele.
Dakryozystektomie: dacryocystectomy.
Dakryozystitis: dacryocystitis.
Dakryo(zysto)graphie: dacryocystography.
Dakryo(zysto)rhinostomie: dacryocystorhinostomy.
Dakryo(zysto)tomie: dacryocystotomy.
Dakryozystozele: dacryocystocele.
Daktylitis: dactylitis.
Daktylodiastrophie: dactylodiastrophism.
Daktylogramm: dactylogram; fingerprint.
Daktylogrypose: dactylogryposis.
Daktylokampsodynie: dactylocampsodynia.
Daktyloskopie: dactyloscopy; examination of fingerprints.
Dalton* Gesetz (der Partialdrücke): Dalton's law.
Daltonismus: daltonism; color blindness.
Damm: perineum.
Dammnaht: perineal suture; perineorrhaphy.
Dammplastik: perineoplasty.
Dammriß: tear of the perineum; perineal laceration.
Dammschnitt: episiotomy.
Damoiseau*(-Ellis*) Linie: Garland curve.
Dampf: vapor; steam.
Dampfbad: steam bath.
Dampfdesinfektion: steam disinfection.
Dampfinhalation: steam inhalation.
Dampfkauter (Wessely*): vapocauter.
Dampfsterilisation: steam (pressure) sterilization; autoclaving.
Dana* Operation: Dana's (posterior) rhizotomy. – **D.*(-Lichtheim*-Putnam*) Syndrom:** Putnam-Dana syndrome.
Danbolt*-Closs* Syndrom: acrodermatitis enteropathica.
Dandy*-Walker* Syndrom: Dandy-Walker syndrome.
Dandy-Fieber: dengue.
Dane* Partikel: Dane particles.
Dansomanie: dancing mania; choreomania.
Dantrolen-Natrium: dantrolen sodium.
Danysz* Phänomen: Danysz phenomenon.
Daphnismus: daphnism; daphne mezereum poisoning.

Darier* Krankheit: Darier's disease; keratosis follicularis.
Darling* Krankheit: Darling's disease; histoplasmosis.
Darm: intestine; bowel.
Darmabsaugrohr: intestinal (suction) tube.
Darmanastomose: intestinal anastomosis; enteroanastomosis; enteroenterostomy.
Darmatonie: intestinal atony.
Darmatresie: intestinal atresia.
Darmbakterien: intestinal bacteria.
Darmbein: (os) ilium.
Darmbeinkamm: iliac crest.
Darmblutung: intestinal bleeding.
Darmbrand: gangrenous enteritis.
Darmegel: intestinal fluke.
Darmeinklemmung: intestinal incarceration.
Darmeinlauf: enema.
Darmentleerung: defecation.
Darmentzündung: enteritis.
Darmfistel: intestinal fistula.
Darmflora: intestinal flora.
Darmgase: intestinal gases.
Darmgeräusch: bowel sound; peristaltic sounds; borborygmus.
Darmgeschwür: intestinal ulcer; peptic ulcer.
Darmgrippe: intestinal influenza.
Darminkontinenz: fecal incontinence.
Darmkarzinom: carcinoma of the bowels; intestinal carcinoma.
Darmkatarrh: intestinal catarrh.
Darmklemme: intestinal clamp.
Darmkolik: intestinal colic.
Darmkrebs: intestinal cancer.
Darmlähmung: enteroparesis; enteroplegia; paralytic ileus.
Darmlymphe: chyle.
Darmmilzbrand: intestinal anthrax.
Darmnetz: greater omentum.
Darmparasit: intestinal parasite; enterozoon.
Darmpassage: (gastro-)intestinal passage.
Darmpech: meconium.
Darmperforation: intestinal perforation.
Darmperistaltik: intestinal peristalsis.
Darmpolyp: intestinal polyp.
Darmresektion: intestinal resection; bowel r.
Darmrohr: intestinal tube.
Darmschleimhaut: intestinal mucosa.
Darmschranke: intestinal mucosal barrier.
Darmsonde: intestinal probe.
Darmspiegel: intestinal fluid level.
Darmspiegelung: proctoscopy.
Darmspülung: colonic irrigation.
Darmsteifung: spastic intestinal convolution.
Darmstein, -konkrement: enterolith; intestinal concretion.
Darmstenose: enterostenosis.
Darmträgheit: constipation.
Darmtuberkulose: intestinal tuberculosis.
Darmverschlingung: volvulus.
Darmverschluß: intestinal obstruction; ileus.
Darmvorfall: intestinal prolapse.
Darmwandbruch, -hernie: Richter's hernia.
Darmwürmer: intestinal helminths.
Darmzotten: villi.
Darrow* Lösung: Darrow's solution.
Dartos: dartos; tunica dartos.
Darwin* Höcker: Darwinian tubercle.
Darwinismus: darwinism.
Dasselfliege: botfly.
Dasyma: hypertrichosis.
DAT (Differentialagglutinationstest): SCAT (sheep cell agglutination test).
Daten: data.
Datenschutz: data protection.
Datenverarbeitung: data processing.
Datura stramonium: Datura stramonium.
Daturismus: daturism.
Dauerausscheider: active carrier; chronic carrier.
Dauerbad: continuous bath.
Dauerbeatmung: continuous artificial respiration.
Dauerdialyse: continuous dialysis.
Dauerform: persistent form.
Dauerfraktur: fatigue fracture.
Dauergebiß: permanent teeth.
Dauerheilung: permanent cure.
Dauerkatheter: indwelling catheter.
Dauerkollaps: long-term collapse of lung.
Dauerkultur: long-term culture.
Dauerschaden: permanent damage.
Dauerschwindel: prolonged labyrinthine vertigo.
Dauerspülung: prolonged irrigation.

Dauerthermometer: temperature monitor.
Dauerträger: carrier.
Dauertremor: continuous tremor.
Dauertropfeinlauf: continuous rectal drip infusion.
Dauertropfinfusion, intravenöse: continuous intravenous drip infusion.
Daumen: thumb; pollex.
Daumenballenatrophie: thenar muscle atrophy.
Daumenersatz: thumb reconstruction; pollicization.
Daumenreflex: thumb reflex.
Daumenzeichen: thumb sign.
Davidsharfe: commissura fornicis.
Davidsohn* Zeichen: Davidsohn's sign.
Davis* Hautinsel: pinch graft.
DD (Differentialdiagnose): differential diagnosis.
DDT® (Dichlordiphenyltrichloräthan): DDT (dichlorodiphenyltrichloroethane = chlorophenothane).
Deafferenzierung: deafferentation.
Debilität, Debilitas: debility. – **D., motorische:** oligophrenic motor deficiency.
Debrancher-Glykogenose: Forbes' disease; glycogen storage disease type III.
Debré* Syndrom: Debré's syndrome; **1)** hepatomegalic glucoadiposity. **2)** cat scratch disease. – **D.*-Fibiger* Syndrom:** adrenogenital salt-loosing syndrome. – **D.*-Marie* Syndrom:** Debré-Marie syndrome. – **D.*-De Toni*-Fanconi* Syndrom:** De Toni-Fanconi syndrome.
Débridement: adhesiolysis; débridement. – **D., enzymatisches:** enzymatic d.
decalvans: decalvant; depilatory.
Decalvatio: complete depilation.
Decamethoniumbromid: decamethonium bromide.
Décanulement: decannulation.
Decarboxylierung: decarboxylation.
Dechloridation, Dechlorination: dechloridation; dechlorination.
Decidua: decidua.
decidualis: decidual.
deciduus: deciduous.
Deckbiß: overbite; closed bite.
Deckglas: cover glass; cover slip.
Deckknochen: membrane bone.
Deckplastik: dermatoplasty.
Deckplatte: deck plate.
Deckverband: protective bandage.
Deckzelle: cover cell (e.g. mesothelial cell; podocyte).
Declive: declivis cerebelli.
Decoctum: decoction.
Décollement: décollement.
Decrementum: decrement; decrease.
decrepitus: decrepit; weak; infirm.
Decrescendo(geräusch): decrescendo murmur.
Decussatio: decussation; crossing.
Defäkation: defecation.
Defatigatio: exhaustion; tiredness.
Defekt: defect.
Defektfehlbildung: congenital deformity.
Defektheilung: partial recovery; persistent defect.
Defektivität: imperfection.
Defekttyp: anomaly in blood type.
Defektzustand: (irreversible) defective state.
Defeminisierung: defeminization.
deferens: deferent; deferens.
Deferentektomie: deferentectomy; excision of ductus deferens.
Deferentitis: deferentitis.
Deferoxamin: deferoxamine; mesylate.
Deferveszenz: defervescence.
Defibrillation: defibrillation.
Defibrinierung: defibrination; defibrinization.
Defizienz: deficiency.
Defizit: deficit.
Deflectio: deflection.
Deflexion: deflection.
Deflexionshaltung: face presentation; cephalic p.
Deflexionslage: cephalic position.
Defloration: defloration.
Defluvium capillitii: defluvium capillorum; loss of hair.
deformans: deforming.
Deformation, Deformierung: deformation.
Deformität: deformity.
Degastroenterostomie: removal of gastroenterostomy.
Degeneratio, Degeneration: degeneration. – **D., absteigende:** descending d. – **D. adiposa = D., fettige:** adipose = fatty d. – **D., aufsteigende:** ascending d. – **D., braune:** pigmentous d. – **D. cerea**

= **D., wachsartige:** waxy d. – **D., gallertige:** colloid d. – **D. grisea:** gray d. – **D., hepatolentikuläre:** hepatolenticular d.; Wilson's disease. – **D., hyaline:** hyaline d.; Zenker's d. – **D., hydropische:** hydropic d. – **D., körnige:** granular d. – **D., muköse:** mucous d. – **D., mukoide:** mucoid d. – **D., zystische:** cystic d.

Degenerationsmerkmal, -stigma: stigma of degeneration.

degenerativ: degenerative.

Deglutition: deglutition.

Degranulation: degranulation.

Dehiszenz: dehiscence.

Dehnplatte: jaw dilator.

Dehnung: dilation; dilatation; stretching.

Dehnungslähmung: hyperextension paralysis.

Dehnungsreflex: stretch reflex.

Dehnungsreiz: stretch stimulus.

Dehnungsrezeptoren: stretch receptors.

Dehydrase: dehydrogenase.

Dehydr(at)ation: dehydration; exsiccation.

Dehydratisierung: dehydration; desiccation.

Dehydrierung: dehydrogenation.

Dehydrocholesterin: dehydrocholesterol.

Dehydrocholsäure: dehydrocholic acid.

Dehydroepiandrosteron, Dehydroisoandrosteron: dehydroepiandrosterone; dehydroisoandrosterone.

Dehydrogenase: dehydrogenase.

Dehydrokortikosteron: dehydrocorticosterone.

Deiters* Bündel: vestibulospinal tract. – **D.* Kern:** Deiters' nucleus. – **D.* Zelle:** Deiters' cell.

Dejectio, Dejektion: dejection; dejecture.

Déjerine* Phänomen: Déjerine-Lichtheim phenomenon. – **D.* Syndrom:** Déjerine's syndrome. – **D.*-Roussy* Sy.:** D.-Roussy syndrome; thalamic s. – **D.*-Sottas* Sy.:** Déjerine-Sottas disease; hypertrophic neuropathy. – **D.*-Thomas* Sy.:** fronto-ponto-cerebellar atrophy. – **D.*-Verger* Sy.:** parietal lobe syndrome. – **D.* Zeichen:** D.'s sign.

Déjerine//Klumpke* Lähmung: Klumpke's paralysis.

Dejodinase: deiodinase.

Dekalzifikation, Dekalzifizierung: decalcification.

Dekamethonium: decamethonium.

Dekapsulation: decapsulation.

Dekarboxylase: decarboxylase.

Deklination: declination.

Dekokt: decoction.

Dekompensation: decompensation.

dekompensiert: decompensated.

Dekompression: decompression.

Dekompressionskammer: decompression chamber.

Dekontamination: decontamination.

Dekortikation: decortication.

Dekortikationsstarre: decorticate posture.

Dekrement: decrement; decrease.

Dekrementleitung: decremental conduction.

dekrepit: decrepit; weak; infirm.

Dekubitus: decubitus (ulcer); pressure ulcer; bedsore; pressure sore.

Delamination: delamination.

Deletion: deletion.

Delir: delirium.

delirant, deliriös: delirious.

Delirium: delirium. – **D. tremens:** delirium tremens; acute alcohol withdrawal.

Delius* Syndrom: 1) angiodystonia. **2)** sensitive heart syndrome.

Dellwarze: molluscum contagiosum.

delomorph: delomorphous.

Delorme* Operation: pulmonary decortication.

Delta-Strahlen: delta rays.

Delta-Welle: delta wave.

Delta-Zellen: delta cells; Langerhans' cells.

deltoide(u)s: deltoid.

Deltoideusplastik: plastic surgery of deltoid muscle.

Demand-Schrittmacher: demand-pacemaker.

Demarkation: demarcation.

Demaskulinisation: demasculinization.

Demecolsin: demecolcine.

dement: dement.

Dementia, Demenz: dementia. – **D. infantilis:** infantile d.; Heller's disease. – **D. paralytica:** paralytic d. – **D., präsenile:** presenile d. – **D., senile:** senile d.

Demineralisation: demineralization; decalcification.

Demodex folliculorum: Demodex folliculorum; hair follicle mite.

Demodicosis: demodicosis.
Demophobie: demophobia.
Demulcentia (remedia): demulcent.
Demutisation: demutization.
Demyelinisierung: demyelination.
denaturiert: denatured.
Denaturierung: denaturation.
Dendrit: dendrite; dendron.
dendriticus, dendritisch: dendritic; dendric.
Denervationsgesetz: Cannon's law of denervation.
Denervationspotential: denervation potential.
Denervierung: denervation.
Dengue-Fieber: dengue (fever).
Denkstörung: thought disorder; thinking disorder.
Denny//Brown* Syndrom: Denny-Brown syndrome; sensory neuropathy.
Dens: dens; tooth. – **D. axis:** dens axis; odontoid process of the axis. – **D. sapientiae, D. serotinus:** wisdom tooth. – **D. sustenatus:** impacted tooth.
Densaplasie: odontoid aplasia.
Densigraphie: photoelectric densitography.
Densimetrie: densimetry.
Densitometrie: densitometry.
densus: dense.
dental: dental.
Dentalfluorose: dental fluorosis.
Dentalgia, -algie: dentalgia; odontalgia; toothache.
Dentalinfektion: dental infection.
dentatus: dentate.
Dentes: teeth. – **D. acustici:** (Huschke's) auditory teeth. – **D. adversi:** anterior t.; incisors. – **D. caduci; D. decidui:** milk t.; deciduous t. – **D. canini:** canine t. – **D. incisivi:** incisor t.; incisors. – **D. molares:** molar t.; molars. – **D. permanentes:** permanent t. – **D. praemolares:** premolar t.; premolars.
Denti scritti: mottled teeth; stained t.
Denticulus: denticle.
Dentikel: denticle; pulp stone.
Dentin: dentin.
Dentinogenese, -genesis: dentinogenesis. – **D. imperfecta (hereditaria):** d. imperfecta.
Dentinom: dentinoma.
Dentitio, Dentition: dentition; teething.
Dentitionszyste: dentigerous cyst.
dentofaziales Syndrom: dentofacial dysplasia.
dentogen: odontogenic.
Denudation: denudation.
Deorsumduktion: deorsumduction.
Depersonalisation: depersonalization.
Dephosphorylierung: dephosphorylation.
Depigmentierung: depigmentation.
Depilation: depilation.
Depletion: depletion.
Depolarisation, Depolarisierung: depolarization.
Depolarisationsblock: depolarization block.
Depolarisationsschwankung: depolarization deflection.
Depolymerase: depolymerase.
Depolymerisation: depolymerization.
Depot: depot.
Depotinsulin: depot insulin; long-acting insulin.
Depotpräparate: depot preparations.
Depravation: depravation.
Depressio, Depression: depression. – **D., agitierte:** agitated d. – **D., anaklitische:** anaclitic d. – **D., endogene:** endogenous d.; melancholic d. – **D., exogene:** exogenous d. – **D., reaktive:** reactive d.; situational d.
depressiv: depressive.
Depressor: depressor.
depressorisch: depressory.
Depressorreflex: depressor reflex.
Depressorsubstanz: depressant; vasodilator.
Deprivation: deprivation. – **D., emotionale:** emotional d. – **D., sensorische:** sensory d.
depuratus: purified.
Depur(g)antia: laxatives; depurants.
Dercum*(-Vitaut*) Syndrom: Dercum's disease; adiposis dolorosa.
Derealisation: derealization.
Dereismus: dereism.
Derepression: derepression.
Derivat: derivative.
Derma: derma; cutis; skin.
Dermabrasion: dermabrasion.
Dermacentor: Dermacentor; ticks.
dermal: dermal; cutaneous.
Dermatansulfat: dermatan sulfate.

Dermatergose: occupational dermatosis.
Dermatica, -tika: dermatics.
Dermatisation: epithelialization.
Dermatitis: dermatitis. – **D. actinica:** actinic d. – **D. atrophicans:** atrophic d. – **D., ekzematoide:** eczematous d.; d. infectiosa eczematoides. – **D. escharotica:** necrotizing d. – **D. exfoliativa:** exfoliative d. – **D. herpetiformis Duhring*-Brocq*:** d. herpetiformis. – **D., infektiöse:** infectious eczematoid d. – **D. medicamentosa:** d. medicamentosa; drug eruption. – **D. seborrhoica, D. seborrhoides:** seborrhoic d. – **D. solaris:** sunburn. – **D. ulcerosa:** pyoderma gangrenosum. – **D. venenata:** d. venenata; contact d.
Dermatobiasis: dermatobiasis.
Dermatochalasis (Alibert*): dermalaxia.
Dermatodynie: dermalgia; dermatalgia.
Dermatofibrom: dermatofibroma.
Dermatofibrosarkom: dermatofibrosarcoma.
dermatogen: dermatogenous.
Dermatoglyphen: dermatoglyphics.
Dermatokoniose: dermatoconiosis.
Dermatoleiomyom: cutaneous leiomyoma.
Dermatologe: dermatologist.
Dermatologie: dermatology.
Dermatolyse: dermatolysis.
Dermatom: dermatome.
Dermatomer: dermatomere.
Dermatomycosis, -mykose: dermatomycosis.
Dermatomyiasis: creeping myiasis.
Dermatomyositis: dermatomyositis.
Dermatopathia, -pathie: dermatopathia; dermatopathy; skin disease.
Dermatophilose: dermatophilosis; actinomycosis.
Dermatophyten: dermatophytes.
Dermatophytid: dermatophytid.
Dermatophytie: dermatophytosis.
Derm(at)orrhagie: dermatorrhagia.
Dermatose, Dermatosis: dermatosis.
Dermatosklerose: dermatosclerosis.
Dermatostomatitis: dermatostomatitis.
dermatotrop: dermatotropic.
Dermatozele: dermatocele; dermatolysis.
Dermatozoenwahn: acarophobia; dermatophobia.
Dermatozoonose: dermatozoonosis.
Dermatozyste: dermatocyst; skin cyst.
Dermatrophia: dermatrophia; skin atrophy.
Dermis: dermis; corium.
Dermitis: dermatitis.
Dermographia, -graphie: derm(at)ographia; derm(at)ography. – **D. alba:** white d. – **D. erythematosa, D. rubra:** red d.
Dermoidzyste: 1) D. der Haut: (epi)dermoid. **2) D. des Ovars:** dermoid cyst.
Dermokyema: dermocyemus.
Dermolyse: dermolysis.
Dermometrie: dermometry.
dermotrop: dermotropic.
Dero(di)dymus: derodidymus.
Desallergisierung: desensitization.
Desamidase: deamidase.
Desaminase: deaminase.
Desaminierung: deamination.
Desault* Verband: Desault's bandage.
Descemet* Membran: Descemet's membrane.
Descemetitis: descemetitis.
Descemetocele, -zele: descemetocele.
descendens: descendens; descending.
Descensus: descensus; descent. – **D. testis:** descensus testis; migration of testicle. – **D. uteri:** descensus uteri; prolapse of uterus.
Deschamps* Nadel: Deschamps' needle.
Desensibilisierung: desensitization.
Desikkation: desiccation.
Desinfektion: disinfection.
Desinfektionsmittel: disinfectants.
Desinfestation: disinfestation.
Desinficientia: disinfectants.
Desinsektion: disinsecti(zati)on.
Desinsertion: disinsertion.
Desintegration: disintegration.
Desjardins* Punkt: Desjardins' point.
Deslanosid: deslanoside.
desmal: bandlike; desmoid.
Desmarres* Axiom, Gesetz: Desmarres' law.
Desmektasie: desmectasia; desmectasis.
Desmin-Filamente: desmin filaments.
Desmocranium: desmocranium.
Desmodont: periodontium.
Desmodynie: desmodynia; desmalgia.
desmogen: desmogenous.
desmoid: desmoid; tendon-like; fibroid.
Desmoid: desmoid (tumor); desmoma.
Desmolase: desmolase.
Desmopathie: desmopathy.

Desmosin: desmosine.
Desmosom: desmosome.
Desobliteration: disobliteration.
Desodorantia: deodorants.
Desorganisation: disorganization.
Desorientiertheit: disorientation.
De(s)oxy...: deoxy...
Desoxyadenosin: deoxyadenosine.
Desoxycholsäure: deoxycholic acid.
Desoxycorticosteron, Desoxycorton: deoxycorticosterone; deoxycortone.
Desoxyribase: deoxyribose.
Desoxyribonuclease: deoxyribonuclease (DNase).
Desoxyribonucleinsäure, DNS: deoxyribonucleic acid (DNA).
Desquamatio(n): desquamation; exfoliation.
Desquamationsphase: premenstrual phase.
desquamativ: desquamative.
Destillation: distillation.
destilliertes Wasser: distilled water.
Destruktion: destruction.
destruktiv: destructive.
Desynchronisation: desynchronization.
Deszendenten: descendants.
deszendierend: descending.
Deszensus: descensus; descent.
Detektor: (radiation) detector.
Detergens, Pl. **Detergenzien:** detergents; wetting agents.
Determinante: determinant.
Determination: determination.
Detonationstrauma: blast injury.
Detorsion: detortion; detorsion.
Detorsionseinlage: detorsion insert.
Detoxikation: detoxification.
Detritus: detritus.
Detumeszenz: detumescence.
Deuteranomal(op)ie: deuteranomalopia; partial green blindness.
Deuteranop(s)ie: deuteranop(s)ia; green blindness.
Deuterium: deuterium; heavy hydrogen.
Deuteron: deuteron.
Deuteroporphyrin: deuteroporphyrin.
Deutschländer* Fraktur: (metatarsal) march fracture; stress fracture.
Devagination: disinvagination.
Devasatio, Devaskularisation: devasation; devascularization.
Deviatio, Deviation: deviation. – **Déviation conjuguée:** conjugate d.
Devic* Syndrom: neuromyelitis optica.
devital: devital(ized).
Devitalisation: (pulp) devitalization.
Devoratio: deglutition; act of swallowing.
Dexamethason: dexamethasone.
dexter: right; dexter.
Dext(e)ralität: dextrality.
Dextran: dextran.
Dextrin: dextrin.
Dextroangiokardiographie: dextroangiocardiography; angiography of right side of heart.
Dextroduktion: dextroduction.
Dextrokardiogramm: dextrocardiogram.
dextrogyr, dextrogyral: dextrorotatory; dextrogyral.
Dextrokardie: dextrocardia.
Dextrokardiographie: dextrocardiography.
Dextroklination: dextroclination.
Dextromethorphan: dextromethorphan.
Dextropositio(n): dextroposition.
Dextropropoxyphen: dextropropoxyphene.
Dextrose: dextrose.
Dextroversio(n): dextroversion.
Dezeleration: deceleration.
Dezerebration: decerebration.
Dezerebrationsstarre: decerebrate rigidity.
Dezibel: decibel.
Dezidua: decidua.
Deziduazelle: decidual cell.
dezimal: decimal.
Dezimeterwellen: decimeter waves.
DFDT (Difluordiphenyltrichloräthan): DFDT (difluorodiphenyltrichloroethane).
Diabetes: diabetes. – **D., asymptomatischer:** asymptomatic d. mellitus. – **D., endokriner:** endocrine d. m. – **D. insipidus:** d. insipidus. – **D., labiler:** brittle d. m. – **D., latenter:** latent d. m. – **Diabetes mellitus:** d. mellitus. – **D. renalis:** renal d.; renal glycosuria. – **D., sekundärer:** secondary d. m. – **D. spurius:** d. insipidus.
Diabeteskost: diabetic diet.
Diabetes-Suchtests: diabetes screening tests.

D

Diabetestypen: types of diabetes. – **Diabetes Typ I:** diabetes mellitus, type I; insulin-dependent d. m. (IDDM). – **Diabetes Typ II:** diabetes mellitus, type II; non-insulin-dependent d. m. (NIDDM).
diabetisch: diabetic.
diabetogen: diabetogenic; diabetogenous.
Diacetylmorphin: diacetylmorphine; heroin.
Diachorese: defecation.
Diadochokinese: diadochokinesia, -kinesis.
Diät: diet. – **D., eiweißarme:** low-protein d. – **D., eiweißreiche:** high-protein d. – **D., glutenfreie:** gluten-free d. – **D., kochsalzarme:** low-sodium d.; salt-poor d.; »salt-free« d. – **D., purinarme:** low-purine d.
Diätetik: dietetics.
diätetisch: dietary.
Diäthyläther: diethyl ether.
Diagnose, Diagnosis: diagnosis. – **D. per exclusionem:** d. by exclusion. – **D. ex juvantibus:** d. based on the result of treatment.
Diagnostik: diagnostics; diagnosis.
diagnostisch: diagnostic.
Diagramm: diagram.
Diakinese: diakinesis.
Dialysance: dialysance.
Dialysat: dialysate.
Dialysator: dialyzer.
Dialyse: dialysis.
Dialyseenzephalopathie: dialysis encephalopathy; d. dementia.
Dialysierflüssigkeit: dialysis fluid; hemodialysis solution.
Diameter: diameter. – **D. biparietalis:** biparietal d. (BPD). – **D. bitemporalis:** bitemporal d. – **D. conjugata:** conjugate d.; true conjugate. – **D. frontooccipitalis:** occipitofrontal d. – **D. obliqua:** oblique d. – **D. occipitomentalis:** occipitomental d. – **D. sagittalis:** sagittal d. – **D. transversa:** transverse d.
Diamin: diamine.
Diaminoxidase: diamine oxidase; histaminase.
Diamond*-Blackfan* Syndrom: Blackfan-Diamond syndrome; congenital pure red blood cell anemia.
Diamorphin: diacetylmorphine.
Diapasma: dusting powder.
Diapedese: diapedesis.
Diapedeseblutung: diapedetic bleeding.
Diaphanoskopie: diaphanoscopy; transillumination.
Diaphorase: diaphorase.
Diaphorese: diaphoresis.
Diaphragma: diaphragm.
Diaphragmapessar: contraceptive diaphragm; diaphragm pessary.
diaphragmaticus: diaphragmatic.
Diaphyse, Diaphysis: diaphysis.
diaplazentar: transplacental.
Diarrhö, Diarrhöe, Diarrhoea: diarrhea. – **D., infantile:** infantile d.; summer d.; dysentery. – **D. membranosa:** membranous d.; mucous d. – **D., seifige:** fatty d. – **D., wäßrige:** watery d.
Diarthrosis: diarthrosis; hinge joint.
Diaschisis: diaschisis.
Diaskopie: diascopy.
Diastase: *enzym* diastase.
Diastasis: diastasis.
Diastema: diastema.
Diaster: diaster; amphiaster.
Diastole: diastole.
Diastolikum: diastolic murmur.
diastolisch: diastolic. – **d. Galopp:** d. gallop rhythm.
diastrophisch: diastrophic.
Diathermie: diathermy. – **D., chirurgische:** surgical d.; electrocautery; electrocoagulation.
Diathese, Diathesis: diathesis.
diathetisch: diathetic.
Diatomeen: diatoms.
Diatomeenerde: diatomaceous earth.
Diaz* Syndrom: aseptic talar necrosis.
Diazepam: diazepam.
Diazogruppe: diazo group.
Diazoreaktion: diazo reaction.
Diazoverbindung: diazo compound.
DIC: DIC (disseminated intravascular coagulation).
Dicarbonsäure: dicarboxylic acid.
Dicephalus: dicephalus.
Dichlorätham: dichloroethane.
Dichlorvos, DDVP: dichlorvinyldimethyl phosphate.
Dichotomie: dichotomy.
Dichroismus: dichroism.
Dichromasie: dichromatopsia.
dichromatisch: dichromatic; dichromic.
Dichte: density; specific gravity.

Dickdarm: large intestine; colon.
Dickdarmkarzinom: colon cancer.
Dickdarmpassage: colon-rectum passage.
Dickdarmpolypose: polyposis coli; intestinal p.
Diclofenac: diclofenac.
Dicoumarol: dicumarol.
Didymitis: didymitis; orchitis.
Didymus: didymus. **1)** twin; joined twins. **2)** testicle.
Diego-System: Diego blood group system.
Dielektrolyse: dielectrolysis.
Diencephalon: diencephalon; thalamencephalon.
Dien: diene.
Diensäure: double unsaturated fatty acid.
dienzephal: diencephalic.
Dienzephalose: diencephalic dysfunction.
Diethylstilbestrol: diethylstilbestrol (DES).
Dieuaide* Schema: Dieuaide's model.
Dieulafoy* Erosion: Dieulafoy's ulcer.
different: different.
Differentialblutbild: differential blood count.
Differentialdiagnose, DD: differential diagnosis.
Differentialzentrifugation: differential centrifugation.
Differentialzentrifugationstest (Quick*): Quick's test.
differenziert: differentiated.
Differenzierung: differentiation.
Differenzierungsnährboden: differential culture medium.
difficilis: difficult.
Diffraktion: diffraction.
diffus: diffuse.
Diffusion: diffusion. – **D., einfache, freie** oder **passive:** free d. – **D., behinderte:** impeded d. – **D., erleichterte** oder **katalysierte:** facilitated d.
Diffusionsatmung: diffusion respiration.
Diffusionsfaktor: spreading factor; diffusion f.
Diffusionshypoxie: diffusion hypoxia.
Diffusionskapazität: diffusing capacity; diffusion c.
Diffusionsstörung: diffusing disorder.
Diffusionstest: diffusion test.
digastricus: digastric.
Digenesis: digenesis.
Di George* Syndrom: Di George's syndrome; thymic aplasia.
Digerieren: *pharm* digestion.
Digestion: digestion; digestive process.
Digestionsmittel: digestant; digestive.
digestiv: digestive.
digital: digital.
Digitalausräumung: digital evacuation.
Digitalin(um): digitalin.
Digitalis: digitalis; foxglove.
Digitalis-Antidot: digitalis antidote; digoxin immune Fab.
Digitalisglykoside: digitalis glycosids.
Digitalisierung: digitalization.
Digitalisintoxikation: digitalis poisoning.
Digitalistherapie: digitalis therapy; digitalization.
Digitaloide: digitalis-like substances; digitaloids.
digitatus: digitate; finger-shaped.
Digiti: digiti. – **D. manus:** fingers. – **D. pedis:** toes.
Digitonin: digitonin.
Digitoxigenin: digitoxigenin.
Digitoxin: digitoxin.
Digitus: digit; digitus; finger/toe. – **D. flexus:** claw toe. – **D. hippocraticus:** clubbed finger. – **D. malleus:** hammerfinger/hammertoe. – **D. mortuus:** dead finger. – **D. recellens:** trigger finger.
Diglyceride: diglycerides.
Digoxigenin: digoxigenin.
Digoxin: digoxin.
Di Guglielmo* Krankheit: acute erythremic myelosis.
Di(h)airese: dieresis; amputation.
Dihydralazin: dihydralazine.
Dihydroergotamin: dihydroergotamine; mesylate.
Dihydroergotoxin: dihydroergotoxin.
Dihydromorphinon: dihydromorphinone.
Dihydrotestosteron: dihydrotestosterone.
Dihydro(xy)aceton: dihydroxyacetone.
1,25-Dihydroxycholecalciferol: 1,25-dihydroxycholecalciferol; calcitriol.
3,4-Dihydroxymandelsäure: 3,4-dihydroxymandelic acid.
3,4-Dihydroxyphenylalanin, DOPA: 3,4-dihydroxyphenylalanine (dopa).
2,6-Dihydroxypurin: xanthine.
Dijodtyrosin: diiodotyrosine.

Dikaryon: diplokaryon.
Dikiatrie: forensic medicine.
Dikrotie: dicrotism; double pulse.
Diktyitis: retinitis.
Diktyosom: dictyosome.
Dilaceratio: dilaceration.
Dilatans: dilator.
Dilatatio(n): dilation; dilatation.
Dilatator: dilator.
Dilazeration: dilaceration; discission.
Diltiazem: diltiazem.
dilue: to be diluted.
Dilutio(n): dilution.
dilutus: diluted.
Dimension: dimension.
Dimer: dimer.
Dimercaprol: dimercaprol; British antilewisite (BAL).
Dimerie: dimerism.
Dimethylaminoazobenzol: butter yellow; p-dimethylaminoazobenzene.
Dimethylnitrosamin: dimethylnitrosamine.
Dimethylsulfoxid: dimethyl sulfoxide (DMSO).
Dimethyltryptamin: dimethyltryptamine.
Dimethyltubocurarin: dimethyltubocurarine chloride.
Dimmer* Keratitis: keratitis nummularis.
Dimorphie, Dimorphismus: dimorphism.
Dinitrochlorbenzol: dinitrochlorobenzene (DNCB).
4,6-Dinitro-o-kresol: 4,6-dinitro-orthocresol.
Dioctophyma renale: Dioctophyma.
Dioptrie: diopter.
Dioptometrie: dioptometry.
dioptrisch: dioptric.
diotisch: binaural.
Dioxin: dioxin.
Dioxyaceton: dioxyacetone.
Dioxygenase: dioxygenase.
Dipeptid: dipeptide.
Dipeptidase: dipeptidase.
Diphallus, Diphallie: diphallus; double penis.
diphasisch: diphasic.
o-Diphenol-oxidase: dopa-oxidase.
Diphenylaminreaktion: diphenylamine test.
Diphenylarsinchlorid: diphenylchlorarsine.
Diphenylhydantoin: diphenylhydantoine; phenytoin.
Diphosphopyridinnucleotid: diphosphopyridine nucleotide; nicotinamide adenine dinucleotide (NAD).
Diphtheria, Diphtherie: diphtheria.
Diphtherieantitoxin: diphtheria antitoxin.
Diphtheriebakterium, Diphtheriebazillus: Klebs-Loeffler bacillus; diphtheria b.; Corynebacterium diphtheriae.
Diphtherieimpfstoff: diphtheria vaccine.
Diphtherieserum: diphtheria antitoxin.
Diphtherietoxin, -antigen: diphtheria toxin (for Schick test).
Diphtherietoxoid: diphtheria toxoid.
diphtherisch: diphtheric; diphtheritic.
Diphtheroid: diphtheroid.
Diphyllobothrium: Diphyllobothrium. – **D. cordatum, D. mansoni:** D. cordatum; heart-shaped tapeworm. – **D. latum:** D. latum; broad or fish tapeworm.
Diplacusis: diplacusis; double hearing.
Diplegia, -plegie: diplegia. – **D. atonica congenita:** atonic-diplegic cerebral palsy. – **D. facialis:** facial d.; bilateral Bell's palsy. – **D. spastica cerebralis, D. sp. infantilis:** cerebral spastic d.; Little's disease. – **D. spastica progressiva:** spastic spinal paralysis.
Diplococcus pneumoniae: Diplococcus pneumoniae = Streptococcus pneumoniae.
Diploe: diploë.
Diploidie: diploidy.
Diplokokken: diplococci.
Diplomyelie: diplomyelia.
Diplophonie: diplophonia; diphonia.
Diplopia, Diplopie: diplopia; double vision. – **D., binokulare:** binocular d. – **D., gekreuzte:** crossed d.; heteronymous d. – **D., monokulare:** monocular d. – **D., ungekreuzte:** uncrossed d.; homonymous d.
Diplopodie: dipodia.
Diplosom: diplosome.
Dipol, elektrischer: electrical dipole.
Diprosopus: diprosopus.
Dipsomanie: dipsomania.
Dipygus: dipygus.
Dipylidium caninum: Dipylidium caninum.
Dipyridamol: dipyridamole.

Dirofilaria: Dirofilaria.
Disaccharid: disaccharide.
Disaccharidase: disaccharidase.
Disaccharidintoleranz: disaccharide intolerance.
Disazofarbstoffe: diazo dyes.
Disci: disks.
disciformis: diskiform.
Discisio: discission.
Discitis: discitis; diskitis.
Discus, Pl. **Disci:** disk; disks. – **D. articularis:** articular d. – **Disci intervertebrales:** intervertebral d.s. – **D. nervi optici:** optic d. – **D. tactilis:** tactile d.; Merkel's d.
Disjunktion: disjunction.
Diskektomie: diskectomy.
Disklination: disclination.
Diskographie: discography.
Diskolyse: discolysis; chemonucleolysis.
diskontinuierlich: discontinuous.
Diskontinuität: discontinuity.
Diskopathie: discopathy; disk disease.
Diskordanz: discordance.
Diskrepanz: discrepancy.
diskret: discrete.
Diskrimination: discrimination.
Diskriminator: discriminator.
Diskus: disk.
Diskusprolaps: herniated disk; slipped d.
Dislocatio, Dislokation: dislocation; displacement.
Dismutase: dismutase.
Disomie: disomy.
Disopyramid: disopyramide.
disparat: disparate. – **d. Netzhautpunkte:** disparate points.
Disparation: (retinal) disparity.
Dispensair: dispensary.
Dispensiermethode: detailed prescription.
dispers: disperse.
Dispersion: dispersion.
Disposition: disposition; diathesis.
disproportioniert: disproportioned.
Disse* Raum: Disse's space.
dissecans: dissecting.
Dissectio, Dissektion: dissection. – **D., arterielle:** arterial d.
Dissemination: dissemination.
disseminiert: disseminated; scattered.
Dissimilation: dissimilation; catabolism.
Dissimulation: dissimulation.
Dissoziation: dissociation.
Dissoziationsgrad: dissociation rate.
Dissoziationskonstante: dissociation constant.
distal, distalis: distal.
Distalbiß: mandibular retrusion; distoclusion; distal occlusion.
Distantia: distance; diameter.
Distanzgeräusch, -ton: distant cardiac murmur.
Distension: distention.
Distichiasis: distichiasis.
Distickstoffoxid: nitrous oxide; laughing gas.
Distomie: distomia.
Distorsio(n): distortion.
Distorsionsfraktur: avulsion fracture.
Distraktion: (dis)traction.
Distraktor: distractor; spreader.
Districhiasis: districhiasis.
Disulfidbrücke: disulfide bridge.
Disulfiram: disulfiram.
Diszision: discission.
Dithranol: anthralin; dithranol.
Dittrich* Pfröpfe: Dittrich's plugs.
Diurese: diuresis. – **D., forcierte:** forced d. – **D., osmotische:** osmotic d.
Diuretica, -tika: diuretics.
diuretisch: diuretic.
diurnus: diurnal.
diutinus: long lasting; protracted.
divergens, divergent: divergent.
Divergenz: divergence.
Divergenzlähmung: divergence paralysis.
Diverticulum, Divertikel: diverticulum. – **D., echtes:** true d. – **D., falsches:** false d. – **D. hypophysarium:** Rathke's pouch.
Divertikelblase: vesical diverticulosis.
Divertikulitis: diverticulitis.
Divertikulose: diverticulosis.
Divide in partes aequales: to be divided into equal parts.
Divinyläther: divinyl ether.
Divulsio: divulsion.
Dizephalie: dicephaly.
dizygot: dizygotic.
DL (Dosis letalis): lethal dose (LD).
DNS (Desoxyribonucleinsäure): DNA (deoxyribonucleic acid).
DNS-Reparatur: DNA repair.
DNS-Sonde: DNA probe.
DNS-Viren: DNA-viruses.
Dobutamin: dobutamine (hydrochloride).

DOC (Desoxycorticosteron)**:** DOC (deoxycorticosterone).
Dochtdrainage: wick drainage.
Dodd* Venen: Dodd's veins.
Döderlein* Stäbchen: Döderlein bacillus; Lactobacillus acidophilus.
Döhle* Körperchen: Döhle (inclusion) bodies.
Doerfler*-Stewart* Test: Doerfler-Stewart test.
Doggennase: cleft nose.
Dogiel* Körperchen: Dogiel's corpuscles; genital corpuscles.
Doktrin: doctrine.
Dokumentation: documentation.
Dolabra: spica bandage.
Dold* Färbung: Dold's bacterial staining.
dolens, dolent: painful.
dolicho-: long-.
Dolichokephalie: dolichocephaly.
Dolichomegaösophagus: dolichomegaesophagus.
Dolichomelie: dolichomelia.
Dolichozephalie: dolichocephaly.
Dollinger*-Bielschowsky* Syndrom: Bielschowsky disease; late infantile amaurotic idiocy.
Dolor: dolor; pain.
Dolores: pains; labor pains. – **D. osteocopi nocturni, D. terebrantes:** osteocopic night pains; terebrant pains.
dolorosus: painful.
Domäne: domain.
dominant: dominant.
Dominanz: dominance.
Donath*-Landsteiner* Antikörper: Donath-Landsteiner antibody. – **D.*-L.* Reaktion:** Donath-Landsteiner phenomenon or test.
Donator: donor.
Donders* Raum: pleural cavity. – **D.* Ring:** Donders ring.
Donnan* Verteilung: Donnan's equilibrium.
Donovan* Körperchen: Donovan bodies. – **D.*-Leishman* Körperchen:** Leishman-Donovan bodies.
Donovan(i)osis: donovanosis; granuloma inguinale.
DOPA, Dopa (3,4-Dihydroxyphenylalanin)**:** dopa (3,4-dihydroxyphenylalanine).
DOPA-Decarboxylase: dopa-decarboxylase.
Dopamin: dopamine.
Dopamin-Agonisten: dopaminergic agonists.
dopaminerg: dopaminergic.
DOPA-Oxidase: dopa-oxidase.
Doppelalbuminämie: bisalbuminemia.
Doppelamputation: double amputation.
Doppelbefruchtung: double insemination; superfetation.
Doppelbild: double image.
Doppelbindung: double bond(ing).
Doppelblindversuch: double blind technique.
Doppelblock: double heart block.
Doppelbrechung: double refraction.
Doppeldiffusion: double diffusion.
Doppelempfindung: concomitant sensation.
Doppelfärbung: double staining.
Doppelfehlbildung: conjoined twins; Siamese twins.
Doppelflintenstenose: Payr's syndrome.
Doppelgeräusch: double murmur.
Doppelgesicht: double face; diprosopus.
Doppelhelix: double helix.
Doppelhören: diplacusis.
Doppelkontrastverfahren: double-contrast examination.
Doppelniere: renal duplication.
Doppelsehen: double vision; diplopia.
doppelseitig: bilateral.
Doppelsonde: double lumen tube.
Doppelton: double sound.
Doppelung: doubling.
Doppler* Effekt: Doppler effect. – **D.* Sonographie:** Doppler ultrasonography.
Dorn: spine.
Dornfortsatz: spinous process of vertebrae.
Dornfortsatzspalte: bifid spine.
Dornwarze: plantar wart.
dorsal: dorsal.
Dorsalflexion: dorsiflexion.
dorsalis: dorsal; dorsalis.
Dorsalwurzel: dorsal root.
dorsoanterior: dorsoanterior.
dorsoventral: dorsoventral.
Dorsum: dorsum; back.
Dosier-Aerosol: controlled dosage aerosol; dosimetric aerosol.
Dosierung: dosage.

Dosimeter: dosimeter.
Dosimetrie: dosimetry.
Dosis: dose. – **D. curativa:** curative d. – **D., kumulierte:** cumulative d. – **D. letalis:** lethal d.; fatal d. – **D. refracta:** divided d.; fractional d. – **D. therapeutica:** therapeutic dose. – **D. tolerata:** maximum permissible d. – **D. toxica:** toxic d.
Dosisäquivalent: dose equivalent.
Dosiseinheit: dose unit.
Dosisleistung: dose rate.
Dosismesser: dosimeter.
Dosisrate: dose rate.
Dosis-Wirkungs-Kurve: dose response curve.
Dotter: yolk; vitellus.
Dottergang: vitelline duct; omphalomesenteric d.; yolk stalk.
Dottersackkreislauf: yolk sac circulation; vitelline c.
Douglas* Abszeß: Douglas' pouch abscess; pelvic a. – **D.* Falte:** D.' fold. – **D.* (Sieb-)Plastik:** D.' graft. – **D.* Punktion:** culdocentesis. – **D.* Raum:** D.' pouch; rectouterine p.; D.' space. – **D.* Selbstentwicklung, Wendung:** D.' maneuver.
Down* Syndrom: Down syndrome; trisomy 21.
Downey* Zelle: Downey's cell.
Downhill* Varizen: Downhill's esophageal varices.
Doxepin: doxepine.
Doyen* Operation: Doyen's operation.
DPT-Impfstoff: DPT-vaccine.
dpt, dptr (Dioptrie): diopter.
Drabkin* Lösung: Drabkin's solution.
Drachenwurm: dragon worm.
Dracunculus: Dracunculus. – **D. medinensis:** D. medinensis; Medina worm. – **D. oculi:** D. oculi; loa loa.
Dragée: coated tablet.
Drahtcerclage: wire cerclage.
Drahtextension: wire extension.
Drahtligatur: wire ligature.
Drahtnaht: wire suture.
Drahtpuls: wiry pulse.
Drahtschienung: wire splinting.
Drahtspickung: osteosynthetic wiring; wire fixation.
Drahtumschlingung: wire cerclage; circumferential wiring.
Drain: drain; drainage tube.
Drainage: drainage.
Drakontiase, Drakunkulose: dracunculiasis; dracunculosis.
Dranginkontinenz: urge incontinence.
Drapanas* Operation: Drapanas' operation.
Drastica, -tika: drastics.
Drehanode: rotating anode.
Drehkrampf: rotary spasm.
Drehkrankheit: louping ill; staggers.
Drehmuskel: rotator.
Drehnystagmus: rotatory nystagmus.
Drehosteotomie: rotation osteotomy.
Drehprüfung: rotatory vestibular test.
Drehschwindel: rotatory vertigo.
Drehung: rotation; torsion. – **D., spezifische:** specific rotation.
Drehungsbruch: torsion fracture.
Drehwert: angle of rotation.
Dreieck: triangle; trigone.
Dreieck-Impuls: triangular pulse.
Dreiecksbein: triquetral bone.
Dreieckstuch: triangular bandage.
Dreifach-: triple; threefold.
Dreifachimpfung: triple vaccination.
Dreifarbenempfindlichkeit: trichromatopsia.
Dreifußzeichen: Amoss' sign.
Dreigefäßerkrankung: coronary artery disease.
dreiköpfig: tricipital; three-headed.
Dreischichtensputum: three layer sputum.
Dreitagefieber: three-day fever.
dreiwertig: trivalent.
Dreizackhand: trident hand.
Drepanothalassämie: sickle-cell thalassemia.
Drepanozyt: drepanocyte; sickle cell.
Dresbach* Syndrom: Dresbach's anemia; hereditary elliptocytosis.
Drescherlunge: farmer's lung.
Dressler* Myokarditis: Dressler's syndrome; postmyocardial infarction syndrome. – **D.*(-Harley*) Krankheit:** Dressler's disease; intermittent hemoglobinuria.
Drigalski* Nährboden: Drigalski's culture medium.
Drilling: triplet.
dringlich: urgent.
Dringlichkeitsoperation: emergency surgery.

Droge: drug.
Drogenabhängigkeit: drug addiction; d. dependence.
Drogenentzug: drug withdrawal.
Drogengeschwür: drug induced ulcer.
Drogenkunde: pharmacognosy.
Drogenmißbrauch: drug abuse.
Dromedartyp (Fanconi*): double-peaked fever curve.
Dromogramm: dromogram.
Dromolepsie: running fits.
Dromomanie: dromomania.
dromotrop: dromotropic.
Drop-Anfälle: drop-attacks.
Droperidol: droperidol.
Drosophila melanogaster: Drosophila melanogaster; fruit flies.
Drosselmarke: strangulation mark.
Drosselniere: Goldblatt kidney.
Drosselung: clamping off.
Drosselvene: jugular vein.
Druck: pressure. – **D., intrakranialer** oder **intrakranieller:** intracranial p. – **D., kolloidosmotischer:** oncotic p.; colloidal osmotic p. – **D.; venöser:** venous p.
Druckarthrodese: compression arthrodesis.
Druckatrophie: pressure induced atrophy.
Druckbeatmung: positive-pressure ventilation/breathing. – **D., positiv-endexspiratorische:** positive end-expiratory pressure (PEEP) breathing. – **D., positiv-negative:** positive-negative pressure breathing.
Druckbelastung: pressure load.
Druckdifferenz, arteriovenöse: arteriovenous pressure difference.
Druckdifferenzverfahren: Sauerbruch's (low-pressure) method.
Druckempfindung: sensation of pressure; baroreception.
Druckfallkrankheit: decompression illness.
Druckgeschwür: pressure ulcer; decubitus ulcer; pressure sore.
Druckgradient: pressure gradient.
Druckhypertrophie: hypertrophy due to pressure overload.
Druckkammer: pressure chamber; decompression chamber.
Druckkonus: pressure cone.
Drucklähmung: pressure paralysis.
Druckluftkrankheit: caisson disease.
Druckmarke: pressure mark.
Druckmessung: measurement of (blood) pressure.
Drucknekrose: pressure necrosis.
Druckosteosynthese: compression osteosynthesis.
Druckpuls: pressure pulse.
Druckpunkte: pressure points.
Druckrezeptoren: pressure receptors.
Drucksinn: pressure sense; baresthesia.
Drucksteigerung, intrakranielle: increase in intracranial pressure.
Druckverband: pressure bandage; pressure dressing.
Drüse: gland. – **D., apokrine:** apocrine g. – **D., azinöse:** acinous g. – **D., ekkrine:** eccrine gl. – **D., endokrine:** endocrine g. – **D., exokrine:** exocrine g. – **D., holokrine:** holocrine g. – **D., merokrine:** merocrine g. – **D., muköse** oder **muzinöse:** mucous g. – **D., seröse:** serous g. – **D., tubuläre** oder **tubulöse:** tubular g.
Drüsenentzündung: adenitis.
Drüsenfieber: glandular fever.
Drüsengewebe: glandular tissue.
Drüsenpest: bubonic plague.
Drusen: filaments; drusen.
DSA (digitale Subtraktionsangiographie): DSA (digital subtraction angiography).
Dualismus: dualism.
Duane* Test: Duane's test. – **D.* Syndrom:** D.'s syndrome.
Dubin*-Johnson*(-Sprinz*) Syndrom: Dubin-Johnson syndrome.
Dubini* Syndrom: Dubini's disease; electric chorea.
dubiosus, dubiös: dubious; doubtful.
Dubois* Abszeß: Dubois' abscess. – **D.* Zeichen:** D.' sign.
Dubowitz* Schema: Dubowitz' score. – **D.* Syndrom:** D.' syndrome.
Dubreuilh*-Hutchinson* Krankheit: Hutchinson's freckle; lentigo maligna.
Duchenne* Lähmung: Duchenne's paralysis; progressive bulbar paralysis. – **D.* Syndrom:** D.'s disease. – **D.*-Aran* Sy.:** D.-Aran disease; progressive spinal muscular atrophy. – **D.*-Erb* Sy.:** D.-Erb paralysis. – **D.*-Landouzy* Atrophie:** Landouzy-Déjerine dystrophy; facioscapulohumeral dystrophy.

Ductuli: ductules.
Ductus: duct(s); ductus. – **D. arteriosus Botalli:** Botallo's duct; ductus arteriosus. – **D. a. apertus, D. a. persistens:** patent ductus arteriosus. – **D. biliferi:** bile ducts; biliary d.s. – **D. choledochus:** common bile d.; ductus choledochus. – **D. venosus (Arantii):** ductus venosus; duct of Arantius. – **D. wirsungianus:** pancreatic duct; duct of Wirsung.
dünn: thin.
Dünndarm: small intestine.
Dünndarmblase: enterocystoplasty.
Dünndarmgeschwür: ulcer of the small intestine.
Dünndarmspiegel: small intestinal air fluid levels.
Dünndarmzotten: villi of the small intestine; intestinal villi.
Dünnschichtchromatographie: thin-layer chromatography.
Dünnschichtelektrophorese: thin-layer electrophoresis.
Duffy-System: Duffy (blood group) system.
Duftdrüsen: apocrine sweat glands.
Duftstoffe: odorous substances.
Dugnani* Lampe: Dugnani's microscope.
Duhring*(-Brocq*) Krankheit: Duhring's disease.
Duke* Methode: Duke's method.
Dukes* Klassifikation: Dukes classification.
Duktographie: ductography.
Duktulusatmung: respiratory distress syndrome of newborn.
Duktus: duct.
Dulcin: p-ethoxyphenylurea.
Dulcit: dulcitol.
dumpf: dull.
Dunbar* Syndrom: mesenteric ischemia.
Duncan* Mechanismus: Duncan's mechanism.
Dunkeladap(ta)tion: dark adaptation.
Dunkelfeldmikroskopie: dark-field microscopy.
Dunkelkammer: darkroom.
Dunkelnystagmus: darkness tremor; miner's nystagmus.
duodenal: duodenal.
Duodenalgeschwür: duodenal ulcer.
Duodenalreflex: enterogastric reflex.
Duodenalsaft: duodenal juice; d. fluid.
Duodenalsonde: duodenal tube.
Duodenalstenose: duodenal stenosis.
Duodenalstumpf: duodenal stump.
Duodenalverschluß: duodenorrhaphy.
Duodenitis: duodenitis.
Duodenoenterostomie: duodenoenterostomy.
Duodenographie: duodenography. – **D., hypotone:** hypotonic d.
Duodenojejunostomie: duodenojejunostomy.
Duodenopankreatektomie: pancreatoduodenectomy.
Duodenoskopie: duodenoscopy.
Duodenostomie: duodenostomy.
Duodenum: duodenum.
Duodenummobilisierung: duodenal mobilization.
Duplay* Krankheit, Schultersteife: Duplay's syndrome.
duplex: double.
duplicatus: doubled.
Duplikation: duplication.
Duplikatur: duplicature; duplication.
Duplizität: duplicitas; doubling.
Duplizitätstheorie: theory of retinal rods and cones.
Dupuy//Dutemps* Operation: Dupuy-Dutemps operation. – **D.//D.* Zeichen:** Cestan's sign.
Dupuytren* Fraktur: Dupuytren's fracture. – **D.* Kontraktur:** D.'s contracture. – **D.* Verbrennungsgrade:** D.'s classification of burns.
Dura mater: dura mater.
Duradrainage: subdural drainage.
dural(is): dural.
Durand* Vakzine: Durand's vaccine. – **D.*-Nicolas*-Favre* Krankheit:** Durand-Nicolas-Favre disease; lymphogranuloma venereum.
Duraplastik: duraplasty.
Durascheide: dural sheath.
Durchblutung: blood flow; blood supply; perfusion.
Durchblutungsstörung: circulatory disorder. – **D., koronare:** coronary insufficiency. – **D., zerebrale:** cerebrovascular insufficiency.
Durchbruch: perforation.
Durchbruchblutung: spotting; breakthrough bleeding.
Durchfall: diarrhea.

Durchflußmesser: flowmeter.
Durchflußvolumen: circulation volume.
Durchflußzytometrie: flow cytometry.
durchgängig: patent; permeable.
Durchgangsarzt: accident insurance consultant.
Durchgangskanal: thoroughfare channel.
Durchgangssyndrome: symptomatic transitory psychotic syndromes.
Durchleuchtung: fluoroscopy; radioscopy; diaphanoscopy; transillumination.
Durchleuchtungszeit: screening time.
Durchlichtmikroskopie: transmission light microscopy.
Durchmesser: diameter. – **D., schräger:** oblique diameter. – **D., biparietaler:** biparietal diameter.
Durchschlafmittel: long-lasting hypnotic.
Durchschneiden: crowning; passage through introitus.
Durchschnitt: average.
Durchschnittswert: average value; mean value.
Durchseuchung: endemic infection.
durchsichtig: transparent; translucent.
durchstechen: (to) pierce; (to) transfix.
Durchstichverfahren: amputation by transfixion; soft tissue advancement flaps.
Durchtrittsebene: plane of passage.
Durchtrittspunkt: point of passage.
Durchwanderung: transmigration.
Durchzug: draw sheet.
Durchzugsverfahren: pull-through procedures.
Duret*(-Berner*) Blutung: Duret's brain stem microhemorrhage.
Duroziez* Doppelgeräusch: Duroziez' murmur. – **D.* Syndrom:** D.' disease.
Durst: thirst; dipsesis.
Durstfieber: salt fever; thirst fever.
Durstkur: dipsotherapy.
Durstlosigkeit: adipsia.
Durstzentrum: thirst center.
durus: hard.
Dychno*-Bunnell* Naht: Dychno-Bunnell tenorrhaphy.
Dydrogesteron: dydrogesterone.
Dyke*-Young* Syndrom: Dyke-Young anemia.
Dynamik: dynamics.
dynamisch: dynamic.
Dynamographie: dynamography.
Dynamometer: dynamometer.
Dysästhesie: dysesthesia.
Dysakusis: dysacusis; dysacousia; auditory dysesthesia.
Dysantigraphie: dysantigraphia.
Dysaphie: dysaphia.
Dysarthrie: dysarthria. – **D., bulbäre:** bulbar d. – **D., extrapyramidale:** striopallidal d. – **D., laryngeale:** laryngeal d. – **D., pyramidale:** spastic d.
Dysarthrose: dysarthrosis.
Dysautonomie: dysautonomia.
Dysauxie: dysauxesis.
Dysbarismus: dysbarism.
Dysbarognosis: dysbarognosis.
Dysbasia, Dysbasie: dysbasia.
Dysbiose: intestinal dysbacteria.
Dysbulia: dysboulia.
Dyschezie: dyschezia.
Dyscholie: dyscholia.
Dyschondroplasie: dyschondroplasia; chondrodysplasia. – **D. haemangiomatosa:** Maffucci's syndrome.
Dyschromasia, Dyschromasie: dyschromasia.
Dyschromatopsie: dyschromatopsia.
Dyschromatose, Dyschromatosis: dyschromatosis; dyschroa.
Dyschromia, Dyschromie: dyschromia.
Dyschylie: dyschylia.
Dysdiadochokinese: dysdiadochokinesia.
Dyselastosis: elastosis.
Dysenteria, Dysenterie: dysentery. – **D., bakterielle (epidemische):** (epidemic) bacillary d. – **D. endemica:** amebic d. – **D. maligna:** malignant d.
Dysfunctio, Dysfunktion: dysfunction.
Dysgammaglobulinämie: dysgammaglobulinemia.
Dysgenesia, Dysgenesie: dysgenesis. – **D., lymphoplasmozytäre hereditäre (Hitzig*):** agammaglobulinemia, Swiss type. – **D., plasmozytäre hereditäre:** hereditary agammaglobulinemia, type Bruton. – **D., testikuläre:** Klinefelter's syndrome.
Dysgenik: dysgenics.
Dysgerminom: dysgerminoma.
Dysgeusia: dysgeusia.
Dysgnathie: dysgnathia.
Dysgnosie: dysgnosia.
Dysgrammatismus: dysgrammatism.

D

Dysgraphie: dysgraphia.
Dysgrypnie: sleep disorder; dyssomnias.
Dyshidrie, Dyshidrosis: dyshidria; dys(h)idrosis.
Dyskaliämie: dyspotassemia; dyskaliemia.
Dyskalkulie: dyscalculia.
Dyskaryose: dyskaryosis.
Dyskatabrosis, Dyskataporie: dysphagia.
Dyskeratose, Dyskeratosis: dyskeratosis.
Dyskinesia, Dyskinesie: dyskinesia.
Dyskorie: dyscoria.
Dyskranie: dyscrania; dyscephaly.
Dyskrasie: dyscrasia.
Dyslalie: dyslalia.
Dyslexie: dyslexia.
Dysmegalopsie: dysmegalopsia.
Dysmelie: dysmelia.
Dysmenorrhoea, Dysmenorrhö: dysmenorrhea; painful menstruation; menstrual cramps.
Dysmetrie: dysmetria.
Dysmimie: dysmimia.
Dysmnesie: dysmnesia.
Dysmorphia, Dysmorphie: dysmorphia; dysmorphosis.
Dysodontie: dysodontiasis.
Dysontogenese: dysontogenesis.
Dysopsia, Dysop(s)ie: dysopia; dysopsia.
Dysosmie, Dysosphresie: dysosmia.
Dysostosis, Dysostose: dysostosis. – **D. cleidocranialis:** cleidocranial d. – **D. craniofacialis:** craniofacial d.; Crouzon's disease. – **D. enchondralis:** enchondral d. – **D. mandibulofacialis:** mandibulofacial d.
Dyspareunie: dyspareunia.
Dyspepsia, Dyspepsie: dyspepsia.
Dysphagia, Dysphagie: dysphagia; dysphagy. – **D. lusoria:** d. lusoria.
Dysphasie: dysphasia.
Dysphemie: spasmophemia; stuttering; stammering.
Dysphonia, Dysphon(em)ie: dysphonia; hoarseness. – **D. clericorum:** preacher's hoarseness. – **D. paralytica:** paralytic d. – **D. puberum:** d. of puberty. – **D. spastica:** spastic d.
Dysphorie: dysphoria.
Dysphrasie: dysphrasia; dysphasia.
Dysplasia, Dysplasie: dysplasia. – **D., bronchopulmonale:** bronchopulmonary d. – **D. chondralis:** chondrodysplasia. – **D., epitheliale:** epithelial d. – **D., thanatophore:** thanatophoric dwarfism.
dysplastisch: dysplastic.
Dyspnoe: dyspnea. – **D., exspiratorische:** expiratory d. – **D., inspiratorische:** inspiratory d. – **D., kardiale:** cardiac d. – **D., paroxysmale nächtliche:** paroxysmal nocturnal d.
dyspnoisch: dyspneic.
Dysporia: mucoviscidosis.
Dyspraxie: dyspraxia.
Dysproteinämie: dysproteinemia.
Dysregulation: dysregulation.
Dysrhaphie: dysraphia; dysraphism.
Dysrhaphiesyndrom: dysraphic syndrome; spinal dysraphia.
Dysrhythmia, -rhythmie: dysrhythmia.
Dysspermatismus: dysspermia; dysspermatism.
Dysstasie: dysstasia.
Dyssynergie: dyssynergia; ataxia.
Dysthanasie: dysthanasia.
Dysthymie: dysthymia.
Dystokie: dystocia.
Dystonie: dystonia. – **D., neurovegetative:** neurovegetative d.; autonomic dysregulation. – **D., vasomotorische:** vasomotor d.; neurocirculatory d.
dystop: dystopic.
Dystopia, Dystopie: dystopia; dystopy.
Dystrophia, Dystrophie: dystrophia; dystrophy. – **D. adiposa:** fatty degeneration. – **D. adiposogenitalis:** adiposogenital d.; Fröhlich's syndrome. – **D. bullosa:** epidermolysis bullosa. – **D. mesodermalis congenita:** congenital mesodermal d. – **D. musculorum hyperplastica:** pseudohypertrophic muscular d. – **D. m. neuralis:** Charcot-Marie muscular atrophy. – **D. m. progressiva myopathica:** progressive muscular d. – **D. oedematosa:** trophic d. – **D. unguium:** nail d.
Dystrophie-Syndrom, alimentäres: dystrophoneurosis.
Dysurie: dysuria.
Dyszephalie: dyscephaly.
Dyszephalosyndaktylie: Waardenburg's syndrome.
D-Zellen: delta cells; D-cells.

E

E (Emmetropie; Energie; Escherichia): E (emmetropia; energy; Escherichia).
Eales* Syndrom: Eales' disease.
EAR, EaR (Entartungsreaktion): RD (reaction of degeneration).
Ebbecke* Phänomen: dermatographia; urticaria factitia (Ebbecke).
Ebbe-und-Flut-Drainage: tidal drainage.
Ebbinghaus* Lückentest: Ebbinghaus test.
Ebene: plane.
EBK (Eisenbindungskapazität): IBC (iron-binding capacity).
Ebner* Drüsen: Ebner's glands. – **E.* Halbmonde:** Gianuzzi's cells.
Ebola-Fieber: Ebola virus disease.
Ebrietas: (alcoholic) drunkenness; inebriation.
Ebriositas: alcoholism.
Ebstein* Anomalie: Ebstein's anomaly.
Ebullismus: ebullism.
Ebur: ivory; dentin.
Eburneatio, Eburnifikation, Eburnisation: eburnation.
EBV (Epstein-Barr-Virus): EBV (Epstein-Barr virus).
Echidnismus: viper venom poisoning.
Echinococcus: Echinococcus.
Echinokokken: Echinococci.
Echinokokkenblase: hydatid cyst.
Echinokokkose: echinococcosis; hydatid disease.
Echinoophthalmie: echinophthalmia.
Echinoparyphium paraulum: Echinostoma.
Echinostoma: Echinostoma.
Echinostomiasis: echinostomiasis.
Echinozyt: echinocyte.
Echoästhesie: echo-esthesia.
Echoakusis: echoacousia.
Echoenzephalographie: echoencephalography.
Echoerscheinungen: echo signs; echomimia; echopraxia; echomotism.
Echofenster: echo window.
Echographie: echography; ultrasonography.
Echohören: echoacousia.
Echokardiographie: echocardiography.
Echokinese: echokinesia.
Echolalie: echolalia; echophrasia.
Echomatismus: echomotism; echopraxia; echomimia.
Echophrasie: echophrasia; echolalia.
Echotomographie: ultrasonic tomography.
ECHO-Virus: ECHO virus; echovirus.
Echtzeitverfahren: real-time ultrasound.
-eckig: -angular.
Eckzahn: canine (tooth); cuspid; eyetooth.
Eclampsia: eclampsia. – **E. imminens:** pre-eclampsia – **E. saturnina:** convulsions due to lead poisoning.
ECMO-Virus: ECMO virus; ecmovirus.
Economo* Krankheit: Economo's disease; encephalitis lethargica.
Ecstrophia: ecstrophy; exstrophy.
Ecthyma: ecthyma.
Eczema, eczéma: eczema.
ED: 1) *radiol* **Erythemdosis:** ED (erythema dose). **2)** *pharm* **Effektivdosis:** ED (effective dose).
Eddowes*-Spurway* Syndrom: Eddowes' disease; Lobstein's syndrome.
Edelgase: inert gases.
Edelmann* Syndrom: pancreatohepatic syndrome.
Edelmetalle: precious metals.
Edetat: edetate.
Edinger* Bahn, Bündel: spinothalamic tract. – **E.*-Westphal* Kern:** Westphal-Edinger nucleus.
EDTA (Ethylendiamintetraessigsäure): EDTA (ethylenediaminetetraacetic acid).
Edwards* Syndrom: trisomy 18 syndrome.
Edwardsiella tarda: Edwardsiella tarda.
EEG (Elektroenzephalogramm, -graphie): EEG (electroencephalogram, -graphy).

E.-Faktor (Erythematodes-Faktor): lupus erythematosus factor.
Effekt: effect.
effektiv: effective.
Effektivdosis: effective dose.
Effektivwert: effective value.
Effektor: effector.
Effektorzelle: effector cell.
Effeminatio: effemination.
efferens; efferent: efferent.
Efferenz: efference.
efficax: efficacious; effective.
Efflatio, -tion: belching.
Effleurage: effleurage.
Effloreszenz: efflorescence.
Effluvium: effluvium. – **E. capillorum:** alopecia. – **E. seminis:** ejaculation.
Efflux: outflow.
Egel: leech; fluke.
Egelseuche: liver fluke disease; clonorchiasis.
Egesta: egesta.
Ego: ego.
Egoismus: egoism; egotism.
Egotropie: egotropy.
Ehlers*-Danlos*(-Meekeren*) Syndrom: Ehlers-Danlos syndrome.
Ehrlich* Diazoreagens: Ehrlich's diazo reagent. – **E.* Reagens:** E.'s reagent. – **E.* Reaktion:** E.'s reaction; E.'s test. – **E.* Seitenkettentheorie:** E.'s side-chain theory. – **E.* (Aszites-)Tumor:** E. tumor.
Ei: ovum; egg.
EIA (Enzym-Immunassay): enzyme immunoassay.
Eiallergie: egg allergy.
Eichel: glans penis.
Eichelentzündung: balanitis.
Eichhorst* Krankheit: interstitial neuritis.
Eichkurve: calibration curve.
Eid des Hippokrates: Hippocratic oath.
Eidetica, -tika: eidetics.
Eidetiker: eidetic.
Eidotter: vitellus; (egg) yolk.
Eierschalenknittern: eggshell crackling.
Eierstock: ovary; ovarium; oophoron.
Eierstockentzündung: oophoritis; ovaritis.
Eifersuchtswahn: jealousy mania; delusion of infidelity.
Eifollikel: graafian follicle; ovarian follicle.
Eigelb: (egg) yolk.
Eigelenk: ellipsoid joint.
Eigen-: self-; auto-.
Eigenanamnese: autoanamnesis.
Eigenblutbehandlung: autohemotherapy.
Eigenfrequenz: resonant frequency.
Eigenhemmung: autogenous inhibition.
Eigenreflex: proprioceptive reflex.
Eigenschwingung: free oscillation.
Eigenserumbehandlung: autoserum therapy.
Eigenstrahlung: characteristic radiation.
Eigenvakzine: autovaccine.
Eihaut: fetal membrane; egg membrane.
Eiklar: eggwhite.
Eikonometer: eikonometer.
Eikultur: chicken embryo culture.
Eileiter: oviduct; fallopian tube; uterine tube.
Eileiterdurchblasung: pertubation.
Eileiterentzündung: salpingitis.
Eileiterschwangerschaft: tubal pregnancy.
Einäugigkeit: cyclopia; monophthalmia; unilateral anophthalmia.
Einatmung: inspiration.
Einbalsamierung: embalming.
Einbettung: embedding.
Einbuchtung: recess; recessus.
Eindickung: inspissation.
eindringen: (to) invade; (to) penetrate; (to) infiltrate.
Eindruck: impression.
eineiig: monovular.
Einengung: restriction; constriction; narrowing.
einfach: single; simple.
Einfachbindung: single bond.
Einfall: *radiol* incidence.
Einfall(s)feld: field of incidence.
Einfallswinkel: angle of incidence.
Einfluß: influence; influx; inflow.
Einflußstauung: inflow congestion.
Einfrierung: freezing.
Einfühlung: empathy.
Einführung: insertion; intromission.
Einfuhr: intake.
Eingabe: input.
Eingang: orifice; access; introitus.
eingekeilt: impacted.
eingeklemmt: incarcerated.
eingewachsen: ingrown.
Eingeweide: viscera.

Eingeweideschädel: splanchnocranium.
Eingeweidesenkung: splanchnoptosis.
Eingeweidewurm: intestinal worm; helminth.
Eingriff: operation; surgery; surgical treatment.
Einheit: unit; U.
Einheitsmembran: unit membrane.
Einhorn* Duodenalsonde: Einhorn duodenal tube. – **E.* Fadentest:** E.'s string test.
Einkapselung: encapsulation.
Einkeilung: impaction; *gyn* sphenosis.
Einkerbung: indentation.
Einklemmung: incarceration.
Einkoten: encopresis.
Einlage: *orthop* arch support; *dent* temporary filling; inlay.
Einlagerung: inclusion; storage.
Einlauf: enema.
Einlaufreposition: hydrostatic reduction (of intussusception).
Einleitung: induction.
Einmal...: one-way; disposable.
Einmalgerät: single-use instrument.
Einmonatspille, -spritze: once a month pill/injection.
Einnässen: enuresis.
Einnahme: intake.
Einrenkung: setting; reduction.
Einrichten: reposition; reduction.
Einschlafmittel: soporific.
Einschlafstadium: *physiol* predormition; *anästh* primary anesthesia.
einschleichend: creeping; slow; small doses.
Einschlußkörper(chen): inclusion body.
Einschlußkörperchenenzephalitis: inclusion (body) encephalitis; subacute sclerosing panencephalitis.
Einschlußkörperchenkonjunktivitis: inclusion conjunctivitis of the newborn; inclusion blennorrhea.
Einschlußkörperchenkrankheit, generalisierte (zytomegale): inclusion disease.
Einschmelzung: necrolysis; colliquation.
Einschneiden: crowning.
Einschnitt: incision; cut.
Einschnürung: strangulation; constriction.
Einschwemmkatheter: flow-directed catheter.
einseitig: unilateral.
Einspritzung: injection.
Einstauchung: gomphosis.
Einstellung: adjustment; *geburtsh* presentation.
Einstellungsnystagmus: fixation nystagmus.
Einstich: puncture.
Eintagsfieber: ephemeral fever.
Einthoven* Dreieck: Einthoven's triangle.
Einträufelung: drip; instillation.
Eintritt des Kopfes: engagement of head; lightening.
Eintrittsblock: entrance block.
Eintrittspforte: portal of entry.
Eintrittsschwelle: entrance threshold.
Einverständniserklärung: informed consent.
Einwärtsschielen: convergent strabismus.
Einwanderung: immigration; invasion.
Einwegspritze: single-use syringe.
Einweisung: admission; hospitalization.
einwertig: monovalent; univalent.
Einwilligung: consent.
einzeitig: one-stage.
Einzeldosis (ED): single dose.
Einzeller: protist; unicellular organism.
Ein-Zell-Kultur: pure culture.
Einzelstrang: single strand.
Einzelzellnekrose: single cell necrosis.
Einziehung: retraction.
Eis: ice.
Eisanästhesie: cryoanesthesia.
Eisbeutel: ice bag.
Eisen (Fe): iron; ferrum (Fe).
Eisenbahnnystagmus: railroad nystagmus; optokinetic n.
Eisenbindungskapazität: iron-binding capacity.
Eisendrahtphlebitis: wire-like phlebitis.
Eisenhämatoxylin-Färbung: iron hematoxylin stain.
eisenhaltig: ferrous; ferruginous.
Eisenhut: Aconitum; monkshood; wolfsbane.
Eisenmangel: iron deficiency; sideropenia.
Eisenmangelanämie: iron deficiency anemia.
Eisenmenger* Komplex: Eisenmenger's complex. – **E.* Syndrom:** E.'s syndrome; Paul Wood's revised concept.

Eisenreaktion: hemosiderin test; Prussian blue reaction.
Eisenspeicherkrankheit: iron storage disease; hemochromatosis.
Eisenstaublunge: siderosis; siderotic pneumoconiosis.
Eisentherapie: ferrotherapy.
Eisessig: glacial acetic acid.
Eisprung: ovulation.
Eiswasserbad: ice-water bath.
Eiter: pus.
Eiterausschlag: pyodermia.
eiterbildend, eitrig: purulent; suppurative; pyogenic.
Eiterbläschen: pustule; blister.
Eiterkörperchen: pus corpuscle.
Eiterung: pyesis; suppuration; purulence.
Eiterzelle: pus cell.
Eitransport, Eiwanderung: migration of ovum; passage of ovum.
Eiweiß: egg white, ovalbumin; *chem* protein.
Eiweißallergie: protein sensitization.
Eiweißausscheidung (im Harn)**:** proteinuria; albuminuria.
Eiweißbedarf: protein requirement.
Eiweißkörper: protein; albumin.
Eiweißmangel: protein deficiency.
Eiweißminimum: minimal protein requirement.
Eiweißquotient, Eiweißrelation: protein ratio.
Eiweißstoffwechsel: proteometabolism; protein metabolism.
Eiweißsynthese: protein synthesis.
Eiweißverlustsyndrom: protein-losing enteropathy.
Eizelle: ovum; oocyte.
Ejaculatio: ejaculatio. – **E. praecox:** e. praecox; premature ejaculation.
Ejakulat: ejaculate.
Ejakulation: ejaculation.
Ejakulationsreflex: ejaculation reflex.
Ejektionsfraktion: ejection fraction.
Ekchondrom: ecchondroma.
Ekchondro(mato)se: ecchondromatosis.
Ekchymose: ecchymosis.
Ekdyson: ecdysone.
Ekel: disgust; nausea.
EKG (Elektrokardiogramm)**:** ECG (electrocardiogram).
ekkrin: eccrine.
Ekkyesis: ectopic pregnancy.
Eklampsie: eclampsia.
Eklampsismus: pre-eclampsia; eclampsism.
eklamptisch: eclamptic.
Eklipse: eclipse.
Ekmnesie: ecmnesia.
Ekstase: ecstasy.
Ekstrophia, Ekstrophie: ecstrophy; exstrophy.
Ektasia, Ektasie: ectasia; ectasis.
Ekthym: ecthyma.
Ektoblast, Ektoderm: ectoblast; ectoderm.
ektodermal: ectodermal.
Ektodermaldysplasie: ectodermal dysplasia.
Ektoderm(at)osis: ectoderm(at)osis.
Ektoenzym: ectoenzyme.
Ektogonie: ectogony.
Ektokardie: ectocardia.
Ektomie: -ectomy; excision.
Ekto(para)sit: ectoparasite.
ektophytisch: ectophytic.
Ektopia, Ektopie: ectopia; ectopy.
ektopisch: ectopic.
Ektoplasma: ectoplasm; exoplasm.
Ektoprothese: ectoprosthesis.
Ektothrix: ectothrix.
Ektotoxin: exotoxin.
Ektozoon: ectozoon.
Ektrodaktylie: ectrodactyly; ectrodactylism.
Ektromelie: ectromelia.
Ektropion: ectropion.
Ektropionieren: ectropionizing.
Ektropium: ectropion;
Ektropodie: ectropody.
Ekzem, Ekzema: eczema. – **E. atopicum:** atopic e.; atopic dermatitis. – **E., endogenes:** atopic e.; atopic dermatitis. – **E. herpeticatum:** e. herpeticum; Kaposi's varicelliform eruption. – **E. intertriginosum:** intertrigo. – **E. lichenificatum:** lichenoid e. – **E. marginatum:** tinea cruris. – **E., mikrobielles; E. nummulare:** nummular e. – **E. paratraumaticum:** infectious eczematoid dermatitis. – **E., seborrhoisches:** seborrheic e. – **E. tyloticum:** hyperkeratotic e. – **E. unguium:** nail dystrophy. – **E. vaccinatum:** e. vaccinatum; vaccinial e. – **E. varicosum:** stasis dermatitis; varicose e. – **E. vulgare:** contact dermatitis.

Ekzematisation: eczematization.
ekzematös: eczematous.
Ekzematogen: eczematogenic substance; contact allergen.
Elaidinsäure: elaidic acid.
Elaiom: eleoma.
Elastase: elastase.
Elastika: tunica media.
Elastin: elastin.
Elastinase: elastinase.
elastisch: elastic.
Elastizität: elasticity.
Elastoidose: elastoidosis.
Elastoklasis: elastorrhexis.
Elastom(a): elastoma.
Elastomer: elastomer.
Elastomyofibrom: elastofibroma.
Elastorrhexis: elastorrhexis.
Elastose: elastosis.
Eledoisin: eledoisin.
Eleidin: eleidin.
Elektion: selection.
elektiv: elective.
Elektivnährboden: selective culture medium.
Elektra-Komplex: Electra complex.
elektrisch: electric(al).
Elektroakupunktur: electroacupuncture.
Elektroanästhesie: electroanesthesia.
Elektrochirurgie: electrosurgery.
Elektrode: electrode. – **E., aktive = differente:** active e. – **E., indifferente = passive:** indifferent e.; dispersive e.
Elektrodesikkation, -dehydratation: electrodesiccation.
Elektrodiagnostik: electrodiagnosis.
Elektroendosmose: electroendosmosis; electro-osmosis.
Elektroenzephalogramm, EEG: electroencephalogram (EEG).
Elektroenzephalographie: electroencephalography.
Elektrogalvanismus: electrogalvanism.
Elektrohysterographie: electrohysterography.
Elektroimmunodiffusion: electroimmunodiffusion.
Elektrokardiogramm, ECG: electrocardiogram. – **E., fetales:** fetal ECG.
Elektrokardiograph: electrocardiograph.
Elektrokardiographie: electrocardiography.
Elektrokardiophonographie: electrocardiophonography.
Elektrokardioskop: electrocardioscope.
Elektrokardiotachograph: cardiac ratemonitor.
Elektrokardioversion: electroversion; cardioversion.
Elektrokatalyse: electrocatalysis.
Elektrokauterisation: electrocautery.
Elektrokoagulation: electrocoagulation.
Elektrokochleographie: electrocochleography.
Elektrokonisation: electroconization.
Elektrokonversion: electroversion; cardioversion.
Elektrokortikogramm: electrocorticogram.
Elektrokrampftherapie: electroconvulsive therapy.
Elektrokymogramm, EkyG: electrokymogram.
Elektrokymographie: electrokymography.
Elektrolarynx: electronic voice; speech synthesizer.
Elektrolunge: electrophrenic respiration.
Elektrolyse: electrolysis.
Elektrolyt: electrolyte.
Elektrolytersatz: electrolyte substitution.
Elektrolythaushalt: electrolyte metabolism.
elektromagnetische Strahlung: electromagnetic radiation.
Elektromanometer: electromanometer.
elektromechanisch: electromechanical.
Elektromedizin: electromedicine.
Elektrometer: electrometer.
Elektromyogramm, EMG: electromyogram (EMG).
Elektromyographie: electromyography.
Elektron: electron.
Elektronarkose: electronarcosis.
Elektronenbeschleuniger: electron accelerator.
Elektronendonator: electron donor.
Elektronenhülle: electron shell.
Elektro(nen)linse: electronic lens.
Elektronenmikroskop: electron microscope.
Elektronenschleuder: betatron.
Elektronenspinresonanz: electron spin resonance (ESR); electron paramagnetic resonance (EPR).

E

Elektronensterilisation: electron sterilization.
Elektronenstrahl: electron beam.
Elektronentransportpartikel: electron transport particle.
Elektronenübertragung: electron transfer.
Elektronenvervielfacher: photomultiplier.
Elektroneurographie: electroneurography.
Elektronystagmographie: electronystagmography.
Elektrookulographie: electro-oculography.
Elektrophorese: electrophoresis.
elektrophoretisch: electrophoretic.
elektrophrenisch: electrophrenic.
Elektrophysiologie: electrophysiology.
Elektroprothese: electroprosthesis.
Elektropunktur: electropuncture.
Elektropyrexie: inductothermy.
Elektroresektion: electroresection.
Elektroretinographie: electroretinography.
Elektroschlaftherapie: electrosleep; electric sleep induction.
Elektroschock: electroshock.
elektrostatisch: electrostatic.
Elektrostimulation: electrostimulation.
Elektrostimulationsanalgesie: electroanalgesia.
Elektrosynhärese: electrosyneresis; immunofiltration.
Elektrotherapie: electrotherapy; electrotherapeutics.
Elektrotomie: electrotomy.
Elektrotonus: electrotonus.
Elektrourographie: electrourography.
Elektroventrikulogramm: electroventriculogram.
Elektrozystographie: electrocystography.
Element: element.
elementar: elementary.
Elementarfibrille: elementary fiber.
Elementarkörperchen: elementary body; virion.
Elementarmembran: unit membrane.
Elementarmorphe: primary lesion.
Elementarteilchen: elementary particles.
Elephantiasis: elephantiasis. – **E. genitoanorectalis:** scrotal e. – **E. tropica:** filarial e.
Elevatio(n): elevation.
Elevatorium: elevator.
Elfenbein: ivory.
Elfenbeinwirbel: eburnated vertebra.
Elfengesicht: elfin facies.
Elimination: elimination.
Eliminationsdiät: elimination diet.
ELISA (Enzym-gekoppelter Immunosorbensassay): ELISA (enzyme-linked immunosorbent assay).
Elixier: elixir.
Elle: ulna.
Ellenbogen: elbow.
Ellenbogenfraktur: elbow fracture.
Ellenbogengelenk: cubital joint; elbow joint.
Ellenbogengrube: cubital fossa.
Ellenbogenhöcker: olecranon.
Ellenbogenluxation: elbow dislocation.
Elliot* Trepanation: Elliot's trephining. – **E.* Skotom:** Elliot's sign.
Ellipse: ellipse.
Ellipsis: ellipsis.
Ellipsoidgelenk: ellipsoid joint.
Elliptozyt: elliptocyte.
Elliptozytose: elliptocytosis.
Ellis*-van Creveld* Syndrom: Ellis-van Creveld syndrome; chondroectodermal dysplasia.
Ellsworth*-Howard* Test: Ellsworth-Howard test.
Elongatio(n): elongation.
Elsberg* Krankheit: cauda equina radiculitis.
elterlich: parental.
Eltern: parents.
Eluat: eluate.
Elution: elution.
EM (Elektronenmikroskopie): electron microscopy.
Emaille: enamel.
Emanation: emanation.
Embolektomie: embolectomy.
Embolie: embolism. – **E., gekreuzte = paradoxe:** crossed e.; paradoxical e. – **E., künstliche:** induced e.; iatrogenic e. – **E., septische:** septical e.; pyemic e.
emboliform: emboliform.
Embolisation: embolization.
embolisch: embolic.
Embololalie, -phrasie: embololalia; embolophrasia.
Embolus: embolus. – **E., blander:** bland e. – **E., reitender:** bifurcation e.; saddle e. – **E., septischer:** pyemic e.; septic e.

Embryo: embryo.
Embryoblast: embryoblast.
Embryogenese: embryogenesis; embryogeny.
Embryoid: embryoid.
Embryokardie: embryocardia.
Embryologie: embryology.
Embryom: embryoma.
embryonal(is): embryonal; embryonic.
Embryonalanlage: embryonic anlage.
Embryonalhüllen: fetal membrane.
Embryonalkatarakt: embryonal cataract.
Embryonalkreislauf: embryonic circulation.
Embryonalperiode: embryonic period.
Embryopathie: embryopathy.
Embryotomie: embryotomy.
embryotoxisch: embryotoxic.
Embryotoxon: embryotoxon; prominent Schwalbe's line.
Embryotransfer: embryo transfer.
Embryotrophe: embryotroph.
Emeiozytose: emeiocytosis.
Emesis: emesis; vomiting. – **E. gravidarum:** e. gravidarum; vomiting of pregnancy.
Emetica, -tika: emetics.
Emetin: emetine.
EMG (Elektromyogramm)**:** EMG (electromyogram).
EMG-Syndrom (Exomphalos-Makroglossie-Gigantismus-Syndrom)**:** Beckwith-Wiedemann syndrome.
Emigration: emigration.
Eminentia: eminence.
Emissarium: emissary veins.
Emission: emission; discharge.
Emissionscomputertomographie: emission computer-assisted tomography (ECAT).
Emissionsspektrum: emission spectrum.
Emmenagogum: emmenagogue.
Emmet* Operation: Emmet's operation; uterine trachelorrhaphy.
Emmetropie: emmetropia.
Emodin: emodin.
Emollientia: malactics; emollients.
Emotion: emotion.
emotional, emotionell: emotional.
Emotionspsychose: affective psychosis.
Empathie: empathy.
Emperipolesis: emperipolesis.
Empfänger: receptor; recipient.
Empfänglichkeit: susceptibility; predisposition.
Empfängnis: conception.
Empfängnishügel: attraction cone; fertilization c.
Empfängnisverhütung: contraception; birth control.
Empfindlichkeit: sensitivity; tenderness.
Empfindung: feeling; sensation; esthesia.
Empfindungsdissoziation: dissociation of sensation.
Empfindungslosigkeit: anesthesia; insensitiveness.
Empfindungsschwelle: threshold of sensation.
Empfindungsstörung: hypesthesia. – **E., dissoziierte:** sensory dissociation.
Emphraxis: emphraxis.
Emphysem: emphysema. – **E. cutis:** cutaneous e. – **E., lobäres:** lobar e. – **E. malignum:** emphysematous necrosis. – **E. pulmonum:** pulmonary e.
Emphysembazillus: gas bacillus; Clostridium perfringens.
Emphysemthorax: emphysematous thorax.
Empirie: empiricism.
empirisch: empiric(al).
Emplastrum: plaster.
Emprosthotonus: emprosthotonus.
Empyem: empyema. – **E. ichorrhosum:** ichorous e. – **E. necessitatis:** e. necessitatis.
Emulgator: emulsifier.
emulgieren: (to) emulsify.
Emulsion: emulsion.
Emulsionskolloid: emulsoid.
Enalapril: enalapril.
Enamelom: enameloma.
Enamelum: enamelum; enamel.
Enanthem: enanthema.
Enantiomerie: enantiomerism.
Enarthron, Enarthrum: joint mouse; free body.
Enarthrose: enarthrosis; ball-and-socket joint.
En-bloc-Resektion: en bloc resection.
Encephalitis: encephalitis. – **E. epidemica:** epidemic e. – **E. japonica:** Japanese (B type) e. – **E. lethargica:** Economo's disease. – **E. maligna subacuta:** subacute sclerosing panencephalitis. – **E. purulenta:** purulent e.

Encephalomalacia: encephalomalacia.
Encephalomyelitis: encephalomyelitis. – **E. disseminata:** disseminated e. – **E. equina:** equine e.
Encephalon: encephalon; brain.
Encephalopathia, Enzephalopathie: encephalopathy. – **E., myoklonische infantile:** infantile myoclonic e. – **E., postkombustionelle:** burns e. – **E. saturnina:** lead e.
Encephalorrhagie: encephalorrhagia; cerebral hemorrhage.
enchondral: enchondral.
Enchondrom: enchondroma; enchondrosis.
Enchondromatose: enchondromatosis.
Enchondrosis intervertebralis: intervertebral enchondrosis.
Endamoeba: Entamoeba.
Endangiitis: endangiitis.
Endaortitis: endaortitis.
Endarterie: end artery.
Endarteriektomie: endarterectomy.
endarteriell: endarterial.
Endarteriitis: endarteritis. – **E. obliterans:** e. obliterans.
endaural: endaural.
Enddarm: rectum.
Endemie: endemic infection.
endemisch: endemic.
endergonische Reaktion: endergonic reaction.
endermal: endermic; endermatic.
Endermose: endermosis.
Enders* Vakzine: Enders' (measles virus) vaccine.
endesmal: within the connective tissue.
Endgruppe: end group; terminal group.
Endhirn: endbrain; telencephalon.
Endkolben: end-bud; end-bulb.
Endo* Agar: Endo's agar.
Endoamylase: endoamylase.
Endoaneurysmorrhaphie: endoaneurysmorrhaphy.
Endoblast: endoblast; entoblast.
Endobrachyösophagus: Barrett's esophagus.
endobronchial: endobronchial.
Endobronchialtubus: endobronchial tube.
Endobronchitis: endobronchitis.
Endocarditis: endocarditis. – **E. lenta:** subacute bacterial e.
Endocranium: endocranium.
Endoderma: endoderm; entoderm.
Endodermophytose: endodermophytosis.
Endoenzym: endoenzyme.
endogen: endogenous; endogenic.
Endointoxikation: endointoxication.
Endokard: endocardium.
Endokarddysplasie, Endokardelastose: endocardial dysplasia.
Endokardektomie: endocardectomy.
Endokardfibrose: endocardial fibrosis.
endokardial: endocardial.
Endokarditis, -carditis: endocarditis. – **E., akute bakterielle:** acute bacterial e. – **E. fibroplastica:** fibroplastic e. – **E. parietalis:** mural e. – **E. rheumatica:** rheumatic e. – **E. serosa, E. simplex:** serous e. – **E., subakute bakterielle (lenta):** subacute bacterial e. – **E. ulcerosa:** ulcerative e. – **E. verrucosa:** verrucous e.
Endokardkissen: endocardial cushion.
Endokardkissendefekt: endocardial cushion defect.
Endokarenz: endogenous deficiency.
Endokommensalismus: endocommensalism.
endokranial: endocranial; intracranial.
Endokranium: endocranium.
endokrin: endocrine.
Endokrinium: endocrine system.
Endokrinologie: endocrinology.
Endokrinopathie: endocrinopathy.
endolaryngeal: endolaryngeal.
Endolymphe: endolymph.
endolymphatisch: endolymphatic.
Endolysin: endolysin.
endometrial: endometrial.
Endometriose, Endometriosis: endometriosis. – **E. externa:** e. externa; adenomyosis. – **E. interna:** internal e.; direct e.
Endometritis: endometritis. – **E. cervicis uteri:** cervical e. – **E. decidualis:** decidual e. – **E. puerperalis:** puerperal e. – **E. senilis:** senile e.
Endometrium: endometrium.
Endometriumbiopsie: endometrial biopsy.
Endomitose: endomitosis.
Endomorphine: endorphins.
Endomykose: endomycosis; systemic mycosis.
Endomyokardfibrose: endomyocardial fibrosis.

Endomyokarditis: endomyocarditis; myoendocarditis.
Endomysium: endomysium.
endonasal: intranasal.
Endoneurium: endoneurium; Henle's sheath.
Endoneurolyse: endoneurolysis; hersage; interfascicular neurolysis.
Endonuclease: endonuclease.
endonuklear: endonuclear.
Endoparasit: endoparasite.
Endopeptidase: endopeptidase.
Endoperoxid: endoperoxide.
Endophlebitis: endophlebitis.
Endophthalmia, Endophthalmitis: endophthalmitis.
Endophyt: endophyte; entophyte.
Endophytie: inward growing.
Endoplasma: endoplasm.
endoplasmatisches Retikulum: endoplasmic reticulum.
Endopolyploidie: endopolyploidy.
Endoprothese: endoprosthesis.
Endoradiosonde: endoradiosonde; Heidelberg capsule.
Endorgan: end organ.
Endorphine: endorphins.
Endosalpingitis: endosalpingitis.
Endosepsis: endosepsis.
Endoskop: endoscope.
Endoskopie: endoscopy.
endoskopisch: endoscopic.
Endosmose: endosmosis.
Endosonographie: endosonography.
Endospore: endospore.
endostal: endosteal.
Endost(eum): endosteum.
Endostose: endostosis.
Endotenon: endotendineum.
Endothel: endothelium.
Endotheliom: endothelioma.
Endotheliose: endotheliosis.
endotherm: endothermic; endothermal.
Endothermie: endothermy.
Endothrix: endothrix.
Endotoxikose: endotoxicosis.
Endotoxin: endotoxin.
Endotoxinschock: endotoxin shock.
endotracheal: endotracheal.
Endotrachealtubus: endotracheal tube.
endourethral: endo-urethral.
endovesikal: endovesical.
endozervikal: endocervical.
Endozytose: endocytosis.
Endphalanx: terminal phalanx; distal ph.; phalangette.
Endplatte, motorische: motor endplate; myoneural junction.
Endplattenpotential: endplate potential.
Endprodukt: end product.
Endstadium: end-stage; final stage.
endständig: terminal.
Endstellungsnystagmus: end-position nystagmus.
Endstrombahn: terminal vessels; capillary system.
endsystolisch: endsystolic.
Endwirt: final host; definitive host.
End-zu-End-Anastomose: end-to-end anastomosis; terminoterminal a.
End-zu-Seit-Anastomose: end-to-side anastomosis; terminolateral a.
Enechema: tinnitus aurium.
Enema: enema.
Energetik: energetics.
Energetika, psychotrope: psychotropic energizers.
Energie: energy.
Energiebilanz: metabolic balance.
Energiedosis: absorbed dose.
Energielosigkeit: anenergy.
Energiequotient: energy quotient.
Energieumsatz: (basal) energy expenditure.
Enervierung: enervation.
En-face-Nische: Barclay's niche.
Enfluran: enflurane.
ENG (Elektronystagmographie): ENG (electronystagmography).
eng: narrow; tight.
Enge: narrowness; stenosis; isthmus.
Englische Krankheit: rickets; rachitis.
Engman* Krankheit: Engman's disease.
Engpaß: isthmus; strait.
Engpaßsyndrom: compartment syndrome.
Engramm: engram.
Engwinkelglaukom: narrow angle glaucoma.
Enkanthitis: encanthitis.
Enkapsidation: encapsidation.
Enkephalin: enkephalin.
Enkopresis: encopresis.
Enolase: enolase.
Enophthalmie, Enophthalmus: enophthalmos.

Enostose: enostosis.
ensiformis: ensiform; swordlike.
Enslin* Trias: Enslin's triad; E.'s syndrome.
Entamoeba: Entamoeba. – **E. coli:** E. coli. – **E. histolytica:** E. histolytica.
Entartung: degeneration.
Entartungsreaktion: reaction of degeneration (RD).
entbinden: (to) deliver.
Entbindung: delivery.
Entbindungslähmung: 1) des Kindes: birth palsy; Erb's palsy. **2) der Mutter:** sciatic nerve syndrome.
Entblockung: unblocking.
Entblutungstod: exsanguination.
Entdeckung: detection.
Entdifferenzierung: dedifferentiation.
Enteiweißung: deproteinization.
Entelechie: entelechy.
Entenform des Herzens: sabot heart.
Entengang: duck gait.
Entenschnabelbruch: Achilles tendon avulsion.
enteral: enteral.
entericus: enteric.
Enteritis: enteritis. – **E. regionalis:** regional enteritis; regional ileitis; Crohn's disease.
Enteroanastomose: enteroanastomosis.
Enterobacter: Enterobacter.
Enterobacteriaceae: Enterobacteriaceae.
Enterobiasis: enterobiasis.
Enterobius vermicularis: Enterobius vermicularis; pinworm.
Enterocele: enterocele.
enterochromaffin: enterochromaffin.
Enterococcus: enterococcus.
Enteroenterostomie: enteroenterostomy.
Enter(o)epiplozele: enteroepiplocele.
Enterogastron: enterogastrone.
enterogen: enterogenous.
Enteroglucagon: enteroglucagon.
enterohepatisch: enterohepatic.
Enterohydrozele: enterohydrocele.
Enterokarenz: malabsorption syndrome.
Enterokinase: enterokinase.
Enterokleisis: enterocleisis.
Enterokokken: enterococci.
Enterokolitis: enterocolitis. – **E. necroticans neonatorum:** neonatal necrotizing e. – **E., pseudomembranöse:** pseudomembranous e.
Enterokolostomie: enterocolostomy.
Enterokystom: enterocystoma.
Enterolith: enterolith.
Enterologie: enterology.
Enteromphalus: omphalocele.
Enteromyiasis: enteromyiasis.
Enteromykose: enteromycosis.
Enteron: enteron; alimentary canal.
Enteropathie: enteropathy. – **E., exsudative:** protein-losing e. – **E., glutenbedingte:** gluten-induced e.
Enteropeptidase: enteropeptidase; enterokinase.
Enteropexie: enteropexy.
Enteroptose: enteroptosis.
Entero(re)zeptor: gut receptor; interoreceptor.
Enteroskopie: enteroscopy.
Enterostase: enterostasis.
Enterostomie: enterostomy.
Enterotomie: enterotomy.
Enterotoxikation: enterotoxism; autointoxication; endogenic toxicosis.
Enterotoxin: enterotoxin.
enterotrop: enterotropic.
Enteroviren: enteroviruses; picornaviruses.
Enterozele: enterocele.
Enterozoon: enterozoon; intestinal parasite.
Enterozyste, Enterozystom: enterocyst; enterocystoma.
Enterozyt: enterocyte.
Entfaltung: unfolding.
Entfaltungsknistern, -rasseln: expansion crackling rales.
Entfärbung: decoloration; depigmentation.
Entfernung: *chir* removal; resection.
Entfettung: degreasing.
Entfettungskur: reduction diet.
Entfieberung: defervescence.
Entfremdung: depersonalization; alienation.
Entfremdungserlebnis: depersonalization experience.
Entgiftung: detoxification.
Entgiftungszentrum: toxicological center.
Enthaarung: depilation; epilation.
Enthalpie: enthalpy. – **E., freie:** Gibbs energy.
Enthaltsamkeit: abstinence.

Enthelminthen: helminths; intestinal worms.
Enthemmung: disinhibition.
Enthirnungsstarre: decerebrate rigidity.
Enthüllung: uncoating.
Entität: entity.
Entjungferung: defloration.
Entkalkung: decalcification.
Entkapselung: decapsulation.
Entkeimung: sterilization.
Entkernung: denucleation.
Entkopplung: decoupling.
Entladung: *neur* discharge.
Entlassung: discharge (from hospital).
Entlastung: decompression; relief.
Entlastungsschnitt: relieving incision.
Entlausung: delousing.
Entleerung: evacuation.
Entmannung: emasculation; castration.
Entmarkung: (Nerven) demyelination; (Knochen) emedullation.
Entmarkungskrankheit: demyelinating disease.
Entmischung: segregation; separation.
Entmündigung: (legal) incapacitation.
Entmyelinisierung: demyelinization.
Entnahme: withdrawal; collection.
Entoblast: entoblast; endoblast.
Entoderm: entoderm; endoderm.
Entomologie: entomology.
Entomophobie: entomophobia.
Entomophthora: entomophthora.
Entoplasma: endoplasm.
entoptisch: entoptic.
Entoptoskop: entoptoscope.
entotisch: entotic.
Entozoon: entozoon.
Entpersönlichung: depersonalization.
Entrindung: decortication.
Entropie: entropy.
Entropion, Entropium: entropion.
Entsalzung: desalination.
Entschädigung: compensation.
Entschäumer: defrothing agents.
Entschäumung: despumation.
Entscheidung: decision.
Entschleusungskrankheit: caisson disease.
Entseuchung: disinfection; decontamination.
Entspannung: relaxation.
Entspannungsatelektase: relaxation atelectasis.
Entspannungskollaps: vasodepressor syncope; vasomotor collapse.
Entspannungszeit: relaxation period.
Entstellung: deformation; disfiguration.
Entwässerung: dehydration.
Entwesung: disinfestation.
Entwicklung: development; evolution.
Entwicklungsalter: developmental age.
Entwicklungsbeschleunigung: accelerated development.
Entwicklungsgeschichte: ontogenesis.
Entwicklungstest: developmental test.
Entwicklungsverzögerung: retardation.
Entwöhnung: (Drogen) withdrawal; (Kind) weaning; ablactation.
Entwurzelung: uprooting.
Entziehung: withdrawal; detoxification.
Entzügelungshochdruck: neurogenous hypertension.
entzündlich: inflammatory.
Entzündung: inflammation. – **E., eitrige:** purulent i.; suppurative i. – **E., nekrotisierende:** necrotic i. – **E., proliferative = produktive:** proliferative i.; hyperplastic i. – **E., ulzeröse:** ulcerative i.
Entzündungsbestrahlung: antiphlogistic irradiation.
entzündungshemmend: antiphlogistic; anti-inflammatory.
Entzug: withdrawal.
Entzugsblutung: abstraction hemorrhage; withdrawal bleeding.
Entzugsdelir: withdrawal delirium.
Entzugssyndrom: withdrawal syndrome; abstinence syndrome.
Enucleatio, Enukleation: enucleation.
Enuresis: enuresis.
Environtologie: environtology.
Enzephalitis: encephalitis. – **E., eitrige:** purulent e. – **E., epidemische:** epidemic e. – **E., parainfektiöse:** postinfection e. – **E., Russische, Frühjahr-Sommer-E.:** Russian spring-summer e.; Russian tick-borne e.
enzephalitisch: encephalitic.
Enzephalogramm: encephalogram.
Enzephalographie: encephalography.
Enzephalomalazie: encephalomalacia; cerebral softening.
Enzephalomeningitis: encephalomeningitis.
Enzephalomeningozele: encephalomeningocele; meningoencephalocele.

E

Enzephalomyelitis: encephalomyelitis.
Enzephalomyelographie: encephalomyelography.
Enzephalomyokarditis, EMC: encephalomyocarditis. – **E. des Neugeborenen:** Coxsackie infection of the newborn; neonatal e.
Enzephalon: encephalon; brain.
Enzephalopathie: encephalopathy.
Enzephalorrhagie: encephalorrhagia; cerebral hemorrhage.
Enzephaloschisis: encephaloschisis.
Enzephalose: encephalopathy; cerebrosis.
Enzephalotomie: encephalotomy.
Enzephalozele: encephalocele.
Enzephalozystozele: encephalocystocele.
Enzootie: enzootic.
Enzym: enzyme.
Enzymaktivität: enzyme activity.
enzymatisch: enzymatic.
Enzymhemmung, -inhibierung: enzyme inhibition.
Enzyminduktion: enzyme induction.
Enzymmuster: enzyme pattern.
Enzymogen: proenzyme.
Enzymopathie: enzymopathy.
Enzymopenie: enzymopenia; enzyme deficiency.
Enzymprofil: enzyme mattern.
Enzymrepression: enzyme repression.
Enzymurie: enzymuria.
enzystieren: (to) encyst.
Eosin: eosin.
Eosin-Methylenblau-Agar: eosin-methylene blue agar (EMB agar).
Eosinopenie: eosinopenia.
eosinophil: eosinophilic; eosinophilous.
Eosinophilenleukämie: eosinophilic leukemia.
Eosinophiler: eosinophilic leukocyte; eosinophile.
Eosinophilie: eosinophilia. – **E., persistierende:** persistent e. – **E., tropische:** tropical pulmonary e.
Eosinophiloblast: eosinoblast.
Ependym: ependyma.
Ependymitis: ependymitis. – **E. callosa:** sclerosing e. – **E. granularis:** granular e.
Ependymoblastom: ependymoblastoma.
Ependymom: ependymoma.
Ependymzelle: ependymal cell; ependymocyte.
Ependymzyste: ependymal cyst.
ephebisch: ephebic; adolescent.
Ephedrin: ephedrine.
Epheliden: ephelides; freckles.
ephemer: ephemeral.
Ephemera: ephemeral fever.
EPH-Gestose, EPH-Syndrom: edema-proteinuria-hypertension gestosis; preeclampsia.
Epiblepharon: epiblepharon.
epibulbär: epibulbar.
Epicardium: epicardium.
Epichrosis: skin discoloration. – **E. alphosis:** albinism. – **E. ephelis:** induced hyperpigmentation. – **E. leucasmus = E. poecila:** vitiligo.
Epicillin: epicillin.
Epicondylus: epicondyle.
Epidemie: epidemic.
Epidemiologie: epidemiology.
epidemisch: epidemic.
epidermal: epidermal.
Epidermis: epidermis.
Epidermiszyste: epidermal cyst.
Epidermitis: epidermitis.
Epidermodysplasia verruciformis: epidermodysplasia verruciformis; Lewandowsky-Lutz disease.
Epidermoidzyste: epidermoid cyst.
Epidermolysis: epidermolysis. – **E. acuta toxica:** toxic epidermal necrolysis. – **E. bullosa (hereditaria):** epidermolysis bullosa (hereditaria).
Epidermophyt: epidermophyte.
Epidermophytie: epidermophytosis.
Epididymis: epididymis; parorchis.
Epididymitis: epididymitis.
Epididymovasektomie: epididymovasectomy.
epidural: epidural.
Epiduralanästhesie: epidural anesthesia.
Epiduralhämatom: epidural hematoma.
Epiduralraum: epidural space.
Epiduritis: epidural inflammation.
epifaszial: epifascial.
epigastrisch: epigastric.
Epigastrium: epigastrium.
epigenetisch: epigenetic.
Epiglott(id)ektomie: epiglottidectomy.
Epiglottis: epiglottis.
Epiglottiskarzinom: carcinoma of the epiglottis.
Epiglottitis: epiglottitis.
Epikanthus: epicanthus.

Epikard: epicardium.
Epikardia: epicardia.
Epikarditis: epicardial myocarditis.
Epikondylitis, Epikondylopathie: epicondylitis.
Epikondylus: epicondyle.
Epikranium: epicranium.
Epikrise: epicrisis.
epikritisch: epicritic.
epikutan: epidermal.
Epikutanprobe: patch test.
Epilation, Epilierung: epilation; depilation.
Epilepsia, Epilepsie: epilepsy. – **E., audiogene** oder **akustikogene:** audiogenic e. – **E., auditive:** auditive-hallucinatory e. – **E. cursiva:** running fits. – **E., diffuse:** diffuse e. – **E. diurna:** daytime e. – **E., familiäre** oder **genetische:** hereditary e. – **E., fokale:** focal e. – **E., generalisierte:** primary generalized e. – **E., genuine (endogene, essentielle, idiopathische, kryptogenetische):** idiopathic e. – **E., halluzinatorische:** epilepsy with hallucinations. – **E. major:** grand mal e. – **E. menstrualis:** catamenial e. – **E., metabolische:** metabolically induced e. – **E. minor** oder **mitior:** petit mal absence e. – **E., myoklonische:** myoclonic e. – **E. nocturna:** nocturnal e. – **E. nonconvulsiva:** latent e. – **E. partialis:** partial seizures. – **E. partialis continua:** e. partialis continua; focal motor status epilepticus. – **E., photogene:** photogenic reflex e.; television e. – **E., psychogene:** affect-induced e. – **E., sensorische:** sensory e. – **E., symptomatische:** symptomatic e. – **E. tarda:** late onset e. – **E. traumatica:** (post)traumatic e. – **E., visuelle:** e. with visual manifestations. – **E., zentrenzephale:** centrencephalic e.
epileptiform: epileptiform.
epileptisch: epileptic.
epileptischer Anfall: epileptic seizure.
epileptoid: epileptoid; epileptiform.
Epilieren: epilating; depilating.
Epiloia: epiloia; tuberous sclerosis.
Epimer: *chem* epimer; *embryol* epimere.
Epimerase: epimerase.
Epimerie: epimerism.
Epimysium: epimysium; external perimysium.
Epinephrin: epinephrine.
Epinephritis: epinephritis.
Epinephrom: epinephroma; hypernephroma.
Epinephros: adrenal gland.
Epineurium: epineurium.
Epiorchium: epiorchium.
Epiphänomen: epiphenomenon.
Epipharyngitis: epipharyngitis.
Epipharynx: epipharynx; rhinopharynx; nasopharynx.
Epiphora: epiphora.
epiphrenisch: epiphrenic.
epiphysär: epiphyseal; epiphysial.
Epiphyse: epiphysis.
Epiphysektomie: epiphysectomy.
Epiphysenfuge: epiphyseal cartilage.
Epiphysenlinie: epiphyseal line.
Epiphysenlösung: epiphyseolysis.
Epiphysennekrose: necrosis of epiphysis; epiphyseal necrosis.
Epiphysenschluß: closure of the growth plate.
Epiphyseose: epiphysiopathy.
Epiphysiolyse: epiphysiolysis.
Epiphysis cerebri: pineal body; pineal gland.
Epiphysitis: epiphysitis.
epiploicus: epiploic.
Epiploitis: epiploitis.
Epiploon: epiploon; omentum.
Epiplozele: epiplocele.
Epipygus: epipygus.
Epirubicin: epirubicin.
Episiotomie: episiotomy.
Episiozele: episiocele.
Episklera: episclera.
Episkleritis: episcleritis.
Episode: episode.
Episom: episome.
Epispadie: epispadias.
Epistasie, Epistasis: epistasis.
Epistaxis: epistaxis; nosebleed.
Episthotonus: emprosthotonus.
Epitarsus: epitarsus.
Epithalamus: epithalamus.
Epithel: epithelium. – **E., einschichtiges:** simple e.; unilaminar e. – **E., kubisches:** cuboidal e. – **E., mehrschichtiges:** stratified e.; laminated e.
Epithelfasern: tenofibrils; tonofibrils.
Epithelgrenze: epithelial border.
epithelial: epithelial.
Epithelialisierung: epithelialization.

Epitheliolyse: epitheliolysis.
Epitheliom(a): epithelioma. – **E. basocellulare:** basal cell e. – **E. calcificans Malherbe*:** calcifying e. of Malherbe. – **E. spinocellulare:** squamous cell e.
Epitheliosis: epitheliosis.
Epithelisierung, Epithelisation: epithelialization; epithelium transplantation.
Epithelkörperchen: parathyroid (gland).
Epithelkörperchenhormon: parathyroid hormone; parathormone.
epitheloid: epithelioid.
Epitheloidzelle: epithelioid cell.
Epithelperlen: horn pearls; epithelial pearls; Epstein's pearls.
Epithelpfropf: epithelial plug.
Epithelzelle: epithelial cell.
Epithelzylinder: epithelial cast.
Epithelzyste: epithelial cyst.
Epithese: epiprosthesis.
Epitop: epitope.
Epitrochlea: epitrochlea.
epitympanal: epitympanic.
Epitympanitis: atticitis.
Epitympanon: epitympanum; attic.
Epizoonose: epizoonosis.
Epizyt: epicyte.
Eponychium: eponychium.
Eponym: eponym.
Epoophoron: epoophoron; Rosenmüller's body; parovarium.
Epoxid: epoxide; epoxy.
EPS (extrapyramidalmotorisches System): extrapyramidal motor system.
Epsilon-Aminocapronsäure: epsilon-aminocaproic acid.
EPSP (exzitatorisches postsynaptisches Potential): EPSP (excitatory postsynaptic potential).
Epstein*-Barr* Virus: Epstein-Barr virus.
EPT (endoskopische Papillotomie): endoscopic papillotomy.
Epulis: epulis. – **E. congenita:** congenital e. – **E. fibro(mato)sa:** fibrous e.; epulofibroma. – **E. gigantocellularis:** giant cell e.
EQ: 1) Energiequotient: energy quotient. **2) Entwicklungsquotient:** development quotient. **3) Eiweißquotient:** protein quotient.
equinus: equine.
ER (endoplasmatisches Retikulum): endoplasmic reticulum.
Eradikation: eradication.
Erb* Lähmung, E.*-Duchenne-Paralyse: Erb's palsy; E.'s paralysis. – **E.* Muskelatrophie, -dystrophie:** progressive muscular dystrophy. – **E.* Punkt:** E.'s point. – **E.* Sklerose:** E.'s sclerosis. – **E.* Syndrom:** progressive muscular dystrophy. – **E.*-Charcot* Sy.:** E.-Charcot disease/syndrome. – **E.*-Landouzy*-Déjerine* Sy.:** facioscapulohumeral dystrophy; Landouzy-Déjerine d. – **E.*-Oppenheim*-Goldflam* Sy.:** myasthenia gravis; E.-Goldflam disease. – **E.* Trias:** E.'s triad.
Erbanlage: genetic traits; hereditary factors.
Erbgang: inheritance. – **E., autosomaler:** autosomal i. – **E., dominanter:** dominant i. – **E., gonosomaler:** sex-linked i. – **E., rezessiver:** recessive i.
Erbgrind: favus.
Erbgut: genotype.
Erbium: erbium.
Erbkrankheit: hereditary disease; heredopathia.
Erblehre: genetics.
erblich: hereditary; inheritable.
Erblichkeit: heredity.
Erblindung: loss of sight; going blind.
Erbrechen: vomiting; emesis.
Erbsenbein: pisiform bone.
ERCP (endoskopische retrograde Cholangiopankreatographie): ERCP (endoscopic retrograde cholangiopancreatography).
Erdalkali: alkaline earth metal (oxide).
Erdbeerzunge: strawberry tongue.
Erde: earth. – **E., alkalische:** alkaline earth. – **E., seltene:** rare e.
Erdessen: earth eating; geophagia.
Erdheim* Syndrom: cystic medial necrosis. – **E.* Tumor:** craniopharyngioma.
Erdmetall: earth metal.
Erdnußöl: peanut oil; oleum arachidis.
Erdöl: petroleum; mineral oil.
Erdphosphat: earthy phosphate.
Erdrosseln: strangulation.
Erectio: erection.
Ereignis: event.
erektil: erectile.
Erektion: erection.
Erektionsreflex: erection reflex.
Eremophobie: eremophobia.

erethisch: erethistic; erethismic.
Erethismus, Erethie: erethism. – **E. vaginae:** vaginismus.
erfahren: experienced; skilled.
Erfahrung: experience.
Erfahrungsheilkunde: empiric treatment; empiricism.
Erfolg: success.
Erfolgsorgan: effector organ.
Erfordernis: demand; requirement.
Erfordernishochdruck: compensatory hypertension.
Erforschung: research; investigation.
Erfrierung: congelation.
ERG (Elektroretinogramm): ERG (electroretinogram).
ergänzend: supplemental; complementary/complemental.
Ergänzung: supplement.
Ergänzungsluft: complemental air; inspiratory reserve volume.
Ergänzungstest: completion test.
Ergastoplasma: ergastoplasm.
Ergebnis: result; findings.
ergiebig: productive.
Ergobasin: ergometrine.
Ergocalciferol: ergocalciferol; vitamin D_2.
Ergocornin, Ergocristin: ergocristine.
Ergocryptin, -kryptin: ergocryptine.
Ergomanie: ergomania.
Ergometer: ergometer.
Ergometrie: ergometry.
Ergometrin: ergometrine; ergonovine.
Ergonomie: ergonomics.
Ergonovin: ergonovine.
Ergosom: ergosome.
Ergospirometrie: ergospirometry.
Ergostase: relative steady state.
Ergosterin, Ergosterol: ergosterol.
Ergotamin: ergotamine.
Ergotamintartrat: ergotamine tartrat.
Ergotherapie: ergotherapy; occupational therapy.
Ergothionein: (ergo)thioneine.
Ergotismus: ergotism.
Ergotoxin: ergotoxine.
ergotrop: ergotropic.
Ergrauen (der Haare): achromatrichia; canities.
Erguß: effusion.
erhaben: eminent.
Erhängen: hanging.
Erhaltung: conservation; maintenance.
Erhaltungsdosis: maintenance dose.
Erhaltungstherapie: maintenance therapy.
Erhebung: *anat* elevation; prominence.
Erhitzung: heating.
Erhöhung: increase; *anat* eminence.
Erholung: recovery; recuperation.
erigierbar: erectile.
erigiert: erect(ed).
Erinnerung: memory.
Erinnerungslücke: memory gap.
Erinnerungstäuschung: memory fusification.
Eriodictin: eriodictin.
Erkältung: (common) cold.
Erker: acetabulum convexity.
Erkennung: recognition; identification; diagnosis.
Erklärung: explanation.
Erkrankung: illness; disease; disorder. – **E., meldepflichtige:** notifiable disease. – **E., übertragbare:** communicable disease.
Erkrankungshäufigkeit: morbidity (rate).
Erlebnis: experience.
Erlebnisform, oneiroide: dreamlike state.
Erlebnisreaktion: emotional reaction.
Erleichterung: relief.
Erlenmeyer* Kolben: Erlenmeyer flask. – **E.*-Kolben-Phänomen:** flask deformity.
Ermüdbarkeit: fatigability.
Ermüdung: fatigue; tiredness.
Ermüdungsbruch: fatigue fracture.
Ermüdungssyndrom: chronic fatigue syndrome; *kard* effort syndrome.
Ernährung: nutrition; feeding; alimentation; diet. – **E., künstliche:** artificial alimentation; artificial feeding. – **E., parenterale:** parenteral nutrition.
Ernährungsbalance: nutritional adequacy.
Ernährungskrankheit: nutritional disease.
Ernährungslehre: trophology.
Ernährungsstörung: trophopathy.
Ernährungszustand: nutritional condition; nutriture.
Erneuerung: renewal; revival.
ernst: serious.
Erntefieber: harvest fever.
Erntekrätze: trombiculiasis.
Erntekrätzemilbe: harvest mite.
Eröffnung: opening; incision.

Eröffnungsperiode: first stage of labor; stage of dilatation.
Eröffnungswehen: first stage pains.
erogen: erogenous; erotogenic.
E-Rosetten: E rosettes.
Erosio(n): erosion.
erosiv(us): erosive.
Erotik: erotism; eroticism.
Erotomanie: erotomania.
Erotophobie: erotophobia.
ERPC (endoskopische retrograde Pankreatiko-Cholangiographie): ERCP (endoscopic retrograde cholangiopancreatography).
erraticus: erratic.
Erregbarkeit: excitability; irritability.
Erreger: causative agent; germ.
Erregung: excitement; excitation; stimulation.
Erregungsausbreitung: spread of stimulus; stimulus conduction.
Erregungsdauer: duration of activation.
Erregungsleitungssystem: conduction system (of the heart).
Erregungsrückbildung: repolarization.
Erregungsrückkehr: reentry.
Erregungsübertragung: impulse transmission; neural transmission.
Erröten: flush; blush.
Ersatz: substitute; replacement; compensation.
Ersatzrhythmus: escape rhythm.
Ersatzstoff: surrogate; substitute.
Ersatzteil: artificial organ.
Erscheinungsbild, -typ: appearance; phenotype.
Erscheinungsform: manifestation.
Erschein(ungs)zeit: appearance time.
Erschlaffung: relaxation; atony.
Erschöpfung: exhaustion; prostration.
Erschöpfungsreaktion: myasthenic reaction.
Erschöpfungssyndrom: burnout syndrome.
Erschrecken: panic.
Erschütterung: concussion; commotion; *psych* psychic trauma; psychic shock.
erschweren: (to) aggravate.
Erstarrung: congelation; freezing.
Erstarrungspunkt: freezing point.
Erste Hilfe: first aid.
Erstgebärende: primipara; para 1.
Erstickung: suffocation; asphyxiation.
Erstickungsanfall: choking (fit).
Erstickungs-T: anoxic T(-wave).
Erstmanifestation: initial manifestation.
Ertaubung: loss of hearing; deafness.
erträglich: endurable; tolerable.
Ertrag: output.
Ertrinken: drowning.
Erucasäure: erucic acid.
Eruktation: eructation.
Eruptio(n): eruption.
Erwachen: awakening. – **E., dissoziiertes:** sleep paralysis.
erwachsen: adult.
Erwachsenendiabetes: non-insulin-dependent diabetes; maturity-onset d.
Erwärmung: warming; heating.
Erwärmungsversuch: calefaction test.
Erwartung: expectation; anticipation.
Erwartungsangst: anticipatory anxiety.
erweichend: emollient.
Erweichung: malacia; softening.
Erweichungsnekrose: colliquative necrosis.
Erweiterung: dilatation; ectasia.
erwerben: (to) acquire.
Erwerbsfähigkeit: ability to work.
Erwerbsminderung: incapacitation.
Erwerbsunfähigkeit: disability.
erworben: acquired.
Erwürgen: strangulation.
Ery (Erythrozyt): RBC (red blood cell).
Erysipel: erysipelas.
Erysipelas migrans: migrant erysipelas.
Erysipeloid: erysipeloid.
Erysipelothrix: Erysipelothrix.
Erythem(a): erythema. – **E. anulare (centrifugum):** e. annulare; Darier's disease. – **E. arthriticum epidemicum:** Haverhill fever. – **E. chronicum migrans:** e. chronicum migrans; Lyme disease. – **E. exsudativum multiforme:** e. multiforme; Stevens-Johnson syndrome. – **E. gluteale (infantum):** diaper rash. – **E. induratum (Bazin*):** e. induratum; Bazin's disease. – **E. infectiosum:** e. infectiosum; fifth disease. – **E. nodosum (Hebra*):** e. nodosum (syndrome). – **E. subitum:** roseola infantum; exanthema subitum.
Erythematodes: lupus erythematosus.
erythematös: erythematous.
Erythemdosis: erythema dose.

Erythrämie: erythremia; polycythemia vera. – **E., akute:** acute erythremia; erythroleukemia.
Erythralgie: erythralgia.
Erythrasma: erythrasma.
Erythrit: erythritol.
Erythroblast: erythroblast.
Erythroblastenanämie: erythroblastic anemia; thalassemia major; Cooley's anemia.
Erythroblastom: erythroblastoma.
Erythroblastopenie: erythroblastopenia.
Erythroblastose: erythroblastosis; erythroblastemia. – **E., fetale:** erythroblastosis fetalis.
Erythrochromie: erythrochromia.
Erythroderm(i)a, Erythrodermie: erythroderm(i)a. – **E. exfoliativa:** exfoliative dermatitis; Leiner's disease. – **E. ichthyosiformis cum eruptione pemphigoide:** bullous congenital ichthyosiform e.
Erythrodontie: erythrodontia.
Erythrokatalyse: erythrokatalysis.
Erythrokeratodermia: erythrokeratodermia.
Erythrokinetik: erythrokinetics.
Erythroklasie: erythroclasis; mechanical hemolysis.
Erythroleukämie, Erythroleuko(blasto)se: erythroleukemia; erythroleukosis.
Erythrolyse: erythrolysis.
Erythrom: Duret microhemorrhage.
Erythromelalgie: erythromelalgia.
Erythromelie: erythromelia.
Erythromycin: erythromycin.
Erythron: erythron.
Erythroparasit: erythroparasite.
Erythrophage: erythrophage.
Erythroplakie: erythroplasia.
Erythroplasie Queyrat*: erythroplasia of Queyrat.
Erythropoese: erythropoiesis.
Erythropoetin: erythropoietin.
erythropoetisch: erythropoietic.
Erythroprosopalgie: erythroprosopalgia.
Erythropsie, Erythropie: erythropsia.
Erythropsin: erythropsin; rhodopsin.
Erythrose: erythrosis.
Erythrotrichie: redhairedness.
Erythrozyanose: erythrocyanosis.
Erythrozyt: erythrocyte; red blood cell.
Erythrozytenantikörper: erythrocyte antibody.
Erythrozytenkonzentrat, -konserve: red blood cell concentrate.
Erythrozytenresistenz: erythrocyte resistance; e. fragility.
Erythrozytenschatten, -stroma: ghost corpuscle; phantom corpuscle.
Erythrozytensenkungsgeschwindigkeit: erythrocyte sedimentation rate (ESR).
Erythrozytenvolumen: mean corpuscular volume (MCV).
Erythrozytenzählung: red blood count.
Erythrozytenzylinder: red blood cell cast; erythrocyte cast.
Erythrozytopenie: erythrocytopenia.
Erythrozytopoese: erythrocytopoiesis.
Erythrozytose: erythrocytosis; polycythemia.
Erythrozyturie: erythrocyturia.
Erythrurie: erythruria.
Es: id.
Escharotomie: escharotomy.
Escherichia coli: Escherichia (E.) coli; colibacillus.
Eserin: eserine; physostigmine.
Esmarch* Binde: Esmarch's bandage; E.'s tourniquet. – **E.*(-Heiberg*) Handgriff:** E.-Heiberg maneuver.
Esophorie: esophoria; esotropia.
esoterisch: esoteric.
eßbar: edible.
Essen: eating.
Essentia: essence.
essentiell: essential.
Essenz: essence.
Esser* Plastik: Esser's graft.
Essig: vinegar.
Essigsäure: acetic acid; ethanoic acid.
essigsaure Tonerde: Burow's solution; aluminum acetate solution.
Eßlöffel: table spoon.
Eßstörung: eating disorder.
Ester: ester.
Esterase: esterase.
Esterasehemmer: esterase blocker.
Esthiomène: esthiomene.
Estradiol: estradiol.
Estren*-Dameshek* Syndrom: Estren-Dameshek syndrome.
ESWL (extrakorporale Stoßwellenlithotripsie): ESWL (extracorporeal shockwave lithotripsy).
Etacrynsäure: ethacrynic acid.
Etagennaht: layered suture.

État: état; state. – **É. de fromage:** multiple porencephalic cysts.
Eta-Zelle: eta-cell.
Ethambutol: ethambutol.
Ethanol: ethanol; ethyl alcohol.
Ether: ether.
Ethik: ethics.
Ethinylestradiol: ethinyl estradiol.
Ethisteron: ethisterone.
Ethmoid: ethmoid (bone).
ethmoidalis, ethmoide(u)s: ethmoid; ethmoidal.
Ethmoidektomie: ethmoidectomy.
Ethmoiditis: ethmoiditis.
ethnisch: ethnic.
Ethnologie: ethnology.
Ethologie: ethology.
Ethylendiamintetraessigsäure, EDTA: ethylenediaminetetraacetic acid (EDTA).
Etidocain: etidocaine.
Etikettierung: labeling.
Etilefrin: etilefrine.
Etofibrat: etofibrate.
Etofyllinclofibrat: etophylline clofibrate.
Etomidat: etomidate.
Etretinat: etretinate.
EU: 1) Erwerbsunfähigkeit: disability. **2) Extrauteringravidität:** extrauterine pregnancy.
Eubacterium: Eubacterium.
Eubiotik: eubiotics.
Eubolismus: eubolism.
Euchromatin: euchromatin.
Euchromatopsie: euchromatopsia.
Euchromosom: euchromosome.
Euergie: euergasia.
Eugenik: eugenics.
eugenische Indikation: eugenic indication.
Euglobulin: euglobulin.
Euglykämie: euglycemia.
Eugnathie: eugnathia.
eugonisch: eugonic.
Eukalyptusöl: eucalyptus oil.
Eukapnie: eucapnia.
Eukaryot: eukaryote.
Eukinesie: eukinesia.
Eulenaugenzelle: Aschoff's cell; megalocyte.
Eulenburg* Syndrom: Eulenburg's disease; congenital paramyotonia.
Eumenorrhö: eumenorrhea.
Eumycetes, Eumycota, Eumyzeten: Eumycetes.
Eunuch: eunuch.
Eunuchismus: eunuchism.
Eunuchoidismus: eunuchoidism.
Eupepsie: eupepsia.
Euphorica, Euphoretika: euphoretics; euphoriant agents.
Euphorie: euphoria.
Euploidie: euploidy.
Eupnoe: eupnea.
Eupraxie: eupraxia.
Eurhythmie: eurhythmia; normal (healthy) rhythm.
Europium (Eu): europium (Eu).
Eury-: eury-; broad.
Eustachio* Kanal, Eu.* Röhre: eustachian tube. – **Eu.* Klappe:** eustachian valve.
Euthanasie: euthanasia.
Euthymie: euthymia.
euthyreot: euthyroid.
Eutokie: eutocia.
Eutonie: eutonicity; eutonia.
eutopisch: eutopic.
eutrophisch: eutrophic.
Evagination: evagination.
Evakuation: evacuation.
Evans* Blau: Evans blue.
Evans*(-Fisher*) Syndrom: Evans syndrome.
Evans*-Lloyd//Thomas* Syndrom: suspended heart syndrome.
Evaporieren: evaporation.
Eventration: eventration.
Eversio, Eversion: eversion.
Evidement: evidement.
Eviratio: eviration.
Evisceratio, Eviszeration: evisceration.
Evolution: evolution.
evozierte Potentiale: evoked responses. – **e. P., akustische:** auditory e. r. – **e. P., somatosensorische:** somatosensory e. r. – **e. P., visuelle:** visual e. r.
Evulsio: evulsion.
Ewart* Zeichen: Pins' sign.
Ewing* Sarkom: Ewing's sarcoma.
Exacerbatio: exacerbation.
Exanthem(a): exanthema. – **E. subitum:** e. subitum; roseola infantum.
exanthematicus, exanthematisch: exanthematous.

Exarticulatio, Exartikulation: exarticulation.
Exazerbation: exacerbation; aggravation.
Excavatio: excavation. – **E. disci:** e. of optic nerve. – **E. rectovesicalis:** rectovesical e.
Excisio: excision.
Excitatio: excitation.
Exclusio: exclusion.
Exenteration: exenteration.
exergon(isch): exergonic.
Exfoliation: exfoliation.
exfoliativ: exfoliative.
Exhairese: exeresis.
Exhalation: exhalation.
Exhaustio: exhaustion.
Exhibitionismus: exhibitionism.
Exhumierung: exhumation; disinterment.
existentiell: existential.
Existenz: existence.
Exitus: exitus; death.
Exkavation: excavation.
Exklusion: exclusion.
Exkochleation: excochleation.
Exkoriation: excoriation.
Exkrement: excrement.
Exkret: excretion; excreta.
Exkretion: excretion.
exkretorisch: excretory.
Exkursion: excursion.
Exkurvation: excurvation.
Exner* Reflex: Exner's needle reflex.
Exoenzym: exoenzyme.
exogen: exogenous.
exokrin: exocrine.
Exokrinopathie: exocrinopathy.
Exomphalos, Exomphalozele: exomphalos.
Exomphalos-Makroglossie-Gigantismus-Syndrom: Beckwith-Wiedemann syndrome.
Exon: exon.
Exonuclease: exonuclease.
Exopathie: exopathy.
Exopeptidase: exopeptidase.
Exopexie: exopexy.
Exophorie: exophoria.
Exophthalmus, Exophthalmie, Exophthalmos: exophthalmos; exophthalmia. – **E., endokriner:** Grave's ophthalmopathy; endocrine e. – **E., maligner:** malignant e.
Exophthalmus-produzierender Faktor: exophthalmos-producing factor.
exophytisch: exophytic.
Exosmose: exosmosis.
Exostose, Exostosis: exostosis. – **E., multiple kartilaginäre:** multiple cartilaginous e.
exotherm: exothermic.
Exotoxin: exotoxin.
Exotropie: exotropia.
Exozytose: exocytosis.
Expansion: expansion.
expansiv: expansive.
Expectorantia, Expektoranzien: expectorants.
Expektoration, Expektorieren: expectoration.
Expellatio: expulsion.
Experiment: experiment.
Explantat: explant.
Explantation: explantation.
Exploratio(n): exploration.
explorativ: exploratory.
Explosion: explosion.
explosiv: explosive.
Exponent: exponent.
exponentiell: exponential.
Exposition: exposure.
Expositionstest: (allergen) challenge.
Expressio: expression.
expressiv: expressive.
Expressivität: expressivity.
exprimieren: (to) express.
Expulsion: expulsion.
expulsiv: expulsive.
Exsiccantia, Exsikkanzien: exsiccants.
Exsikkation: exsiccation; desiccation.
Exsikkose: exsiccosis; desiccation; dehydration.
exspektativ: expectant.
Exspiratio(n): expiration.
exspiratorisch: expiratory.
Exspirium: expirium; expiratory phase.
Exstirpation: extirpation.
Exstrophie: exstrophy; ecstrophy.
Exsudat: exudate.
Exsudation: exudation.
Exsudationszyste: exudation cyst.
exsudativ: exudative.
Extension: extension; traction.
Extensionsapparat: traction device; tractor.
Extensionsbett: traction bed.

E

Extensionsbügel: traction bow.
Extensionsdraht: traction wire.
Extensionskorsett: hyperextension orthosis.
Extensionsnagel: extension pin; Steinmann pin.
Extensionsschiene: extension splint.
Extensionstisch: traction table.
Extensor: extensor.
Extensorenreflex: extensor reflex.
exterior, -ius: exterior; external.
Externa: external agents.
extero(re)zeptiv: exteroceptive.
Extero(re)zeptor: exteroceptor.
Extinktion: extinction.
Extinktionskoeffizient: extinction coefficient.
Extorsion: extorsion.
extraartikulär: extra-articular.
extrabulbär: extrabulbar.
extrachromosomal: extrachromosomal.
Extractum: extract.
extradural(is): extradural; epidural.
extraembryonal: extraembryonic.
Extrahieren: extraction.
extrakapsulär: extracapsular.
extrakardial: extracardiac.
extrakorporal: extracorporeal.
extrakranial: extracranial.
Extrakt: extract.
Extraktion: extraction.
extramedullär: extramedullary.
extranukleär: extranuclear.
Extraperitonealisierung: extraperitonealization.
extrapulmonal: extrapulmonary.
extrapyramidales Syndrom: extrapyramidal syndrome.
Extrasystole: extrasystole; premature beat; escape beat. – **E., infranodale:** infranodal e. – **E., interpolierte:** interpolated e. – **E., nodale:** nodal e. – **E., sinusale:** sinus e. – **E., ventrikuläre:** ventricular e.
extrauterin: extrauterine.
Extravasat: extravasate.
extravaskulär: extravascular.
extravertiert: extrovert.
extravesikal: extravesical.
extrazellulär, -lar: extracellular.
Extrazellularflüssigkeit: extracellular fluid (ECF).
Extrazellularraum: extracellular space.
Extremität: extremity; limb.
Extremitätenableitungen: limb leads; standard leads.
Extremitätenlähmung: acroparalysis.
Extremitas: extremity.
Extrinsic-Faktor: extrinsic factor; cyanocobalamin.
Extrusion: extrusion.
Extubation, Extubieren: extubation.
exuberans: exuberant.
Exulceratio, Exulzeration: ulceration.
E-vacuo-Blutung: hemorrhage e vacuo.
Exvagination: evagination.
exzentrisch: eccentric.
Exzeß: excess.
exzessiv: excessive.
Exzidieren, Exzision: excision.
Exzitation: excitement; excitation.
Exzitationsstadium: excitation state.
E-Zelle, Erythematodes-Zelle: L.E. cell (lupus erythematosus cell).
EZR (Extrazellularraum): EC space (extracellular space).

F

Fabella: fabella.
Faber* Anämie: Faber's anemia.
Fab-Fragment: Fab (fragment antigen binding).
Fabismus: fabism; favism.
Fabry* Syndrom: Fabry's disease.
Fabulieren: fabrication; fabulation.
Facette: facet; facette.
Facettektomie: facetectomy.
Facharzt: specialist.
Fachbereich: department.
Fachgebiet: specialty.
facialis: facial.
Facies: facies; face; surface. – **F. abdominalis:** abdominal facies. – **F. articularis:** articular facet. – **F. hippocratica:** facies hippocratica; hippocratic face. – **F. leontina, F. leprosa:** facies leontina; lion-like face. – **F. lunata:** moon face. – **F. l. coxae:** articular surface of hip bone. – **F. mitralis:** mitral facies. – **F. myopathica:** myopathic facies. – **F. scarlatinosa:** scarlatinal face. – **F. tetanica:** tetanic face. – **F. visceralis:** visceral surface.
Facilitation: facilitation.
factitius: factitious; artificial.
FAD (Flavin-Adenin-Dinukleotid): FAD (flavin adenine dinucleotide).
Faden: *chir* thread; suture (material).
Fadendrainage: capillary drainage; thread drainage.
Fadenfänger: suture hook.
fadenförmig: threadlike; filamentous.
Fadengranulom: suture granuloma.
Fadenpilze: Hyphomycetes; filamentous fungi.
Fadenprobe: Einhorn's string test.
Fadenwürmer: Filaria; nematodes.
faecalis: fecal.
Faeces: feces; stool.
fäkal: fecal; stercoral.
Fäkalurie: fecaluria.
fäkulent: stercoral; stercoraceous.
fällen: (to) precipitate.
Fällungsreaktion: precipitation reaction.
Färbeindex: color index.
Färbekoeffizient: mean corpuscular hemoglobin (MCH).
Färbung: staining; stain.
Fäulnis: putrefaction; decomposition; putrescence; decay.
Fäulnisalkaloide: ptomaines; putrescence alkaloids.
Fäulnisbakterien: putrefactive bacteria.
Fäulnisdyspepsie: putrescence dyspepsia.
Faex: (therapeutic) yeast.
Fäzes: feces; stool.
Fagopyrismus: fagopyrism.
Fahr* Syndrom: Fahr's syndrome.
Fåhraeus*(-Lindquist*) Effekt: Fåhraeus' phenomenon.
fahrbar: mobile.
Fahrlässigkeit: negligence.
Fahrradergometrie: bicycle ergometry.
Faktor: factor; (blood) coagulation factor. – **F. I:** factor I; fibrinogen. – **F. II:** factor II; prothrombin. – **F. III:** factor III; tissue f. – **F. IV:** factor IV; calcium f. – **F. V:** factor V; proaccelerin; labile f. – **F. VI:** accelerin. – **F. VII:** factor VII; proconvertin; serum prothrombin; conversion accelerator. – **F. VIII:** factor VIII; antihemophilic f. (AHF). – **F. IX:** factor IX; Christmas f. – **F. X:** factor X; Stuart-Prower f. – **F. XI:** factor XI; plasma thromboplastin antecedent (PTA). – **F. XII:** factor XII; Hageman f.; glass f. – **F. XIII:** factor XIII; fibrin stabilizing f. – **F., antianämischer:** antianemic f. – **F., antihämophiler:** antihemophilic f. (AHF). – **F., antinukleärer:** antinuclear f.
Fakultät: faculty.
fakultativ: facultative.
falciformis: falciform.
Falciparum-Malaria: malaria falciparum; malignant tertian malaria.
Fall: 1) fall; drop. **2)** case.
Fallfuß: foot-drop.
Fallhand: drop hand; wrist-drop; carpoptosis.
Fallopio* Kanal: fallopian canal. – **F.* Tube:** fallopian tube.

Fallot* Pentalogie: Fallot's pentalogy; pentalogy of F. – **F.* Tetralogie, Tetrade:** Fallot's tetralogy; tetralogy of F. – **F.* Trilogie, Triade:** Fallot's trilogy; trilogy of F.
Fallsucht: epilepsy.
falsch: false; spurious; pseudo…
Falschgelenk: pseudarthrosis.
falsus: false.
Falte: fold; plica.
Faltenbildung: plication; wrinkling.
Faltenzunge: fissured tongue; scrotal t.
Falx: falx.
familiär, familiaris: familial.
Familie: family.
Familienplanung: family planning.
Famotidin: famotidine.
Fanconi*-Abderhalden* Syndrom: Fanconi-Abderhalden syndrome; cystinosis; aminoaciduria. – **F.* Anämie:** Fanconi's anemia; F.'s syndrome; congenital hypoplastic anemia.
Fango: fango; mud.
Farad: farad.
Faraday* Käfig: Faraday's cage.
Faradisation: faradization; faradotherapy; faradism.
faradischer Strom: faradic current.
Farbe: color.
Farbenamblyopie: color amblyopia.
Farbenanomalie: dyschromatopsia.
farbenblind: color deficient; color-blind.
Farbenblindheit: color blindness. – **F., amnestische:** color name aphasia. – **F., partielle:** dyschromatopsia. – **F., totale:** monochromasia.
Farbenfehlsichtigkeit: dyschromatopsia.
Farbensehen: color vision; perception of color.
Farbensinn: color sense.
Farber* Test: Farber's test.
Farbkontrast: chromatic contrast.
Farbstoff: dye; stain.
Farbstoffverdünnungsmethode: dye dilution method.
Farbszintigraphie: color scanning.
Farbtafel: color perception table.
Farbumschlag: change of color.
Farmerlunge: farmer's lung.
Farn: fern.
Farnkrautphänomen: ferning; fern pattern; cervical mucus arborization.
Fascia: fascia; fibrous membrane.
fascicularis: fascicular.
Fasciculus: fasciculus; fascicle; bundle.
Fasciitis: fasciitis.
Fasciola: *anat* fasciola; *helminth* Fasciola; flukes.
Fascioliasis: fascioliasis.
Fasciolopsiasis: fasciolopsiasis.
Faser: fiber.
Fasergruppe: fiber group.
Faserknorpel: fibrous cartilage.
Faseroptik: fiberoptics.
Faßthorax: barrel-shaped thorax; barrel chest.
Fassungsvermögen: capacity; content.
Faßzange: fixation forceps.
Fasten: fasting; starvation.
Fastigium: fastigium.
Faszie: fascia.
Fasziektomie: fasciectomy.
Fasziennaht: fasciorrhaphy; fascial suture.
Faszienplastik: fascioplasty; fasciaplasty.
faszikulär: fascicular.
Faszikulation: fasciculation.
Fasziodese: fasciodesis.
Fasziolosis: fascioliasis.
Fasziotomie: fasciotomy.
fatal: fatal.
faul: decayed; rotten.
Faulbaum: Rhamnus frangula.
Faulbrand: wet gangrene.
Faulecke: perlèche.
faulig: putrid.
Fauna: fauna.
Faust: fist.
Faustschlußprobe: closed-fist stress test; hand-grip exercise.
Faustzeichen: closed-fist sign.
Favid: favid.
Favismus: favism; fabism.
Favus: favus.
Favusalopezie: favus alopecia.
Favusskutulum: favus scutulum.
Fawcett* Plaques: Fawcett's plaques.
Fazette: facet; facette.
fazial: facial.
Fazialis: facial nerve; VIIth cranial nerve.
Fazialisknie: genu of the facial nerve.
Fazialiskrampf: facial spasm.
Fazialislähmung: facial paralysis; facial nerve palsy; facioplegia. – **F., idiopathische:** idiopathic facial paralysis. – **F., rheumatische periphere:** Bell's palsy.
Fazialisparese: facial nerve paresis.

Fazialistic: facial tic; facial hemispasm.
Fazialiszeichen: Chvostek's sign.
Fazio*-Londe* Syndrom: Fazio-Londe syndrome; infantile progressive bulbar paralysis.
Fe (Eisen)**:** Fe (ferrum); iron.
fEBK (freie Eisenbindungskapazität)**:** free iron-binding capacity.
febril: febrile.
Febris: febris; fever. – **F. flava:** f. flava; yellow fever. – **F. puerperalis:** childbed fever; puerperal sepsis. – **F. suppurativa:** septic fever. – **F. undulans:** f. undulans; brucellosis.
Febrizitieren: feverish shivering.
Fechner* Gesetz: Fechner's law.
Fechterstellung: fencer's posture.
Fecundatio: fecundation.
Fede*-Riga* Geschwür: Fede-Riga ulcer.
Feder: feather.
Federnallergie: feather allergy.
Feer* Krankheit: Feer's disease; acrodynia; pink disease.
Fehlbildung: malformation; deformity; anomaly.
Fehldiagnose: false diagnosis.
Fehleinmündung der Lungenvenen: transposition of pulmonary veins.
Fehlen: absence; lack.
Fehler: error; fault.
Fehlernährung: malnutrition.
Fehlgeburt: miscarriage; abortion.
Fehlhaltung: *orthop* malposition; *geburtsh* malpresentation.
Fehling* Lösung: Fehling's solution.
Fehlsichtigkeit: ametropia.
Fehlstellung: malposition.
Fehlwirt: accidental host.
Feigwarze: fig wart; venereal w.
Feil* Krankheit: Klippel-Feil syndrome.
Feile: file.
fein: fine.
Feinmotorik: fine motor skills.
Feinnadelbiopsie: fine needle biopsy.
Feinstruktur: ultrastructure; fine structure.
Feiung: active immunization. – **F., stille:** occult i.
Fekundation: fecundation.
Fel: bile.
Feld: field; area.
Feldblock: field block; anesthesia.
Felderung: tesselated mosaicism.
Feldfieber: field fever; leptospirosis.
Feldgröße: field size.
Feldstärke: field strength.
Feldstudie, Feldversuch: field study; field trial.
Felinose: felinosis; cat scratch disease.
Fell: pelt.
Fellatio: fellation.
Felsenbein: petrous portion of temporal bone; petrous bone.
Felsengebirgs(fleck)fieber: Rocky Mountain spotted fever.
Felty* Syndrom: Felty's syndrome.
feminin(us): female; feminine.
Feminisierung: feminization. – **F., testikuläre:** testicular f.
Femoralhernie: femoral hernia; femorocele.
femoral(is): femoral.
Femoralislähmung: femoral nerve paralysis.
Femoralisreflex: femoral reflex; Remak's sign.
Femoralkanal: femoral canal.
Femur: femur; thigh bone.
Femurkopf: head of femur.
Fenchel: fennel.
Fendilin: fendiline.
Fenestra: fenestra; window.
Fenestration: fenestration.
Fenetyllin: fenetylline.
Fenofibrat: fenofibrate.
Fenoterol: fenoterol.
Fenster: window. – **F., aortopulmonales:** aortic window; aortic septal defect.
Fenstertyp: window type.
Fensterung: fenestration.
Fentanyl: fentanyl.
Ferguson* Operation: Ferguson's ureterosigmoidostomy.
Ferment: ferment; enzyme.
Fermentanomalie: enzymopathy.
Fermentation, Fermentierung: fermentation.
Fernaufnahme: teleradiogram; teleroentgenogram.
Fernbestrahlung: teleradiotherapy.
Fernlappen(plastik): distant flap (grafting).
Fernmetastase: distant metastasis.
Fernpunkt: far point.
Fernsichtigkeit: far-sightedness; hypermetropia.

Ferri-: ferric.
ferripriv: sideropenic.
Ferritin: ferritin.
Ferro-: ferrous.
Ferrokinetik: ferrokinetics.
Ferrozyt: siderocyte.
ferrugineus: ferruginous.
Ferrum, Fe: ferrum (Fe); iron.
Ferse: heel.
Fersenbein: heel bone; calcaneus.
Fersenschmerz: heelpain; calcaneodynia.
Fersensporn: calcaneal spur.
fertil, fertilis: fertile.
Fertilisation: fertilization.
Fertilität: fertility.
Fertilitätsdiagnostik: fertility testing.
Fertilitätsstörung: fertility disorder.
fest: solid; stable; tight.
Festigkeit: stability.
Festphase: solid phase.
festsitzend: tight-fitting.
Fet: fetus.
fetal: fetal.
Fetalblutanalyse: fetal blood gas analysis.
Fetalhaarkleid: lanugo (hair).
Fetalismus: fetalism.
Fetalkreislauf: fetal circulation.
Fetischismus: fetishism.
fetofetal: fetofetal.
Fetogenese: fetation.
fetomaternal: fetomaternal.
Fetometrie: fetometry.
Fetopathia, Fetopathie: fetopathy; embryopathy.
fetoplazentar: fetoplacental.
Fetoprotein: fetoprotein; fetoglobulin.
Fetoskopie: fetoscopy.
Fett: fat; lipid; fatty tissue.
fett: fatty; adipose.
Fettabbau: **a)** lipolytic digestion; lipolysis; steatolysis. **b)** lipid catabolism; catabolism of fat.
Fettatrophie: fatty atrophy.
Fettdepot: fat depot.
Fettembolie: fat embolism.
Fettgeschwulst: lipoma.
Fettgewebe: fatty tissue; adipose tissue; fat. – **F., braunes:** brown adipose tissue.
Fettgewebsentzündung: inflammation of fatty tissue; adipositis.
Fettgewebsgeschwulst: lipoma.
Fettgewebsnekrose: adiponecrosis; fatty tissue necrosis.
Fetthals: Madelung's neck.
Fettherz: fatty heart.
fettig: greasy; fatty.
Fettleber: fatty liver.
Fettleibigkeit: obesity.
fettlöslich: fat soluble.
Fettmark: yellow bone marrow.
Fettniere: fatty kidney; renal lipomatosis.
Fettpneumonie: lipid pneumonia.
Fettpolster: fat pad.
Fettresorption: fat absorption.
Fettsäure: fatty acid.
Fettsalbe: greasy ointment.
Fettspeicherung: lipopexia.
Fettstoffwechsel: lipometabolism; fat metabolism.
Fettstuhl: greasy stool; fatty stool.
Fettsucht: obesity; adiposity.
Fettwachs: adipocere.
Fettzelle: fat cell; adipocyte; lipocyte.
Fettzirrhose: fatty cirrhosis.
Fettzylinder: fatty cast.
Fetus: fetus.
feucht: wet; humid.
Feuchtigkeit: moisture; humidity.
Feuchtigkeitsaustauscher: humidity exchanger.
Feuer: fire.
Feuermal: port-wine stain; nevus flammeus.
Feuerstar: glass blower's cataract.
Feuersteinleber: hobnail liver.
Feulgen* Nuklealreaktion: Feulgen's reaction.
F-Faktor: F-factor.
FFS (freie Fettsäuren): FFA (free fatty acids).
Fiber: fiber.
Fiberendoskop: fiberscope.
Fibra: fibra; fiber.
Fibrae: fibers.
fibrillär, fibrillaris: fibrillar; fibrillary.
Fibrillation, Fibrillieren: fibrillation.
Fibrille: fibril.
Fibrillolyse: fibrillolysis.
Fibrin: fibrin. – **F., subchoriales:** Langhans' stria.
Fibrinabbauprodukte: fibrin degradation products; fibrin split products.
Fibrinämie: fibrinemia.
Fibringerinnsel: fibrin clot.
Fibrinisierung: fibrination.
Fibrinkleber: fibrin glue.

Fibrinmonomerkomplexe: fibrin monomer complexes.
fibrinös: fibrinous.
Fibrinogen: fibrinogen; factor I.
Fibrinogenolyse: fibrinogenolysis.
Fibrinogenopenie: fibrinogenopenia.
Fibrinoid: fibrinoid.
Fibrinokinase: tissue plasminogen activator.
Fibrinolyse: fibrinolysis.
Fibrinolysin: fibrinolysin.
Fibrinolytikum: fibrinolytic agent.
fibrinolytisch: fibrinolytic.
Fibrinopenie: fibrinopenia.
Fibrinopeptid: fibrinopeptide.
Fibrinschaum: fibrin foam.
Fibrinspaltprodukte: fibrin split products.
Fibrinthrombus: fibrinthrombus.
Fibroadenie: fibroadenia.
Fibroadenom: fibroadenoma.
Fibroblast: fibroblast; desmocyte.
Fibroblastenwachstumsfaktor: fibroblast growth factor.
Fibroblastom: fibroblastoma.
Fibrocartilago: fibrocartilage.
Fibrodysplasia: fibrodysplasia; fibrous dysplasia. – **F. elastica generalisata:** Ehlers-Danlos syndrome.
Fibroelastosis: fibroelastosis.
Fibroepitheliom: fibroepithelioma.
fibrös: fibrous.
Fibrokarzinom: fibrocarcinoma.
Fibrolipom: fibrolipoma.
Fibrom: fibroma.
fibromatös: fibromatous.
Fibromatose: fibromatosis.
Fibromyom: fibromyoma.
Fibromyxom: fibromyxoma.
Fibronectin, -nektin: fibronectin.
Fibroplasie: fibroplasia. – **F., retrolentale:** retrolental f.; retinopathy of prematurity.
Fibrosarcoma, Fibrosarkom: fibrosarcoma.
Fibrose, Fibrosis: fibrosis. – **F. cystica:** cystic f.; mucoviscidosis. – **F. polyostotica:** polyostotic f. – **F., retroperitoneale:** retroperitoneal f.
Fibrositis: fibrositis; fibromyositis.
Fibroskop: fiberscope.
fibrosus: fibrous.
Fibrothorax: fibrothorax.
Fibroxanthom: fibroxanthoma.
Fibrozyt: fibrocyte.
Fibula: fibula.
fibular(is): fibular; peroneal.
Fibularislähmung: peroneal nerve paralysis.
Fibularisphänomen: peroneal sign.
Ficin: ficin.
Fick* Diffusionsgesetz: Fick's law of diffusion. – **F.* Gleichung:** Fick formula (of cardiac output).
Fieber: fever; pyrexia. – **F., alimentäres:** alimentary f. – **F., aseptisches:** aseptic f. – **F., biliäres:** biliary f. – **F., ephemeres:** ephemeral f. – **F., hämorrhagisches:** hemorrhagic f. – **F., künstliches:** induced f. – **F., rheumatisches:** rheumatic f. – **F., typhoides:** typhoid f. – **F., zentrales** oder **zerebrales:** central f.; cerebral f.
Fieberbläschen: fever blister.
Fieberdelir: febrile delirium.
fieberhaft, fiebrig: feverish.
Fieberkrämpfe: febrile convulsions.
Fieberkrise: febrile crisis.
Fieberkurve: fever curve; fever chart.
Fiebermittel: antipyretic agents.
fiebersenkend: antipyretic.
Fiebersenkung: pyretolysis.
Fiebertherapie: pyretic therapy; pyretotherapy.
Fiedler* Myokarditis: Fiedler's idiopathic myocarditis.
Fiessinger*-Rendu* Syndrom: Fiessinger-Rendu syndrome.
FIGLU-Test (Formiminoglutaminsäure-Test): FIGLU (formiminoglutamic acid) excretion test.
Figur: figure.
figuriert: figurate.
Filament(um): filament.
Filaria, Filarie: Filaria; filaria. – **F. bancrofti:** F. bancrofti; Wuchereria bancrofti. – **F. loa:** F. loa; Loa loa.
Filariasis: filariasis.
Filariose: filariasis.
Filialgeneration: filial generation.
Filialisierung: metastasis.
Filière: French (catheter).
filiform(is): filiform.
Film: film.
Filmdosimeter: film badge.
Filmempfindlichkeit: film sensitivity.
Filmkontrast: radiographic contrast.
Filmoxygenator: film oxygenator.

F

Filmverband: adhesive tape.
Filter: filter.
Filterung: filtering; filtration.
Filtrat: filtrate.
Filtration: filtration.
Filtrationsdruck: filtration pressure.
Filtrationsfraktion: filtration fraction.
Filtrationsrate, glomeruläre: glomerular filtration rate; GFR.
filtrierbar: filterable.
Filum: filum.
Filzlaus: crab louse.
Fimbria, Fimbrie: fimbria.
Fimbriektomie: fimbriectomy.
Fimbriolyse: fimbriolysis.
final: final; terminal.
Finger: finger. – **F., schnellender:** trigger finger.
Fingerabdruck: fingerprint.
Fingeragnosie: finger agnosia.
Fingerbeere: finger pad; tactile elevation.
Fingerersatz: change of fingers.
Finger-Finger-Versuch: finger-to-finger test.
Fingerhämatom, paroxysmales: digital paroxysmal aneurysm; Achenbach's syndrome.
Fingerhut: foxglove; digitalis.
Fingerknöchelpolster: knuckle pad.
Fingerkuppe: finger pad.
Fingernagel: fingernail.
Finger-Nase-Versuch: finger-to-nose test.
Fingerpumpe: finger pump.
Fingerreflex: digital reflex; Hoffmann's sign.
Fingerschiene: finger splint.
Fingersprache: finger spelling.
Fingerversuch: finger test.
Finis: end; death.
Finne: 1) cysticercus; hydatid. **2)** acne papule; pimple.
Finochietto* Extensionsbügel: Finochietto's stirrup.
Finsen* Lampe: Finsen light; F. lamp.
Fischbandwurm: fish tapeworm.
Fischer* Druckverband: Fischer's compression bandage.
Fischgift: fish poison; ichthyotoxin.
Fischmaulatmung: gasping breathing.
Fischmaulstenose: fishmouth stenosis.
Fischschuppenkrankheit: fishskin disease; ichthyosis.
Fischvergiftung: fish poisoning.
Fischwirbel: fish vertebra.
Fisher* Syndrom: Fisher's syndrome; ophthalmoplegia-ataxia-areflexia syndrome.
Fissur: fissure; cleft.
Fissura: fissura; fissure; cleft.
Fissurenkaries: (pit and) fissure caries.
fissus: fissural; cleft; splitted.
Fistel: fistula. – **F., arteriovenöse:** arteriovenous f.
Fistelbildung: fistulization.
Fistelsymptom: labyrinthine fistula sign.
Fistula: fistula.
Fistulektomie: fistulectomy.
Fistulographie: fistulography.
Fistulostomie: fistulostomy.
Fistulotomie: fistulotomy.
FITC (Fluoresceinisothiocyanat): fluorescein isothiocyanate.
Fitz//Hugh*(-Curtis*) Syndrom: Fitz-Hugh syndrome; gonococcal perihepatitis.
Fixateur externe: external fixation.
Fixation: fixation.
Fixationsnystagmus: fixation nystagmus.
Fixationsreflex: fixation reflex; adaptation reflex.
Fixationsverband: immovable bandage; fixed dressing.
Fixer: I.V. drug abuser.
Fixiermittel: fixative; fixing agent; *histol* mountant; mounting medium.
Fixierpunkt: fixation point.
Fixierung: fixing; fixation; *opt* focussing.
flaccidus: flaccid; flabby.
flach: flat.
Flachfuß: flatfoot.
Flachmeißel: spud.
Flachnagel: flat nail.
Flachrücken: flat back.
Flachwarze: flat wart.
Fläche: plane.
Flächenvektor: spatial vector.
Flagellat: flagellate.
Flagellation: flagellation.
Flagellum: flagellum.
Flammenphotometrie: flame photometry.
Flanke: flank.
Flankenschnitt: dorsolumbar incision.
Flasche: flask; bottle.
Flaschenkind: weanling.
Flaschensterilisierer: bottle sterilizer.
Flatterbrust: flail chest.

Flatterflimmern: flutter-fibrillation.
Flattern: flutter.
Flattertremor: flapping tremor; asterixis.
Flatulenz: flatulence.
Flatus: flatus.
Flaumhaar: lanugo.
Flavan: flavan.
Flavin: flavin.
Flavin-Adenin-Dinucleotid, FAD: flavin-adenine dinucleotide (FAD).
Flavinmononucleotid, FMN: flavin mononucleotide.
Flavivirus: flavivirus.
Flavobacterium: Flavobacterium.
Flavon: flavone.
Flavonoid: flavonoid.
Flavoprotein: flavoprotein.
flavus: yellow.
Flecainid: flecainide.
Flechsig* Bündel: Flechsig's fasciculus.
Flechte: lichen. – **F., fressende:** lupus.
Fleck: spot; macula; tache; stain. – **F., blauer:** black and blue mark; bruise. – **F., blinder** (Auge): blind spot.
Fleckenbildung: mottling.
Fleckfieber: spotted fever; epidemic typhus. – **F., endemisches:** endemic t.; murine t. – **F., epidemisches:** epidemic t.; louse-borne t. – **F., murines:** murine t.; flea-borne t. – **F., Südamerikanisches:** Rocky Mountain spotted fever.
Fleisch, wildes: proud flesh.
Fleischbeschau: examination of animal flesh.
Fleischbrühe: broth.
Fleischer* Hornhautentartung: 1) Fleischer's dystrophy. **2)** Groenouw's dystrophy.
Fleischextrakt: meat extract.
fleischfressend: carnivorous.
fleischig: fleshy; carneous; sarcous.
Fleischmole: fleshy mole; carneous mole.
Fleischner* Atelektase: discoid atelectasis.
Fleischvergiftung: meat poisoning.
Fletcher* Faktor: Fletcher factor; prekallikrein.
Flexibilität, Flexibilitas: flexibility. – **F. cerea:** waxy flexibility.
Flexio, Flexion: flexion; bending.
Flexionsfraktur: bending fracture.
Flexionshaltung: vertex presentation.
Flexner* Bakterium: Shigella flexneri.
Flexor: flexor.
Flexur, Flexura: flexure.
Fliege: fly.
fliegende Hitze: hot flashes.
Fliegenmadenkrankheit: myiasis.
Fliegenpilz: fly agaric.
Fliegerkrankheit: airsickness.
Fließfähigkeit: fluidity.
Fließgleichgewicht: steady state.
Flimmer: flagellum; cilium.
Flimmeraura: scintillating aura.
Flimmerbewegung: ciliary action.
Flimmerepithel: ciliated epithelium.
Flimmerflattern: flutter-fibrillation.
Flimmerlichtdiskriminierung: flicker discrimination.
Flimmern: flicker; *kard* fibrillation.
Flimmerskotom: scintillating scotoma.
Flimmerverschmelzungsfrequenz: flicker fusion frequency.
Flimmerwelle: fibrillary wave; ff-wave.
Flint* Geräusch: Flint murmur.
Floccilatio, Floccilegium: floccillation; carphology.
Flocculus: flocculus.
Flocke: flake; flocculus.
Flockenlesen: floccillation; delirious grasping.
Flockung: flocculation.
Flockungsreaktion: flocculation test.
Flötenschnabelbruch: whistle-tip fracture.
Flötenschnabelkatheter: whistle-tip catheter.
Floh: flea.
Flohbefall: flea infestation.
Flohfleckfieber: flea-borne typhus; murine typhus.
Flohstiche: flea bites.
Flora: flora.
Flores: flowers; blossoms.
florid(e): florid.
Flossenhand: seal-fin deformity.
flottierend: floating.
Flucht: flight; escape.
Fluchtreflex: shortening reaction; *psych* defense reflex.
Flucytosin: flucytosine.
Fludrocortison: fludrocortisone.
flüchtig: fugitive; transient; *chem* volatile.
Flügel: wing; *anat* ala.
Flügelbein: sphenoid bone.
Flügelfell: pterygium.

Flügelkanüle: butterfly cannula.
Flügelschlagen: wing beating.
flüssig: fluid; liquid.
Flüssigkeit: fluid.
Flüssigkeitsersatz: fluid replacement.
Flüssigkeitshaushalt: fluid balance; water balance.
Flüssigkeitslunge: fluid lung.
Flüssigkeitsmangel: body fluid deficit; dehydration.
Flüssigkeitsspiegel: air-fluid level.
Flüssigkeitsverlust: fluid loss.
Flüsterprobe: whisper test.
Fluidität: fluidity.
Fluktuation: fluctuation.
fluktuierend: fluctuant; floating.
Flumethason: flumethasone.
Flunarizin: flunarizine.
Flunitrazepam: flunitrazepam.
Fluor, F: fluorine (F). – **F. albus, F. vaginalis:** fluor albus; leukorrhea; vaginal discharge.
Fluorapatit: fluoroapatite.
Fluoren: fluorene.
Fluorescein: fluorescein.
Fluoreszenz: fluorescence.
Fluoreszenzfärbung: fluorescent staining; fluorochroming.
Fluoreszenzmikroskopie: fluorescence microscopy.
Fluoreszenzschirm: fluoroscopic screen.
Fluoreszenz-Treponemen-Antikörpertest: fluorescent treponemal antibody-absorption test (FTA-ABS test).
fluoreszierend: fluorescent.
Fluoreszyt: fluorocyte.
Fluorid: fluoride.
Fluor(id)ierung: fluoridation.
Fluorkohlenwasserstoffe: fluorocarbons; fluorinated hydrocarbons.
Fluorochrom: fluorochrome.
Fluorochromierung: fluorescent staining; fluorochroming.
Fluorometrie: fluorometry.
Fluorophotometrie: fluorophotometry.
Fluorose: fluorosis.
Fluoroskopie: fluoroscopy.
Fluorosteopathie: osteofluorosis.
Fluorouracil: fluorouracil.
Fluorprophylaxe: fluoride prophylaxis.
Fluorvergiftung: fluoride poisoning; fluorosis.
Fluorwasserstoffsäure: hydrofluoric acid.
Fluostigmin: isoflurophate.
Flupentixol: flupentixol.
Fluphenazin: fluphenazine.
Flurazepam: flurazepam.
Fluspirilen: fluspirilene.
Fluß: flow; flux.
Flußdichte: flow density.
Flußmesser: flowmeter.
Flußsäure: hydrofluoric acid.
Flußspat, Fluorcalcium: calcium fluoride.
Flußzeit: flow time.
Flutamid: flutamide.
Fluxio, Fluxion: flux; flow; perfusion.
FMN (Flavinmononukleotid): FMN (flavin mononucleotide).
FOA (Fokus-Objekt-Abstand): FOD (focus-object distance).
Focus: focus.
Föhn: foehn.
Fölling* Probe: ferric chloride test. – **F.* Krankheit:** phenylketonuria.
Foerster* Subsidiärzone: zone of pain irradiation. – **F.* Syndrom:** atonic-astatic syndrome.
Föt: fetus.
foetidus, fötid: fetid.
Foetor: fetor.
Foetus: fetus.
Fogarty* Katheter: Fogarty's catheter.
Foix*-Alajouanine* Syndrom: necrotizing myelopathy; spinal angiodysgenesis. – **F.* Syndrom:** hypophyseal-sphenoidal syndrome.
fokal: focal.
Fokalabstand: focal distance.
Fokalblock: focal block.
Fokus: focus.
Fokus-Film-Abstand: focus-film distance; target-to-film distance.
Fokus-Objekt-Abstand: focus-object distance.
Fokussierung: focus(s)ing.
Foley* Katheter: Foley catheter.
Folgekrankheit: sequela; secondary disease.
Folgerung: conclusion.
Folia: *anat* folia; *pharm* leaves.
foliatus: foliaceous; leaflike.
Folie: foil; *psych* folie; mania; psychosis. – **F. à deux, F. simultanée:** folie à deux.
Folienfilm: screen-film combination.
Folin*-Wu* Harnsäurebestimmung: Folin's test.

Folium: folium.
Folliclis: papulonecrotic tuberculid.
follicularis: follicular.
Folliculitis: folliculitis. – **F. barbae:** f. barbae; sycosis barbae. – **F. decalvans:** f. decalvans.
Folliculus: follicle.
Follikel: follicle.
Follikelatresie: follicular atresia; atretic follicle.
Follikelhormone: estrogenic hormones.
Follikelphase: proliferative stage; estrin stage.
Follikelreifung: follicular maturation.
Follikelreifungshormon, follikelstimulierendes Hormon, FSH: follicle-stimulating hormone (FSH).
Follikelsprung: rupture of follicle; ovulation.
Follikelzyste, Follikelhydrops: follicular cyst; cystic follicle.
Folliklis: papulonecrotic tuberculid.
follikulär: follicular.
Follikularkatarrh: follicular conjunctivitis.
Follikulitis: folliculitis.
Follitropin: follicle-stimulating hormone.
Folsäure: folic acid.
Folsäureantagonist: folic acid antagonist.
Fontana* Kanal, Raum: Fontana's space.
Fontanella, Fontanelle: fontanelle; fontanel.
Fontanellenspannung, gesteigerte: tense fontanel.
Fonticulus: fonticulus; fontanel. – **F. anterior:** anterior fontanel. – **F. anterolateralis:** anterolateral f.; sphenoid f. – **F. posterior:** posterior f. – **F. posterolateralis:** posterolateral f.
Foramen: foramen; opening; passage. – **F. magnum:** foramen magnum. – **F. ovale:** foramen ovale. – **F. ovale persistens:** patent foramen ovale.
Foramina ethmoidalia: ethmoidal foramina.
Foraminotomie: foraminotomy.
Forbes* Syndrom: Forbes' disease; glycogen storage disease, type III. – **F.*-Albright* Syndrom:** F.-Albright syndrome.
Forceps: forceps; pincers.
forciert: forced.
Fordyce* Krankheit: Fordyce's spots; F.'s disease.
Forel* Feld: Forel's field. – **F.* Kreuzung:** F.'s decussation.
forensisch: forensic.
Forestier* Syndrom: senile vertebral ankylosing hyperostosis.
Form: shape; form.
Formaldehyd: formaldehyde.
Formalin: formalin.
Formamid: formamide.
Formatio reticularis: formatio reticularis; reticular formation.
Formation: formation.
formativ: formative.
Formel: formula.
Formenwechsel: colony variation.
Formiciasis: formiciasis.
Formiminoglutaminsäure, FIGLU: formiminoglutamic acid (FIGLU).
formlos: amorphous.
Formol: formol.
Formolgel-Reaktion: formol-gel test.
Formoltoxoid: formol toxoid.
Formula: formula.
Formyl: formyl.
fornicatus: fornicate; arched.
Fornix: fornix.
Forschung: research.
Forssel* Syndrom: nephrogenous polycythemia.
Forssman* Antigen: Forssman's antigen. – **F.* Antikörper:** F.'s antibody.
Fortbewegung: locomotion.
fortlaufend: continuous.
Fortleitung: propagation; conduction.
Fortpflanzung: reproduction.
Fortschritt: progress; advance.
Forzeps: forceps; *gyn* forceps delivery.
Foshay* Reaktion: Foshay's test.
Fossa: fossa; furrow.
Foster Kennedy* Syndrom: Foster-Kennedy syndrome.
Fothergill* Operation: Fothergill operation; Manchester operation.
foudroyant: fulminant; fulgurant.
Fournier* Krankheit: Fournier's gangrene. – **F.* Zeichen:** Fournier's sign.
Fovea: fovea; pit.
Foveola: foveola.
Foville* Syndrom: Foville's syndrome.
Fowler* Lösung: Fowler's solution. – **F.* Test:** F.'s test.
Fowler*(-Murphy*) Lagerung: Fowler's position.

F

Fox* Krankheit: Fox's disease.
Fox*-Fordyce* Krankheit: Fox-Fordyce disease.
Fractura: fracture.
Fraenkel* Gas(brand)bazillus: Clostridium perfringens; gas bacillus.
Fräse: fraise.
Fragebogen: questionnaire.
fragil: fragile.
Fragilitas: fragility.
Fragment: fragment.
Fragmentation, Fragmentierung: fragmentation.
Fragmentozyt: helmet cell.
Fraktion: fraction.
fraktioniert: fractional; fractionated.
Fraktionierung: fractionation.
Fraktur: fracture. – **F., dislozierte:** displaced f. – **F., einfache:** simple f. – **Ermüdungsfraktur:** fatigue f. – **F., geschlossene:** closed f. – **Grünholzfraktur:** greenstick f. – **F., intraartikuläre:** intraarticular f. – **F., komplizierte:** complicated f. – **Marschfraktur:** stress f.; march f. – **F., neurogene:** neurogenic f.; pathologic f. – **F., offene:** open f.; compound f. – **Splitterfraktur:** comminuted f. – **F., subkapitale:** subcapital f. – **F., subperiostale:** subperiosteal f. – **F., suprakondyläre:** supracondylar f. – **F., therapeutische:** osteoclasis. – **F., wachsende:** fissured f.
Frakturfehlstellung: malalignment.
Frakturnagelung: nailing.
Frambösie: frambesia; yaws.
Framycetin: framycetin; neomycin B.
Franceschetti* Syndrom: Franceschetti's syndrome; mandibulofacial dysostosis; Treacher-Collins syndrome.
Francisella: Francisella.
Francium, Fr: francium (Fr).
François* Syndrom: François syndrome.
Frank*-Starling* Gesetz: Frank-Starling rule.
Frankenhäuser* Ganglion: Frankenhäuser's ganglion; plexus uterovaginalis.
Franklin* Syndrom: heavy-chain disease.
Franz* Rahmen: Franz self-retaining retractor.
Franzbranntwein: spiritus vini gallici.
Frauenarzt: gynecologist.
Frauenheilkunde: gynecology.
Frauenjahre: woman years.
Frauenmilch: (human) breast milk.
Frazier*-Spiller* operation: Frazier-Spiller operation; retrogasserian trigeminal neurotomy.
Freeman* Operation: prefrontal lobotomy; prefrontal leukotomy.
frei: free.
Frei* Antigen: Frei's antigen.
Freiberg*-Köhler* Syndrom: Freiberg's infraction.
Freilegung: exposure.
Freiluftbehandlung: open-air treatment.
Freiname: generic name.
Freisetzung: release; liberation.
Freitod: suicide.
freiwillig: voluntary.
Frejka* Spreizkissen: Frejka pillow splint.
fremd: foreign; heterogenous.
Fremdanamnese: indirect anamnesis.
Fremdantigen: alloantigen; xenoantigen.
Fremdkörper: foreign body.
Fremdkörperaspiration: aspiration of foreign body.
Fremdserum: xenogeneic serum.
Fremdstoff: xenobiotic.
Fremitus: fremitus.
Frenulotomie: frenotomy.
Frenulum: frenulum.
Frenzel* Brille: Frenzel glasses.
frequent: frequent.
Frequenz: frequency.
Freßreflex: oral feeding reflex.
Freßsucht: bulimia.
Freßzelle: phagocyte; scavenger cell.
Freud* Lehre: freudian theory; psychoanalysis.
Freund* Adjuvans: Freund's adjuvant.
Frey* Reizhaare: Frey's hairs.
Freyer* Operation: Freyer's operation.
Fried* Regel: Fried's rule.
Friedländer* Bazillus: Friedländer's bacillus; Klebsiella pneumoniae.
Friedman*(-Lapham*) Reaktion: Friedman's test.
Friedmann* Syndrom: posttraumatic encephalopathy.
Friedreich* Ataxie: Friedreich's ataxia; hereditary spinal ataxia. – **F.* Zeichen:** F.'s sign.
frieren: freezing.
Friesel: miliaria; prickly heat.
Frigidität: frigidity.
Friktion: friction.

frisch: fresh.
Frischblut: fresh blood.
Frischzellentherapie: Niehans' therapy.
Frist: term; date.
Fritsch* Handgriff: Fritsch's maneuver. – **F.* Syndrom:** Asherman's syndrome.
Fröhlich* Syndrom: 1) Fröhlich's syndrome; adiposogenital dystrophy. **2)** prune-belly syndrome.
Froment* Zeichen: Froment's sign.
Frommel* Krankheit: Frommel's disease.
Frons: frons; forehead.
Front: front.
frontal: frontal.
Frontalebene: frontal plane; coronal p.
Frontallappen: frontal lobe.
frontobasal: frontobasal.
Frontzähne: anterior teeth; canines and incisors.
Froschbauch: frog belly.
Froschgeschwulst: ranula.
Frostbeule: chilblain; frostbite.
Frostphase: chills; shivering.
Frottieren: frottage; rubbing; friction.
Frucht: *bot* fruit; *gyn* embryo; fetus.
Fruchtabgang: abortion.
fruchtbar: fertile.
Fruchtbarkeit: fertility; fecundity.
Fruchtblase: bag of waters; amniotic sac.
Fruchtschmiere: vernix caseosa.
Fruchttodsyndrom: fetal death syndrome.
Fruchtwasser: amniotic fluid.
Fruchtzucker: fruit sugar; fructose.
Fructokinase: fructokinase.
Fructosämie: fructosemia.
Fructosan: fructosan.
Fructose: fructose; levulose.
Fructose-1,6-diphosphat: fructose-1,6-diphosphate.
Fructoseintoleranz: fructose intolerance.
Fructosurie: fructosuria.
Fructus: fruit.
früh: early.
Frühabnabelung: early omphalotomy.
Frühabort: early abortion.
Frühdiagnose: early diagnosis.
Früherkennung: early detection.
Frühgeborenenikterus: jaundice of prematurity.
Frühgeborenes: premature baby.
Frühgeburt: premature delivery.
Frühjahr: spring; vernal season.
Frühjahrskonjunktivitis: vernal conjunctivitis; spring conjunctivitis.
Früh(jahr)-Sommer-(Meningo-)Enzephalitis, FSME: spring-summer encephalitis.
Frühkarzinom: early cancer.
frühkindlich: early infantile.
Frühling: spring; vernal season.
Frühlingskatarrh: vernal catarrh.
frühreif: precocious.
Frühreife: precocious puberty.
Frühschwangerschaft: early pregnancy.
Frustration: frustration.
FSH (follikelstimulierendes Hormon): FSH (follicle-stimulating hormone).
FSME (Frühjahr-Sommer-Meningoenzephalitis): spring-summer encephalitis.
FSP (Fibrinspaltprodukte): FDP (fibrin degradation products).
FTA-Test (Fluoreszenz-Treponemen-Antikörper-Test): FTA-ABS test (fluorescent treponemal antibody-absorption test).
Fuchs* Heterochromie: Fuchs' heterochromia. – **F.* Hornhautdystrophie:** Fuchs' (corneal) dystrophy. – **F.* Syndrom:** Fuchs' syndrome.
Fuchs*-Rosenthal* Zählkammer: Fuchs-Rosenthal counting chamber.
Fuchsin: fuchsin.
Fuchsinfärbung: fuchsin stain.
Fucose: fucose.
Fucosidose(-Syndrom): fucosidosis.
fühlen: (to) feel.
Führungsdraht: guide wire.
Führungslinie: axis of pelvis.
Fülle: abundance.
Fülleborn* Anreicherung: Fülleborn's method.
Füllung: filling.
Fünfjahresheilung: five-year cure.
Fünfjahresüberlebensrate: five-year survival.
Fünfling: quintuplet.
Fünftagefieber: trench fever; Wolhynia fever.
Fürbringer* Methode: Fürbringer's method (of disinfection).
Fürsorge: welfare; care.
Füttern: feeding.
Fütterungstuberkulose: ingestion tuberculosis.
fugax: fugitive.
Fuge: juncture.

F

Fugu-Vergiftung: fugu poisoning.
Fukose: fucose.
Fulguratio(n): fulguration.
Fuligo: sordes; saburra.
fulminans: fulminant.
Fumarat: fumarate.
Fumarsäure: fumaric acid.
Functio: function.
Funda: funda.
Fundament: fundament.
fundamental: fundamental.
Fundektomie: fundectomy; fundusectomy.
fundiformis: fundiform; sling-shaped.
Fundopexie: fundopexy.
Fundoplicatio: fundoplication.
Fundoskopie: fundoscopy.
Fundus: fundus. – **F. uteri:** f. uteri.
Funduskop: funduscope; ophthalmoscope.
Fundusstand: height of fundus.
Fungämie: fungemia.
Fungi: fungi.
fungiform(is): fungiform.
Fungistase: fungistasis.
Fungistatikum: fungistat.
Fungizid: fungicide.
fungoides: fungoid.
Fungosität: fungosity.
fungosus: fungous.
Fungus: fungus.
Funiculitis: funiculitis.
Funiculus: funiculus; funicle; cord.
funikulär: funicular.
Funikulitis: funiculitis.
Funikulose: funiculosis.
Funktion: function.
funktionell: functional.
Funktionsanalyse: function analysis.
Funktionskreis: feedback circuit.
Funktionsprüfung: functional testing.
Funktionsstellung: position of function.
Funktionsstörung: functional disorder; dysfunction.
Furan: furan; furane.
Furanose: furanose.
Furche: furrow; groove.
Furcht: fear.
Furchung: cleavage.
furfuraceus: furfuraceous.
Furfuran: furfuran.
Furocumarine: furocoumarin.
Furor: furor; rage.
Furosemid: furosemide.
Furunculosis: furunculosis.
Furunculus, Furunkel: furunculus; furuncle; boil.
Fuscin: fuscin.
fuscus: dark brown.
Fuselöl: fusel oil.
Fusidinsäure: fusidic acid.
fusiform(is): fusiform.
Fusion: fusion.
Fusionsniere: fused kidney.
Fusobacterium: Fusobacterium.
Fusoborreliose: fusoborreliosis.
fusospirillär: fusospirillary.
Fusospirochätose: fusospirochetosis.
Fuß: foot.
Fußamputation: foot amputation.
Fußbad: foot bath.
Fußdeformität: foot deformity.
Fußexartikulation: foot exarticulation.
Fußgewölbe: arch of foot.
Fußklonus: ankle clonus.
Fußknöchel: malleolus.
Fußlage: footling presentation.
Fußluxation: dislocation of foot.
Fußmykose: tinea pedis.
Fußpilz: tinea pedis; athlete's foot.
Fußplatte: footplate.
Fußrücken: dorsum of the foot.
Fußrückenreflex: Mendel-Bekhterev reflex.
Fußschweiß: hyperhidrosis of feet.
Fußskelett: pedal skeleton; foot bones.
Fußsohle: sole of the foot.
Fußsohlenreflex: plantar reflex.
Fußwurzel: tarsus; tarsal bones.
Fußzelle: 1) F. der Hodenkanälchen: Sertoli's cell. **2) F. der Nierenkörperchen:** podocyte.
Fustigation: fustigation.
Fusus: spindle.
Fuszin: fuscin.
F-Welle: F wave; flutter wave.
Fy-Faktor: Duffy blood group antigen.

G

GABA (Gammaaminobuttersäure): GABA (gamma-aminobutyric acid).
Gabel: fork; furca.
Gabelrippe: bifid rib.
Gabelung: bifurcation; furcation.
Gadolinium, Gd: gadolinium (Gd).
Gähnen: yawning.
Gänseblümchenform: malarial rosette.
Gänsegurgelureter: goose neck ureter.
Gänsehaut: goose flesh.
Gaenslen* Handgriff: Gaenslen's sign.
Gärung: fermentation; zymosis.
Gärungsbakterium: fermentation bacterium.
Gärungsreihe: fermentation line.
Gaffky* Skala: Gaffky's scale or table.
Gaisböck* Syndrom: Gaisböck's syndrome.
Galaktämie: galactemia.
Galaktagogum: galactagogue.
Galaktase: galactase.
Galaktit: dulcitol.
Galaktographie: galactography.
Galaktokinase: galactokinase.
Galaktopoese: galactopoiesis.
Galaktorrhö: galactorrhea.
Galaktorrhö-Amenorrhö-Syndrom: galactorrhea-amenorrhea syndrome.
Galaktosämie: galactosemia.
Galaktosamin: galactosamine.
Galaktose: galactose.
Galaktosebelastung: galactose tolerance test.
Galaktoseintoleranz: galactose intolerance.
Galaktose-1-phosphat: galactose-1-phosphate.
Galaktose-1-phosphat-uridyltransferase: galactose-1-phosphate uridyltransferase.
Galaktosetoleranztest: galactose tolerance test; Bauer's test.
Galaktosid: galactoside.
Galaktosidase: galactosidase.
Galaktostase: galactostasis.
Galaktosurie: galactosuria.
Galaktosyl: galactosyl.
Galaktozele: galactocele.
Galaktozyt: galactocyte.
Galakturie: galacturia.
Galakturonsäure: galacturonic acid.
Galant* Reflex: Galant reflex.
Galea aponeurotica: galea aponeurotica; epicranial aponeurosis.
Galeazzi* Fraktur: Galeazzi's fracture. – **G.* Zeichen:** G.'s sign.
Galen* Vene: Galen's vein.
Galenik: galenism.
Galenika, galenische Mittel: galenics; galenicals.
Gallamin: gallamine.
Gallapfel: nutgall.
Gallat: gallate.
Galle: gall; bile. – **G., weiße:** white bile.
Gallebildung: biligenesis; cholepoiesis.
Gallebouillon: bile broth.
Galleerbrechen: cholemesis; bilious vomiting.
Gallenblase: gallbladder.
Gallenblasenfunktionsprüfung: gallbladder function test.
Gallenblasengang: cystic duct.
Gallenblasenhydrops: hydrocholecystis.
Gallenfarbstoff: bile pigment.
Gallenfistel: biliary fistula.
Gallengang: bile duct; gall duct.
Gallengangsagenesie; Gallengangsatresie: biliary atresia.
Gallengangsdrainage: biliary drainage.
Gallengangserweiterung: bile duct dilatation.
Gallengangskarzinom: cholangiocarcinoma.
Gallengangsverschluß: biliary obstruction; obstructive icterus.
Gallenkolik: biliary colic.
Gallenkonkrement: gallstone.
Gallenpfropfsyndrom: inspissated bile syndrome.
Gallensäuren: bile acids.
Gallenstein: gallstone; biliary calculus.
Gallensteinileus: gallstone ileus.

Gallensteinlithotripsie, Gallensteinzertrümmerung: gallstone lithotripsy.
Gallenwege: bile ducts.
Gallert, Gallerte: gelatin.
Gallertkarzinom, -krebs: mucinous carcinoma.
Gallesekretion: biliary secretion; choleresis.
Gallestauung: cholestasis.
Gallethrombus: bile thrombus.
galletreibend: cholagogue; choleretic.
Gallie* Methode: Gallie's procedure.
Gallium, Ga: gallium (Ga).
Gallopamil: gallopamil.
Gallussäure: gallic acid.
Galopprhythmus: gallop rhythm.
Galton* Pfeife: Galton's whistle.
Galvanisation: galvanization; galvanism.
galvanisch: galvanic.
Galvanokaustik: galvanocautery.
Galvanotherapie: galvanotherapy.
Gamasidiosis: gamasidiosis.
Gamet: gamete.
Gametentransfer, intratubarer: gamete intrafallopian transfer (GIFT).
Gametogenese: gametogenesis.
Gametogonie: gametogony.
Gametopathie: gametopathy.
Gametozyt: gametocyte.
Gametozytämie: gametocytemia.
Gammaaminobuttersäure, GABA: gamma-aminobutyric acid (GABA).
Gammaenzephalographie: gamma encephalography; radionuclear brain scan.
Gammafaser: gamma fiber.
Gammaglobulin: gamma globulin.
Gamma-GT (Gamma-Glutamyltranspeptidase): gamma-glutamyl transpeptidase.
Gammakamera: gamma camera.
Gammarhythmus: gamma rhythm.
Gammastrahlen: gamma rays.
Gammastrahler: gamma radiator.
Gammastrahlung: gamma-radiation.
Gammazismus: gammacism.
Gammexan: lindane.
Gammopathie: gammopathy. – **G., monoklonale:** monoclonal g. – **G., polyklonale:** polyclonal g.
Gamna*-Gandy* Körperchen, Knötchen: Gamna(-Gandy) nodules.
Gamogenesis, -gonie: gamogenesis.
Gamon: gamone.
Gamont: gamont.
Gamstorp* Syndrom, Adynamia episodica hereditaria: hypokalemic periodic paralysis (Gamstorp).
Gandy* Knötchen: Gamna-Gandy nodules.
Gang: *anat* duct; gait. – **G., ataktischer:** ataxic g. – **G., paraparetischer:** paraparetic g. – **G., spastischer:** spastic g. – **G., zerebellarer:** cerebellar g.
Gangabweichung: gait deviation.
Gangart: gait; manner of walking.
Gangliektomie: gangliectomy.
Ganglien: ganglia.
Ganglienblockade: ganglionic block; g. blockade.
Ganglienblocker: ganglionic blocker.
Ganglienleiste: ganglionic tidge.
Ganglienzelle: nerve cell; ganglion cell.
Gangliitis: gangliitis.
Ganglioblast: ganglioblast.
Gangliolyse: gangliolysis.
Gangliom: ganglioma.
Ganglion: ganglion. – **G. coeliacum:** celiac g. – **G. Gasseri** oder **trigeminale:** gasserian g.; trigeminal g. – **G. impar** oder **solare:** g. impar; solar g.
Ganglionektomie: ganglionectomy.
Ganglioneuroblastom: ganglioneuroblastoma.
Ganglioneurom: ganglioneuroma.
Ganglionitis: ganglionitis.
Ganglioplegikum: ganglioplegic.
Gangliosid: ganglioside.
Gangliosidose: gangliosidosis.
Gangliosympathektomie: gangliosympathectomy.
Gangliozyt: gangliocyte.
Gangliozytom: gangliocytoma.
Gangosa: gangosa.
Gangrän, Gangraena: gangrene. – **G., diabetische:** diabetic g. – **G. emphysematosa:** gas g. – **G., feuchte:** moist g.; humid g. – **G., trockene:** dry g.
gangränös, gangraenosus: gangrenous.
Gangstörung: gait disturbance.
Ganser* Syndrom: Ganser's syndrome.
Ganter* Sonde: Ganter's tube.
ganz: whole.
ganzheitlich: holistic.
Ganzheitsmedizin: holistic medicine.
Ganzkörperbestrahlung: whole body irradiation.

Ganzkörpertomographie: whole body tomography.
Ganzkörperzähler: whole body counter.
GAR (Glyzinamidribonukleotid): glycinamide ribonucleotide.
Gardner* Syndrom: Gardner's syndrome. – **G.*-Diamond* Syndrom:** Gardner-Diamond syndrome.
Gardnerella vaginalis: Gardnerella vaginalis.
Gargalästhesie: gargalesthesia.
Gargoylismus: gargoylism; Hurler's syndrome.
Garland* Dreieck: Garland's triangle; G.'s line.
Garn: yarn; thread.
Garré* Osteomyelitis: Garré's disease; chronic sclerosing osteomyelitis.
Garrulitas vulvae: vulvar garrulity.
Gartner* Gang: Gartner's duct.
Gas: gas.
Gasanalyse: gas analysis.
Gasaustausch: gas exchange.
Gasbazillus: gas bacillus.
Gasbildung: gas formation; gas distention.
Gasbrand: gas gangrene.
Gaschromatographie: gas chromatography.
Gasenzephalographie: pneumoencephalography.
gasförmig: gaseous.
Gasgangrän: gas gangrene.
Gaskonstante: universal gas constant.
Gasmyelographie: pneumomyelography.
Gasödem: gas(eous) edema; gas gangrene; gas phlegmon.
Gasperini* Syndrom: caudal tegmentum syndrome.
Gasser* Ganglion: gasserian ganglion. – **G.* Syndrom:** Gasser's syndrome.
Gasserektomie: gasserectomy.
Gaster: stomach.
Gastralgie: gastralgia; gasteralgia.
Gastrektasie: gastrectasis; gastrectasia.
Gastrektomie: gastrectomy. – **G., subtotale:** subtotal g.
Gastrin: gastrin.
Gastrinom: gastrinoma.
gastrisch: gastric.
Gastritis: gastritis. – **G., akute:** acute g. – **G., chronisch-atrophische:** chronic atrophic g. – **G. cirrhoticans:** cirrhotic g. – **G. cystica:** cystic g. – **G. erosiva:** erosive g. – **G., granulomatöse:** granulomatous g. – **G. phlegmonosa:** phlegmonous g. – **G. polyposa, G. proliferans:** polypous g. – **G., urämische:** uremic g.
Gastroanastomose: gastroanastomosis.
Gastrodiscoidiasis: gastrodisciasis.
gastroduodenal: gastroduodenal.
Gastroduodenitis: gastroduodenitis.
Gastroduodenoskopie: gastroduodenoscopy.
Gastroduodenostomie: gastroduodenostomy.
Gastrodynie: gastrodynia; gastralgia.
Gastroenteritis: gastroenteritis. – **G., eosinophile:** eosinophilic g.
Gastroenterokolitis: gastroenterocolitis.
Gastroenterologie: gastroenterology.
Gastroenteropathie: gastroenteropathy. – **G., exsudative** oder **eiweißverlierende:** protein-losing g.
Gastroenteroptose: gastroenteroptosis.
Gastroenterostomie: gastroenterostomy.
gastrogen: gastrogenic.
gastrointestinal: gastrointestinal (GI).
Gastrointestinaltrakt: gastrointestinal tract.
Gastrojejunostomie: gastrojejunostomy.
Gastrokamera: gastrocamera.
gastrokolisch: gastrocolic.
Gastrokolostomie: gastrocolostomy.
Gastrolith: gastrolith.
Gastrolyse: gastrolysis.
Gastromalazie: gastromalacia.
gastroösophageal: gastroesophageal.
Gastropagus: gastropagus.
Gastroparese: gastroparesis; gastroparalysis.
Gastropathie: gastropathy.
Gastropexie: gastropexy.
Gastroplastik: gastroplasty.
Gastroplegie: gastroplegia; gastroparalysis.
Gastroplikation: gastroplication.
Gastroptose: gastroptosis.
Gastrorrhagie: gastrorrhagia.
Gastrorrhaphie: gastrorrhaphy.
Gastrorrhexis: gastrorrhexis.
Gastroschisis: gastroschisis.
Gastroskop: gastroscope.
Gastroskopie: gastroscopy.
Gastrostomie: gastrostomy.
Gastrotomie: gastrotomy.

Gastrula: gastrula.
Gastrulation: gastrulation.
Gate-Theorie: gate (control) theory.
Gattung: genus.
Gaucher* Krankheit: Gaucher's disease; cerebroside lipoidosis.
Gault* Reflex: Gault's reflex.
Gaultheriaöl: Gaultheria Oil; wintergreen oil.
Gaumen: palate. – **G., harter:** hard p. – **G., hoher** oder **gotischer:** high p.; gothic p. – **G., weicher:** soft p.
Gaumenbogen: palatine arch.
Gaumendefekt, angeborener: congenital palatal defect.
Gaumenmandel: palatine tonsil.
Gaumenplastik: palatoplasty; uranoplasty.
Gaumenplatte: palate plate.
Gaumenreflex: palatal reflex.
Gaumensegel: velum palatinum; soft palate.
Gaumensegellähmung: palatoplegia; uranoplegia.
Gaumensegelnystagmus: nystagmus veli palatini.
Gaumenspalte: urano(staphylo)schisis; cleft palate.
Gaumentonsille: palatine tonsil.
Gaumenzäpfchen: uvula.
Gauß* Kurve: gaussian curve. – **G.* Normalverteilung:** gaussian distribution; normal d. – **G.* Zeichen:** Gauss' sign.
Gay//Lussac* Gesetz: Gay-Lussac's law; Charles' law.
Gaze: gauze.
GDH (Glyzerin-3-phosphat-dehydrogenase): GDH (glycerol-3-phosphate dehydrogenase).
GDP (Guanosindiphosphat): GDP (guanosine diphosphate).
G.E., GE (Gastroenterostomie): gastroenterostomy.
Gebärende: para.
Gebärfähigkeit: parity.
Gebärmutter: womb; uterus.
Gebärmutterhals: neck of the uterus; cervix uteri.
Gebärmutterhöhle: uterine cavity.
Gebärmutterkrebs: carcinoma of the uterus.
Gebärmutter(-Scheiden)vorfall: uterovaginal prolapse.
Gebärmuttersenkung: prolapse of the uterus; metroptosis.
Gebiet: field; region; area.
Gebietsarzt: specialist.
Gebiß: dentition; set of teeth. – **G., bleibendes:** permanent dentition. – **G., künstliches:** denture. – **Milchgebiß:** primary dentition.
Gebißregulierung: orthodontic treatment.
Gebißschema: chart system of teeth.
gebläht: distended.
gebogen: bent; curved; arched.
geboren: born.
Gebrechen: infirmity.
gebrechlich: infirm.
gebrochen: fractured; broken.
Gebühr: fee; charge.
Geburt: birth; parturition; delivery; labor. – **G., natürliche:** spontaneous delivery; natural childbirth. – **G., protrahierte:** prolonged labor; protracted l. – **G., rechtzeitige:** labor at full term. – **G., sanfte:** gentle delivery. – **G., überstürzte:** precipitate labor.
Geburtenhäufigkeit, -rate, -ziffer: birth rate.
Geburtenkontrolle, -regelung: birth control; contraception.
Geburtsbeginn: onset of labor.
Geburtseinleitung: induction of labor.
Geburtsgeschwulst: cephalhematoma.
Geburtsgewicht: birth weight.
Geburtshelfer: obstetrician; accoucheur.
Geburtshilfe: obstetrics; midwifery.
Geburtshindernis: obstructed labor.
Geburtskanal: birth canal.
Geburtslähmung: birth palsy; birth paralysis; obstetrical p.
Geburtstrauma: birth trauma.
Geburtsverletzung: birth injury.
Geburtswehen: labor pains.
Geburtszange: delivery forceps.
Gedächtnis: memory.
Gedächtnisillusion: falsification of memory.
Gedächtnislücke: memory gap.
Gedächtnisstörung: memory disturbance.
Gedächtniszelle: memory cell.
Gedanke: thought; idea.
Gedankenübertragung: thought transference.
Gedeihen: thriving.
Gedeihstörung: failure to thrive (FTT).

Geduld: patience.
gedunsen: bloated.
Gee*-Heubner*-Herter* Krankheit: Gee's disease; Gee-Herter-Heubner disease.
geeignet: appropriate.
gefährdet: at risk; vulnerable.
gefährlich: dangerous.
Gefängnispsychose: prison psychosis.
Gefäß: vessel; vas. – **G., aberrierendes:** vas aberrans.
Gefäßband: vascular bundle.
Gefäßbaum: vascular tree.
Gefäßchirurgie: angioplasty; vascular surgery.
Gefäßentzündung: vascular inflammation; vasculitis.
Gefäßersatz: vascular substitute.
Gefäßerweiterung, -ektasie: vascular dilatation; vasodilatation; angiectasia.
Gefäßfehlbildung: vascular malformation.
Gefäßgeräusch: vascular murmur.
Gefäßinjektion: intravascular injection.
Gefäßkatheterisierung: blood vessel catheterization.
Gefäßklemme: blood vessel clamp; hemostat.
Gefäßknäuel: vascular tuft.
Gefäßkompression: angiopressure.
Gefäßkrampf: angiospasm.
Gefäßkrankheit: angiopathy.
Gefäßligatur: vasoligation.
Gefäßnaht: angiorrhaphy; suture of a vessel.
Gefäßprothese: vascular prosthesis.
Gefäßruptur: angiorrhexis; rupture of a vessel.
Gefäßscheide: adventitia; perivascular sheath.
Gefäßsklerose: vascular sclerosis; angiosclerosis.
Gefäßsonde: vascular probe; v. catheter.
Gefäßstenose: angiostenosis.
Gefäßsystem: vascular system.
Gefäßton: vascular sound.
Gefäßtransplantation: vascular transplantation.
Gefäßumhüllung: vascular banding; v. wrapping.
Gefäßverengung: vasoconstriction.
Gefäßverödung: vascular sclerosing.
Gefäßverschluß: vascular obliteration.
Gefäßwand: vessel wall.
Gefäßwiderstand: vascular resistance.
gefäßwirksam: vasoactive.
Gefahr: danger.
gefiedert: feathered; plumose.
Geflecht: plexus; reticulum; network.
Geflügel: fowl.
Geflügelpest: avian plague. – **G., atypische:** Newcastle disease.
geflügelt: winged.
geformt: formed.
Gefrierätzung: freeze-etching.
Gefrierpunkt: freezing point.
Gefrierschnitt: frozen section.
Gefriersonde: cryoprobe.
Gefriertrocknung: freeze-drying; lyophilization.
Gefüge: lattice; framework.
Gefühl: feeling; emotion; sensation.
gefühllos: insensitive; indifferent; anesthetized.
Gefühlsstörung: dysesthesia.
gefüllt: filled; *dent* plugged.
gefurcht: striate; crenate.
Gegen...: anti-; contra-; counter-.
Gegenanzeige: contraindication.
Gegenextension: counterextension.
Gegenfärbung: counterstain.
Gegenfarbentheorie: theory of contrasting colors.
Gegengift, Gegenmittel: antitoxin; antidote.
Gegenhalten: positive support reaction; »gegenhalten«.
Gegenirritation: counterirritation.
Gegenmaßnahme: countermeasure.
Gegenpulsation: counterpulsation.
Gegenpunktzeiger: backpointer.
Gegenregulation: counterregulation.
gegensätzlich: adverse; contrary.
gegenseitig: reciprocal; mutual.
Gegenstrom: countercurrent.
Gegenstromelektrophorese: counterimmunoelectrophoresis.
Gegenübertragung: countertransference.
Gegenzug: countertraction.
Gehalt: content.
Gehen: walking; gait.
Gehgips: walking cast.
Gehirn: brain; encephalon; cerebrum.
Gehirnblutung: cerebral hemorrhage.
Gehirnerschütterung: cerebral concussion; concussion of brain.

Gehirnerweichung: cerebral softening; encephalomalacia.
Gehirnprellung: cerebral contusion.
Gehirn-Rückenmarks-Flüssigkeit: cerebrospinal fluid (CSF).
Gehirnwindung: cerebral convolutions.
Gehör: hearing; audition.
Gehörfehler: hearing disorder.
Gehörgang: auditory canal.
Gehörknöchelchen: auditory ossicles.
Gehörlosigkeit: deafness.
Gehörnerv: auditory nerve.
Gehörorgan: hearing organ.
Gehörprüfung: audiometry.
Gehreflex: stepping reflex.
Gehstütze: walker.
Gehwagen: glider cane.
Geigel* Reflex: Geigel's reflex.
Geiger*(-Müller*) Zählrohr: Geiger counter.
Geißel: flagellum.
Geißeltierchen: flagellate.
Geist: mind.
Geisteskrankheit: mental illness; insanity.
Geistesstörung: mental disorder.
Geisteszustand: mental status.
geistig: mental.
geistige Behinderung: mental retardation.
geknöpft: buttoned.
gekreuzt: crossed.
Gekröse: mesentery; mesenterium.
Gel: gel; jelly.
gelähmt: paralyzed.
gelappt: lobate; lobulated.
Gelasma: gelasmus; spasmodic laughter.
Gelatine: gelatin.
Gelatinenährboden: gelatin culture medium.
gelatinös: gelatinous.
gelb: yellow.
Gelbblindheit: yellow blindness; axanthopsia.
Gelbfieber: yellow fever. – **G., klassisches:** urban y. f. – **G., silvatisches:** sylvan y. f.
Gelbkörper: yellow body; corpus luteum.
Gelbkörperhormon: luteal hormone; progesterone.
Gelbkörperphase: luteal phase.
Gelbsehen: yellow vision; xanthopsia.
Gelbsucht: jaundice; icterus.
Gelchromatographie: gel (filtration) chromatography.
Geldiffusionstest: gel diffusion test.
Geldrollenagglutination, -bildung: formation of rouleaux; nummulation; pseudoagglutination.
Gelee: jelly.
gelegentlich: occasional.
Gelenk: joint; articulation. – **G., falsches:** false j. – **G., schnappendes:** snapping j.
Gelenkachse: joint axis.
Gelenkbeweglichkeit: joint play.
Gelenkchondromatose: synovial chondromatosis.
Gelenkdistorsion: sprain.
Gelenkempyem: intraarticular empyema.
Gelenkentzündung: arthritis.
Gelenkerguß: joint effusion.
Gelenkerkrankung: arthropathy.
Gelenkeröffnung: arthrotomy.
Gelenkflüssigkeit: synovial fluid; synovia.
Gelenkhöhle: joint cavity.
Gelenkinnenhaut: synovium.
Gelenkkapsel: joint capsule; articular c.
Gelenkknorpel: articular cartilage.
Gelenkkörper, freier: loose body; joint mouse.
Gelenkluxation: joint dislocation.
Gelenkmaus: joint mouse.
Gelenkpfanne: socket; acetabulum.
Gelenkplastik: arthroplasty.
Gelenkprothese: joint prosthesis.
Gelenkpunktion: arthrocentesis; joint tap.
Gelenkrheumatismus: joint rheumatism; rheumatoid arthritis.
Gelenkschmiere: synovia; synovial fluid.
Gelenkspalt: joint cavity; joint space.
Gelenksperre: locked joint.
Gelenksteife: ankylosis.
Gelenktuberkulose: tuberculous arthritis; tuberculosis of joints and bones.
Gelfiltration: gel filtration (chromatography).
Gelierung: gelation.
Gélineau*(-Westphal*) Syndrom: Gélineau's syndrome; narcolepsy.
Gellé* Versuch: Gellé's test.
gelöchert: perforated; foraminated.
Gelotripsie: gelotripsy.
Gelpräzipitation: gel precipitation.
gelungen: successful.
Gemeinschaft: community.
Gemeinschaftspraxis: therapeutic community.

Gemelli: twins.
Gemfibrozil: gemfibrozil.
Gemini: twins.
Geminologie: gemellology.
Gemisch: mixture.
gemischt: mixed.
gemischtgeschlechtlich: bisexual.
Gemüt: affect; mood.
Gemütsarmut: hypoaffectivity.
Gemütskrankheit: affective disorder; mood disorder.
Gen(e): gene(s). – **G., geschlechtsgebundenes:** sex-linked g. – **G., holandrisches:** holandric g. – **G., kryptisches** oder **stilles:** silent g.
Gena: gena; cheek.
Genaktivierung: gene activation.
Genamplifikation: gene amplification.
Genaustausch: crossing-over.
Genauigkeit: accuracy; exactness; precision.
Gendrift: genetic drift.
Genduplikation: gene duplication.
Generalisation, Generalisierung: generalization.
generalisatus, generalisiert: generalized.
Generation: generation; reproduction.
Generationswechsel: alternate generation.
Generationszeit: generation time.
generativ: generative.
Generator: generator.
generell: general.
Generika: generic drugs.
generisch: generic.
Genese, Genesis: genesis.
Genesung: recovery.
Genetik: genetics.
genetisch: genetic.
Genexpression: gene expression.
Genfluß: gene flow; migration.
Genfrequenz: gene frequency.
Genick: nape; neck.
Genickstarre: nuchal rigidity.
geniculatus: geniculate.
Geniculum: geniculum.
Genikulatumneuralgie: geniculate neuralgy.
Genin: genin.
Genio...: genio-.
Geniocheiloschisis: geniocheiloplasty.
genital, genitalis: genital.
Genitalapparat: genital organs.
Genitalien: genitalia; genitals.
Genkarte: gene map.
Genkomplex: gene cluster.
Genkopp(e)lung: gene linkage.
Genlocus: gene locus.
Genmanipulation: genetic engineering.
Genmutation: gene mutation.
Genodermatose, Genodermie: genodermatosis.
Genokopie: genocopy.
Genom: genome.
Genommutation: genomic mutation.
Genopathie: genetic burden.
Genort: gene locus.
Genotyp: genotype.
Genprodukt: gene product (primary).
Gensequenz: gene sequence.
Gentamicin, -mycin: gentamicin.
Gentechnologie: gene technology; genetic engineering; recombinant DNA technology.
Gentianaviolett: gentian violet.
Gentisinsäure: gentisic acid.
Gentransfer: gene transfer.
Genu: genu; knee. – **G. recurvatum:** g. recurvatum; back-knee. – **G. valgum:** g. valgum; knock-knee. – **G. varum:** g. varum; bowleg.
genuin: genuine.
Genus: genus.
Geomedizin: geomedicine.
Geophagie: geophagism; geophagia; geotragia.
Geotrichose: geotrichosis.
Geotropismus: geotropism.
gepaart: paired; conjugate.
gerade: straight.
Geradlage: longitudinal presentation.
geradlinig: rectilinear.
Gerät: apparatus; instrument; device.
Geräusch: murmur; noise; sound. – **G., extrakardiales:** extracardiac murmur; exocardial m. – **G., fortgeleitetes:** transmitted m. – **G. des gesprungenen Topfes:** cracked-pot sound. – **Herzgeräusch:** cardiac m.; heart m.
geräuschlos: soundless; noiseless.
Geraghty* Katheter: Geraghty catheter.
Geratologie: gerontology.
Gerbasi* Anämie: megaloblastic anemia of infancy.
Gerbsäure: tannic acid.
Gerbstoff: tannin.

gereinigt: purified.
Gerhardt* Probe: Gerhardt's test.
Geriatrie: geriatrics; geriatric medicine.
Geriatrika: gerontotherapeutics.
gerichtet: directed.
gerichtlich: legal; judicial.
Gerichtsmedizin: forensic medicine.
geringgradig: low-grade.
Gerinnbarkeit: coagulability.
Gerinnsel: clot; coagulum.
Gerinnung: clotting; coagulation. – **G., disseminierte intravasale:** disseminated intravascular coagulation (DIC).
Gerinnungsfaktoren: coagulation factors.
Gerinnungsinhibitor: coagulation inhibitor; anticoagulant.
Gerinnungsstatus: coagulogram.
Gerinnungsstörung: coagulopathy.
Gerinnungszeit: coagulation time.
Germanium, Ge: germanium (Ge).
germinal: germinal.
germinativ: germinative.
Germinoblast: germinoblast.
Germinoblastom: germinoblastoma; giant follicular lymphoma.
Germinom: germinoma.
germizid: germicidal.
Geroderma, Gerodermia: geroderma; gerodermia.
Gerontologie: gerontology; geriatrics.
Gerontoxon: gerontoxon.
Gerstenkorn: hordeolum; sty.
Gerstenkrätze: harvest mite dermatitis.
Gerstmann* Syndrom: Gerstmann's syndrome; angular gyrus syndrome.
Geruch: smell; odor.
Geruchsaura: olfactory aura.
geruchsfrei: odorless.
Geruchshalluzination: olfactory hallucination.
Geruchssinn: sense of smell.
Geruchszentrum: olfactory center.
Gerüst: skeleton; frame.
Gerüsteiweiß: scleroprotein.
Gesäß(backen): buttocks; clunes; nates.
Gesäßmuskel: gluteus; gluteal muscle.
Gesäßnerven: gluteal nerves.
gesättigt: saturated.
gesamt: total.
Gesamtazidität: total acidity.
Gesamtdosis: total dose.
Gesamteiweiß: total protein.
Gesamtkörperclearance: whole body clearance.
Gesamtlipide: total lipids.
Gesamtumsatz: total metabolic rate.
Geschäftsfähigkeit: legal competence.
Geschicklichkeit: skill.
geschlagen: battered.
Geschlecht: sex; gender. – **G., chromosomales:** chromosomal sex. – **G., genetisches:** genetic sex.
geschlechtlich: sexual.
Geschlechtlichkeit: sexuality.
Geschlechtsakt: sexual intercourse; coitus.
Geschlechtsapparat: genitals; reproductive organs.
geschlechtsbegrenzt: sex-limited.
Geschlechtsbestimmung: sex determination.
Geschlechtschromatin: sex chromatin.
Geschlechtschromosomen: sex chromosomes.
Geschlechtsdrüsen: gonads; sex glands.
geschlechtsgebunden: sex-linked.
Geschlechtshormone: sex hormones.
Geschlechtsidentität: gender identity.
Geschlechtskrankheit: sexually transmitted disease; venereal d.
geschlechtslos: asexual.
Geschlechtsmerkmale: sex characteristics.
Geschlechtsorgane: reproductive organs; genitalia; genitals. – **G., äußere:** external g. – **G., innere:** internal g.
Geschlechtsrolle: gender role.
Geschlechtstrieb: sexual drive; libido.
Geschlechtsumkehr: sex reversal.
Geschlechtsverhältnis: sex ratio.
Geschlechtsverkehr: sexual intercourse.
geschlossen: closed.
Geschmack: taste; gustation.
geschmacklich: gustatory.
geschmacklos: tasteless; flavorless.
Geschmacksbahn: gustatory path(way).
Geschmacksknospe: taste bud.
Geschmackslähmung: ageusia.
Geschmacksprüfung: gustometry.
Geschmackssinn: sense of taste; gustatory sense.
Geschmacksstörung: dysgeusia.
Geschmackszellen: taste cells; gustatory cells.

Geschmackszentrum: taste area; gustatory center.
geschützt: protected.
geschwätzig: talkative.
Geschwindigkeit: velocity.
Geschwindigkeitskonstante: velocity constant.
geschwollen: swollen; turgid.
Geschwür: ulcer; sore.
Geschwulst: swelling; tumor; neoplasm.
Gesellschaft: society.
Gesetz: rule; law.
gesetzlich: legal; lawful; legitimate.
Gesicht: face.
Gesichtsatrophie: facial atrophy.
Gesichtsbogen: face-bow; headgear.
Gesichtsfeld: field of vision; visual field.
Gesichtslähmung: facial paralysis; facioplegia.
Gesichtslage: face presentation.
Gesichtsneuralgie: prosopalgia; facial neuralgia.
Gesichtsrötung: flushing.
Gesichtsrose: facial erysipelas.
Gesichtsschädel: viscerocranium.
Gesichtsschmerz: prosopalgia.
Gesichtssinn: sense of sight; visual function.
Gesichtsspalte: facial cleft. – **G., mediane:** median f. c. – **G., schräge:** oblique f. c.
Gesichtsstraffung: face-lifting.
Gesichtstic: facial tic.
Gesichtswinkel: facial angle; *opt* visual a.; optic a.
gespalten: split; bifid.
Gespräch: conversation.
Gesprächstherapie: client centered therapy.
Gestagen: gestagen.
Gestagentest: gestagen test.
Gestalt: form; configuration; gestalt.
Gestalttherapie: gestalt therapy.
Gestaltwandel: morphogenesis.
Gestation: gestation.
Gestationsalter: gestation time.
Gestationstoxikose: gestational toxicosis.
gestielt: pediculate; pedunculate.
Gestik: gesture.
gestört: disturbed; impaired.
Gestose: gestosis.
gestreift: striate; streaky.
gesund: healthy.
Gesundheit: health.
Gesundheitserziehung: health education.
Gesundheitsrisiko: health risk; health hazard.
Gesundheitsschutz: health protection.
Gesundheitsstörung: disturbance of health.
Gesundheitswesen: public health service.
Gesundheitszustand: health status.
getönt: colored.
Getreide: grain; cereals.
Gewalt: violence.
Gewalteinwirkung: trauma; traumatic violence.
Gewebe: tissue. – **Bindegewebe:** connective t. – **Drüsengewebe:** glandular t. – **Fettgewebe:** adipose t.; fatty t. – **Stützgewebe:** supporting t.
Gewebebank: tissue bank.
Gewebefluoreszenz: tissue fluorescence.
Gewebehalbwerttiefe: tissue half-value layer.
Gewebekleber: tissue glue.
Gewebekonservierung: tissue preservation.
Gewebekultur: tissue culture.
Gewebelehre: histology.
Gewebeprobe: tissue specimen.
Gewebetherapie: tissue therapy.
Gewebetypisierung: tissue typing.
Gewebeverträglichkeit: histocompatibility.
Gewebezüchtung: tissue cultivation.
gewebsaktiv: tissue-active.
Gewebsatmung: tissue respiration.
Gewebsdruck: tissue pressure.
Gewebsfehlbildung: tissue deformation.
Gewebshormon: tissue hormone.
Gewebsimmunität: tissue immunity; local i.
Gewebskinase: extrinsic thromboplastin.
Gewebsmakrophage: histiocyte.
Gewebsmastzelle: heparinocyte.
Gewebsspannung: tissue tension.
Gewebstod: necrosis.
Gewebstrümmer: detritus.
Gewebsunverträglichkeit: histoincompatibility.
Gewerbeakne: occupational acne.
gewerblich: occupational.
Gewicht: weight. – **G., kritisches:** critical weight. – **G., spezifisches:** specific gravity.

Gewichtsabnahme: weight reduction.
Gewichtsverlust: weight loss.
Gewichtszunahme: weight gain.
Gewissen: conscience.
gewöhnlich: common.
gewöhnt: habituated; habitual.
Gewöhnung: habituation; adaptation; *pharm* acquired tolerance.
Gewölbe: fornix; arch; vault.
Gewohnheit: habituation.
Gewürz: spice.
gewunden: gyrate; convoluted.
gezackt: serrated.
gezahnt: dentate.
Gezeitendrainage: tidal drainage.
gezielt: directed; specific.
GFR (glomeruläre Filtrationsrate)**:** GFR (glomerular filtration rate).
Ghon* Herd: Ghon's focus. – **G.* Primärkomplex:** G.'s primary lesion; G.'s tubercle.
Gianotti*-Crosti* Syndrom: Gianotti-Crosti syndrome.
Gianuzzi* Halbmonde: Giannuzzi's demilunes; G.'s cells.
Giardiasis: giardiasis.
Gibbs* Energie: Gibbs' energy.
Gibbus: gibbus; hump.
Gibson* Geräusch: Gibson's murmur.
Gicht: gout.
Gichtanfall: attack of gout.
gichtig: gouty.
Gichtknoten: tophus.
Gichtnephropathie, -niere: gout nephropathy; g. kidney.
Giemen: rhonchus.
Giemsa* Färbung: Giemsa's stain.
von Gierke* Krankheit: von Gierke disease; glycogen storage disease, type Ia.
van Gieson* Färbung: van Gieson's stain.
Gießbeckenknorpel: arytenoid cartilage.
Gießerfieber: metal-fume fever.
Gifford* Zeichen: Gifford's sign.
Gift: poison; toxin.
giftig: toxic; poisonous.
Giftigkeit: toxicity.
Giftpilz: poisonous mushroom; toadstool.
Giftschlange: poisonous snake.
Giftspinne: poisonous spider.
Gigantismus: gigantism; giantism.
Gigantoblast: gigantoblast.
Gigantomastie: gigantomastia.
Gigantozyt: gigantocyte.
Gigli* Säge: Gigli's saw.
Gilbert* Syndrom: Gilbert's syndrome.
Gilchrist* Krankheit: Gilchrist's disease; blastomycosis.
Gilchrist* Verband: Gilchrist's bandage.
Gill* Dekompression: Gill's decompression.
Gingiva: gingiva; gum.
Gingivitis: gingivitis; ulitis. – **G. gravidarum:** g. gravidarum; g. of pregnancy. – **G. hyperplastica:** hyperplastic g. – **G. simplex:** simple g. – **G. ulcerosa:** necrotizing ulcerative g.
Gingiv(o)ektomie: gingivectomy; ulectomy.
Gingivostomatitis: gingivostomatitis.
Ginglymus: ginglymus; hinge joint.
Ginseng: ginseng.
GIP (gastrisches inhibitorisches Polypeptid)**:** GIP (gastric inhibitory polypeptide).
Gipfel: peak; acme.
Gips: gypsum; plaster of Paris.
Gipsbett: plaster bed.
Gipsbinde: plaster bandage; plaster dressing.
Gipshöschen: Whitman's plaster.
Gipskorsett: body cast.
Gipskrawatte: plaster collar.
Gipsschiene: plaster splint.
Gipsverband: plaster cast.
Girard* Hernienoperation: Girard's method.
Gitalin: gitalin.
Gitaloxin: gitaloxin.
Githagin: githagin.
Gitoxigenin: gitoxigenin.
Gitoxin: gitoxin.
GITS (gastrointestinales therapeutisches System)**:** enteric-coated tablet.
Gitter: grating; grid; lattice.
Gitterfaser: reticular fiber.
Gittertheorie: lattice theory.
Gitterzelle: gitter cell.
Glabella: glabella.
Glabrifikation: alopecia.
glandotrop: glandotropic.
Glandula: glandula; glandule; (small) gland. – **Gl. bulbo-urethralis:** bulbourethral gland. – **Gl. parotis:** parotid gland. – **Gl. pituitaria:** pituitary gland; hypophysis.
glandulär: glandular.

Glans: glans. – **G. penis:** glans penis.
Glanzauge: glossy eye.
Glanzhaut: glossy skin; leiodermia.
Glanzmann* Dreitagefieber: roseola infantum. – **Gl.*-Naegeli* Syndrom:** Glanzmann's thrombasthenia.
Glanzstreifen: intercalated disks.
Glarometer: glarometer.
Glas: glass.
Glasauge: glass eye.
Glasbläserstar: glassblower's cataract; thermal c.
Glasfaseroptik: glassfiberoptic.
Glasgow-Komaskala: Glasgow Coma Scale.
glasieren: (to) glaze.
glasig: glassy; vitreous.
Glaskörper: vitreous body; vitreum.
Glaskörperentzündung: hyalitis.
Glaskörpertrübung: vitreous opacity; hyalosis.
Glaskörperverflüssigung: synchysis; vitreous liquefaction.
Glasspatel: diascope.
glatt: smooth; glabrous.
Glatze: baldness; alopecia.
Glaubersalz: Glauber's salt.
Glaucoma, Glaukom: glaucoma. – **G. chronicum:** chronic g. – **G., kongestives:** congestive g.; narrow/closed angle g. – **G. simplex:** simple g.; open angle g.
Glaukomanfall: glaucoma attack.
Glaukose: glaucosis.
GlcN (Glukosamin): glucosamine.
GLDH (Glutamatdehydrogenase): glutamate dehydrogenase.
gleich: equal; identical.
gleichartig: homogeneous.
gleicherbig: homocygote.
Gleichgewicht: balance; equilibrium.
Gleichgewichtskonstante: equilibrium constant.
Gleichgewichtssinn: static sense; equilibrium sense.
Gleichgewichtsstörung: imbalance; disequilibrium.
gleichgültig: indifferent.
gleichmäßig: uniform; steady.
Gleichspannung: direct current (dc) voltage.
Gleichstrom: direct current (dc); galvanic current.
Gleichung: equation.
gleichwertig: equivalent.
gleichzeitig: simultaneous; synchronous.
Gleitbruch, Gleithernie: sliding hernia.
gleiten: (to) glide; (to) slide.
Gleitfähigkeit: lubrication.
Gleitmittel: lubricant.
Glenn* Operation: Glenn's operation.
glenoidal(is), glenoides: glenoid.
Glenosporella loboi: Loboa loboi.
Glia: neuroglia; glia.
Gliadin: gliadin.
Gliadintoleranztest: gliadin tolerance test.
Gliazellen: glia cells; gliocytes.
Glibenclamid: glibenclamide.
Glied: extremity; limb. – **G., männliches:** penis.
Gliederung: structure; segmentation.
Gliedmaßen: extremities; limbs.
Glioblast: glioblast.
Glioblastom: glioblastoma.
Gliom: glioma.
Gliomatose: gliomatosis.
Glioneuroblastom, Glioneurom: glioneuroblastoma; glioneuroma.
Gliosarkom: gliosarcoma.
Gliose, Gliosis: gliosis.
Glipizid: glipizide.
Gliquidon: gliquidone.
Glisoxepid: glisoxepide.
Glisson* Kapsel: Glisson's capsule. – **G.* Krankheit:** G.'s disease; rickets. – **G.* Schlinge:** G.'s sling.
Glissonitis: glissonitis.
Glitzerzelle: glitter cell.
Gln (Glutamin): glutamine.
global: global.
Globin: globin.
Globoidzelle: globoid cell.
Globosid: globoside.
globosus, globulär: globular; spheroid.
Globuli: globules.
Globulin: globulin. – **G., antihämophiles:** antihemophilic g. – **G., Corticosteroid-bindendes:** corticosteroid binding g. – **G., Sexualhormon-bindendes** (SHBG): sex-hormone binding g. – **G., Thyroxin-bindendes** (TBG): thyroxine binding g.
Globulus: globule.
Globus: globus.
glockenförmig: bell-shaped.
Glockenthorax: barrel-shaped thorax.
Glomektomie: glomectomy.

glomeratus, glomeriformis: glomerate.
Glomerula, Glomeruli: glomeruli.
glomerulär: glomerular.
Glomerulitis: glomerulitis.
Glomerulonephritis: glomerulonephritis. – **G., akute:** acute g. – **G., chronische:** chronic g. – **G., extrakapilläre:** extracapillary g. – **G., hämorrhagische:** hemorrhagic g. – **G., membranoproliferative:** membranoproliferative g. – **G., rasch progrediente** (RPGN)**:** rapidly progressive g. (RPGN).
Glomerulopathie: glomerulopathy.
Glomerulosklerose: glomerulosclerosis.
Glomerulus, Glomerulum: glomerulus.
Glomus: glomus.
Glomustumor: glomus tumor; glomangioma.
Glossa: glossa; tongue.
Glossektomie: glossectomy; elinguation.
Glossina: Glossina; tsetse flies.
Glossitis: glossitis. – **G. exfoliativa:** Moeller's g.; geographic tongue.
Glossodynie: glossodynia; glossalgia.
glossolabial: glossolabial.
Glossolalie: glossolalia.
glossopharyngeal: glossopharyngeal.
Glossopharyngeus: glossopharyngeal nerve.
Glossopharyngeusneuralgie: glossopharyngeal neuralgia.
Glossophytie: black hair tongue.
Glossoplegie: glossoplegia.
Glossoptosis: glossoptosis.
Glossospasmus: glossospasm.
Glossotrichie: glossotrichia; hairy tongue.
glotticus: glottic.
Glottis: glottis.
glottisch: glottic.
Glottisödem: edema of glottis.
glotzäugig: goggle-eyed.
Glu (Glutaminsäure)**:** glutamic acid.
Glucan: glucan.
Gluck* Operation: Gluck's operation.
Glucocerebrosidase: glucocerebrosidase.
Glucocorticoid: glucocorticoid.
Glucogenese: glucogenesis.
Glucokinase: glucokinase.
Gluconeogenese: gluconeogenesis.
Glucopenie: glucopenia.
Glucoprotein: glucoprotein.
Glucopyranose: glucopyranose.
Glucosämie: glucosemia; glucohemia.
Glucosamin, GlcN**:** glucosamine.
Glucose: glucose.
Glucose(doppel)belastung: glucose tolerance test.
Glucose-dehydrogenase: glucose dehydrogenase.
Glucose-Galaktose-Malabsorption: glucose-galactose intolerance.
Glucose-Insulin-Belastungstest: glucose-insulin tolerance test (GITT); Himsworth's test.
Glucosenachweis: dextrose test.
Glucose-oxidase: glucose oxidase.
Glucose-1-phosphat: glucose-1-phosphate.
Glucose-6-phosphat: glucose-6-phosphate.
Glucose-Phosphat-Aminosäuren-Diabetes: Abderhalden-Fanconi syndrome.
Glucose-6-phosphatase: glucose-6-phosphatase.
Glucose-6-phosphat-dehydrogenase: glucose-6-phosphate dehydrogenase.
Glucosephosphat-isomerase: glucose-phosphate isomerase.
Glucose-1-phosphat-uridyltransferase: glucose-1-phosphate uridyltransferase.
Glucosetoleranztest, GTT**:** glucose tolerance test.
Glucosid: glucoside.
Glucosidase: glucosidase.
Glucosteroid: glucocorticoid.
Glucosurie: glucosuria.
Glucuronid: glucuronide.
Glucuronidase: glucuronidase.
Glucuronsäure: glucuronic acid.
Glucuronyltransferase: glucuronyl transferase.
Glukagon: glucagon.
Glukagonom: glucagonoma.
glukogen, glukoplastisch: glycogenetic.
Glukose: glucose.
glutäal: gluteal.
Glutamat: glutamate.
Glutamat-dehydrogenase: glutamate dehydrogenase.
Glutamat-oxalacetat-transaminase: glutamic-oxaloacetic transaminase (GOT); aspartate aminotransferase.
Glutamat-pyruvat-transaminase: glutamic-pyruvic transaminase (GPT); alanine aminotransferase.
Glutamin, Gln**:** glutamine.

Glutaminase: glutaminase.
Glutaminat: glutaminate.
Glutaminsäure, Glu: glutamic acid.
Glutaminsynthetase: glutamin synthetase.
γ-Glutamyltransferase, -transpeptidase: γ-glutamyl transpeptidase.
Glutaraldehyd: glutaraldehyde.
Glutarsäure: glutaric acid.
Glutaryl-CoA-synthetase: glutaryl-CoA synthetase.
Glutathion: glutathione.
gluteal: gluteal.
Glutealmuskel: gluteal muscle.
Glutelin, Glutenin: glutelin.
Gluten: gluten.
Glutenenteropathie: gluten-induced enteropathy.
glutenfrei: gluten-free.
glutinosus: glutinous.
Glyceraldehyd: glyceraldehyde.
Glycerid: glyceride.
Glycerin: glycerin; glycerol.
Glycerinagar: glycerin agar.
Glycerinaldehyd: glyceraldehyde.
Glycerinaldehyd-3-phosphat: glyceraldehyde-3-phosphate.
Glycerinphosphat-dehydrogenase: glycerolphosphate dehydrogenase.
Glycerinsäure: glyceric acid.
Glyceron: dihydroxy-acetone.
Glycerophosphatid: glycerol phosphatide.
Glyceryltrinitrat: glyceryl trinitrate.
Glycin, Gly: glycine; glycocin.
Glycinämie: glycinemia.
Glycinurie, familiäre (de Vries*): glycinuria.
Glycodiazin: glymidine.
Glycyrrhizin: glycyrrhizin.
Glykämie: glycemia.
Glykan: glycane.
Glykocholsäure: glycocholic acid.
Glykodiazin: glymidine.
Glykogen: glycogen.
Glykogenabbau: glycogenolysis.
Glykogenase: glycogenase.
Glykogenaufbau: glycogenesis.
Glykogenese, Glykogenie: glycogenesis.
Glykogenolyse: glycogenolysis.
Glykogenose: glycogenosis.
Glykogenspeicherkrankheit: glycogen storage disease.
Glykogeusie: glycogeusia.
Glykohämoglobin: glycosylated hemoglobin.
Glykokalix: glycocalyx; fuzzy coat.
Glykokoll: glycocoll; glycine.
Glykol: glycol.
Glykolat: glycolate.
Glykolipid: glycolipide.
Glykolsäure: glycolic acid.
Glykolyse: glycolysis.
Glykoneogenese: glyconeogenesis.
Glykopeptid: glycopeptide.
Glykophorin: glycophorin.
glykopriv: glycoprival; glycoprivous.
Glykoprotein: glycoprotein.
Glykosaminoglykan: glycosamine glycane.
Glykosid: glycoside.
Glykosidase: glycosidase.
Glykosphingolipid: glycosphingolipid.
Glykosurie: glycosuria.
Glykosyltransferase: glycosyl transferase.
Glymidin: glymidine.
Glyoxalase: glyoxalase.
Glyoxalsäure: glyoxylic acid.
Glyoxylat: glyoxalate.
Glyoxylatzyklus: glyoxalate cycle.
Gmelin* Probe: Gmelin's test.
GMP (Guanosinmonophosphat)**:** GMP (guanosine monophosphate).
Gnathion: gnathion.
gnathogen: gnathic.
Gnathologie: gnathology.
Gnathopalatoschisis: gnathopalatoschisis.
Gnathospasmus: trismus; lockjaw.
Gnathostoma: Gnathostoma.
Gnathostomiasis: gnathostomiasis.
Gneis: milk crust.
Gnotobiose: gnotobiotics.
Go (Gonorrhö)**:** gonorrhea.
Goethe* Knochen: incisive bone.
Gold, Au: gold. – **G. 198:** radioactive gold; radiogold (^{198}Au).
Goldbehandlung: chrysotherapy.
Goldberg* Enzym: ferrochelatase.
Goldberger* Ableitung: augmented limb lead (Goldberger).
Goldblatt* Effekt: Goldblatt kidney.
Goldenhar* Syndrom: Goldenhar's syndrome.
Goldsolreaktion: Lange's test; colloidal gold test.

Goldstein* Aphasie: Goldstein's aphasia; conduction aphasia. – **G.*-Reichmann* Krankheit:** G.-Reichmann disease.
Goldtherapie: chrysotherapy.
Golgi* Apparat: Golgi apparatus. – **G.* Färbung:** G.'s stain. – **G.* Korpuskel:** G.'s tendon organ. – **G.* Zellen:** G.'s cells; G.'s neurons.
Golgi*-Mazzoni* Körperchen: Golgi-Mazzoni corpuscles.
Goll* Fasern: Goll's fibers. – **G.* Strang:** Goll's tract; fasciculus gracilis.
Goltz*-Gorlin* Syndrom: Goltz-Gorlin syndrome.
Gombault* Degeneration: Gombault's degeneration.
Gomori* Silberimprägnation: Gomori's stain.
Gomphosis: gomphosis.
gonadal: gonadal.
Gonadarche: gonadarche.
Gonade: gonad.
Gonadektomie: gonadectomy.
Gonadendosis: gonadal dose.
Gonadendysgenesie: gonadal dysgenesis.
Gonadenschutz: gonadal shield.
Gonadoblastom: gonadoblastoma.
Gonadotropine: gonadotropins; gonadotrophic hormones. – **G., extrahypophysäre:** chorionic gonadotropins. – **G., hypophysäre:** anterior pituitary g.
Gonadotropin-Releasing-Hormon: gonadotropin-releasing hormone.
Gonagra: gonagra.
Gonalgie: gonalgia.
Gonarthritis: gonarthritis.
Gonarthrose: gonarthrosis.
Goniom: gonocytoma; germinoma.
Goniometer: goniometer.
Gonion: gonion.
Gonioskop: gonioscope.
Goniosynechie: goniosynechia.
Goniotomie: goniotomy.
Gonitis: gonarthritis.
Gonoblennorrhö: gonoblennorrhea; gonococcal conjunctivitis.
Gonococcus, Gonokokken: gonococcus, gonococci.
Gonorrhö: gonorrhea.
Gonosom: gonosome.
gonosomal: gonosomal.
Gonozele: spermatocele.
Gonozyt: gonocyte; germ cell.
Gonozytom: gonocytoma; germinoma.
Goodpasture* Syndrom: Goodpasture's syndrome.
Goormaghtigh* Zellen: Goormaghtigh's cells; juxtaglomerular cells.
Gopalan* Syndrom: Gopalan's syndrome.
Gordan*-Overstreet* Syndrom: Gordan-Overstreet syndrome.
Gordon* Reflex: Gordon's reflex.
Gordon* Test: Gordon's test.
Gorlin* Syndrom: Gorlin-Goltz syndrome.
Gosselin* Fraktur: Gosselin's fracture.
GOT (Glutamat-Oxalat-Transaminase): GOT (glutamic-oxaloacetic transaminase).
Gottron* Syndrom: 1) familial acrogeria. **2)** progressive symmetrical erythrokeratodermia.
Gougerot* Syndrom: Gougerot's syndrome.
Gowers* Bündel: Gowers' tract. – **G.* Zeichen:** G.'s sign; G.'s maneuver.
GPT (Glutamat-Pyruvat-Transaminase): GPT (glutamic-pyruvic transaminase).
Graaf* Follikel: graafian follicle.
gracilis: gracil; slender.
Grad: degree.
Gradation: gradation.
Gradenigo* Syndrom: Gradenigo's syndrome.
Gradient: gradient.
Gradientenzentrifugation: density gradient centrifugation.
Gradiometer: gradiometer.
graduell: graduated; gradual.
von Graefe* Operation: Graefe's operation. – **G.* Syndrom:** G.'s syndrome. – **G.* Zeichen:** G.'s sign.
Gräserasthma: grass pollen asthma.
Graham Steell* Geräusch: Graham Steell murmur.
Gram* Färbung: Gram's stain.
Gramicidin: gramicidin.
gramlabil: gram-labile.
Gramm: gram.
Grammäquivalent: gram-equivalent.
gramnegativ: gram-negative.
grampositiv: gram-positive.
Grand-mal-Epilepsie: grand mal; generalized tonic-clonic seizures.
Granula: granules.

granulär: granular.
Granularzelltumor: granular cell tumor.
Granulat: granulate.
Granulatio: granulatio; granule.
Granulation: granulation.
Granulationsgewebe: granulation tissue.
granulierte Zylinder: granular casts.
granuloerythrozytärer Index: granulocyte-erythrocyte ratio.
Granulom(a): granuloma. – **G. anulare:** g. anulare. – **G. apicale:** apical g.; dental g. – **G., eosinophiles:** eosinophilic g. – **G. inguinale (tropicum):** g. inguinale. – **G., lipophages:** lipophagic g. – **G. pyogenicum:** g. pyogenicum; septic g. – **G. rheumaticum:** rheumatic nodule. – **G. venereum:** venereal g.
Granulomatose, Granulomatosis: granulomatosis. – **G., histiozytäre:** Letterer-Siwe disease.
Granulomer: granulomere.
Granulopenie: granulopenia.
Granulopoese: granulopoiesis.
Granulosazellen: granulosa cells.
Granulosazelltumor: granulosa cell tumor.
granulosus: granulose.
Granulozytämie: granulocytosis.
Granulozyten: granulocytes; granular leukocytes. – **G., basophile:** basophil g. – **G., eosinophile:** eosinophil g. – **G., jugendliche:** metamyelocytes. – **G., neutrophile:** neutrophil g.
Granulozytopenie: granulocytopenia; granulopenia.
Granulozytopoese: granulocytopoiesis.
Granulozytose: granulocytosis.
Granulum: granule.
graphisch: graphic.
Graphit: graphite.
Graphitlunge: graphitosis.
Graphologie: graphology.
Graphospasmus: graphospasm; writer's cramp.
Grasset* Zeichen: Grasset's sign.
Gratiolet* Sehstrahlung: Gratiolet's optic radiation.
Grau, graue Substanz: gray matter; substantia grisea.
grau: gray.
Grauhaarigkeit: canities.
Grauwerden: canities.
Graves* Krankheit: Graves' disease; exophthalmic goiter.
gravid: gravid; pregnant.
Gravida: gravida.
Gravidität, Graviditas: gravidity; graviditas; pregnancy. – **G., extrauterine:** extrauterine pregnancy; ectopic p. – **G. ovarica:** ovarian p. – **G. tubarica:** tubal p.
Gravimetrie: gravimetry; gravimetric analysis.
gravis: grave; severe.
Gravitation: gravitation; gravity; gravitational attraction.
Grawitz* Tumor: Grawitz' tumor.
grazil: gracile; slender.
Greenfield* Syndrom: Greenfield's disease; metachromatic leukodystrophy.
Gregg* Syndrom: Gregg's syndrome.
Greifarm: prehension arm.
Greifen: grasping; prehension.
Greifreflex: grasp reflex.
Greig* Syndrom: Greig's syndrome.
Greisen...: geri..., geron(t)...
Greisenbogen: gerontoxon; arcus senilis.
greisenhaft: senile.
Grenze: limit; border.
Grenzfall: borderline (case).
Grenzfläche: interface.
Grenzflächennävus: junction nevus.
Grenzlinieninfarkt: boundary zone infarction; watershed i.
Grenzmembran: limiting membrane.
Grenzpsychose: borderline psychosis.
Grenzstrahlen: grenz rays; border rays.
Grenzstrang: sympathetic trunk.
Grenzstrangresektion: sympathectomy.
Grenzwellenlänge: minimum wavelength.
Grenzwert: limit value; threshold v.
Grenzwinkel: critical angle.
Greppi*-Micheli*-Rietti* Krankheit: thalassemia minor.
Grey-Syndrom: gray syndrome of the newborn.
Griesinger* Krankheit: progressive spinal muscular atrophy. – **G.* Zeichen:** Griesinger's sign.
Grieß: gravel.
Griff: maneuver.
Griffel: style.
Griffelfortsatz: styloid process.
Grimasse: grimace.
Grimmdarm: colon.
Grind: scab; impetigo.
grippal: influenzal.
grippaler Infekt: common cold.

Grippe: influenza; flu; grip(pe).
Grippeimpfstoff: influenza virus vaccine.
Grippeschutzimpfung: influenza virus vaccination.
Grippevirus: influenza virus.
grippös, grippoid: influenzal.
Griseofulvin: griseofulvin.
griseus: gray.
Gritti* Amputation: Gritti's operation.
grob: coarse.
Grobraster: coarse grid.
Grocco*-Rauchfuß* Dreieck: Grocco's triangle.
Groenblad*-Strandberg* Syndrom: Groenblad-Strandberg syndrome.
Groenouw* Syndrom: Groenouw's syndrome; corneal dystrophy.
Größe: size.
Größenordnung: dimension.
Größenverhältnis: proportion; ratio.
Größenwahn: megalomania.
groß: large; great.
Großaufnahme: *röntg* full-size x-rays.
Großfleckenkrankheit: erythema infectiosum.
Großhirn: cerebrum.
Großhirnbalken: corpus callosum.
Großhirnhemisphäre: cerebral hemisphere.
Großhirnrinde: cerebral cortex.
Großwuchs: macrosomatia; macrosomia.
Großzehe: hallux; great toe.
Grube: fossa; fovea.
Gruber*-Widal* Reaktion: Gruber-Widal reaction.
Grübchen: pit.
grün: green.
Grünblindheit: green blindness; deuteranopsia; aglaucopsia.
Grünholzfraktur: greenstick fracture.
Grünsehen: chloropsia.
Grützbeutel: atheroma.
Grund: cause; reason; base; floor.
Grundbestandteil: element.
Grundgelenk: metacarpophalangeal joint.
Grundglied: proximal phalanx.
Grundimmunisierung: basic immunization.
Grundlage: basis; fundament.
Grundplatte: basal lamina.
Grundstrahlung: background radiation.
Grundsubstanz: ground substance; matrix.
Grundumsatz: basal metabolic rate.
Gruppe: group.
Gruppendynamik: group dynamics.
Gruppentherapie: group therapy.
Gruppentransfer: group transfer.
Gruppierung: grouping.
Gryposis: gryposis. – **G. unguium:** onychogryposis.
GSH (Glutathionsulfhydryl): reduced glutathione.
GSSG (Glutathiondisulfid): oxidized glutathione.
γ-GT (γ-Glutamyltranspeptidase): γ-glutamyl transpeptidase.
GTP (Guanosintriphosphat): GTP (guanosine triphosphate).
GTT (Glucosetoleranztest): GTT (glucose tolerance test).
GU (Grundumsatz): BMR (basal metabolic rate).
Guajakol: guaiacol.
Guajaktest: guaiac test.
Guanase: guanase.
Guanethidin: guanethidine.
Guanidase: guanidase.
Guanidin: guanidine.
Guanin: guanine.
Guanosin: guanosine.
Guanosin-5´-diphosphat: guanosine diphosphate.
Guanosinmonophosphat: guanosine monophosphate.
Guanosin-5´-triphosphat: guanosine triphosphate.
Guanylat-cyclase: guanylate cyclase.
Guarnieri* Einschlußkörperchen: Guarnieri's inclusion bodies.
Gubler* Lähmung: Gubler's paralysis; alternate hemiplegia.
Guedel* Schema: Guedel's stages of general anesthesia. – **G.* Tubus:** G.'s tube.
gültig: valid.
günstig: favorable.
Günzburg* Probe: Günzburg's test.
Guérin* Drüsen: Guérin's glands. – **G.* Fraktur:** G.'s fracture.
Gürtel: girdle; belt.
gürtelförmig: cingulate; zonular.
Gürtelrose: shingles; herpes zoster.
Gürtelverband: cingulum.
Guillain*-Barré* Syndrom: Guillain-Barré syndrome; acute infectious polyneuritis.

Guineawurm: guinea worm.
Gullstrand* Lampe: Gullstrand's slit lamp.
Gulonsäure: gulonic acid.
Gulose: gulose.
Gumma: gumma.
Gummi: rubber; gum. – **G. arabicum:** arabic gum.
Gummihandschuh: rubber glove.
Gummihaut: elastic skin.
Gummikeil: hard-rubber gag.
Gummistrumpf: elastic stocking.
gummös: gummy; gummatous.
Gumprecht* Kernschatten, Schollen: Gumprecht's shadows.
Gunn* Kiefer-Lid-Phänomen: Marcus Gunn syndrome. – **G.* Zeichen:** Gunn's crossing sign.
Gurgel: throat.
gurgelnd: gurgling; gargling.
Gurt: belt; strap.
Gustatio, Gustus: gustation; (sense of) taste.
gustatorisch, gustativ: gustatory.
Gustometrie: gustometry.
Gutachten: expert opinion; e. report.
gutartig: benign.
Guthrie* Hemmtest: Guthrie test.
Gutta: gutta; drop.
Guttapercha: gutta-percha.
guttatus: guttate.
guttural: guttural.
Gymnophobie: gymnophobia.
Gynäkologie: gynecology.
gynäkologisch: gynecologic(al).
Gynäkomastie: gynecomastia.
gynäkotrop: gynecotrop.
Gynandrie: gynandrism.
Gynandroblastom: gynandroblastoma.
Gynanthropus: gynanthropus.
Gynatresie: gynatresia.
Gyrase: gyrase.
gyratus: gyrate.
Gyri: gyri.
Gyrosa: gyratory vertigo.
Gyrus: gyrus.

H

Haab* Reflex: Haab's reflex. – **H.* (-Dimmer*) Dystrophie:** Haab-Dimmer dystrophy.
Haar: hair; pilus.
Haarausfall: loss of hair; alopecia.
Haarbalg: hair follicle.
Haarball: hairball; trichobezoar.
Haarbrüchigkeit: trichorrhexis.
Haarentfernung: epilation; depilation.
Haarfarbe: hair color.
Haarfistel: pilonidal fistula.
Haarfollikel: hair follicle.
Haargefäß: capillary.
haarig: hairy.
Haarkegel: hair cone.
Haarknötchen: hair nodule.
Haarleukoplakie: hairy leukoplakia.
haarlos: hairless.
Haarlosigkeit: hairlessness; atrichia; atrichosis.
Haarmilbe: hair mite.
Haarpapille: hair papilla.
Haarpilzbefall: trichomycosis.
Haarscheide: root sheath.
Haarspaltung: trichoschisis.
Haarwurm: hair worm.
Haarwurzel: root of hair.
Haarzelle: (auditory) hair cell; *hämat* hairy cell.
Haarzunge, schwarze: black hairy tongue.
Habenula: habenula.
Habituation: habituation.
habituell: habitual.
Habitus: habitus; habit; body build.
Habronem(at)osis: habronemiasis.
Hacke: heel; calx.
Hackenfuß: talipes calcaneus.
Hackung: hachement.
Haeckel* Gesetz: Haeckel's law.
Häkchen: hooklet.
Häm: heme.
Haemadipsa: Haemadipsa.
Hämadsorption: hemadsorption.
Hämagglutination: hemagglutination.
Hämagglutinationshemmungsreaktion, -hemmtest: hemagglutination-inhibition reaction/test.
Hämagglutinin: hemagglutinin.
Hämalaun: hemalum; alum hematoxylin.
Hämangiektasie: hemangiectasis.
Hämangioendotheliom: hemangioendothelioma.
Hämangiom, Haemangioma: hemangioma. – **H. cavernosum:** cavernous h. – **H., sklerosierendes:** sclerosing h.
Hämangiomatose, Haemangiomatosis: hemangiomatosis.
Hämangiom-Thrombopathie-Syndrom: hemangioma-thrombocytopenia syndrome.
Hämangioperizytom: hemangiopericytoma.
Hämangiosarkom: hemangiosarcoma.
Haemaphysalis: Haemaphysalis.
Haemarthros, Haemarthron: hemarthros.
Hämarthrose: hemarthrosis.
Hämaskos: hem(at)operitoneum.
Hämatein: hematein.
Hämatemesis: hematemesis.
Hämathidrose, Haematidrosis: hemat(h)idrosis; hematohidrosis.
Hämatin: hematin.
Hämatinämie: hematinemia.
Hämatinurie: hematinuria.
hämatisch: hematic; hematinic.
Hämatoblast: hematoblast.
Haematocele, Hämatozele: hematocele. – **H. retrouterina:** parametric h. – **H. testis:** testicular h.
Haematochezia: hematochezia.
Hämatochylurie: hematochyluria.
hämatogen: hematogenous; hematogenic.
Hämatogonie: hemocytoblast.
hämatoid: hematoid.
Hämatoidin: hematoidin.
Häm(at)okolpos: hematocolpos.
Hämatokont: chylomicron.
Hämatokrit: hematocrit.
Häm(at)ologie: hematology.

Hämatom, Haematoma: hematoma. – **H., epidurales:** epidural h. – **H., intrakranielles:** intracranial h. – **H., intramurales:** intramural h.; dissecting h. – **H., periorbitales:** periorbital h.; black eye. – **H. subarachnoidale:** subarachnoid hemorrhage. – **H. subdurale:** subdural h. – **H., subkutanes:** subcutaneous h. – **H., subunguales:** subungual h.
Hämatomediastinum: hematomediastinum.
Hämatometra: hematometra.
Hämatomphalos: hematomphalocele.
Hämatomyelie: hematomyelia.
Häm(ato)perikard: hem(at)opericardium.
Hämatoperitoneum: hemoperitoneum; hemorrhagic ascites.
hämatoplastisch: hematoplastic; hematopoietic.
Hämatopneumothorax: hemopneumothorax.
Hämatopoese: hematopoiesis.
Hämatoporphyrin: hematoporphyrin.
Hämatorrhachis: hematorrhachis.
Hämatorrhö: hematorrhea.
Hämatosalpinx: hematosalpinx.
Hämatoscheozele: hematoscheocele.
Hämatosepsis: hematosepsis; septicemia.
Haematosiphoniasis: hematosiphoniasis.
Hämatospermatozele: hematospermatocele.
Hämatostatica, -tika: hematostatics.
Hämatotherapie: hemotherapy.
Hämatothorax: hem(at)othorax.
hämatotoxisch: hematotoxic.
Hämatotympanon: hematotympanum.
Hämatoxylin: hematoxylin.
Hämatoxylin-Eosin-Färbung: hematoxylin-eosin staining.
Hämatozele: hematocele.
Haematuria, Hämaturie: hematuria. – **H., falsche:** false h. – **H., makroskopische:** macroscopic h. – **H., mikroskopische:** microscopic h.
Hämhidrose: hemidrosis; hemathidrosis; bloody sweat.
Hämiglobin: methemoglobin.
Hämin: hemin.
Hämobilie: hemobilia.
Hämoblastose: hemoblastosis.
Hämochrom: hemochrome.
Hämochromatose: hemochromatosis.
Hämochromogen: hemochromogen.
Hämodialysator: hemodialyzer.
Hämodialyse: hemodialysis.
Hämodilution: hemodilution.
Hämodromometer: hemodromometer.
Hämodynamik: hemodynamics.
Hämofiltration: hemofiltration.
Hämofuscin: hemofuscin.
Hämoglobin, Hb: hemoglobin (Hb). – **Hb, anomales:** abnormal h. – **Hb, fetales,** HbF: fetal h. (HbF). – **Hb, glykosyliertes:** glycosylated h. (HbA_{1c}). – **Hb, reduziertes:** reduced h.
Hämoglobinämie: hemoglobinemia.
Hämoglobingehalt: 1) mean corpuscular hemoglobin (MCH). **2)** mean corpuscular hemoglobin concentration (MCHC).
Hämoglobinometer: hemoglobinometer.
Hämoglobinometrie: hemoglobinometry.
Hämoglobinopathie: hemoglobinopathy.
Hämoglobinquotient: color index.
Hämoglobin-S-C-Krankheit: hemoglobin SC disease.
Hämoglobinurie: hemoglobinuria.
Hämoglobinzylinder: hemoglobin cast.
Hämogramm: hemogram; differential blood count.
Hämohistioblast: hemohistioblast.
Hämoklasie: erythroclasis.
hämoklas(t)isch: hemoclastic.
Hämokonien: hemoconia; blood dust.
Hämokonzentration: hemoconcentration; anhydremia.
Hämolysat: hemolysate.
Hämolyse: hemolysis.
hämolysierend: hemolyzing.
Hämolysin: hemolysin.
hämolytisch: hemolytic.
Hämometer: hemoglobinometer.
Hämoperfusion: hemoperfusion.
Hämopexin: hemopexin.
hämophil: hemophil(ic).
Hämophilie: hemophilia. – **H. A:** h. B. – **H. B:** h. B. – **H. C:** h. C. – **H., vaskuläre:** vascular h.
Haemophilus: Haemophilus. – **H. aegypti(c)us, H. conjunctivitidis:** H. aegypticus; Koch-Weeks bacillus. – **H. ducreyi:** H. ducreyi; Ducrey's bacillus. – **H. influenzae:** H. influenzae; Pfeiffer's bacillus.
Hämophthalmus: hemophthalmia; hemophthalmus.
Hämopo(i)ese: hem(at)opoiesis.
hämopo(i)etisch: hemopoietic.

Hämoprotein: hemoprotein.
Hämoptoe: hemoptysis. – **H., parasitäre:** parasitic h.
Hämorheologie: hemorheology.
Hämorrhagie, Haemorrhagia: hemorrhage.
hämorrhagisch, haemorrhagicus: hemorrhagic.
Hämorrheologie: hemorrheology.
Haemorrhinia: epistaxis; nosebleed.
haemorrhoidal(is): hemorrhoidal.
Hämorrhoidalknoten: hemorrhoidal node.
Hämorrhoidektomie: hemorrhoidectomy.
Hämorrhoiden: piles; hemorrhoids. – **H., äußere:** external h. – **H., innere:** internal h. – **H., intermediäre:** mixed h.; mucocutaneous h.
Hämosiderin: hemosiderin.
Hämosiderose, Hämosiderosis: hemosiderosis.
Hämosit: hematobium; hematozoon.
Hämospermatismus, -spermie: hem(at)ospermia.
Haemosporidia: Haemosporidia.
Hämostase: hemostasis; hemostasia.
Hämostaseopathie: hemostasiopathy.
Hämostatikum: hemostatic.
hämostatisch: hemostatic.
Hämostyptikum: hemostyptic.
Hämotherapie: hemotherapy.
Hämothorax: hemothorax.
Haemotoxin: hemotoxin; hemolysin.
hämotrop: hemotropic.
Hämozyt: hemocyte.
Hämozytoblast: hemocytoblast.
Hämozytometer: hem(at)ocytometer.
Hämozyturie: hematocyturia.
Händedesinfektion: hand disinfection.
Händigkeit: handedness.
Hängebrust: pendulous breasts; mastoptosis.
Hängegips: hanging cast (therapy).
Hängehand: drop hand.
Hängelage: suspension.
hängend: dropped; hanging; pendulous.
Härte: hardness.
Härten: hardening.
Häsitieren: hesitation; hesitancy.
Häufigkeit: frequency; incidence.
Häufigkeitsverteilung: frequency distribution.
häuslich: domiciliary.
Häutchen: pellicle; cuticle.
Hafer: oat.
Haferschleim: gruel.
Haferzellkarzinom: oat-cell carcinoma.
Haffkrankheit: Haff disease.
Haften: adhesion; *psych* tenacity.
Haftfähigkeit: adhesive powers.
Haftglas, -linse, -schale: contact lens.
Haftpflicht: liability.
Haftpsychose: prison psychosis.
Hagedorn*-Jensen* Methode: Hagedorn-Jensen method.
Hagelgeschwulst: hordeolum.
Hagelkorn: chalazion.
Hageman-Faktor: Hageman factor; factor VII.
Hagen*-Poiseuille* Gesetz: Poiseuille's law.
Haglund* Ferse: Haglund's deformity.
HAH (Hämagglutinations-Hemmtest): hemagglutination-inhibition test.
Hahnenkammkurve: cockcomb curve.
Hahnentritt: steppage gait.
Haken: hook; tenaculum.
hakenförmig: hook-shaped; uncinate; unciform.
Hakenkranz: rostellum.
Hakenlarve: oncosphere.
Hakenpinzette: hooked forceps.
Hakenwurm: hookworm.
Halb...: hemi-; semi-; half.
Halbacetal: hemiacetal.
halbdurchlässig: semipermeable; halfpermeable.
Halbleiter: semiconductor.
Halbmilch: halfstrength milk.
Halbmond: half-moon; demilune; crescent.
halbmondförmig: semilunar; crescentshaped.
Halbseiten...: unilateral; hemilateral.
Halbseitenlähmung: hemiplegia.
Halbseitensyndrom: hemisyndrome; unilateral syndrome.
Halbtiefentherapie: semi-deep radiation therapy.
Halbwertsdicke: half-value thickness.
Halbwertsschicht: half-value layer.
Halbwertszeit: half-life.
Halbwirbel: hemivertebra.
Haldane* Apparat: Haldane chamber.
Halfterverband: capistrum.
Halid: halide.

Halisterese, Halisteresis: halisteresis; halosteresis.
Halitosis: halitosis; bad breath.
Halitus: halitus.
Haller* Dreifuß: Haller's tripod.
Hallermann*-Streiff*-François* Syndrom: Hallermann-Streiff syndrome.
Hallervorden*-Spatz* Syndrom: Hallervorden-Spatz syndrome.
Hallgren*-Alström* Syndrom: Hallgren's syndrome.
Hallopeau* Eiterflechte: Hallopeau's acrodermatitis. – **H.*-Siemens* Syndrom:** Siemens' syndrome.
Hallux: hallux; great toe. – **H. malleus:** h. malleus; hammertoe. – **H. rigidus:** h. rigidus. – **H. valgus:** h. valgus. – **H. varus:** h. varus.
Halluzination: hallucination. – **H., akustische:** auditory h. – **H., gustative:** gustatory h. – **H., haptische:** haptic h.; tactile h. – **H., olfaktive:** olfactory h. – **H., optische:** visual h.
halluzinatorisch: hallucinatory.
Halluzinogen: hallucinogen.
halluzinolytisch: hallucinolytic.
Halluzinose: hallucinosis.
Halo: halo. – **H. glaucomatosus:** senile peripapillary h.
Halogen: halogen.
Halogenakne: halogen acne; halodermia.
Halogenid: halide.
Halogenierung: halogenation.
Halogenkohlenwasserstoff: halogenated hydrocarbon.
Halometrie: halometry.
Halonävus (Sutton*): halo nevus; Sutton's disease.
Haloperidol: haloperidol.
Halothan: halothane.
Hals: neck.
Halsband der Venus: collar of Venus; venereal collar.
Halsdissektion: neck dissection.
Halsfistel: cervical fistula.
Hals-, Nasen-, Ohrenheilkunde: otorhinolaryngology.
Halsrippe: cervical rib.
Halsschlagader: carotid artery.
Halsschmerzen: sore throat; cervical neuralgia.
Halsstellreflex: neck-righting reflex.
Halsted* Naht: Halsted's suture.
Halsvene: jugular vein.
Halswirbelsäule, HWS: cervical spine.
Halswirbelsäulensyndrom: cervical spine syndrome.
Halszyste: cervical cyst.
Halt: hold; support.
Haltbarkeitsdauer: shelf-life.
Halteapparat: supporting ligaments.
Halteband: retinaculum.
Halter: holder.
Haltung: posture; position; *psych* attitude.
Haltungsfehler: false posture.
Haltungsreflex: postural reflex.
Haltungsschaden: postural deformity.
Hamamelis: hamamelis; witch hazel.
Hamartom: hamartoma.
Hamatum: hamate (bone); hamatum.
Hamburg-Wechsler* Intelligenztest: Hamburg-Wechsler test.
Hamilton* Methode: Hamilton's method.
Hamman* Syndrom: Hamman's disease; spontaneous mediastinal emphysema. – **H.*-Rich* Syndrom:** H.-Rich syndrome; idiopathic pulmonary fibrosis.
Hammer: hammer.
Hammerfinger: hammer finger; mallet finger.
Hammerzehe: hammertoe; claw toe.
Hammond* Krankheit: Hammond's syndrome; double athetosis.
Hampelmann-Phänomen: scorbutic position.
Hamster: hamster.
Hand: hand.
Hand*-Schüller*-Christian* Krankheit: Hand-Schüller-Christian disease.
Handballen: ball of thumb; thenar.
Handelsform: sales pack.
Handelsname: trade name.
Handfläche: palm (of the hand).
Handfurche: palmar crease.
Hand-Fuß-Mund-Exanthem: hand-foot-and-mouth disease.
Hand-Fuß-Syndrom: hand-foot syndrome.
Handgelenk: wrist (joint).
Handgelenkblock: wrist block.
Handgriff: maneuver; manipulation; method.
Handklonus: wrist clonus.
Handlung: action.
Handrücken: back of the hand.

Handschrift: handwriting.
Handschuh: glove; gauntlet.
Handtuch: towel.
Handwurzel: carpus; wrist.
Handwurzelknochen: carpal bones.
Hanf: hemp.
Hanganatziu*-Deicher* Reaktion: Hanganatziu-Deicher reaction.
Hanhart* Syndrom: Hanhart's syndrome.
Hanot* Zirrhose: Hanot's disease.
Hansen* Bazillus: Hansen's bacillus; Mycobacterium leprae.
H-Antigen: flagellar (or H) antigen.
Hapalonychie: hapalonychia; onychomalacia.
Haphalgesie: haphalgesia.
haploid: haploid.
Haploidie: haploidy.
Haploskop: haploscope.
Hapten: hapten(e).
Haptik: haptics.
haptisch: haptic; tactile.
Haptoglobin, Haptoglobulin: haptoglobin.
haptophor: haptophoric.
Harada* Syndrom: Harada's syndrome; uveo-meningoencephalitis.
Harlekinfarbwechsel: harlequin sign.
harmlos: harmless.
Harmonia: flat suture.
Harmonikaphänomen: accordion (or concertina) effect.
harmonisch: harmonic.
Harn: urine.
Harnabflußstörung: urinary obstruction.
Harnabgang: micturition; urination; voiding urine.
Harnabszeß: urinary abscess.
Harnausscheidung: urination; uresis.
Harnbereitung: uropoiesis.
Harnblase: (urinary) bladder; urocyst.
Harndrang: urgency.
harnfähig: renally excreted.
Harnfarbe: color of urine.
Harnfluß: uroflow; urinary flow.
harngängig: eliminated by urine.
Harnglucose: urinary glucose.
Harngrieß: urinary gravel.
Harninfiltration: urinous infiltration.
Harninkontinenz: urinary incontinence.
Harnkanälchen: uriniferous tubules.
Harnkonkremente: urinary calculi.
Harnleiter: ureter.
Harnleiterentzündung: ureteritis.
Harnleiterklappe: ureteral valve.
Harnleiterstein: ureteral calculus; ureterolith.
harnpflichtig: obligatory excreted by urine.
Harnretention: urinary retention.
Harnröhre: urethra.
Harnröhrenausfluß: urethrorrhea.
Harnröhrenbougie: urethral bougie.
Harnröhrenplastik: urethroplasty.
Harnröhrenstenose: urethrostenosis.
Harnröhrenstriktur: urethral stricture.
Harnsack: allantois.
Harnsäure: uric acid.
Harnsäureinfarkt: uric acid infarct.
Harnsäurezylinder: urate casts.
Harnsalz: urine salt.
Harnsand: uropsammus.
Harnsediment: urinary sediment.
Harnsepsis: urosepsis.
Harnsperre: urinary retention; obstructive anuria.
Harnspindel: *labor* urometer; *röntg* urine spindle.
Harnstarre: isosthenuria.
Harnstauung: urinary obstruction.
Harnstein: urinary calculus; urolith.
Harnsteinauflösung: urolitholysis.
Harnstoff: urea.
Harnstoff-Clearance: urea clearance.
Harnstoffspaltung: urea degradation.
Harnstoff-Stickstoff: urea nitrogen.
Harnstoffzyklus: urea cycle.
Harnstottern: urinary stammering.
Harnstrang: urachus.
Harnträufeln: dribbling.
harntreibend: diuretic.
Harnvergiftung: uremia.
Harnverhaltung: retention of urine.
Harnwege: urinary tract.
Harnwegsinfektion: urinary tract infection (UTI).
Harnzucker: glycosuria.
Harnzwang: urgency.
Harnzylinder: urinary cast.
Harpune: harpoon.
Harris* Sonde: Harris tube.
Harrison* Furche: Harrison's groove. – **H.* Test:** Harrison's test.
hart: hard; solid; tough.
Hartmann* Sack: Hartmann's pouch. – **H.* Spekulum:** Hartmann's speculum.

Hartnup-Syndrom: Hartnup disease.
Hartspann: (myo)gelosis.
Hartstrahltechnik: high kilovoltage technique.
Hartwasser-Syndrom: water hardness syndrome.
Harz: resin.
Haschisch: hashish.
Hase: hare.
Hasenauge: lagophthalmos.
Hasenpest: rabbit fever.
Hasenscharte: harelip.
Hashimoto* Thyreoiditis: Hashimoto's thyroiditis.
Hassall* Körperchen: Hassall's corpuscles.
Haube: cap; *anat* tegmentum.
Haubenkerne: tegmental nuclei.
Haubenkreuzung: tegmental decussation.
Haubenmeningitis: leptomeningitis.
Hauch: souffle.
Haudek* Nische: Haudek's niche.
Haupt...: principal; main; major.
Hauptbronchus: main bronchus.
Hauptgen: major gene.
Haupthistokompatibilitätskomplex: major histocompatibility complex (MHC).
Hauptzelle: main cell.
Hausarzt: family doctor.
Hausgeburt: home childbirth.
Haushalt: *physiol* balance.
Hauspflege: home care.
Hausstauballergie: house dust allergy.
Haustra coli: haustra coli; colonic h.
Haustrierung: haustration; sacculation.
Haut: skin.
Hautablederung: degloving.
Hautarzt: dermatologist.
Hautatmung: cutaneous respiration.
Hautatrophie: skin atrophy; dermatatrophy; atrophoderma.
Hautausschlag: exanthema; rash.
Hautblutung: cutaneous hemorrhage.
Hautdesinfektion: skin disinfection.
Hautdosis: skin dose.
Hautemphysem: subcutaneous emphysema.
Hauterythemdosis: skin erythema dose.
Hautfalte: skinfold.
Hautfarbe: skin color.
Hautflora: skin flora.
Hautgrieß: milium.
Hauthorn: cutaneous horn.
Hautjucken: itching; pruritus.
Hautkrebs: skin cancer.
Hautlappen: skin graft; skin flap.
Hautleishmaniase: cutaneous leishmaniasis.
Hautleishman(o)id: leishmanoid.
Hautleiste: dermal ridge.
Hautmadenfraß: creeping myiasis.
Hautmilzbrand: cutaneous anthrax.
Hautnaht: cutaneous suture; apposition s.
Hautpapillen: dermal papillae.
Hautpigmentierung: cutaneous pigmentation.
Hautplastik: dermatoplasty.
Hautreflex: skin reflex; cutaneous r.
Hautresorption: cutaneous absorption.
Hautrezeptor: cutaneous receptor.
Hautröte: reddening of the skin.
Hautrotz: farcy.
Haut-Schleimhaut-Leishmaniase: mucocutaneous leishmaniasis.
Hautsegment: dermatome.
Hautsinn: sensory function of skin.
Hautspaltlinien (Langer*): Langer's lines; cleavage lines.
Hauttransplantation: skin transplantation.
Hauttuberkulose: tuberculosis of the skin.
Hautturgor: skin turgor.
Haverhill-Fieber: Haverhill fever; rat bite fever.
Havers* Lamellensystem: haversian system.
Hb (Hämoglobin)**:** Hb (hemoglobin).
HBDH (Hydroxybutyrat-Dehydrogenase)**:** HBD (hydroxybutyric dehydrogenase).
HBV (Hepatitis-B-Virus)**:** HBV (hepatitis B virus).
HCG (humanes Choriongonadotropin)**:** human chorionic gonadotropin.
HD (Herddosis)**:** tumor dose.
HDL (Lipoproteine hoher Dichte)**:** HDL (high-density lipoproteins).
Head* Zone: Head's zone.
Heaf* Test: Heaf's test.
Hebamme: midwife.
Hebephrenie: hebephrenia.
Heberden* Knoten: Heberden's nodes. – **H.* Krankheit:** H.'s disease.

H

Hebetudo: hebetude. – **H. auris:** partial hearing loss. – **H. visus:** asthenopia.
Hebra* Krankheit: 1) erythema multiforme. **2)** pityriasis.
Hebung: lifting; elevation.
Hedinger* Syndrom: (Hedinger's) carcinoid syndrome.
Heerfordt*(-Mylius*) Syndrom: Heerfordt's disease; uveoparotid fever.
HE-Färbung (Hämatoxylin-Eosin-Färbung)**:** H. and E. stain.
Hefe: yeast.
Hefephase: yeast phase.
Hefepilze: yeast fungi; yeasts; Saccharomyces.
Heftpflaster: adhesive tape; a. plaster.
Heftpflasterverband: adhesive bandage.
Hegar* Stift: Hegar's dilator. – **H.* Zeichen:** H.'s sign.
Hegglin* Syndrom: May-Hegglin syndrome.
Heidelberger Kapsel: endoradiosound.
Heidenhain* Färbung: Heidenhain's stain.
Heilbad: spa.
heilbar: curable.
Heilfasten: (Buchinger's) fasting cure.
Heilgymnastik: physiotherapy.
Heilkunde: medical science; medicine.
Heilkunst: art of healing.
Heilmittel: remedy.
Heilnahrung: therapeutic diet.
Heilpädagogik: therapeutic pedagogy.
Heilpraktiker: non-medical practitioner.
Heilschlaf: hypnotherapy; therapeutic sleep.
Heilsediment: medicinal mud.
Heilung: healing; recovery.
Heim: home.
Heimdialyse: home dialysis.
Heiminfektion: nosocomial infection.
Heimlich* Handgriff: Heimlich maneuver.
Heine*-Medin* Krankheit: Heine-Medin disease; acute anterior poliomyelitis.
Heineke*-Mikulicz* Operation: Heineke Mikulicz operation.
Heinz*(-Ehrlich*) Körper: Heinz bodies.
heiser: hoarse.
Heiserkeit: hoarseness.
heiß: hot.
Heißhunger: hyperorexia.
Heißluft: hot air.
Heißluftsterilisation: dry heat sterilization.
Heister* Klappe: spiral valve of Heister. – **H.* Mundsperrer:** Heister's mouth gag.
Heizbett: incubator.
hektisch: hectic.
HeLa-Zelle: HeLa cell.
Held* Endfüße: end-feet of Held.
Helfer: helper.
Helfer-T-Zelle: helper T cell.
Helfer-Virus: helper virus.
Helicobacter pylori: Helicobacter pylori.
Helicotrema: helicotrema.
Heliotherapie: heliotherapy.
Helium, He**:** helium (He).
Helix: helix.
helkogen: helcogenic.
Helkosis: helcosis; ulceration.
hell: bright; light.
Helleborismus: helleborism.
Heller* Kardiomyotomie: Heller's cardiomyotomy.
Helle Zellen: clear cells.
Helligkeit: brightness.
Helligkeitskontrast: brightness contrast.
HELLP-Syndrom: HELLP syndrome.
v. Helmholtz* Theorie: Helmholtz' theory.
Helminthe: helminth.
Helminthiasis: helminthiasis.
Helminthologie: helminthology.
Helminthose: helminthosis.
Heloderma, -dermie: heloderma.
Helvellasäure: helvellic acid.
Helweg* Dreikantenbahn: Helweg's bundle; olivospinal tract.
Hemeralopie: hemeralopia.
Hemiachromatopsie: hemiachromatopsia.
Hemiagnosie: hemiagnosia.
Hemialgie: hemialgia.
Hemiamblyopie: hemiamblyopia.
Hemianaesthesia, Hemianästhesie: hemianesthesia. – **H., alternierende:** alternating h. – **H., bulbäre:** bulbar h. – **H. spinalis:** spinal h.
Hemianalgesie: hemianalgesia.
Hemianopsie: hemianop(s)ia. – **H., binasale:** binasal h. – **H., bitemporale:** bitemporal h. – **H., heteronyme:** heteronymous h.; crossed h. – **H., homonyme:** homonymous h.
Hemiapraxie: hemiapraxia.

Hemiataxie: hemiataxia.
Hemiathetose: hemiathetosis.
Hemiatrophia: hemiatrophy. – **H. faciei, H. facialis progressiva:** facial h. – **H. linguae:** h. of tongue.
Hemiballismus: hemiballism.
Hemiblock: hemiblock.
Hemichondrodysplasie (Typ Ollier*): Ollier's disease; unilateral chondrodysplasia.
Hemichondrodystrophie: unilateral chondrodystrophy.
Hemichorea: hemichorea.
Hemicrania, Hemikranie: hemicrania.
Hemidesmosom: hemidesmosome.
Hemidrosis: hemihyper(h)idrosis.
Hemigastrektomie: hemigastrectomy.
Hemignathie: hemignathia.
Hemihepatektomie: hemihepatectomy.
Hemihypästhesie: hemihyp(o)esthesia.
Hemihyperästhesie: hemihyperesthesia.
Hemihyperhidrosis: hemihyper(h)idrosis.
Hemikolektomie: hemicolectomy. – **H., linksseitige:** left h. – **H., rechtsseitige:** right h.
Hemikorporektomie: hemicorporectomy.
Hemikranie: hemicrania.
Hemilaminektomie: hemilaminectomy.
Hemilaryngektomie: hemilaryngectomy.
Hemimelie: hemimelia.
Hemiparalyse: hemiparalysis.
Hemiparese: hemiparesis.
Hemiparkinson: hemiparkinsonism.
Hemipelvektomie: hemipelvectomy.
Hemiplegia, Hemiplegie: hemiplegia. – **H. alternans:** alternate h. – **H. cruciata:** crossed h. – **H. flaccida:** flaccid h. – **H., homolaterale:** homolateral h. – **H., kapsuläre:** capsular h. – **H., kollaterale:** collateral h. – **H. spastica:** (infantile) spastic h. – **H., spinale:** spinal h.
hemiplegisch: hemiplegic.
Hemirhachischisis: hemirhachischisis; spina bifida occulta.
Hemisoma: hemivertebra.
Hemispasmus facialis: facial hemispasm.
Hemisphäre: hemisphere.
Hemisphärektomie: hemispherectomy.
Hemisphaerium: hemisphere.
Hemisporose: hemisporosis.
Hemisystolie: hemisystole.
Hemithyreoidektomie: hemithyroidectomy.
Hemizephalie: hemicephalia.
hemizygot: hemizygote.
hemmend: inhibiting; inhibitory.
Hemmer: inhibitor.
Hemmstoff: inhibitor; antagonist.
Hemmtest: inhibition test.
Hemmung: inhibition. – **H., kompetitive:** competitive i.; selective i. – **H., postsynaptische:** postsynaptic i. – **H., präsynaptische:** presynaptic i. – **H., rekurrente:** recurrent i.
Hemmungs(fehl)bildung: reduction deformity.
Hemmzone: zone of inhibition; prozone.
Henderson*-Hasselbalch* Gleichung: Henderson-Hasselbalch equation.
Henle* Schicht: Henle's layer. – **H.* Schleife:** H.'s loop.
Henoch* Purpura: Henoch purpura. – **H.*-Schoenlein* Purpura:** Schoenlein-Henoch purpura.
Hensen* Streifen: 1) Hensen's disk. **2)** H.'s stripe. – **H.* Stützzellen:** H.'s cells.
Hepar: liver; hepar.
Heparansulfat: heparin sulfate.
Heparin: heparin.
Heparinisierung: heparinization.
Heparinozyt: heparinocyte.
Hepatektomie: hepatectomy.
Hepatikoenterostomie: hepaticoenterostomy.
Hepatikostomie: hepaticostomy.
Hepatikotomie: hepaticotomy.
Hepatisation: hepatization.
hepatisch: hepatic.
Hepatitis: hepatitis. – **H., anikterische:** anicteric h. – **H., cholestatische:** cholestatic h. – **H., chronische:** chronic h. – **H. epidemica:** epidemic h. – **H., fulminante:** fulminant h. – **H., infektiöse:** infectious h.; hepatitis A. – **H. Non-A-Non-B:** hepatitis C; non-A, non-B h. – **H., toxische:** toxic h.
Hepatitis-A-Virus: hepatitis A virus (HAV).
Hepatitis-B-Oberflächenantigen: hepatitis B surface antigens (HBsAg).
Hepatitis-B-Virus: hepatitis B virus (HBV).
Hepatitis-C-Virus: hepatitis C virus (HCV).

Hepatitisschutzimpfung: hepatitis vaccination.
Hepatoblastom: hepatoblastoma.
Hepatocholangioenterostomie: hepatocholangioenterostomy.
Hepatoenterostomie: hepatoenterostomy.
Hepatogastrostomie: hepatogastrostomy.
hepatogen: hepatogenous; hepatogenic.
Hepatogramm: hepatogram.
hepatolentikuläre Degeneration: hepatolenticular degeneration; Wilson's disease.
hepatolienal: hepatolienal.
Hepatolienographie: hepatolienography.
Hepatolith: hepatolith.
Hepatolithektomie: hepatolithectomy.
Hepatologie: hepatology.
Hepatom: hepatoma.
Hepatomegalie: hepatomegaly.
Hepatopathie: hepatopathy.
Hepatopexie: hepatopexy.
Hepatophlebitis: hepatophlebitis.
Hepatoptose: hepatoptosis.
hepatorenal: hepatorenal.
Hepatorrhexis: hepatorrhexis.
Hepatose: hepatosis.
Hepatosplenographie: hepatosplenography.
Hepatosplenomegalie: hepatosplenomegaly; hepatolienomegaly.
Hepatotomie: hepatotomy.
hepatotoxisch: hepatotoxic.
Hepatotoxizität: hepatotoxicity.
hepatotrop: hepatotropic.
hepatozellulär: hepatocellular.
hepatozerebral: hepatocerebral.
Hepatozyt: hepatocyte.
Heptachlor: heptachlor.
Heptan: heptane.
Heptose: heptose.
Herba: herb; plant.
Herbizid: herbicide.
Herbstfieber, japanisches: Fort Bragg fever; pretibial fever.
Herbstkatarrh: autumnal catarrh.
Herd: focus. – **H., epileptogener:** epileptogenic f.
Herdanfall: focal seizures.
Herddosis, HD: tumor dose.
Herdinfektion: focal infection.
Herdnephritis, Herdglomerulitis: focal glomerulonephritis.
Herdreaktion: focal reaction.
Herdsymptom: focal symptom.
hereditär, hereditarius: hereditary.
Heredität: heredity.
Heredoataxie: heredoataxia.
Heredodegeneration: heredodegeneration.
Hering* Farbentheorie: Hering's theory. – **H.* Nachbild:** H.'s afterimage. – **H.*-Breuer* Reflex:** Hering-Breuer reflex.
Heringswurmkrankheit: anisakiasis.
Herkunft: origin; background.
Herlitz* Syndrom: Herlitz' syndrome; epidermolysis bullosa lethalis.
Hermaphroditismus: hermaphroditism. – **H., echter (verus):** true h. – **H. spurius:** false h.; spurious h.; pseudohermaphroditism.
hermetisch: hermetic.
Hernie: hernia. – **H., eingeklemmte:** incarcerated h. – **H., gleitende:** sliding h. – **H., irreponible:** irreducible h. – **H., paraösophageale:** hiatal h.
Herniolaparotomie: herniolaparotomy.
Hernioplastik: hernioplasty.
Hernio(r)rhaphie: herniorrhaphy.
Herniotomie: herniotomy.
Heroin: heroin; diacetylmorphine.
Heroinabhängigkeit: heroin addiction; heroinism.
Herpangina: herpangina.
Herpes: herpes. – **H. facialis:** h. facialis; h. simplex of the face. – **H. genitalis:** h. genitalis. – **H. labialis:** h. labialis; cold sore; fever blister. – **H. simplex:** h. simplex. – **H. zoster:** h. zoster; shingles.
Herpesangina: herpangina.
Herpesinfektion: herpetic infection.
Herpesviren: herpesviruses.
herpetisch: herpetic.
Herrick* Syndrom: sickle cell anemia.
Herring* Körper: Herring bodies.
Hers* Krankheit: Hers disease; glycogen storage disease, type VI.
Herter*-Heubner* Krankheit: Herter's infantilism; celiac disease.
Hertwig*-Magendie* Phänomen: Hertwig-Magendie syndrome; skew deviation.
Hertz: hertz (Hz).
hervorrufen: (to) evoke; provoke; produce; elicit; bring about.
Herxheimer*-Jarisch* Reaktion: Jarisch-Herxheimer reaction.

Herz: heart. – **H., künstliches:** artificial h. – **H., linkes:** left h. – **H., nervöses** oder **reizbares:** irritable h. – **H., rechtes:** right h.
Herzachse: cardiac axis.
Herzaktion: cardiac action; heart action.
Herzaneurysma: cardiac aneurysm.
Herzarbeit: cardiac work.
Herzasthma: cardiasthma.
Herzattacke: heart attack.
Herzauskultation: cardiac auscultation.
Herzautomatie: cardiac autonomy.
Herzbälkchen: cardiac trabeculae.
Herzbeutel: pericardium.
Herzbeutelentzündung: pericarditis.
Herzbeutelpunktion: pericardi(o)centesis.
Herzbeuteltamponade: pericardial tamponade.
Herzblock: heart block.
Herzchirurgie: cardiac surgery.
Herzdämpfung: cardiac dullness.
Herzdekompensation: congestive heart failure.
Herzdilatation: cardiac dilatation.
Herzdynamik: cardiodynamics.
Herzentwicklung: cardiogenesis.
Herzerkrankung, koronare: coronary heart disease.
Herzfehler: (organic) heart defect.
Herzfehlerzelle: heart failure cell.
Herzfigur, -form: cardiac configuration.
Herzfrequenz: heart rate.
Herzgeräusch: heart murmur. – **H., akzidentelles:** accidental h. m. – **H., bandförmiges:** band-shaped h. m. – **H., spindelförmiges:** spindle-shaped h. m.
Herzglykosid: cardiac glycoside.
Herzhypertrophie: cardiac hypertrophy; h. of heart.
Herzindex: cardiac index (CI).
Herzinfarkt: myocardial infarction.
Herzinsuffizienz: cardiac insufficiency; heart failure.
Herzjagen: tachycardia.
Herzkammer: heart chamber; ventricle.
Herzkatheterisierung: cardiac catheterization; cardiocatheterization.
Herzklappe: heart valve; cardiac v. – **H., künstliche:** artificial h. v.
Herzklappenfehler: valvular defect.
Herzklappeninsuffizienz: valvular insufficiency.
Herzklappenplastik: valvuloplasty.
Herzklappenprothese: prosthetic heart valve.
Herzklappensprengung: cardiovalvulotomy.
Herzklopfen: palpitation.
Herzkonfiguration: cardiac configuration.
Herzkontraktion: cardiac contraction.
Herzkranzgefäße: coronary (vessels).
Herz-Lungen-Maschine: heart-lung machine.
Herzmassage: cardiac massage.
Herzminutenvolumen: cardiac output per minute.
Herzmuskel: cardiac muscle; myocardium.
Herzmuskelentzündung: myocarditis.
Herzmuskelschwäche: myocardial insufficiency.
Herzneurose: cardioneurosis.
Herzohr: atrial auricle.
Herzpalpitation: palpitation of heart.
Herzphasensteuerung: cardiac pacing.
Herzpolyp: cardiac polyp.
Herzpunktion: cardiocentesis; puncture of the heart.
Herzregulation: cardiac regulation.
Herzrhythmusstörung: cardiac dysrhythmia; arrhythmia.
Herzruptur: cardiorrhexis; rupture of the heart.
Herzschall: heart sound.
Herzschatten: heart shadow.
Herzscheidewand: cardiac septum.
Herzschlag: 1) heartbeat. **2)** cardiac death.
Herzschlagvolumen: stroke volume.
Herzschmerz: cardiodynia; cardiac pain.
Herzschrittmacher: (artificial) cardiac pacemaker. – **H., bedarfsgesteuerter:** demand p. – **H., frequenzstabiler:** fixed rate p. – **H., kammergesteuerter:** ventricular p. – **H., sequentieller:** atrioventricular sequential p.; double-chamber p.
Herzschrittmachercode: pacing code.
Herzseptum: cardiac septum.
Herzspitze: apex of the heart.
Herzspitzenstoß: apex beat.
Herzstillstand: cardiac arrest. – **H., induzierter:** cardioplegia.
Herzstolpern: extrasystole.

Herzsyndrom, hyperkinetisches: hyperkinetic heart syndrome.
Herztaille: cardiac waist.
Herztamponade: cardiac tamponade.
Herztod: cardiac death. – **H., plötzlicher:** acute c. d.
Herztöne, kindliche: fetal heart sounds.
Herzton, HT: heart sound. – **HT, akzentuierter:** accentuated h. s. – **HT, erster:** first h. s. – **HT, zweiter:** second h. s. – **HT, dritter:** third h. s. – **HT, vierter:** fourth h. s.
Herztonschreibung: phonocardiography.
Herztransplantation: heart transplantation.
Herztumoren: heart tumors.
Herzverfettung: fatty degeneration of heart.
Herzversagen: heart failure. – **H., akutes:** acute h. f.
Herzvorhof: atrium of heart.
Herzwandaneurysma: aneurysm of the heart wall.
Herzwiederbelebung: cardiac resuscitation.
herzwirksam: cardioactive.
Herzzeitvolumen: cardiac output.
Herzzyklus: cardiac cycle.
Heschl* Hirnwindung: Heschl's gyrus; transverse temporal g.
Hesperidin: hesperidin.
Hesselbach* Band: Hesselbach's triangle. – **H.* Hernie:** H.'s hernia.
Heteroagglutination: heteroagglutination.
Heteroantikörper: heteroantibody.
Heterochromatin: heterochromatin.
Heterochromatose: heterochromatosis.
Heterochromie: heterochromia.
Heterochromosom: heterochromosome.
Heterochronie: heterochronia.
Heterodidymus: heteropagus.
Heterodontie: heterodontia.
heterodrom: heterodromus.
Heteroduplex: heteroduplex.
Heterogamet: heterogamete.
Heterogamie: heterogamy.
heterogen: heterogeneous.
heterogenetisch: heterogenetic.
Heterogenie: heterogeneity.
Heterogonie: heterogony.
Heterohämagglutinin: heterohemagglutinin.
Heteroimmunität: heteroimmunity.
Heteroinfektion: heteroinfection.
Heterokaryon: heterokaryon.
Heterokeratoplastik: hetero-keratoplasty.
Heterokinese: heterocinesia; allokinesis.
heterokladisch: heterocladic.
heterolog: heterologous.
Heterolyse: heterolysis.
Heteromerie: heteromeria.
Heterometropie: heterometropia.
heteromorph: heteromorphous.
Heteromorphopsie: heteromorphopsia.
Heteromorphose: heteromorphosis.
heteronym: heteronymous.
Heteropagus: heteropagus.
Heterophagie: heterophagocytosis.
heterophasisch: heterophasic.
heterophil: heterophil(ic).
Heterophorie: heterophoria.
Heterophy(d)iasis: heterophyiasis.
Heteroplasie: heteroplasia; alloplasia.
Heteroplastik: heteroplasty.
heteroplastisch: heteroplastic.
Heteroploidie: heteroploidy.
Heteroproteinämie: heteroproteinemia.
Heteropsie: heteropsia.
Heteroptera: Heteroptera.
Heteroserum: heterologous serum.
Heterosexualität: heterosexuality.
Heteroskopie: heteroscopy.
Heterosom: heterosome.
Heterotonie: heterotonia.
heterotop, heterotopisch: heterotopic.
Heterotopie: heterotopia; heterotopy.
Heterotransplantat: xenograft; heterograft; heterotransplant.
Heterotransplantation: heterotransplantation.
Heterotrophie: heterotrophy.
Heterotropie: heterotropia.
Heterovakzine: heterovaccine.
heteroxen: heteroxenous.
heterozygot: heterozygous.
Heterozygotie: heterozygosis.
heterozyklisch: heterocyclic.
Heuasthma: hay fever; pollinosis.
Heubner*-Herter* Infantilismus: Heubner-Herter disease.
Heufieber, Heuschnupfen: hay fever; pollinosis.
Heuser* Membran: Heuser's membrane.
Hexachlorbenzol: hexachlorobenzene.

Hexachlorcyclohexan: hexachlorocyclohexane; lindane.
Hexachlorophen: hexachlorophene.
hexachrom(atisch): hexachromic.
Hexadaktylie: hexadactylism.
Hexamethoniumbromid: hexamethonium bromide.
Hexamethylentetramin, Hexamin: hexamethylenetetramine; hexamine; methenamine.
Hexenmilch: witches' milk.
Hexenschuß: lumbago.
Hexobarbital: hexobarbital.
Hexocycliummethylsulfat, -metilsulfat: hexacyclium methylsulfat.
Hexoestrol, Hexestrol: hexestrol; dihydrostilbestrol.
Hexokinase: hexokinase.
Hexonsäure: hexonic acid.
Hexoprenalin: hexoprenaline.
Hexosamin: hexosamine.
Hexosaminidase: hexosaminidase.
Hexose: hexose.
Hexosediphosphatase: hexose-diphosphatase.
Hexosemonophosphat: hexose-monophosphate.
Hexosephosphat: hexosephosphate.
Hexuronsäure: hexuronic acid.
Hg (Hydrargyrum): Hg (hydrargyrum; mercury).
HGPRT (Hypoxanthin-Guanin-Phosphoribosyltransferase): HGPRT (hypoxanthine-guanine-phosphoribosyl transferase).
HHL: 1) Hypophysenhinterlappen: neurohypophysis. **2) Hinterhauptslage:** vertex presentation.
Hiatus: hiatus; gap; opening.
Hiatushernie: hiatal hernia. – **H., gleitende:** sliding h. h.
Hibernation: hibernation. – **H., künstliche:** artificial h.
Hibernom: hibernoma; fetal fat tissue tumor.
Hidradenitis: hidradenitis.
Hidradenom: hidradenoma.
Hidroa: hydroa.
Hidrose: hidrosis.
hidrotisch: hidrotic; sudorific.
Hidrozystom: hidrocystoma.
Hieralgie: hieralgia.
Hierarchie: hierarchy.
HIG (Hyperimmunglobulin): hyperimmunoglobulin.
Highmore* Höhle: antrum of Highmore; maxillary sinus.
hilär: hilar.
Hilfe: help; aid; assistance. – **Hilfe, Erste:** first aid.
hilflos: helpless.
Hilfsmittel: device; vehicle.
Hilfspersonal, medizinisches: allied health professionals.
Hilfsstoff: adjuvant.
Hilfswirt: transfer host.
Hilton* Linie: Hilton's line.
Hilum: hilus; hilum.
Hilus: hilus.
Hiluslymphknoten: hilar lymphnodes.
Hilustanzen: hilus dance; hilar dance.
Hiluszellen: hilus cells; sympathicotrophic cells.
Hiluszelltumor: hilus-cell tumor.
Himbeerzunge: strawberry tongue; raspberry t.
Hines*-Brown* Test: cold pressor test.
Hinken: limping; claudication.
hinten: behind; posterior.
Hinterdammgriff: Ritgen's maneuver.
Hintergrund: background.
Hinterhaupt: occiput.
Hinterhauptslage, HHL: vertex presentation.
Hinterhirn: hindbrain; rhombencephalon.
Hinterhorn: posterior horn.
Hinterscheitelbeineinstellung: posterior asynclitism; Litzmann's obliquity.
Hinterstrang: posterior column.
Hinterstrangsyndrom: posterior column syndrome.
Hinterwandinfarkt: posterior myocardial infarction.
Hinterwurzel: dorsal root.
Hinton* Test: Hinton's test.
Hinweis: indication; clue; reference.
Hiob-Syndrom: Job's syndrome.
v. Hippel*-Lindau*(-Czermak*) Syndrom: von Hippel-Lindau disease; Hippel's disease; cerebroretinal angiomatosis.
Hippocampus: hippocampus.
hippokratisch: hippocratic.
Hippursäure: hippuric acid.
Hippus (pupillae): hippus; tremor of iris.

Hirci: hirci; axillary hairs.
Hirn: brain.
Hirnabszeß: brain abscess; cerebral a.; intracranial a.
Hirnaktionsströme: brain potentials.
Hirnanhangsdrüse: pituitary gland; hypophysis.
Hirnarteriosklerose: cerebral arteriosclerosis.
Hirnatrophie: cerebral atrophy.
Hirnbasis: basis cerebri.
Hirnbiopsie: brain biopsy.
Hirnblutung: cerebral hemorrhage.
Hirnbruch: cerebral hernia; encephalocele.
Hirndruck: intracranial pressure.
Hirndurchblutung: cerebral perfusion.
Hirndurchblutungsstörung: cerebrovascular accident.
Hirnembolie: cerebral embolism.
Hirnerschütterung: brain concussion.
Hirnerweichung: cerebral softening; encephalomalacia.
Hirngefäß: cerebral vessel.
Hirnhäute: meninges.
Hirnhautentzündung: meningitis.
Hirninfarkt: cerebral infarction.
Hirnmantel: cerebral cortex; pallium.
Hirnnerven: cranial nerves.
Hirnnervenlähmung: cranial nerve paralysis.
Hirnnervensyndrom: cranial nerve syndrome.
Hirnödem: brain edema; brain swelling.
Hirnprolaps: encephalomeningocele.
Hirnrinde: cerebral cortex.
Hirnsand: brain sand.
Hirnschaden: brain damage; encephalopathy. – **H., frühkindlicher:** infantile b. d.
Hirnschenkel: crus cerebri.
Hirnschlag: stroke; apoplexy.
Hirnsichel: cerebral falx.
Hirnsinus: brain sinus.
Hirnsklerose: cerebrosclerosis; cerebral sclerosis. – **H., diffuse:** diffuse c. – **H., tuberöse:** tuberous c.
Hirnstamm: brain stem.
Hirnstammsyndrom: brain stem syndrome.
Hirnstromkurve: electroencephalogram (EEG).
Hirnszintigraphie: brain scanning; gamma-encephalography.
Hirntätigkeit: brain activity; cerebration.
Hirntod: brain death.
Hirntrauma: brain trauma.
Hirntumor: brain tumor.
Hirnventrikel: ventricle(s) of the brain.
Hirnverletzung: brain injury.
Hirnzyste: brain cyst.
Hirschsprung* Krankheit: Hirschsprung's disease; congenital megacolon.
Hirst* Test: Hirst test.
Hirsuties: hirsuties; hirsutism.
Hirsutismus: hirsutism.
Hirudinea: Hirudinea.
Hirudiniasis: hirudiniasis.
Hirudo: Hirudo; leeches.
His* Bündel: bundle of His; atrioventricular bundle.
His*-Bündel-Elektrogramm: His bundle electrography.
Histamin, H: histamine.
Histaminase: histaminase.
Histaminkopfschmerz: histamine headache; histaminic cephalgia.
Histaminliberator: histamine releasing agent.
Histaminrezeptor: histamine receptor.
Histaminrezeptorblocker: histamine receptor blocking agents.
Histaminschock: histamine shock; histaminia.
Histamintest: histamine test.
Histidase, Histidin-Ammoniak-Lyase: histidase; histidine ammonia-lyase.
Histidin: histidine.
Histidinämie: histidinemia; histidase deficiency.
Histidinbelastungstest: FIGLU excretion test.
Histidinurie: histidinuria.
Histiocytosis X: histiocytosis X.
Histiozyt: histiocyte.
Histiozytom: histiocytoma.
Histiozytose: histiocytosis. – **H., maligne:** malignant h.; reticulohistiocytosis.
Histochemie: histochemistry.
Histogenese: histogenesis.
Histogramm: histogramm.
Histoinkompatibilität: histoincompatibility.
Histokompatibilität: histocompatibility.

Histokompatibilitätsantigene: histocompatibility locus antigens (HLA).
Histologie: histology.
histologisch: histological.
Histolyse: histolysis.
Histon: histone.
Histopathologie: histopathology.
Histoplasma: Histoplasma.
Histoplasmin: histoplasmin.
Histoplasmom: histoplasmoma.
Histoplasmose: histoplasmosis. – **H., Afrikanische:** African h.
Historadiographie: historadiography.
histotoxisch: histotoxic.
histotrop: histotropic.
Hitze: heat.
hitzebeständig: heat-resistant; thermostabile.
Hitzedenaturierung: thermic denaturation; pyrolyse.
hitzeempfindlich: heat-labile; thermolabile.
Hitzekoagulation: heat coagulation.
Hitzekollaps: heat exhaustion; heat collapse.
Hitzekrämpfe: heat cramps.
Hitzeresistenz: heat resistance.
Hitzesterilisation: heat sterilization.
Hitzewallung: hot flushes.
Hitzschlag: heatstroke; sunstroke; thermoplegia.
HIV (humanes Immundefizienzvirus): HIV (human immunodeficiency virus).
HK: 1) Hexokinase: hexokinase. **2) Hämatokrit:** hematocrit.
H-Ketten-Krankheit: heavy-chain disease.
HLA (humanes Leukozytenantigen): HLA (histocompatibility locus antigen; human leukocyte antigen).
HLA-System: HLA complex; major histocompatibility complex.
HMG (humanes Menopausengonadotropin): HMG (human menopausal gonadotropin).
HMG-CoA (Hydroxymethylglutaryl-CoA): HMG-CoA (hydroxymethylglutaryl-CoA).
HMV (Herzminutenvolumen): CMO (cardiac minute output).
HNO (Hals-, Nasen-, Ohren-): ENT (ear, nose and throat).
Hochdruck: hypertension; high (blood) pressure.
Hochdrucksterilisator: autoclave.
Hochdrucksystem: high-pressure system.
Hochfrequenz: high frequency.
Hochfrequenzchirurgie: high-frequency surgery; radiosurgery.
hochmolekular: high molecular.
Hochpotenz: high potency.
Hochspannung: high voltage.
Hochvolttherapie: high-voltage therapy.
Hochwuchs: gigantism; giantism.
Hockstellung: squatting.
Hoden: testicle; testis; orchis.
Hodenatrophie: testicular atrophy.
Hodenbiopsie: testicular biopsy.
Hodendystopie: testicular dystopia; displaced testis.
Hodenentzündung: orchitis.
Hodenhochstand: undescended testis.
Hodeninsuffizienz: testicular insufficiency.
Hodeninversion: inverted testis.
Hodenreflex: cremasteric reflex.
Hodenretention: cryptorchidism.
Hodensack: scrotum.
Hodentorsion: testicular torsion.
Hodentuberkulose: testicular tuberculosis.
Hodentumor: testicular tumor.
Hodge* Ebene: Hodge's plane. – **H.* Pessar:** H.'s pessary.
Hodgkin* Krankheit: Hodgkin's disease. – **H.* Zelle:** Reed-Sternberg cell.
Höchstdosis: maximum (permissible) dose.
Höchstmenge: maximum amount.
Höchstwert: peak value.
Höcker: hump; protuberance.
höckrig: bosselated.
Höhe: height; altitude.
Höhenangst: acrophobia; hypsophobia.
Höhenanpassung: adaptation to high altitude; acclima(tiza)tion to h. a.
Höhenkollaps: high-altitude hypoxia.
Höhenkoller: mountain fever.
Höhenkrankheit: altitude sickness; mountain sickness; Monge's disease.
Höhenschielen: vertical strabism.
Höhepunkt: peak; climax; acme.
Höhle: cavity.
Höhlengrau, zentrales: central gray matter.

H

Höllenstein: silver nitrate.
Hörapparat: hearing aid.
Hörbereich: hearing distance.
Hören: hearing; audition.
Hörgerät: hearing aid.
Hörhaar: auditory hair.
Hörhilfe: hearing aid.
Hörigkeit: bondage.
Hörknöchelchen: auditory ossicles.
Hörkurve: audiogram.
Hörnerv: auditory nerve; acoustic n.; vestibulocochlear n.
Hörprüfung: hearing test.
Hörrinde: auditory cortex.
Hörrohr: stethoscope.
Hörschaden: hearing impairment.
Hörschwelle: acoustic reflex threshold.
Hörstörung: hearing disorder.
Hörstrahlung: auditory radiation; acoustic r.
Hörstummheit: hearing mutism; audimutism.
Hörsturz: acute hearing loss.
Hörtheorie: theory of hearing.
Hörverlust: hearing loss.
Hörzelle: auditory (hair) cell.
Hörzentrum: hearing center; acoustic c.
Hof: halo; areola.
Hoffa* Krankheit: Hoffa's disease.
Hoffmann* Zeichen: Hoffmann's reflex.
Hoffmann*-Tinel* Klopfzeichen: Tinel's sign.
Hoffnung: hope.
Hofmeister* Operation: Hofmeister-Finsterer operation.
hohl: hollow.
Hohlfuß: pes cavus.
Hohlhand: palm (of hand).
Hohlhandphlegmone: palmar abscess.
Hohlknie: genu recurvatum.
Hohlkreuz: hollow-back; lordosis.
Hohlnadel: hollow needle.
Hohlnagel: spoon nail; koilonychia.
Hohlrücken: hollow-back; lordosis.
Hohlvene: vena cava.
Hohlwarze: retracted nipple; crater n.
holandrisch: holandric.
holistisch: holistic.
Hollander* Hypoglykämietest: Hollander's (hypoglycemia) test.
Holmes*-Stewart* Phänomen: rebound phenomenon.
Holmgren* Test: Holmgren's test.
Holmium: holmium.
holodiastolisch: holodiastolic.
Holoenzym, Holoferment: holoenzyme.
Holographie: holography.
hologyn: hologynic.
holokrin: holocrine.
holosystolisch: holosystolic.
Holotopie: holotopy.
holotrich: holotrichous.
Holt*-Oram* Syndrom: Holt-Oram syndrome.
Holz: wood.
Holzbock: (wood) tick.
Holzknecht* Raum: Holzknecht's space.
Holzkohle: charcoal.
Holzschuhform (des Herzens): sabot heart; boatshaped h.
Holzzucker: xylose.
Homalographie: homalography.
Homans* Zeichen: Homans' sign.
Homatropin: homatropine.
Home* Lappen: Home's lobe.
Hominidae: hominids; Hominidae.
Homo sapiens: Homo sapiens; man.
Homocystein, -zystein: homocysteine.
Homocystin: homocystine.
Homöopathie: homeopathy.
homöopathisch: homeopathic.
Homöoplasie: homeoplasia.
Homöostase: homeostasis.
homogam: homogametic.
homogen: homogenous.
Homogenat: homogenate.
Homogenisierung: homogenization.
Homogenität: homogeneity.
Homogentisinsäure: homogentisic acid; alkaptone.
homoiotherm: homoiotherm.
homokladisch: homocladic.
homolateral: homolateral; ipsilateral.
homolog: homologous; allogeneic.
Homologes: homologue.
Homologie: homology.
Homomerie: homonymous metamerism.
homonym: homonymous.
Homoplastik: homograft; homoplasty.
Homopolymer: homopolymer.
Homoserin: homoserine.
Homosexualität: homosexuality.
homosexuell: homosexual; homophile.
Homotransplantation: homeotransplantation.
Homovanillinsäure: homovanillic acid.

homozygot: homozygous.
homozytotrop: homocytotropic.
Homunculus, -kulus: homunculus.
Honig: honey.
Honigwabenlunge: honeycomb lung.
Hopfen: hop.
Hoppe*-Goldflam* Syndrom: myasthenia gravis.
Hordeolum: hordeolum; sty(e).
horizontal: horizontal.
Horizontale, Deutsche: Frankfort horizontal plane.
Horizontallage: horizontal position.
Horizontaltyp des Herzens: horizontal heart.
Horizontalzellen: horizontal cells.
Hormon: hormone. – **H., adenotropes:** anterior pituitary h. – **H., adrenocorticotropes,** ACTH: adrenocorticotropic h. (ACTH); corticotropin. – **H., antidiuretisches,** ADH: antidiuretic h.; vasopressin. – **H., luteinisierendes,** LH: luteinizing h. (LH). – **H., luteotropes,** LTH: luteotropic h. – **H., somatotropes,** STH: somatotropic h.; growth h.; somatotropin.
hormonal, hormonell: hormonal; hormonic.
Hormonentzugsblutung: hormonal withdrawal bleeding.
Hormonogen: prohormone; hormone precursor.
Hormonrezeptor: hormone receptor.
Hormontherapie: hormonotherapy.
Horn: horn; cornu; keratin.
hornartig: horny; hornlike; keratoid.
Horner* Muskel: Horner's muscle. – **H.* Symptomenkomplex, Syndrom, Trias:** Horner's syndrome.
Hornhaut: **1)** horny layer of skin. **2)** cornea.
Hornhautastigmatismus: corneal astigmatism.
Hornhautdegeneration: corneal degeneration.
Hornhautdystrophie: corneal dystrophy.
Hornhautentzündung: keratitis; corneitis.
Hornhautepithel: corneal epithelium.
Hornhautgeschwür: corneal ulcer.
Hornhautlinse: corneal contact lens.
Hornhautmikroskop: corneal microscope.
Hornhautnarbe: corneal scar.
Hornhautplastik: keratoplasty.
Hornhautreflex: corneal reflex; blink reflex.
Hornhautstaphylom: keratostaphyloma.
Hornhauttransplantation: corneal transplantation.
Hornhauttrübung: corneal clouding.
Hornisse: hornet.
Hornperle: epithelial pearl.
Hornschwiele: callus; callosity.
Horopter: horopter.
Horror: horror. – **H. autotoxicus:** self-tolerance.
Hortega* Zelle: Hortega's cell.
Horton* Neuralgie, Syndrom: cluster headache; histamine h. – **H.*-Magath*-Brown* Syndrom:** temporal arteritis; giant cell a.
Hospitalbrand: gaseous gangrene.
Hospitalisierung: hospitalization.
Hospitalismus: hospitalism. – **H., infektiöser:** nosocomial infection.
Hotchkiss*-MacManus* Reaktion: PAS reaction.
Houssay* Syndrom: Houssay's syndrome.
Howard* Test: Howard test.
Howell* Körperchen: Howell-Jolly bodies.
Howship* Lakunen: Howship's lacunae. – **H.*(- v. Romberg*) Zeichen:** H.'s symptom.
Hoyer* Anastomose: Hoyer's anastomosis.
Hp (Haptoglobin)**:** haptoglobin.
HPL (humanes Plazentalaktogen)**:** HPL (human placental lactogen).
H-Reflex: H reflex (Hoffmann's reflex).
H_1-, H_2-Rezeptoren: H receptors (histamine receptors).
HSG (Hysterosalpingographie)**:** hysterosalpingography.
H-Substanz: H-substance.
HSV (Herpes-simplex-Virus)**:** HSV (herpes simplex virus).
HTLV (humanes T-Zell-Leukämievirus)**:** HTLV (human T-cell lymphotropic virus).
v. Hübl* Jodzahl: Hübl's number.
Hüftarthrodese: arthrodesis of hip joint.
Hüftbein: os coxae; hip bone.

Hüftdysplasie: congenital dislocation of hip.
Hüfte: hip. – **H., schnappende** oder **schnellende:** snapping hip.
Hüftgelenk: hip joint.
Hüftgelenkentzündung: coxitis.
Hüftgelenkersatz: total replacement of hip.
Hüftgelenkluxation: dislocation of hip.
Hüftkopf: head of femur.
Hüftkopfnekrose: necrosis of the head of femur.
Hüftluxation: dislocation of hip.
Hüftpfanne: acetabulum.
Hüftpfannenplastik: acetabuloplasty.
Hühnerauge: corn; clavus.
Hühnerbrust: chicken breast; pigeon b.
Hühnersarkom-Virus: chicken sarcoma virus.
Hülle: envelope; coat.
Hüllenantigen: surface antigen.
Hüllprotein: envelope protein.
Hülse: hull; socket.
Hülsenfrucht: legume.
Hünermann* Syndrom: congenital calcifying chondrodystrophy.
Hürthle* Zellen: Hürthle cells.
Huet* Kernanomalie: Pelger-Huet anomaly.
Hueter* Zeichen: Hueter sign.
Hufeisen: horseshoe.
Hufeisenniere: horseshoe kidney.
Huhner*(-Sims*) Test: Huhner test.
human, Human...: human.
Humanalbumin: human (serum) albumin.
Humangenetik: human genetics.
Humaninsulin: human insulin.
Humanmedizin: (human) medicine.
Humanplasma: human plasma.
Humerus: humerus.
Humerus-: humeral.
Huminsäure: humic acid.
Humor: humor.
humoral: humoral.
Humoralpathologie: humoralism.
Hundebandwurm: dog tapeworm.
Hundebiß: dog bite.
Hundefloh: dog flea.
Hundehakenwurm: dog hookworm.
Hundsfieber: dog fever.
Hunger: hunger.
Hungerazidose: starvation acidosis.
Hungerkur: hunger cure.
Hungerödem: hunger edema; famine e.
Hungerosteopathie: hunger osteopathy; alimentary o.
Hunner* Fibrose: Hunner's ulcer.
Hunt* Neuralgie: Hunt's neuralgia. – **H.* Syndrom:** H.'s syndrome.
Hunter* Band: Hunter's ligament. – **H.* Glossitis:** H.'s glossitis. – **H.* Induration:** hunterian chancre. – **H.* Syndrom:** H.'s disease; mucopolysaccharidosis.
Huntington* Chorea: Huntington chorea.
Hurler* Syndrom: Hurler's syndrome; lipochondrodystrophy.
Husten: cough; tussis. – **H., bellender:** barking c.; hacking c. – **H., produktiver:** productive c.; effective c. – **H., spastischer:** asthmatic c. – **H., unproduktiver:** dry c.; unproductive c.
Hustenmittel: antitussive(s).
Hustenparoxysmus: paroxysmal cough.
Hustenreflex: cough reflex.
Hustensynkope: cough syncope; tussive syncope.
Hustenzentrum: coughing center.
Hutchinson* Gesicht: Hutchinson face. – **H.* Maske:** H.'s mask. – **H.* Pupille:** H.' pupil. – **H.*(-Gilford*) Syndrom:** H.-Gilford disease; progeria. – **H.* Trias:** H.'s triad. – **H.* Zähne:** H.'s teeth.
Huxley* Schicht: Huxley's layer.
HVL (Hypophysenvorderlappen): anterior lobe of pituitary gland; adenohypophysis.
HWS: 1) Halswirbelsäule: cervical spine. **2) Halbwertsschicht:** half-value layer.
HWZ (Halbwertszeit): half-life.
Hyalin: hyalin.
hyalin: hyaline.
Hyalinisation, Hyalinisierung: hyalinization.
Hyalin(membran)krankheit der Lungen: hyaline membrane disease.
Hyalinosis: hyalinosis.
Hyalitis: hyalitis; hyaloiditis.
hyaloideus: hyaloid.
Hyalomer: hyalomere.
Hyaloplasma: hyaloplasma; hyalotome.
Hyaluronat-Lyase: hyaluronate lyase.
Hyaluronidase: hyaluronidase.
Hyaluronsäure: hyaluronic acid.

H-Y-Antigen: H-Y antigen.
Hybride: hybrid.
Hybrid(is)ation, Hybridisierung: hybridization.
Hybridom: hybridoma.
Hydantoin: hydantoin; glycoylurea.
Hydatide: hydatid.
Hydatidenblase: 1) hydatid mole. **2)** hydatid (cyst).
Hydatidenschwirren: hydatid fremitus.
Hydatidose: hydatidosis.
Hydrämie: hydremia.
Hydragogum: hydragogue.
Hydralazin: hydralazine.
Hydramnion: hydramnion; hydramnios.
Hydranenzephalie: hydranencephaly.
Hydrargyrie, Hydrargyrose: hydrargyria; mercury poisoning.
Hydrargyrum, Hg: mercury.
Hydrarthrose: hydrarthrosis. – **H., intermittierende:** intermittent h.
Hydra(ta)tion: hydration.
Hydrazid: hydrazide.
Hydrazin: hydrazine.
Hydrierung: hydrogenation.
Hydrocele: hydrocele. – **H. feminae:** h. feminae. – **H. hernialis:** hernial h. – **H. testis:** testicular h. – **H. vaginalis:** vaginal h.
Hydrocephalus: hydrocephalus. – **H. communicans:** communicating h. – **H. externus:** external h. – **H. internus:** internal h. – **H. occlusus:** occluded h.; noncommunicating h.
Hydrochinon: hydroquinone.
Hydrochlorothiazid: hydrochlorothiazide.
Hydrocholerese: hydrocholeresis.
Hydrocortison: hydrocortisone; cortisol.
Hydrodipsomanie: psychogenic polydipsia.
Hydrodynamik: hydrodynamics.
Hydrogenase: hydrogenase.
Hydrogencarbonat: bicarbonate.
Hydrogenium peroxydatum: hydrogen peroxide.
Hydrokalix: hydrocalyx.
Hydrokardie: hydropericardium.
Hydrokolpos: hydrocolpos.
Hydrokortison: hydrocortisone; cortisol.
Hydrolabilität: hydrolability.
Hydrolase: hydrolase.
Hydrolyse: hydrolysis.
Hydromeningozele: hydromeningocele.
Hydrometra: hydrometra.
Hydromorphon: hydromorphone.
Hydromphalus: hydromphalus.
Hydromyelie: hydromyelia.
Hydromyelozele: hydromyelocele.
Hydronephrose: hydronephrosis; nephrohydrosis. – **H., angeborene:** congenital h. – **H., extrarenale:** extrarenal h. – **H., intermittierende:** intermittent h. – **H., stumme:** blunt h.
hydropektisch: hydropexic.
Hydroperikard: hydropericardium.
Hydropertubation: hydropertubation.
hydrophil: hydrophilic; hydrophilous.
Hydrophobie: hydrophobia.
Hydrophthalmus: hydrophthalmos.
hydropisch: hydropic; dropsical.
Hydrops: hydrops; hydropsy; edema; dropsy.
Hydrorrhoea: hydrorrhea.
Hydrosaloprivie: water and salt deficiency.
Hydrosalpinx: hydrosalpinx.
Hydrotherapie: hydrotherapy.
Hydrothorax: hydrothorax.
Hydrotomie: hydrotomy.
Hydroureter: hydroureter.
Hydroxid: hydroxide.
Hydroxocobalamin: hydroxocobalamin.
Hydroxoniumion: hydroxonium ion.
Hydroxyäthylstärke: hydroxyethyl-starch (HES).
Hydroxybuttersäure: hydroxybutyric acid.
Hydroxybutyrat-Dehydrogenase: hydroxybutyric dehydrogenase.
Hydroxychloroquin: hydroxychloroquine.
Hydroxycorticosteroid: hydroxycorticosteroids.
Hydroxyd: hydroxide.
Hydroxyhämin: hydroxyhemin.
Hydroxyharnstoff: hydroxyurea.
5-Hydroxyindolessigsäure: hydroxyindoleacetic acid.
Hydroxylase: hydroxylase.
Hydroxylierung: hydroxylation.
Hydroxy-Lysin: hydroxylysine.
Hydroxymethylcytosin: hydroxymethylcytosine.
p-Hydroxyphenylalanin: p-hydroxyphenylalanin.

p-Hydroxyphenylbrenztraubensäure: p-hydroxyphenylpyruvic acid.
Hydroxyphenylessigsäure: hydroxyphenylacetic acid.
p-Hydroxyphenylmilchsäure: p-hydroxyphenyllactic acid.
Hydroxyprogesteron: hydroxyprogesterone.
Hydroxyprolin: hydroxyproline.
Hydroxyprolinämie: hydroxyprolinemia.
Hydroxysäure: hydroxy acid.
Hydroxysteroid: hydroxysteroid.
Hydroxytetracyclin: hydroxytetracycline; oxytetracycline.
5-Hydroxytryptamin, 5-HT: 5-hydroxytryptamine; serotonin.
5-Hydroxytryptophan: 5-hydroxytryptophan.
Hydroxytyramin: hydroxytyramine; dopamine.
Hydrozele: hydrocele.
Hydrozephalus: hydrocephalus.
Hydrurie: hydruria; polyuria.
Hygiene: hygiene.
Hygrom: hygroma. – **H. cysticum colli:** cystic h.
Hygromatosis: hygromatosis.
Hygrometer: hygrometer.
hygroskopisch: hygroscopic.
Hymen: hymen.
Hymenalatresie: hymenal atresia.
Hymenolepiasis: hymenolepiasis.
Hymenolepis nana: Hymenolepis nana; dwarf tapeworm.
Hymenopterismus: hymenopterism.
Hyoglossus: hyoglossus.
Hyoid: hyoid bone.
hyoides, hyoideus: hyoid.
Hyoscin: hyoscine; scopolamine.
Hyoscyamin: L-hyoscyamine.
Hyoscyamus niger: Hyoscyamus niger; henbane.
Hypaesthesia, Hypästhesie: hyp(o)esthesia.
Hypakusis: hypacusis; hypacousia.
Hypalgesie, Hypalgie: hypalgesia; hypalgia.
Hypamphotonie: subnormal autonomic excitability.
Hypazidität: hypoacidity.
Hyperabduktionssyndrom: brachial hyperabduction syndrome.
Hyperadenie, Hyperadenosis: hyperadenosis.
Hyperadrenalismus, -adrenie: hyperadrenalism.
Hyperämie: hyperemia. – **H., aktive** oder **arterielle:** active h.; arterial h. – **H., funktionelle:** functional h. – **H., kollaterale:** collateral h. – **H., passive** oder **venöse:** passive h.; venous h. – **H., reaktive:** reactive h. – **H., reflektorische:** reflex h.
Hyperaesthesia, Hyperästhesie: hyperesthesia; oxyesthesia; *psych* hyperemotivity.
Hyperaktivität: hyperactivity.
Hyperakusis: hyperacusis.
Hyperaldosteronismus: hyperaldosteronism.
Hyperalgesie, Hyperalgie: hyperalgesia; hyperalgia.
Hyperalimentation: hyperalimentation.
Hyperaminoazidämie: hyperaminoacidemia.
Hyperaminoazidurie: hyperaminoaciduria.
Hyperammonämie: hyperammonemia.
Hyperamphotonie: excessive autonomic excitability.
Hyperamylasämie: hyperamylasemia.
Hyperazidität: hyperacidity.
Hyperazotämie: hyperazotemia.
Hyperazoturie: hyperazoturia.
hyperbar: hyperbaric.
hyperbare Oxygenation: hyperbaric oxygen therapy (HOT).
Hyperbetalipoproteinämie: hyperbetalipoproteinemia.
Hyperbilirubinämie: hyperbilirubinemia.
Hyperchlorämie: hyperchloremia.
Hyperchlorhydrie: hyperchlorhydria.
Hyperchlorurie: hyperchloruria.
Hypercholesterinämie: hypercholesterolemia.
Hypercholie: hypercholia.
hyperchrom: hyperchromic; hyperchromatic.
Hyperchromasie: hyperchromatosis; hyperchromatism; hyperchromia.
Hyperchromie: hyperchromia; hyperchromatism.
Hyperchylie: hyperchylia.
Hyperchylomikronämie: hyperchylomicronemia.

hyperdens: hyperdense.
hyperdiploid: hyperdiploid.
Hyperelastosis cutis: Ehlers-Danlos syndrome.
Hyperelevationssyndrom: brachial hyperabduction syndrome.
Hyperemesis: hyperemesis. – **H. gravidarum:** h. gravidarum.
Hypereosinophilie: hypereosinophilia.
Hyperergie: hyperergy; hyperergia.
Hyperesophorie: hyperesophoria.
Hyperexophorie: hyperexophoria.
Hyperextension: hyperextension.
Hyperexzitabilitätssyndrom: hyperexcitability syndrome (of the newborn).
Hyperfibrinogenämie: hyperfibrinogenemia.
Hyperfibrinolyse: hyperfibrinolysis.
Hyperflexion: hyperflexion.
Hypergalaktie: hypergalactia.
Hypergammaglobulinämie: hypergammaglobulinemia.
Hypergastrinämie: hypergastrinemia.
Hypergenitalismus: hypergenitalism.
Hypergeusie: hypergeusia; hypergeusesthesia.
Hypergie: hypergia.
Hyperglobulinämie: hyperglobulinemia.
Hyperglycinämie: hyperglycinemia.
Hyperglycinurie: glycinuria.
Hyperglykämie, -glucosämie: hyperglycemia; hyperglycosemia.
hyperglykämisch: hyperglycemic.
Hypergnathie: hypergnathia.
Hypergonadismus: hypergonadism.
hypergonadotrop: hypergonadotropic.
Hyper(h)aphie: tactile hyperesthesia.
Hyperheparinämie: hyperheparinemia.
Hyperhidrose, -hidrosis: hyperhidrosis.
Hyperhydratation: hyperhydration.
Hyperimmunglobulin: hyperimmunoglobulin.
Hyperimmunisierung: hyperimmunization.
Hyperimmunserum: hyperimmune serum.
Hyperinsulinismus: hyperinsulinism.
Hyperinvolution: hyperinvolution; superinvolution.
Hyperkalämie, Hyperkaliämie: hyperkalemia; hyperpotassemia.
Hyperkaliurie: hyperkaliuria.
Hyperkalzämie, Hyperkalziämie: hypercalcemia.
Hyperkalzipexie, -kalzistie: hypercalcipexy.
Hyperkalz(i)urie: hypercalciuria.
Hyperkapnie: hypercapnia; hypercarbia.
Hyperkeratose, -keratosis: hyperkeratosis.
Hyperkinese: hyperkinesia; hyperkinesis; hyperactivity.
hyperkinetisch: hyperkinetic.
Hyperkoagulämie: hypercoagulability (of blood).
Hyperkortisonismus: hypercortisolism.
Hyperkortizismus, -corticoidismus: hypercorticism; hyperadrenocorticalism.
Hyperkreatinämie: hypercreatinemia.
Hyperlactazidämie: hyperlactacidemia.
Hyperleukozytose: hyperleukocytosis.
Hyperlipämie: hyperlipemia.
Hyperlipidämie: hyperlipidemia.
Hyperlipoproteinämie: hyperlipoproteinemia. – **H., essentielle** od. **primäre:** primary h. (type I–V).
Hyperlysinämie: hyperlysinemia.
Hypermagnesiämie: hypermagnesemia.
Hypermastie: hypermastia; polymastia; macromastia.
Hypermenorrhö: hypermenorrhea.
Hypermetrie: hypermetria.
Hypermetropie: hypermetropia.
Hypermnesie: hypermnesia.
Hypermotilität: hypermotility; hyperkinesia.
Hypernatriämie: hypernatremia.
hypernephroid: hypernephroid.
Hypernephrom: hypernephroma; renal cell carcinoma.
Hyperöstrogenismus: hyperestrogenism.
Hyperonychie: hyperonychia.
Hyperopie: hyperopia; hypermetropia. – **H., korneale:** corneal h. – **H., latente:** latent h. – **H., lentale:** lenticular h. – **H., manifeste:** manifest h.
Hyperorexie: hyperorexia; bulimia.
Hyperosmie: hyperosmia.
Hyperosmolarität: hyperosmolarity.
Hyperostose, -ostosis: hyperostosis. – **H. vertebralis senilis ankylosans:** hyperostotic spondylosis.
Hyperoxämie: hyperoxemia.
Hyperoxalämie: hyperoxalemia.
Hyperoxalurie: hyperoxaluria.

Hyperoxid: superoxide.
Hyperoxie: hyperoxia.
Hyperparathyreoidismus: hyperparathyroidism. – **H., akuter:** acute h. – **H., ossärer:** osteitis fibrosa cystica generalisata. – **H., primärer:** primary h. – **H., sekundärer:** secondary h. – **H., tertiärer:** tertiary h.
Hyperpathie: hyperpathia.
Hyperpepsie: hyperpepsinia.
Hyperperistaltik: hyperperistalsis.
Hyperphalangie: hyperphalangism; polyphalangism.
Hyperphasie, -phrasie: hyperphasia.
Hyperphenylalaninämie: hyperphenylalaninemia.
Hyperphorie: hyperphoria.
Hyperphosphatämie: hyperphosphatemia.
Hyperphosphatasie: hyperphosphatasemia.
Hyperpigmentation: hyperpigmentation.
Hyperpituitarismus: hyperpituitarism.
Hyperplasia, Hyperplasie: hyperplasia; hypergenesis. – **H., glandulär-zystische:** glandular-cystic h.
Hyperplasmie: hyperplasmia.
hyperploid: hyperploid.
Hyperpnoe: hyperpnea.
Hyperpolarisation: hyperpolarization.
Hyperpräbetalipoproteinämie: hyperprebetalipoproteinemia.
Hyperprolactinämie: hyperprolactinemia.
Hyperprolinämie: hyperprolinemia.
Hyperproteinämie: hyperproteinemia.
Hyperpyrexie: hyperpyrexia. – **H., maligne:** malignant h.; malignant hyperthermia.
Hyperreaktivität: hyperreactivity.
Hyperreflexie: hyperreflexia.
Hypersalämie, Hypersalie: hypersalemia.
Hypersalivation: hypersalivation.
Hypersegmentierung: hypersegmentation.
Hypersekretion: hypersecretion.
Hypersensibilität: hypersensibility; hypersensitivity.
hypersensitiv: hypersensitive.
Hypersensitivität: hypersensitivity; hypersensitiveness.
Hypersomie: gigantism.
Hypersomnie: hypersomnia. – **H., periodische:** periodic h.
hypersonor: hypersonorous.
Hypersplenismus: hypersplenism.
Hypersteatose: hypersteatosis.
Hypersthenurie: hypersthenuria.
Hypersystolie: hypersystole.
Hypertelorismus: hypertelorism.
Hypertension: hypertension.
hypertensiv: hypertensive.
Hyperthekose: hyperthecosis.
Hyperthelie: hyperthelia.
Hyperthermie: hyperthermia; hyperpyrexia. – **H., künstliche:** induced h. – **H., maligne:** malignant h.
Hyperthymie: hyperthymia.
Hyperthyreoidismus: hyperthyroidism.
Hyperthyreose: hyperthyrosis.
hyperton: hypertonic.
Hypertonie: hypertension. – **H., essentielle:** essential h. – **H., labile:** labile h. – **H., maligne:** malignant h. – **H., primäre:** primary h. – **H., pulmonale:** pulmonary h. – **H., renale:** renal h. – **H., sekundäre:** secondary h. – **H., symptomatische:** symptomatic h.
hypertonisch: hypertonic.
Hypertonus: hypertonus; hypertonia; hypertonicity.
Hypertrichose: hypertrichosis; hypertrichiasis.
Hypertriglyceridämie: hypertriglyceridemia. – **H., endogene:** endogenous h. – **H., exogene:** exogenous h.
Hypertrophie: hypertrophy.
Hypertropie: hypertropia.
Hypertyrosinämie: hypertyrosinemia.
Hyperurikämie: hyperuricemia.
Hypervakzination: hypervaccination; hyperimmunization.
Hypervaskularisation: hypervascularity.
Hyperventilation: hyperventilation. – **H., periodische:** periodic h.
Hyperviskosität: hyperviscosity.
Hypervitaminose: hypervitaminosis.
Hypervolämie: hypervolemia.
Hyperzementose: hypercementosis.
Hyphaema: hyphema.
Hyphe: hypha.
Hyphidrose: hyp(o)hidrosis.
hypnogen: hypnogen(et)ic.
hypnoid: hypnoidal.
Hypnokatharsis: hypnoanalysis.

Hypnonarkose: hypnonarcosis.
Hypnose: hypnosis; hypnotism.
Hypnosie: hypnolepsy.
Hypnotherapie: hypnotherapy.
Hypnotikum: hypnotic.
Hypoadrenalismus: hypoadrenalism.
Hypoadrenokortizismus: hypoadrenocorticism.
Hypoaldosteronismus: hypoaldosteronism.
Hypoalimentation: hypoalimentation.
Hypoalphalipoproteinämie: hypoalphalipoproteinemia.
hypobar: hypobaric.
Hypochlorämie: hypochloremia.
Hypocholesterinämie: hypocholester(ol)emia.
Hypochondrie: hypochondria; hypochondriasis.
hypochondrisch: hypochondriac(al).
Hypochondrium: hypochondrium; hypochondriac region.
hypochrom: hypochromic.
Hypochromasie: hypochromasia; hypochromatism.
Hypochromie: hypochromia.
Hypochylie: hypochylia.
hypodens: hypodense.
Hypoderma: Hypoderma.
Hypodermosis: hypodermiasis.
hypodiploid: hypodiploid.
Hypodipsie: hypodipsia.
Hypodontie: hypodontia.
Hypodynamie: hypodynamia.
Hypoepinephrie: hypoepinephria.
Hypoferrämie: hypoferremia.
Hypofibrinogenämie: hypofibrinogenemia.
Hypofibrinolyse: hypofibrinolysis.
Hypogalaktie: hypogalactia.
Hypogammaglobulinämie: hypogammaglobulinemia.
hypogastrisch: hypogastric.
Hypogastrium: hypogastrium.
Hypogenesie: hypogenesis.
Hypogenitalismus: hypogenitalism.
Hypogeusie: hypogeusia.
Hypoglossus: hypoglossal nerve.
Hypoglykämie: hypoglycemia. – **H., infantile idiopathische:** idiopathic h. of infancy. – **H., leucinempfindliche** oder **proteinsensible:** leucine-induced h.
hypoglykämisch: hypoglycemic.
Hypognathie: micrognathia.
Hypogonadismus: hypogonadism.
Hypohidrosis: hypohidrosis.
Hypohydratation: hypohydration.
Hypoinsulinismus: hypoinsulinism.
Hypokaliämie: hypokalemia; hypopotassemia.
Hypokalz(i)ämie: hypocalcemia.
Hypokalzistie: hypocalcipexy.
Hypokapnie: hypocapnia; hypocarbia.
Hypokinese: hypokinesia.
hypokinetisch: hypokinetic.
Hypokoagulabilität: hypocoagulability.
Hypokonvertinämie: hypoconvertinemia.
Hypokortikalismus, -kortizismus: hypocorticism.
Hypolipidämie: hypolipemia.
Hypolipoproteinämie: hypolipoproteinemia.
Hypomagnesiämie: hypomagnesemia.
Hypomanie: hypomania.
Hypomastie: hypomastia; hypomazia.
Hypomenorrhö: hypomenorrhea.
Hypometabolismus: hypometabolism.
Hypometrie: hypometria.
Hypomimie: mask-like face.
Hypomnesie: hypomnesia; hypomnesis.
Hypomotilität: hypomotility; hypokinesia.
Hyponatriämie: hyponatremia.
Hyponatriurie: hyponatriuria.
Hyponoia: hyponoia.
Hyponychium: hyponychium.
Hypopallästhesie: hypopallesthesia.
Hypoparathyreoidismus, -parathyreose: hypoparathyroidism; hypoparathyreosis.
Hypophalangie: hypophalangism.
Hypopharyngoskopie: hypopharyngoscopy; laryngopharyngoscopy.
Hypopharynx: hypopharynx; laryngopharynx.
Hypopharynxdivertikel: hypopharyngeal diverticulum.
Hypophonie: hypophonesis; hypophonia.
Hypophorie: hypophoria.
Hypophosphatämie: hypophosphatemia.
Hypophosphatasie: hypophosphatasia.
Hypophosphaturie: hypophosphaturia.
hypophysär: hypophyseal; pituitary.
Hypophyse: hypophysis; pituitary gland.
Hypophysektomie: hypophysectomy.
Hypophysenadenom: pituitary adenoma.

Hypophysenausschaltung: pituitary ablation.
Hypophysenhinterlappen, HHL: posterior lobe of pituitary gland; neurohypophysis.
Hypophysenhormone: pituitary hormones.
Hypophysenmittellappen, HML: pars intermedia of hypophysis.
Hypophysenstiel: hypophyseal stalk.
Hypophysentumor: pituitary tumor.
Hypophysenvorderlappen, HVL: anterior lobe of pituitary gland; adenohypophysis.
Hypophysenvorderlappeninsuffizienz: anterior pituitary insufficiency; hypopituitarism.
hypophyseotrop: hypophysiotropic.
Hypophysis cerebri: hypophysis cerebri; pituitary gland.
hypopituitär: hypopituitary.
Hypopituitarismus: hypopituitarism.
Hypoplasie: hypoplasia.
hypoploid: hypoploid.
Hypoproaccelerinämie: hypoproaccelerinemia.
Hypoproconvertinämie: hypoconvertinemia; convertin deficiency.
Hypoproteinämie: hypoproteinemia.
Hypoprothrombinämie: hypoprothrombinemia; prothrombin deficiency.
Hypopyon: hypopyon.
Hyporchidie: hypoleydigism.
Hyporeflexie: hyporeflexia.
Hyposalivation: hyposalivation.
Hyposensibilisierung: hyposensitization.
Hyposiderinämie: hypoferremia.
Hyposmie: hyposmia.
Hyposomnie: hyposomnia; insomnia.
Hypospadie: hypospadias.
Hyposphygmie, -sphyxie: hyposphyxia.
Hypostase: hypostasis.
hyposthenisch: hyposthenic.
Hyposthenurie: hyposthenuria.
Hypostose: hypostosis.
Hypotension: hypotension.
hypothalamisch: hypothalamic.
Hypothalamus: hypothalamus.
Hypothalamushormone: hypothalamic hormones.
Hypothenar: hypothenar.
Hypothermie: hypothermia; hypothermy. – **H., künstliche:** controlled h.; artificial h.
Hypothyreoidismus: hypothyroidism.
Hypothyreose: hypothyroidism.
hypoton: hypotensive.
Hypotonie: hypotension.
hypotonisch: hypotonic.
Hypotonus: hypotonus.
Hypotrichose, -trichia: hypotrichosis.
Hypotrophie: hypotrophy.
Hypotropie: hypotropia.
Hypotympanon: hypotympanum.
Hypoventilation: hypoventilation. – **H., alveoläre:** alveolar h.
Hypovitaminose: hypovitaminosis.
Hypovolämie: hypovolemia.
hypovolämisch: hypovolemic.
Hypoxämie: hypoxemia.
Hypoxanthin: hypoxanthine. – **H.-Guanin-Phosphoribosyltransferase:** h.-guanine-phosphoribosyl transferase.
Hypoxie: hypoxia.
Hypoxydose: hypoxidosis.
Hypozoospermie: hypozoospermia.
Hypozythämie: hypocythemia.
Hypsarrhythmie: hypsarrhythmia.
Hyrtl* Anastomose: Hyrtl's loop.
Hysterektomie: hysterectomy.
Hysteremphysem: hysteremphysema.
Hysterese, Hysteresis: hysteresis.
Hysterie: hysteria.
hysterisch: hysteric(al).
Hysterographie: hysterography.
Hysteropexie: hysteropexy.
Hysteroptose: hysteroptosis.
Hysterosalpingektomie: hysterosalpingectomy.
Hysterosalpingographie, HSG: hysterosalpingography.
Hysteroskopie: hysteroscopy.
Hysterotomie: hysterotomy.
H-Zone: Hensen's disk.
HZV (Herzzeitvolumen): cardiac output.

I, J

i.a. (intraarteriell)**:** IA (intra-arterial).
Iatrochemie: iatrochemistry.
iatrogen: iatrogenic.
Iatromanie: iatromania.
I-Band: I band; isotropic band.
I-Blutgruppe: I-blood group.
Ibuprofen: ibuprofen.
i.c. (intrakutan)**:** IC (intracutaneous).
ICD (internationale Klassifikation der Krankheiten)**:** ICD (International Classification of Diseases).
Ich: ego.
Ichnogramm: ichnogram.
Ich-Schwäche: ego weakness.
Ich-Stärke: ego strength.
Ich-Störungen: depersonalization.
Ichthyismus, -thysmus: ichthyism.
Ichthyosarkotoxin: ichthyosarcotoxin.
ichthyosiform: ichthyosiform.
Ichthyosis: ichthyosis. – **I. congenita:** i. congenita; harlequin fetus.
Ichthyotoxin: ichthyotoxin.
ICR (Interkostalraum)**:** intercostal space.
ICSH (Interstitialzellen-stimulierendes Hormon)**:** ICSH (interstitial cell-stimulating hormone).
Icterus: icterus; jaundice. – **I. gravidarum:** I. gravidarum; pregnancy jaundice. – **I. neonatorum:** i. neonatorum; jaundice of the newborn.
Ictus: ictus; stroke.
i.d. (intradermal)**:** ID (intradermal).
ID (Infektionsdosis)**:** ID (infective dose).
IDDM (insulinabhängiger Diabetes mellitus)**:** IDDM (insulin-dependent diabetes mellitus).
Ideal: ideal.
Idealgewicht: ideal weight.
Ideation: ideation.
Idee: idea. – **I., fixe:** fixed i.; delusion. – **I., überwertige:** dominant i. – **I., wahnhafte:** compulsive i.
Ideenflucht: flight of ideas.
Identifikation, Identifizierung: identification.
identisch: identical.
Identität: identity.
Identitätskrise: identity crisis.
Ideokinese: ideokinesis.
Ideomotorik: ideomotion.
Idioglossie: idioglossia.
Idiogramm: idiogram.
Idiokrasie: idiocrasy.
Idiolalie: idiolalia.
idiomuskulär: idiomuscular.
idiopathisch: idiopathic.
Idiosynkrasie: idiosyncrasy.
idiotherm: homoiotherm.
Idiotie: idiocy. – **I., amaurotische (familiäre):** amaurotic (familial) i.; cerebral sphingolipidosis. **1) kongenitale a. I.:** congenital a. i.; Norman-Wood syndrome. **2) infantile a. I.:** infantile a. i.; Tay-Sachs syndrome. **3) spätinfantile a. I.:** late infantile a. i.; Bielschowsky disease. **4) juvenile a. I.:** juvenile a. i.; Spielmeyer-Vogt disease. **5) Spätform:** adult form of a. i.; Kufs' syndrome.
Idiotopie: idiotopy.
idiotrop: idiotropic.
Idiotyp: idiotype.
Idoxuridin: idoxuridine.
IDP (Inosin-5'-diphosphat)**:** IDP (inosine diphosphate).
Id-Typ, -Reaktion: id; id reaction.
IDU (Idoxuridin)**:** IDU (idoxuridine).
Iduronatsulfat: iduronosulfate.
Iduronidase: iduronidase.
Iduronsäure: iduronic acid.
IE: 1) Internationale Einheit: I.U. (international unit). **2) Immunisierungseinheit:** I.U. (immunizing unit).
IFT (Immunfluoreszenztest)**:** immunofluorescence test.
Ig (Immunglobulin)**:** Ig (immunoglobulin).
IgA-Mangel: IgA deficiency.
Ignis sacer: ignis infernalis; ergotism.
Ikonolagnie: iconolagny.
ikterisch: icteric.
ikterogen: icterogenic; icterogenous.
Ikterus: jaundice; icterus. – **I., cholestatischer:** cholestatic j. – **I., hämolytischer:**

hemolytic i.; hemolytic j. – **I., hepatozellulärer:** hepatocellular j.
iktisch: ictal.
Iktus: ictus; stroke.
Ile (Isoleucin): isoleucine.
ileal: ileal.
Ileitis: ileitis. – **I. terminalis:** regional ileitis; Crohn's disease.
ileoc(a)ecalis: ileocecal.
Ileokolitis: ileocolitis.
Ileokolostomie: ileocolostomy.
Ileoskopie: ileoscopy.
Ileostomie: ileostomy.
Ileotransversostomie: ileotransversostomy.
ileozäkal, ileozökal: ileocecal.
Ileozäkalklappe: ileocecal valve.
Ileozäkaltuberkulose: ileocecal tuberculosis.
Ileozäkum: ileocecum.
Ileozystoplastik: ileocystoplasty.
Ileu (Isoleucin): isoleucine.
Ileum: ileum.
Ileumausschaltung: ileal bypass.
Ileumconduit: ileal conduit.
Ileus: ileus. – **I., dynamischer** oder **funktioneller:** dynamic i. – **I., mechanischer:** mechanical i. – **I., paralytischer:** paralytic i.; adynamic i. – **I., spastischer:** spastic i.
Ilia: ilia.
iliacus, iliakal: iliac.
Iliitis: iliitis.
iliofemoral: iliofemoral.
ilioinguinal: ilioinguinal.
iliosakral: iliosacral.
Ilium: ilium.
Illaqueatio(n): illaqueation.
Illusion: illusion.
i.m. (intramuskulär): IM (intramuscular).
imaginär, imaginatus: imaginary.
Imagination: imagination.
Imagizid: imagocide.
Imago: imago.
Imbezillität: imbecility; mental deficiency.
Imbibieren: imbibing.
Imbibition: imbibition.
Imerslund*(-Najman*)-Gräsbeck* Syndrom: Imerslund's syndrome.
Imid: imide.
Imidazol: imidazole.
Imidol: pyrrole.
Imin: imine.
Iminoacidurie, Iminoglycinurie: iminoglycinuria.
Iminoharnstoff: iminourea.
Iminosäure: imino acid.
Imipramin: imipramine.
Imitation: imitation.
imitatorisch: imitative.
Imlach* Fettpfropf: Imlach's fat plug.
Immaturität: immaturity.
Immediatprothese: immediate prosthesis.
Immersion: immersion.
Immersionsöl: immersion oil.
Immigration: immigration.
imminens: imminent.
Immissio penis: penile penetration. – **I. seminis:** insemination.
Immission: immission.
immobil: immobile.
Immobilisation, Immobilisierung: immobilization.
Immobilität: immobility.
immun: immune.
Immunabwehr: immune defense; specific immune response.
Immunadhärenz: immune adherence; immunocytoadherence.
Immunadsorbens: immunosorbent.
Immunantwort: immune reaction; i. response.
Immunbiologie: immunobiology.
Immunchemie: immunochemistry.
Immundefekt: immunodeficiency. – **I., angeborener:** congenital i. – **I., erworbener:** acquired i. – **I., schwerer kombinierter:** severe combined i. disease (SCID).
Immundefizienz-Virus, humanes, HIV: human immunodeficiency virus (HIV).
Immundiffusion: immunodiffusion.
Immunelektrophorese: immunoelectrophoresis.
Immunfluoreszenz: immunofluorescence.
Immungenetik: immunogenetics.
Immunglobulin, Ig: immunoglobulin (Ig). – **I., monoklonales:** monoclonal i.
Immunglobulinfraktion: immunoglobulin fraction.
Immunglobulinmangel: immunoglobulin deficiency.
Immunhämatologie: immunohematology.
Immunhämolyse: immunohemolysis.
Immunhistochemie: immunohistochemistry.

Immuninhibitor: immunoinhibitor; inhibiting antibody.
Immuninsuffizienz: immunodeficiency; immunoincompetence.
Immunisation, Immunisierung: immunization. – **I., aktive:** active i. – **I., passive:** passive i.
Immunität: immunity. – **I., angeborene:** congenital i. – **I., humorale:** humoral i.; B cell i. – **I., zellvermittelte:** cell-mediated i.; cellular i.
Immunitätseinheit: immunizing unit.
Immunkoagulopathie: immunocoagulopathy.
Immunkörper: antibody; immune body.
immunkompetent: immunocompetent.
Immunkompetenz: immunocompetence.
Immunkomplex: immune complex.
Immunkomplexkrankheit: immune complex disease.
Immunmangel: immunodeficiency.
Immunmodulator: immunomodulator.
Immunoassay: immunoassay.
Immunoblast: immunoblast.
Immunoblastom: immunoblastoma; poorly differentiated lymphocytic malignant lymphoma.
Immunoblot: immunoblotting; Western blot.
Immunodiffusion: immunodiffusion.
Immunoelektrophorese: immunoelectrophoresis.
Immun(o)fluoreszenz: immunofluorescence.
Immunogen: immunogen.
Immunogenität: immunogenicity.
Immunologie: immunology.
immunologisch: immunologic.
Immunopathie: immunopathy; immunologic disease.
Immunosorbensassay, Enzym-gekoppelter, ELISA: enzyme-linked immunosorbent assay (ELISA).
immun(o)suppressiv: immunosuppressive.
Immunotoxin: immunotoxin.
Immunozyt: immunocyte.
Immunozytom: immunocytoma.
Immunpathologie: immunopathology.
Immunphänomen: immunological phenomenon; immune reaction.
Immunpräzipitat: immunoprecipitate.
Immunproliferation, lymphopathische: lymphopathic immunoproliferation.
Immunprophylaxe: immunoprophylaxis.
Immunprotein: immunoprotein.
Immunreaktion: immunoreaction; immune reaction; immune response.
Immunrejektion: transplant rejection.
Immunserum: immune serum.
Immunstimulans: immunostimulant.
Immunsubstitution: passive immunization.
Immunsuppression: immunosuppression.
Immunsuppressivum: immunosuppressive agent; immunosuppressant.
Immunsystem: immune system.
Immuntherapie: immunotherapy.
Immuntoleranz: immunologic tolerance.
Immuntoxin: immunotoxin.
Immunüberwachung: immunosurveillance.
Immunvaskulitis: allergic vasculitis.
Immunzelle: immune cell.
IMP (Inosinmonophosphat): IMP (inosine monophosphate).
impaktiert: impacted.
impar: impar; azygous; unpaired.
Impedanz: impedance. – **I., akustische:** acoustic i.
Impedanzplethysmographie: impedance plethysmography.
imperativ: imperative.
imperfectus: defective; imperfect.
imperforatus: imperforate.
impermeabel: impermeable.
imperzeptibel: imperceptible.
Impetiginisation, Impetiginisierung: impetiginization.
impetiginös: impetiginous.
impetiginoid: impetigolike.
Impetigo: impetigo. – **I. bullosa:** bullous i.; bullous pemphigoid. – **I. contagiosa, I. vulgaris:** i. contagiosa. – **I. follicularis:** i. follicularis; Bockhart's i.
Impfekzem: eczema vaccinatum.
Impfenzephalitis: postvaccinal encephalitis.
Impfenzephalomyelitis: postvaccinal encephalomyelitis.
Impffeder: vaccinostyle.
Impfkalender: vaccination schedule.
Impflanzette: vaccination lancet; scarifier.
Impflücke: vaccination gap.
Impfpaß: immunization card.
Impfpocken: vaccinoid; generalized vaccinia.

Impfreaktion: vaccination reaction.
Impfschutz: vaccinal immune protection.
Impfstoff: vaccine.
Impfung: vaccination; inoculation.
Impfvirus: vaccination virus.
Implantat: implant.
Implantation: implantation.
Implantationsmetastase: implantation metastasis.
implizit: implicit; implied.
impotent: impotent.
Impotentia: impotentia. – **I. coeundi:** i. coeundi; erectile impotence. – **I. generandi:** i. generandi; male sterility.
Impotenz: impotence; impotency. – **I., psychogene:** functional i.; psychogenic i. – **I., symptomatische:** symptomatic i.; anatomic i.
Imprägnation, Imprägnierung: impregnation.
Impressio(n): impressio(n). – **Impressiones digitatae:** impressiones digitatae; digitate impressions.
Impressionsfraktur: depressed fracture.
Impressionstonometer: indentation tonometer; Schiötz t.
Impuls: impulse; *psych* impulsion.
Impulsechoverfahren: pulse echo technique; ultrasonography.
Impulsgeber: stimulus.
Impulshöhenanalysator: multichannel analyzer.
impulsiv: impulsive.
Impulsivhandlung: impulsive action.
Impulszähler: impulse counter.
Imputabilität: imputability.
inadäquat: inadequate.
inäqual: unequal.
Inagglutinabilität: inagglutinability.
inaktiv: inactive.
inaktiviert: inactivated.
Inaktivierung: inactivation.
Inaktivität: inactivity.
Inaktivitätsatrophie: atrophy of disuse.
Inanition: inanition.
inapparent: inapparent.
Inappetenz: inappetence.
inartikuliert: inarticulate.
Inazidität: anacidity.
Incarceratio, Inkarzeration: incarceration; constriction.
incarceratus: incarcerated; constricted.
Incarnatio: incarnatio; ingrowing.
incarnatus: ingrown.
incipiens: incipient; beginning.
Incisio: incision.
Incisivus: incisor (tooth).
Incisura: incisura; incisure; notch.
Inclusio: inclusion.
incompletus: incomplete.
Incontinentia, Inkontinenz: incontinence. – **I. pigmenti:** Bloch-Sulzberger syndrome.
Incrementum: increment.
Incubus: incubus; nightmare.
incurabilis: incurable.
Incus: incus; anvil.
Index: index. **1)** forefinger. **2)** ratio. – **I., leukopenischer:** leukopenic i. – **I., therapeutischer:** therapeutic i.
Indexametropie: refractive index ametropia.
indifferent: indifferent.
Indifferenz: indifference.
Indifferenzelektrode: indifferent electrode; dispersive e.
Indifferenztyp: indifferent type.
Indigestion: indigestion.
Indigoblau: indigo blue.
Indigokarmin: indigo carmine; indigotindisulfonate.
Indigorot: indigo red.
Indigurie: indigouria.
Indikan: indican.
Indikanämie: indicanemia.
Indikanurie: indicanuria.
Indikation: indication.
Indikator: indicator.
Indikatorlösung: indicator solution.
Indikatornährboden: indicator culture medium.
Indikatorpapier: indicator paper.
Indium, In: indium (In).
Individualität: individuality.
Individualpsychologie: individual psychology.
Individuation: individuation.
individuell: individual.
indiziert: indicated.
Indol: indole.
Indolaceturie: indolaceturia.
indolent: indolent; painless.
Indolenz: indolence.
Indolylessigsäure: indolacetic acid.
Indometacin: indomethacin.
Indophenolblau: indophenol blue.

Indophenoloxidase: cytochrome oxidase.
Indoramin: indoramin.
Indoxyl: indoxyl.
Indoxylurie: indoxyluria.
Induktion: induction. – **I., elektromagnetische:** electromagnetic i. – **I., magnetische:** magnetic i.
induktiv: inductive.
Induktor: inductor; inducer.
Induratio: induration. – **I. penis plastica:** Peyronie's disease.
Induration: induration. – **I., braune:** brown i. – **I., granulierte:** granular i. – **I., rote:** red i. – **I., schiefrige:** gray i. – **I., schwarze:** black i.
indurativ: indurative.
induriert: indurated.
induziert: induced.
inert: inert.
Inertia: inertia.
Inf. (Infus): infusion.
infantil: infantile.
Infantilismus: infantilism. – **I., psychischer:** childishness. – **I., sexueller:** sex i.
Infarkt: infarct; infarction. – **I., anämischer:** anemic i.; pale i. – **I., blander:** bland i. – **I., hämorrhagischer:** hemorrhagic i. – **I., ischämischer:** anemic i.; pale i. – **I., roter:** red i. – **I., septischer:** septic i.; infected i. – **I., steriler:** bland i. – **I., transmuraler:** transmural myocardial i. – **I., weißer:** white i.
Infarktschmerz: infarction pain.
Infarzierung: infarction. – **I., hämorrhagische:** hemorrhagic i.
infaust: infaust.
infectiosus: infectious.
Infekt: infection. – **I., banaler:** low-grade i.; minor i.
Infektallergie: allergy of infection.
Infektanämie: anemia of infection.
infektiös: infectious.
Infektion: infection. – **I., aszendierende:** retrograde i. – **I., diaplazentare:** transplacental i. – **I., endogene:** endogenous i. – **I., fokale:** focal i. – **I., opportunistische:** opportunistic i. – **I., stumme:** silent i.; subclinical i.
Infektionsabwehr: resistance to infection.
Infektionsdosis, ID: infective dose.
Infektionsherd: focus of infection; site of i.
Infektionsindex: index of contagiosity.
Infektionskrankheit: infectious disease.
Infektionspsychose: postinfectious psychosis.
Infektionsquelle: cause of infection.
Infektiosität: infectiosity.
Infektkette: chain of infection.
Infektkrampf: febrile convulsion.
inferior, inf.: inferior.
infertil: infertile.
Infertilität: infertility.
Infestation: infestation.
Infibulation: infibulation.
Infiltrat, Infiltration: infiltrate; infiltration. – **I., entzündliches:** inflammatory i. – **I., leukämisches:** leukemic i. – **I., lupoides:** lupoid i.
Infiltrationsanästhesie: infiltration anesthesia.
infiltrativ: infiltrative.
Infiltrierung: infiltration.
infiziert: infected.
Inflammation: inflammation.
inflatus: inflated; distended.
Inflation: inflation.
inflexibel: inflexible.
Influenza: influenza; flu.
Influenzavirus: influenza virus.
Infoliation: infolding.
Information: information.
Informosom: informosome.
Infraduktion: infraduction.
infraklavikulär: infraclavicular; subclavicular.
Infraktion: infraction.
infraorbital: infraorbital.
Infraorbitalneuralgie: infraorbital neuralgia.
Infrarot: infrared.
Infraschall: infrasound.
infrasternal: infrasternal; substernal.
Infrastruktur: infrastructure.
Infraversion: infraversion.
Infriktion: infriction.
infundibulär: infundibular.
Infundibulektomie: infundibulectomy.
Infundibulum: infundibulum.
Infundibulumstenose: infundibular stenosis.
infundieren: (to) infuse.
Infus: infusum; infusion.
Infusion: infusion.
Infusionscholangiographie: infusion cholangiography.
Infusionsgerät: electronic infusion device.

Infusionsurographie: infusion urography.
Infusomat: electronic infusion device.
Infusorien: Infusoria; Ciliata.
Ingesta: ingesta.
Ingestion: ingestion.
Ingestionsallergen: ingestant allergen; food a.
Ingestionstuberkulose: ingestion tuberculosis.
Ingrediens: ingredient.
Inguen: inguen; groin.
inguinal, inguinalis: inguinal.
Inguinalschnitt: inguinal incision.
Ingwerlähmung: Jamaica ginger paralysis.
INH (Isonikotinsäurehydrazid)**:** INH (isoniazid).
Inhalat: inhalant.
Inhalation: inhalation.
Inhalationsallergen: inhalant allergen.
Inhalationsanalgesie: inhalation analgesia.
Inhalationsmittel: inhalant.
Inhalationsnarkose: inhalation anesthesia.
Inhalationsnarkotikum: volatile anesthetic.
Inhalationspneumonie: inhalation pneumonia.
Inhalator: inhaler.
Inhalt: content.
inhibieren: (to) inhibit.
Inhibin: inhibin.
Inhibition: inhibition.
Inhibitor: inhibitor.
inhibitorisch: inhibitory.
inhomogen: inhomogeneous.
Iniencephalia: iniencephalus.
Inion: inion.
Iniopagus: iniopagus; iniops.
initial: initial; incipient.
Initialblutung: initial menstrual bleeding.
Initialdosis: initial dose; priming d.
Initialphase: initial phase; first stage.
Initialsymptom: first sign.
Initialzacke: first depolarization wave; R-wave.
Initiation: initiation.
Initiator: initiator.
Injektion: injection. – **I., intraarterielle:** intra-arterial i. – **I., intrakardiale:** intracardial i. – **I., intrakutane:** intracutaneous i. – **I., intramuskuläre:** intramuscular i. – **I., intrathekale:** intrathecal i. – **I., intravenöse:** intravenous i. – **I., subkutane:** subcutaneous i.; hypodermic i.
Injektionsapparat: injector.
Injektionskanüle: hypodermic syringe; h. needle.
Injektionsnarkose: intravenous anesthesia.
Injektionsschaden: injection injury.
injiziert: injected.
Inkabein: incarial bone; Os incae.
Inkarnation: incarnatio.
Inkarzeration: incarceration.
Inklination: inclination.
Inklusion: inclusion.
inkohärent: incoherent.
inkompatibel: incompatible.
Inkompatibilität: incompatibility.
inkomplett: incomplete.
Inkongruenz: incongruence.
Inkonkomitanz: noncomitance.
inkonstant: inconstant.
Inkontinenz: incontinence.
Inkoordination: incoordination.
Inkorporation: incorporation.
Inkrement: increment; increase.
Inkret: hormone; endocrine substance.
Inkretion: internal secretion; incretion.
inkretorisch: incretory.
Inkrustation: incrustation.
Inkubation: incubation.
Inkubationszeit: incubation period; latent p.
Inkubator: incubator.
inkurabel: incurable.
INN (internationaler Freiname)**:** INN (International Nonproprietary Name).
Innenband: 1) intraarticular ligament. **2)** medial collateral ligament.
Innenknöchel: medial malleolus; internal m.
Innenkörper: 1) core. **2)** Heinz bodies.
Innenkörperanämie: Heinz body anemia.
Innenmeniskus: medial meniscus.
Innenohr: internal ear.
Innenohrschwerhörigkeit: labyrinthine deafness; l. hearing loss.
Innenrotation: internal rotation.
Innenschichtblock: arborization block.
Innenschielen: convergent strabism.
innere(r): internal.
Innervation: innervation. – **I., reziproke:** reciprocal i.

Innervationsmuster: innervation pattern; neural p.
innocens, innocuus: innocent.
Inokulation: inoculation.
Inokulationslymphoretikulose (benigne): cat scratch disease.
Inokulum: inoculum.
inoperabel: inoperable.
Inosin: inosine.
Inosinmonophosphat, Inosinsäure: inosine monophosphate; inosinic acid.
Inosintriphosphat: inosine triphosphate.
Inosit, Inositol: inosite; inositol.
Inositämie: inosemia.
Inositurie: inos(it)uria.
inotrop: inotropic.
Inotropie: inotropism.
Insania: insanity.
Inscriptio: inscriptio; inscription.
Insekten: Insecta/Hexapoda; insects.
Insektenallergie: insect venom allergy; arthropod a.
Insektenstich: insect sting; i. bite.
Insektizid: insecticide.
Insel: insula; island; islet.
Inselhormon: insulin.
Insellappen: insula (= island of Reil); island flap.
Inselorgan: islets of Langerhans; pancreatic island.
Inselzelladenom: islet-cell adenoma; insuloma.
Inselzellantikörper: islet-cell antibodies (ICA).
Inselzelle: islet cell.
Inselzelltransplantation: islet-cell transplantation.
Insemination (künstliche): (artificial) insemination (A.I.). – **I., heterologe:** heterologous a. i.; a. i. by donor (A.I.D.). – **I., homologe:** homologous a. i.; a. i. by husband (A.I.H.).
insensibilis: insensible.
insert: intron.
Insertion: insertion.
Insertionssegment, -sequenz: insertion sequence.
insipidus: insipid.
in situ: in situ.
Insolation: insolation.
insolubilis: insoluble.
Insomnie: insomnia.
Inspektion: inspection.
Inspiration: inspiration.
Inspirationskapazität: inspiratory capacity.
inspiratorisch: inspiratory.
Instabilität: instability.
instant: instant(aneous).
Instillation: instillation.
Instinkt: instinct.
instinktiv: instinctive.
Institutionalismus: institutionalism.
Instrument: instrument; tool.
instrumentell: instrumental.
insuffizient: insufficient.
Insuffizienz: insufficiency. – **I., chronische venöse:** chronic venous insufficiency. – **I., respiratorische:** respiratory i. – **I., venöse:** venous i.
Insuffizienzgeräusch: regurgitant murmur.
Insufflatio: insufflation.
Insufflationsnarkose: insufflation anesthesia.
Insula: insula; island of Reil.
Insulin: insulin.
Insulinallergie: insulin allergy.
Insulinantikörper: (anti-)insulin antibody.
Insulinase: insulinase.
Insulinausschüttung: insulin secretion.
Insulineinheit: insulin unit.
Insulin-Glucosebelastung: insulin-glucose tolerance test.
Insulin-Hypoglykämie-Test: insulin-hypoglycemia test.
Insulin-Infusionssystem: insulin infusion system.
Insulinkoma: insulin coma.
Insulinlipodystrophie: insulin lipodystrophy.
Insulinmangeldiabetes: insulin-dependent diabetes.
Insulinom: insulinoma.
Insulinpräparate: insulin preparations.
Insulinpumpe: insulin pump.
Insulinresistenz: insulin resistance.
Insulinrezeptor: insulin receptor.
Insulinschock: insulin shock.
Insulintest: insulin-tolerance test.
Insulitis: insulitis.
Insulom: insuloma.
Insult(us): 1) insult; trauma; injury. **2)** insultus; attack; seizure; stroke.
intakt: intact.

Integraldosis: integral (absorbed) dose.
Integration, Integrierung: integration.
Integrität: integrity.
Integument: integument.
Intellekt: intellect.
Intelligenz: intelligence.
Intelligenzabbau: intellectual decline.
Intelligenzalter: mental age.
Intelligenzdefekt: intellectual deficiency.
Intelligenzquotient, IQ: intelligence quotient (IQ).
Intelligenztest: intelligence test.
intendiert: intended.
Intensität: intensity.
intensiv: intensive.
Intensivierungsgen: intensifier.
Intensivpflege: intensive care.
Intensivstation: intensive care unit.
Intentio(n): intention.
Intentionskrampf: intention spasm.
Intentionstremor: intention tremor.
Interaktion: interaction.
interatrial: interatrial.
Interdentalraum: interdentium.
interdigital: interdigital.
Interdigitalfalte: web.
Interferenz: interference. – **I., chromosomale:** chromosomal i.
Interferenzdissoziation: interference dissociation.
Interferenzphänomen: interference phenomenon.
Interferon, IF: interferon (INF).
interhemisphärisch: interhemispheric.
interior: interior.
interkalar: intercalary; intercalated.
Interkalarstaphylom: intercalary staphyloma.
interkarpal: intercarpal.
interkostal: intercostal.
Interkostalanästhesie: intercostal nerve block.
Interkostalraum: intercostal space.
Interkrikothyreotomie: intercricothyrotomy.
interkritisch: intercritical.
interkurrent: intercurrent.
Interleukin: interleukin (IL).
interlobär: interlobar.
Interlobärerguß: interlobar effusion; interlobular empyema.
interlobulär: interlobular.
intermaxillär: intermaxillary.
intermediär: intermediary.
Intermediärinsulin: intermediate-acting insulin.
Intermediärstadium: intermediary stage.
Intermediärstoffwechsel: intermediary metabolism.
Intermediärstreifen: transverse bands.
Intermediärzelle: intercalated cell.
Intermedin: intermedin; melanocyte-stimulating hormone.
intermedius: intermediate.
intermenstruell: intermenstrual.
Intermission: intermission.
Intermitose: interphase.
intermittens: intermittent.
intermittierend: intermittent.
intern: internal.
internatal: internatal.
Interneuron: interneuron.
Internist: internist.
internodal: internodal.
Internodium: internode.
internus: internal.
Intero(re)zeptor: interoceptor.
interossär: interosseous.
interpalpebral: interpalpebral.
interparietal: interparietal.
Interphalangealgelenke: interphalangeal joints.
Interphase: interphase.
Interplazentarkreislauf: intervillous circulation.
interpoliert: interpolated.
interponiert: interposed.
Interposition: interposition.
Interruptio: abortion.
Intersex: intersex.
Intersexualität: intersexuality.
Interskapularlinie: interscapular line; interscapulum.
Interspersionsmuster: interspersion pattern.
interspinal: interspinal.
Interspinalebene: midplane of pelvis.
Interspinallinie: interspinal line.
Interstitialraum: interstitium; interstitial space.
Interstitialzellen: interstitial cells.
Interstitialzellen-stimulierendes Hormon: interstitial cells stimulating hormone.
interstitiell: interstitial.

Interstitium: 1) interstitium; interstice. **2)** interstitial tissue.
intertransversalis: intertransverse.
intertriginös: intertriginous.
Intertrigo: intertrigo.
intertrochantär: intertrochanteric.
intertuberkulär: intertubercular.
Intervall: interval. – **I., isometrisches:** isometric i.
Intervalloperation: interval operation.
Intervention: intervention.
interventrikulär: interventricular.
intervertebral: intervertebral.
Intervertebralscheibe: intervertebral disk.
intervillös: intervillous.
interzellulär: intercellular.
Interzellularbrücke: desmosome; intercellular junction.
Interzellularraum, -spalte: intercellular space.
Interzellularsubstanz: intercellular substance.
intestinal: intestinal.
Intestinalsonde: intestinal tube.
Intestinaltrakt: intestinal tract.
Intestinum: intestinum; intestine. – **I. crassum:** i. crassum; large intestine. – **I. tenue:** i. tenue; small intestine.
Intima: intima.
Intimafibrose: intimal fibrosis.
Intimektomie: intimal resection.
Intoleranz: intolerance.
Intorsion: intorsion.
Intoxikation: intoxication.
Intoxikationspsychose: toxic psychosis.
intraabdominal: intra-abdominal.
intraaortal: intra-aortic.
intraaortale Gegenpulsation: intra-aortic balloon counterpulsation.
intraarteriell: intra-arterial.
intraartikulär: intra-articular.
intraatrial: intra-atrial.
intrabulbär: intrabulbar.
intrachromosomal: intrachromosomal.
intradermal: intradermal; intracutaneous.
intraduktal: intraductal.
intradural: intradural.
intraepidermal: intraepidermal.
intrafusal: intrafusal.
intragastral: intragastric.
intragluteal: intragluteal.
intrahepatisch: intrahepatic.
intrakanalikulär: intracanalicular.
intrakapsulär: intracapsular.
intrakardial: intracardiac.
intrakavernös: intracavernous.
intrakavitär: intracavitary.
intrakonjunktival: intraconjunctival.
intrakorneal: intracorneal.
intrakorporal: intracorporeal.
intrakraniell: intracranial.
intrakutan: intracutaneous; intradermal.
Intrakutannaht: subcuticular suture.
Intrakutanreaktion: intracutaneous reaction.
Intrakutantest: intracutaneous test.
intralobär: intralobar.
intralumbal: intralumbar.
intramammär: intramammary.
intramedullär: intramedullary.
intramolekular: intramolecular.
intramural: intramural.
intramuskulär: intramuscular (I.M., i.m.).
intraneural: intraneural.
intraokulär, intraokular: intraocular.
intraoperativ: intraoperative.
intraossal, intraossär: intraosseous.
intraparietal: intraparietal; intramural.
intrapelvin: intrapelvic.
intraperikardial: endopericardial.
intraperitoneal: intraperitoneal.
intrapleural: intrapleural.
intrapulmonal: intrapulmonary.
intrarenal: intrarenal.
intrasellär: intrasellar.
intraspinal: intraspinal.
intratendinös: intratendinous.
intrathekal: intrathecal.
intrathorakal: intrathoracic.
intratracheal: intratracheal; endotracheal.
intratubar: intratubal.
intratubulär: intratubular.
intratympanisch: intratympanic.
intraurethral: intraurethral.
intrauterin: intrauterine.
Intrauterinpessar, IUP: intrauterine (contraceptive) device (IUD).
intravaginal: intravaginal.
intravaskulär: intravascular.
intravenös, i.v.: intravenous (I.V., i.v.).
intraventrikulär: intraventricular.
intravesikal: intravesical.
intravital: intravital.

IJ

intrazellulär: intracellular.
Intrazellularflüssigkeit: intracellular fluid.
Intrazellularraum, IZR: intracellular space.
intrazerebral: intracerebral.
Intrinsic-Faktor: intrinsic factor.
intrinsisch: intrinsic.
Introitus: introitus.
Introjektion: introjection.
Intron: intron.
introvertiert: introverted.
Intrusion: intrusion.
Intubation: intubation. – **I., endotracheale:** endotracheal i. – **I., nasotracheale:** nasotracheal i.
Intubationsnarkose: endotracheal anesthesia.
intubieren: (to) intubate.
Intuition: intuition.
intuitiv: intuitive.
intumeszent: intumescent.
Intumeszenz: intumescence.
Intussusceptum: intussusceptum.
Intussuszeption: intussusception; invagination.
Inulin: inulin.
Inunktion: inunction.
Invaginat(um): intussusceptum.
Invagination: invagination; intussusception; interdigitation.
invaginiert: invaginated.
invalide: invalid.
Invalidität: invalidity; disability.
Invasion: invasion.
Invasionskrankheit: invasive disease.
invasiv: invasive. – **i. Vorgehen:** i. procedure.
invers: inverse.
Inversion: inversion.
inversus: inverted.
Invertase: invertase; invertin.
Invertzucker: invert sugar.
inveteriert: inveterate; chronic.
in vitro: in vitro.
In-vitro-Fertilisation, IVF: in vitro fertilization (IVF).
in vivo: in vivo.
Involucrum: involucrum; involucre.
Involution: involution.
Involutionsdepression: involutional melancholia; i. depression.
Involutionsosteoporose: (postclimacteric) osteoporosis.
Involutionsperiode: involutional period.
involutiv: involutional.
Inzest: incest.
Inzidenz: incidence.
inzipient: incipient.
inzisal: incisal.
Inzision: incision.
Inzisur: incisura; incisure.
Inzucht: incest.
Inzyklophorie: incyclophoria.
Inzyklovergenz: incyclovergence.
Iod, J: iodine (I).
Ion: ion.
Ionenaustauscher(harze): ion exchanger; ion-exchange resins.
Ionenbindung: ionic bond(ing).
Ionendosis: ionizing radiation absorbed dose.
Ionenpumpe: ion pump.
Ionentherapie: iontotherapy; iontophoresis.
Ionisation: ionization.
Ionisationskammer: ionization chamber.
ionisierende Strahlung: ionizing radiation.
Ionisierung: ionization.
Ionometrie: ionometry; ionoquantimetry.
Iontophorese: iontophoresis.
Ipecacuanha: ipecac.
ipsilateral: ipsilateral.
IPSP (inhibitorisches postsynaptisches Potential): IPSP (inhibitory postsynaptic potential).
IQ (Intelligenzquotient): IQ (intelligence quotient).
Ir-Gen: immune response gene.
Iridektomie: iridectomy; corectomy.
Iridenkleisis, -klisis: iridencleisis; coreclisis.
Iridium, Ir: iridium (Ir).
Iridochorioiditis: iridochoroiditis.
Iridodesis: iridesis; iridodesis.
Iridodialysis: iridodialysis; coredialysis.
Iridodiastase: iridodiastasis; iridocoloboma.
Iridodonesis: iridodonesis; hippus.
Iridokapsulitis: iridocapsulitis.
Iridokeratitis: iridokeratitis.
Iridolyse: iridolysis.
Iridoparese: iridoparalysis; iridoplegia.
Iridoplegie: iridoplegia; iridoparalysis.

Iridopsie: irisopsia.
Iridoschisis: iridoschisis.
Iridotomie: iridotomy; iritomy; coretomy.
Iridozele: iridocele.
Iridozyklitis: iridocyclitis.
Iris: iris.
Irisablösung: iridodialysis; iridoavulsion.
Irisblendenphänomen: iridic diaphragm phenomenon.
Irisdiagnostik: iridodiagnosis.
Irisdiastase: iridodiastasis.
Iriskolobom: iridocoloboma.
Irispigment: iris pigment.
Irisreflex: pupillary reflex.
Irisschlottern: iridodonesis; hippus.
Iristumor: iris tumor.
Irisvorfall: iridocele.
Iriswurzel: iris root.
Iritis: iritis.
Iritomie: iridotomy.
Irradiation: irradiation.
irregulär: irregular.
irreparabel: irreparable.
irreponibel: irreducible.
Irresein: insanity; mental disorder; psychosis.
irreversibel: irreversible.
Irrigation: irrigation.
irritabel: irritable.
Irritabilität: irritability.
Irritans: irritant.
Irritation: irritation.
irritativ: irritative.
Irrtum: error.
Irrtumswahrscheinlichkeit: level of significance.
Ischämie: ischemia.
Ischämietoleranz: ischemic tolerance.
ischämisch: ischemic.
ischiadicus: sciatic; ischiadic.
Ischiadikus: sciatic nerve.
Ischiadikuslähmung: sciatic nerve paralysis.
Ischialgie: ischialgia.
Ischiasnerv: sciatic nerve.
Ischiasneuralgie: ischialgia; ischiatitis.
Ischiasphänomen: Lasègue's sign.
Ischiassyndrom: sciatica; sciatic pain syndrome.
ischiokrural: ischiocrural.
Ischiozele: ischiocele.
Ischium: ischium; hip bone.
Ischurie: ischuria.
ISDN (Isosorbiddinitrat): ISDN (isosorbid dinitrate).
IS-Element (Insertionselement): insertion element.
Isoagglutinin: iso(hem)agglutinin.
Isoaggressionskrankheit: isoantigen-immune response.
Isoalloxazin: isoalloxazine; flavin.
Isoantigen: isoantigen.
Isoantikörper: isoantibody.
Isobare: isobar.
Isochinolin: isoquinoline.
isochrom: isochromatic.
Isochromosom: isochromosome.
isochron: isochronous; isochronal.
Isocitratdehydrogenase: isocitrate dehydrogenase.
Isocyanat: isocyanate.
Isodaktylie: isodactylism.
Isodose: isodose (curve).
Isodynamie: isodynamia.
isoelektrisch: isoelectric.
Isoenzym: isoenzyme; isozyme.
Isofluran: isoflurane.
Isogamie: isogamy.
isogen: isogeneic; syngeneic.
Isohämagglutinin: isohemagglutinin.
Isohämolysin: isohemolysin; isolysin.
Isohydrie: isohydria.
Isoikonie: isoiconia.
Isoimmunreaktion: isoimmune reaction.
Isoimmunserum: isoserum.
isoionisch: isoionic.
Isokorie: isocoria.
Isokortex: isocortex.
Isolat: isolate.
isolateral: homolateral.
Isolation: isolation.
Isoleucin, Ile: isoleucine.
Isolierstation: isolation ward.
isoliert: isolated.
Isolierung: isolation.
isolog: isologous; syngeneic.
Isolysin: isolysin.
Isomaltose: isomaltose.
Isomer: isomer.
Isomerase: isomerase.
Isomerie: isomerism.
isometrisch: isometric.
Isometropie: isometropia.
isomorph: isomorphous.

Isomorphie, Isomorphismus: isomorphism.
Isoniazid: isoniazide (INH).
Isonitril: isonitril.
isoonkotisch: iso-oncotic.
isoosmotisch: isosmotic.
Isopentenylpyrophosphat: isopentenyl pyrophosphate.
Isophorie: isophoria.
Isoplastik: isoplastic.
Isopren: isoprene.
Isoprenalin: isoprenaline; isoproterenol.
Isopropanol, Isopropylalkohol: isopropanol; isopropyl alcohol.
Isopropylnoradrenalin, Isoproterenol: isoprenaline; isoproterenol.
Isoptere: isopters.
Isoserum: isoserum.
isosexuell: isosexual.
isosmotisch: isosmotic.
Isospora: Isospora.
Isosterie: isosterism.
Isosthenurie: isosthenuria.
isotherm: isothermal.
Isotone: isotones.
Isotonie: isotonia.
isoton(isch): isotonic.
Isotop: isotope.
Isotopenangiographie: isotope angiography.
Isotopennephrographie: isotope nephrography.
Isotransplantation: isotransplantation; syngeneic transplantation; isologous t.
Isotretinoin: isotretinoin.
Isotropie: isotropy.
Isotyp: isotype.
Isovalerianazidämie: isovalericacidemia.
isovolumetrisch: isovolumetric.
Isozitronensäure: isocitric acid.
isozygot: isozygous.
Isozytose: isocytosis.
Isthmektomie: isthmectomy.
Isthmus: isthmus.
Isthmusgravidität: tubal pregnancy.
Isthmusstenose: aortic stenosis; coarctation of aorta.
I-Streifen: I (= isotropic) band.
Istwert: actual value.
Isurie: isuria.
Itai-Itai-Krankheit: itai-itai disease.
Iteration: iteration.
iterativ: iterative.
Iterativität: iterative excitability.
ITGT (intratubarer Gametentransfer): GIFT (gamete intrafallopian transfer).
Ito* Syndrom: hypomelanosis of Ito.
ITP: 1) Inosintriphosphat: ITP (inosine triphosphate). **2) idiopathische thrombozytopenische Purpura):** ITP (idiopathic thrombocytopenic purpura).
I.U., IU: 1) international unit. **2)** immunizing unit.
IUP (Intrauterinpessar): IUD (intrauterine [contraceptive] device).
i.v. (intravenös): I.V. (intravenous).
Ivemark* Syndrom: Ivemark's syndrome.
IVF (In-vitro-Fertilisation): IVF (in vitro fertilization).
Ixodes: Ixodes.
Ixodiasis: ixodiasis.
I-Zell-Erkrankung: I-cell disease.
IZR (Intrazellularraum): intracellular space.

Jaboulay* Operation: Jaboulay's amputation.
Jacketkrone: jacket crown.
Jackson* Anfall: jacksonian seizure. – **J.* Epilepsie:** jacksonian epilepsy. – **J.* Syndrom:** Jackson's syndrome.
Jacobson* Anastomose: Jacobson's anastomosis. – **J.* Nerv:** J.'s nerve; tympanic n. – **J.* Organ:** J.'s organ; vomeronasal o.
Jactatio: jactatio; jactitation.
Jadassohn* Dermatitis: chronic pityriasis lichenoides. – **J.*-Lewandowsky* Anomalie:** pachyonychia congenita.
Jaffe* Probe: Jaffe's test.
Jaffé*-Lichtenstein* Syndrom: fibrous dysplasia of Jaffé-Lichtenstein.
Jahr: year.
Jahreszeit: season.
Jakob*-Creutzfeldt* Syndrom: Creutzfeldt-Jakob disease (CJD).
Jaktation: jactitation.
Jamais-vu: jamais vu.
James* Bündel: James fibers.
Janiceps: janiceps.
Jansky* Syndrom: Jansky-Bielschowsky syndrome.
Januskopf: janiceps.
Japanisches Fieber: Japanese fever.
Jargonaphasie: jargonaphasia.

Jarisch* Reaktion: Jarisch-Herxheimer reaction.
Jasmin: jasmin.
Ja-Tremor: head nodding tremor.
jauchig: ichorous.
Javelle-Wasser: Javelle water.
J. C.-Virus (Jakob*-Creutzfeldt* Virus): CJ virus.
Jecur: liver.
Jefferson* Syndrom: Jefferson's syndrome.
jejunal: jejunal.
Jejunitis: jejunitis.
Jejunoileostomie: jejunoileostomy.
Jejunojejunostomie: jejunojejunostomy.
Jejunostomie: jejunostomy.
Jejunum: jejunum.
Jejunumfistel: jejunal fistula.
Jejunuminterposition: interposition of a jejunal segment.
Jellinek* Zeichen: Jellinek's sign.
Jenaer Nomenklatur: Jena Nomina Anatomica.
Jendrassik* Handgriff: Jendrassik's maneuver.
Jenner* Impfung: Jenner's vaccination; smallpox v.
Jerne* Technik: Jerne's technique.
Jervell*-Lange//Nielsen* Syndrom: Jervell-Lange-Nielsen syndrome; cardio-auditory syndrome.
Jet-Injektor: jet injector.
Jeune* Krankheit: Jeune's disease; thoracic dystrophy.
J-Kette: joining chain.
JNA (Jenaer Nomina Anatomica): JNA (Jena Nomina Anatomica).
Jobert* Grube: Jobert's fossa.
Jochbein: zygomatic bone; malar b.
Jochbogen: zygoma; zygomatic arch.
Jochbogenfraktur: zygomatic (arch) fracture.
Jochbogenzellen: pneumatic cells of zygoma.
Jod, J: iodine. – **J., butanolextrahierbares:** butanol-extractable i. – **J., proteingebundenes:** protein-bound iodine (PBI).
Jod-131: iodine 131; radioactive iodine.
Jodakne: iododerma; iodine acne.
Jodat: iodate.
Jodbasedow: iodine-induced hyperthyroidism.
Jodbehandlung: iodotherapy.
Joddermatitis: iodine dermatitis; iododerma.
Jodid: iodide.
jodiert: iodized.
Jodismus: iodism.
Jodkalium: potassium iodide.
Jodmangel: iodine deficiency.
Jodmangelstruma: iodine deficiency goiter.
Jodometrie: iodometry.
Jodopsin: iodopsin.
Jodprobe: Schiller's test.
Jodsäure: iodic acid.
Jod-Stärkereaktion: starch-iodine test.
Jodstruma: iodide goiter.
Jodthyronin: iodothyronine.
Jodtinktur: iodine tincture.
Jodtyrosin: iodotyrosine.
Jodvergiftung: iodism; iodine poisoning.
Johimbin: yohimbine.
Johnson* Syndrom: Johnson's syndrome.
Jokaste-Komplex: Jocasta complex.
Jolliffe* Syndrom: nicotinic acid deficiency syndrome.
Jolly* Körperchen: Howell-Jolly bodies.
Jones* Kriterien: Jones criteria.
Joseph* Syndrom: Joseph's syndrome.
Joule: joule.
j-Punkt: J-point (junction point).
Jucken, Juckreiz: pruritus; itch(ing).
Jüngling* Krankheit: Perthes(-Jüngling) disease.
Jugend: youth; adolescence.
Jugendform: juvenile cell.
jugendlich: juvenile.
jugularis: jugular.
Jugularispuls: jugular pulse.
Jugularvenen: jugular veins.
Jugulum: jugulum.
Jugum: jugum.
Juhel//Renoy* Syndrom: Juhel-Renoy syndrome.
Junctura: junctura; junction.
jung: young.
Jungfernhäutchen: hymen.
Jungfrau: virgin.
Junin-Fieber: Junin fever; Argentinian hemorrhagic fever.
Junktionsnävus: junctional nevus.

Juster* Reflex: Juster's reflex.
Juvantia: juvantia.
juvenil: juvenile.
juxtaartikulär: juxta-articular.
juxtaglomerulär: juxtaglomerular.
Juxtaglomerularapparat: juxtaglomerular apparatus.
Juxtaposition: juxtaposition; apposition.
juxtapylorisch: juxtapyloric.
JVP (Jugularvenenpuls): jugular pulse.

K

Kabel: cable.
kachektisch: cachectic.
Kachexie, Kachexia: cachexia. – **K. hypophysialis:** pituitary c.; Simmonds' disease. – **K., psychogene:** psychogenic c.
Kadaver: cadaver; corpse.
Kadaverin: cadaverine.
Kadaverreaktion: cadaveric reaction.
Kadaverstellung: cadaveric position.
Kader* Fistel: Kader's fistula.
Kadmium, Cd: cadmium (Cd).
Kälte...: cryo...; psychro...
Kälteagglutination: cold agglutination.
Kälteallergie: cold allergy.
Kälteanästhesie: cryoanesthesia; refrigeration anesthesia.
Kälteantikörper: cold antibody.
•**Kältebehandlung:** cryotherapy; psychrotherapy.
Kälte-Druck-Test: cold pressor test.
Kälteempfindung: cryesthesia.
Kälteglobulin: cryoglobulin.
Kältehämagglutination: cold agglutination.
Kältehämagglutinationskrankheit: cold agglutinin disease.
Kältehämoglobinurie: cold hemoglobinuria.
Kältehämolysin: cold hemolysin.
Kälteprotein: cryoglobulin.
Kältepunkt: cold spot.
Kälteschaden: cryolesion; frostbite.
Kältetrocknung: freeze drying.
Kälteurtikaria: cold urticaria.
Kältezittern: cold shivering.
Käseschmiere: vernix caseosa.
Käsevergiftung: tyrotoxism.
käsig: caseous; cheesy.
Kaffee: coffee.
kaffeesatzartiges Erbrechen: coffee-ground vomitus.
kahl: bald; glabrous.
Kahler*(-Bozzolo*) Krankheit: Kahler-Bozzolo syndrome; multiple myeloma; plasmacytoma.
Kahn* Flockungsreaktion: Kahn test.
Kahnbauch: scaphoid abdomen; boat-shaped a.
Kahnbein: scaphoid (bone); navicular (bone).
Kahnbeinmalazie: scaphoid malacia.
Kahnbrust: scaphoid chest.
Kahnschädel: scaphocephaly.
Kaiserschnitt: cesarean section.
Kakao: cacao.
Kakaobutter, -öl: cacao butter; theobroma oil.
Kakidrosis, Kakhidrosis: kakidrosis; bromidrosis.
Kakodyl: cacodylic acid.
Kakogeusie: cacogeusia.
Kakosmie: cacosmia; kakosmia.
Kakostomie: cacostomia; halitosis.
Kala-Azar: kala-azar.
Kalabarbeule: Calabar swelling.
Kalendermethode: rhythm method of contraception.
Kaliämie: kal(i)emia; potassemia.
Kaliber: caliber.
Kalikektasie: calicectasis.
Kalikektomie: calicectomy.
Kalikolithotomie: calicolithotomy.
Kalilauge: potassium hydroxide; caustic potash.
kaliopenisch: kaliopenic.
Kalium, K: potassium; kalium (K). – **K. bicarbonicum:** p. bicarbonate. – **K. carbonicum crudum:** p. carbonate; potash. – **K. cyanatum:** p. cyanide. – **K. sulfuricum:** p. sulfate.
Kaliummangelsyndrom: hypokalemia syndrome; hypopotassemia syndrome.
Kaliumpumpe: potassium pump.
Kaliumverlustniere: hypokalemic nephropathy; potassium-losing kidney.
Kaliurese: kaliuresis.
Kalk: lime; calcium oxide.
Kalkablagerung: calcification; calcinosis.
Kalkaneodynie: calcaneodynia.
Kalkaneus: calcaneus; os calcis.
Kalkaneussporn: calcaneal spur.
Kalkarina: calcarine sulcus.

Kalkgalle: porcelain gallbladder.
Kalkgicht: chondrocalcinosis.
kalkig: calcareous; calcic.
Kalkinfiltration: calcareous infiltration.
Kalkmilch: lime milk; lime water.
Kalkseifenstuhl: soapy stool.
Kalkstaublunge: calcicosis; chalicosis.
Kallidin: kallidin.
Kallikrein: kallikrein.
Kallikrein-Inhibitor: kallikrein inhibitor.
Kallikrein-Kinin-System: kallikrein-kinin system.
Kallikreinogen: kallikreinogen.
Kallmann* Syndrom: Kallmann's syndrome.
kallös: callous.
Kallotomie: callosotomy.
Kallus: callus; *derm* callosity.
Kalmodulin: calmodulin.
Kalomelkrankheit: calomel allergy.
Kalorie: calorie; calory.
Kalorienbedarf: calorie requirement.
Kalorienwert: calorie content; caloric value.
Kalorimetrie: calorimetry.
kalorisch: caloric.
Kalotte: calotte; calvaria; skull cap.
kalt: cold.
Kaltlichtendoskopie: cold light endoscopy.
Kaltsterilisation: cold sterilization.
Kalymma: chromosomal matrix.
Kalziferol: calciferol.
Kalzifikation: calcification.
Kalzinose: calcinosis.
Kalzipenie: calcipenia.
Kalzipexie: calcipexy; calcipexis.
Kalziphylaxie: calciphylaxis.
kalzipriv: calciprivic.
Kalzitonin: calcitonin.
Kalzium, Ca: calcium (Ca).
Kalziumantagonisten: calcium channel antagonists; calcium entry blockers.
Kalzium-EDTA: calcium disodium edetate.
Kalziummangel: calcium deficiency.
Kalziumoxalat: calcium oxalate.
Kalziumpumpe: calcium pump.
Kalziurie: calciuria.
Kambiumschicht: cambium layer.
Kamille: c(h)amomile.
Kaminkehrerkrebs: chimney sweeps' cancer.
Kamm: comb; ridge; crest.
Kammer: chamber; camera; ventricle.
Kammerautomatie: ventricular autonomy; ventricular automatism.
Kammerblock: ventricular block.
Kammerersatzrhythmus: ventricular escape.
Kammerextrasystole: ventricular extrasystole.
Kammerflattern: ventricular flutter.
Kammerflimmern: ventricular fibrillation.
Kammerkomplex: ventricular complex.
Kammerscheidewand: ventricular septum.
Kammerseptumdefekt: ventricular septal defect.
Kammertachykardie: ventricular tachycardia.
Kammerwasser: aqueous humor.
Kammerwinkel: angle of iris; iridocorneal angle.
Kampfer: camphor.
Kampfgas: war gas.
Kampfstoffe: warfare agents.
Kampimetrie: campimetry.
Kamptodaktylie: camptodactylia.
Kamptomelie: camptomelia.
Kanälchen: canaliculus.
Kanal: canal.
kanalikulär: canalicular.
Kanalikulorhinostomie: canaliculorhinostomy.
Kanamycin: kanamycin.
Kandida: Candida.
Kandidamykose: candidiasis.
Kandidid: candidid.
Kankroid: cancroid.
Kanner* Syndrom: Kanner syndrome; infantile autism.
Kannibalismus: cannibalism.
Kanonenschlag: cannon beat.
Kante: border; edge; margin.
Kanthoplastik: canthoplasty.
Kanthorrhaphie: canthorrhaphy.
Kanthotomie: canthotomy.
Kanthus: canthus.
K-Antigen: K antigen.
Kanüle: cannula; tube.
kanzerogen: carcinogenic; cancerogenic.
Kanzerogen: carcinogen.
Kaolinose: kaolinosis.
Kapazität: capacity.

Kapazitätsgefäße: capacitance vessels.
Kapazitation: capacitation.
kapillär, kapillar: capillary.
Kapillarbett: capillary bed.
Kapillardruck: capillary pressure.
Kapillare: capillary (vessel).
Kapillarektasie: capillarectasia.
Kapillarembolie: capillary embolism.
Kapillarfragilität: capillary fragility.
Kapillarhämangiom: capillary hemangioma.
Kapillarität: capillarity; capillary attraction.
Kapillaritis: capillaritis; telangiitis.
Kapillar(mikr)oskopie: capillary microscopy; capillaroscopy.
Kapillarnetz: capillary network.
Kapillarpermeabilität: capillary permeability.
Kapillarpuls: capillary pulse.
Kapillarresistenz: capillary resistance.
Kapillarzirkulation: capillary circulation; microcirculation.
Kapitatum: (os) capitatum.
Kaplan* Syndrom: Kaplan's syndrome.
Kapnographie: capnography.
Kaposi* Dermatitis: Kaposi's varicelliform eruption. – **K.* Sarkom:** K.'s sarcoma.
Kappe: cap.
Kapsel: capsule; capsula.
Kapselbakterien: encapsulated bacteria.
Kapselbazillus: encapsulated rod.
Kapselblutung: (intra)capsular hemorrhage.
Kapselfärbung: capsule staining.
Kapselphlegmone: capsular phlegmon.
Kapselstar: capsular cataract.
Kapsid: capsid.
Karaya-Gummi: karaya gum.
Karbamid: carbamide.
Karbolismus: carbolism.
Karbolsäure: carbolic acid; phenol.
Karbonisation: carbonization.
Karbunkel: carbuncle.
Kardia: cardia.
Kardiaachalasie: achalasia of the cardia; cardiospasm.
Kardiaka: cardioactive agents/drugs.
Kardiakarzinom: carcinoma of the cardia.
kardial: cardiac.
Kardialgie: cardialgia.
Kardiaplastik: cardioplasty.
Kardiektomie: cardiectomy.
kardinal: cardinal.
kardio...: cardio-; cardiac.
kardiogen: cardiogenic.
Kardiographie: cardiography.
Kardiologie: cardiology.
Kardiolyse: cardiolysis.
Kardiomegalie: cardiomegaly; megacardia.
Kardiomyopathie: cardiomyopathy. – **K., hypertrophische:** hypertrophic c. – **K., kongestive:** congestive c.
Kardiomyotomie: cardiomyotomy.
Kardiopathie: cardiopathy.
Kardioperikardiopexie: cardiopericardiopexy.
Kardioplegie: cardioplegia.
Kardioptose: cardioptosis.
kardiopulmonal: cardiopulmonary.
kardiorespiratorisch: cardiorespiratory.
Kardiosklerose: cardiosclerosis.
Kardiospasmus: cardiospasm.
Kardiotachograph: cardiotachometer.
Kardiotokograph: cardiotokograph; cardiotocograph.
Kardiotomie: cardiotomy.
kardiovaskulär: cardiovascular.
Kardioversion: cardioversion.
Karditis: carditis.
Karenz: abstentio; restriction.
Karies: caries.
Karina: carina.
kariös: carious.
Karlsbader Salz: Carlsbad salt.
Karminativum: carminative.
Karminsäure: carminic acid.
Karnifikation: carnification.
Karnofsky-Index: Karnofsky index/scale.
Karotiden: carotids; carotid arteries.
Karotin: carotene.
Karotis: carotid (artery).
Karotisangiographie: carotid angiography.
Karotisdrüse: carotid body.
Karotisgabel: carotid bifurcation.
Karotispuls: carotid pulse.
Karotissinus: carotid sinus.
Karotis(sinus)druckversuch: carotid sinus pressure test.
Karotissinusreflex: carotid sinus reflex; Hering's reflex. – **K., hypersensitiver = Karotissinussyndrom:** carotid sinus syndrome.

K

Karotissiphon: carotid siphon.
Karotisstenose: carotid stenosis.
Karotisverschluß: occlusion of the internal carotid artery.
Karottenikterus: carotenemic pseudojaundice.
karpal: carpal.
Karpalgelenk: carpal joint.
Karpaltunnelsyndrom: carpal tunnel syndrome.
Karpektomie: carpectomy.
Karphologie: carphology; floccillation.
karpometakarpal: carpometacarpal.
Karpopedalspasmus: carpopedal spasm.
Karpus: carpus.
Kartagener* Syndrom: Kartagener's syndrom.
Kartei: file.
Kartenherzbecken: cordate pelvis.
kartilaginär: cartilaginous.
Kartoffelleber: hobnail liver.
Kartoffelnährboden: potato culture medium.
Kartographie: cartography.
Karunkel: caruncle.
Karyoblast: karyoblast.
Karyogamie: karyogamy.
Karyogramm: karyogram; idiogram.
Karyokinese: karyokinesis.
karyokinetisch: karyokinetic.
Karyoklasie: karyoclasis; karyoklasis.
Karyolymphe: karyolymph; nuclear sap.
Karyolyse: karyolysis.
Karyometrie: karyometry.
Karyon: karyon.
karyophag: karyophagous.
Karyoplasma: nucleoplasm; karyoplasm.
Karyopyknose: karyopyknosis.
Karyopyknose-Index: karyopyknotic index.
Karyorrhexis: karyorrhexis.
Karyotyp: karyotype.
Karyozyt: karyocyte; normoblast.
karzinoembryonales Antigen: carcinoembryonic antigen (CEA).
karzinogen: carcinogenic.
Karzinogen: carcinogen.
Karzinogenese: carcinogenesis.
Karzinoid: carcinoid.
Karzinoidsyndrom: carcinoid syndrome.
Karzinokolyse: carcinolysis.
Karzinom: carcinoma. – **Basalzellen-K.:** basal cell c. – **K., embryonales:** embryonal c.; malignant teratoma. – **K., hepatozelluläres:** hepatocellular c. – **K., intraepitheliales:** carcinoma in situ (CIS). – **K., kleinzelliges:** small cell c. – **K., kolorektales:** colorectal c. – **K., medulläres:** medullary c. – **K., präinvasives:** carcinoma in situ (CIS). – **K., szirrhöses:** scirrhous c.
karzinomatös: carcinomatous.
Karzinomatose: carcinomatosis.
Karzinomneuropathie: paraneoplastic neuropathy.
Karzinophobie: carcinomatophobia; cancerophobia.
Karzinosarkom: carcinosarcoma.
Karzinose: carcinosis.
Kasabach*-Merritt* Syndrom: Kasabach-Merritt syndrome; hemangiomathrombocytopenia syndrome.
Kasein: casein.
Kaskade: cascade.
Kaskadenmagen: cascade stomach.
Kassenarzt: panel doctor.
Kassenpatient: panel patient.
Kassette: cassette.
Kastrat: castrate.
Kastration: castration.
Kasuistik: case report.
Katabiose: catabiosis.
Katabolismus: catabolism.
Katabolit: catabolite; catabolin.
katagen: catagen.
Katakrotie: catacrotism.
Katalase: catalase.
Katalepsie: catalepsy.
kataleptisch: cataleptic.
Katalysator: catalyst; catalyzer.
Katalyse: catalysis.
katalytisch: catalytic.
Katamnese: catamnesis; follow-up history.
Kataphorie: cataphoria.
Kataplasie: cataplasia.
Kataplexie: cataplexy; cataplexia.
Katarakt: cataract.
Katarrh: catarrh. – **K., postgonorrhoischer:** gleet.
katarrhalisch: catarrhal.
Katastrophenmedizin: desaster medicine.
Katastrophenreaktion: catastrophic reaction.
Katathymie: catathymia.
kataton: catatonic.

Katatonie: catatonia.
Katatropie: catatropia.
Katayama-Krankheit: Katayama disease.
Katecholamin: catecholamine.
Katelektrotonus: catelectrotonus.
Kater: hangover.
Katgut: catgut.
Katharsis: catharsis.
Kathartikum: cathartic.
Kathepsin: cathepsin.
Katheter: catheter.
Katheterangiographie: catheter angiography.
Katheterdilatation: 1) catheter angioplasty. **2)** bougienage.
Katheterembolisation: catheter embolization.
Katheterfieber: catheter fever.
Katheterisierung, Katheterismus: catheterization. – **K., retrourethrale:** retrourethral c.
Kathode: cathode.
Kathodenöffnungszuckung: cathodal opening contraction.
Kathodenschließungszuckung: cathodal closure contraction.
Kathodenstrahlen: cathode rays; cathode stream.
Kathodenstrahloszillograph: cathode-ray oscillograph.
Kation: cation; kation.
Kationenaustauscher: cation exchange resins.
Katode: cathode.
Katophorie: katophoria; katotropia.
Katzenauge: cat's eye.
Katzenkratzkrankheit: cat scratch disease.
Katzenleberegel: Opisthorchis felineus; cat's liver fluke.
Katzenschreisyndrom: cri-du-chat syndrome; cat's cry syndrome.
Katzenspulwurm: Toxocara cati.
Kauda: cauda.
Kaudaanästhesie: caudal anesthesia.
kaudal: caudal.
Kaudasyndrom: cauda equina syndrome.
Kauen: mastication; chewing.
Kauffmann* Antigen-Tabelle: Kauffmann's antigen table. – **K.*-White* Schema:** K.-White schedule.
Kaulischisis: kaulischisis; caulischisis.
Kaumuskulatur: mastication muscles.
kausal: causal; causative.
Kausalgie: causalgia.
Kaustik: cauterization.
Kaustikum, kaustisches Mittel: caustic (agent); cauterant.
Kautelen: precautions.
Kauter: cautery.
Kauterisation: cauterization.
Kautschuk: caoutchouc; India rubber.
Kautschukbecken: rubber pelvis.
Kava: cava; vena cava.
Kavafilter: caval umbrella filter.
Kavakatheterismus: caval catheterization.
Kavaklip(p): caval clip.
Kavaplikatur: caval plication.
Kava-Pulmonalis-Anastomose: caval-pulmonary anastomosis.
Kavasyndrom: vena cava syndrome.
Kaverne: cavern.
Kavernitis: cavernitis.
kavernös: cavernous.
Kavernom: cavernoma; cavernous (hem)angioma.
Kavernosographie: cavernosography.
Kavernostomie: cavernostomy.
Kavernotomie: cavernotomy.
Kavität: cavity.
Kavographie: vena cavography.
Kawasaki-Krankheit: Kawasaki disease; mucocutaneous lymph node syndrome.
Kayser*-Fleischer* Ring: Kayser-Fleischer ring.
Kaznelson*-Baar* Syndrom: congenital erythroblastophthisis.
KBR (Komplementbindungsreaktion): C.F.T. (complement fixation test).
Kearns*-Sayre* Syndrom: Kearns-Sayre syndrome.
Kefir, Kefyr: kefir; kefyr.
Kegel: cone.
kegelförmig: conoid.
Kegel* Gymnastik: Kegel exercises.
Kehldeckel: epiglottis.
Kehle: throat.
Kehlgrube: jugular fossa.
Kehlkopf: larynx. – **K., künstlicher:** artificial l.
Kehlkopfdiphtherie: laryngeal diphtheria.
Kehlkopfentzündung: laryngitis.
Kehlkopfkarzinom: laryngeal carcinoma.

Kehlkopfkrampf: laryngeal spasm; laryngospasm.
Kehlkopflähmung: laryngoplegia; laryngoparalysis.
Kehlkopfödem: laryngoedema.
Kehlkopfoperation: laryngotomy.
Kehlkopfprothese: laryngoplasty; artificial larynx.
Kehlkopfreflex: laryngeal reflex.
Kehlkopfspiegel: laryngoscope.
Kehr* Zeichen: Kehr's sign.
Kehrer* Zeichen: Kehrer's pain reflex.
Keil: wedge.
Keilbein: 1) sphenoid bone. **2)** cuneiform bone.
Keilbeinflügel: wings of the sphenoid bone.
keilförmig: wedge-shaped; cuneate.
Keilosteotomie: wedge osteotomy.
Keilschädel: sphenocephalus.
Keilwirbel: wedge-shaped deformity of vertebra.
Keim: 1) agent. **2)** germ.
Keimanlage: germ layer; blastoderm.
Keimbahn: germ track.
Keimblase: germinal vesicle.
Keimblatt: germ layer (= ectoderm, mesoderm, endoderm).
Keimdislokation: germ-layer dislocation.
Keimdrüse: gonad; sex gland.
Keimdrüsenhormone: sex hormones.
Keimepithel: germinal epithelium.
keimfrei: aseptic; sterile.
Keimgehalt: microbial content.
Keimgewebe: germ plasm; reproductive tissue.
Keimleiste: genital ridge.
Keimplasma: germ plasm.
Keimschädigung: embryopathy.
Keimscheibe: germinal disk; blastoderm.
Keimträger: carrier.
Keimwechsel: agent change.
Keimzahl: bacteria count.
Keimzelle: germ cell.
Keimzentrum: germinal center.
Keith*-Flack* Knoten: Keith-Flack node; sinoatrial node.
Kelch: calix; calyx.
Kelchdivertikel: caliceal diverticulum; calicectasis.
kelchförmig: cuplike; calyciform.
Kelchhalsstenose: infundibular stenosis.
Kell-System: Kell blood group.
Kelly* Operation: Kelly's operation.
Kelly*-Paterson* Syndrom: Plummer-Vinson syndrome.
Keloid: keloid.
Keloidakne: keloid acne.
Keloidose: keloidosis.
Kennedy* Syndrom: Foster Kennedy syndrome.
Kenngröße: parameter.
Kennzeichen: characteristic; sign; symptom.
Kennzeichnung: labeling; tagging.
Kennzeit: chronaxie; chronaxy.
Kent* Bündel: Kent's bundle.
Kenia-Fieber: Kenya fever.
Kephalgie: cephalalgia; cephalea; headache.
Kephalhämatom: cephalhematoma.
Kephalin: cephalin.
Kephalingerinnungszeit: cephalin coagulation time.
Kephalohydrozele: cephalohydrocele.
Kephalometrie: cephalometry.
Kephalonie: cephalonia.
Kephalothorakopagus: cephalothoracopagus.
Kephalozele: cephalocele.
Keramikfilter: ceramic filter.
Kerasin: kerasin.
Keratansulfat: keratan sulfate.
Keratektasie: keratectasia.
Keratin: keratin.
Keratinisation: keratinization.
Keratinozyt: keratinocyte.
Keratitis: keratitis. – **K. interstitialis:** interstitial k.; deep k. – **K. neuroparalytica:** neuroparalytic k. – **K. parenchymatosa:** parenchymatous k.; interstitial k.
Keratoakanthom: keratoacanthoma.
Keratoconjunctivitis: keratoconjunctivitis. – **K. epidemica:** epidemic k.; virus k. – **K. herpetica:** herpes corneae.
Keratoderma: keratoderma.
Keratodermia: keratodermia.
keratogen: keratogenous.
Keratoglobus: keratoglobus.
Keratohelkose: keratohelcosis.
Keratohyalin: keratohyalin.
Keratokonjunktivitis: keratoconjunctivitis.
Keratokonus: keratoconus.
Keratolyse: keratolysis.
Keratolytikum: keratolytic.

Keratom: keratoma.
Keratomalazie: keratomalacia.
Keratometrie: keratometry.
Keratomykose: keratomycosis.
Keratomyleusis: keratomileusis.
Keratonyxis: keratonyxis.
Keratoplastik: keratoplasty.
Keratose, Keratosis: keratosis. – **K. actinica:** actinic k.; solar k. – **K. palmoplantaris:** k. palmaris et plantaris. – **K. senilis:** k. senilis.
Keratoskop: keratoscope.
Keratotomie: keratotomy.
Keratozele: keratocele.
Keratozyt: keratocyte; horn cell.
Keraunoparalyse: keraunoparalysis; lightning paralysis.
Kerbe: crena; notch.
Kerckring* Falten: Kerckring's folds.
Kerion: kerion.
Kerley* Linien: Kerley lines.
Kern: nucleus; core.
Kernäquivalent: core equivalent.
Kernanomalie: nuclear anomaly.
Kernaplasie: nuclear aplasia.
Kernatypie: nuclear atypia.
Kernauflösung: karyolysis.
Kerneinschluß: intranuclear inclusion.
Kernfärbung: nuclear staining.
Kerngerüst: nuclear reticulum; nucleoreticulum.
Kerngeschlecht: chromosomal sex; nuclear sex.
Kerngift: nucleotoxin.
Kernig* Zeichen: Kernig's sign.
Kernikterus: kernicterus.
Kernkörperchen: nucleolus.
Kernladungszahl: atomic number.
Kernlähmung: nuclear paralysis.
kernmagnetische Resonanz: nuclear magnetic resonance (NMR).
Kernmatrix: nuclear matrix.
Kernmembran: nuclear envelope; karyotheca.
Kernneurose: character neurosis.
Kernphase: nuclear phase.
Kernplasma: nucleoplasm.
Kern-Plasma-Relation: nucleoplasmic index.
Kernpolymorphie: nuclear polymorphy.
Kernpore: nuclear pore.
Kernreaktion: nuclear reaction.
Kernsaft: nuclear sap; karyolymph.
Kernsegmentierung: nuclear segmentation; n. fragmentation.
Kernspin: nuclear spin.
Kernspindel: nuclear spindle; nucleospindle.
Kernspinresonanz: nuclear magnetic resonance (NMR).
Kernspinresonanz-Spektroskopie: nuclear magnetic resonance spectroscopy.
Kernspin(resonanz)tomographie: (computed) nuclear spin resonance tomography; nuclear magnetic resonance imaging (NMRI).
Kernstar: nuclear cataract.
Kernstrahlung: nuclear radiation.
Kernteilung: nuclear division.
Kerntemperatur: core temperature.
Kernverschiebung: nuclear shift.
Kernzerfall: *histol* karyorrhexis; *physik* nuclear disintegration; radioactive decay.
Kernzone: nuclear zone.
Kerze: candle.
Kerzentropfen-Phänomen: candle wax phenomenon.
Ketamin: ketamine.
Ketoazidose: ketoacidosis.
Ketoconazol: ketoconazole.
Keto-Enol-Tautomerie: keto-enol-tautomerism.
ketogen: ketogenic.
Ketogenese: ketogenesis.
Ketoglutarat: ketoglutarate.
Ketoglutarsäure: ketoglutaric acid.
Ketohexose: ketohexose.
Keton: ketone.
Ketonämie: ketonemia.
Ketonkörper: ketone bodies.
Ketonurie: ketonuria.
ketoplastisch: ketoplastic.
Ketoprofen: ketoprofen.
Ketose: *path* ketosis; *biochem* ketose.
17-Ketosteroide: 17-ketosteroids.
Ketozucker: ketosugars.
Kette: chain.
Kettenkokken: chain cocci.
Kettenreaktion: chain reaction.
Keuchhusten: whooping cough; pertussis.
KH (Kohlenhydrat): carbohydrate.
Khellin: khellin.
kHK, KHK (koronare Herzkrankheit): CHD (coronary heart disease).
Kidd-System: Kidd blood group.
Kiefer: jaw.

Kiefer...: gnatho...
Kiefer-Gaumen-Spalte: cleft hard palate; gnathopalatoschisis.
Kiefergelenkarthrose: arthrosis of temporomandibular joint.
Kieferhöhle: maxillary sinus.
Kieferhöhlenentzündung: maxillary sinusitis.
Kieferklemme: trismus; lockjaw.
Kiefer-Lippen-Gaumen-Spalte: cheilognathopalatoschisis.
Kieferluxation: luxation of temporomandibular joint.
Kieferorthopädie: orthodontics.
Kieferspalte: gnathoschisis; cleft jaw.
Kiefersperre: lockjaw.
Kieferzyste: jaw cyst.
Kielbrust: pectus carinatum; chicken breast; pigeon breast.
Kielland* Zange: Kielland's forceps.
Kiemenbogen: branchial arch; visceral a.; gill a.
kiemenförmig: branchial.
Kiementasche: pharyngeal pouch; branchial p.
Kienböck* Lendensyndrom: Kienböck's lumbar syndrome. – **K.* Malazie:** K.'s disease. – **K.* Zeichen:** K.'s phenomenon.
Kieselgur: kieselguhr; diatomaceous earth.
Kieselsäure: silicic acid.
Kiesselbach* Ort: Kiesselbach's plexus.
Killerzelle: killer cell (K cell). – **K., natürliche:** natural killer cell (NK cell).
Killian* Divertikel: Killian's diverticulum. – **K.* Operation:** K.'s operation.
Kimmelstiel*-Wilson* Syndrom: Kimmelstiel-Wilson syndrome.
Kimura-Krankheit: Kimura disease.
Kinästhesie: kinesthesia.
Kinase: kinase.
Kindbett: childbed; puerperium.
Kinderarzt: pediatrician; pediatrist.
Kinderaudiometrie: children's audiometry.
Kinderdosis: child's dose; dosage calculation for children.
Kinderheilkunde: pediatrics.
Kinderkrankenhaus: children's hospital.
Kinderkrankheit: childhood disease.
Kinderlähmung: poliomyelitis. – **K., epidemische spinale:** acute anterior p. – **K., zerebrale:** infantile cerebral palsy.
Kinderleishmaniase: infantile leishmaniasis.
Kinderpflege: child care.
Kinderpsychose: childhood psychosis.
kindersicher: childproof.
Kindersprache: babytalk.
Kindersterblichkeit: infant mortality rate.
Kindesmißhandlung: child abuse.
Kindesmißhandlungssyndrom: battered child syndrome.
Kindheit: childhood.
kindisch: childish.
Kindsbewegung: fetal movement.
Kindslage: presentation; lie.
Kindspech: meconium.
Kindsteile: fetal parts.
Kindstod, plötzlicher: sudden infant death syndrome (SIDS); crib death.
Kindstötung: infanticide.
Kineangiographie: cineangiography.
Kinedensigraphie: cinedensigraphy.
Kinematisation: cineplastics; kineplasty.
Kinematographie: cinematography.
Kineplastik: kineplasty.
Kinesie: kinesia; kinetosis.
Kinesiometer: 1) kinesimeter. **2)** kinesthesiometer.
Kinesiotherapie: kinesitherapy; kinetotherapy; kinesiotherapy.
Kinesis: kinesis; motion.
kinetisch: kinetic.
Kinetochor: kinetochore.
Kinetomer: kinetomere.
Kinetoplast: kinetoplast.
Kinetose: kinetosis; kinesia; motion sickness.
Kinetosom: kinetosome.
Kinin: kinin.
Kininogen: kininogen.
Kinn: chin; mentum.
Kinnlage: chin presentation; mento-anterior/mento-posterior position.
Kinozilie: kinocilium.
Kionitis: uvulitis.
Kippgelenk: amphiarthros.
Kipptisch: tilting table.
Kirchner* Divertikel: Kirchner's diverticulum.
Kirschner* Draht: Kirschner's wire.
kirschrot: cherry-red.

Kissen: cushion; pad.
Kittniere: caseous pyonephrosis.
Kittsubstanz: intercellular cement.
Kitzel: tickling; titillation.
Kitzler: clitoris.
Kjeldahl* Verfahren: Kjeldahl's method.
Kladiose: cladiosis.
Kladosporiose: cladosporiosis.
Klärung: clearance; clearing; clarification.
Klärungsfaktormangel: lipoprotein-lipase deficiency.
Klagen: complaints.
Klammer: clamp; clasp.
Klammernahtgerät: stapler.
Klang: clang; sound.
Klapp* Kriechübungen: Klapp's creeping treatment.
Klappe: valve; valvula.
Klappenfehler, -vitium: valvular defect.
Klappeninsuffizienz: valvular insufficiency; v. incompetence.
Klappensegel: valve leaflet.
Klappenstenose: valvular stenosis.
Klapperschlange: rattlesnake.
klar: clear; bright.
Klarheit: clearness; clarity.
Klasmatozyt: clasmatocyte.
Klasmatose: clasmatosis.
Klasse: class.
Klassifikation: classification.
klastisch: clastic.
klastogen: clastogenic.
Klastomanie: destructive frenzy.
Klaudikation: claudication.
Klauenfuß: clawfoot.
Klauenhand: clawhand.
Klauennägel: onychogryposis.
Klaustrophilie: claustrophilia.
Klaustrophobie: claustrophobia.
Klavikel, Klavikula: clavicle.
Klavikuladefekt: clavicular deformity.
Klavikulafraktur: fracture of the clavicula.
Klavikularmittellinie: midclavicular line.
Klavus: clavus; corn.
Klebereiweiß: gluten.
klebrig: sticky; glutinous; viscid.
Klebsiella: Klebsiella.
Klebstoff: adhesive.
Kleeblattdeformität: cloverleaf deformity.
Kleesäure: oxalic acid.
Kleiderlaus: body louse; clothes l.
kleido...: cleido...; clavicular.
Kleidotomie: cleidotomy; clavicotomy.
Kleie: bran.
Kleienflechte: pityriasis; chromophytosis.
klein: small; little.
Kleine*-Levin* Syndrom: Kleine-Levin syndrome.
Kleinfingerballen: hypothenar.
Kleinhirn: cerebellum.
Kleinhirnabszeß: cerebellar abscess.
Kleinhirnagenesie: cerebellar agenesis.
Kleinhirnatrophie: cerebellar atrophy.
Kleinhirnbahnen: cerebellar tracts.
Kleinhirnblutung: cerebellar hemorrhage.
Kleinhirnbrückenwinkel: cerebellopontine angle.
Kleinhirnbrückenwinkeltumor: (cerebellopontine) angle tumor.
Kleinhirndruckkonus: cerebellar pressure cone.
Kleinhirnentzündung: cerebellitis.
Kleinhirninfarkt: cerebellar infarction.
Kleinhirnkerne: cerebellar nuclei.
Kleinhirnnystagmus: cerebellar nystagmus.
Kleinhirnrinde: cerebellar cortex.
Kleinhirnschenkel: cerebellar peduncle.
Kleinhirnschwindel: cerebellar vertigo.
Kleinhirnseitenstrang: spinocerebellar tract.
Kleinhirnsichel: falx cerebelli.
Kleinhirnstiel: cerebellar peduncle.
Kleinhirnsyndrom: cerebellar syndrome.
Kleinhirntonsille: cerebellar tonsil.
Kleinhirntumor: cerebellar tumor.
Kleinkind: infant.
Kleinkindalter: infancy.
Kleinwuchs: microsomia.
kleinzellig: parvicellular.
Klemme: clamp; clip.
Kleptomanie: kleptomania.
Kleptophobie: kleptophobia.
Klettenzelle: burr cell.
Kletterpuls: stepwise increase in pulse frequency.
Klick: click.
Klick-Syndrom: click syndrome.
Kligler* Agar: Kligler iron agar.
Klima: climate.
Klimaanlage: air conditioning.
Klimafaktor: climatic factor.
Klimakammer: climatic chamber.
klimakterisch: climacteric; menopausal.
Klimakterium: climacteric; menopause.

Klimatherapie: climatotherapy.
klimatisch: climatic.
Klimax: climax.
Klinefelter* Syndrom: Klinefelter's syndrome.
Klinge: blade.
klingend: sonorous.
Klinger*-Churg* Syndrom: Wegener's granulomatosis.
Klinik: clinic; hospital.
klinisch: clinical.
Klinodaktylie: clinodactyly.
Klinozephalie: clinocephaly.
Klipp: clip.
Klippel*-Feil* Syndrom: Klippel-Feil syndrome. – **Kl.*-Trenaunay*(-Weber*) Syndrom:** Kl.-Trenaunay syndrome.
Klistier: enema; clyster.
Klitoridektomie: clitoridectomy.
Klitoris: clitoris.
Klitorishypertrophie: clitorism; clitoromegaly.
Klivus: clivus.
Kloake: cloaca.
Klon: clone.
Klonierung: cloning.
klonisch: clonic.
Klonorchiasis: clonorchiasis.
Klon-Selektion: clonal selection.
Klonus: clonus.
klopfend: pulsatory; beating.
Klopfschall: percussion sound.
Kloßgefühl: globus sensation.
Klostridium: Clostridium.
Klumpen: clot; plug.
Klumpfuß: clubfoot.
Klumphand: clubhand.
klumpig: clotted; lumpy; grumous.
Klumpke* Lähmung: Klumpke's paralysis.
Klysma: clysma; enema.
Knäuel: convolution; glomerulus; cluster.
Knalltrauma: deafness by shock waves.
Knapp* Operation: Knapp's procedure.
Knarren: crepitation.
Knaus*(-Ogino*) Methode: Knaus-Ogino method; rhythm method.
Kneifen: pinching.
Kneipp* Anwendungen: kneippism. – **K.* Kur:** Kneipp cure.
Knemidokoptes: depluming mites.
Knetung: kneading.
Knick: kink; bend; flexion.
Knickbruch: greenstick fracture.
Knickfuß: pes valgus; talipes valgus.
Knick-Plattfuß: pes valgoplanus.
Knickung: kinking; flexion.
Knie: knee; geniculum.
Knie-Brust-Lage: knee-chest position; genupectoral p.
Knie-Ellenbogen-Lage: knee-elbow position; genucubital p.
Kniegelenk: knee joint.
Kniegelenkband: knee-joint ligament.
Kniegelenkentzündung: gonarthritis.
Kniegelenkerguß: knee-joint effusion.
Knie-Hacken-Versuch: heel-knee test.
Kniehöcker: geniculate body.
Kniekehle: ham; popliteal space.
Knielage: knee presentation.
Kniephänomen: knee jerk reflex.
Kniescheibe: kneecap; patella.
Knistern: crackling; crepitation.
Knisterrasseln: crackling rale.
Knochen: bone; os.
Knochenabbau: osteoclasis; osteolysis.
Knochenabszeß: bone abscess; Brodie's a.
knochenaffine Substanz: bone seeker.
Knochenalter: bone age.
Knochenbildung: ossification.
Knochenbruch: fracture.
Knochenbrüchigkeit: brittleness of bones; fragilitas ossium.
Knochenerweichung: osteomalacia; softening of bones.
Knochenfissur: hair-line fracture.
Knochenfuge: synostosis.
Knochengewebe: osseous tissue; bony t.
Knochenhämangiom: subperiosteal hemangioma.
Knochenhaut: periosteum.
Knochenhöhle: bone cavity.
Knochenhypertrophie: bone hypertrophy.
Knochenkallus: (bone) callus.
Knochenkaries: (bone) caries.
Knochenkern: ossification center.
Knochenleitung: bone conduction.
Knochenmark: bone marrow.
Knochenmarkaplasie: bone marrow aplasia.
Knochenmarkausstrich: bone marrow smear.
Knochenmarkbiopsie: bone marrow biopsy.

Knochenmarkentzündung: osteomyelitis; medullitis.
Knochenmarkfibrose: myelofibrosis.
Knochenmarkpunktion: bone marrow puncture.
Knochenmarkriesenzelle: megakaryocyte.
Knochenmarktransplantation: bone marrow transplantation.
Knochenmarkzelle: bone marrow cell.
Knochenmatrix: bone matrix.
Knochenmetastase: bone metastasis.
Knochennagel: bone nail.
Knochennaht: suture; *chir* osteorrhaphy; osteosuture.
Knochennekrose: osteonecrosis.
Knochenplatte: bone plate.
Knochenreiben: bony crepitus.
Knochensarkom: osteosarcoma.
Knochenschraube: bone-screw.
Knochenspan: bone graft.
Knochensporn: bony spur.
Knochenstoffwechsel: bony metabolism.
Knochentransplantation: bone transplantation.
Knochentuberkulose: tuberculosis of bones (and joints).
Knochentumor: bone tumor; osteoma.
Knochenwachstum: bony growth.
Knochenzement: bone cement.
Knochenzyste: bone cyst.
Knöchel: ankle; malleolus.
Knöchelbruch, -fraktur: malleolar fracture.
Knöchelödem: ankle edema.
knöchern: osseous; bony.
Knötchen: nodule; tubercle.
Knötchenflechte: lichen.
Knolle: bulb.
Knollenblätterpilz: death-head; Amanita phalloides.
Knollennase: hammer nose; rhinophyma.
Knopflochdeformität: buttonhole deformity.
Knopfnaht: button suture.
Knopfsonde: bulb-headed sound.
Knorpel: cartilage. – **K., elastischer:** elastic c. – **K., fibröser:** fibrocartilage; fibrous c. – **K., hyaliner:** hyaline c.
Knorpelhaft: synchondrosis; cartilaginous joint.
Knorpelnekrose: chondronecrosis.
Knospe: bud.
Knoten: node; knot.
Knotenpunkte: nodal points.
Knotenrhythmus: nodal rhythm.
Knotenstruma: nodular goiter.
Knotentachykardie: nodal tachycardia.
knotig: nodular; nodal.
Koagel: coagulum; blot clot.
Koagglutination: coagglutination.
Koagulabilität: coagulability.
Koagulase: coagulase.
Koagulation: (blood) coagulation.
Koagulationsnekrose: coagulation necrosis.
Koagulationszeit: coagulation time.
Koagulopathie: coagulopathy.
Koagulum: coagulum.
Koaleszenz: coalescence.
Koarktation: coarctation.
Kobalamin: cobalamin.
Kobalt, Co: cobalt (Co).
Koch* Bazillus: Koch's bacillus; Mycobacterium tuberculosis.
Kochblutagar: chocolate agar.
Kocher* Duodenalmobilisierung: kocherization. – **K.* Klemme:** Kocher's clamp. – **K.* Kragenschnitt:** K.'s operation. – **K.* Reposition:** K.'s repositioning method.
kochlear, kochleär: cochlear.
Kochlearisbahn: cochlear pathway.
Kochlearisreflex: cochlear reflex.
Kochleopupillarreflex: cochleo-orbicular reflex.
Kochsalz: common table salt; sodium chloride.
Kochsalzlösung: saline solution. – **K., physiologische:** isotonic s. s.; physiological salt solution (P.S.S.).
Kode: code.
Kodein: codeine.
Kodominanz: codominance.
Kodon: codon.
Koebner* Krankheit: epidermolysis bullosa hereditaria. – **K.* Phänomen:** Koebner phenomenon.
Koeffizient: coefficient.
Köhler* Krankheit: Köhler's disease.
Kölliker* Kernsubstanz: Kölliker's nucleus.
Koenen* Tumor: Koenen's tumor; periungual fibroma.
König* Klangstäbe: König's rods.

König* Syndrom: König's syndrome; osteochondrosis dissecans.
Koenzym: coenzyme.
Köpfchen: capitulum.
Körnchen: granule.
Körnerkrankheit: granular conjunctivitis; trachoma.
Körnerschicht: granular layer.
Körnerzellen: granular cells.
Körper: body.
Körperantigen: O-antigen.
Körperbau: body type; constitution.
Körperbehinderung: physical disability.
Körperchen: corpuscle; particle; small body.
Körperdosis, höchstzugelassene: maximum permissible dose.
Körperebene: body plane.
Körperflüssigkeit: body fluid.
Körperfühlsphäre: somatosensory cortex.
Körpergefühl: body sensation.
Körpergewicht: body weight.
Körpergröße: height.
Körperhaltung: posture.
Körperhöhle: body cavity.
Körperkern: core of the body.
Körperkreislauf: systemic circulation; greater circulation.
Körperlänge: body length; height.
körperlich: physical; bodily; corporeal.
Körperoberfläche: body surface.
Körperschema: body image.
Körpersprache: body language.
Körpertemperatur: body temperature.
Körperverletzung: bodily harm.
Körperzelle: body cell; somatic cell.
Kofaktor: cofactor.
Koferment: coenzyme.
Koffein: caffeine.
kognitiv: cognitive.
Kohabitation: coitus; coition; sexual intercourse.
Kohärenz: coherence.
Kohäsion: cohesion.
Kohle: coal.
Kohlendioxid: carbon dioxide.
Kohlenhydrat, KH: carbohydrate.
Kohlenhydratstoffwechsel: carbohydrate metabolism.
Kohlenmonoxid, CO: carbon monoxide.
Kohlenmonoxidvergiftung: carbon monoxide poisoning.
Kohlensäure: carbonic acid; carbon dioxide (CO_2).
Kohlensäurebad: carbon dioxide bath.
Kohlensäureeis: dry ice.
Kohlensäureschnee: solid carbon dioxide; CO_2 snow.
kohlensauer: carbonic.
Kohlenstaublunge: anthracosis; black lung.
Kohlenstoff, C: carbon (C).
Kohlenwasserstoffe: hydrocarbons.
Kohlrausch* Falte: Kohlrausch's fold.
Kohortenstudie: cohort study.
Koilonychie: koilonychia.
Koilozytose: koilocytosis.
Koinzidenz: coincidence.
Koitalgie: coitalgia.
Koitus: coitus.
Kojewnikow* Epilepsie: Kozhevnikov's epilepsy.
Kokain: cocaine.
Kokainabusus: cocainism; cocainomania.
Kokarde: cockade.
Kokardenzelle: target cell.
Kokarzinogenese: cocarcinogenesis.
Kokken: cocci; coccobacteria.
kokkoid: coccoid.
Kokon: cocoon.
Kokzidien: Coccidia.
Kokzidioidomykose: coccidioidomycosis.
Kokzidiose: coccidiosis.
kokzygeal: coccygeal.
Kokzygodynie: coccygodynia; coccyalgia.
Kolamin: colamine.
Kolanuß: kola nut.
Kolben: piston; flask.
Kolbenfinger: clubbed finger; drumstick f.
Kolbenhaar: club hair.
Kolchizin: colchicine.
Kolektomie: colectomy.
Kolibakterie: colibacillus; Escherichia coli.
Kolik: colic.
kolikartig: colicky.
Kolisepsis: colisepsis.
Kolitis: colitis.
Kolizin: colicin; bacteriocin.
Kolla: glue.
Kollabieren: collapsing.
kollagen: collagenic; collagenous.
Kollagen: collagen.
Kollagenase: collagenase.
Kollagenkrankheit: collagen disease.

Kollagenose: collagenosis.
Kollaps: collapse.
Kollapsatelektase: obstructive atelectasis.
Kollapstherapie: collapsotherapy.
kollateral: collateral.
Kollateralen: collaterals.
Kollateralkreislauf: collateral circulation.
Kollektiv: collective; population.
Kollektivneurose: collective neurosis.
Koller* Test: Koller's test; vitamin K test.
Kollikulitis: colliculitis.
Kollimator: collimator.
Kolliquationsnekrose: colliquative necrosis.
kolliquativ: colliquative.
Kollodiaphysenwinkel: neck-shaft angle; collodiaphyseal a.
Kollodium: collodion.
Kollodiumhaut: lamellar exfoliation.
Kolloid: colloid.
kolloidal: colloidal.
Kolloidentartung: colloid degeneration.
Kolloidknoten: colloid milium.
Kolloidkrebs: colloid cancer.
Kolloidreaktion: colloid reaction.
Kolloidstruma: colloid goiter.
Kolloidsyndrom: colloid syndrome.
Kollonema: collonema.
Kollum: collum; neck.
Kollumkarzinom: cervical carcinoma.
Kolmer* Reaktion*: Kolmer's test.
Kolobom: coloboma.
Kolokolostomie: colocolostomy.
Kolon: colon. – **K., aganglionäres:** aganglionic colon; congenital megacolon.
Kolonconduit: colon conduit.
Kolondivertikel: diverticulum of colon.
Kolonflexur: colonic flexure.
Kolonie: colony.
Koloninterposition: colon interposition.
Kolonkarzinom: colon carcinoma.
Kolonpolypose: polyposis coli.
Kolonresektion: resection of the colon.
Kolonzwischenschaltung: colon interposition.
Kolopexie: colopexy.
Koloproktektomie: coloproctectomy.
Koloptose: coloptosis.
Koloquinte: colocynth.
Kolorimetrie: colorimetry.
Kolorit: skin color.
Koloskopie: colo(no)scopy.
Kolostomie: colostomy. – **K., feuchte:** wet c.
Kolostrum: colostrum.
Kolotomie: colotomy.
Kolotyphus: colotyphoid.
Kolpektomie: colpectomy.
Kolpitis: colpitis.
Kolpokleisis: colpocleisis.
Kolpoperineokleisis: colpoperineocleisis.
Kolpoperineoplastik: colpoperineoplasty.
Kolpoperineorhaphie: colpoperineorhaphy.
Kolpoplastik: colpoplasty.
Kolporrhaphie: colporrhaphy.
Kolporrhexis: colporrhexis.
Kolposkopie: colposcopy.
Kolpostat: colpostat.
Kolpotomie: colpotomy.
Kolpozele: colpocele.
Kolpozöliotomie: colpoceliotomy.
Kolpozytodiagnostik: colpocytodiagnosis.
Kolumnotomie: osteotomy of vertebral column.
Koma: coma. – **K., hypophysäres:** hypopituitary c. – **K., vigiles:** vigil c.
komatös: comatose.
Komazylinder: coma cast.
Kombination: combination.
Kombinationsimpfstoff: polyvalent vaccine.
Kombinationsnävus: compound nevus.
Kombinationsnarkose: balanced anesthesia.
Kombustion: combustion.
Komedo: comedo.
Komedokarzinom: comedocarcinoma.
Komedomastitis: comedo mastitis.
Kommabakterium: comma bacillus.
Kommensale: commensal.
Kommensalismus: commensalism.
Komminutivfraktur: comminuted fracture.
Kommissurenfaser: commissural fiber.
Kommissurotomie: commissurotomy.
kompakt: compact; dense; solid.
Kompakta: compact bone.
Kompartiment: compartment.
Kompartment: compartment syndrome.
Kompatibilität: compatibility.
Kompensation: compensation.
kompensatorisch: compensatory.
kompensiert: compensated.

kompetitiv: competitive.
Komplement: complement.
komplementär: complementary; complemental.
Komplementärraum: complemental space.
Komplementation: complementation.
Komplementbindungsreaktion, KBR: complement fixation test (C.F.T.).
Komplementmangel: complement deficiency.
komplett: complete.
Komplex: complex.
Komplexbildung: complex formation.
Komplexion: complexion.
Komplexon: chelating agents.
Kompliance: compliance.
Komplikation: complication.
kompliziert: complicated.
Kompresse: compress.
Kompression: compression.
Kompressionsatelektase: compression atelectasis.
Kompressionsbruch: compression fracture.
Kompressionsmyelitis: compression myelitis.
Kompressionsosteosynthese: compression osteosynthesis.
Kompressionsstrumpf: elastic stocking.
Kompressionssyndrom: compression syndrome.
Kompressionsverband: compression bandage; pressure dressing.
Kompressorium: compressor; tourniquet.
kompulsiv: compulsive.
Konchoskop: conchoscope.
Konchotomie: conchotomy.
Kondensation: condensation.
Kondensator: electrical condenser.
kondensiert: condensed.
Kondensor: condenser.
Kondition: condition; state.
Konditionierung: conditioning.
Kondom: condom.
Konduktion: conduction.
Konduktor: conductor.
kondylär: condylar.
Kondylenfraktur: condylar fracture.
Kondylom: condyloma.
Kondylomatose: condylomatosis.
Kondylus: condyle.
Konfabulation: confabulation.
Konfiguration: configuration.
Konflikt: conflict.
Konfluenz: confluence.
konfluierend: confluent.
Kongelation: congelation.
kongenital: congenital.
Kongestion: congestion.
kongestiv: congestive.
Konglobat: conglobate.
Konglobation: conglobation.
Konglomeration: conglomeration.
Konglomeratniere: cake kidney; fused k.
Konglomerattumor: conglomerate tumor.
Konglutination: conglutination.
Konglutinationstest: conglutination test.
Konglutinin: conglutinin.
Kongofieber: African trypanosomiasis.
Kongorot: Congo red.
Kongruenz: congruence.
Konidie: conidium.
Konidiospore: conidiospore.
Koniin: coniine.
Koniometer: coniometer; koniometer.
Koniose: coniosis; koniosis.
Koniotomie: coniotomy; cricothyrotomy.
Konisation: conization; cone biopsy.
Konjetzny* Syndrom: linitis plastica; leather-bottle stomach.
konjugal: marital.
Konjugat: conjugate.
Konjugata: conjugata.
Konjugation: conjugation.
konjugiert: conjugated.
Konjunktiva: conjunctiva.
konjunktival: conjunctival.
Konjunktivalflecken: conjunctival spots.
Konjunktivalreflex: conjunctival reflex.
Konjunktivitis: conjunctivitis.
konkav: concave.
Konkavlinse: concave lens.
Konkavspiegel: concave mirror.
Konklination: conclination.
konkomitierend: concomitant.
Konkordanz: concordance.
Konkrement: concrement; concretion.
Konkussion: concussion.
konnatal: connatal; congenital.
Konnektiv...: connective.
Konsanguinität: consanguinity.
konsensuell: consensual.
konservativ: conservative.
Konserve: conserve.
Konservierung: conservation.

Konsiliarius: consultant.
Konsistenz: consistence.
Konsolidierung: consolidation.
Konsonanz: consonance.
konstant: constant.
Konstellation: constellation.
Konstituens: component.
Konstitution: constitution.
konstitutionell: constitutional.
Konstitutionstyp: body type.
Konstriktion: constriction.
Konstriktor: constrictor.
Konsultation: consultation.
Konsum: consumption.
konsumierend: consumptive.
Konsumtion: consumption.
kontagiös: contagious.
Kontagionsindex: index of contagion.
Kontagiosität: contagiosity.
Kontaktallergen: contact allergen.
Kontaktallergie: contact allergy.
Kontaktaufnahme: contact radiograph(y).
Kontaktbestrahlung: contact radiation.
Kontaktblutung: contact bleeding.
Kontaktdermatitis: contact dermatitis.
Kontaktekzem: contact eczema.
Kontaktfläche: contact surface.
Kontaktinfektion: contact infection.
Kontaktkarzinom: contact cancer; kissing cancer.
Kontaktlinse: contact lens.
Kontaktmetastase: contact metastasis; kissing metastasis.
Kontaktperson: contact person.
Kontaktreaktion, toxische: toxic contact reaction.
Kontaktstoff: contact agent; contagium.
Kontamination: contamination.
Kontiguität: contiguity.
Kontinenz: continence.
kontinuierlich: continuous.
Kontinuität: continuity.
Kontorsion: contortion.
Kontra...: contra...; counter...
konträr: contrary.
Kontraextension: counterextension.
Kontraindikation: contraindication.
kontrakt: contract.
kontraktil: contractile.
Kontraktilität: contractility.
Kontraktion: contraction. – **K., fibrilläre:** fibrillary c. – **K., frustrane:** ineffective c. – **K., isometrische:** isometric c. – **K., klonische:** clonic c.
Kontraktionsring: contraction ring.
Kontraktur: contracture.
kontralateral: contralateral.
Kontrast: contrast.
Kontrastaussparung: filling defect.
Kontrasteinlauf: barium enema.
Kontrastfärbung: contrast staining; counterstain.
Kontrastmittel: contrast medium; radiopaque material.
Kontrastmittelreaktion: contrast medium damage.
Kontrastuntersuchung: contrast examination.
Kontrazeption: contraception.
Kontrazeptivum: contraceptive.
Kontrolle: control; check.
kontrolliert: controlled.
Kontur: contour.
Kontusion: contusion.
Kontusionspneumonie: contusion pneumonia; traumatic p.
Kontusionspsychose: traumatic psychosis.
Konus: cone; conus.
Konusbildung: conus formation.
Konussyndrom: conus syndrome.
Konvektion: convection.
konvergent: convergent.
Konvergenz: convergence.
Konvergenzbestrahlung: convergence radiation.
Konvergenzreaktion: convergence reaction.
Konversion: conversion. – **K., serologische:** seroconversion.
Konversionsneurose: conversion neurosis; c. reaction.
Konverter: converter.
Konvertin: convertin.
Konvertinmangel: convertin deficiency.
konvex: convex.
Konvexität: convexity.
Konvexlinse: convex lens.
Konvexobasie: convexobasia.
Konvolut: convolute.
Konvulsion: convulsion.
konvulsiv: convulsive.
Konzentration: concentration. – **K., maximal zulässige:** maximum permissible c.

Konzentrationsschwäche: lack of concentration.
Konzentrationsversuch: concentration test.
konzentriert: concentrated.
konzentrisch: concentric.
Konzeption: conception.
Konzeptionsverhütung: contraception; prevention of conception.
Kooperation: cooperation.
kooperativ: cooperative.
Kooperativität: cooperativity; compliance.
Koordination: coordination. – **K., motorische:** motoric c.
Kopf: head; caput.
Kopfbiß: end-to-end bite.
Kopfeinstellung: synclitism.
Kopfgeschwulst: cephalhematoma; caput succedanum.
Kopfgrind: favus.
Kopfhaar: hair (of the scalp).
Kopfhörer: headphone.
Kopfkappe: headcap.
Kopflage: cephalic presentation.
Kopflaus: head louse; pediculus humanis capitis.
Kopfschimmel: mucor.
Kopfschmerz: headache; cephalgia; cephalea. – **K., vasomotorischer:** vasomotor h. – **K., vertebragener:** vertebrogenic h.
Kopfstellreflex: tonic neck reflex.
Kopftetanus: cephalic tetanus.
Kopfumfang: circumference of the head.
Kopfverband: head bandage.
Kopfverletzung: head injury.
Kopfwackeln: nutation; nodding.
Kophosis: deafness.
Kopie: copy; replication.
kopiös: copious.
Koplik* Flecken: Koplik's spots.
Koppler: coupler.
Kopp(e)lung: coupling; linkage.
Kopremesis: copremesis.
Koproantikörper: coproantibody.
Koprokultur: stool culture.
Koprolagnie: coprolagnia.
Koprolalie: coprolalia.
Koprolith: coprolith.
Koprom: coproma; stercoroma.
Koprophagie: coprophagy; scatophagy.
Koprophemie: coprophemia.
Koproporphyrin: coproporphyrin.
Koprostase: coprostasis.
Koprosterin: coprosterol.
Koprozoe: coprozoa.
Kopulation: copulation; intercourse.
Korakoiditis: coracoiditis.
Korbfasern: basket fibers.
Korbhenkelriß: basket handle tear.
Korbzelle: basket cell.
Korediastase: corediastasis.
Korektomie: corectomy; iridectomy.
Korektopie: corectopia.
Korelyse: corelysis.
Korenklisis: coreclisis; iridenclisis.
Koriometer: coreometer.
Korium: corium.
Korkenzieherspeiseröhre: corkscrew esophagus.
Korkstaublunge: suberosis.
Kornährenverband: spica bandage.
Kornea: cornea.
korneal: corneal.
Kornealreflex: corneal reflex; blink reflex.
Kornealring: corneal ring.
Korneoskleralwinkel: corneoscleral angle.
Kornzange: dressing forceps.
Kornzweig* Syndrom: Bassen-Kornzweig syndrome.
koronal: coronal.
Koronalebene: coronal plane.
koronar: coronary.
Koronarangiitis: coronary angiitis.
Koronarangiographie: coronary angiography.
Koronarangioplastie: coronary angioplasty.
Koronararterien: coronary arteries.
Koronarchirurgie: coronary surgery.
Koronardilatanzien: coronary vasodilators.
Koronardilatation: coronary dilatation.
Koronarembolie: coronary embolism.
Koronarie: coronary artery.
Koronar(i)itis: coronary arteritis.
Koronarinfarkt: coronary infarction.
Koronarinsuffizienz: coronary insufficiency. – **K., akute:** acute c. i. – **K., latente:** latent c. i. – **K., relative:** relative c. i.
Koronarnaht: *anat* coronal suture; *chir* coronary suture.
Koronarperfusion: coronary perfusion.
Koronarreserve: coronary flow reserve.

Koronarsklerose: coronary sclerosis.
Koronarspasmus: coronary spasm.
Koronarstenose: coronary stenosis.
Koronarthrombose: coronary thrombosis; c. occlusion.
Koronarvene: coronary vein; cardiac v.
Korotkow* Ton: Korotkoff's sound.
korpulent: corpulent; obese.
Korpus: corpus; body.
Korpuskarzinom: endometrial carcinoma.
Korpuskel: corpuscle.
Korpuskularstrahlung: corpuscular radiation.
Korrektur: correction.
Korrelation: correlation.
Korrelationskoeffizient: coefficient of correlation.
korrespondierend: correspondent.
Korrigens: corrigent; corrective.
Korrosion: corrosion.
Korsakow* Syndrom, Psychose: Korsakoff's syndrome; polyneuritic psychosis.
Korsett: corset.
Kortex: cortex. – **K., akustischer:** auditory c. – **K., limbischer:** limbic c. – **K., motorischer:** motor c. – **K., olfaktorischer:** olfactory c. – **K., optischer:** visual c.
kortikal: cortical.
Kortikalis: cortical substance of bone.
Kortikalisosteoid: osteoid osteoma.
kortikofugal: corticifugal; corticoefferent.
Kortikoid: corticoid.
kortikopetal: corticipetal; corticoafferent.
kortikospinal: corticospinal.
Kortikosteroid: corticosteroid.
kortikotrop: corticotropic.
Kortisol: cortisol.
Kortison: cortisone.
Korund: corundum.
Korynebakterium: Corynebacterium.
Koryza: coryza.
Kosmomedizin: aerospace medicine.
Kost: diet.
kostal: costal.
Kostalatmung: costal breathing.
Kostmann* Syndrom: Kostmann's syndrome.
Kostobrachialsyndrom: costoclavicular syndrome.
Kostochondritis: costochondral syndrome.
Kostochondrose: Tietze's syndrome.
Kostoklavikularsyndrom: costoclavicular syndrome.
Kostopleurektomie: costopleurectomy.
Kostotomie: costotomy.
Kostotransversektomie: costotransversectomy.
kostovertebral: costovertebral.
kostozervikal: costocervical.
Kot: feces.
Kot...: copro-; scato-.
Kotballen: scybala.
Kotentleerung: defecation.
Koterbrechen: copremesis.
Kotessen: coprophagy.
Kotfistel: stercoral fistula; fecal f.
Kotgeschwulst: coproma.
kotig: fecal; stercoraceous.
Kotkultur: stool culture.
Kotstauung: coprostasis.
Kotstein: coprolith.
Kotyledon: cotyledon.
kovalent: covalent.
Kovarianz: covariance.
Koxalgie: coxalgia.
Koxarthrose: coxarthrosis.
Koxiella: Coxiella.
Koxitis: coxitis.
Koxitisbecken: coxalgic pelvis.
Koyanagi* Krankheit: Vogt-Koyanagi disease.
Kozymase: cozymase; nicotinamide-adenine dinucleotide.
KP (Kreatinphosphat): CP (creatine phosphate).
Krabbe* Syndrom: Krabbe's disease; globoid cell leukodystrophy.
kräftig: strong; powerful; potent.
kränklich: sickly.
Krätze: itch; scabies.
Krätzmilbe: itch mite; sarcoptic m.
Kräuter: herbs.
Kraft: power; force.
kraftlos: feeble; weak.
Kragen: collar.
Kragenknopfabszeß: collar-button abscess; shirt-stud a.
Kragenschnitt: collar incision.
Krallenfuß: clawfoot.
Krallenhand: clawhand.
Krampf: spasm; cramp.
Krampfader: varicose vein; varix.
Krampfanfall: seizure.

K

krampfauslösend: convulsant; spasmogenic.
Krampfgift: convulsant poison.
Krampfherd: epileptogenic focus.
krampflösend: antispasmodic; spasmolytic.
Krampfpotential, paroxysmales: paroxysmal potential.
Krampus: cramp.
kranial: cranial.
Kraniektomie: craniectomy.
Kraniopagus: craniopagus.
Kraniopharyngeom: craniopharyngioma.
Kraniorhachischisis: craniorhachischisis.
Kranioschisis: cranioschisis.
Kraniosklerose: craniosclerosis.
Kraniostenose: craniostenosis.
Kraniosynostose: craniosynostosis.
Kraniotabes: craniotabes.
Kraniotomie: craniotomy.
Kranium: cranium.
krank: ill; sick; suffering; diseased.
Krankenblatt: medical record.
Krankengeschichte: case history.
Krankengymnastik: physiotherapy; therapeutic exercises.
Krankenhaus: hospital.
Krankenkasse: health insurance; sickness fund.
Krankenkost: diet.
Krankenpflege: nursing.
Krankenschwester: nurse.
Krankentrage: stretcher.
Krankenversicherung: health insurance.
Krankenversorgung: care.
Krankenwagen: ambulance.
Krankenzimmer: sickroom.
Kranker: patient.
krankhaft: pathological.
Krankheit: illness; sickness; disease.
Krankheitsbild: clinical picture; syndrome.
Krankheitserreger: pathogen.
Krankheitsfall: case.
Krankheitslehre: nosology; pathology.
Krankheitsstadium: disease stage.
Krankheitsüberträger: (disease) carrier.
Krankheitsursache: cause of disease; etiology.
Krankheitsverhütung: prophylaxis; disease prevention.
Krankheitsverlauf: course (of disease).
Krankheitszeichen: symptom.
Kranzarterie: coronary artery.
Kranzfurche: atrioventricular groove.
Kranznaht: coronary suture.
Kranzstar: coronary cataract.
Krasenlehre: humoral theory.
Krater: crater.
kraterförmig: crateriform.
Kratometer: kratometer.
Kratschmer*-Holmgren* Reflex: Kratschmer-Holmgren reflex.
Kratzer: scratch.
Kratztest: scratch test.
Kratzwurm: acanthocephalus.
Kraurosis: kraurosis. – **K. vulvae:** k. vulvae; leukoplakia vulvae.
Krause* Drüsen: Krause's glands.
Kraushaarsyndrom: kinky hair syndrome.
Kraut: herb.
Kreatin: creatine.
Kreatinin: creatinine.
Kreatorrhö: creatorrhea.
Krebs: cancer; carcinoma.
Krebsangst: cancerophobia; carcinophobia.
Krebsentstehung: carcinogenesis.
Krebsfrüherkennung: early cancer diagnosis.
Krebsgen: oncogene.
Krebs*-Henseleit* Zyklus: Krebs cycle.
Krebsmilch: cancer milk.
Krebszelle: cancer cell.
Kreide: chalk.
Kreis: circle.
kreisförmig: circular.
Kreislauf: circulation; circulation system; cardiovascular system. – **K., extrakorporaler:** extracorporeal c. – **K., fetaler:** fetal c. – **K., großer:** greater c.; systemic c. – **K., kleiner:** lesser c.; pulmonary c.
Kreislaufkollaps: circulatory collapse; shock.
Kreislaufmittel: cardiovascular agent.
Kreislaufregulation: circulatory regulation.
Kreislaufversagen: circulatory failure.
Kreislaufwiderstand: circulatory resistance.
Kreislaufzeit: circulation time.
Kreislaufzentralisation: circulatory centralization.
Kreislaufzentrum: cardiovascular center.
Kreißen: labor; delivery.

Kreißende: parturient.
Kreißsaal: labor room; delivery r.
Kreissystem: (semi)closed anesthetic system.
Kremasterreflex: cremasteric reflex.
Krenotherapie: balneotherapy.
Krenozyt: crenocyte; crenated erythrocyte.
Kreosol: creosol; 4-methylguaiacol.
Kreosot: creosote.
Krepitation: crepitation.
Kresolseifenlösung: cresol-soap solution.
Kresylblau: cresyl blue.
Kreszendogeräusch: crescendo murmur.
Kretinismus: cretinism. – **K., endemischer:** endemic c. – **K., sporadischer:** sporadic c.
kretinoid: cretinoid.
Kreuz: cross; *anat* sacral region; lowback.
Kreuzallergie: cross-hypersensitivity.
Kreuzband: cruciate ligament.
Kreuzbandriß: rupture of cruciate ligament.
Kreuzbein: sacrum; sacral bone.
Kreuzbeingeflecht: sacral plexus.
Kreuzbiß: cross bite.
Kreuzblut: crossmatched blood.
Kreuzimmunität: cross immunity.
Kreuzotter: adder; European viper.
Kreuzprobe: crossmatch(ing).
Kreuzreaktion: cross-reaction.
Kreuzresistenz: cross-resistance.
Kreuzschmerzen: sacroiliac pain; lowback pain.
Kreuzung: crossing; *anat* decussation; chiasma; *vet* crossbreeding; *häm* crossmatching.
Kreuzungsphänomen: crossing phenomenon.
Kribbelgefühl: formication.
Kribbeln: prickling; tingling.
kribriform: cribriform.
kriechend: creeping.
Krikoarytänoid: cricoarytenoid.
Krikotomie: cricotomy.
Krimfieber, hämorrhagisches: (Congo-) Crimean hemorrhagic fever.
Krippentod: crib death.
Krise: crisis. – **K., aplastische:** aplastic c. – **K., cholinergische:** cholinergic c. – **K., hämolytische:** hemolytic c. – **K., hypopituitäre:** hypopituitary c. – **K., myasthenische:** myasthenic c. – **K., psychische:** psychic c. – **K., tabische:** tabetic c.
Krista: crista.
Kristall: crystal.
Kristallin: crystalline.
Kristallisationsprobe: crystallisation test.
Kristalloid: crystalloid.
Kristallsuspension: crystal suspension.
Kristallurie: crystalluria.
Kristallviolett: crystal violet.
Kristallzähler: crystal counter.
Kristeller* Handgriff: Kristeller's maneuver.
Kriterium: criterion.
kritisch: critical; crucial.
Krönlein* Schema: Krönlein's trepanation area.
Krötenhaut: phrynoderma.
Krokodilhaut: crocodile skin; ichthyosis sauroderma.
Krokodilstränenphänomen: gustatory lacrimation; crocodile tears syndrome.
Kromayer* Lampe: Kromayer's lamp.
Krone: crown.
Kropf: goiter.
Kropfgebiet: goiter belt.
Kropfherz: goiter heart.
Kropfkretinismus: goitrous cretinism.
Krosse: cross.
Krossektomie: crossectomy.
Krotonase: enoyl-CoA hydratase.
Krotonöl: croton oil.
Kroup: croup.
Krozidismus: crocidism; floccillation.
Krücke: crutch.
krümelig: crumbly.
Krümmung: curvature; bend.
Krüppel: cripple.
Krug: amphore.
Krugatmen: amphoric respiration.
Krukenberg* Arm: Krukenberg's arm.
Krukenberg* Tumor: Krukenberg's tumor.
krumm: bent; crooked.
Krummdarm: ileum.
Kruor(gerinnsel): cruor.
Krupp: croup.
kruppös: croupous.
krural: crural.
Krurotomie: crurotomy.
Kruste: crust; scab.
Kryästhesie: cryesthesia.
Kryalgesie: cryalgesia.

Kryoanästhesie: cryoanesthesia.
Kryochirurgie: cryosurgery.
Kryode: cryoprobe.
Kryoextraktion: cryoextraction.
Kryofibrinogen: cryofibrinogen.
Kryoglobulinämie: cryoglobulinemia.
Kryokauter: cryocauter; cold cauter.
Kryopathie: cryopathy.
Kryopräzipitat: cryoprecipitate.
Kryoskopie: cryoscopy.
Kryostat: cryostat.
Kryothalamotomie: cryothalamotomy.
Kryptantigen: cryptic antigen; minor a.
Krypte: crypt.
Kryptitis, rektale: cryptitis.
kryptogen, -genetisch: cryptogenic.
Kryptokokke: Cryptococcus.
Kryptokokkose: cryptococcosis.
Kryptomenorrhö: cryptomenorrhea.
Kryptomnesie: cryptomnesia; cryptanamnesia.
Krypton, Kr: krypton (Kr).
Kryptophthalmus: cryptophthalmus.
Kryptorchismus: cryptorchidism.
Kryptospermie: cryptospermia.
Kryptosporidiose: cryptosporidiosis.
KSD (Kammerseptumdefekt): VSD (ventricular septal defect).
kubital: cubital.
Kubitaltunnel-Syndrom: cubital tunnel syndrome.
Kuboid: cuboid.
Kuchenniere: cake kidney.
Kügelchen: globule; spherule; *pharm* pellet.
kühl: cool.
Kühlmittel: refrigerant.
Kühlung: cooling; refrigeration.
Kümmell*-Verneuil* Syndrom: Kümmell's disease; posttraumatic spondylitis.
kümmerlich: poor; miserable.
künstlich: artificial.
Küntscher* Marknagel: Küntscher nail.
Kürettage: curettage.
Kürette: curette; curet.
Kürschnernaht: glover's suture.
Küstner* Handgriff: Küstner's maneuver. – **K.* Nabelschnurzeichen:** K.'s umbilical cord sign.
Küvette: cuvette.
Kufs* Syndrom: Kufs' disease; adult form of cerebral sphingolipidosis.
Kugel: globe; bulb; ball.
Kugelberg*-Welander* Syndrom: Kugelberg-Welander disease.
kugelförmig: spheroid; globoid.
Kugelgelenk: spheroid joint; ball-and-socket j.
Kugelthrombus: ball thrombus.
Kugelventilklappe: ball-type valve.
Kugelzange: bullet forceps.
Kugelzelle: spherocyte.
Kugelzell(en)anämie: spherocytic anemia.
Kuhmilch: cow milk.
Kuhmilchallergie: cow milk allergy.
Kuhmilchanämie: cow milk anemia.
Kuhnt*-Junius* Krankheit: Junius-Kuhnt syndrome.
Kuhpocken: cowpox.
Kuldoskopie: culdoscopy.
Kuldotomie: culdotomy.
Kuldozentese: culdocentesis.
Kulenkampff* Plexusanästhesie: Kulenkampff's anesthesia.
Kulissenschnitt: pararectal incision.
Kultivierung: cultivation.
Kultur: culture.
Kumarin: coumarine.
Kumulation: cumulation.
kumulativ: cumulative.
Kumys(s): koumiss; kumyss.
Kunstafter: artificial anus.
Kunstfehler, ärztlicher: medical malpractice.
Kunstharz: synthetic resin.
Kunststoff: synthetic.
Kupfer, Cu: copper; cuprum (Cu).
Kupferdrahtarterie: copper-wire artery.
Kupfermangelanämie: copper deficiency anemia.
Kupferspeicherkrankheit: copper storage disease; Wilson's disease.
Kupfer-T: copper-T.
Kupfervergiftung: copper poisoning.
Kupffer* Sternzelle: Kupffer's cell.
Kupidobogen: Cupid's bow.
kupieren: (to) cut short; (to) arrest.
Kuppel: cupula; cupola.
Kuppelraum: epitympanic space; cupola space.
Kupplung: coupling.
Kuprurese: cupruresis.
Kur: cure.
kurabel: curable.
Kurare: curare.

kurativ: curative.
Kurvatur: curvature.
Kurve: curve.
kurz: short.
Kurzatmigkeit: dyspnea.
Kurzdarm-Syndrom: short gut syndrome.
kurzfristig: short-term.
Kurznarkose: short anesthesia.
Kurzrok*-Miller* Test: Kurzrok-Miller test.
Kurzsichtigkeit: myopia; near-sightedness.
Kurzwellentherapie: short-wave therapy.
Kurzzeitgedächtnis: short-term memory.
Kussmaul* Aphasie: Kussmaul's aphasia. – **K.* Atmung:** K.'s breathing. – **K.* Koma:** K.'s coma; diabetic c. – **K.*(-Maier*) Krankheit:** K.'s disease.
kutan: cutaneous.
Kutikula: cuticula; cuticle.
Kutikularsaum: cuticular border.
Kutis: cutis; skin.
Kutislappen: skin flap.
kutiviszeral: dermatovisceral.
Kveim*(-Nickerson*) Test: Kveim's test.
Kwashiorkor: kwashiorkor.
Kyasanurwald-Fieber: Kyasanur Forest disease; KFD.
Kybernetik: cybernetics.
Kyematogenese: cyem(at)ogenesis.
Kymograph: kymograph.
Kymographie: kymography.
Kynanche: cynanche.
Kynorexie: cynorexia.
Kynurenin: kynurenine.
kyogen: kyogenic.
Kyphose: kyphosis.
Kyphoskoliose: kyphoskoliosis.
kyphotisch: kyphotic.
Kystom: cystoma.
K-Zelle: K-cell.

L

L: 1) Ligament: lig. (ligament). **2) Lumbalwirbel:** L (lumbar vertebra).
Lab: rennet.
Labbé* Dreieck: Labbé's triangle.
Labetalol: labetalol.
Labferment: lab; rennin; chymase.
labial(is): labial.
Labiallaut: labial sound.
labil: labile.
Labilität: lability.
Labium: labium; lip.
Labor: laboratory.
Laborbefunde: laboratory findings.
Labrum: labrum; brim; lip.
Labyrinth: labyrinth.
labyrinthär: labyrinthine.
Labyrinthflüssigkeit: perilymph; endolymph.
Labyrinthitis: labyrinthitis.
Labyrinthnystagmus: labyrinthine nystagmus.
Labyrinthotomie: labyrinthotomy.
Labyrinthprüfung: labyrinthine test.
Labyrinthreflex: labyrinthine reflex.
Labyrinthschwerhörigkeit: labyrinthine deafness.
Labyrinthschwindel: labyrinthine vertigo.
Labyrinthstellreflex: labyrinthine righting reflex.
Labyrinthus: labyrinthus.
Lac: lac; milk; milklike preparation.
lacer: lacerated; torn.
Laceratio: laceration. – **L. cervicis:** l. of cervix. – **L. perinei:** l. of perineum.
Lacertus: lacertus.
Lachen: laughter; laughing.
Lachgas: laughing gas; nitrous oxide gas.
Lachschlag: geloplegia.
lacinatus: laciniate; fringed.
lackfarben: laky.
Lackmus: litmus.
Lackmuspapier: litmus paper.
Lackzunge: smooth tongue.
Lacrima: tear; lacrima.
lacrimalis: lacrimal.
Lactalbumin: lactalbumin.
β-Lactam-Antibiotika: lactam antibiotics.
β-Lactamasen: β-lactamases.
Lactase: lactase.
Lactasemangel: lactase deficiency.
Lactat: lactate.
Lactatazidose: lactic acidosis (LA).
Lactat-dehydrogenase, LDH: lactate dehydrogenase; lactic dehydrogenase (LDH).
Lactat-Pyruvat-Quotient: lactate-pyruvate ratio.
Lactazidämie: lactacidemia; lacticemia.
Lactazidurie: lactaciduria.
lactifer(us): lactiferous.
Lactobacillus: Lactobacillus.
Lactochrom: lactochrome.
Lactoferrin: lactoferrin.
Lactoglobulin: lactoglobulin.
Lacton: lactone.
Lactophenolblau: lactophenol blue.
Lactoprotein: lactoprotein.
Lactose: lactose.
Lactose-Agar: lactose agar.
Lactose-Intoleranz, Lactose-Malabsorption: lactose intolerance.
Lactosurie: lactosuria.
Lactulose: lactulose.
Lacuna: lacuna.
Lacus lacrimalis: lacus lacrimalis.
Ladung: loading; charge.
Ladungszahl: atomic number.
Lähmung: paralysis; palsy. – **L., atonische:** flaccid paralysis. – **L., halbseitige:** hemiplegia. – **L., motorische:** motor p. – **L., nervale:** neurogenic p. – **L., periodische:** periodic p. – **L., schlaffe:** flaccid p. – **L., spastische:** spastic p. – **L., zentrale:** cerebral palsy.
Lähmungsluxation: paralytic (sub)luxation.
Lähmungsschielen: paralytic strabismus.
Länge: length.
Längen-Spannungs-Relation: length-tension relation.
Längenwachstum: growth in length.
Längsbündel: longitudinal bundle.

Längsfraktur: longitudinal fracture.
Längslage: longitudinal lie.
Laënnec* Zirrhose: Laënnec's cirrhosis.
Läppchen: lobule.
Läppchenprobe: patch test.
Lärm: noise.
Lärmapparat: noise box.
Lärmschwerhörigkeit: acoustic trauma deafness.
Läsion: lesion.
Läusebefall: lice infestation.
Läuse(biß)fieber: louse-borne relapsing fever.
Läusemittel: antipediculotics.
Läusetyphus: louse-borne epidemic typhus.
Lävoduktion: levoduction.
Lävogramm: levogram.
lävogyr: levogyrous; levorotatory.
Lävokardie: levocardia.
Lävokardiogramm: levocardiogram.
Lävoklination: levoclination.
Lävulose: levulose.
laevus: left.
Lafora* Syndrom: Lafora's disease.
Lage: (fetal) lie; position.
Lageanomalie: abnormal lie.
Lageempfindung: posture sense; proprioception.
Lagenystagmus: positional nystagmus.
Lagereflex: postural reflex; static r.
Lagerung: positioning.
Lagerungsprobe: Ratschow's test.
Lagerungsschiene: splint.
Lageschwindel: postural vertigo; positional v.
Lagetyp: heart position.
Lagocheilie: cleft lip.
Lagophthalmus: lagophthalmos.
lahm: lame.
Laie: layman.
Lakrimotomie: lacrimotomy.
Lakritze: licorice.
Laktagogum: lactagogue; galactagogue.
Laktatazidose: lactic acidosis.
Laktation: lactation.
Laktationsamenorrhö: lactation amenorrhea.
Laktationsinvolution: lactation involution.
Laktobakterium, Laktobazillus: Lactobacillus.
Lakto(densi)meter: lacto(densi)meter.
Laktoflavin: lactoflavin.
laktogen: lactogenic.
Laktogenese: lactogenesis.
laktotrop: lactotropic.
Laktovegetarier: lactovegetarian.
lakunär: lacunar.
Lakune: lacuna.
Lallen: lallation.
Lalopathie: lalopathy.
Lalophobie: lalophobia.
Laloplegie: laloplegia.
Lambdanaht: lambdoid suture.
Lambda-Wellen: lambda waves.
Lambert*-Beer* Gesetz: Beer's law.
Lambert*-Eaton* Syndrom: Lambert-Eaton myasthenia syndrome.
Lamblia intestinalis: Giardia lamblia.
Lambliasis: lambliasis; giardiasis.
lamellär: lamellar.
Lamelle: lamella.
Lamellenknochen: lamellar bone.
Lamellenkörperchen: lamellar corpuscles.
Lamina: lamina. – **L. basalis:** basal l. – **L. cribrosa (ossis ethmoidalis):** l. cribrosa; cribriform plate.
Laminarströmung: laminar flow.
Laminektomie: laminectomy.
Lampe: lamp.
Lamy*-Maroteaux* Syndrom: Maroteaux-Lamy syndrome.
Lanata-Glykosid, Lanatosid: lanatoside.
Lancefield* Einteilung, Klassifikation: Lancefield classification.
Lancisi* Zeichen: Lancisi's sign.
Landau* Reflex: Landau reflex.
Landing* Syndrom: gangliosidosis GM_1.
Landkartenschädel: maplike skull.
Landkartenzunge: geographic tongue.
Landmannshaut: farmer's skin.
Landolt* Ring: Landolt's ring.
Landouzy*-Déjerine* Atrophie: Landouzy-Déjerine dystrophy.
Landry* Paralyse: Landry's paralysis.
Landsteiner* Blutgruppeneinteilung: Landsteiner's classification.
Landzert* Kanal: craniopharyngeal canal.
Lane* Platten: Lane's plates.
lang: long.
Lange* Operation: Lange's operation.
(Cornelia de) Lange* Syndrom: de Lange's syndrome.

L

Langenbeck* Instrumente: Langenbeck's instruments.
Langer* Achselbogen: Langer's axillary arch; L.'s muscle. – **L.* Linien:** L.'s lines.
Langer* Syndrom: mesomelic dwarfism, Langer type.
Langerhans* Inseln: islets of Langerhans; L.' islands. – **L.* Zelle:** L.' cell.
Langhans* Riesenzelle: Langhans' giant cell. – **L.* Zellschicht:** L.' layer; cytotrophoblast.
langkettig: long-chained.
langsam: slow.
Langzeit-EKG: prolonged ECG.
Langzeitgedächtnis: long-term memory.
Lanolin: lanolin.
Lanosterin: lanosterol.
Lansing-Stamm: Lansing virus.
Lanthan, La: lanthanum (La).
Lanthaniden: lanthanides.
Lanugo: lanugo; downy hair.
Lanz* Punkt: Lanz point.
Lanzette: lancet; lancette.
lanzinierend: lancinating.
LAP (Leucinaminopeptidase): leucine aminopeptidase.
Laparektomie: laparectomy.
Laparoenterostomie: laparoenterostomy.
Laparoenterotomie: laparoenterotomy.
Laparoskop: laparoscope.
Laparoskopie: laparoscopy.
Laparothorakotomie: thoracolaparotomy.
Laparotomie: laparotomy. – **L., explorative:** staging l.
Laparozele: laparocele.
Laparozystotomie: laparocystotomy.
Lapinisation: lapinization.
Lapis: lapis; stone.
Lappen: *anat* lobe; *chir* flap; patch.
Lappenatelektase: lobar atelectasis.
Lappenextraktion: flap extraction.
Lappenmesser: flap knife.
Lappenplastik: flap plasty.
Lappenresektion: lobe resection.
Lappenschnitt: flap amputation.
Lappenzunge: lingua lobata.
Lapsus: lapse.
Laron* Syndrom: Laron's dwarfism.
Larrey* Hernie: Larrey's hernia.
Larsen* Syndrom: Larsen's syndrome.
Larsen*-Johansson* Syndrom: Larsen-Johansson disease.
Larva migrans: larva migrans.
Larve: larva.
larviert: larvate; hidden.
laryngeal(is): laryngeal.
Laryngektomie: laryngectomy.
laryngeus, laryngicus: laryngeal.
Laryngismus (stridulus): laryngismus; laryngeal spasm.
Laryngitis: laryngitis. – **L. acuta:** acute l. – **L. chronica:** chronic l. – **L. diphtherica:** diphtheritic l. – **L. sicca:** atrophic l. – **L. tuberculosa:** tuberculous l.
Laryngofissur: laryngofissure.
Laryngographie: laryngography.
Laryngologie: laryngology.
Laryngomalazie: laryngomalacia.
Laryngoparalyse: laryngoparalysis.
Laryngopharyngitis: laryngopharyngitis; pharyngolaryngitis.
Laryngopharynx: laryngopharynx.
Laryngophonie: laryngophony.
Laryngoplegie: laryngoplegia.
Laryngoptosis: laryngoptosis.
Laryngorrhö: laryngorrhea.
Laryngoskop: laryngoscope.
Laryngoskopie: laryngoscopy.
Laryngospasmus: laryngospasm.
Laryngostomie: laryngostomy.
Laryngostroboskopie: laryngostroboscopy.
Laryngotomie: laryngotomy.
Laryngotracheitis: laryngotracheitis. – **L., stenosierende:** subglottic laryngitis.
Laryngotracheobronchitis: laryngotracheobronchitis.
Laryngotracheobronchoskopie: laryngotracheobronchoscopy.
Laryngotracheotomie: laryngotracheotomy.
Laryngozele: laryngocele.
Larynx: larynx.
Larynxkarzinom: carcinoma of the larynx.
Larynxstenose: laryngostenosis.
Larynxstridor: laryngeal stridor.
LAS (Lymphadenopathie-Syndrom): lymphadenopathy syndrome.
Lasègue* Zeichen, Phänomen: Lasègue's sign.
Laser: laser.
Lassa-Fieber: Lassa fever.
latens, latent: latent.
Latenz: latency.

Latenzperiode, Latenzphase: lag phase; latent period; latency period.
Latenzzeit: latency time.
lateral(is): lateral.
Lateralbiß: laterognathism.
Lateralfixation: lateral fixation.
Lateralinfarkt: lateral myocardial infarction.
Lateralisation: lateralization.
Lateralisationssyndrom des Neugeborenen: neonatal lateralization syndrome.
Lateralisparese: 1) paresis of the cricoarytenoid muscle. **2)** abducens paralysis.
Lateralsklerose, amyotroph(isch)e: amyotrophic lateral sclerosis.
Lateroflexion: lateroflexion.
Lateroposition: lateroposition.
Lateropulsion: lateropulsion.
latero-terminal: side-to-end.
Laterotorsion: laterotorsion.
Lateroversion: lateroversion.
Latex: latex.
Latexagglutination: latex agglutination.
Latexfixationstest: latex fixation test.
Latexpartikel: latex particles.
Latextest: latex test.
Lathyrismus(-Syndrom): lathyrism.
latissimus: latissimus (muscle).
latus: latus; broad.
Laudanum: laudanum; tincture of opium.
Lauf: run.
Laufraster: moving grid.
Lauge: base; lye; alkali.
Laugenverätzung: corrosive lye poisoning.
Laugier* Hernie: Laugier's hernia.
Laurell* Technik: antigen-antibody crossed electrophoresis; two-dimensional immunoelectrophoresis.
Laurell*-Eriksson* Syndrom: hereditary α_1-antitrypsin deficiency.
Laurence*-Moon*-Biedl*-Bardet* Syndrom: Laurence-Moon-Biedl syndrome.
Laurentiusfeuer: ergotism.
Laus: louse.
laut: loud; noisy.
Laut: sound.
Lautbildungsstörung: dyslalia.
Laute: vocal sounds.
Lautheit: loudness.
Lautheitsausgleich: recruitment.
Lautstärke(pegel): sound level; sound intensity.
Lautstärkeausgleich: recruitment.
lauwarm: tepid.
Lavage, Lavement: lavage; irrigation.
Laxans, Laxativum: laxative; purgative.
Laxanzienenteropathie: laxative-induced enteropathy.
Laxieren: laxation.
Laxitas: laxity. – **L. alvi:** diarrhea.
laxus: lax.
Lazarett: lazaretto.
Lazeration: laceration.
LCAT (Lecitin-Cholesterin-Acyltransferase)**:** LCAT (lecithin-cholesterol acyltransferase).
LCAT-Mangel: LCAT deficiency.
LCM (lymphozytäre Choriomeningitis)**:** LCM (lymphocytic choriomeningitis).
LD (Letaldosis)**:** LD (lethal dose).
LDH (Lactatdehydrogenase)**:** LDH (lactic dehydrogenase).
LDL: LDL (low density lipoprotein).
LE (Lupus erythematodes)**:** L.E. (lupus erythematosus).
Le (Lewis-Blutgruppenantigene)**:** Le (Lewis blood group).
Leben: life.
lebend: living; vital.
Lebendgeburt: live birth.
lebendig: live.
Lebendimpfstoff: live vaccine.
Lebensdauer: life span.
lebenserhaltend: life-sustaining.
Lebenserwartung: life expectancy.
Lebensfähigkeit: viability.
lebensgefährlich: life-threatening.
lebensgroß: full-size.
Lebenskraft: vital energy.
lebenslang: lifelong.
Lebenslinie: line of life.
Lebensmittel: food.
Lebensmittelallergie: food allergy.
Lebensmittelvergiftung: food poisoning.
lebensmüde: weary of life.
lebensnotwendig: essential.
Lebensraum: living space.
lebensrettend: live-saving.
lebensunfähig: nonviable.
Lebenszeichen: vital signs.
Lebenszeit: lifetime.
Leber* Syndrom: Leber's disease.
Leber: liver; hepar. – **L., gelappte:** lobated l. – **L., polyzystische:** polycystic l.
Leberabszeß: hepatic abscess.

L

Leberamyloidose: amyloid liver; liver amyloidosis.
Leberanschoppung: liver engorgement.
Leberatrophie: atrophy of liver. – **L., akute gelbe:** acute yellow a. o. l. – **L., braune:** brown a. o. l. – **L., chronische:** chronic a. o. l. – **L., rote:** red a. o. l. – **L., zyanotische:** cyanotic a. o. l.
Leberausfallkoma: hepatic coma.
Leberazinus: acinus of liver.
Leberbiopsie: liver biopsy.
Leberdämpfung: hepatic dullness.
Leberdystrophie, akute gelbe: acute yellow atrophy of liver.
Leberechinokokkose: hepatic hydatid cysts.
Leberegel: liver fluke.
Leberentzündung: hepatitis.
Leberenzymmuster: liver enzyme profile; l. e. pattern.
Leberepithelverfettung: fatty degeneration of liver cells.
Leberepithelzelle: hepatocyte; liver cell.
Leberfibrose: hepatic fibrosis.
Leberfleck: liver spot.
Leberfunktionsdiagnostik, -probe, -prüfung: liver function diagnosis; l. f. test.
Lebergalle: hepatic bile.
Lebergang: hepatic duct.
Lebergift: hepatotoxic agent.
Leberhämangiom: hepatic hemangioma.
Leberhaken: liver retractor.
Leberhilus: porta hepatis.
Leberinsuffizienz: liver insufficiency.
Leberkarzinom: cancer of liver.
Leberkoma: hepatic coma. – **L., endogenes:** endogenous h. c. – **L., exogenes:** exogenous h. c. – **L., falsches:** spurious h. c.
Leberkreislauf: hepatic circulation.
Leberläppchen: hepatic lobule(s).
Leberlappen: hepatic lobe(s).
Lebernaht: hepatorrhaphy.
Leberparenchym: liver parenchyma.
Leberperfusion: hepatic perfusion.
Leberpforte: porta hepatis.
Leberpuls: hepatic pulse.
Leberpunktion: liver biopsy.
Leberrand: margin of liver.
Leberresektion: hepatectomy; resection of the liver.
Leberruptur: liver rupture.
Leberschaden: liver damage.
Lebersegment: segment of liver.
Lebersinusoid: liver sinusoid.
Leberstauung: congestion of liver.
Lebersternchen: spider nevus.
Leberszintigraphie: liver scanning.
Lebertran: cod liver oil.
Lebertransplantation: liver transplantation.
Lebervenen: hepatic veins.
Lebervenenverschlußkrankheit: hepatic vein occlusion. **1)** Budd-Chiari syndrome. **2)** Stuart-Bras syndrome.
Leberverfettung: fatty liver.
Lebervergrößerung: hepatomegaly.
Leberversagen: hepatic failure.
Leberzelladenom: hepatocellular adenoma; liver cell adenoma.
Leberzelle: hepatocyte; liver cell.
Leberzellkarzinom: hepatocellular carcinoma.
Leberzerfallskoma: hepatic coma.
Leberzirrhose: cirrhosis (of liver); hepatocirrhosis. – **L., alkoholische:** alcoholic cirrhosis; micronodular c. – **L., atrophische:** atrophic c. – **L., biliäre:** biliary c. – **L., grobknotige:** macronodular c. – **L., hämosiderotische:** hemosiderotic c. – **L., kardiale:** cardiac c. – **L., postnekrotische:** postnecrotic c.
Leberzyste: hepatic cyst; liver cyst.
Lebewesen: organism.
leblos: inanimate; lifeless.
Lecat* Bucht: Lecat's gulf.
Lecithin: lecithin.
Lecithinase: lecithinase.
Lecithin-Cholesterin-Acyltransferase: lecithin-cholesterol acyl transferase.
Leck: leak; leakage.
Leck-Kopfschmerz: post-lumbar puncture headache; post-spinal tap headache.
LED (Lupus erythematodes disseminatus): SLE (systemic lupus erythematosus).
Ledderhose* Kontraktur: Ledderhose's contracture.
Lederer*-Brill* Anämie: Lederer's anemia.
Lederhaut: 1) dermis; true skin. **2)** sclera; sclerotica.
Lederknarren: creaking noise.
(de) Lee* Handgriff: Lee's maneuver.
leer: empty; vacant.
Leeraufnahme: non-contrast film.

Leerdarm: jejunum.
Leere: emptiness; vacancy.
Leerpräparat: placebo.
Leertest: negative control.
Leerwert: blank value.
Le Fort* Fraktur: LeFort fracture.
Lefze: lip of a wound.
Legal* Probe: Legal's test.
Legasthenie: dyslexia.
lege artis: lege artis.
Léger* Operation: Leger's operation.
Legg*-Calvé*-Perthes* Krankheit: Legg's disease; Legg-Calvé-Perthes disease.
Legierung: alloy.
Legionärskrankheit: Legionnaires' disease; legionellosis.
Legionellose: legionellosis.
Legumin: legumin.
Lehm: clay.
Lehre: doctrine.
Lehrkrankenhaus: teaching hospital.
Leib: body.
Leibesfrucht: fetus; embryo.
Leibschmerz: abdominal pain.
Leiche: corpse.
Leichenbeschau: necropsy.
Leichenfinger: dead finger.
Leichengerinnsel: postmortem thrombus.
Leichengift: ptomaine.
Leichenöffnung: cadaver dissection.
Leichenschau: autopsy; postmortem examination; necropsy.
Leichenstarre: cadaveric rigidity; rigor mortis.
Leichentuberkel: dissection tubercle.
Leichenvergiftung: pathologists' sepsis; ptomainotoxism.
Leichenwachs: grave wax; adipocere.
Leichnam: corpse; dead body.
leicht: light; mild; facile.
Leichtenstern* Phänomen: Leichtenstern's phenomenon; meningitic startle.
Leichtketten: light chains.
Leiden: suffering; disease; mal.
Leidenschaft: passion.
Leigh* Enzephalomyelopathie: Leigh's encephalomyelopathy.
Leihimmunität: passive immunity.
Leihmutter: surrogate mother.
Leim: glue.
Leiner* Krankheit: Leiner's disease.
Leinsamen: linseed.
Leiodermie: leiodermia.
Leiomyom: leiomyoma.
Leiomyosarkom: leiomyosarcoma.
Leishman* Körperchen: Leishman-Donovan bodies.
Leishmania: Leishmania.
Leishmaniase, Leishmaniasis: leishmaniasis. – **L. americana:** American l. – **L. cutanea:** cutaneous l.; Aleppo boil; oriental sore. – **L. mexicana:** Mexican cutaneous l.; uta. – **L. mucocutanea:** mucocutaneous l.; American l. – **L., viszerale:** visceral l.; kala-azar.
Leishmanid: leishmanid.
Leishmaniosis: leishmaniasis.
Leiste: **1)** crista; ridge. **2)** groin; inguen.
Leistenband: inguinal ligament.
Leistenbruch: inguinal hernia.
Leistenhernie: inguinal hernia.
Leistenhoden: inguinal testis.
Leistenkanal: inguinal canal.
Leistenreflex: inguinal reflex.
Leistenring: inguinal ring.
Leistung: achievement; *physik* performance; power.
Leistungstest: achievement test.
Leitband: gubernaculum (testis); *histol* Büngner's band.
Leitbild: model.
leitend: conductive.
Leitfähigkeit: conductivity.
Leitsonde: introducer.
Leitstelle: presenting part.
Leitsymptom: pathognomonic symptom; cardinal s.; direct s.
Leitung: conduction.
Leitungsanästhesie: block anesthesia; conduction a.; neural a.
Leitungsaphasie: conduction aphasia.
Leitungsbahn: conduction pathway.
Leitungsbogen: reflex loop.
Leitungsstörung: conduction disturbance.
Leitungswasser: tap water.
Leitwert: conductance.
Lejeune* Syndrom: cri du chat syndrome.
Lektin: lectin.
Lembert* Naht: Lembert's suture.
Lemmon* Anästhesie: continuous spinal anesthesia.
Lemniscus: lemniscus. – **L. lateralis:** lateral l.; acoustic l. – **L. medialis:** medial l.; sensory l.
Lemnoblast: lemmoblast.

L

Lemnozyt: lemmocyte.
Lende: loin; lumbus.
Lendenbruch: lumbar hernia.
Lendendreieck: lumbar triangle; Petit's t.
Lendenlordose: lumbolordosis.
Lendenwirbel: lumbar vertebrae.
Lendenwirbelsäule: lumbar spine.
Lenègre* Krankheit: Lenègre's disease.
Lenhartz* Kost: Lenhartz' diet.
Lennander* Kulissenschnitt: Lennander's incision.
Lennert* Lymphom: Lennert's lymphoma.
Lennox* Dämmerzustand: petit mal. – **L.* Syndrom:** Lennox-Gastaut syndrome.
Lenoir* Facette: median patellar facet.
Lens (crystallina): (crystalline) lens.
Lenta-Sepsis: endocarditis lenta.
lenteszierend: protracted; slow.
Lenticula: lenticula.
lenticularis, lentiformis: lenticular; lentiform.
Lentigines: lentigines.
lentiginös: lentiginous.
Lentiginose: lentiginosis. – **L.-profusa-Syndrom:** LEOPARD syndrome.
Lentiglobus: lentiglobus.
Lentigo: lentigo; ephelis; freckle. – **L. aestiva:** (summer) freckle. – **L. maligna:** l. maligna; Hutchinson's freckle. – **L.-maligna-Melanom:** lentigomelanoma.
Lentigopolyposis (Peutz*-Jeghers*-Klostermann*): Peutz-Jeghers syndrome.
Lentikonus: lenticonus.
Lentitis: lentitis; phakitis.
Lentivirus: lentivirus.
Leontiasis: leontiasis.
LEOPARD-Syndrom: LEOPARD syndrome.
Leopold* Handgriffe: Leopold's maneuvers.
LE-Phänomen: LE phenomenon.
Lepidosis: lepidosis.
Lepore-Hämoglobin: lepore hemoglobin.
Lepra: leprosy; Hansen's disease. – **L. dimorpha:** borderline l. – **L. indeterminata:** indeterminate l. – **L. lepromatosa tuberosa:** lepromatous l. – **L. tuberculoides, L. maculoanaesthetica:** tuberculoid l.
Leprareaktion: lepra reaction.
Leprazelle (Virchow*): lepra cell.
Leprechaunismus(-Syndrom): leprechaunism; Donohue's syndrome.
Leprid: leprid.
leprös: leprotic; leprous.
Leprom: leproma.
Lepromin-Reaktion: lepromin test.
Leprosis: leprosy.
Leprosorium: leprosarium.
Leptodaktylie: leptodactyly.
Leptoderma: leptodermia.
Leptomeningiom: leptomeningioma.
Leptomeningitis: leptomeningitis; piarachnitis.
Leptomeninx: leptomeninx.
Leptomonas: Leptomonas.
Lepton: lepton.
leptoprosop: leptoprosopic.
leptosom: leptosome.
Leptospira: Leptospira (interrogans).
Leptospiren: leptospires.
Leptospirose, Leptospirosis: leptospirosis. – **L. icterohaemorrhagica:** spirochetal jaundice; Weil's disease.
Leptotrichia: Leptothrix.
Leptotrichosis: leptothricosis.
Leptozephalie: leptocephalia.
Leptozyt: leptocyte; target cell.
Léri* Krankheit, Syndrom: 1) Léri's melorheostosis. **2)** L.'s pleonosteosis. **3)** L.-Weill syndrome. – **L.* Zeichen:** L.'s sign.
Leriche* Syndrom: Leriche's syndrome.
Lermoyez* Anfall: Lermoyez' syndrome.
Lernbehinderung: learning disability.
Lernen: learning.
Leroy*(-DeMars*) Syndrom: inclusion cell disease.
lesbisch: lesbian.
Lesch*-Nyhan* Syndrom: Lesch-Nyhan disease.
Leseprobentafel: reading chart.
Lese-Rechtschreib-Schwäche: dyslexia.
Leseunfähigkeit: reading disability.
Lesezentrum: word center.
Le-System: Lewis blood group.
Letaldosis: lethal dosis.
Letalfaktor: lethal factor.
letal(is): lethal.
Letalität(szahl): case fatality rate.
Lethargia africana: African lethargy; sleeping sickness.
Lethargie: lethargy.

Letterer* Krankheit: Letterer-Siwe disease.
Leuchtbrille: Frenzel glasses.
Leuchtdichte: luminescence.
leuchtend: luminous; luminiferous.
Leuchtschirm: fluorescent screen.
Leucin, Leu: leucine (Leu).
Leucinaminopeptidase, LAP: leucine aminopeptidase (LAP).
Leucinaminotransferase: leucine aminotransferase.
Leucinose: leucinosis.
Leucinurie: leucinuria.
Leukämid: leukemid.
Leukämie: leukemia. – **L., akute lymphatische,** ALL: acute lymphatic l. (ALL). – **L., akute myeloische,** AML: acute myelogenous l. (AML). – **L., chronische lymphatische,** CLL: chronic lymphatic l. (CLL). – **L., chronische myeloische,** CML: chronic myelogenous l. (CML).
Leukämogenese: leukemogenesis.
Leukämoid: leukemoid.
Leukapherese: leukapheresis.
Leukin: leukin.
Leukoagglutinin: leukoagglutinin.
Leukoblast: leukoblast.
Leukoderm: leukoderma.
Leukodiapedese: leukodiapedesis.
Leukodystrophia, Leukodystrophie: leukodystrophy. – **L., globoidzellige:** globoid cell l. – **L., metachromatische:** metachromatic l.
Leukoenzephalitis: leukoencephalitis. – **L., akute hämorrhagische (Hurst*):** acute hemorrhagic l. – **L., subakute sklerosierende (van Bogaert*):** subacute sclerosing panencephalitis.
Leukoenzephalopathie: leukoencephalopathy. – **L., progressive multifokale,** PML: progressive multifocal l. (PML).
Leukogramm: leukogram.
Leukokeratosis: leukokeratosis; leukoplakia. – **L. nicotinica (palati):** smoker's patch.
Leukokinin: leukokinin.
Leukoklasie: leuko(cyto)lysis.
Leukokorie: leukocoria; leukokoria.
Leukolysin: leukocytolysin.
Leukom: leukoma; leukoplakia; leukonychia.
Leukomain: leukomaine.
Leukomelalgie: spastic ischemia with pallor.
Leukomelanodermie: leukomelanoderma.
Leukomyelitis: leukomyelitis.
Leukon: leukon.
Leukonychie: leukonychia.
Leukopathie: leukopathia; leukopathy.
Leukopedese: leukopedesis.
Leukopenie: leuko(cyto)penia.
Leukopherese: leukopheresis.
Leukoplakie: leukoplakia.
Leukopoese: leukopoiesis; leukocytogenesis.
Leukopoetin: leukopoietin.
Leukopsin: leukopsin.
Leukopterin: leucopterin.
Leukorrhagie, Leukorrhö: leukorrhagia; leukorrhea.
Leukosarkom: leukosarcoma.
Leukose: leukosis.
Leukotaxin: leukotaxine.
Leukotaxis: leukotaxis.
Leukotomie: leukotomy; prefrontal lobotomy.
Leukotoxin: leuko(cyto)toxin.
Leukotrichosis: leukotrichia; canities.
Leukotriene: leukotrienes.
Leukozidin: leukocidin.
Leukozyt: leukocyte; white blood cell (WBC).
leukozytär: leukocytic.
Leukozytenantigen: human leukocyte antigen (HLA).
Leukozytenantikörper: anti-leukocyte antibody.
Leukozytenenzym: leukocyte enzyme.
Leukozytenindex: leukocyte index; neutrophil-leukocyte quotient.
Leukozytenkernanhänge: granulocyte drumsticks.
Leukozytenkonzentrat: leukocyte concentrate.
Leukozytenmanschette: buffy coat.
Leukozytenmigrationshemmfaktor: leukocyte migration inhibition factor.
Leukozytenphosphatase: leukocyte phosphatase. – **L., alkalische:** alkaline l. p.
Leukozytensturz: sudden decrease of leukocytes.
Leukozytenzählung: leukocyte count.
Leukozytenzylinder: leukocyte cast.
Leukozytolyse: leukocytolysis.

L

Leukozytopenie: leukocytopenia.
Leukozytopoese: leukocytopoiesis.
Leukozytose: leukocytosis.
Leukozytose induzierender Faktor: leukocytosis inducing factor.
leukozytotoxisch: leukocytotoxic.
Leukozyturie: leukocyturia.
Leuzin: leucine.
Leuzismus: leucism; incomplete albinism.
Lev* Krankheit: Lev's disease.
Levaditi*(-Manouéllan*) Färbung: Levaditi's method.
Levallorphan: levallorphan.
Levamisol: levamisole.
Levarterenol: levarterenol.
Levator: levator.
Levatorplastik: levatorplasty.
Levatortor: levator hiatus.
Le Veen* Shunt: LeVeen shunt.
Levitation: levitation.
Levodopa: levodopa; L-dopa.
Levomethadon: levomethadone.
Levonorgestrel: levonorgestrel.
Levothyroxin: levothyroxine.
Levurose: yeast infection.
Lewandowsky*-Lutz* Krankheit: Lewandowsky-Lutz disease.
Lewis-System: Lewis blood group.
Lewy* Körperchen: Lewy bodies.
Lexer* Lappen: Lexer flap.
Leyden* Kristalle: Leyden's crystals.
Leydig* Hypogonadismus: aleydigism. – **L.* (Zwischen-)Zellen:** Leydig cells. – **L.*-Zell-Tumor:** Leydig cell tumor.
LE-Zelle (Lupus-erythematodes-Zelle): L.E. cell (lupus erythematosus cell).
Lezithin: lecithin.
L-Form: L-form; L-phase variant.
LGL-Syndrom (Lown*-Ganong*-Levine*-Syndrom): LGL-syndrome (Lown-Ganong-Levine syndrome).
LH (Luteinisierungshormon): LH (luteinizing hormone).
Lhermitte* Augenmuskellähmung: intranuclear ophthalmoplegia. – **Lh.* Zeichen:** Lhermitte's sign.
LHRH: LHRH (luteinizing hormone releasing hormone).
liber: free.
Liberationsphänomen: disinhibition phenomenon.
Liberin: releasing factor.
Libido: libido.
Libidobesetzung: libido cathexis.
Libman*-Sacks* Syndrom: Libman-Sacks disease; verrucous nonbacterial endocarditis.
Lichen: lichen. – **L. amyloidosus:** l. amyloidosus. – **L. axillaris:** l. axillaris; Fox-Fordyce disease. – **L. ruber planus:** l. ruber planus. – **L. sclerosus et atrophicus Hallopeau*-Darier*:** l. sclerosus et atrophicus. – **L. scrofulosorum:** l. scrofulosus. – **L. simplex chronicus Vidal*:** l. simplex chronicus; Vidal's disease.
Lichenifikation, Lichenisation: lichenification.
Lichenoid: lichenoid.
Licht: light.
Lichtallergie: photoallergy.
Lichtbrechung: refraction (of light).
Lichtdermatitis: photodermatitis.
Lichtdermatose, polymorphe: photodermatosis.
Lichtempfindlichkeit: photosensitivity.
Lichtempfindung: light sense.
Lichtenstein* Syndrom: Lichtenstein's syndrome.
Lichtheim* Aphasie: Lichtheim's aphasia; transcortical a. – **L.* Syndrom:** L.'s syndrome. – **L.*-Wernicke* Schema:** L.-Wernicke scheme.
Lichtkasten: electric heat cradle.
Lichtkoagulation: photocoagulation.
Lichtmikroskop: light microscope.
Lichtquelle: source of light.
Lichtreaktion: light reaction; photoallergy.
Lichtreflex: light reflex.
Lichtscheu: photophobia.
Lichtschutz: light protection.
Lichtsensibilisierung: photosensitization.
Lichtsinneszelle: photoreceptor cell.
Lichtstärke: light intensity.
Lichtstarre: fixed pupil.
Lichttherapie: phototherapy; light therapy.
Lichturtikaria: photogenic urticaria.
Lid: eyelid; lid; palpebra.
Liddle* Syndrom: Liddle's syndrome.
Lidfalte: epicanthus.
Lidhalter: blepharostat.
Lidkolobom: lid coloboma.
Lidkrampf: blepharospasm.
Lidlähmung: blepharoplegia.
Lidocain: lidocaine.

Lidödem: blepharedema.
Lidoflazin: lidoflazine.
Lidptose: blepharoptosis; dropping eyelid.
Lidrandentzündung: blepharitis.
Lidreflex: lid reflex; corneal r.
Lidschlag: blink.
Lidschlußreflex: blink reflex; lid r.; eyelid closure r.
Lidspalte: palpebral fissure.
Lidspaltenfleck: pinguecula.
Lidwinkel: canthus; palpebral commissure.
Lieberkühn* Krypten: Lieberkühn's crypts; L.'s glands.
Liebermann*-Burchard* Reaktion: Liebermann-Burchard test.
Liebermeister* Furche: Liebermeister's groove.
Liegen: lying.
Lien: lien; spleen.
lienal: lienal; splenic.
Lienographie: lienography.
Lienterie: lientery.
Lieutaud* Dreieck: Lieutaud's triangle.
LIF (Leukozytose induzierender Faktor): LIF (leukocytosis inducing factor).
Lig. (Ligamentum): lig. (ligament).
ligamentosus: ligamentous.
Ligament(um): ligament; band.
Ligand: ligand.
Ligandin: ligandin.
Ligase: ligase.
Ligator: ligature guide.
Ligatur: ligature; ligation. – **L., elastische:** elastic l.
Lightwood*-Albright* Syndrom: Lightwood-Albright syndrome.
Lignac* Syndrom: Lignac-Fanconi disease.
Lignin: lignin.
Lignocerinsäure: lignoceric acid.
lila: lilac.
Lilakrankheit: dermatomyositis.
limbisch: limbic.
Limbus: limbus; edge; border.
Limen: limen.
limitans: limiting; limitans.
Limnatis: leeches.
Linamarin: linamarin.
Lindan: lindane.
Lindau* Tumor: Lindau's tumor.
Lindenblüten: lime-blossoms.
Linea: linea; line.
linear(is): linear.
Linearbeschleuniger: linear accelerator.
Linearextraktion: linear extraction.
Lineweaver*-Burk* Verfahren: Lineweaver-Burk plot.
Lingua: lingua; tongue. – **L. bifida:** bifid t.; forked t.; cleft t. – **L. geographica:** l. geographica; geographic t. – **L. pilosa nigra:** l. nigra; black hairy t. – **L. plicata:** l. plicata; fissured t.
lingual: lingual.
Linguatula: Linguatula.
Lingula: lingula.
Lingulektomie: lingulectomy.
Linie: line.
Liniendichte: line density.
Liniment: liniment.
Linitis plastica: linitis plastica; leather-bottle stomach.
linkisch: sinistrous; clumsy.
links: left; sinister.
Links...: levo...; sinistro...
Linksbypass: left heart bypass.
linksdrehend: levorotatory.
Linkshändigkeit: left-handedness; sinistrality.
Linksherzhypertrophie: left ventricular hypertrophy.
Linksherzinsuffizienz: left-sided heart failure; left ventricular insufficiency.
Linkshypoplasie-Syndrom: left ventricular hypoplasia.
Links-rechts-Shunt: left-to-right shunt.
Linksschenkelblock: left bundle branch block (LBBB).
Linksseitenlage, stabile: semiprone position; Sims' position.
linksseitig: left-sided; sinistral.
Linkstyp: left type electrical position.
linksventrikulär: left ventricular.
Linksverschiebung: deviation to the left; skeocytosis.
Linksverspätung: incomplete left bundle branch block.
Linolensäure: linolenic acid.
Linolsäure: linolic acid; linoleic acid.
Linse: lens. – **L., künstliche:** artificial lens.
Linsenablassung: phacolysis; arrachement.
Linsenastigmatismus: lenticular astigmatism.

L

Linsenektopie: ectopia lentis.
Linsenerweichung: phacomalacia.
Linsenimplantation: lens implantation.
Linsenkern: **1)** lenticular nucleus. **2)** nucleus lentis (= core of crystalline lens).
Linsenkolobom: coloboma lentis.
Linsenlosigkeit: aphakia.
Linsenluxation: luxation of lens; phacometachoresis.
Linsenmyopie: lenticular myopia.
Linsenschlottern: phacoplanesis.
Linsenstar: lenticular cataract.
Linsentrübung: cataract.
Linsenvorfall: phacocele.
Lioderm(i)a: leiodermia; glossy skin.
Liothyronin: liothyronine.
Lipämie: lipemia.
Lipase: lipase.
Lipatrophia, Lipatrophie: lipoatrophia; lipoatrophy.
Lipazidämie: lipacidemia.
Lipazidurie: lipaciduria.
Lipid: lipid.
Lipidgranulomatose: lipoid granulomatosis; Hand-Schüller-Christian disease.
Lipid-Mizelle: lipid micelle.
Lipidose(-Syndrom): lipidosis; lipoidosis.
Lipidpneumonie: lipid pneumonia.
Lipidsenker: lipid reducer.
Lipidstatus: lipid level.
Lipoatrophie: lipoatrophy.
Lipoblast: lipoblast.
Lipoblastom: lipoblastoma.
Lipochondrodystrophie: lipochondrodystrophy.
Lipochrom: lipochrome.
Lipodystrophia, Lipodystrophie: lipodystrophy. – **L. intestinalis:** intestinal l. – **L. paradoxa, L. progressiva:** progressive l.
Lipödem: lipedema.
Lipofuscin: lipofuscin.
Lipogenese: lipogenesis.
Lipogranulom: lipogranuloma.
Lipoid: lipoid.
Lipoidbogen: arcus senilis.
Lipoidgranulomatose: cholesterol lipoidosis.
Lipoidmembran: lipoid membrane.
Lipoidnephrose: lipoid nephrosis.
Lipoidose(-Syndrom): lipoidosis.
Lipoidproteinose (Urbach*-Wiethe*): lipoid proteinosis.
Lipoidspeicherkrankheit: lipid storage disease.
Lipoidurie: lipoiduria.
Lipokalzinogranulomatose: Teutschländer syndrome.
Lipolyse: lipolysis; adipolysis.
Lipom: lipoma.
Lipomatose: lipomatosis.
Lipomikron: lipomicron.
Lipomucopolysaccharidose: lipomucopolysaccharidosis.
Lipomyxom: lipomyxoma.
Liponsäure: lipoic acid.
Lipopexie: lipopexia.
lipophag(isch): lipophagic.
Lipophanerose: lipophanerosis.
lipophil: lipophil.
Lipoplast: lipoblast.
Lipopolysaccharid: lipopolysaccharide.
Lipoprotein: lipoprotein. – **L. geringer Dichte, β-L.:** low density l. (LDL). – **L. hoher Dichte, α-L.:** high density l. (HDL). – **L. sehr geringer Dichte, prä-β-L.:** very low density l. (VLDL). – **Lipoprotein X:** lipoprotein X.
Lipoproteinlipase: lipoprotein lipase; Lp(a).
Lipoproteinose: lipoproteinosis.
Liporetikulose: Hand-Schüller-Christian disease.
Liposarkom: liposarcoma.
Liposom: liposome.
Liposuktion: liposuction.
lipotrop: lipotropic.
Lipotrophie: lipotrophy.
Lipotropie: lipotropism, lipotropy.
β-Lipotropin: lipotropin.
Lipoxygenase: lipoxygenase; lipoxidase.
Lipozele: lipocele.
Lipozyt: lipocyte.
Lippe: lip.
Lippen...: labio-, cheilo-.
Lippenfistel: **1)** labial fistula. **2)** lip-shaped fistula.
Lippenfurunkel: labial furuncle.
Lippenkarzinom: cheilocarcinoma.
Lippen-Kiefer-Gaumen-Spalte: cheilognathouranoschisis.
Lippen-Kiefer-Spalte: cheilognathoschisis.
Lippenlaut: labial sound.
Lippenplastik: cheiloplasty.

Lippenrot: red of the lips; vermilion border.
Lippenspalte: cleft lip; cheiloschisis.
Lippentrockenheit: xerocheilia; dryness of the lips.
Lippenzeichen: Chvostek's sign.
Lippitudo: lippitude.
Lipschütz* Körperchen: Lipschütz bodies.
Lipurie: lipuria.
Liquefaktionsnekrose: liquefaction necrosis.
Liquor: liquor; fluid; liquid; solution. – **L. cerebrospinalis:** cerebrospinal fluid (CSF).
Liquorblock(ade): cerebrospinal block.
Liquordruck: cerebrospinal pressure.
Liquorfistel: cerebrospinal fluid (CSF) fistula.
Liquor-Hirn-Schranke: cerebrospinal fluid-brain barrier.
Liquorpunktion: cerebrospinal puncture.
Liquorräume: subarachnoid spaces.
Liquor(raum)szintigraphie: radionuclide cisternography.
Liquorrhö: liquorrhea.
Liquor-Trias: CSF syndrome of intracranial hypertension.
Liquorzellen: cerebrospinal fluid (CSF) cells.
Liquorzucker: liquor sugar; cerebrospinal fluid (CSF) glucose.
Liquorzytologie: cerebrospinal fluid (CSF) cytology.
Lisch* Knötchen: Lisch nodules.
Lisfranc* Gelenk: Lisfranc's joint.
Lispeln: lisping.
Lissauer* Paralyse: Lissauer's paralysis. – **L.* Tractus, L.* Randbündel:** L.'s tract; dorsolateral tract. – **L.* Zone:** L.'s marginal zone.
Liste: list; schedule; chart.
Listeria: Listeria.
Listeriose: listeriosis.
Liter: liter.
Literalataxie: syllable stumbling.
Lithiasis: lithiasis.
Lithium, Li: lithium (Li).
Lithocholsäure: lithocholic acid.
lithogen: lithogenic.
Lithoklasie: lithoclasty; lithotripsy.
Litholapaxie: litholapaxy.
Litholyse: litholysis.
Lithotomie: lithotomy.
Lithotripsie: lithotripsy.
Lithozystotomie: lithocystotomy.
Lithurie: lithuresis.
Litten* Phänomen: Litten's diaphragm phenomenon.
Little* Syndrom, Krankheit: Little's disease; cerebral spastic diplegia. – **L.*-Lassueur*-Piccardi* Syndrom:** Graham Little syndrome.
Littre* Drüsen: Littre's glands. – **L.* Hernie:** L.'s hernia.
Litzmann* Einteilung: Litzmann's classification. – **L.* Obliquität:** L.'s obliquity.
Livedo: livedo.
livid: livid.
Lividität: lividity.
Livor (cutis): livor; lividity. – **Livor mortis:** livor mortis; postmortem lividity.
L-Ketten (leichte Ketten): light chains.
L-Ketten-Krankheit: light-chain disease.
Loa loa: Loa loa.
Loa-loa-Filariose: loiasis.
lobär: lobar.
Lobärpneumonie: lobar pneumonia.
Lobärsklerose: lobar sclerosis.
lobatus: lobate.
Lobektomie: lobectomy.
Lobelin: lobeline.
Lôbo* Krankheit: Lôbo's disease; keloidal blastomycosis.
Lobotomie: lobotomy.
Lobstein* Syndrom: Lobstein's disease; osteogenesis imperfecta.
lobulär: lobular.
Lobulus: lobulus; lobule.
Lobus: lobus; lobe.
Loch: hole; *anat* foramen.
Lochbrille: pinhole glasses.
Lochfraktur: buttonhole fracture.
Lochien: lochia; postpartum vaginal discharge.
Lochienstauung: lochiostasis; lochioschesis.
Lochiostase: lochiostasis.
Lochkaverne: circumscribed tuberculous cavern.
Locke*(-Ringer*) Lösung: Locke's solution; Locke-Ringer solution.
Lockerung: loosening.
Lockstoff: attractant.
Lockwood* Band: Lockwood's ligament.
Locus: locus; place; site.

L

Löffel: (surgical) spoon.
Löffelhand: syndactyly.
Löffelnagel: spoon nail; koilonychia.
Loeffler* Bazillus: Loeffler's bacillus. – **L.* Methylenblau:** L.'s methylene blue stain. – **L.* Serumnährboden:** L.'s blood culture medium.
Löffler* Syndrom: 1) Löffler's eosinophilia. **2)** L.'s endocarditis.
Löfgren* Syndrom: bilateral hilar lymphoma syndrome.
Löhlein* Herdnephritis: focal embolic nephritis.
Löschreizmethode: conditioned reflex extinction method.
löslich: soluble.
Löslichkeit: solubility.
Löslichkeitsprodukt: solubility product.
Lösung: solution; *geburtsh* liberation.
Lösungsmittel: solvent. – **L., apolare:** non-polar s. – **L., organische:** organic s. – **L., polare:** polar s.
Lösungsvermittler: solubilizer.
Lösungszeichen: signs of placental separation.
Löwengesicht: leontiasis; facies leontina.
Löwenstein*-Jensen* Nährboden: Löwenstein's culture medium.
Lofepramin: lofepramine.
Logagnosie: logagnosia.
Logarithmus, log: logarithm (log).
Logasthenie: logasthenia.
Logik: logic.
logisch: logical.
Logoklonie: logoklony.
Logopädie: logopedia; logopedics.
Logopathie: logopathia.
Logophobie: logophobia.
Logo(r)rhö: logorrhea.
log-Phase: log phase.
Loiasis: loiasis.
Loimologie: epidemiology.
Lokalanästhesie: regional anesthesia; local a.
Lokalanästhetikum: local anesthetic.
Lokalisation: localization.
Lokalisator: locator.
lokalisiert: localized.
Lokalrezidiv: local recurrence.
Lokomotion: locomotion.
Lokomotivgeräusch: to-and-fro sound.
Lokus: locus.
Lombard* Leseversuch: Lombard's reading test.
longitudinal(is): longitudinal.
Longitudinalschichtung: longitudinal tomography.
Longuette: plaster body cast.
longus: long.
Looser* Umbauzone: Looser's transformation zone. – **L.* Syndrom:** L.'s syndrome.
Loperamid: loperamide.
lophotrich: lophotrichous.
Lophotricha: lophotrichea.
Lorain* Syndrom: pituitary neoplastic dwarfism.
Lorazepam: lorazepam.
Lorcainid: lorcainide.
Lorchel: turban top.
Lordose: lordosis.
Lordosierung: lordosis; hyperlordosis.
Lordoskoliose: lordoscoliosis.
lordotisch: lordotic.
Lorenz* Gips: Lorenz' plaster of Paris. – **L.* Stellung:** L.' position.
Lormetazepam: lormetazepam.
Loschmidt* Zahl: Loschmidt's number.
lose: loose; detached; floating.
Loslaßschmerz: rebound tenderness.
Lost: mustard gas; dichlorodiethyl sulfide.
Lotio: lotion.
Louis//Bar* Syndrom: Louis-Bar syndrome; ataxia-telangiectasia.
Lowe* Syndrom: Lowe's syndrome.
Lown*-Ganong*-Levine* Syndrom: Lown-Ganong-Levine (=LGL) syndrome.
Lown* Klassifikation: Lown classification.
Loxotomie: loxotomy.
LPH: 1) lipotropes Hormon: LPH (lipotropic hormone). **2) links-posteriorer Hemiblock:** left-posterior hemiblock.
L-Phase: L-form; L-phase variant.
LSD (D-Lysergsäurediäthylamid): LSD (lysergic acid diethylamide).
L/S-Quotient (Lecithin-Sphingomyelin-Quotient): L/S ratio (lecithin/sphingomyelin ratio).
LTH (luteotropes Hormon): LTH (luteotropic hormone).
Lubarsch*-Pick* Syndrom: systemic amyloidosis syndrome.
Lubricans: lubricant.

Lubrikation, vaginale: vaginal lubrication.
Lucey*-Driscoll* Syndrom: Lucey-Driscoll syndrome.
Luciani* Syndrom: Luciani's triad.
lucidus: lucid.
Luciferase: luciferase.
Luciferin: luciferin.
Lucilia: Lucilia.
Ludloff* Fleck: Ludloff's triangle. – **L.* Zeichen:** L.'s sign.
Ludwig* Angina: Ludwig's angina; a. ludovici.
Ludwig* Theorie: Ludwig's theory.
Lücke: gap; *anat* lacuna.
Lückenfeld: zone of demyelination.
Lückengebiß: gappy set of teeth.
Lückenschädel: lückenschädel; lacunar skull.
Lüftung: ventilation.
Lügendetektor: lie detector.
Luer* Kanüle: Luer's cannula. – **L.* Knochenzange:** L.'s bone pliers. – **L.* Spritze:** L.-Lok syringe.
Lues: lues; syphilis.
Lues-Reaktion: serologic test for syphilis.
luetisch, lueticus: luetic; syphilitic.
Luft: air.
Luft...: aero-; pneumo-.
Luftarthrographie: air arthrography; arthropneumography.
Luftbad: air bath.
Luftblock: air block.
luftdicht: airproof; airtight; hermetic.
Luftdruck: air pressure.
Luftdusche: tympanic inflation; politzerization.
Luftembolie: air embolism.
Luftenzephalographie: pneumoencephalography.
Luftfeuchtigkeit: atmospheric humidity.
Luftfüllung: air insufflation.
Luftharnen: pneumaturia.
Lufthunger: air hunger.
Luftkrankheit: airsickness.
Luftkurort: climatic health-resort.
Luftleitung: air conduction.
Luft- und Raumfahrtmedizin: aviation and space medicine.
Luftrettungsdienst: air rescue service.
Luftröhre: trachea; windpipe.
Luftröhrenschnitt: tracheotomy.
Luftschlucken: air swallowing; aerophagia.
Luftspalt: air gap.
luftübertragen: airborne.
Luftverunreinigung: air pollution.
Luftzufuhr: air supply.
Lugol* Lösung: Lugol's solution.
Lumbago: lumbago; lumbodynia.
lumbal: lumbar.
Lumbalanästhesie: spinal anesthesia.
Lumbalgie: low back pain; lumbago.
Lumbalisation: lumbarization.
Lumbalpunktion: lumbar puncture; spinal p.
Lumbalschnitt: lumbar incision.
Lumbalsyndrom: sciatica and low back pain syndrome.
lumbar(is): lumbar.
Lumbarkolotomie: lumbocolotomy.
lumbosakral: lumbosacral.
Lumbosakralwirbel: lumbosacral vertebra.
Lumbus: lumbus; loin.
Lumen: lumen.
Lumineszenz: luminescence.
Lumpektomie: lumpectomy; tylectomy.
Lunatismus: lunacy.
Lunatum: lunate.
Lunatummalazie: lunatomalacia; Kienböck's disease.
lunatus: lunate.
Lundbaek* Syndrom: Lundbaek's syndrome.
Lunge: lung. – **L., akzessorische:** accessory l. – **L., feuchte:** wet l.; pulmonary edema. – **L., helle:** hyperlucent l. – **L., künstliche:** artificial l.; lungmotor. – **L., polyzystische:** polycystic l.
Lungen...: pulmo-; pulmonary.
Lungenabszeß: lung abscess; pulmonary a.
Lungenalveole: pulmonary alveolus; air vesicle.
Lungenamyloidose: pulmonary amyloidosis.
Lungenaspergillose: pulmonary aspergillosis.
Lungenatelektase: atelectasis; lung collapse.
Lungenatrophie: pulmonary atrophy.
Lungenazinus: acinus of lung.
Lungenbiopsie: pulmonary biopsy; lung b.
Lungenblähung: pulmonary emphysema.

Lungenbläschen: pulmonary alveoli.
Lungenblutung: lung hemorrhage; hemoptysis.
Lungendruck: intrapulmonary pressure.
Lungendysplasie: pulmonary dysplasia.
Lungendystrophie, progressive: vanishing lung.
Lungenegel: lung fluke; lungworm.
Lungenelastizitätsprüfung: testing of pulmonary elasticity.
Lungenembolie: pulmonary embolism.
Lungenemphysem: pulmonary emphysema. – **L., bullöses:** bullous e. – **L., lobäres:** lobar e. – **L., seniles:** senile e.
Lungenentzündung: lung inflammation; pneumonia; pulmonitis.
Lungenfeld: pulmonary field.
Lungenfell: pleura.
Lungenfibrose: pulmonary fibrosis.
Lungenfistel: pulmonary fistula.
Lungenfunktionsprüfung: pulmonary function test.
Lungengangrän: pulmonary gangrene.
Lungenhämosiderose: pulmonary hemosiderosis.
Lungenhernie: pulmonary hernia; pneumatocele.
Lungenhilus: hilum of the lung.
Lungenhochdruck: pulmonary hypertension.
Lungeninduration: pulmonary induration.
Lungeninfarkt: pulmonary infarction.
Lungeninfiltrat: pulmonary infiltrate. – **L., eosinophiles:** eosinophilic p. i.
Lungeninsuffizienz: pulmonary insufficiency.
Lungenkapazität: lung capacity.
Lungenkaverne: pulmonary cavern.
Lungenknospe: lung bud.
Lungenkollaps: lung collapse.
Lungenkrebs: lung cancer.
Lungenkreislauf: pulmonary circulation; lesser c.
Lungenlappen: lobe of the lung.
Lungenmetastase: pulmonary metastasis.
Lungenmilzbrand: inhalation anthrax; wool-sorters' disease.
Lungenmittellappen-Syndrom: middle lobe syndrome.
Lungenödem: pulmonary edema.
Lungenperfusionsszintigraphie: pulmonary perfusion scintigraphy.
Lungenpest: pneumonic plague.
Lungenphthise: pneumonophthisis.
Lungenproteinose: pulmonary alveolar proteinosis.
Lungenpunktion: pulmonary puncture; pneumocentesis.
Lungenreife, fetale: fetal lung maturity.
Lungenresektion: lung resection; pneumectomy.
Lungenruptur: rupture of the lung.
Lungensarkoidose: pulmonary sarcoidosis.
Lungenschall: pulmonary sound.
Lungenschrumpfung: pulmonary cirrhosis.
Lungen(schwimm)probe: pulmonary docimasia.
Lungenschwindsucht: pneumonophthisis.
Lungensegment: bronchopulmonary segment.
Lungensiderose: pulmonary siderosis. – **L., idiopathische:** idiopathic p. s.
Lungenspitze: apex of the lung.
Lungenstauung: pulmonary congestion.
Lungenstein: pneumolith; pulmonary calculus.
Lungenszintigraphie: lung scintigraphy.
Lungentuberkulose: pulmonary tuberculosis; pneumonophthisis.
Lungentumor: pulmonary tumor; tumor of the lung.
Lungenvenentransposition: transposed pulmonary veins.
Lungenvolumen: lung volume.
Lungenwurzel: root of the lung.
Lungenzeichnung: lung markings.
Lungenzyste: pulmonary cyst.
Lunula: lunula.
lupös: lupous.
lupoid: lupoid.
Lupom: lupoma; apple jelly nodule.
Lupus: lupus. – **Lupus erythematodes,** LE: lupus erythematosus (L.E.). – **L. e. chronicus discoides (Cazenave*):** discoid l. e. (DLE). – **L. e. visceralis:** systemic l. e. (SLE). – **LE-Zelle:** L.E. cell. – **L. pernio:** l. pernio. – **L. vulgaris:** l. vulgaris.
Lupusknötchen: lupoma; apple jelly nodule.
Lupusnephropathie: lupus nephropathy; SLE-induced glomerulonephritis.

Luschka* Gänge: Luschka's crypts. – **L.* Tonsille:** L.'s tonsil; pharyngeal t.
Lust* Phänomen: Lust's phenomenon; L.'s reflex.
Lustprinzip: pleasure principle.
Lutealphase: luteal phase; secretory ph.
Lutein: lutein.
Luteinisation: luteinization.
Luteinisierungshormon, LH: luteinizing hormone (LH).
Luteinzelle: lutein cell.
Luteinzyste: lutein cyst.
Lutembacher* Syndrom: Lutembacher's syndrome.
Luteoma gravidarum: pregnancy luteoma.
luteotrop: luteotropic.
Luteotropin: luteotropin; luteotropic hormone; prolactin.
Lutetium, Lu: lutetium (Lu).
luteus: yellow.
Lutheran-Blutgruppe: Lutheran blood group.
Lutschen: sucking.
Lutschpastille: lozenge; troche.
Lutschreflex: sucking reflex.
Luxation: luxation; dislocation. – **L., angeborene:** congenital d. – **L., habituelle:** habitual d. – **L., paralytische:** paralytic d. – **L., pathologische:** pathologic d. – **L., traumatische:** traumatic d.
Luxationsbecken: coxalgic pelvis.
Luxationsfraktur: dislocation fracture.
Luxationshüfte: dislocated hip joint.
luxiert: dislocated.
luxurians, luxurierend: luxuriant.
Luys* Körper: Luys' body; L.' nucleus.
luzid, lucidus: lucid.
Luziferin: luciferin.
LVH (linksventrikuläre Hypertrophie): LVH (left ventricular hypertrophy).
Lwoff* Effekt: Lwoff's effect.
LWS (Lendenwirbelsäule): lumbar spine.
Lyase: lyase.
Lycopin: lycopene.
Lyell* Syndrom: Lyell's syndrome; staphylococcal scalded skin syndrome.
Lykopinämie-Syndrom: lycopenemia.
Lyme-Krankheit, L.-Borreliose: Lyme disease; Lyme borreliosis.
Lympha: lymph.
Lymphadenektomie: lymphadenectomy.
Lymphadenitis: lymphadenitis; adenolymphitis; adenitis. – **L. mesenterialis acuta:** mesenteric adenitis. – **L. tuberculosa:** tuberculous l.
Lymphadenogramm: lymphadenogram.
lymphadenoid: lymphadenoid.
Lymphadenom: lymphadenoma.
Lymphadenopathie: lymphadenopathy.
Lymphadenopathie-assoziiertes Virus: lymphadenopathy-associated virus.
Lymphadenopathie-Syndrom: lymphadenopathy (syndrome).
Lymphadenose: lymphadenosis.
Lymphangiektasie: lymphangiectasis, lymphectasia.
Lymphangiektomie: lymphangiectomy.
Lymphangiitis: lymphangiitis.
Lymphangioendotheliom: lymphangioendothelioma; lymphendothelioma.
Lymphangiographie: lymphangiography.
Lymphangiom: lymphangioma. – **L., zystisches:** cystic l.
Lymphangiomyomatosis: lymphangiomyomatosis.
Lymphangiopathie: lymphangiopathy.
Lymphangioplastik: lymphangioplasty.
Lymphangiosarkom: lymphangiosarcoma.
Lymphangiotomie: lymphangiotomy; lymphotomy.
Lymphangitis: lymphangitis.
Lymphatikostomie: lymphaticostomy.
lymphatisch, lymphaticus: lymphatic.
Lymphdrainage: lymphatic drainage.
Lymphdrüse: lymph gland = lymph node.
Lymphe: lymph.
Lymphfistel: lymphatic fistula.
Lymphfollikel: lymph follicle.
Lymphgefäß: lymphatic (vessel); lymph vessel; lymphoduct.
Lymphkapillare: lymphatic capillary.
Lymphknoten: lymph node.
Lymphknotenhyperplasie: lymphadenia.
Lymphknotenmetastase: lymph node metastasis.
Lymphknotenpunktion: lymph node puncture.
Lymphknotenschwellung: swelling of a lymph node.
Lymphknotensyndrom, mukokutanes: mucocutaneous lymph node syndrome; Kawasaki disease.
Lymphknotentuberkulose: tuberculosis of lymph nodes; tuberculous lymphadenitis.

Lymphoblast: lymphoblast.
Lymphoblastenleukämie: lymphoblastic leukemia.
Lymphoblastom: lymphoblastoma.
Lymphoblastose: lymphoblastosis.
Lymphödem: lymphedema.
Lymphoepitheliom: lymphoepithelioma.
lymphogen: lymphogenous.
Lymphogramm: lymphogram.
Lymphogranulom: lymphogranuloma. – **Lymphogranuloma inguinale, L. venereum:** l. inguinale; l. venereum (LGV).
Lymphogranulomatose, -sis: lymphogranulomatosis. – **L. benigna:** benign l. – **L. inguinalis:** lymphopathia venereum. – **L. maligna:** Hodgkin's disease.
Lymphographie: lymphography.
lymphoid: lymphoid.
Lymphoidzelle: lymphoid cell; lymphoidocyte.
Lymphokin: lymphokine.
Lymphom(a): lymphoma. – **L., benignes:** lymphadenoma. – **L., malignes:** malignant l. **a)** Hodgkin's disease. **b)** non-Hodgkin's lymphoma. – **L., (malignes) lymphoblastisches:** lymphoblastic l.; Burkitt's l.
Lymphomatose: lymphomatosis.
Lymphonodektomie: lymphadenectomy.
Lymphonodus: lymphonodus; lymph node.
Lymphopathie: lymphopathy.
Lymphopenie: lympho(cyto)penia.
Lymphopoese: lympho(cyto)poiesis.
lymphoretikulär: lymphoreticular.
Lymphoretikulose: lymphoreticulosis. – **L., benigne infektiöse:** benign l. of inoculation.
Lymphorrhagie, Lymphorrhö: lymphorrhagia; lymphorrhea.
Lymphosarkom: lymphosarcoma.
Lymphostase: lymphostasis.
Lymphotoxin: lymphotoxin.
Lymphozele: lymphocele.
Lymphozyt: lymphocyte. – **B-Lymphozyt:** B lymphocyte; B cell. – **T-Lymphozyt:** T lymphocyte; T cell. – **L., großer granulärer:** large granular l.
lymphozytär: lymphocytic.
Lymphozytenkultur, gemischte: mixed lymphocyte culture.
Lymphozytenschatten: white phantom corpuscle.
Lymphozytentransformation: lymphocyte transformation.
lymphozytisch: lymphocytic.
Lymphozytoblast: lymphocytoblast; lymphoblast.
lymphozytoid: lymphocytoid.
Lymphozytom: lymphocytoma.
Lymphozytopenie: lymphocytopenia.
Lymphozytopoese: lymphocytopoiesis.
Lymphozytose: lymphocytosis; lymphocythemia.
Lymphsinus: lymph sinus; lymph channel.
Lymphstauung: lymphostasis.
Lymphstrang: 1) lymphatic trunk. **2)** inflamed lymphatic vessel.
Lymphsystem: lymphatic system.
Lymphszintigraphie: scintigraphy of the lymphatic system.
Lynestrenol: lynestrenol.
Lyochrom: lyochrome; flavin.
Lyoenzym: lyoenzyme.
Lyon* Hypothese: Lyon hypothesis.
lyophil: lyophilic.
Lyophilisation: lyophilization; freeze-drying.
lyophob: lyophobic.
Lypressin: lypressin.
Lysat: lysate.
Lyse: lysis.
Lysergid: lysergide.
Lysergsäure: lysergic acid.
lysierend: lytic.
Lysin: 1) lysine. **2)** lysin.
Lysinintoleranz: lysin intolerance.
Lysinurie: lysinuria.
8-Lysin-Vasopressin: lypressin.
Lysis: lysis.
Lysishof: zone of lysis; lysis area; lysis halo.
Lysogenie: lysogeny.
Lysokinase: lysokinase.
Lysolecithin: lysolecithin.
Lysosom: lysosome.
Lysotypie: phage typing.
Lysozym: lysozyme.
Lyssa: rabies; lyssa.
lytisch: lytic.
L-Zelle: enteroglucagon-producing APUD cells.

M

MAA (Makroalbuminaggregat): albumin-macroaggregate.
MAC (minimale alveoläre Konzentration): minimum alveolar concentration.
Macaca mulatta s. **rhesus:** macaca rhesus.
Macchiavello* Färbung: Macchiavello's staining.
Maceratio: maceration.
Mach* Gesetz: Mach's law. – **M.*-Breuer* Theorie:** M.-Breuer theory.
Mache* Einheit: Mache unit.
Macintosh*-Leatherdale* Tubus: Macintosh-Leatherdale tube.
Mackenrodt* Band: Mackenrodt's ligament.
Mackenzie* Syndrom: Mackenzie's syndrome.
Maclagan* Reaktion: Maclagan's thymol turbidity test.
MacLean*-Slevin* Test: MacLean-Slevin test.
Macrogenitosomia praecox: macrogenitosomia praecox.
Macrosomia: macrosomia; macrosomatia.
Macula: macula; macule. – **M. caerulea:** blue spot. – **M. communicans:** gap junction. – **M. densa:** m. densa. – **M. lactea:** soldier's patch. – **M. lutea:** yellow spot; m. lutea retinae.
maculatus, maculosus: macular; maculate.
Madagaskar-Beule: Oriental sore.
Madarosis (ciliaris): madarosis.
Maddox* Kreuz: Maddox cross. – **M.* Prisma:** M. prism. – **M.* Stäbchen, Zylinder:** M. rods.
Made: maggot.
Madelung* Deformität: Madelung's deformity. – **M.* Fetthals:** M.'s neck; M.'s disease.
Madenfraß: myiasis.
Madenwurm: pinworm; seatworm.
madescens, madidans: madescent; madidans.
Madlener* Operation: Madlener's operation.
Maduramykose: maduromycosis; Madura foot.
Madurella: Madurella.
Mäusebandwurm: dwarf tapeworm; Hymenolepis nana.
Mäusetyphus: **1)** mouse typhus; **2)** murine typhus.
MAF (Makrophagen-Aktivierungsfaktor): MAF (macrophage activating factor).
Maffucci*(-Kast*) Syndrom: Maffucci's syndrome; Kast's syndrome.
Magen: stomach.
Magenatonie: gastric atony.
Magenausheberung: evacuation of stomach.
Magenblase: gastric bubble; magenblase.
Magenblutung: gastric bleeding; gastrorrhagia.
Magenbypass: stomach stapling.
Magen-Darm-Anastomose: gastroenteroanastomosis.
Magen-Darm-Kanal: gastrointestinal tract; alimentary canal.
Magen-Darm-Katarrh: gastroenteritis.
Magen-Darm-Passage: upper gastrointestinal x-ray series.
Magendie* Foramen: Magendie's foramen. – **M.*-Hertwig* Schielstellung:** M.-Hertwig sign.
Magendilatation: gastric dilatation; gastrectasia.
Magendivertikel: gastric diverticulum.
Magenentfernung: gastrectomy.
Magenentleerung: emptying of stomach.
Magenerweiterung: gastrectasis.
Magenfaktor: intrinsic factor.
Magenfistel: gastric fistula; gastrostoma.
Magenfunktionsprobe: gastric function test.
Magengeschwür: gastric ulcer.
Magengeschwulst: gastric tumor.
Mageninvagination: gastric intussusception.
Magenkarzinom: gastric carcinoma; stomach cancer.
Magenkolik, -krampf: gastrospasm.

Magenkrebs: stomach cancer.
Magenmittel: stomachic.
Magenmotilität: motility of stomach.
Magenmund: orifice of stomach; cardiac o.
Magenneurose: gastric neurosis; gastric neurasthenia.
Magenoperation: gastric surgery.
Magenperforation: perforation of stomach.
Magenperistaltik: gastric peristalsis.
Magenpförtner: pylorus.
Magenpförtnerkrampf: pylorospasm.
Magenplikatur: gastroplication.
Magenpolyp: gastric polyp.
Magenresektion: gastric resection.
Magenruptur: gastrorrhexis.
Magensäure: hydrochloric acid.
Magensaft: gastric juice.
Magensarkom: gastric sarcoma.
Magenschlauch: stomach tube.
Magenschleimhaut: gastric mucous membrane; gastric mucosa.
Magenschleimhautentzündung: gastritis.
Magensekretion: gastric secretion.
Magensenkung: gastroptosis.
Magensonde: stomach tube.
Magensondenernährung: gastrogavage.
Magenspiegelung: gastroscopy.
Magenspülung: gastric lavage.
Magenstraße: magenstrasse.
Magenstumpf: gastric stump.
Magenszirrhus: linitis plastica.
Magenta-Zunge: magenta tongue.
Magentetanie: gastric tetany.
Magentorsion: gastric torsion.
Magenunterkühlung: gastric cooling.
Magenverdauung: gastric digestion.
Magenvolvulus: gastric volvulus.
Magersucht: anorexia.
Magill* Tubus: Magill tube. – **M.* Zange:** M. forceps.
magistral: magistral.
Magistralformel: magistery.
Magma: magma.
Magnesia: magnesia.
Magnesium, Mg: magnesium (Mg). – **M. carbonicum:** m. carbonate. – **M. oxydatum:** m. oxide. – **M. peroxydatum:** m. peroxide. – **M. sulfuricum:** m. sulfate; epsom salt.
Magnesium-Ammonium-Phosphat: struvite.
Magnesiummangel: magnesium deficiency; hypomagnesemia.
Magnet: magnet.
Magnetband: magnetic tape.
Magnetfeld: magnetic field.
magnetisch: magnetic.
Magnetoenzephalographie, MEG: magnetoencephalography.
Magnetokardiographie, MKG: magnetocardiography.
Magnetomyographie, MMG: magnetomyography.
Magnetresonanztomographie, MRT: magnetic resonance imaging (MRI).
magnus: large; great.
Magnus* Reaktion: support reaction. – **M.* Stellreflexe:** tonic neck reflexes.
Magoun* Zentrum: inhibitory zone of oblongata reticular system.
Magovern* Prothese: Magovern prosthesis.
Mahaim* Fasern: Mahaim fibers.
Mahler* Zeichen: Mahler's sign.
Mahlzahn: molar.
Mahorner*-Ochsner* Test: Mahorner-Ochsner test.
Maidismus: pellagra.
Mais: corn.
Maisonneuve* Fraktur: Pott's fracture.
Majocchi* Syndrom: Majocchi's disease.
Major-Probe, -Test: »major« crossmatch.
MAK (maximale Arbeitsplatzkonzentration): MAC (maximum allowable concentration).
Makroästhesie: macroesthesia.
Makroalbuminaggregat: albumin macroaggregate.
Makroangiopathie: macroangiopathy.
Makrobiose: macrobiosis.
Makrobiotik: macrobiotics.
Makroblast: macroblast.
Makrocheilie: macrocheilia; macrolabia.
Makrocheirie: macrocheiria.
Makrodaktylie: macrodactylia.
Makrodentie, Makrodontie: macrodontia; megadontia; megalodontia.
Makroenzephalie: macrencephaly.
Makrofilarie: macrofilaria.
Makrogamet: macrogamete.
Makrogenitalismus, Makrogenitosomie: macrogenitosomia.
Makroglia: macroglia.
Makroglobulin: macroglobulin.

Makroglobulinämie: macroglobulinemia. – **M. Waldenström*:** Waldenström's m.
Makroglossie: macroglossia.
Makrognathie: macrognathia.
Makrogyrie: macrogyria.
Makrohämaturie: gross hematuria.
Makrokranie: macrocrania.
Makrolid: macrolide.
Makromastie: macromastia.
Makromelie: macromelia.
Makromolekül: macromolecule.
Makronukleus: macronucleus.
Makrophage: macrophage.
Makrophagen-Aktivierungsfaktor: macrophage activating factor.
Makrophagen-Migrationshemmfaktor: macrophage migration inhibiting factor.
Makropodie: macropodia.
Makropsie: macropsia.
Makroskelie: macroscelia.
makroskopisch: macroscopic.
Makrosomie: macrosomia; macrosomatia.
Makrostomie: macrostomia.
Makrothrombozyt: macrothrombocyte.
Makrotie: macrotia.
Makrozephalie: macrocephaly; megalocephaly.
Makrozyt: macrocyte; megalocyte.
Makrulie: macrogingivae.
Makula: macula; macule; spot.
Makuladegeneration: macular degeneration. – **M., juvenile:** juvenile m. d. – **M., senile:** age-related m. d. – **M., scheibenförmige:** disciform m. d.
Makulakolobom: macular coloboma.
Makulaödem: macular edema.
Makulaorgan: maculae acusticae.
Makulareflex: macular reflex.
Makulazyste: macular cyst.
makulös: spotted; maculate(d).
makulopapulös: maculopapular.
Makulopathie: maculopathy.
makulozerebral: maculocerebral.
Mal: 1) nevus. **2)** mal. – **M. perforant:** mal perforant; perforating ulcer.
Mala: mala; cheek.
Malabsorption: malabsorption.
Malabsorptionssyndrom: malabsorption syndrome.
Malachitgrün: malachite green.
Malacia: malacia; softening.
Maladie: disease; malady.
Malakoplakie: malacoplakia.
malar: malar.
Malaria: malaria. – **M. cerebralis:** cerebral m. – **M. quartana:** quartan m. – **M. tertiana:** tertian m. – **M. tropica:** falciparum m.
Malariae-Malaria: quartan malaria; Plasmodium malariae m.
Malariamittel: antimalarial.
Malariamücke: Anopheles (mosquito).
Malariaplasmodium: malaria parasite; Plasmodium.
Malassezia: Malassezia.
Malassimilation: malassimilation.
Malat: malate.
Malatdehydrogenase, MDH: malic acid dehydrogenase.
Malatenzym: malic enzyme.
Malazie: malacia.
Maldescensus testis: undescended testis.
Maldigestion: maldigestion.
Maleinat: maleate.
Maleinsäure: maleic acid.
Malformation: malformation; (congenital) deformity.
Malgaigne* Fraktur: Malgaigne's fracture. – **M.* Hernie:** M.'s hernia.
maligne: malign; malignant.
Malignität: malignancy.
Malignom: malignant neoplasm; m. tumor.
mallear(is): mallear.
Malleoidosis: melioidosis.
malleolär, malleolar(is): malleolar.
Malleolarfraktur: malleolar fracture; f. of the ankle.
Malleolengabel: mortice.
Malleolus: malleolus.
Malleomyces mallei: Malleomyces mallei.
Malleotomie: malleotomy.
Malleus: *anat* malleus; *vet* glanders.
Mallory* Körperchen: Mallory bodies.
Mallory*-Weiss* Syndrom: Mallory-Weiss syndrome.
Malnutrition: malnutrition.
Malonat: malonate.
Malonsäure: malonic acid.
Malonsäureureid: malonylurea; barbituric acid.
Malonyl: malonyl.
Malpighi* Körper(chen): malpighian body; m. capsule (of kidney). – **M.* Schicht:** m. layer.
Malpositio(n): malposition.

M

Malrotation: malrotation.
Maltafieber: Malta fever.
Maltase: maltase.
Maltose: maltose; malt sugar.
Malum: malum; disease. – **M. coxae senilis:** m. coxae senilis; senile hip disease. – **M. perforans pedis:** m. perforans pedis; perforating ulcer of the foot.
Malzarbeiterlunge: malt worker's lung.
Malzzucker: malt sugar.
Mamilla: mammilla; nipple; teat.
Mamillarkörper: mammillary body.
Mamille, blutende: bleeding nipple.
Mamillenplastik: theleplasty; mammilliplasty.
Mamillitis: thelitis; mammillitis.
Mamma: mamma; mammary gland; breast. – **M. pendens** s. **pendulans:** pendulous breast.
Mammaabszeß: mammary abscess.
Mammaamputation: mastectomy; mammectomy.
Mammaaplasie: mammary aplasia.
Mammaaugmentation: augmentation mammoplasty.
Mammadysplasie: mammary dysplasia.
Mammae accessoriae s. **aberrantes** s. **erraticae:** supernumerary breasts.
Mammahypertrophie: mastauxe; hypermastia; hypertrophy of the breast.
Mammakarzinom: mastocarcinoma; carcinoma of the breast; breast cancer.
Mammaplastik: mammoplasty; mastoplasty.
Mammaprothese: breast implant.
Mammareduktion: reduction mammoplasty.
Mammatumor: breast tumor; b. neoplasm.
Mammographie: mammography.
mammotrop: mammotrophic.
Manchester-Operation: Manchester operation.
Mancini* Methode: Mancini's radial immunodiffusion test.
Mancinismus: mancinism.
Mandel: *bot* almond; *anat* tonsil.
Mandelat: mandelate.
Mandelentzündung: tonsillitis.
Mandelkern, -körper: amygdaloid body.
Mandelsäure: mandelic acid.
Mandibula: mandibula; mandible; lower yaw.
Mandibularbogen: mandibular arch.
mandibular(is): mandibular.
Mandrin: mandrin; stylet; guide.
Mangan: manganese.
Manganismus: manganism; chronic manganese poisoning.
Manganpneumonie: acute manganese poisoning.
Manganum: manganese.
Manganvergiftung: manganese poisoning.
Mangel: deficiency; deficit; lack.
Mangelanämie: deficiency anemia.
Mangeldurchblutung: ischemia.
Mangelernährung: malnutrition.
Mangelgeburt: small-for-date baby.
Mangelkrankheit: deficiency disease.
Mangelmutante: defective mutant.
Mania: mania.
maniacus: maniacal.
Manie: mania; manic(-depressive) psychosis. – **M., akute:** acute m. – **M., gehemmte:** inhibited m. – **M., symptomatische:** symptomatic m.
Manifestation: manifestation.
Maniker: maniac.
Manipulation: manipulation.
manisch: manic.
manisch-depressiv: manic-depressive.
Mann: man; male.
Mann* Färbung: Mann's stain.
Mann* Zeichen: (Dixon) Mann's sign.
Mannan: mannan.
Mannit: mannitol.
Mannit-Diurese: mannitol diuresis.
Mannitol: mannitol.
Mannitolhexanitrat: mannitol hexanitrate; nitromannitol.
Mannit-Test: mannitol test.
Mannose: mannose.
Mannosid: mannoside.
Mannosidasemangel-Syndrom, Mannosidose: mannosidosis.
Manometer: manometer.
Manschette: cuff.
Manschettentubus: cuffed endotracheal tube.
Manson* Färbung: Manson's solution.
Mansonella: Mansonella.
Mansonelliasis: mansonelliasis.
Mansonia: Mansonia.
Mantel: mantle; coat; jacket.
Mantelatelektase: subpleural collapse.

Mantelhirn: pallium.
Mantelkantensyndrom: parasagittal cortical syndrome.
Mantelkrone: jacket crown.
Manteltablette: coated tablet.
Mantelzelle: satellite cell.
M-Antigen: M-antigen.
M-Antikörper: M-antibody.
Mantoux* Probe: Mantoux test.
Manualhilfe: manual expression.
Manualtherapie: chiropractic.
Manubrium: manubrium.
manuell: manual.
Manus: hand; manus.
Manzanillavergiftung: manchineel poisoning.
MAO (Monoaminooxidase): MAO (monoamine oxidase).
MAO-Hemmer: MAO inhibitors (MAOI).
marantisch: marantic; marastic.
Marasmus: marasmus; wasting.
Marburg* Syndrom: apinealism. – **M.* Trias:** Marburg's triad.
Marburg-Virus: Marburg virus.
Marburg-Virus-Krankheit: Marburg virus disease.
Marcescin, Marzeszin: Serratia marcescens bacteriocin.
Marchesani* Syndrom: Weill-Marchesani syndrome.
Marchiafava*-Bignami* Syndrom: Marchiafava's disease. – **M.*-Micheli-Anämie:** M.-Micheli syndrome.
Mardersteig* Phänomen: vacuum phenomenon.
Marek* Virus: Marek's virus; neurolymphomatosis virus.
Marey* Reflex: Marey's reflex.
Marfan* Syndrom: Marfan's syndrome.
Margaritom, Margeritom: margueritoma.
marginal(is): marginal.
Marginalplasma: ectoplasm.
Marginalsinus: marginal sinus.
Margination: margination.
Margo: margo; border; margin. – **M. dexter cordis:** right heart border; margo acutus. – **M. liber:** free border.
Marie* Syndrom: **1)** Marie's disease; acromegaly. **2)** Marie's ataxia. – **Marie*-Bamberger* Syndrom:** hypertrophic pulmonary osteoarthropathy. – **Marie*-Foix* Handgriff:** Marie-Foix maneuver. – **Marie*-Strümpell* Krankheit:** Marie-Strümpell disease.
Marihuana: marijuana; marihuana; cannabis.
Marinescu* Zeichen: Marinescu's sign. – **M.*-Sjögren* Syndrom:** M.-Sjögren syndrome.
Marion* Syndrom: Marion's syndrome; (congenital) bladder neck obstruction.
Mariske, Marisque: marisca.
Mark: marrow; medulla. – **M., verlängertes:** medulla oblongata.
Markausstrich: bone marrow smear.
Markersubstanz: marker (substance).
Markfibrom: renal cortex fibroma.
Markfibrose: myelofibrosis.
markhaltig: myelinated; medullated.
Markhemmung: maturation arrest.
Markhöhle: medullary cavity.
Markhyperplasie: bone marrow hyperplasia.
Markierung: marking.
Markierungsgen: marker gene.
Markkegel: pyramid of medulla; medullary cone.
Marklager: medullary layer.
Marknagel: intramedullary nail.
Markraum: medullary cavity.
Markreifung: myelinogenesis; myelinization.
Markscheide: myelin sheath.
Markschwamm: medullary carcinoma.
Markschwammniere: medullary sponge kidney.
Markstrahlung: medullary rays.
Markzystenstein: medullary cyst calculus.
Marmor: marble.
Marmorierung: marbleization.
Marmorknochenkrankheit: marble bone disease; Albers-Schönberg disease; osteopetrosis.
Maroteaux*-Lamy* Syndrom: Maroteaux-Lamy syndrome; mucopolysaccharidosis VI. – **M.*-Malamut* Syndrom:** PNM-syndrome.
Marriott*-Kekwick* Regel: Marriott-Kekwick rule.
Marschalbuminurie: march albuminuria.
Marschfraktur: march fracture; stress f.
Marschhämoglobinurie: march hemoglobinuria.
Marsh* Probe: Marsh's test.

Marshall* Falte: Marshall's fold; vestigial f. – **M.* Vene:** M.'s (oblique) vein.
Marshall*-Marchetti*(-Krantz*) Operation: Marshall-Marchetti cystourethropexy.
Marsupialisation: marsupialization.
Martin*-Albright* Syndrom: pseudohypoparathyroidism syndrome.
Martin*-Bell* Syndrom: fragile X syndrome.
Martorell* Syndrom: Martorell's syndrome. – **M.*-Fabré* Syndrom:** Takayasu's arteritis; pulseless disease.
Masche: mesh.
Maschentransplantat: mesh graft.
Maschinengeräusch: machinery murmur; Gibson m.
masculinus: masculine; virile; male.
Masern: measles; morbilli. – **M., hämorrhagische, M. »schwarze«:** hemorrhagic measles; black m. – **M., toxische:** malignant course of measles.
masernähnlich: morbilliform.
Masernenzephalitis: measles virus encephalitis.
Masernexanthem: measles exanthema.
Masernimpfstoff: measles vaccine.
Masernvirus: measles virus.
Maske: mask.
Maskengesicht: mask-like face.
maskiert: masked; larvate.
Maskierung: masking.
maskulin: masculine; virile.
Maskulinisierung, -ismus: masculinization; virilization.
Masochismus: masochism.
Massa: massa; mass.
Massachusetts-Virus: ECHO virus type 16.
Massage: massage.
Massagetherapie: massotherapy.
Maßanalyse: quantitative analysis.
Masse: mass; quantity.
Maßeinheit: unit of measure.
Massenanziehung: gravitation; gravity; gravitational attraction.
Massenbewegung: mass reflex.
Massenblutung: massive cerebral hemorrhage.
Masseneinheit, atomare, AME: atomic mass unit (AMU).
Massenhysterie: mass hysteria.
Massenligatur: bulk ligation.
Massenneurose: mass neurosis.
Massenpsychose: mass psychosis.
Massenreposition, -reduktion: en-bloc reduction.
Massentransfusion: massive transfusion.
Massenverschiebung: cerebral displacement.
Massenwirkungsgesetz: law of mass action.
Massenzahl: mass number.
Masseter: masseter.
Masseterklonus: masseter clonus.
Masseterreflex: masseter reflex; chin r.
Maßhoff* Lymphadenitis: mesenteric lymphadenitis.
Massivtransfusion: massive transfusion.
Masson* Tumor: glomus tumor.
Mastadenitis: mastadenitis.
Mastalgie: mastalgia; mastodynia.
Mastdarm: rectum.
Mastdarmabszeß: rectal abscess.
Mastdarm-Blasen-Fistel: rectovesical fistula.
Mastdarmbruch: rectal hernia.
Mastdarmentzündung: proctitis; rectitis.
Mastdarmfistel: rectal fistula.
Mastdarmkrebs: rectal carcinoma.
Mastdarmreflex: rectal reflex.
Mastdarm-Scheiden-Fistel: rectovaginal fistula.
Mastdarmspiegel, -spekulum: rectoscope; proctoscope.
Mastdarmverschluß: proctatresia; rectal atresia.
Mastdarmvorfall: rectal prolapse.
Mastektomie: mastectomy. – **M., modifizierte radikale:** modified radical m. – **M., radikale:** radical m. – **M., segmentale:** segmental m. – **M., subkutane:** subcutaneous m. – **M., totale:** total m.
Master* Test: Master two-step test.
Masters*-Allen* Syndrom: Allen-Masters syndrome.
Masters*-Johnson* Behandlung: Masters and Johnson method of sexual dysfunction treatment.
masticatorius, mastikatorisch: masticatory.
Mastigophora: Mastigophora; flagellates.
Mastitis: mastitis. – **M., interstitielle:** interstitial m. – **M., parenchymatöse:** parenchymatous m. – **M., periduktale:** periductal m. – **M. puerperalis:** puerperal m.

Mastix: mastic.
Mastodynie: mastodynia; mastalgia.
Mastoid: mastoid (process).
Mastoidektomie: mastoidectomy.
mastoideus: mastoid; mastoidal.
Mastoidhämatom: mastoid hematoma.
Mastoidismus: mastoidalgia.
Mastoiditis: mastoiditis. – **M., okkulte:** silent m.
Mastoidzellen: mastoid cells.
Mastomenie: mastomenia.
Mastopathia, -pathie: mastopathy. – **M. chronica cystica:** cystic m.; cystic mastoplasia.
Mastopexie: mastopexy; mazopexy.
Mastoptose: mastoptosis; pendulous breast(s).
Mastotomie: mastotomy; mammotomy.
Mastozyt: mastocyte; mast cell.
Mastozytom: mastocytoma.
Mastozytose: mastocytosis.
Mast-Syndrom: Mast syndrome.
Masturbation: masturbation.
Mastzelle: mast cell; mastocyte.
Mastzellenaktivierungsfaktor: mast cell burst factor.
Mastzellenleukämie: mast cell leukemia.
MATA (membranassoziiertes Tumorantigen): membrane-associated tumor antigen.
Matas*-Moszkowicz* Test: Matas test.
maternal: maternal.
Maternität: maternity.
Mathieu* Krankheit: Mathieu's disease.
Matratzennaht: mattress suture; quilled s.
Matrix: matrix. – **M. unguis:** matrix unguis; nailbed.
Matrixprotein: matrix protein.
Matrize: template.
Matrizentheorie: template theory.
Matson* Methode: Matson's method.
Maturatio(n): maturation.
Maturationsarrest: maturation arrest.
Maturitas: maturity.
maturus: mature.
Maulbeer: mulberry.
maulbeerförmig: moruloid.
Maulbeerstadium: morula.
Maulbeerzelle: Mott cell.
Maul- und Klauenseuche: foot-and-mouth disease.
Maurer* Körnelung, Tüpfelung, Flecken: Maurer's dots.
Mauriac* Syndrom: secondary diabetic glycogenosis.
Maus: 1) mouse; **2)** joint mouse.
Maxilla: maxilla; upper jaw.
maxillär, maxillaris: maxillary.
maxillofaziales Syndrom: maxillofacial syndrome.
maximal: maximal.
Maximaldosis: maximum dose.
Maximalsekretion des Magens: peak acid output.
May*-Grünwald* Färbung: May-Grünwald stain. – **May*-Hegglin* Anomalie:** May-Hegglin anomaly.
Maydl* Hernie: retrograde hernia.
Mayer* Reflex: Mayer's reflex.
Mayer*-Rokitansky*-Küster* Syndrom: Mayer-Rokitansky-Küster syndrome.
Mayo* Operation: Mayo's operation.
Mayo//Robson* Punkt: Mayo-Robson's point.
Mazeration: maceration.
Mazzoni* Lamellenkörperchen: Mazzoni's corpuscles.
Mb (Myoglobin): myoglobin.
MBK (minimale bakterizide Konzentration): MBC (minimum bactericidal concentration).
MBR (Müller*-Ballungsreaktion): Müller's conglobation reaction.
McArdle*(-Schmid*-Pearson*) Syndrom: McArdle's disease.
McBurney* Punkt: McBurney's point.
McCallig*(-Heyerdale*) Test: McCallig-Heyerdale test.
McCune* Syndrom: McCune-Albright syndrome.
McDermott* Operation: McDermott's operation.
McGinn*-White* Syndrom: McGinn-White syndrome.
McLaughlin* Nagel: McLaughlin nail.
McMurray* Zeichen: McMurray's sign.
MDH: 1) Malatdehydrogenase: malate dehydrogenase. **2)** Milchsäuredehyrogenase: lactic acid dehydrogenase.
MDP (Magen-Darm-Passage): gastrointestinal passage.
MDS (myelodysplastische Syndrome): myelodysplastic syndromes.
M.E. (Mache* Einheit): M. u. (Mache unit).
ME (Mäuseeinheit): m.u. (mouse unit).

MEA (multiple endokrine Adenomatose): MEN (multiple endocrine neoplasia).
Meatantrotomie: meatoantrotomy.
Meatoskop: meatoscope.
Meatotomie: meatotomy.
Meatus: meatus. – **M. acusticus:** auditory m. – **M. nasalis:** nasal m.
Meatusstenose: meatal stenosis.
Mebendazol: mebendazole.
Mechanokardiographie: mechanocardiography.
Mechanorezeptor: mechanoreceptor.
Meckel* Divertikel: Meckel's diverticulum. – **M.* Ganglion:** M.'s ganglion. – **M.* Knorpel:** M.'s cartilage.
Meckerstimme: egophony.
Meconium: meconium.
MED: **1)** minimale effektive Dosis: M.E.D. (minimal effective dose). **2)** minimale Erythemdosis: M.E.D. (minimal erythemal dosage).
Medawar* Effekt: acquired immunologic tolerance.
Media: (tunica) media.
medial: medial.
medialis: medialis.
Medialisparese: paresis of the interior rectus muscle; convergence paresis.
median: median.
Medianekrose: medionecrosis.
Medianebene: median plane; midsagittal plane.
Mediansyndrom: traumatic cervical cord-brain stem syndrome.
medianus: median.
Medianus: median nerve.
Medianusblockade: median nerve block.
Medianus-Kompressionssyndrom: carpal tunnel syndrome.
Medianuslähmung: paralysis of the median nerve.
Mediasklerose: sclerosis of the tunica media.
mediastinal(is): mediastinal.
Mediastinalabszeß: mediastinal abscess.
Mediastinalemphysem: mediastinal emphysema.
Mediastinalflattern: mediastinal flutter.
Mediastinalpendeln: mediastinal flutter.
Mediastinalverlagerung: mediastinal displacement; m. shift.
Mediastinitis: mediastinitis.
Mediastinographie: mediastinography.
Mediastinoperikarditis: mediastinopericarditis.
Mediastinoskopie: mediastinoscopy.
Mediastinotomie: mediastinotomy.
Mediastinum: mediastinum. – **M. testis:** m. testis; corpus highmorianum.
Mediator(substanz): mediator (substance); (neuro)transmitter.
Mediaverkalkung: arterial calcification.
Medikament: medicine; remedy; drug.
medikamentös bedingt: drug-induced.
Medikation: medication.
Medinawurm: Medina worm; Dracunculus medinensis.
Medioaxillarlinie: midaxillary line.
Medioklavikularlinie: midclavicular line.
mediterran: Mediterranean.
Medium: medium.
medius: medius; middle.
Medizin: medicine.
Medizinsoziologie: medical sociology.
Medrogeston: medrogestone.
Medroxyprogesteronacetat: medroxyprogesterone acetate.
Medulla: medulla; marrow. – **M. glandulae suprarenalis:** adrenal medulla. – **M. oblongata:** medulla oblongata. – **M. ossea:** bone marrow.
medullar, medullär, medullaris: medullary.
Medullaranästhesie, -analgesie: spinal anesthesia.
Medullitis: medullitis; myelitis.
Medulloblast: medulloblast.
Medulloblastom: medulloblastoma.
Medullographie: myelography.
Medusenhaupt: Medusa's head; caput medusae.
Meeh* Formel: Meeh-Dubois formula.
Meerrettichperoxidase: horseradish peroxidase.
Meerschweinchen: guinea pig.
Meerzwiebel: sea onion; squill.
Mees* Streifen: Mees lines.
Mefenaminsäure: mefenamic acid.
Mefloquin: mefloquine.
Mefrusid: mefruside.
MEG (Magnetoenzephalographie): MEG (magnetoencephalography).
Mega-: mega-; megalo-.
Megaduodenum: megaduodenum.
Megakaryoblast: megakaryoblast.
Megakaryozyt: megakaryocyte.

Megakaryozytenleukämie: megakaryocytic leukemia.
Megakaryozytopenie: megakaryocytopenia.
Megakaryozytose: megakaryocytosis.
Megakolon: megacolon. – **M., idiopathisches:** idiopathic m. – **M., kongenitales:** congenital m.; Hirschsprung's disease. – **M., sekundäres:** acquired functional m. – **M., toxisches:** toxic m.
Megalenzephalie: megalencephaly.
Megalerythema: megalerythema.
Megaloblast: megaloblast.
Megaloblastose: megaloblastosis; megaloblasthemia.
Megalokornea: megalocornea; macrocornea.
Megalomanie: megalomania.
Megalophthalmus: megalophthalmos.
Megalopsie: megalopsia; macropsia.
Megalozephalie: megalocephaly; macrocephaly.
Megalozyt: megalocyte.
Megaösophagus: megaesophagus; megaloesophagus.
Megasigma: megasigmoid.
Megaureter: mega(lo)ureter.
Megavolttherapie: megavolt radiation therapy.
Megazystis: megacystis; megabladder.
Mehl: flour; farine.
Mehlasthma: miller's asthma.
mehrfach: multiple.
Mehrfachfärbung: multiple stain.
Mehrfachfraktur: multiple fracture.
Mehrfachimpfstoff: polyvalent vaccine.
Mehrfachresistenz: multiple drug resistance.
Mehrfachverletzung: multiple injuries.
Mehrgebärende: multipara.
Mehrlingsschwangerschaft: multiple pregnancy.
Meibom* Adenom: meibomian cyst. – **M.* Drüse:** meibomian gland.
Meibomitis: meibomitis.
Meigs*(-Cass*-Demons*) Syndrom: Meigs' syndrome.
Meinicke* Klärungsreaktion: Meinicke's clearing reaction.
Meiose, Meiosis: meiosis; reduction division.
Meißner* Ganglion: Meissner's ganglion. – **M.* Plexus:** M.'s plexus. – **M.* (Tast-) Körperchen:** M.'s corpuscles.
Mekonismus: meconism.
Mekonium: meconium.
Mekoniumaspirationssyndrom (MAS): meconium aspiration syndrome (MAS).
Mekoniumileus: meconium ileus.
Mekoniumperitonitis: meconium peritonitis.
Mekoniumpfropfsyndrom: meconium plug syndrome.
Mekonsäure: meconic acid.
Mel: mel; honey.
Melaena: melena.
Melalgie: melalgia.
Melanämie: melanemia.
Melancholie: melancholia.
Melanidrosis: melanidrosis.
Melanin: melanin.
Melaninbildung: melanogenesis.
melaninhaltig: melaniferous.
Melaninurie: melaninuria.
Melanoblast: melanoblast.
Melanoblastom: melanoblastoma.
Melanoderma, -dermie: melanoderma; melanopathy.
Melanodermitis: melanodermatitis.
Melano-Erythrodermie: melanotic erythrodermia.
Melanogen: melanogen.
Melanogenese: melanogenesis.
Melanoglossie: melanoglossia; black tongue.
Melanokarzinom: melanocarcinoma; malignant melanoma.
Melanoliberin: melanocyte-stimulating hormone releasing factor.
Melanom: melanoma. – **M., amelanotisches:** amelanotic m. – **M., benignes juveniles:** benign juvenile m. – **M., malignes:** malignant m.
Melanonychie: melanonychia.
Melanophage: melanophage.
Melanophore: melanophore.
Melanosarkom: melanosarcoma.
Melanose, -nosis: melanosis; melanism. – **M. circumscripta praeblastomatosa:** m. of Dubreuilh.
Melanosom: melanosome.
melanotisch: melanotic.
Melanotropin: melanocyte-stimulating hormone.

Melanozyt: melanocyte.
Melanozytom: melanocytoma.
Melanurie: melanuria.
Melasma: melasma.
Melatonin: melatonin.
meldepflichtig: notifiable.
Melioidose: melioidosis; pseudoglanders.
Melittin: melittin.
Meliturie: melituria.
Melkergranulom (Gottron*): milker's granuloma.
Melkerknoten: milker's nodules.
Melkerlähmung: milker's paralysis.
Melkersson*-Rosenthal* Syndrom: Melkersson's syndrome.
Mellitämie: melitemia; glycemia.
Melliturie: melituria.
Melo(no)plastik: melo(no)plasty.
Melorheostose: melorheostosis; flowing hyperostosis.
Meloschisis: meloschisis.
Melphalan: melphalan.
Membra (corporis): member.
Membran(a): membrane. – **M. basalis:** basement m.; basement lamina. – **M. basilaris placentae:** placental m. – **M. cellularis:** cell m. – **M., elastische:** elastic m. – **M., hyaline:** hyaline m. – **M. synovialis:** synovial m. – **M. tympani:** tympanic m.; drum m. – **M., undulierende:** undulating m. – **M. vestibularis:** vestibular m.; Reissner's m.
membranartig: membranous; membranoid.
Membrandepolarisation: membrane depolarization.
Membranfilter: membrane filter.
Membranfluidität: membrane fluidity.
Membrankrankheit: hyaline membrane disease.
membranosus: membranous.
Membranoxygenation, extrakorporale: extracorporeal membrane oxygenation.
Membranoxygenator: screen oxygenator.
Membranpolarisation: membrane polarization.
Membranpotential: membrane potential.
Membranrezeptor: cell (membrane) receptor.
Membransyndrom: hyaline membrane disease; respiratory distress syndrome.
Membrantransport: membrane transport.
Membrum: member; limb. – **M. virile:** membrum virile; penis.
MEM-Test (Makrophagen-Elektrophorese-Mobilitäts-Test)**:** MEM (= macrophage-electrophoresis-mobility) test.
Menachinon: menaquinone.
Menadiol: menadiol.
Menadion: menadione.
Menarche: menarche.
Ménard*(-Shenton*-Makkas*) Linie: Shenton's line.
Mendel* Gesetze, Lehre, Regeln: Mendel's laws. **1) Uniformitätsgesetz:** M.'s law of segregation. **2) Spaltungsgesetz:** M.'s law of dominance. **3) Unabhängigkeits-, Rekombinationsgesetz:** M.'s law of independent assortment.
Mendel* Reflex: Mendel's reflex.
Mendel*-Mantoux* Probe: Mantoux test.
Mendelson* Syndrom: Mendelson's syndrome.
Ménétrier* Syndrom: Ménétrier's disease.
Menghini* Nadel: Menghini needle.
Menhidrosis: men(h)idrosis.
Menière* Krankheit: Menière's disease; labyrinthine vertigo.
meningeal: meningeal.
Meningen: meninges.
Meningeom: meningioma.
meningeus: meningeal.
Meningiom(a): meningioma. – **M. angiomatosum:** angiomatous m. – **M. endotheliosum:** endothelious m. – **M., malignes:** malignant m.
Meningismus: meningism.
Meningitis: meningitis. – **M., abakterielle:** aseptic m. – **M., bakterielle:** bacterial m. – **M. cerebralis:** cerebral m. – **M. (cerebrospinalis) epidemica:** epidemic cerebrospinal m.; spotted fever. – **M. lymphocytaria:** lymphocytic m. – **M. purulenta:** purulent m. – **M. spinalis:** spinal m. – **M. tuberculosa:** tuberculous m.
meningitisch: meningitic.
Meningococcus: meningococcus.
Meningoencephalomyelopathia leucaemica: leukemic meningoencephalomyelopathy.
Meningoenzephalitis: meningoencephalitis; encephalomeningitis. – **M., eosinophile:** eosinophilic m.

Meningoenzephalomyelitis: meningoencephalomyelitis.
Meningokokken: meningococci.
Meningokokkenmeningitis: meningococcal meningitis.
Meningomyelitis: meningomyelitis.
Meningomyelozele: meningomyelocele.
Meningoradikulitis: meningoradiculitis.
Meningorrhagie: meningorrhagia; meningorrhea.
Meningose: meningism; meningopathy.
Meningozele: meningocele.
Meninx: meninx.
Meniscus: meniscus. – **M. articularis:** m. articularis; interarticular semilunar cartilage.
Meniskektomie: meniscectomy.
Meniskopathie: meniscopathy.
Meniskozyt: meniscocyte; sickle cell.
Meniskus: meniscus.
Meniskuseinklemmung: menisceal locking.
Meniskusriß: rupture of the meniscus.
Meniskusverletzung: meniscus injury.
Meniskuszyste: menisceal cyst.
Menkes* Syndrom: Menkes disease; kinky hair disease.
Mennell* Zeichen: Mennell's sign.
Menopause: menopause. – **M., künstliche:** artificial m.
Menopausengonadotropin: (human) menopausal gonadotropin; menotropin.
Menopausensyndrom: menopausal syndrome.
Menorrhagie: menorrhagia.
Menourie: menstrual hematuria.
Mensch: man; human.
Menschenversuch: human experiment.
menschlich: human.
Menses: menses.
menstrual(is): menstrual.
Menstrualschweiß: men(h)idrosis.
Menstruatio(n): menstruation. – **M. praecox:** precocious m. – **M., retrograde:** retrograde m. – **M. tarda:** delayed m.
Menstruationsregulierung: menstrual regulation.
Menstruationsstörung: menstrual irregularity.
Menstruationszyklus: menstrual cycle.
menstruus: menstruous.
mensuell: mensual.
Mentagra: mentagra; sycosis barbae.
mental(is): mental.
Mentha piperita: Mentha piperita; peppermint.
Menthol: menthol.
Mentum: mentum; chin.
Mepacrin: mepacrine; quinacrine.
Meperidin: meperidine.
Mepindolol: mepindolol.
Meprobamat: meprobamate.
Mepyramin: mepyramine.
Merakranie: meroacrania.
Meralgia paraesthetica: meralgia paresthetica; Bernhardt-Roth disease.
Mercaptan: mercaptan.
Mercaptopurin: mercaptopurine.
Mercier* Barre: Mercier's bar. – **M.* Katheter:** M.'s catheter.
Mercur-: mercurial.
Mercuriosis: mercurialism; mercury poisoning.
Merendino* Operation: Merendino's operation. – **M.*-Dillard* Operation:** M.-Dillard operation.
Merhidrosis: merhidrosis.
Meridian: meridian.
Meristom (Hueck*): meristoma.
Merkel* (Tast-)Scheibe: Merkel's corpuscle.
Merkfähigkeitsstörung: hypomnesis; memory deficit.
Merkuri-: mercuric.
Merkurialismus: mercurialism; mercury poisoning.
Merkuro-: mercurous.
Merogonie: merogony.
Merokranie: meroacrania.
merokrin: merocrine.
Meromelie: meromelia.
Merozele: merocele.
Merozoit: merozoite.
Merseburger Trias: Merseburg triad.
Merskey* Test: Merskey's test.
Meryzismus: merycism; rumination.
Mesalazin: aminosalicylic acid.
Mesangium: mesangium.
Mesaortitis: mesaortitis.
Mesarteriitis: mesarteritis.
Mesaxon: mesaxon.
Mescalin: mescaline.
Mescalinrausch: mescalism.
Mesektoderm: mesectoderm.
Mesencephalon: mesencephalon; midbrain.

M

Mesenchym: mesenchyme.
Mesenchymom: mesenchymoma.
mesenterial: mesenteric. – **m. Entzugssyndrom:** m. steal syndrome.
Mesenterialarterie: mesenteric artery.
Mesenterialgefäßverschluß: mesenteric vascular occlusion.
Mesenterialinfarkt: mesenteric infarct.
Mesenteriallymphadenitis: mesenteric lymphadenitis.
Mesenteriallymphknotentuberkulose: mesenteric lymphnodes tuberculosis.
Mesenterialvenenthrombose: thrombosis of mesenteric veins.
mesentericus: mesenteric.
Mesenterika: mesenteric artery.
Mesenterium: mesentery.
mesenzephal: mesencephalic.
Mesenzephalitis: mesencephalitis.
Mesenzephalotomie: mesencephalotomy.
mesial: mesial.
Mesialbiß(lage): mesioclusion; class III malocclusion.
Mesiodens, -dont: mesiodens.
Meskalin: mescaline.
Mesna: mesna.
Mesobilirubin: mesobilirubin.
Mesobilirubinogen: mesobilirubinogen.
Mesoblast: mesoblast.
Mesocolon: mesocolon.
Mesoderm: mesoderm.
mesodermal(is): mesodermal.
Mesoduodenum: mesoduodenum.
Mesogastrium: mesogastrium.
Mesoglia: mesoglia.
Mesokardie: mesocardia.
mesokaval: mesocaval.
Mesokolon: mesocolon.
Mesomerie: mesomerism.
Mesometrium: mesometrium.
Meson: meson; mesotron.
Mesonephroma ovarii: mesonephroma ovarii.
Mesonephron, -nephros: mesonephros; Wolffian body.
Mesopharynx: mesopharynx.
mesophil: mesophilic.
Mesophlebitis: mesophlebitis.
Mesophragma: mesophragma.
Mesophryon: mesophryon.
Mesopneumonium: mesopneumon.
Mesorchium: mesorchium.
Mesosalpinx: mesosalpinx.
Mesosigma: mesosigmoid.
Mesosom: mesosome.
Mesotendineum: mesotendineum.
Mesothel: mesothelium.
Mesotheliom: mesothelioma.
mesotherm: mesophilic.
mesotympanal: mesotympanal; mesotympanic.
Mesotympanum, -tympanon: mesotympanum.
Mesovarium: mesovarium.
mesozephal: mesocephalic.
Messer: knife.
Messerelektrode: electrotome; electric knife.
Meßgerät: device of measurement.
Meßkammer: measuring chamber.
Messung: measurement; measuring.
Meßwandler: transducer.
Meßwert: parameter.
Met (Methionin): methionine.
Meta-: meta-.
Metabasis: metabasis.
Metabiose: metabiosis.
Metabolie: metabolism; biotransformation.
metabolisch: metabolic.
Metabolisierung: biotransformation.
Metabolismus: metabolism.
Metabolit: metabolite.
Metacarpus: metacarpus.
Metachromasie: metachromasia; metachromatism.
Metachromatin: metachromatin.
metachromatisch: metachromatic.
metachromophil: metachromophil.
Metästhesie: afterimage.
Metagenesis: metagenesis.
Metagonimiasis: metagonimiasis.
Metakarpalfraktur: metacarpal fracture.
Metakinese: metakinesis.
Metalbumin: metalbumin; pseudomucin.
Metaldehyd: metaldehyde.
Metalldampffieber: metal fume fever.
Metallenzym: metalloenzyme.
Metallisation: metallization.
Metallklang: metallic tinkling.
Metallophilie: metallophilia.
Metallophobie: metallophobia.
Metallprotein: metalloprotein.
Metalues: metasyphilis.
metamer: metameric; isomeric.
Metamerie: metamerism; isomerism.

Metamizol: metamizole.
Metamorphopsie: metamorphopsia.
Metamorphose: metamorphosis.
Metamyelozyt: metamyelocyte; juvenile cell.
Metanephrin: metanephrine.
Metanephros: metanephros.
Metaphase: metaphase.
Metaphyse, -physis: metaphysis.
Metaplasie: metaplasia. – **M., anaplastische:** anaplastic m. – **M., myeloische:** myeloid m. – **M., regeneratorische:** regenerative m.
Metaplasma: metaplasm.
metaplastisch: metaplastic.
metapneumonisch: metapneumonic.
Metarteriole: metarteriole; precapillary.
Metastase: metastasis. – **M., duktogene:** ductogenous m. – **M., hämatogene:** hematogenous m. – **M., kanalikuläre:** canalicular m. – **M., liquogene:** cerebrospinal m. – **M., lymphogene:** lymphogenous m. – **M., osteoklastische:** osteoclastic m.
Metastasierung: metastasis; metastatic invasion. – **M., paradoxe** oder **retrograde:** paradoxical m.; retrograde m.
metastatisch: metastatic.
Metastrongylus: Metastrongylus.
Metasyphilis: metasyphilis.
metatarsal: metatarsal.
Metatarsalgie: metatarsalgia.
Metatarsalia: metatarsal bones.
Metatarsus: metatarsus. – **M. adductus:** m. varus.
Metathalamus: metathalamus.
metatraumatisch: post-traumatic.
Metaxenie: metaxeny; ectogony.
Metazerkarie: metacercaria.
Metazoen: Metazoa.
Metencephalon: metencephalon.
Meteorismus: meteorism; tympanites.
Meteorobiologie: meteorobiology.
meteoropathisches Syndrom: meteoropathy.
Meteorotropismus, -tropie: meteorotropism.
Meter: meter.
Methadon: methadone.
Methämoglobin: methemoglobin.
Methämoglobinämie: methemoglobinemia. – **M., alimentäre:** alimentary m. – **M., enzymopathische** oder **hereditäre:** congenital m. – **M., toxische:** toxic m.
Methämoglobinreductase: methemoglobin reductase; NADH-diaphorase.
Methämoglobinurie: methemoglobinuria.
Methamphetamin: methamphetamine.
Methan: methane; marsh gas.
Methanol: methanol; methyl alcohol.
Methaqualon: methaqualone.
Methenamin: methenamine.
Methionin: methionine.
Methioninmalabsorptionssyndrom: methionin malabsorption syndrome.
Methode: method.
methodologisch: methodological.
Methomanie: methomania.
Methotrexat: methotrexate.
Methoxyfluran: methoxyflurane.
3-Methoxy-4-hydroxy-mandelsäure: 3-methoxy-4-hydroxymandelic acid.
8-Methoxypsoralen: methoxsalen.
Methylalkohol: methyl alcohol; wood alcohol; methanol.
Methylamin: methylamine.
Methylbromid: methyl bromide.
Methylchlorid: methyl chloride.
Methyldonator: methyl donor.
Methyldopa: methyldopa.
Methylen-: methylene.
Methylenblau: methylene blue.
Methylenchlorid, Methylenum chloratum: methylene chloride.
Methylergometrin, -ergonovin: methylergonovine.
Methylglycin, -glykokoll: methylglycine.
Methylgruppe: methyl group.
Methylguanidinoessigsäure: methylguanidoacetic acid.
Methylierung: methylation.
Methylmalonazidurie: methylmalonic aciduria.
Methylmalonyl-CoA, -Coenzym A: methylmalonyl-CoA, m.-coenzyme A.
Methylmorphin: methylmorphine.
Methylorange: methyl orange; orange-G-dye.
Methylphenidat: methylphenidate.
Methylrot: methyl red.
Methylthiouracil: methylthiouracil.
Methyltransferase: methyltransferase.
Methylviolett: methyl violet.
Methysergid: methysergide.
Metoclopramid: metoclopramide.

metök: metoxenous; heterecious.
Metonymie: metonymy.
metopicus: metopic.
Metopion: metopion; glabella.
Metopismus: metopism.
Metoprolol: metoprolol.
Metralgie: metralgia; metrodynia.
Métras* Katheter: Métras catheter.
Metritis: metritis.
Metronidazol: metronidazole.
Metropathie: metropathy.
Metropie: metropia; metropy.
Metrorrhagie: metrorrhagia.
Metyrapon: metyrapone.
Metz* Zählkammer: Metz's cell counter.
Metzger*-Fischgold* Linie: Fischgold's bimastoid line.
Meulengracht* Ikterus: Meulengracht's icterus. – **M.*(-Gilbert*) Syndrom:** Gilbert's syndrome.
Mexiletin: mexiletine.
v. Meyenburg*-Altherr*-Uehlinger* Syndrom: v. Meyenburg's disease.
Meyer* Druckpunkte: Meyer's pressure points.
Meyer* Gesetz: Meyer's law.
Meyer*-Weigert* Gesetz: Meyer-Weigert rule.
Meyerhof* Zyklus: Embden-Meyerhof pathway.
Meynert* Bündel: Meynert's bundle. – **M.* Haubenkreuzung:** M.'s commissure. – **M.* Schicht:** M.'s layer.
Meynet* Knötchen: Meynet's nodosities.
Mezlocillin: mezlocillin.
M-Form: M colony; mucoid colony.
MG (Molekulargewicht): molecular weight.
Mg (Magnesium): Mg (magnesium).
MHK (minimale Hemmkonzentration): MID (minimal inhibiting dose).
Mianserin: mianserin.
Miasma: miasm(a).
Mibelli* Krankheit: Mibelli's disease.
Micella: micella.
Michaelis* Raute: Michaelis rhomboid. – **M.*-Gutmann* Körperchen:** M.-Gutmann corpuscles/bodies.
Michaelis*(-Menten*) Konstante: Michaelis constant.
Miconazol: miconazole.
Micrococcus: Micrococcus.
Microfilaria: microfilaria.
Microlithiasis alveolaris pulmonum: pulmonary alveolar microlithiasis.
Micromonospora: Micromonospora.
Microsomia: microsomia.
Microsporum, -sporon: Microsporum.
Mictio: miction; urination.
Midazolam: midazolam.
Middeldorpf* Triangel: Middeldorpf's splint.
Miescher* Syndrom: Miescher's syndrome.
Miesmuschelvergiftung: mytilotoxism; mussel poisoning.
MIF (Migrationsinhibitionsfaktor): MIF (macrophage migration inhibiting factor).
Mifepriston (RU 486): mifepristone; RU-486.
Migräne: migraine. – **Migraine ophtalmique:** ophthalmic m. – **M., ophthalmoplegische:** ophthalmoplegic m. – **Migraine rouge:** cluster headache. – **M., zervikale:** cervical m.
migrans: migratory.
Migratio(n): migration.
Migrationsinhibitionsfaktor: macrophage migration inhibiting factor (MIF).
Mikrenzephalie: micr(o)encephaly.
mikro-: micro-.
mikroaerophil: microaerophilic.
Mikroangiopathie: microangiopathy. – **M., diabetische:** diabetic m. – **M., thrombotische:** thrombotic m.
Mikroautoradiographie: microautoradiography.
Mikrobe: microbe; microorganism.
Mikrobid: microbid.
Mikrobiologie: microbiology.
mikrobizid: microbicidal.
Mikroblast: microblast.
Mikroblutanalyse: micro blood gas analysis.
Mikrocandela: microcandela.
Mikrocheilie: microcheilia.
Mikrochirurgie: microsurgery.
Mikrodaktylie: microdactylia; microdactyly.
Mikrodontie: microdontia; microdontism.
Mikroelektrophorese: microelectrophoresis.
Mikroembolisation: microembolism.
Mikroerythroblast: micro(erythro)blast.
Mikrofibrille: microfibril.
Mikrofilament: microfilament.

Mikrofilarie: microfilaria.
Mikrogamet: microgamete.
Mikrogenie: microgenia.
Mikroglia: microglia.
Mikroglobulin: microglobulin.
Mikroglossie: microglossia.
Mikrognathie: micrognathia.
Mikrographie: micrography.
Mikrogyrie: microgyria.
Mikrohämaturie: microhematuria; microscopic hematuria.
Mikroinfarkt: microinfarction.
Mikrokalix: microcalix; microcalyx.
Mikrokalzifikation: microcalcification.
Mikrokarzinom: microcarcinoma; carcinoma in situ.
Mikroklima: microclimate.
Mikrokokkus: micrococcus.
Mikrokolon: microcolon.
Mikrokorie: microcoria.
Mikrokranie: microcrania.
Mikrokultur: microculture.
Mikrolith: microlith.
Mikrolithiasis: microlithiasis.
Mikro-Lymphozytotoxizitätstest: microlymphocyte toxicity test.
Mikromanie: micromania.
Mikromanipulator: micromanipulator.
Mikromanometer: micromanometer.
Mikromelie: micromelia.
Mikrometer: micrometer.
Mikromyelie: micromyelia.
Mikromyeloblast: micromyeloblast.
Mikromyelozyt: micromyelocyte.
Mikron: micron (μ); microne (particle).
Mikronukleus: micronucleus.
Mikroorganismus: microorganism.
Mikroparaproteinose: light chain disease.
Mikrophage: microphage.
Mikrophakie: microphakia; microlentia.
Mikrophon: microphone.
Mikrophonie: microphonia.
Mikrophonpotentiale: cochlear microphonics; Wever-Bray phenomenon.
Mikrophthalmie: microphthalmia.
Mikrophyt: microphyte.
Mikropinozytose: micropinocytosis.
Mikroplasie: microplasia.
Mikropolygyrie: micropolygyria.
Mikrop(s)ie: microp(s)ia.
Mikropunktion: micropuncture.
Mikroradiographie: microradiography.
Mikrorchidie: microrchidism.
Mikroskop: microscope.
mikroskopisch: microscopic(al).
mikrosmatisch: microsmatic.
mikrosomal: microsomal.
Mikrosom: microsome.
Mikrosomie: microsomia.
Mikrospektrophotometrie: microspectrophotometry.
Mikrospermie: microspermia.
Mikrosphäre: microsphere.
Mikrosphärolith: microspherolith.
Mikrosporid: microsporid.
Mikrosporie: microsporosis; ringworm infection.
Mikrosporon: Microsporum.
Mikrosporose: microsporosis; ringworm infection.
Mikrostomie: microstomia.
Mikrothelie: microthelia.
Mikrothrombus: microthrombus.
Mikrotie: microtia.
Mikrotom: microtome.
Mikrotrabekel: microtrabeculae.
Mikrotransfusion: microtransfusion.
Mikrotrauma: microtrauma.
Mikrotubulus: microtubule.
Mikroverkalkung: microcalcification.
Mikrovilli: microvilli.
Mikrowelle: microwave.
Mikrowellentherapie, -diathermie: microwave diathermy.
Mikrozentrum: centrosome.
Mikrozephalie: microcephaly.
Mikrozirkulation: microcirculation.
mikrozystisch: microcystic.
Mikrozyt: microcyte.
Mikrozytose: microcytosis; microcythemia.
Miktion: micturition; urination. – **M., imperative:** urgent m.
Miktionsstörung: urinary dysfunction.
Miktionsurogramm: voiding cystourethrogram.
Mikulicz* Klemme: Mikulicz's clamp. – **M.* Krankheit:** M.'s syndrome. – **M.* Magenresektion:** M.'s operation. – **M.* Tampon:** M.'s drain.
Milbe: mite.
Milbendermatitis: acarodermatitis.
Milbengang: cuniculus.
Milch: milk. – **M., adaptierte:** adapted m.; modified m. – **M., humanisierte:** modified m.

M

Milch-Alkali-Syndrom: milk-alkali syndrome; Burnett's syndrome.
Milchbrustgang: thoracic duct.
Milchdiät: milk diet.
Milchdrüse: mammary gland; lactiferous gland.
Milchdrüsenentzündung: (puerperal) mastitis.
Milcheiweiß: lactalbumin.
Milchfieber: milk fever.
Milchfistel: lacteal fistula.
Milchfleck: milk spot.
Milchfluß: flow of milk; galactorrhea.
Milchgang: milk duct; lactiferous d.
Milchgärung: milk fermentation.
Milchgangektasie: milk duct ectasia.
Milchgangentzündung: galactophoritis.
Milchgangkarzinom: milk duct carcinoma.
Milchgangpapillom: intraductal papilloma.
Milchgebiß: primary dentition.
Milchgerinnung: coagulation of milk.
milchig: milky; lacteal.
Milchkonservierung: milk preservation.
Milchkügelchen: milk corpuscles.
Milchleiste: milk line; mammary ridge.
Milchmangel: deficient milk production; hypogalactia.
Milchmischung: milk mixture.
Milchpocken: milk pox.
Milchprobe: milk testing.
Milchsäure: lactic acid.
Milchsäureazidose: lactic acidosis.
Milchsäurebakterien: lactic acid bacteria.
Milchschorf: cradle cap; milk crust.
Milchserum: whey.
Milchstau(ung): galactostasis; milk tumor.
milchtreibend: (ga)lactagogue.
Milchverdünnung: milk dilution.
Milchzahn: milk tooth; deciduous t.
Milchzucker: lactose.
Milchzyste: milk cyst.
mild: mild; bland.
Milderung: relief.
Miles* Operation: Miles operation.
Miles* Test: area brightness comparison test.
miliar: miliary.
Miliaria: miliaria. – **M. alba:** m. crystallina; sudamen. – **M. rubra:** m. rubra; prickly heat.
Miliarkarzinose: miliary carcinosis.
Miliarlupoid: miliary lupoid.
Miliartuberkel: miliary tubercle.
Miliartuberkulose: miliary tuberculosis.
Milieu: milieu; environment. – **M., inneres:** m. interieur; internal environment.
Milieutherapie: milieu therapy.
Milium: milium; whitehead.
Milkman* Syndrom: Milkman's syndrome.
Millard*-Gubler* Syndrom: Millard-Gubler syndrome.
Miller*-Abbott* Sonde: Miller-Abbott tube.
Miller*-Kurzrok* Test: Miller-Kurzrok test.
Milliäquivalent: milliequivalent (mEq).
Milligrammprozent: milligram per cent (= concentration in mg/dl).
Millimikron: millimicron.
Millin* Operation: Millin's operation.
Millon* Probe: Millon test.
Mills* Syndrom: Mills ascending hemiplegia.
Milroy* Krankheit: Milroy's disease.
Milwaukee-Korsett: Milwaukee brace.
Milz: spleen; lien.
Milzagenesie: asplenia; alienia.
Milzarterie: splenic artery.
Milzbrand: anthrax.
Milzentzündung: splenitis.
Milzexstirpation: splenectomy.
Milzfollikel: splenic nodule; malpighian body.
Milzinfarkt: splenic infarction.
Milzkreislauf: splenic circulation.
Milzpulpa: splenic pulp. – **M., rote:** red p. – **M., weiße:** white p.
Milzpunktion: splenic puncture.
Milzruptur: splenic rupture.
Milzsinus: splenic sinus.
Milztransposition: splenic transposition.
Milztumor: splenic tumor; splenocele.
Milzvenenthrombose: splenic vein thrombosis.
Milzvergrößerung: splenomegaly.
Mimik: facial expression.
Mimikri: mimicry.
mimisch: mimic; mimetic.
Minamata-Krankheit: Minamata disease; yushi.
Minderheit: minority.
Minderjähriger: minor.

Minderwertigkeitskomplex: inferiority complex.
Minderwuchs: hyposomia; dwarfism.
Mindestbedarf, täglicher: minimum daily requirement.
Mindestmenge: minimum amount.
Mineral: mineral.
Mineralhaushalt: mineral metabolism.
Mineralisation: mineralization.
Mineralocortico(stero)ide: mineralocortico(stero)ids.
Mineralstoffwechsel: mineral metabolism.
Mineralwasser: mineral water.
Miniaturbecken: dwarf pelvis; reduced p.
Minigen: minigene.
minimal: minimal.
minimale Hemmkonzentration, MHK: minimum inhibitory concentration (MIC).
Minimalhirnschaden: minimal brain damage.
Minimalluft: residual air.
Minimum: minimum.
minimus: least; smallest.
Minipille: minipill.
Minkowski*(-Chauffard*-Gänsslen*) Anämie: Minkowski-Chauffard syndrome.
minor, -us: minor.
Minor* Test: Minor's test; iodine-glycerol sweating test.
Minorhämoglobin: minor fraction of hemoglobin.
Minor-Probe, -Test: minor crossmatching.
Minoxidil: minoxidil.
Minusdekompensation: Eppinger's decompensation.
Minusglas: concave lens.
Minuskoagulopathie: consumption coagulopathy.
Minutenvolumen: minute volume; cardiac output.
Minutenvolumenhochdruck: hyperdynamic hypertension.
Miosis: miosis. – **M. paralytica:** paralytic m. – **M. spastica:** spastic m.
Mioticum, -tikum: miotic.
Miracidium, -zidium: miracidium.
Mirizzi* Syndrom: Mirizzi's syndrome.
Misanthropie: misanthropia.
Misch-: mixed.
mischbar: miscible.
mischerbig: heterozygous.
Mischgeschwulst: mixed tumor.
Mischinfektion: mixed infection.
Mischinsulin: combination insulin.
Mischkollagenose: mixed connective tissue disease.
Mischkonkrement: mixed concrement.
Mischplasma: pooled plasma.
Mischpsychose: bipolar affective disorder.
Misch-Scan: compound scan.
Mischserum: pooled serum.
Mischstaubsilikose: mixed dust silicosis.
Mischtumor: mixed tumor.
Mischung: mixture; mistura.
Mischzellagglutination: mixed cell agglutination (reaction).
Mischzyanose: shunt cyanosis.
Miserere: copremesis.
Mißbildung: malformation; deformity.
Mißbrauch: abuse.
Mißempfindung: dysesthesia; paresthesia.
Mißhandlung: (child) abuse.
Mistel: mistletoe.
MIT (Monojodtyrosin): MIT (monoiodotyrosine).
Mitagglutination: coagglutination.
Mitbewegung: synkinesis.
Mitchell* Krankheit, Syndrom: Mitchell's disease.
Mitella: mitella; arm sling.
Mitesser: comedo; blackhead.
mitigatus, mitigiert: mitigated; moderated.
mitis: mitis; mild.
mitizid: miticidal.
Mitochondrium, Pl. **-chondrien:** mitochondrion, -chondria.
Mitogen: mitogen.
mitogen(etisch): mitogen(et)ic.
Mitomycin: mitomycin.
Mitose: mitosis.
Mitosegift: antimitotic substance; mitotic poison.
Mitosehemmer: mitotic inhibitors.
Mitoseindex: mitotic index.
Mitosespindel: mitotic spindle.
mitotisch: mitotic.
Mitoxanthron: mitoxanthrone.
mitral(is): mitral; bicuspid.
Mitralgeräusch: mitral murmur.
Mitralklappe: mitral valve.
Mitralklappenanomalie: malformation of the mitral valve.

Mitralklappenatresie: mitral valve atresia.
Mitralklappenfehler: mitral valve defect.
Mitralklappeninsuffizienz: mitral (valve) insufficiency; mitral regurgitation.
Mitralklappenprolapssyndrom: mitral valve prolapse; floppy valve syndrome.
Mitralklappenstenose: mitral (valve) stenosis.
Mitralkonfiguration: mitral configuration; mitralization.
Mitralöffnungston, MÖT: mitral opening sound.
Mitralsegelprolaps: mitral valve prolapse.
Mitralvitium: mitral (valve) defect.
Mitralzelle: mitral cell.
Mitsuda*(-Hayashi*) Reaktion: Mitsuda reaction.
Mittel: mean; medium; agent.
Mittel-: mid-; median.
Mittelbauch: midabdomen; mesogastrium.
Mittelblutung: midcycle bleeding.
Mitteldruck: mean pressure.
Mittelfeld: middle field.
Mittelfell: diaphragm; midriff; mediastinum.
Mittelfuß: midfoot.
Mittelgesichtsfraktur: midfacial fracture.
Mittelhand: metacarpus.
Mittelhirn: midbrain; mesencephalon.
Mittelhirnschaden: midbrain lesion.
Mittellagetyp: normal heart position.
Mittellappenresektion: median lobe resection.
Mittellappensyndrom: middle lobe syndrome.
Mittellinie: midline.
Mittelliniensyndrom, zerebellares: cerebellar vermis syndrome.
Mittelmeeranämie: Mediterranean anemia.
Mittelmeerfieber: Malta fever; brucellosis. – **M., familiäres:** familial Mediterranean fever.
Mittelmeerleishmaniase: Mediterranean leishmaniasis.
Mittelohr: middle ear.
Mittelohrentzündung: otitis media.
Mittelohrschwerhörigkeit: conduction deafness.
Mittelohrsklerose: sclerosis of the middle ear.
Mittelschmerz: intermenstrual pain; midpain; mittelschmerz.
Mittelschnitt: midsection.
Mittelstrahlurin: midstream (urine) specimen.
Mittelstück: middle piece.
Mixoskopie: mixoscopia.
Mixtura: mistura; mixture.
Miyagawanellose: miyagawanellosis.
Mizelle: micelle; micella.
Mizuo* Phänomen: Mizuo phenomenon.
MJT (Monojodtyrosin): MIT (monoiodotyrosine).
MMN-Syndrom (Multiple-Mukosa-Neurome-Syndrom): multiple mucosal neuroma syndrome; multiple endocrine neoplasia, type 2 B.
MMS (Monozyten-Makrophagen-System): MNL (mononuclear leukocytes).
Mn (Mangan): Mn (manganese).
Mnemasthenie: mnemasthenia.
Mneme: memory.
mnemisch, mnestisch: mnemic; mnestic.
MNSAR (mittlere normalisierte systolische Auswurfrate): MNSER (mean normalized systolic ejection rate).
MNSs-System: MNSs blood group.
Mo (Molybdän): Mo (molybdenum).
mobilis: mobile; movable.
Mobilisationstherapie: mobilization therapy; physical t.
Mobilisierung: mobilization.
Mobilität: mobility.
Mobitz* Typ: Mobitz block.
Modalität: modality.
Modell: model; pattern.
Moderatorband: septomarginal trabecle.
Modifikation: modification.
Modifikationsgen: modifying gene; modifier.
Modiolus: modiolus.
Modul: module.
Modulation: modulation.
Moebius* Syndrom: 1) Moebius syndrome. **2)** Moebius' disease. – **M.* Zeichen:** M.' sign.
Moeller*-Barlow* Krankheit: Moeller-Barlow disease; infantile scurvy. – **Moeller*-Hunter* Glossitis:** Moeller's glossitis; chronic lingual papillitis.
Mönckeberg* Sklerose: Moenckeberg's degeneration; M.'s medial sclerosis.

MÖT (Mitralöffnungston)**:** mitral opening sound.
Möwenschreigeräusch: sea-gull murmur.
Mogigraphie: mogigraphy.
Mogilalie: mogilalia.
Mogiphonie: mogiphonia.
Mohnvergiftung: poppy-seed poisoning.
Mohrenheim* Grube: Mohrenheim's space.
Mola (uterina): mole. – **M. carnosa:** fleshy m.; carneous m. – **M. hydatidosa:** hydatid m.; vesicular m. – **M. sanguinolenta:** blood m.
molal: molal.
Molalität: molality.
Molar: molar.
molar: molar.
Molarität: molarity.
Mole: mole.
Molekül: molecule.
Molekularbiologie: molecular biology.
Molekulargenetik: molecular genetics.
Molekulargewicht: molecular weight.
Molekularkrankheit: molecular disease.
Molekularmasse: molecular mass.
Molekularverstärker: maser (= microwave amplification by stimulated emission of radiation).
Molenschwangerschaft: molar pregnancy.
Molimina: molimina.
Molitor: Tenebrio molitor.
Molke: whey.
Moll* Drüse: Moll's gland; ciliary gland.
Mollaret* Antigen: Mollaret's antigen.
mollis: soft.
Molluscum: *zool* mollusc; mollusk; *derm* molluscum. – **M. contagiosum Bateman*, M. epitheliale:** m. contagiosum.
molluskizid: molluscidal.
Moloney*-Underwood* Test: Moloney test.
Molsidomin: molsidomine.
Molybdän: molybdenum.
Molybdat: molybdate.
Momburg* Blutleere: Momburg's method; M.'s vasoconstriction.
Monakow* Bündel: Monakow's bundle; M.'s tract.
Monaldi* Saugdrainage: Monaldi's drainage.
Monarthritis: monarthritis.
Monaster: monaster.
Monatsblutung: menstruation.
monaural: monoaural.
Mondbein: lunate (bone); semilunar bone.
Mondgesicht: moonface.
Mondor* Krankheit: Mondor's disease.
Mondsüchtigkeit: lunatism.
Monge* Krankheit: Monge's disease; chronic mountain sickness.
Mongolenfalte: epicanthus.
Mongolenfleck: mongolian spot.
Mongolismus: mongolism; Down syndrome.
mongoloid: mongoloid.
Mongoloidbecken: mongoloid pelvis.
Monilethrix, -trichie, -trichose: monilethrix.
Moniliasis, -ose: moniliasis; candidiasis.
Monitor: monitor.
Monoamin: monoamine.
Monoaminooxidase: monoamine oxidase (MAO).
Monoaminooxidase-Hemmer: monoamine oxidase inhibitors; MAO inhibitors.
mon(o)artikulär: monarticular.
Monoatrium: single atrium.
Monoblast: monoblast.
Monoblockresektion: en-bloc resection.
monobrachial: telocentric.
Monobrachie: monobrachia; monobrachus.
Monocarbonsäure: monocarboxylic acid.
Monochemotherapie: monochemotherapy; single agent chemotherapy.
Monochloressigsäure: monochloracetic acid.
Monochorditis vasomotorica: monochorditis.
Monochoriate: monochorionic twins.
Monochromasie: monochromasy; monochromatism.
monochrom(atisch): monochromatic.
Monochromator: monochromator.
Monoculus: monoculus.
Monod* Modell: Monod's gene model.
Monodiplopie: monodiplopia.
monoenergetische Strahlung: homogenous radiant energy.
Monogamie: monogamy.
monogen: monogenic.
Monogenie: monogenesis.
Monoglycerid: monoglyceride.
Monogonie: monogony.

M

monohybrid: monohybrid.
3-Monojodtyrosin: monoiodotyrosine.
Monokelhämatom: monocular periorbital hematoma.
Monokin: monokine.
monoklonal: monoclonal.
Monokrotie: monocrotism.
monokular: monocular.
Monokultur: pure culture.
Monomanie: monomania.
Monomer: monomer.
Monomorphie: monomorphism.
Mononarkose: monoanesthesia.
Mononeuritis: mononeuritis.
Mononucleosis infectiosa: infectious mononucleosis; Pfeiffer's disease.
Mononucleotid: mononucleotide.
mononukleär: mononuclear. – **mononukleär-phagozytierendes System,** MPS: mononuclear phagocyte system (MPS).
Mononukleose: mononucleosis.
Monoparese; -paralyse: monoparesis.
monophasisch: monophasic.
Monophobie: monophobia.
Monophthalmie, Monopie: monophthalmia; cyclopia.
Monoplegie: monoplegia.
monoploid: monoploid.
Monopodie: monopodia.
monopolar: unipolar.
Monorch(id)ie: monorchi(di)sm; monorchia.
Monosaccharid: monosaccharide.
Monosomie: monosomy.
monospezifisch: monospecific.
monostotisch: monostotic.
monosymptomatisch: monosymptomatic.
monosynaptisch: monosynaptic.
Monotherapie: monotherapy; single agent therapy.
monotrich: monotrichous.
monovalent: monovalent.
Monoventrikulie: single ventricle.
monozentrisch: monocentric.
monozygot: monozygotic.
Monozyt: monocyte.
monozytär: monocytic.
Monozytenangina: monocytic angina.
Monozytenleukämie: monocytic leukemia.
Monozyten-Makrophagen-System: monocyte-macrophage system; reticuloendothelial s.
Monozytopenie: monocytopenia.
Monozytose: monocytosis.
Monro* Foramen: Monro's foramen; foramen of Monro. – **M.*(-Richter*) Linie:** M.-Richter line.
Mons pubis: mons pubis; pubic eminence.
Monteggia* Fraktur: Monteggia's fracture. – **M.* Hüftluxation:** M.'s dislocation.
Montgomery* Drüsen: Montgomery's glands.
Moor: mud; fen.
Moore* Fraktur: Moore's fracture.
Moore* Prothese: Moore's prosthesis.
Moorpackung: mudpack.
Moosfasern: mossy fibers.
Moraxella lacunata: Moraxella lacunata.
morbid: morbid.
Morbidität: morbidity; morbidity rate.
Morbilli: morbilli; measles.
morbilliform: morbilliform.
Morbus: morbus; disease. – **M. caeruleus, M. coeruleus:** m. caeruleus; blue baby; congenital cyanosis. – **M. haemolyticus neonatorum:** hemolytic disease of the newborn; fetal erythroblastosis. – **M. haemorrhagicus neonatorum:** hemorrhagic disease of the newborn.
Morcellement: morcellation.
Morel* Ohr: Morel ear.
Morgagni* Anhang: Morgagni's hydatid. – **M.* Hernie:** diaphragmatic hernia. – **M.* Krankheit:** (M.-)Adams-Stokes syndrome. – **M.* Krypten:** M.'s crypts. – **M.* Papillen:** anal columns. – **M.* Syndrom:** M.'s syndrome; frontal internal hyperostosis; M.'s hyperostosis. – **M.* Tasche:** M.'s ventricle; ventriculus laryngis.
Moria: moria; witzelsucht.
moribund: moribund.
Moritz* Probe: Moritz test.
Moro* Probe: Moro's test. – **M.* Reflex:** Moro reflex; embrace r.; startle r.
Morphaea: morphea; scleroderma.
Morphe: form.
Morphin, Morphi(n)um: morphine; morphia.
Morphinantagonist: morphine antagonist.
Morphinismus: morphinism; morphine addiction.

Morphinomanie: morphinomania; morphiomania.
Morphinrezeptor: morphine receptor.
Morphinvergiftung: morphine poisoning.
Morphoea: morphea; scleroderma.
Morphogenese: morphogenesis.
morphogenetisch: morphogenetic.
Morphologie: morphology.
morphologisch: morphological.
Morphose: morphosis.
Morquio* Syndrom: Morquio's syndrome; mucopolysaccharidosis IV.
Morris* Punkt: Morris point.
Morris* Syndrom: Morris' syndrome.
Mors: death. – **M. putativa:** apparent d. – **M. subita:** sudden d.
morsitans: biting.
Morsus: bite.
Mortalität: mortality; death rate.
Mortensen* Syndrom: Mortensen's syndrome; essential thrombocythemia.
Morton* Augenspiegel: Morton's ophthalmoscope.
Morton* Neuralgie: Morton's neuralgia; M.'s tarsalgia.
Morton* Syndrom: Morton's disease; M.'s foot syndrome.
Morula: morula.
Morula(r)zelle: morula cell.
Morvan* Chorea: Morvan's chorea. – **M.* Gangrän:** M.'s disease; gangrenous form of syringomyelia.
Mosaik: mosaic; mosaicism.
Moschcowitz*(-Singer*-Symmers*) Syndrom: Moschcowitz disease; thrombotic microangiopathy.
Moskito: mosquito.
Moskitoklemme: mosquito clamp.
Mosse* Syndrom: Mosse's syndrome.
Moszkowicz* Kollateralzeichen: Moszkowicz's collateral sign. – **M.* Operation:** M.'s operation.
Motilin: motilin.
Motilität: motility.
Motilitätspsychose, autonome: Wernicke-Kleist motility psychosis.
Motivation: motivation.
Motoneuron: motoneuron; motor neuron.
Motorik: motoricity.
motorisch: motor; motorial. – **m. Aphasie:** m. aphasia. – **m. Bahn:** m. tract. – **m. Einheit:** m. unit. – **m. Endplatte:** m. endplate. – **m. Rinde:** m. cortex.
Mott* Zelle: Mott cell.
Mottenfraßnekrose: piece-meal necrosis.
Mouches volantes: muscae volitantes; floaters.
Moulage: moulage.
Moutard//Martin* Zeichen: crossed Lasègue sign.
Moxa: moxa.
Moxibustion: moxibustion.
Mozambique-Geschwür: phagedenic ulcer.
Mozolewski* Shunt: arytenoid-vocal shunt.
M-Protein (Makroglobulin Waldenström): macroprotein Waldenström.
MPS: 1) myeloproliferative Syndrome: myeloproliferative syndromes. **2)** mononukleäres Phagozytensystem: MPS (mononuclear phagocyte system). **3)** Mucopolysaccharide: mucopolysaccharides.
mRNS (Messenger-Ribonucleinsäure): mRNA (messenger ribonucleic acid).
MR-Tomographie, MRT (Magnetresonanztomographie): MRI (magnetic resonance imaging).
MS (Multiple Sklerose): MS (multiple sclerosis).
MSH (Melanozyten-stimulierendes Hormon): MSH (melanocyte-stimulating hormone).
M-Streifen: M-line.
MTA (medizinisch-technische Assistentin): MT (medical technologist).
MTD (mittlere Tagesdosis): average daily dose.
MTU (Methylthiouracil): MTU (methylthiouracil).
Mucigogum: mucigogue.
Mucilaginosum, Mucilago: mucilage; mucilago.
Mucin: mucin.
muciparus: muciparous; mucigenous; muciferous.
Muco-: ↗Muko-.
Mucor: Mucor.
mucosus: mucous.
Mucoviscidosis: mucoviscidosis; cystic fibrosis.
Mucus: mucus.
Mücke: mosquito; midge.
Mückensehen: muscae volitantes.
Mühlradgeräusch: mill-wheel murmur.

Mueller* Armlösung: Mueller's arm-maneuver.
Müller* Atemversuch: Müller maneuver. – **M.* Gang:** M.'s duct. – **M.* Gesetz** (»der spezifischen Reizbarkeit«): M.'s law (of specific peripheral excitability).
Mueller* Muskel: Mueller's muscle. – **M.* Stützfasern:** M.'s fibers.
Müller* Syndrom: Müller-Weiss disease.
Müllerasthma: miller's asthma.
Münchhausen-Syndrom: Munchhausen syndrome.
Münchmeyer* Syndrom: Münchmeyer's disease.
münzenförmig: coin-shaped; nummiform; nummular.
Münzenklirren: cracked pot sound.
Münzenzählen: coin counting.
Mütze: cap.
Mützenverband: cap-like head bandage.
Muff: muff.
Muko-: muco-.
Mukoepidermoidtumor: muco-epidermoid carcinoma.
mukös: mucous.
mukoid: mucoid; mucinoid.
Mukoid: mucoid.
Mukoitinschwefelsäure: mucoitin-(poly)sulfuric acid.
Mukoklase: mucoclasis.
mukokutan: mucocutaneous; mucodermal.
Mukolipidose: mucolipidosis.
Mukolyse: mucinolysis.
Mukolytikum: mucinolytic.
Mukoperiost: mucoperiosteum.
Mukopolysaccharase: mucopolysaccharidase.
Mukopolysaccharid: mucopolysaccharide.
Mukopolysaccharidose: mucopolysaccharidosis (MPS).
Mukopolysaccharidurie: mucopolysacchariduria.
Mukoprotein: mucoprotein.
mukopurulent: mucopurulent.
Mukormykose: mucormycosis.
Mukorrhö: mucorrhea.
Mukosa: mucosa; mucous membrane.
Mukosaprolaps: mucosa prolapse.
mukoserös: mucoserous.
Mukosin: mucosin.
Mukositis: mucositis.
mukostatisch: mucostatic.
Mukosus-Form: mucoid colony.
Mukotomie: mucotomy.
Mukourie: mucinuria.
Mukoviszidose: cystic fibrosis (CF); mucoviscidosis.
Mukozele: mucocele.
Mukozyt: mucocyte.
Mukus: mucus.
Muldenplastik: cup orthoplasty.
Mull: gauze.
multangulus: multangular.
multi-: multi-; poly-.
multicellularis: multicellular.
Multiceps: Multiceps.
Multienzymkomplex: multienzyme complex.
multifaktoriell: multifactorial.
Multifidusdreieck-Syndrom: multifidus-triangle syndrome.
multiglandulär: multiglandular.
Multigravida: multigravida.
Multiinfarktdemenz: multi-infarct dementia.
multilobularis, -lobulär: multilobular.
multilocularis: multilocular.
Multimorbidität: polypathia.
multinuclearis, -nukleär: multinuclear; polynuclear.
Multiorganversagen: multiple systems organ failure.
Multipara: multipara.
multipel: multiple.
Multiple Sklerose, MS: multiple sclerosis (MS).
multiplex: multiple.
multipolar: multipolar.
Multipunktur: multiple pressure technique.
multivalent: multivalent.
multivalvulär: multivalvular.
multivesikulär: multivesicular.
Mumifikation, Mumifizierung: mummification.
Mumps: mumps; parotitis.
Mumps-Meningitis: mumps-meningitis.
Mumps-Meningoenzephalitis: mumps-meningoencephalitis.
Mumps-Orchitis: mumps-orchitis.
Mund: mouth.
Mund-: oral; oro-.
Mundatmung: mouth breathing; oral respiration.

Mundboden: floor of the mouth.
Mundbodenphlegmone: Ludwig's angina; submaxillary cellulitis.
Mundentzündung: stomatitis.
Mundfäule: aphthous stomatitis; trench mouth.
Mundflora: oral microflora.
Mundgeruch: halitosis; bad breath.
Mundhöhle: oral cavity; buccal c.
Mundpflege: oral hygiene.
Mundsoor: oral candidiasis; thrush.
Mundsperre: lockjaw.
Mundsperrer: mouth gag; bitelock.
Mundtrockenheit: dry mouth; xerostomia.
Mundwinkelrhagaden: oral rhagades.
Mund-zu-Mund-Beatmung: mouth-to-mouth resuscitation.
Mund-zu-Nase-Beatmung: mouth-to-nose resuscitation.
Munro* Mikroabszeß: Munro's microabscess.
Munro* Punkt: Munro's point.
mural(is): mural.
Murami(ni)dase: muramidase.
Muraminsäure: muramic acid.
Murein: murein.
Murexid: murexide.
murin: murine.
Murphy* Zeichen: Murphy's sign.
Murray* Syndrom: Murray's syndrome.
Murray-Valley-Enzephalitis: Murray-Valley encephalitis.
Mus: Mus; mouse.
Musca: Musca; fly. – **M. domestica:** common house fly.
Muscarin: muscarine.
muscarinartig: muscarinic.
Muscarinismus: muscarinism.
Muscarin-Rezeptor: muscarinic receptor.
Muschelgift: mytilotoxin.
Muschelresektion: conchotomy.
Muschelvergiftung: mussel poisoning.
Muscimol: muscimol.
muscularis: muscular.
Musculus, Pl. **Musculi:** muscle(s). – **M. abductor:** abductor m. – **M. adductor:** adductor m. – **M. biceps:** biceps m. – **M. bulbospongiosus:** bulbocavernous m. – **M. ciliaris:** ciliary m. – **M. deltoideus:** deltoid m. – **M. extensor:** extensor m. – **M. gastrocnemius:** gastrocnemius m. – **M. gluteus:** gluteal m. – **M. iliacus:** iliac m. – **M. latissimus dorsi:** latissimus dorsi. – **M. levator:** levator m. – **Mm. lumbricales:** lumbrical m.s. – **M. masseter:** masseter m. – **M. obliquus:** oblique m. – **M. palatoglossus:** palatoglossal m. – **M. pectoralis:** pectoral m. – **M. piriformis:** piriform m. – **M. quadratus:** quadrate m. – **M. quadriceps femoris:** quadriceps m. of the thigh. – **M. rhomboideus:** rhomboid m. – **M. risorius:** risorius m. – **M. serratus:** serratus m. – **M. soleus:** soleus m. – **M. sphincter:** sphincter m. – **M. spinalis:** spinal m. – **M. tarsalis:** tarsal m. – **M. tensor:** tensor m. – **M. teres:** teres m. – **M. tibialis:** tibial m. – **M. transversus:** transverse m. – **M. trapezius:** trapezius m. – **M. triceps:** triceps m.
Muskarin: muscarine.
Muskatnußleber: nutmeg liver.
Muskel: muscle.
Muskelaktionspotential: muscle action potential.
Muskelatrophie: muscular atrophy; m. wasting; amyotrophy. – **M., myogene** oder **myopathische:** myopathic m. a. – **M., neurogene** oder **neuropathische:** neurogenic m. a.
Muskelbiopsie: muscle biopsy.
Muskelbündel: muscle bundle.
Muskeldehnungsreflex: muscle stretch reflex.
Muskeldystrophie: muscular dystrophy; myodystrophia.
Muskeleiweiß: myoprotein.
Muskelendplatte: motor endplate.
Muskelentzündung: myositis.
Muskelerkrankung: myopathy.
Muskelermüdung: muscular fatigue.
Muskelerschlaffung: muscle relaxation.
Muskelfaser: muscle fiber.
Muskelfibrillieren: fibrillation.
Muskelgewebe: muscle tissue; muscular t. – **M., glattes:** smooth m. t. – **M., quergestreiftes:** striated m. t.
Muskelgruppe: muscle group.
Muskelhämoglobin: muscle hemoglobin.
Muskelhärte: myogelosis.
Muskelhartspann: myosclerosis.
Muskelhernie: muscular hernia; myocele.
Muskelhypertonie: muscular hypertonia.
Muskelhypertrophie: hypertrophy of muscle; myopachynsis.
Muskelhypotonie: muscular hypotonia.

Muskelinnervation: nerve supply of muscle.
Muskelkater: muscle soreness.
Muskelkontraktion: muscle contraction.
Muskelkontraktur: muscle contracture. – **M., ischämische:** ischemic m. c.
Muskelkrampf: muscle cramp; m. spasm.
Muskellähmung: myoparalysis; myoparesis.
Muskelplasma: myoplasm; sarcoplasm.
Muskelpumpe: muscular pump.
Muskelreflex: muscle reflex.
Muskelreiz: muscle stimulus.
Muskelreizpunkt: muscle stimulation point; muscular trigger point.
Muskelrelaxans: muscle relaxant.
Muskelrelaxation: muscle relaxation.
Muskelrezeptor: muscle receptor.
Muskelrheumatismus: muscular rheumatism; myalgia.
Muskelriß, -ruptur: muscle rupture; myorrhexis.
Muskelschicht: muscular layer; tunica muscularis.
Muskelschwund: muscle wasting.
Muskelspindel: neuromuscular spindle; muscle s.
Muskelstarre: muscular rigidity.
Muskelstoffwechsel: muscle metabolism.
Muskeltonus: muscular tone; tonicity.
Muskeltrichine: muscle trichina.
Muskelverhärtung: muscular induration.
Muskelverknöcherung: myositis ossificans; ossification of muscles.
Muskelwogen: myokymia.
Muskelzelle: muscle cell; myocyte.
Muskelzerfallssyndrom: crush syndrome.
Muskelzittern: tremor.
Muskelzuckung: muscle twitch.
Muskens* Syndrom: progressive myoclonus epilepsy.
muskulär: muscular.
Muskularis: muscularis.
Muskulatur: musculature. – **M., somatische:** somatic m.; skeletal m. – **M., viszerale:** visceral m.
(de) Musset-Zeichen: Musset's sign.
Mussitation: mussitation; muttering.
Mustard* Operation: Mustard's inflow correction.
Muster: specimen; pattern.
Mutagen: mutagen.
Mutagenese: mutagenesis.
Mutagenität: mutagenicity.
Mutante: mutant.
Mutarotation: mutarotation.
Mutation: mutation. – **M., induzierte:** induced m. – **M., somatische:** somatic m.
Mutationseinheit: muton.
Mutationsrate: rate of mutation.
Mutationstheorie: theory of mutation.
Mutator-Gen: mutator gene.
mutilans, mutilierend: mutilant.
Mutilation: mutilation.
Mutismus: mutism. – **M., akinetischer:** akinetic m. – **M., neurotischer:** hysterical m.
Mutisurditas: deaf-muteness.
Mutitas: muteness.
Muton: muton.
Mutter: mother.
Mutterband: ligament of uterus. – **M., breites:** broad l. of uterus. – **M., rundes:** round l. of uterus.
Muttergeschwulst: primary tumor.
Mutterkorn: ergot.
Mutterkornalkaloid: ergot alkaloid.
Mutterkuchen: placenta.
Muttermal: mother's mark; birthmark.
Muttermilch: mother's milk; breast milk.
Muttermund: os uteri; mouth of the uterus.
Muttermundrigidität: rigidity of the uterine cervix.
Muttermundspasmus: spasm of the uterine cervix.
Mutterring: ring pessary.
Mutterschaft: maternity; motherhood.
Mutterschutz: legal protection for expectant and nursing mothers.
Mutualismus: mutualism.
mutuell: mutual.
mutus: mute; dumb.
Muzin: mucin.
Muzinase: mucinase.
Muzinkystom: mucinous cyst.
muzinös: mucous; mucinous.
Muzinose: mucinosis.
Muzinurie: mucinuria.
Myästhesie: myesthesia.
Myalgie, Myago: myalgia; myodynia.
Myasis: myasis; myiasis.
Myastasie: amyostatic syndrome.
Myasthenia, Myasthenie: myasthenia. – **M. gravis:** m. gravis.

Myatonia, Myatonie: myatonia; amyotonia. – **M. congenita Oppenheim*(-Tobler*):** congenital m; Oppenheim's disease.
Myatrophie: myatrophy.
Mycelium: mycelium.
Mycetes: mycetes; fungi.
Mycetoma: mycetoma.
Mycobacterium: Mycobacterium. – **M. leprae:** M. leprae. – **M. tuberculosis:** M. tuberculosis.
Mycoplasma: Mycoplasma.
Mycosis: mycosis. – **M. fungoides:** m. fungoides; malignant cutaneous T-cell lymphoma.
Mydriasis: mydriasis. – **M. alternans:** alternating m. – **M. paralytica:** paralytic m. – **M. spastica:** spastic m.
Mydriaticum: mydriatic.
Myektomie: myectomy.
Myelencephalon: myelencephalon.
Myel(h)ämie: myelemia; myelocythemia; myelocytosis.
Myelin: myelin.
myelinarm: poorly myelinated.
Myelindegeneration: myelinosis; myelinolysis.
myelinfrei: myelin-free.
Myelinisation, Myelinogenese: myelinization; myelination; myelinogenesis.
Myelinolyse: myelinolysis. – **M., zentrale pontine:** central pontine m.
Myelinopathie: myelinopathy.
Myelinosis: myelinosis.
myelinreich: richly myelinated.
Myelinscheide: myelin sheath.
Myelitis: myelitis. – **M., akute disseminierte:** acute disseminated m. – **M., metastatische:** metastatic m. – **M. necroticans:** necrotizing m. – **M. syphilitica:** syphilitic m. – **M. transversa:** transverse m.
Myeloblast: myeloblast; granuloblast.
Myeloblastenkrise: myeloblastic crisis.
Myeloblastenleukämie: acute myelogenic leukemia.
Myeloblastenschub: myeloblastosis.
Myeloblastom: myeloblastoma.
Myeloblastose: myeloblastosis.
Myelodysplasie: myelodysplasia.
myelodysplastisch: myelodysplastic.
Myeloencephalitis: myeloencephalitis.
Myelofibrose: myelofibrosis.
myelogen: myelogenic; meylogenous.
Myelogenese: myelogenesis; myelogeny.
Myelogramm: myelogram.
Myelographie: myelography.
myeloid: myeloid.
myeloisch: myeloid.
Myelom: myeloma; plasmacytoma.
Myelomalazie: myelomalacia.
Myelomatose: myelomatosis; multiple myeloma.
Myelomeningitis: myelomeningitis.
Myelomeningozele: myelomeningocele.
Myelon: bone marrow.
Myelooptikoneuropathie: myelo-optico-neuropathy.
Myeloosteofibrose: osteomyelofibrosis.
Myeloosteosklerose: osteomyelosclerosis.
Myelopathia, -pathie: myelopathy. – **M. erythroblastica involutiva:** pure red cell anemia. – **M., paraneoplastische:** paraneoplastic m.
myeloproliferativ: myeloproliferative.
Myeloschisis: myeloschisis.
Myelose: myelosis.
Myelosklerose: myelosclerosis.
Myeloszintigraphie: myeloscintigraphy.
Myelotomie: myelotomy.
Myelozele: myelocele.
Myelozyt: myelocyte.
Myelozytose: myelocytosis; myelocythemia.
myentericus: myenteric.
(de) Myer* Syndrom: median cleft syndrome.
Myiasis: myiasis.
Myitis: myitis; myositis.
Mykid: mycid.
Mykobakterien: mycobacteria.
Mykobakteriose: mycobacteriosis.
Mykologie: mycology.
Mykoplasmen: mycoplasmas; pleuropneumonia-like organisms (PPLO).
Mykose: mycosis. – **M., systemische:** systemic m.
Mykostatikum: mycostat.
mykotisch: mycotic.
Mykotoxikose: mycotoxicosis.
Mykotoxin: mycotoxin.
Mylohyoideus: mylohyoid muscle.
Myloptosis: ptosis of the mandible.
Myoblast: myoblast.
Myoblastenmyom: myoblastoma; myoblastomyoma.

Myochorditis: myochorditis.
Myochrom: myochrome.
Myoclonia: myoclonia. – **M. fibrillaris multiplex:** myoclonus multiplex.
Myodegeneration: myodegeneration.
Myodynie: myodynia; myalgia.
Myodysplasie: myodysplasia.
Myodystonie: myodystonia.
Myodystrophie: myodystrophy.
Myoepitheliom: myoepithelioma.
Myofibrille: myofibril; myofibrilla.
Myofibrom: myofibroma.
Myofibrosis: myofibrosis. – **M. cordis:** m. of heart; cardiosclerosis.
Myofilament: myofilament.
Myogelose: myogelosis.
myogen: myogenic; myogenetic.
Myoglobin: myoglobin.
Myoglobinämie: myoglobinemia.
Myoglobinurie: myoglobinuria. – **M., idiopathische paroxysmale:** idiopathic m. – **M., paralytische:** paralytic m.
Myogramm: myogram.
Myohämatin: myohematin; cytochrome C.
Myohyperplasia corporis uteri: uterine hypertrophy; metropathia hemorrhagica.
myoid(es): myoid.
Myokard: myocardium.
Myokard-: myocardial.
Myokardbiopsie: myocardial biopsy.
Myokardfibrose: myocardial fibrosis.
Myokardinfarkt: myocardial infarction. – **M., drohender:** threatening m. i. – **M., stummer:** silent m. i. – **M., transmuraler:** transmural m. i.
Myokardinfarkt-Spätsyndrom: postmyocardial infarction syndrome.
Myokardinsuffizienz: myocardial insufficiency.
Myokardiopathie: myocardiopathy; cardiomyopathy.
Myokardiopexie: myocardiopexy.
Myokardischämie: myocardial ischemia.
Myokarditis: myocarditis. – **M., postinfarktionelle:** postmyocardial infarction m. – **M., postvakzinale:** postvaccinal m.
Myokardkontraktilität: myocardial contractility.
Myokardnekrose: myocardial necrosis.
Myokardose: degenerative heart disease.
Myokardrevaskularisation: myocardial revascularization.
Myokardruptur: cardiorrhexis; rupture of the heart.
Myokardschaden: myocardial damage.
Myokardszintigraphie: myocardial scintigraphy.
Myokinase: myokinase.
Myoklonie: myoclonia. – **M., familiäre essentielle:** myoclonic epilepsy.
myoklonisch: myoclonic.
Myoklonus: 1) muscle clonus. **2)** myoclonus. – **M., epileptischer:** epileptic m.
Myokymie: myokymia.
Myolemm: myolemma; sarcolemma.
Myologie: myology.
Myolyse: myolysis.
Myom(a): myoma. – **M., mesonephrisches:** mesonephric m. – **M. praevium:** m. previum.
Myomalazie: myomalacia.
Myomatose: myomatosis.
myomatosus: myomatous.
Myomektomie: myomectomy.
Myomer: myomere.
Myometritis: myometritis; mesometritis.
Myometrium: myometrium.
Myon: myon.
Myonephropexie: myonephropexy.
myop: myopic.
Myoparalyse: myoparalysis.
Myoparese: myoparesis.
Myopathia, -pathie: myopathy. – **M. distalis hereditaria:** hereditary distal m. – **M., klimakterische:** menopausal m. – **M., myotonische:** myotonic m. – **M., okuläre:** ocular m. – **M., pleokoniale:** pleoconial m. – **M., thyreotoxische:** thyrotoxic m.
Myopie: myopia; nearsightedness.
Myoplasma: myoplasm.
myoplastisch: myoplastic.
Myoplegia, -plegie: myoplegia. – **M. periodica:** periodic paroxysmal m.
Myo(r)rhythmie: myorhythmia.
Myosarkom: myosarcoma.
Myosin: myosin.
Myositis: myositis. – **M. epidemica:** epidemic m. – **M. ossificans:** ossifying m. – **M. purulenta:** suppurative m. – **M. trichinosa:** trichinous m.
Myosklerose: myosclerosis.
Myospasmus: myospasm.
Myostatik: myostasis.
Myotenotomie: myotenotomy.

Myotom: myotome.
Myotomie: myotomy. – **M., intraokuläre:** intraocular m.
Myotonia, -tonie: myotonia; myotony. – **M. congenita hypertrophica:** congenital m., Thomsen's disease. – **M. dystrophica:** m. dystrophica; Steinert's disease. – **M. neonatorum:** neonatal m.
myotonisch: myotonic.
myotrop: myotropic.
Myozele: myocele.
Myringektomie: myring(od)ectomy.
Myringitis: myringitis.
Myringomykose: myringomycosis; mycomyringitis.
Myringoplastik: myringoplasty.
Myringoskopie: myringoscopy.
Myringotomie: myringotomy.
Myrinx: myringa; tympanic membrane.
Myristicin: myristicine.
Myrmezismus: formication.
Myrtenblattsonde: myrtiform sound.
Mysophobie: mysophobia.
Mytilismus, Mytilotoxismus: mytilotoxism.
Myxadenitis: myxadenitis.
Myxadenom: myx(o)adenoma.
Myxoblastom: myxoblastoma.
Myxochondrom: myxochondroma.
Myxodermie: myxedematous skin.
Myxödem, -oedema: myxedema. – **M. circumscriptum pretibiale symmetricum:** circumscribed pretibial m. – **M. postoperativum:** operative m. – **M. tuberosum:** nodular m.
Myxödemanämie: myxedematous anemia.
Myxödemkoma: myxedema coma.
Myxolipom: myxolipoma.
Myxom(a): myxoma. – **M. fibrosum:** fibrous m.; fibromyxoma. – **M. sarcomatosum:** myxosarcoma.
myxomatös: myxomatous.
Myxomatosis: myxomatosis.
Myxomvirus: myxoma virus.
Myxomyzeten: Myxomycetes.
Myxorrhö: myxorrhea.
Myxosarkom: myxosarcoma.
Myxovirus: myxovirus.
Myxozyt: myxocyte.
Myzel: mycelium.
Myzeten: mycetes.
Myzet(h)ämie: mycethemia; mycohemia.
Myzetismus: mycetism; mushroom poisoning.
Myzetom: mycetoma.
M-Zelle: microfold cell.

N

N (Stickstoff): N (nitrogen).
N. (Nervus): nerve; nervus.
Na (Natrium): Na (sodium).
Nabel: navel; umbilicus; omphalos. – **N., blauer:** blue navel.
Nabelarterie: umbilical artery.
Nabelbinde: umbilical bandage.
Nabelblutung: omphalorrhagia.
Nabelbruch: umbilical hernia; omphalocele.
Nabelentzündung: omphalitis.
Nabelfistel: umbilical fistula.
Nabelgranulom: umbilical granuloma.
Nabelhernie: umbilical hernia.
Nabelschleife: umbilical loop.
Nabelschnur: (umbilical) cord.
Nabelschnurblutung: umbilical cord hemorrhage.
Nabelschnurbruch: funicular hernia.
Nabelschnurvorfall: prolapse of (umbilical) cord.
Nabelschnurvorliegen: forelying cord.
Nabelstrang: umbilical cord.
Nabelvene: umbilical vein.
Naboth* Eier: nabothian follicles; nabothian cysts.
Nachamputation: reamputation.
Nachbestrahlung: postoperative irradiation.
Nachbild: afterimage.
Nachblutung: secondary hemorrhage.
Nachgeburt: afterbirth.
Nachgeburtsblutung: postpartum hemorrhage.
Nachgeburtsperiode: postpartum period; third stage of labor.
Nachgeburtsverhaltung: retained placenta.
Nachgeburtswehen: postpartum contraction.
Nachgreifen: grasping.
Nachhirn: myelencephalon.
Nachladetechnik: afterloading.
Nachlast: afterload.
Nachleuchten: afterglow.
Nachniere: metanephros.
Nachpotential: afterpotential.
Nachsorge: aftercare.
Nachstar: aftercataract.
Nachtangst: night terrors; pavor nocturnus.
Nachtblindheit: night blindness.
Nachtklinik: night hospital.
Nachtmyopie: night myopia.
Nachtpresbyopie: night presbyopia.
Nachträufeln: dribbling.
Nachtsehen: night vision; scotopic v.
Nachtsichtigkeit: night vision.
Nachtwandeln: nightwalking; somnambulism.
Nachwehen: afterpains.
Nachweis: detection; demonstration; proof.
Nacken: back of neck; nape.
Nackenband: nuchal ligament.
Nackenreflex: neck-righting reflex.
Nackenstarre, -steife: stiff neck; nuchal rigidity.
Nackenstich: cisternal puncture; suboccipital p.
Nackenzeichen: neck sign; Brudzinski's sign.
NaCl: NaCl (sodium chloride).
NAD (Nicotinamid-adenin-dinucleotid): NAD (nicotinamide adenine dinucleotide).
Nadel: needle. – **N., runde:** round point n. – **N., scharfe:** cutting edge n.
Nadelbiopsie: needle biopsy; aspiration b.
Nadelhalter: needle holder.
Nadelstichempfindung: pinprick sensation; acanthesthesia.
Nadelstichverletzung: needle-stick injury.
NADH (reduziertes NAD): NADH (reduced form of NAD).
Nadi-Reaktion: nadi reaction.
NADP (Nicotinamid-adenin-dinucleotid-phosphat): NADP (nicotinamide adenine dinucleotide phosphate).
NADPH (reduziertes NADP): NADPH (reduced form of NADP).

Naegele* Becken, Deformität: Naegele's pelvis. – **N.* Obliquität:** N.'s obliquity. – **N.* Regel:** N.'s rule. – **N.* Zange:** N.'s forceps.
Nägelkauen: nail biting; onychophagia.
Naegleria: Naegleria.
Nähapparat: stapler.
nähen: (to) sew; stitch; suture.
Näherungswert: approximate value.
Nährboden: culture medium.
Nährlösung: culture solution; nutrient s.
Nährschaden: nutritive deficiency.
Nährstoffe: nutrients.
Nährwert: caloric value; nutritive v.
Nährzucker: nutritive sugar.
Nähseide: surgical silk.
Näseln: rhinolalia; rhinism.
nässend: weeping.
naevocellularis: nevocytic.
naevoid(alis): nevoid.
Nävokarzinom: nevocarcinoma.
Nävoxanthoendotheliom: nevoxanthoendothelioma.
nävozellulär: nevocytic.
Naevus, Nävus: nevus. – **Naevus achromians:** Ito's n. – **N. albus:** white n. – **N. araneus:** spider n. – **N., blauer:** blue n. – **N., epidermaler:** epidermal n. – **N. flammeus:** n. flammeus; port-wine stain. – **N. fusco-coeruleus:** Ota's n. – **N. lipomatosus:** n. lipomatodes; nevolipoma. – **N., maligner:** malignant n. – **N. naevocellularis:** nevocytic n.; common mole. – **N. pigmentosus:** n. pigmentosus; pigmented n. – **N. pilosus:** hairy n. – **N. sebaceus:** sebaceous n. – **N. spilus:** n. spilus. – **N. teleangiectaticus:** telangiectatic n.; vascular n.; strawberry mark. – **N. Unna*:** Unna's n. – **N. verrucosus:** verrucous n.
Nävuszellen: nevus cells.
Nävuszell(en)nävus: nevocytic nevus.
Naffziger* Syndrom: Naffziger's syndrome; scalenus (anticus) syndrome. – **N.* Test:** N.'s test.
Nagana: nagana; tsetse-fly disease.
Nagel* Anomaloskop: Nagel's anomaloscope. – **N.* Farbtäfelchen:** N.'s color plates.
Nagel: nail.
Nagelatrophie: nail atrophy; onychatrophia.
Nagelarthrodese: nail arthrodesis.
Nagelbett: nailbed.
Nagelbettentzündung: inflammation of the nailbed; onychitis; onychia.
Nagelbrüchigkeit: nail splittering; onychorrhexis.
Nagelextension: nail extension.
Nagelextraktion: onycholysis; *chir* nail extraction.
Nagelexzision: nail excision; onychectomy.
Nagelfalz: nail fold; n. groove.
Nagelfurchung: Beau's lines.
Nagelhäutchen: cuticle.
Nagelhaut: perionyx.
Nagelinzision: nail incision; onychotomy.
Nagelmatrix: nail matrix.
Nagelmykose: fungal infection of nails; onychomycosis.
Nagelpanaritium: panaritium.
Nagel-Patella(mangel)-Syndrom: nail-patella syndrome; onycho-osteodysplasia.
Nagelplatte: body of nail.
Nagelpuls: nail pulse.
Nagelspalte: onychoschizia.
Nagelspaltung: onychotomy.
Nageltrepanation: onychotomy.
Nagelung: nailing.
Nagelverdickung: pachyonychia.
Nagelverdünnung: koilonychia.
Nagelwall: nail wall; vallum unguis.
Nagelwurzel: nail root.
Nager*-de Reynier* Syndrom: Nager's acrofacial dysostosis.
Nagerpest: rodent plague.
Nagetier: rodent.
Nahaufnahme: contact radiograph.
Nahbestrahlung: short-distance irradiation.
Nah(lappen)plastik: short-distance flap.
Nahpunkt, Punctum proximum: near point.
Nahrung: nutrition; food.
Nahrungsbedarf: nutrition requirements.
Nahrungskette: food chain.
Nahrungsmittelallergie: food allergy.
Nahrungsmittelunverträglichkeit: food intolerance.
Nahrungsmittelvergiftung: food poisoning.
Nahrungsmittelzusätze: food additives.
Nahsehen: nearsight.
Naht: suture. – **N., adaptive:** apposition s.; coaptation s. – **N., atraumatische:**

N

atraumatic s. – **N., druckentlastende:** relief s. – **N., fortlaufende:** continuous s.; uninterrupted s. – **N., versenkte:** buried s.
Nahtdehiszenz: wound dehiscence.
Nahtgranulom: suture granuloma.
Nahtinsuffizienz: suture insufficiency.
nahtlos: sutureless.
Nahtmaschine: stapler.
Nahtmaterial: suture material.
Nahtsprengung: wound dehiscence; *path* separation of cranial sutures.
Nahtstar: sutural cataract.
Nahtsynostose; Nahtverknöcherung, vorzeitige: (premature) closure of cranial sutures; craniosynostosis.
Najjar* Syndrom: Crigler-Najjar syndrome.
Nakayama* Gefäßnaht: Nakayama's anastomosis.
Nalbuphin: nalbuphine.
Nalidixinsäure: nalidixic acid.
Nalorphin: nalorphine.
Naloxon: naloxone.
Nanismus: nanism.
Naniviren: picornaviruses.
Nanomelie: nanomelia.
Nanosomie: nanosomia.
NAP (Nervenaustrittspunkt): nerve exit point.
Napfkucheniris: iris bombé.
Naphthalin(um): naphthalene.
β-Naphthalinsulfonsäure: β-naphthalene sulfonic acid.
Naphthochinon: naphthoquinone.
Naphthol: naphthol.
β-Naphthylamin: β-naphthylamine.
Naproxen: naproxen.
Narath* Hernie: Narath's hernia. – **N.* Operation:** N.'s operation.
Narbe: scar; cicatrix.
Narbenaneurysma: aneurysm in a scar.
Narbenbildung: scar formation; cicatrization.
Narbenbruch: incisional hernia.
Narbenektropium: cicatricial ectropion.
Narbenemphysem: cicatricial emphysema.
Narbenentropium: cicatricial entropion.
Narbenfistel: cicatricial fistula.
Narbenhernie: incisional hernia.
Narbenkarzinom: carcinoma in a scar.
Narbenkeloid: keloid scar.
Narbenleber: scarred liver.
Narbenniere: scarred kidney.
Narbenplastik: keloplasty.
Narbenschnitt: cicatricotomy; uletomy.
Narcotin: L-narcotine; noscapine.
Naris: nostril; naris.
Narkoanalgetika: morphine substitutes.
Narkohypnose: narcohypnosis.
Narkolepsie: narcolepsy.
Narkomanie: narcomania; narcotism.
Narkose: general anesthesia; narcosis.
Narkoseapparat: anesthesia apparatus.
Narkosearzt: anesthetist.
Narkoseeinleitung: basal narcosis.
Narkosegas: anesthetic gas.
Narkose-Hyperthermie-Syndrom: malignant hyperthermia syndrome.
Narkoselähmung: anesthesia paralysis.
Narkosemaske: anesthesia mask.
Narkosephasen, -stadien: stages of (general) anesthesia.
Narkoserisiko: anesthetic risk.
Narkosesystem: (inhalation) anesthesia system. – **N., geschlossenes:** closed a. s. – **N., offenes:** open a. s.
Narkosetubus: anesthesia tube.
Narkosezeichen: signs of (general) anesthesia.
Narkosezwischenfall: anesthetic accident.
Narkotherapie: *psych* narcoanalysis; narcotherapy.
Narkotikum: general anesthetic; narcotic.
Narkotin, Narkosin: L-narcotine; noscapine.
Narkotismus: narcotism.
Narziß(is)mus: narcissism.
Nasale: nasal.
nasal: nasal.
Nasalität: rhinophonia.
nascens: nascent.
Nase: nose.
Nasenatmung: nasal breathing.
Nasenbein: nasal bone.
Nasenbeinfraktur: fracture of the bridge of nose.
Nasenbluten: nosebleed; nasal bleeding; epistaxis.
Nasenfistel: fistula of the nose.
Nasenflügelatmen: nasal flaring.
Nasenfraktur: nasal fracture.
Nasenfremdkörper: foreign body in the nose.

Nasenfurunkel: furuncle of the nose.
Nasenhöhle: nasal cavity.
Nasenkarzinom: carcinoma of the nose.
Nasenkatarrh: nasal catarrh.
Nasenknorpel: nasal cartilage.
Nasen-Lid-Falte: palpebronasal fold.
Nasen-Lippen-Falte: nasolabial fold.
Nasenloch: nostril.
Nasennebenhöhlen: paranasal sinuses; accessory nasal sinuses.
Nasennebenhöhlenentzündung: paranasal sinusitis; nasosinusitis.
Nasenmuschel: nasal concha.
Nasenplastik: rhinoplasty.
Nasenpolyp: nasal polyp.
Nasenrachen: nasopharynx.
Nasenrachenentzündung: nasopharyngitis.
Nasenrachenfibrom: nasopharyngeal angiofibroma.
Nasenreflex: nasal reflex.
Nasenreflexneurose: vasoneurotic rhinopathy.
Nasenröte: chronic red nose.
Nasenrücken: bridge of nose.
Nasenscheidewand: nasal septum.
Nasenschleimhaut: nasal mucosa.
Nasenschleimhautatrophie: atrophy of the nasal mucosa.
Nasenschleimhautentzündung: rhinitis.
Nasensekret: nasal discharge.
Nasenskelett: nasal skeleton.
Nasensonde: nasal tube.
Nasenspalte: cleft nose.
Nasenspekulum, Nasenspiegel: rhinoscope.
Nasenspülung: nasal douche.
Nasenstein: rhinolith.
Nasentamponade: nasal tamponade.
Nasentropfen: nose drops.
Nasentumoren: tumors of the nose.
Nasenwall: ridge of nose.
Nasenwurm: nose worm.
Nasenwurzel: root of nose.
Nasenzyste: nasal cyst.
Nasmyth* Membran: Nasmyth's membrane; dental cuticle.
nasolabial: nasolabial.
Nasolabialfalte: nasolabial fold.
nasopalatinal: nasopalatine.
Nasopalpebralreflex: nasopalpebral reflex.
nasopharyngeal: nasopharyngeal.
Nasopharyngealkatheter: nasopharyngeal catheter.
Nasopharyngitis: nasopharyngitis; rhinopharyngitis.
Nasopharyngoskop: nasopharyngoscope.
Nasopharynx: nasopharynx.
nasotracheal: nasotracheal.
Nasotrachealtubus: nasotracheal tube.
naß: wet.
Naßerfrierung der Füße: immersion foot.
Naßkeime: wet rods.
Nasus: nasus; nose. – **N. externus:** external nose. – **N. incurvus:** saddle nose.
Natalität: natality; birth rate.
Nates: buttocks; nates.
nativ: native; indigenous.
Nativaufnahme: scout film.
Nativpräparat: native preparation.
Natr(i)ämie: natremia.
Natrium: sodium. – **N. aceticum:** s. acetate. – **N. benzoicum:** s. benzoate. – **N. bicarbonicum:** s. bicarbonate; baking soda. – **N. biphosphoricum:** s. biphosphate. – **N. bisulfurosum:** s. bisulfite. – **N. carbonicum:** s. carbonate; washing soda. – **N. chloratum:** s. chloride; table salt. – **N. citricum:** s. citrate. – **N. fluoratum:** s. fluoride. – **N. glutaminicum:** s. glutamate. – **N. hydroxydatum:** s. hydroxide; caustic soda. – **N. hypochlorosum:** s. hypochlorite. – **N. nitroprussicum:** s. nitroprusside. – **N. nitrosum:** s. nitrite. – **N. phenylaethylbarbituricum:** phenylbarbital s. – **N. phosphoricum:** s. phosphate. – **N. salicylicum:** s. salicylate. – **N. sulfuratum:** s. sulfide. – **N. sulfuricum:** s. sulfate; Glauber's salt. – **N. sulfurosum:** s. sulfite. – **N. thiosulfuricum:** s. thiosulfate.
natriumarme Diät: low-sodium diet.
Natrium-Clearance: sodium clearance.
Natriumcyclamat: sodium cyclamate.
Natriumhydrogencarbonat: sodium bicarbonate; baking soda.
Natrium-Kalium-Pumpe, Na-K-Pumpe: sodium-potassium pump.
Natrium-Kalium-Quotient: sodium-potassium coefficient.
Natriummangel: hyponatremia.
Natriumpumpe: sodium(-potassium) pump.
Natriumretention: sodium retention.

N

Natriumrückresorption: sodium reabsorption.
Natriumsalze: sodium salts.
Natriumtransport: sodium transport.
Natriumurat: sodium urate.
Natriumverlust: sodium loss.
Natriumzyklamat: sodium cyclamate.
Natriuretikum: natriuretic.
Natriurie: natriuresis.
Natron: natron; soda.
Natronkalk: soda lime.
Natronlauge: sodium hydroxide solution; castic soda solution.
natürlich: natural.
Natur: nature.
Naturheilkunde: naturopathy.
Naturheilverfahren: physiatrics.
Naturpräparat: natural remedy.
Naturwissenschaft: natural science.
Nausea: nausea. – **N. marina:** seasickness.
Nauta* Schleife: Nauta's loop.
navicularis: navicular.
Naviculare, Navikulare: navicular bone; scaphoid b.
Navikular(e)fraktur: fracture of the navicular bone.
Navikularzellen: navicular cells.
Nb (Niob): Nb (niobium).
Nd (Neodym): Nd (neodymium).
Nearthrose: nearthrosis.
Nebel: fog; mist. – **N., therapeutischer:** aerosol.
Nebelfleck: nebula.
Nebelkammer: cloud chamber.
Nebelsehen: nephelopia.
Neben-: accessory; collateral; secondary.
Nebenblase: accessory bladder.
Nebeneierstock: epoophoron.
Nebengefäß: collateral vessel; accessory v.
Nebenhoden: epididymis.
Nebenhodenentzündung: epididymitis.
Nebenhodenexstirpation: epididymectomy.
Nebenhodenretentionszyste: spermatocele.
Nebenhöhlen (der Nase): paranasal sinuses; accessory nasal s.
Nebenhöhlenentzündung: sinusitis.
Nebenkropf: aberrant goiter.
Nebenlunge: accessory lung.
Nebenmilz: accessory spleen.
Nebenniere: adrenal gland; suprarenal g.
Nebennierenapoplexie: adrenal apoplexy; Waterhouse-Friderichsen syndrome.
Nebennierenentzündung: adren(al)itis.
Nebennierenexstirpation: adrenalectomy.
Nebenniereninsuffizienz: adrenal insufficiency.
Nebennierenmark: adrenal medulla.
Nebennierenmark-Syndrom, hyperhormonales: pheochromocytoma.
Nebennierenrinde: adrenal cortex.
Nebennierenrindenadenom, -adenomatose: adrenocortical adenoma.
Nebennierenrindenatrophie: adrenocortical atrophy.
Nebennierenrindenhormone: adrenocortical hormones.
Nebennierenrindenhyperplasie: adrenocortical hyperplasia.
Nebennierenrindeninsuffizienz: adrenocortical insufficiency. – **N., akute:** adrenal crisis. – **N., chronische:** Addison's disease.
Nebennierenszintigraphie: adrenal scintigraphy.
Nebennierentuberkulose: adrenal tuberculosis.
Nebennierentumor: adrenal tumor.
Nebenpankreas: accessory pancreas.
Nebenplazenta: accessory placenta.
Nebenschilddrüse: parathyroid (gland).
Nebenschilddrüsenszintigraphie: scintigraphy of parathyroid glands.
Nebenschluß: shunt.
Nebenwirkung: side effect.
Nebenwirt: accidental host; secondary h.
Nebula frontalis: internal cranial hyperostosis.
Necator: Necator; hookworm.
van Neck*(-Odelberg*) Syndrom: van Neck's disease; Odelberg's d.
Necrobiosis: necrobiosis.
Necrosis: necrosis.
necroticans: necrotizing.
Neenzephalon: neoencephalon.
negativ: negative.
Negativismus: negativism.
Negativ(kontrast)färbung: negative stain.
Negativlinse: minus lens.
Negri* Körperchen: Negri bodies.
Negro* Handgriff: Negro's maneuver. – **N.* Zahnradphänomen:** cog-wheel phenomenon.

Nehb* Dreieck: Nehb's triangle.
Neigung: tendency; *anat* inclination.
Neisser* Lösung: Neisser's solution. – **N.* Versuch:** N.'s test.
Neisseria: Neisseria. – **N. gonorrhoeae:** N. gonorrhoeae; gonococcus. – **N. meningitidis:** N. meningitidis; meningococcus.
Nekrobiose: necrobiosis.
Nekrologie: necrology.
Nekrolyse: necrolysis. – **N., epidermale, toxische:** Lyell's syndrome.
Nekrophilie: necrophilia; necrophilism.
Nekropsie: necropsy; necroscopy.
Nekrose: necrosis; gangrene; mortification. – **N., käsige** oder **verkäsende:** cheesy n.; caseous n. – **N., koagulative:** coagulation n.; fibrinous n. – **N., kolliquative:** colliquative n.; liquefactive n.
Nekroskopie: necroscopy.
nekrotisierend: necrotizing.
nekrotisch: necrotic.
Nekrotomie: necrotomy.
Nekro(zoo)spermie: necrospermia.
Nélaton* Katheter: Nélaton's catheter. – **N.* Linie:** N.'s line.
Nelson* Syndrom: Nelson's syndrome. – **N.* Tumor:** N.'s tumor.
Nelson*(-Mayer*) Test: TPI (= treponema pallidum immobilization) test.
Nemalinmyopathie: nemaline myopathy.
Nemathelminthes: Nemathelminthes; roundworms.
Nematode: nematode.
Nematodiasis, -tosis: nematodiasis.
Nennwert: nominal value.
Neoarsphenaminum: neoarsphenamine.
neoblastisch: neoblastic.
Neocerebellum: neocerebellum.
Neocortex: neocortex.
Neodym(ium): neodymium.
Neofreudianer: neo-Freudian.
Neogenese: neogenesis.
Neokortex: neocortex.
Neolalie: neolalism.
Neologismus: neologism.
neomorph: neomorph.
Neomycin: neomycin.
Neon: neon.
neonatal: neonatal.
Neonatologie: neonatology.
Neopallium: neopallium.
Neoplasie: neoplasia. – **N., multiple endokrine:** multiple endocrine n. (MEN).
Neoplasma: neoplasm. – **N., benignes:** benign n. – **N., malignes:** malignant n.; cancer.
neoplastisch: neoplastic.
Neopterin: neopterine.
Neostigmin: neostigmine.
Neostomie: neostomy.
neostriär: neostriatal.
Neostriatum: neostriatum.
Neotenie: neoteny.
Neothalamus: neothalamus.
Neovagina: vaginal neoplasty.
neozerebellar: neocerebellar.
Neozerebellum: neocerebellum.
Nephela, Nephelium: nebula.
Nephelometrie: nephelometry.
Nephelopsia: nephelopia; cloudy vision.
Nephralgie: nephralgia; renal pain.
Nephrektasie: nephrectasia; nephrectasy.
Nephrektomie: nephrectomy.
Nephremphraxis: nephremphraxis.
Nephritis: nephritis. – **N., akute:** acute n. – **N., blutige:** hemorrhagic n. – **N., chronische:** chronic n. – **N., eitrige:** suppurative n. – **N. focalis:** focal n. – **N., hereditäre:** hereditary n. – **N., indurative:** indurative n. – **N., interstitielle:** interstitial n.; tubulointerstitial n. – **N., lupoide:** lupus n. – **N., parenchymatöse:** parenchymatous n. – **N., sklerosierende:** sclerosing n.; nephrosclerosis.
nephritisch: nephritic.
Nephroangiosklerose: nephroangiosclerosis.
Nephroblastom: nephroblastoma.
nephrogen: nephrogenous; nephrogenic.
Nephrogramm: nephrogram.
Nephrographie: nephrography.
Nephrokalzinose: nephrocalcinosis.
Nephrokapsulotomie: nephrocapsulotomy.
Nephrolithiasis: nephrolithiasis.
Nephrolithotomie: nephrolithotomy.
Nephrologie: nephrology.
Nephrolyse: nephrolysis.
Nephrom: nephroma.
Nephron(um): nephron; renal tubule.
Nephronophthise, familiäre juvenile: familial juvenile nephronophthisis.
Nephroomentopexie: nephro-omentopexy.

Nephropathia, Nephropathie: nephropathy. – **N. diabetica:** diabetic n. – **N., endemische:** Balkan nephritis. – **N., epidemische:** epidemic n. – **N., erbliche:** hereditary n. – **N., familiäre:** familial n. – **N., hypertonische:** hypertonic n. – **N., salzverlierende:** salt-losing n.
Nephropathie-Taubheitssyndrom: hereditary hematuria-nephropathy-deafness syndrome; Alport's syndrome.
Nephropexie: nephropexy.
Nephrophthisis: nephrophthisis.
Nephroptose: nephroptosis.
Nephro(r)rhagie: nephrorrhagia.
Nephro(r)rhaphie: nephrorrhaphy.
Nephros: nephros; kidney.
Nephrose, Nephrosis: nephrosis. – **N., hämoglobinurische:** hemoglobinuric n. – **N., (lipoidale) genuine:** lipoid n. – **N., osmotische:** osmotic n.; vacuolar n.
Nephrosklerose: nephrosclerosis. – **N., diabetische:** intercapillary n. – **N., juvenile maligne:** juvenile malignant n.
Nephrostomie: nephrostomy.
nephrotisches Syndrom: nephrotic syndrome (NS).
Nephrotom: nephrotome.
Nephrotomie: nephrotomy.
Nephrotomographie: nephrotomography; renal tomography.
Nephrotoxin: nephrotoxin.
nephrotrop: nephrotropic.
Nephroureterektomie: nephroureterectomy.
Nephrozele: nephrocele.
Nephrozirrhose: pyelonephritic scarred kidney.
Nephrozystose: nephrocystosis.
Nephrozystographie: renal cystography.
Neri* Zeichen: Neri's sign. – **Neri*-Barré* Syndrom:** Neri-Barré syndrome.
Nerium: Nerium. – **N. oleander:** oleander.
Nernst* Gleichung: Nernst equation.
Nerv: nerve.
nerval: neural.
Nervenanastomosierung: neuroanastomosis.
Nervenarzt: neurologist.
Nervenaustrittspunkt: nerve exit.
Nervenbahn: nerve tract.
Nervenblock(ade): nerve block.
Nervendrucklähmung: nerve pressure paralysis.
Nervendruckpunkte: Valleix points; nerve pressure points.
Nervendruckreaktion: pain reflex to nerve pressure.
Nervendurchtrennung: neurotomy; neural dissection.
Nerveneinheit: nerve unit.
Nervenendigung: nerve ending. – **N., freie:** free n. e. – **N., motorische:** motor n. e. – **N., sensible:** sensory n. e.
Nervenentzündung: neuritis.
Nervenfaser: nerve fiber; axon.
Nervenfaserdegeneration: nerve fiber degeneration.
Nervenfibrille: nerve fibril; neurofibril.
Nervenfortsatz: process of a nerve cell.
Nervengas: nerve gas; nerve agent.
Nervengeflecht: nerve plexus.
Nervengewebe: nervous tissue.
Nervengift: neurotoxin.
Nervenheilkunde: neurology.
Nervenhülle: nerve sheath; neurilemma.
Nervenimpuls: nervous impulse; nerve i.
Nervenkern: nucleus.
Nervenknoten: ganglion.
Nervenkompressionssyndrom: nerve entrapment syndrome.
Nervenkrankheit: neuropathy.
Nervenkrise: nervous crisis.
Nervenlähmung: nerve paralysis.
Nervenleiden: neuropathy.
Nervenleitung: nerve conduction.
Nervenluxation: peripheral nerve dislocation.
Nervenmark: myelin.
Nervennaht: neurosuture; neurorrhaphy.
Nervenpfropfung: nerve graft(ing).
Nervenplastik: neuroplasty.
Nervenplexus: nerve plexus.
Nervenquetschung: crushing of a nerve. – **N., therapeutische:** neurotripsy.
Nervenregeneration: regeneration of nerves.
Nervenreizpunkte: nerve stimulation points.
Nervenresektion: neurectomy.
Nervenscheide: nerve sheath.
Nervenschmerz: neuralgia.
Nervenschwäche: neurasthenia.
Nervenstamm: nerve trunk.

Nervenstimulation: nerve stimulation. – **N., transkutane elektrische:** transcutaneous electrical n. s. (TENS).
Nervenstrang: fasciculus; bundle of nerve fibers.
Nervensystem: nervous system. – **N., autonomes:** autonomic n. s. – **N., parasympathisches:** parasympathetic n. s. – **N., peripheres:** peripheral n. s. – **N., sympathisches:** sympathetic n. s.
Nerventransplantation: nerve graft(ing).
Nerventumor: nerve tumor.
Nervenverletzung: nerve injury; neurotrosis.
Nervenwachstumsfaktor: nerve growth factor.
Nervenwurzel: nerve root.
Nervenzelle: nerve cell; neuron; neurocyte.
Nervenzentrum: nerve center.
Nervenzucken: nerve twitching.
Nervenzusammenbruch: nervous breakdown.
nervös: neural; nervous.
Nervon: nervone.
Nervosität, Nervosismus: nervousness.
nervosus: nervous.
Nervus: nerve. – **N. abducens:** abducent n. – **N. accessorius:** accessory n. – **N. acusticus:** vestibulocochlear n.; acoustic n.; auditory n. – **Nn. alveolares:** dental nerves. – **N. auricularis:** auricular n. – **N. buccalis:** buccal n. – **Nn. cervicales:** cervical nerves. – **Nn. ciliares:** ciliary nerves. – **N. cochlearis:** cochlear n. – **N. cutaneus:** cutaneous n. – **N. facialis:** facial n. – **N. frontalis:** frontal n. – **N. genitofemoralis:** genitofemoral n. – **N. glossopharyngeus:** glossopharyngeal n. – **N. hypogastricus:** hypogastric n. – **N. hypoglossus:** hypoglossal n. – **Nn. intercostales:** intercostal nerves. – **N. intermedius:** intermediary n. – **N. ischiadicus:** sciatic n. – **N. lacrimalis:** lacrimal n. – **N. laryngealis:** laryngeal n. – **Nn. lumbales:** lumbar nerves. – **N. mandibularis:** mandibular n. – **N. maxillaris:** maxillary n. – **N. medianus:** median n. – **N. nasopalatini:** nasopalatine n. – **N. obturatorius:** obturator n. – **N. occipitalis:** occipital n. – **N. oculomotorius:** oculomotor n. – **Nn. olfactorii:** olfactory nerves. – **N. opticus:** optic n. – **Nn. palatini:** palatine nerves. – **N. peron(a)eus, N. fibularis:** peroneal n. – **N. phrenicus:** phrenic n. – **N. pudendus:** pudendal n. – **N. radialis:** radial n. – **N. saphenus:** saphenous n. – **Nn. spinales:** spinal nerves. – **N. suralis:** sural n. – **Nn. thoracici:** thoracic nerves. – **N. tibialis:** tibial n. – **N. trigeminus:** trigeminal n. – **N. trochlearis:** trochlear n. – **N. ulnaris:** ulnar n. – **N. vagus:** vagus n. – **N. vestibulocochlearis:** vestibulocochlear n. – **N. zygomaticus:** zygomatic n.
Nesidiom, Nesidioblastom: nesidioblastoma.
Nesselausschlag, Nesselfieber, Nesselsucht: nettle rash; hives.
Netherton* Syndrom: Netherton's syndrome.
Netilmicin: netilmicin.
Nettleship* Krankheit: urticaria pigmentosa.
Nettoventilation: alveolar ventilation.
Netz: net; network; *anat* omentum; rete.
Netzanheftung: omentopexy.
Netzbruch: omental hernia.
Netzeinklemmung: omental incarceration.
netzförmig: reticular.
Netzhaut: retina.
Netzhautablösung: retinal detachment.
Netzhautangiomatose: angiomatosis of the retina; von Hippel-Lindau disease.
Netzhautarterie: retinal artery.
Netzhautbild: retinal image; optogram.
Netzhautdegeneration: degeneration of the retina.
Netzhautentzündung: retinitis.
Netzhauterkrankung: retinopathy.
Netzhautinfarkt: retinal infarct.
Netzhautkolobom: retinal coloboma.
Netzhautpunkte: retinal points. – **N., disparate:** disparate points; non-corresponding p. – **N., identische (= korrespondierende):** corresponding points; identical p.
Netzhautreflexe: retinal reflexes.
Netzhautriß: retinal tear.
Netzhautthrombose: retinal thrombosis.
Netzmittel: detergents.
Netzpforte: epiploic foramen.
Netzplastik: epiploplasty; omentoplasty.
Netztorsion: omentovolvulus.
neu: new.

Neu-: neo-.
Neubauer* Zählkammer: Neubauer's counting chamber.
Neubildung: neoformation; neogenesis; neoplasm.
Neufeld* Nagel: Neufeld nail.
neugeboren: newborn; neonatal.
Neugeborenenakne: neonatal acne.
Neugeborenenasphyxie: neonatal asphyxia.
Neugeborenenblennorrhö: neonatal gonococcal conjunctivitis.
Neugeborenenerythem: neonatal erythema.
Neugeborenenerythroblastose: neonatal erythroblastosis.
Neugeborenenhyperbilirubinämie: neonatal hyperbilirubinemia.
Neugeborenenhypoglykämie: neonatal hypoglycemia.
Neugeborenenikterus: neonatal jaundice; n. icterus.
Neugeborenenindex: neonatal index.
Neugeborenenkrämpfe, amorphe: unspecified neonatal convulsions.
Neugeborenenperiode: neonatal period.
Neugeborenensepsis: sepsis in newborn.
Neugeborenensterblichkeit: neonatal mortality.
Neugeborenentetanie: neonatal tetany.
Neugeborenenthrombozytopenie: neonatal thrombocytopenia.
Neugeborenes: neonate; newborn; infant. – **N., reifes:** mature infant. – **N., unreifes:** premature infant.
Neugedächtnis: short-term memory.
Neuhauser* Anomalie: Neuhauser's anomaly.
Neumann* Krankheit: Neumann's disease; pemphigus vegetans.
Neumann* Syndrom: congenital epulis.
Neunerregel (Wallace*): rule of nine.
neural: neural.
Neuralgie: neuralgia. – **N. geniculata:** geniculate n.; Hunt's n. – **N., idiopathische:** idiopathic n. – **N., periodische migräneartige:** cluster headache. – **N. trigeminalis:** trigeminal n.; facial n.; Fothergill's n.
neuralgiform: neuralgiform.
neuralgisch: neuralgic.
Neuralgismus: psychogenic pain.
Neuralleiste: neural crest.
Neuralplatte: neural plate.
Neuralrinne: neural groove.
Neuralrohrdefekt: neural tube defect.
Neuralsegment: spinal segment.
Neuraltherapie: neural therapy.
Neuralwulst: neural fold.
Neuraminidase: neuraminidase.
Neuraminsäure: neuraminic acid.
Neurapraxie: neurapraxia.
Neurasthenie: neurasthenia; nervous prostration.
Neurastheniker: neurasthenic.
Neuraxon: neuraxon; axon.
Neurektomie: neurectomy.
Neurexhairese: neurexeresis.
Neurilemm: neurilemma.
Neurilemmom, Neurinom: neurilem(m)oma; neurinoma; schwannoma.
Neurit: neurite; neuraxon.
Neuritis: neuritis. – **N. ascendens:** ascending n. – **N. diabetica:** diabetic polyneuropathy. – **N. multiplex:** multiple n.; polyneuritis. – **N. optica:** optic n. – **N. o. retrobulbaris:** retrobulbar n.
neuritisch: neuritic.
Neuroblast: neuroblast.
Neuroblastom: neuroblastoma.
Neurochemie: neurochemistry.
Neurochirurgie: neurosurgery.
Neurocranium: neurocranium.
Neurocytoma: neurocytoma.
Neurodermatose: neurodermatosis; phacomatosis.
Neurodermie: autonomic neurocutaneous changes.
Neurodermitis: neurodermatitis.
neuroektodermal: neuroectodermal.
Neuroendarteriektomie: intravascular sympathectomy.
neuroendokrin: neuroendocrine.
Neuroendokrinium: neuroendocrine system.
Neuroepithel: neur(o)epithelium.
Neuroepitheliom: neuroepithelioma.
Neurofibrae: nerve fibers. – **N. associationes:** association n. f. – **N. commissurales:** commissural n. f. – **N. projectiones:** projection n. f.
Neurofibrille: neurofibril; nerve fibril.
Neurofibrom: neurofibroma; pseudoneuroma.
Neurofibromatose: neurofibromatosis.
Neurofibrosarkom: neurofibrosarcoma.

Neurofilament: neurofilament.
neurogen: neurogenic; neurogenous.
Neuroglia: neuroglia.
Neurogliom: neuroglioma; glioma.
Neurohormon: neurohormone.
Neurohypophyse: neurohypophysis.
Neurokeratin: neurokeratin.
Neurokranium: neurocranium.
neurokrin: neurocrine.
neurokutan: neurocutaneous.
Neurolabyrinthitis: neurolabyrinthitis.
Neurolemm: neurolemma; neurilemma.
Neurolemmitis: neurolemmitis; neurilemmitis.
Neurolem(m)om: neurolemmoma; neurilem(mo)ma.
Neurolepsis: neuroleptic drug action.
Neuroleptanalgesie: neuroleptanesthesia.
Neurolepticum, -tikum: neuroleptic (drug).
Neurologie: neurology.
Neurolyse: neurolysis.
Neurom: neuroma; ganglioneuroma.
neuromuskulär: neuromuscular. – **n. Blockade:** n. block.
Neuromyelitis optica: neuromyelitis optica.
Neuromyositis: neuromyositis.
Neuromyotonie: neurogenic myotonia.
Neuron: neuron; nerve cell. – **N., afferentes:** afferent n. – **N., efferentes:** efferent n. – **N., motorisches:** motor n. – **N., sensorisches:** sensory n. – **N., zentrales:** central n.
Neuronitis: neuronitis.
Neuronolyse: neuronal degeneration.
Neuropapillitis optica: neuropapillitis; optic neuritis.
Neuropathie: neuropathy.
neuropathisch: neuropathic.
Neuropathologie: neuropathology.
Neuropeptid: neuropeptide.
Neurophagie: neuronophagia; neuronophagy.
Neuropharmakologie: neuropharmacology.
Neurophysin: neurophysin.
Neurophysiologie: neurophysiology.
Neuropil: neuropil.
Neuroplasma: neuroplasm.
Neuroplastik: neuroplasty.
Neuroplegicum, -plegikum: neuroleptic (drug).
Neuroporus: neuropore.
Neuropsychologie: neuropsychology.
Neuroradiologie: neuroradiology.
Neuroretinitis: neuroretinitis.
Neurorrhaphie: neurorrhaphy; neurosuture.
Neurose: neurosis.
Neurosekretion: neurosecretion.
Neurospora: Neurospora.
Neurosyphilis: neurosyphilis.
Neurotensin: neurotensin.
Neurotisierung: neurotization.
Neurotmesis: neurotmesis.
Neurotomie: neurotomy.
Neurotonie: neurotony; nerve stretching.
neurotonisch: neurotonic.
Neurotoxikose: neurotoxia; nervous system intoxication.
Neurotoxin: neurotoxin; neurolysin.
Neurotoxizität: neurotoxicity.
Neurotransmitter: neurotransmitter.
Neurotripsie: neurotripsy; surgical nerve crushing.
neurotrop: neurotropic; neurophilic.
Neurotrophie: neurotrophy.
Neurotropie: neurotropism; neurotropy.
Neurouveoparotitis: Heerfordt's disease; uveoparotid fever.
Neurovakzine: neurovaccine.
neurovaskulär: neurovascular.
neurovegetativ: neurovegetative.
neuroviszeral: neurovisceral; neurosplanchnic.
neurozirkulatorisch: neurocirculatory.
Neurozyt: neurocyte.
Neurozytom: neurocytoma.
neutral: neutral.
Neutralbißlage: balanced occlusion; balanced bite.
Neutralfett: neutral fat.
Neutralisationstest: neutralization test.
Neutralisierung: neutralization.
Neutralität: neutrality.
Neutralokklusion: neutrocclusion.
Neutralpunkt: neutral point.
Neutralrot: neutral red.
Neutrino: neutrino.
Neutron: neutron.
Neutronenstrahlung: neutron radiation.
Neutronenzahl: neutron number.
Neutropenie: neutropenia.
neutrophil: neutrophilic; neutrophilous.
Neutrophile: neutrophils.

Neutrophilie: neutrophilia; neutrocytosis.
Neutrozytopenie: neutro(cyto)penia.
Neutrozytose: neutrocytosis.
Newton, N: newton (N).
Nexus: nexus; bond.
Nezelof*(-Allibone*) Syndrom: Nezelof's syndrome.
Niacin: niacin.
Nichols* Stamm: Nichols strain (of Treponema pallidum).
Nicht-: non-.
Nichtausscheider: nonsecretor.
Nichtrückatmungsventil: nonrebreathing valve.
Nickanfall: nodding spasm; salaam convulsion.
Nickel, Ni: nickel (Ni).
Nicken: nodding; nutation.
Nicoladoni*-Israel*-Branham* Phänomen: Branham's sign.
Nicolas*-Durand*-Favre* Krankheit: Nicolas-Favre disease; lymphogranuloma venereum.
Nicotin: nicotine.
Nicotinamid: nicotinamide; niacinamide.
Nicotinamidadenindinucleotid: nicotinamide adenine dinucleotide (= NAD^+).
Nicotinamidadenindinucleotidphosphat: nicotinamide adenine dinucleotide phosphate (= NADP).
Nicotinamidmononucleotid: nicotinamide mononucleotide.
Nicotinamid-Phosphoribosyl-Transferase: nicotinamide phosphoribosyl transferase.
Nicotinentwöhnung: nicotine withdrawal.
Nicotinsäure: nicotinic acid.
Nicotinsäureamid: nicotinamide.
Nicotinvergiftung: nicotine poisoning; nicotinism.
Nictitatio: nict(it)ation.
Nidation: nidation; implantation.
Nidus: nidus; nest.
Nieden* Leseprobe: Nieden's near vision test.
Niederdrucksystem: low-pressure system.
Niederfrequenz: low frequency.
Niederschlag: precipitate; sediment. – **N., radioaktiver:** fallout.
Niederspannungselektrokardiogramm: low-voltage ECG.
Niederspannungsunfall: low-voltage accident.
Niednagel: hangnail.
Niemann*-Pick* Krankheit: Niemann-Pick disease.
Niere: kidney. – **N., akzessorische:** supernumerary k. – **N., künstliche:** artificial k. – **N., polyzystische:** polycystic k. – **N., stumme:** non-visualization of k.
Nieren-: renal; nephric; nephr-.
Nierenabszeß: renal abscess; nephrapostasis.
Nierenadenom: renal adenoma; nephradenoma.
Nierenadenomyosarkom: renal adenomyosarcoma.
Nierenagenesie: renal agenesis.
Nierenamyloidose: renal amyloidosis.
Nierenangiographie: renal angiography.
Nierenantikörper: renal antibodies.
Nierenarterie: renal artery.
Nierenarterienstenose: renal artery stenosis.
Nierenbecken: renal pelvis.
Nierenbeckenausgußstein: staghorn calculus.
Nierenbeckenentzündung: pyelitis.
Nierenbeckenerweiterung: pyelectasia; dilatation of the renal pelvis.
Nierenbeckenfistel: pyelostomy.
Nierenbecken-Harnleiteranastomose: pyelo-ureteral anastomosis.
Nierenbeckenpapillom: papilloma of the renal pelvis.
Nierenbeckenplastik: pyeloplasty.
Nierenbeckenstein: kidney stone.
Nierenbeckensteinentfernung: pyelolithotomy.
Nierenbiopsie: renal biopsy.
Nierenblutung: nephrorrhagia; renal hemorrhage.
Nierendekapsulation: nephrocapsectomy; renal decapsulation.
Nierendenervierung: renal denervation.
Nierendiabetes: renal diabetes.
Nierendysplasie: dysplastic kidney.
Nierendystopie: dystopic kidney.
Nierenechinokokkose: echinococcosis of the kidney.
Nierenembolie: renal embolism.
Nierenentzündung: (pyelo)nephritis.
Nierenfehlbildung: renal malformation.
Nierenfistel: renal fistula; nephrostomy.

Nierenfunktionsprüfung: kidney function test.
Nierengicht: renal gout.
Nierengift: nephrotoxin.
Nierengrieß: renal gravel.
Nierenhülle: perinephrium.
Nierenhyperplasie: hyperplasia of the kidney.
Nierenhypoplasie: hypoplasia of the kidney.
Niereninfarkt: renal infarction.
Niereninsuffizienz: renal insufficiency.
Nierenkapsel: renal capsule.
Nierenkarbunkel: renal carbuncle.
Nierenkarzinom: renal carcinoma.
Nierenkelch: renal calix.
Nierenkörperchen (Pl.): renal corpuscles; malpighian c.s.
Nierenkolik: renal colic.
Nierenlager, Nierenloge: renal bed.
Nierenlappen: renal lobe.
Nierenleeraufnahme: renal plain radiography.
Nierenmark: medulla of kidneys.
Nierennekrose: renal necrosis.
Nierenödem: renal edema.
Nierenpapille: renal papilla.
Nierenplasmastrom: renal plasma flow.
Nierenpyramiden: renal pyramids.
Nierenrinde: renal cortex.
Nierenruptur: rupture of the kidney.
Nierensand: renal gravel.
Nierensarkom: renal sarcoma.
Nierenschale: kidney basin.
Nierenschrumpfung, -schwund: renal degeneration; nephrophthisis.
Nierenschwelle: renal threshold.
Nierensenkung: nephroptosis.
Nierenstein: kidney stone; nephrolith; renal calculus.
Nierensteinleiden: nephrolithiasis.
Nierenstiel: renal pedicle.
Nierenszintigraphie: renal scanning.
Nierentransplantation: renal transplantation.
Nierentuberkulose: nephrotuberculosis.
Nierentubulus: renal tubule.
Nierentumor: renal tumor.
Nierenvenenthrombose: renal vein thrombosis.
Nierenversagen: renal failure; kidney f. – **N., akutes:** acute r. f.
Nierenwassersucht: renal edema.
Nierenwurm: kidney worm.
Nierenzellkarzinom: renal cell carcinoma; hypernephroma.
Nierenzyste: renal cyst.
Niesen: sneezing.
Nieskrampf: spasmodic sneezing; ptarmus.
Nievergelt* Syndrom: Nievergelt's syndrome.
Nifedipin: nifedipine.
Nigrities: nigrities; black pigmentation.
Nikolski* Phänomen: Nikolsky's sign.
Nikotin: nicotine.
Niktation: nictation.
Nilbeule: oriental boil.
Nilblau(-Färbung): nile blue (stain).
Nimodipin: nimodipine.
Ninhydrin: ninhydrin.
Niphablepsis: niphablepsia; snow blindness.
Nische: niche.
Nischenzellen: septal cells; Clara cells.
Nisse: nit.
Nissl* Färbung: Nissl stain. – **N.* Schollen:** N. bodies; tigroid bodies.
Nitabuch* Streifen: Nitabuch's layer.
Nitrat: nitrate.
Nitratbouillon: nitrate broth.
Nitration: nitration.
Nitratkopfschmerz: nitrate-induced headache.
Nitratreductase: nitrate reductase.
Nitratvergiftung: nitrate poisoning.
Nitrazepam: nitrazepam.
Nitrid: nitride.
Nitrifikation: nitrification.
Nitril: nitrile.
Nitrit: nitrite.
Nitriturie: nitrituria.
Nitritvergiftung: nitrite poisoning.
Nitro-: nitro-.
Nitrobenzol: nitrobenzene.
Nitroblautetrazolium(-Test): nitroblue tetrazolium (test).
Nitrocellulose: nitrocellulose; pyroxylin.
Nitrofuran: nitrofuran.
Nitrofurantoin: nitrofurantoin.
Nitrogenium: nitrogen (N).
Nitroglycerin: nitroglycerin; glyceryl trinitrate.
Nitroprussidnatrium: sodium nitroprusside.
Nitrosamin: nitrosamine.

Nitroso-: nitroso-.
Nitrostigmin: parathion.
Nitroverbindungen: nitro compounds.
Nitrovergiftung: nitric acid poisoning.
NLG (Nervenleitungsgeschwindigkeit): nerve conduction velocity.
N-Lost: nitrogen mustard.
NMR (nuklearmagnetische Resonanz): NMR (nuclear magnetic resonance).
NN (Nebenniere): adrenal gland.
NNH (Nasennebenhöhlen): paranasal sinuses.
NNM (Nebennierenmark): adrenal medulla.
NNN-Medium (Novy-Nicolle-McNeal-Medium): N.N.N. culture medium.
NNR (Nebennierenrinde): AC (adrenal cortex).
No (Nobelium): No (nobelium).
Noack* Syndrom: Noack's syndrome.
Noble* Operation: Noble's plication operation.
Noble* Zeichen: Noble's sign.
Nocardia: Nocardia.
Nocardiosis: nocardiosis.
nodal: nodal.
Nodi: nodes. – **N. lymphatici:** lymph nodes.
Nodoc: nodoc.
nodulär, nodularis: nodular.
Nodulus, Pl. **Noduli:** nodule(s).
Nodus: node. – **N. arthriticus:** gouty n. – **N. atrioventricularis:** atrioventricular n. – **N. caroticus:** carotic n.; glomus caroticum. – **N. lymphaticus:** lymph n.
Nokardiose: nocardiosis.
Noktambulismus: noctambulism; somnambulism.
Noma: noma; gangrenous stomatitis.
Nomenklatur: nomenclature.
Nomifensin: nomifensine.
Nomina anatomica, NA: Nomina Anatomica (NA).
nominell: nominal.
Nomogramm: nomogram.
nomothetisch: nomothetic(al).
nomotop: nomotopic.
Non-A-Non-B-Hepatitis: non-A, non-B hepatitis; hepatitis C.
Nonapeptid: nonapeptide.
Non-Hodgkin-Lymphom, NHL: non-Hodgkin's lymphoma (NHL).
Noniussehschärfe: nonius vision.
Nonne* Syndrom: Nonne's cerebellar syndrome. – **Nonne*-Apelt* Reaktion:** Nonne-Apelt reaction. – **Nonne*-Froin* Syndrom:** Froin's syndrome; spinal block sy. – **Nonne*-Marie* Heredoataxie:** Marie's ataxia. – **Nonne*-Milroy*-Meige* Syndrom:** Milroy's disease.
Nonnenbruch* Syndrom: Nonnenbruch's syndrome.
Nonnensausen: venous hum.
Nonoxinol-9: nonoxynol 9.
Non-REM-Schlaf: NREM (nonrapid eye movement) sleep.
Nonsekretor: nonsecretor.
Noon* Einheit: Noon pollen unit.
Noonan* Syndrom: Noonan's syndrome.
Noopsyche: noopsyche.
Nootropikum: nootropic.
Noradrenalin, Norepinephrin: norepinephrine; noradrenaline.
noradrenerg: noradrenergic.
Norethisteron: norethisterone; norethindrone.
Norfloxacin: norfloxacin.
Norgestrel: norgestrel.
Norleucin: norleucine.
Norm: norm; standard; rule. – **N., soziale:** social n.
normal: normal; natural; regular.
Normalantikörper: natural antibody.
Normalbereich: normal range.
Normalbißlage: normal occlusion.
Normalisierung: normalization.
Normalität: normality.
Normalposition: normal position; normotopia.
Normalserum: normal serum.
Normalsichtigkeit: emmetropia.
Normalstellung: normal position.
Normaltemperatur und -druck: standard temperature and pressure (STP).
Normalverteilung (Gauss*-Laplace*): normal distribution; Gaussian curve.
Normalwerte: normal values.
Normazidität: normal acidity.
Normergie: normergy.
Normetanephrin: normetanephrine.
Normethadon: normethadone.
normo-: normo-.
Normoblast: normoblast.
Normochromie: normochrom(as)ia.
normodrom: normodromic.
Normophorie: normophoria.

Normospermie: normospermia.
Normosthenurie: normosthenuria.
no(r)motop: normotopic.
Normovolämie: normovolemia.
Normozephalie: normocephaly.
Normo(zoo)spermie: normospermia.
Normozyt: normocyte; erythrocyte.
Norpseudoephedrin: norpseudoephedrine.
Norrie*(-Warburg*) Syndrom: Norrie's disease.
Norum* Krankheit: Norum's disease.
Norwalk-Agens: Norwalk agent.
Noscapin: noscapine.
noso-: noso-.
Nosographie: nosography.
nosokomial: nosocomial.
Nosokomialinfektion: nosocomial infection.
Nosologie: nosology.
Nosophobie: nosophobia.
Notarztdienst: emergency medical service.
Notarztwagen: emergency ambulance.
Notfall: emergency.
Notfallendoskopie: emergency endoscopy.
Notfallfunktion: emergency function.
Notfallstation: emergency department; intensive care unit.
Notfalltherapie: emergency (medical) care.
Nothilfe: first aid.
Nothnagel* Syndrom: Nothnagel's syndrome.
Notzucht: rape.
Novobiocin: novobiocin.
Novy* Bazillus: Novy bacillus. – **N.*-McNeal*-Nicolle* Agar:** N.N.N. culture medium.
Noxe: noxa. – **N., teratogene:** teratogenic n.
Nozirezeptor: nociceptor.
nozizeptiv: nociceptive.
NREM-Schlaf: NREM sleep.
NSAR (nichtsteroidale Antirheumatika): NSAID (nonsteroidal anti-inflammatory drugs).
N-terminal: N-terminal.
Nubecula: nubecula.
Nucha: nucha; (nape of) neck.
Nuck* Divertikel, Kanal: Nuck's canal.
nuclearis: nuclear.
Nuclease: nuclease.
Nuclein: nuclein.
Nucleinbasen: nuclein bases.
Nucleinsäure: nucleic acid.
Nucleocapsid: nucleocapsid.
Nucleohiston: nucleohistone.
Nucleoid: nucleoid.
nucleolar: nucleolar.
Nucleo(lo)nema: nucleolonema.
Nucleolus: nucleolus.
Nucleon: nucleon.
Nucleoplasma: nucleoplasm.
Nucleoproteid, Nucleoprotein: nucleoprotein.
Nucleosid: nucleoside.
Nucleosom: nucleosome.
Nucleotid: nucleotide.
Nucleotidase: nucleotidase.
Nucleotidsequenz: nucleotide sequence.
Nucleus: nucleus. – **N. caudatus:** caudate n.; interventricular n. – **N. lentiformis:** lenticular n. – **N. motorius nervi trigeminalis:** motor n. of trigeminal nerve. – **N. ruber:** red n.
Nuclid: nuclide.
nudus: nude.
nüchtern: fasting; sober.
Nüchternblutzucker: fasting value of blood sugar.
Nüchternschmerz: hunger pain.
Nüchternsekretion: fasting secretion.
Nüchternwert: fasting value.
Nuhn* Bänder: patellar ligaments and retinacula. – **N.* Zyste:** Blandin's gland.
nukleär, nuklear: nuclear.
Nuklearmedizin: nuclear medicine.
Nukleation: nucleation.
Nukleographie: discography.
Nukleo(lo)nema: nucleolonema.
Nukleolus: nucleolus.
Nukleolyse: nucleolysis.
Nukleon: nucleon.
nukleophil: nucleophilic.
Nukleotomie: diskectomy; nucleotomy.
Nukleus: nucleus; karyon.
Nukleusverlust: distruction of a cell nucleus; karyolysis.
Nuklid: nuclide.
Null: zero.
Nulligravida: nulligravida.
Nullinie: neutral line; baseline.
Nullinien-EEG: isoelectric EEG.
Nullipara: nullipara.

Null-Lymphozyten: null cells.
Nullpunkt: zero; neutral point. – **N., absoluter:** absolute zero.
Null-Zellen: null cells.
Nulsen*-Spitz* Operation: ventriculojugular shunt.
numerisch: numeric(al).
Numerus: number.
nummulär, nummularis: nummular; nummiform; coin-shaped.
Nunn* Körperchen: Nunn's gorged corpuscles.
Nuß: nut.
Nußgelenk: ball-and-socket joint; enarthrodial j.
nutriens: nutrient.
Nutrition: nutrition.
nitritionell: nutritional.
nutritiv: nutritive; nutritious.
nutzbar: useful.
Nutzeffekt: efficiency.
Nutzzeit: utilization time.
Nygaard*-Brown* Syndrom: Nygaard-Brown syndrome.
Nyktalgie: nyctalgia.
Nykt(er)alopie: nyctalopia.
Nyktometer: dark adaptometer.
Nykturie: nycturia; nocturia.
Nylander* Probe: Nylander's test.
Nymphomanie: nymphomania.
Nyssen*-van Bogaert* Syndrom: Nyssen-van Bogaert syndrome.
Nystagmographie: nystagmography.
Nystagmus: nystagmus; nystaxis. – **N., bulbärer:** bulbar n. – **N., diagonaler:** diagonal n. – **N., dissoziierter:** dissociated n. – **N., divergierender:** divergence n. – **N., kalorischer:** caloric n. – **N., konvergierender:** convergence n. – **N., okularer** oder **optischer:** ocular n.; optic n. – **N., optokinetischer:** optokinetic n. – **N. retractorius:** retraction n. – **N., vestibulärer:** vestibular n. – **N., zerebellärer:** cerebellar n.
Nystagmus-Brille: nystagmus goggles.
Nystagmusmyoklonie: nystagmus-myoclonus.
nystaktisch: nystagmic.
Nystatin: nystatin.
Nysten* Regel: Nysten's law.

O

O (Sauerstoff): O (oxygen).
o. B. (ohne Befund): N.A.D. (no appreciable disease).
Obduktion: autopsy; postmortem examination.
Obduration: induration.
obduzieren: to carry out an autopsy.
O-Bein: bowleg; genu varum.
Obelion: obelion.
Oberarm: upper arm; humerus.
Oberarmfraktur: fracture of the humerus.
Oberbauch: upper abdomen; epigastric region.
Oberfeld: upper lung field.
Oberfläche: surface.
Oberflächenanästhesie: topical anesthesia; surface a.
Oberflächenantigen: (cell) surface antigen.
Oberflächendosis: skin dose.
Oberflächenfaktor: surfactant.
Oberflächengastritis: superficial gastritis.
Oberflächenkarzinom: carcinoma in situ.
Oberflächenkultur: surface culture.
Oberflächenladung: surface charge.
Oberflächenmarker: superficial marker.
Oberflächenschmerz: superficial pain.
Oberflächensensibilität: superficial sensory function.
Oberflächenspannung: surface tension.
Oberflächentherapie: superficial radiotherapy.
Obergeschoß: upper lung field.
Oberhäutchen: cuticle; cuticula.
Oberhaut: epidermis.
Oberkiefer: upper jaw; maxilla.
Oberkieferfraktur: maxillary fracture.
Oberkieferhöhle: maxillary sinus.
Oberkieferzyste: maxillary cyst.
Oberkopf: sinciput.
Oberlappen: superior lobe of lung.
Oberlid: upper lid.
Oberlippe: upper lip.
Oberlippenspalte: cleft lip; harelip.
Oberschenkel: thigh.
Oberschenkelamputation: femoral amputation; above-knee amputation (AKA).
Oberschenkelarterie: femoral artery.
Oberschenkelbruch: fracture of femur.
Oberschenkelhals: neck of femur.
Oberschenkelknochen: femur.
Oberschenkelkopf: head of femur.
Oberschenkelluxation: femoral dislocation.
Oberschenkelnerv: femoral nerve.
Oberschenkelprothese: above-knee prosthesis.
Oberschenkelverrenkung: femoral dislocation.
Oberst* Anästhesie: Oberst's method.
Oberton: overtone.
Oberwurm: vermis superior.
Obesitas, Obesität: obesity.
Obex: obex.
Obidoximchlorid: obidoxime chloride.
Objekt: object.
Objektbesetzung: object cathexis.
Objektiv: objective.
Objektlibido: object libido.
Objektträger: slide.
Objektverlust: object loss.
Oblativität: oblativity.
obligat(orisch): obligate.
Obliquität: obliquity.
obliquus: oblique.
Obliquusreflex: obliquus reflex.
obliterans, obliterierend: obliterative.
Obliteration: obliteration.
Obliterationssyndrom: obliteration of the supraaortic branches.
Oblongata: (medulla) oblongata.
Oblongata(-Gefäß)-Syndrom: oblongata (vascular) syndrome.
obsolet: obsolete.
Obstetrik: obstetrics.
Obstipation: obstipation; constipation.
obstruierend: obstruent.
Obstruktion: obstruction; blockage.
Obstruktionsileus: obstruction ileus.

obstruktiv: obstructive. – **o. Atemwegserkrankung:** chronic obstructive lung disease (COLD).
Obturation: obturation.
Obturator: obturator.
Obturatoriusblockade: obturator nerve block.
Obturatoriushernie: obturator hernia.
Obturatoriuslähmung: obturator paralysis.
Obturatortasche: paravesical pouch.
Obtusion: obtusion.
obtusus: obtuse.
occipitalis: occipital(is).
Occiput: occiput.
Occlusio: occlusion; closure.
occultus: occult.
ochre: ochre.
Ochronosis: ochronosis.
Ochropyra: yellow fever.
Ochsengalle: ox bile.
Octana: octan fever.
ocularis: ocular.
Oculentum: oculentum; eye ointment.
Oculoguttae: eyedrops.
Oculus: oculus; eye.
Oddi* Muskel, Sphinkter: sphincter of Oddi; Oddi's sphincter.
ODG (Ophthalmodynamographie): ophthalmodynamography.
Odontagra, Odontalgie: odontalgia; odontodynia.
Odontiatrie: dentistry.
Odontoblast: odontoblast.
Odontogenese: odontogenesis.
Odontoklasie: odontoclasis.
Odontoklast: odontoclast.
Odontologie: odontology.
Odontom: odontoma.
Odontopathie: odontopathy.
Odontoplastik: odontoplasty.
Odor: odor; smell.
Odorimetrie: olfactometry.
Ödem, Oedema: edema. – **Ö., allergisches:** allergic e. – **Ö., angioneurotisches:** angioneurotic e.; angioedema. – **Oe. cerebrale:** cerebral e.; brain e. – **Ö., endokrines:** myxedema. – **Oe. glottidis:** e. of glottis. – **Ö., idiopathisches:** Quincke's e. – **Ö., kardiales:** cardiac e. – **Oe. laryngis:** laryngeal e. – **Ö., malignes:** malignant e. – **Ö., renales:** renal e.
ödematös: edematous.
Ödematose: generalized edema.
Ödemkrankheit: generalized edema; dropsy; anasarca.
Ödemnekrose: edema-induced necrosis.
Ödempsychose: edema-induced psychosis.
Ödipus-Komplex: Oedipus complex.
Öffnung: opening; aperture.
Öhr: eye.
Ökologie: ecology.
ökologisch: ecologic.
Ökosystem: ecosystem.
Öl: oil; oleum. – **Ö., ätherisches:** volatile oil; essential oil. – **Ö., fettes:** fixed oil.
Ölakne: petroleum acne.
Ölembolie: fat embolism.
Ölfleckphänomen: oil-drop sign.
Ölgranulom: oleogranuloma.
ölig: oily; greasy; fatty.
Ölimmersion: oil immersion.
Ölpneumonie: oil-aspiration pneumonia.
Ölsäure: oleic acid.
Ölstuhl: fatty stool.
Öltumor: oleoma.
Ölzyste: oil cyst.
OEMG (Okuloelektromyogramm): electro-oculomyogram.
örtlich: local.
ösophageal: esophageal.
Ösophagektomie: esophagectomy.
oesophageus, oesophagicus: esophageal.
Ösophagismus: esophagism; esophageal spasm.
Ösophagitis: esophagitis.
Ösophagoduodenostomie: esophagoduodenostomy.
Ösophagodynie: esophagodynia.
Ösophagoenterostomie: esophagoenterostomy.
Ösophagofundopexie: esophagofundopexy.
Ösophagogastrektomie: esophagogastrectomy.
Ösophagogastrostomie: esophagogastrostomy.
Ösophagographie: esophagography.
Ösophagojejunogastrostomie: esophagojejunogastrostomy.
Ösophagojejunoplastik: esophagojejunoplasty.
Ösophagojejunostomie: esophagojejunostomy.
ösophagokardial: cardioesophageal.

Ösophagokardiomyotomie: esophagocardiomyotomy.
Ösophagokologastrostomie: esophagocologastrostomy.
Ösophagomalazie: esophagomalacia.
Ösophagoösophagostomie: esophagoesophagostomy.
Ösophagoskopie: esophagoscopy.
Ösophagospasmus: esophageal spasm; esophagospasm.
Oesophagostomiasis: oesophagostomiasis.
Ösophagostomie: esophagostomy.
Oesophagostomum: Oesophagostomum.
Ösophagotomie: esophagotomy.
Ösophagotrachealfistel: esophagotracheal fistula.
Oesophagus: esophagus.
Ösophagusableitung: esophageal lead.
Ösophagusachalasie: esophageal achalasia.
Ösophagusatresie: esophageal atresia.
Ösophagusblutung: esophageal hemorrhage.
Ösophagusdivertikel: diverticulum of esophagus; gastric d.
Ösophagusdruckmessung: esophageal manometry.
Ösophagusektasie: esophagectasia.
Ösophagus-EKG: esophageal ECG.
Ösophagusenge: esophageal sphincter; narrowing of the esophagus.
Ösophagusfistel: esophagotracheal fistula; *chir* esophagostoma.
Ösophagushernie: esophagocele; hernia of esophagus.
Ösophaguskarzinom: carcinoma of esophagus.
Ösophagusmanometrie: esophageal manometry.
Ösophagusmund: upper esophageal sphincter.
Ösophagusperforation: esophageal perforation.
Ösophagusplastik: esophagoplasty.
Ösophagusruptur: esophageal disrupture.
Ösophagusspasmus: esophagospasm.
Ösophagussphinkter: esophageal sphincter.
Ösophagusstenose: esophagostenosis.
Ösophagusstimme: esophageal voice.
Ösophagusstriktur: esophageal stricture.
Ösophagusvarizen: esophageal varices.
Ösophagusverätzung: chemical erosion of the esophagus.
Östradiol: estradiol.
Östran: estrane.
Östriol: estriol.
Östrogen: estrogen.
Östrogenentzugsblutung: estrogen withdrawal bleeding.
Östrogenrezeptor: estrogen receptor.
Östrogen-Test: estrogen withdrawal test.
OFD-Syndrom (orofaziodigitales Syndrom): OFD-(orofaciodigital) syndrome.
offen: open.
offensichtlich: evident; apparent; obvious.
offizinell: officinal.
Ogilvie* Syndrom: Ogilvie's syndrome; acute intestinal pseudo-obstruction.
Ogino* Regel: Ogino's rule.
ogival: ogival; gothic.
Ogna-Syndrom: Ogna's typ of epidermolysis bullosa.
Ogston* Operation: Ogston's operation.
OGTT (oraler Glukose-Toleranztest): oral glucose tolerance test.
Oguchi* Krankheit: Oguchi's disease.
Ohara* Krankheit: Ohara's disease.
Ohlsson* Syndrom: Ohlsson's syndrome.
Ohm: ohm.
Ohm* Gesetz: Ohm's law.
Ohnmacht: faint; syncope.
Ohr: ear. – **O., abstehendes:** lop ear; prominent ear. – **O., äußeres:** external ear. – **O., inneres:** internal ear.
Ohrblock: ear block; tubal block.
Ohrblutmonozytose: earlobe blood monocytosis.
Ohrblutung: otorrhagia.
Ohrenentzündung: otitis.
Ohrenfluß: ear discharge.
Ohrensausen: ringing in the ear; tinnitus.
Ohrenschmalz: earwax.
Ohrenspekulum: ear speculum.
Ohrenspiegel: ear speculum; otoscope.
Ohrfistel: fistula of the ear.
Ohrfurunkel: furuncular otitis.
Ohrgeräusch: ear noise.
Ohrhaar: tragus.
Ohrknöchelchen: ear bones; auditory ossicles.
Ohrknorpel: auricular cartilage.
Ohrkrempe: helix; margin of external ear.
Ohrlabyrinth: acoustic labyrinth.
Ohrläppchen: earlobe; lobule of auricle.

Ohrluftdusche: inflation of the middle ear; politzerization.
Ohrlupe: otoscope.
Ohrmuschel: auricle; pinna.
Ohrneuralgie: otoneuralgia.
Ohrplastik: otoplasty.
Ohrschnecke: cochlea.
Ohrschwindel: auditory vertigo; otogenic v.
Ohrspeicheldrüse: parotid gland.
Ohrspiegelung: otoscopy.
Ohr-Tränen-Reflex: tympano-lacrimal reflex.
Ohrtrompete: eustachian tube; otosalpinx.
Oidiomykose, Oidiose: oidiomycosis.
Oidium: Oidium.
OK (Oberkiefer)**:** maxilla.
Okkasionskrampf: event-related convulsion.
okklusal: occlusal.
Okklusion: occlusion.
Okklusionsebene: occlusal plane.
Okklusionseinstellung: occlusal adjustment.
Okklusionsikterus: obstructive jaundice.
Okklusionsileus: occlusive ileus.
Okklusionsstörungen: malocclusion.
okklusiv: occlusive.
Okklusivpessar: occlusive pessary.
Okklusivschielverband: occluder.
Okklusivverband: occlusive dressing.
okkult: occult.
Oktana: octan fever.
Oktavus: acoustic nerve; vestibulocochlear n.
okulär, okular: ocular.
Okular: eyepiece; ocular.
Okularmikrometer: eyepiece micrometer.
Okulierschnitt: neurograft cut.
okuloaurikuläres Syndrom (Goldenhar*): oculoauricular dysplasia.
okulodentodigitales Syndrom: oculodentodigital dysplasia.
Okuloelektromyographie: oculo-electromyography.
okulofazial: oculofacial.
Okulographie: oculography.
okulokardial: oculocardiac.
okulokutan: oculocutaneous.
okulomotorisch: oculomotor.
Okulomotorius: oculomotorius; oculomotor nerve.
Okulomotoriuslähmung: ophthalmoplegia.
okulonasal: oculonasal.
okulopharyngeal: oculopharyngeal.
okulopupillär: oculopupillary.
Okulovertebralsyndrom: oculovertebral dysplasia; Weyers-Thier syndrome.
okulozerebral: oculocerebral.
okulozerebrorenales Syndrom: oculocerebro-renal syndrome.
okzipital: occipital.
Okzipitalfeld: parastriate area.
Okzipitalhirn: occipital lobe.
Okzipitalis: occipitalis; occipitofrontalis muscle.
Okzipitalisation: occipitalization.
Okzipitallappen: occipital lobe.
Okzipitalneuralgie: occipital neuralgia.
Okzipitalpunkt: occipital point.
Okzipitalpunktion: cisternal puncture.
Okzipitalsyndrom: upper cervical radicular syndrome.
okzipito-: occipito-.
Okziput: occiput.
Oleandomycin: oleandomycin.
Oleandrin: oleandrin.
Oleat, Oleinat: oleate.
Olecranon, Olekranon: olecranon.
Olefin: olefin.
Olein: olein.
Olekranonfraktur: fracture of olecranon.
Olekranonsporn: olecranal spur.
Oleogranulom: oleogranuloma.
Oleom, Oleosklerom: eleoma.
Oleum: oleum; oil. – **O. aethereum:** essential oil. – **O. Amygdalarum amararum:** bitter almond oil. – **O. Cacao:** theobroma oil. – **O. camphoratum:** camphorated oil. – **O. Chenopodii anthelminthici:** chenopodium oil; wormseed oil. – **O. Foeniculi:** fennel oil. – **O. Jecoris Aselli:** cod liver oil. – **O. Jecoris Hippoglossi:** halibut liver oil. – **O. Lini:** linseed oil. – **O. Menthae piperitae:** peppermint oil. – **O. Ricini:** castor oil. – **O. Terebinthinae:** turpentine oil. – **O. vitrioli:** concentrated sulfuric acid.
Olfaktometrie: olfactometry. – **O., objektive:** evoked response olfactometry (ERO).
olfaktorisch: olfactory; olfactive.
Olfaktorius: olfactory nerve.
Olhagen*-Liljestrand* Syndrom: Olhagen-Liljestrand syndrome.

Oligämie: oligemia; oligohemia.
Oligoanurie: oligoanuria.
Oligodaktylie: oligodactylia.
Oligodendroglia: oligodendroglia.
Oligodendrogliom: oligodendroglioma.
Oligodendrozyt: oligodendrocyte.
Oligodipsie: oligodipsia.
Oligodontie: oligodontia.
oligodynamisch: oligodynamic.
Oligohydramnie: oligohydramnios.
Oligohypnie: hyposomnia.
oligolezithal: oligolecithal.
Oligomenorrhö: oligomenorrhea.
Oligonucleotid: oligonucleotide.
Oligopeptid: oligopeptide.
Oligophrenia, Oligophrenie: oligophrenia; mental retardation. – **O. phenylpyruvica:** phenylpyruvic o.
Oligopnoe: oligopnea.
Oligosaccharid: oligosaccharide.
Oligosialie: oligosialia; oligoptyalism.
Oligospermie: oligospermia.
oligosymptomatisch: oligosymptomatic.
Oligotrichie: oligotrichia.
Oligozoospermie: oligozoospermia; oligozoospermatism.
Oligozythämie: oligocythemia.
Oligurie: oliguria; oliguresis.
Oliva: oliva; olivary body.
olivaris: olivary.
Olive: olive; *anat* oliva.
Oliver*-Cardarelli* Zeichen: Oliver-Cardarelli sign; tracheal tugging.
olivopontozerebellar: olivopontocerebellar.
Ollier* Syndrom: Ollier's disease. – **Ollier*-Thiersch* Transplantat:** Ollier-Thiersch graft.
Omagra: omagra.
Omalgie: omalgia.
Omarthritis: omarthritis.
Ombrédanne* Syndrom: malignant fever syndrome.
omental: omental.
Omentitis: omentitis.
Omentopexie: omentopexy.
Omentoplastik: omentoplasty.
Omentorrhaphie: omentorrhaphy.
Omentum: omentum. – **O. majus:** greater o.; gastrocolic o. – **O. minus:** lesser o.; gastrohepatic o.
omnipotent: totipotent.
Omnipotenz: totipotency; *psych* omnipotence.
Omoblastom: Ewing's sarcoma.
Omodynie: omalgia; omodynia.
Omphalektomie: omphalectomy.
Omphalitis: omphalitis.
Omphalocele: omphalocele.
Omphalophlebitis: omphalophlebitis.
Omphalorrhagie: omphalorrhagia; umbilical hemorrhage.
Omphalos: omphalos; navel; umbilicus.
Omphalotaxis: omphalotaxis.
Omphalotomie: omphalotomy.
Omphalotripsie: omphalotripsy.
Omphalozele: omphalocele.
Onanie: masturbation; onanism.
Onchocerca: Onchocerca.
Onchozerkose: onchocerciasis; river blindness.
Oneirismus: oneirism.
Oneirodynia: oneirodynia; nightmare.
oneiroid: oneiroid; dreamlike.
onkofetal: oncofetal.
onkogen: oncogenic.
Onkogen: oncogene.
Onkogenese: oncogenesis.
Onkologie: oncology.
Onkolyse: oncolysis.
Onkorna-Viren: oncornaviruses.
Onkose: oncosis.
Onkosphäre: oncosphere.
onkostatisch: cytostatic.
Onkotherapie: oncotherapy.
onkotisch: oncotic.
onkotrop: oncotropic.
Onkozyt: oncocyte.
Onkozytom: oncocytoma.
Onomatologie: onomatology; nomenclature.
Onomatomanie: onomatomania.
Ontogenese, Ontogenie: ontogenesis; ontogeny.
Onychia, Onychie, Onychitis: onychia; onychitis; matrixitis. – **O. maligna:** malignant o. – **O. parasitica:** parasitic o.; onychomycosis. – **O. punctata:** punctate o.
Onychium: nailbed; nail matrix.
Onychodystrophia: onychodystrophy.
Onychogryposis: onychogryposis.
Onychoklasie: onychoclasis.
Onychokryptosis: onychocryptosis.
Onycholysis: onycholysis.

Onychomadesis: onychomadesis.
Onychomalazie: onychomalacia.
Onychomykose: onychomycosis.
Onychophagie: onychophagy; nail biting.
Onychophym: onychophyma.
Onychorrhexis: onychorrhexis.
Onychoschisis: onychoschizia.
Onychose, Onychosis: onychosis; onychopathy.
Onychotomie: onychotomy.
Onyx: onyx.
Onyxitis: onyxitis; onychia.
Oogamie: oogamy.
Oogenese, Oogenie: oogenesis; ovigenesis.
Oogonie, Oogonium: oogonium.
Ookinet: ookinete.
Oolemma: oolemma.
Oophorektomie: oophorectomy; ovariectomy.
Oophoritis: oophoritis; ovaritis.
oophorogen: ovariogenic.
Oophorohysterektomie: oophorohysterectomy; ovariohysterectomy.
Oophorom: oophoroma.
Oophoron: oophoron; ovary; ootheca.
Oophorosalpingektomie: oophorosalpingectomy; ovariosalpingectomy.
oophorus: egg-bearing.
Oosporangium: oosporangium.
Oospore: oospore.
Oozyste: oocyst.
Oozyte: oocyte; ovocyte.
OP: 1) Operationssaal: operating room. **2) Originalpackung:** original packing.
Op. (Operation): OP (operative procedure).
opak: opaque.
opalescens: opalescent.
Opaleszenz: opalescence.
opaleszierend: opalescent.
Opalski* Syndrom: Opalski's syndrome.
Opazität: opacity.
operabel: operable.
Operabilität: operability.
Operation: operation.
Operationsbericht: surgical report.
Operationsfähigkeit: operability.
Operationsileus: postoperative ileus.
Operationsmikroskop: surgical microscope.
Operationsvorbereitung: preoperative preparation.
operativ: operative; surgical.
Operatorgen: operator gene.
Operculum: operculum.
Operkulumepilepsie: opercular epilepsy; temporal lobe seizure.
Operon: operon.
Ophiasis: ophiasis.
Ophidismus: ophidism.
Ophthalmia, Ophthalmie: ophthalmia. – **O. gonorrhoica:** gonorrheal o. – **O. (photo)electrica:** (photo)electric o. – **O., sympathische:** sympathetic o.
Ophthalmikus: ophthalmic nerve.
ophthalmisch: ophthalmic.
Ophthalmoblennorrhö: ophthalmoblennorrhea.
Ophthalmodynamometrie: ophthalmodynamometry.
Ophthalmologie: ophthalmology.
Ophthalmometrie: ophthalmometry.
Ophthalmomyiasis: ophthalmomyiasis; ocular myiasis.
Ophthalmomykose: ophthalmomycosis.
Ophthalmopathie: ophthalmopathy. – **O., endokrine:** endocrine o.; Graves' o. – **O., hypotensive:** ischemic o.
Ophthalmoplegia, Ophthalmoplegie: ophthalmoplegia. – **O. externa:** external o. – **O. interna:** internal o. – **O., nukleäre:** nuclear o.
Ophthalmoreaktion: ophthalmoreaction; oculoreaction; ophthalmic reaction.
Ophthalmorrhagie: ophthalmorrhagia; ocular hemorrhage.
Ophthalmorrhexis: ophthalmorrhexis; rupture of the eyeball.
Ophthalmoskopie: ophthalmoscopy.
Ophthalmotest: conjunctival test.
Ophthalmotomie: ophthalmotomy.
Ophthalmotonometer: ophthalmotonometer.
Opiat: opiate.
Opiatanalgesie: opiate analgesia.
Opiatantagonist: morphine antagonist.
Opiatrezeptor: opiate receptor.
Opiatvergiftung: opiate poisoning.
Opioide: opioids. – **O., endogene:** endogenous opioid peptides.
Opisthencephalon: opisthencephalon.
Opisthion: opisthion.
Opisthogenie: opisthogenia.
Opisthognathie: opisthognatism.
Opisthorchiasis: opisthorchiasis.
Opisthorchis: Opisthorchis; liver flukes.

Opisthotonus: opisthotonos.
Opitz* Krankheit: Opitz' disease; splenic vein thrombosis.
Opium: opium.
Opiumtinktur: tincture of opium; laudanum.
Oppenheim* Krankheit, Syndrom: Oppenheim's disease; myatonia congenita. – **O.* Zeichen:** O.'s sign.
Oppenheim*-Urbach* Krankheit: lipoid diabetic necrobiosis.
Oppenheim*-Ziehen* Syndrom: torsion dystonia; Oppenheim's gait.
Opponensplastik: opponens splint.
opportunistisch: opportunistic.
Opposition: opposition.
Oppression: oppression.
Opsin: opsin.
Opsiurie: opsiuria.
Opsoklonie, Opsoklonus: opsoclonus.
Opsonin: opsonin.
Opsoninindex: opsonic index.
Opsonisieren: opsonization; opsonification.
opticus: optic.
Optik: optics.
Optikus: optic nerve.
Optikusatrophie: optic (nerve) atrophy.
Optikusgliom: optic (nerve) glioma.
Optikusneuritis: optic neuritis.
Optikuspapille: optic papilla; optic disk.
optisch: optic(al).
Optodynamometer: optodynamometer.
optokinetisch: optokinetic.
Optometer: optometer; opsiometer.
Optometrie: optometry; opsiometry.
Optotyp: optotype.
oral: oral.
Oralphase: oral stage; orality.
Oralvakzine: oral vaccine.
Orangenhaut: peau d'orange; dimpled skin.
orbicularis: orbicular.
Orbicularis-oculi-Reflex: orbicularis sign; McCarthy's reflex.
Orbicularis-oris-Reflex: orbicularis oris reflex; jaw winking.
Orbiculus ciliaris: orbiculus ciliaris; ciliary ring.
Orbikularislähmung: orbicularis oculi paralysis.
Orbikularisphänomen: orbicularis oculipupillary phenomenon.
Orbikularisreflex: wink reflex; blink reflex.
Orbita: orbita; orbit; orbital cavity; eye socket.
Orbitafraktur: orbital fracture.
orbital: orbital.
Orbitale: orbitale.
Orbitalhirn-Syndrom: fronto-orbital brain syndrome.
Orbitalphlegmone: orbital cellulitis.
Orbitaspitzensyndrom: orbital apex syndrome; Malatesta's syndrome.
Orbitotomie: orbitotomy.
Orbivirus: orbivirus.
Orcein: orcein.
Orchialgie: orchi(d)algia.
Orchidektomie: orchi(d)ectomy.
Orchidopexie: orchi(d)opexy; orchiorrhaphy.
Orchiotomie: orchi(d)otomy.
Orchiozele: orchi(d)ocele.
Orchis: orchis; testicle.
Orchitis: orchitis. – **O. granulomatosa:** granulomatous o. – **O. tuberculosa:** tuberculous o.
orchitisch: orchitic.
Orcin: orcin; orcinol.
Orciprenalin: orciprenaline; metaproterenol sulfate.
Ordination: consulting hours; prescription.
Ordnung: order.
Ordnungszahl: atomic number.
Orf-Virus: orf virus.
Organ: organ. – **O., akzessorisches:** accessory o. – **O., kritisches:** critical o.
Organa genitalia: sex organs; reproductive o.s.
Organanlage: organ anlage; primordial organ.
Organelle: organelle.
Organisation: organization.
Organisator: organizer.
organisch: organic.
Organismus: organism.
Organkonservierung: preservation of organs.
Organkrise, tabische: tabetic visceral crisis.
Organkultur: organ culture.
Organneurose: organ neurosis; organic n.
Organogenese: organogenesis; organogeny.
organoid: organoid.

O

organoleptisch: organoleptic.
Organon: organon; organum.
Organotherapie: organotherapy.
organotrop: organotrope; organotropic.
organotroph: organotrophic.
Organotropie: organotropism.
Organperfusion: organ perfusion (system).
Organspende: organ donation.
Organspender: organ donor.
Organspezifität: organ specifity.
Organtoleranzdosis: organ tolerance dose.
Organtransplantation: organ transplantation.
Organum: organum; organ. – **O. spirale:** o. spirale; organ of Corti. – **O. vestibulocochleare, O. statoacusticum:** vestibulocochlear organ. – **O. vomeronasale:** organ of Jacobson; vomeronasal organ.
Orgasmus: orgasm; climax.
Orientbeule: oriental sore; Aleppo boil.
Orientierung: orientation.
Orientierungsreaktion: orienteering reaction.
Orientierungsstörung: disorientation.
originär: original.
Origo: origin.
Ormond* Syndrom: Ormond's disease; retroperitoneal fibrosis.
Ornipressin: ornithine vasopressin.
Ornithin: ornithine.
Ornithinämie: ornithinemia.
Ornithin-Carbamoyltransferase: ornithine carbamyl transferase.
Ornithindecarboxylase: ornithine decarboxylase.
Ornithodorus: Ornithodorus.
Ornithose: ornithosis; psittacosis.
Ornithose-Virus: Chlamydia psittaci.
orofaziodigital: orofacialdigital.
oropharyngeal: oropharyngeal.
Oropharyngealtubus: oropharyngeal airway.
Oropharynx: oropharynx.
Orosomukoid: orosomucoid.
Orotat: orotate.
Orotazidurie-Syndrom: orotic aciduria.
Orotidin-5´-phosphat: orotidine-5-phosphate.
orotracheal: orotracheal.
Orotsäure: orotic acid.
Orotubus: oral tube.
Oroya-Fieber: Oroya fever.
Orphan-Virus: orphan virus.
Orthese: orthosis.
Orthochromasie: orthochromasia.
orthochromatisch: orthochromatic.
Orthodiagraphie: orthodiagraphy.
Orthodiametrie: orthodiametry.
Orthodontie: orthodontia; orthodontics.
orthodrom: orthodromic.
Orthogenese: orthogenesis.
orthogonal: perpendicular.
orthograd: orthograde.
Orthomyxovirus: orthomyxovirus.
Orthopädie: orthopedics.
orthopädisch: orthopedic.
Orthopantomographie: orthopantomography.
Orthophorie: orthophoria.
Orthophosphorsäure: phosphoric acid.
Orthopnoe: orthopnea.
Orthopoxvirus: orthopoxvirus.
Orthopsie: normal vision; emmetropia.
Orthoptik: orthoptics.
Orthoröntgenographie: orthoroentgenography.
Orthostase: orthostatism.
ortho(sta)tisch: orthostatic; orthotic.
Ortho-Stellung: ortho-position.
orthotop: orthotopic.
Orthovolttherapie: orthovoltage therapy.
Orthropsie: orthropsia.
Orthurie: orthuria.
Ortner* Syndrom: Ortner's syndrome.
Ortolani* Phänomen: Ortolani's sign.
Ortsdosis: local dose.
Ortssinn: topognosia; proprioception sense.
Oryzanin: oryzenin.
Orzein: orcein.
Orzin: orcin; orcinol.
Os: os; **1)** bone; **2)** mouth. – **Os costale:** rib. – **Ossa cranii:** cranial b.s. – **Os longum:** long b. – **Os lunatum:** lunate b. – **Os occipitale:** occipital b. – **Os sacrum:** sacrum. – **Os uteri:** os uteri; mouth of uterus. – **Os ventriculi:** os ventriculi; cardia.
Osazon: osazone.
-ose: *path* -osis; *chem* -ose.
Osgood*-Schlatter* Syndrom: Osgood-Schlatter disease.
Osler* Knötchen: Osler's nodes. – **Osler*(-Rendu*-Weber*) Syndrom:** Osler-Weber-Rendu disease; hereditary hemorrhagic telangiectasia. – **Osler*-Vaquez***

Syndrom: Osler-Vaquez disease; polycythemia vera.
osmiophil: osmiophilic.
osmisch: osmic.
Osmium, Os: osmium (Os).
Osmol: osmol.
Osmolalität: osmolality.
Osmolarität: osmolarity.
Osmologie: osmology.
Osmometer: osmometer.
Osmoregulation: osmoregulation.
Osmorezeptor: osmoreceptor.
Osmose: osmosis.
Osmotherapie: osmotherapy.
osmotisch: osmotic.
Osphresiologie: osphresiology.
ossär, ossal: osseous; bony.
Osseovenographie: intraosseous phlebography.
osseus: osseous.
Ossicula: ossicles; ossicula. – **O. auditus:** auditory ossicles.
ossificans: ossifying.
Ossifikation: ossification. – **O., enchondrale:** enchondral o. – **O., pathologische:** pathologic o. – **O., periosteale:** periosteal o.
Ossifikationsalter: bone age.
Ossifikationszentrum: center of ossification.
Ossikulektomie: ossiculectomy.
Osteoakusis: bone conduction; osteophony.
Osteoarthritis: osteoarthritis.
Osteoarthropathie: osteoarthropathy.
Osteoarthrosis: osteoarthrosis.
Osteoblast: osteoblast.
osteoblastisch: osteoblastic.
Osteoblastom: osteoblastoma.
Osteochondritis: osteochondritis. – **O. deformans juvenilis:** o. deformans juvenilis; Waldenström's disease. – **O. dissecans:** o. dissecans. – **O. syphilitica:** syphilitic o.
Osteochondrodysplasie: osteochondrodysplasia.
Osteochondrodystrophie: osteochondrodystrophy.
Osteochondrolyse: osteochondrolysis.
Osteochondrom: osteochondroma.
Osteochondromatose: osteochondromatosis.
Osteochondrosarkom: osteochondrosarcoma.
Osteochondrosis: osteochondrosis.
Osteocranium: osteocranium.
Osteodesmose: osteodesmosis.
Osteodynie: osteodynia; ostealgia.
Osteodysplasie: osteodysplasia.
Osteodystrophia deformans: Paget's disease; osteitis deformans.
Osteodystrophie: osteodystrophy. – **O., renale:** renal o.
Osteofibrom: osteofibroma.
Osteofibrosis: osteofibrosis.
osteogen: osteogenic; osteogenous.
Osteogenese: osteogenesis; osteogeny.
Osteogenesis imperfecta: osteogenesis imperfecta. – **O. i. congenita:** o. i. congenita. – **O. i. tarda:** o. i. tarda.
osteoid: osteoid; ossiform.
Osteoid: osteoid; bone matrix; prebone.
Osteoidosteom (Jaffé*-Lichtenstein*): osteoid osteoma.
Osteokalzin: osteocalcin.
Osteoklase, Osteoklasie: osteoclasis; osteoclasia.
Osteoklast: osteoclast.
osteoklastisch: osteoclastic.
Osteoklastom: osteoclastoma.
Osteoklastose: osteoclastosis.
Osteologie: osteology.
Osteolyse: osteolysis.
Osteom(a): osteoma. – **O., chondrales:** cartilaginous exostosis. – **O. osteoidum:** osteoid o.
Osteomalazie: osteomalacia.
Osteomyelitis: osteomyelitis. – **O. sicca Garré*; O., sklerosierende:** Garré's o.
Osteomyelofibrose: osteomyelofibrosis.
Osteomyelographie: osteomyelography.
Osteomyelosklerose: osteomyelosclerosis.
Osteon: osteon.
Osteonekrose: osteonecrosis.
Osteoonychodysplasie: osteo-onychodysplasia.
Osteopathia, Osteopathie: osteopathy. – **O., alimentäre:** alimentary o. – **O. idiopathica:** idiopathic o. – **O. striata Voorhoeve*:** Voorhoeve's disease.
Osteoperiostitis: osteoperiostitis.
Osteopetrosis: osteopetrosis; Albers-Schönberg disease.
Osteophyt: osteophyte.
Osteoplasie: osteoplasia.

Osteoplast: osteoplast; osteoblast.
Osteoplastik: osteoplasty.
osteoplastisch: osteoplastic.
Osteopoikilie: osteopoikilosis.
Osteoporose, Osteoporosis: osteoporosis. – **O. circumscripta cranii:** o. circumscripta cranii. – **O. congenita:** osteogenesis imperfecta.
Osteopsathyrosis: osteopsathyrosis.
Osteoradionekrose: osteoradionecrosis.
Osteosarkom: osteosarcoma.
Osteosklerose: osteosclerosis.
Osteosynthese: osteosynthesis.
Osteotom: osteotome.
Osteotomie: osteotomy. – **O., gerade:** linear o.
Osteozyt: osteocyte.
Ostitis: osteitis. – **O. condensans:** condensing o.; sclerosing o. – **O. deformans:** o. deformans; Paget's disease. – **O. fibrosa cystica:** o. fibrosa cystica.
Ostium: ostium. – **O. abdominale tubae uterinae:** o. abdominale tubae uterinae; fimbriated end of fallopian tube. – **O. aortae:** aortic orifice. – **O. pharyngeum tubae auditoriae:** o. pharyngeum tubae auditoriae; pharyngeal opening of eustachian tube. – **O. tympanicum tubae auditoriae:** o. tympanicum tubae auditoriae; tympanic opening of eustachian tube. – **O. urethrae externum:** o. urethrae externum; external urethral opening. – **O. urethrae internum:** o. urethrae internum; internal urethral opening.
Ostiuminsuffizienz: vesico-ureteral orifice insufficiency.
Ostrum*-Furst* Syndrom: Ostrum-Furst syndrome.
Oszillator: oscillator.
oszillatorisch: oscillatory; oscillating.
Oszillation: oscillation.
Oszillographie: oscillography.
Oszillokardioskop: electrocardiographic oscillograph.
Oszillometrie: oscillometry.
Oszillopsie: oscillopsia.
Oszilloskop: oscilloscope.
Oszitation: oscitation.
Ota* Nävus, Syndrom: Ota's nevus.
Otalgia, Otalgie: otalgia; earache.
OTD (Organtoleranzdosis): OTD (organ tolerance dose).
Otektomie: otectomy.
Othämatom: othematoma.
Otiatrie: otology.
oticus: otic.
Otitis: otitis. – **O. barotraumatica:** barotitis; aero-otitis. – **O. externa:** o. externa; inflammation of the external auditory canal. – **O. media:** o. media; inflammation of the middle ear.
Otobiosis: ear tick disease.
Otoblennorrhö: otoblennorrhea.
otogen: otogenous; otogenic.
Otoklisis: otocleisis.
Otolith: otolith; otoconium; ear dust.
Otologe: otologist.
Otomastoiditis: otomastoiditis.
Otomykose: otomycosis; otitis mycotica.
Otoneurologie: otoneurology; neurotology.
Otophym: otophyma.
Otoplastik: otoplasty.
Otopyorrhö: otopyorrhea.
Otorhinolaryngologe: ear, nose and throat (= ENT) specialist.
Otorhinolaryngologie: otorhinolaryngology.
Otorrhagie: otorrhagia.
Otorrhö: otorrhea.
Otosklerose: otosclerosis.
Otoskop: otoscope; auriscope.
Otostroboskop: otostroboscope.
ototoxisch: ototoxic.
Ouabain: ouabain.
Ouchterlony* Technik: Ouchterlony technique.
Ovalärschnitt: oval incision; elliptical amputation.
Ovalbumin: ovalbumin.
Ovalozyt: ovalocyte.
Ovar: ovary. – **O., polyzystisches:** polycystic o.
Ovarektomie: ovariectomy.
ovarial: ovarian.
Ovarialabszeß: ovarian abscess.
Ovarialblutung: ovarian bleeding.
Ovarialgie: ovar(i)algia.
Ovarialgravidität: ovarian pregnancy; ovariocyesis.
Ovarialhämatom: ovarian hematoma.
Ovarialhernie: ovarian hernia.
Ovarialhypernephrom: hypernephroma ovarii.
Ovarialhypoplasie: ovarian hypoplasia.
Ovarialinsuffizienz: ovarian failure.

Ovarialkarzinom: ovarian carcinoma.
Ovarialmyom: ovarian myoma.
Ovarialtumor: tumor of the ovary; ovarian tumor.
Ovarialzyklus: ovarian cycle.
Ovarialzyste: ovarian cyst.
Ovariektomie: ovariectomy; oophorectomy.
Ovariohysterektomie: ovariohysterectomy.
Ovariopexie: ovariopexy.
Ovariosalpingektomie: ovariosalpingectomy.
Ovariotomie: ovariotomy.
Ovariozele: ovariocele.
Ovarium: ovarium; ovary.
Ovidukt: oviduct.
Ovina: ovinia; sheep-pox.
Ovocytus: oocyte; ovocyte. – **O. primarius:** primary o. – **O. secundarius:** secondary o.
Ovogenesis: ovogenesis; oogenesis.
Ovomukoid: ovomucoid.
Ovotestis: ovotestis.
Ovozentrum: ovocenter.
Ovozyte: ovocyte; oocyte.
Ovula: ovules. – **O. Nabothi:** Naboth's o. – **O. Graafiana:** graafian o.
ovulär: ovular.
Ovulation: ovulation.
Ovulationsblutung: midcyclical bleeding.
Ovulationshemmer: oral contraceptives; ovulation suppressors.
Ovulationsinduktion: ovulation induction.
ovulatorisch: ovulatory.
Ovulum: ovule.
Ovum: ovum (pl. ova).
Owren* Syndrom: Owren's disease; parahemophilia.
Oxacillin: oxacillin.
Oxalacetat: oxalacetic acid.
Oxalämie: oxalemia.
Oxalat: oxalate.
Oxalatblut: oxalated blood.
Oxalatnephrose: oxalate nephrosis.
Oxalatstein: oxalate stone.
Oxalbernsteinsäure: oxalosuccinic acid.
Oxalessigsäure: oxalacetic acid.
Oxalose: oxalosis.
Oxalsäure: oxalic acid.
Oxalurie: oxaluria.
Oxazepam: oxazepam.
Oxazine: oxazines.
Oxazole: oxazoles.
Oxibiose: aerobiosis.
Oxid: oxide.
Oxidase: oxidase.
Oxidasereaktion: oxidase test; o. reaction.
Oxidation: oxidation.
Oxidationsmittel: oxidant.
Oxidationswasser: water of combustion.
Oxidationszahl: oxidation number.
oxidativ: oxidative.
Oxidimetrie: oxidimetry.
Oxido-Reductase: oxidoreductase.
Oxilofrin: p-hydroxyephedrine.
Oxim: oxim(e).
Oximtherapie: oxime therapy.
Oxitriptan: oxitriptan.
Oxosteroid: oxosteroid.
Oxprenolol: oxprenolol.
β-Oxybuttersäure: beta-oxybutyric acid.
Oxycephalus: oxycephaly.
Oxydimetrie: oxidimetry.
Oxydose: oxidosis.
Oxyfedrin: oxyfedrine.
Oxygenase: oxigenase.
Oxygenation: oxygenation.
Oxygenator: oxygenator.
Oxygen: oxygen.
Oxyhämoglobin: oxyhemoglobin.
Oxymetazolin: oxymetazoline.
Oxymetrie: oxymetry.
Oxynervonsäure: oxynervonic acid.
Oxyosmie, Oxyosphresie: oxyosmia; oxyosphresia.
Oxyphenbutazon: oxyphenbutazone.
oxyphil: oxyphil; oxyphilous.
Oxyphonie: oxyphonia.
Oxysäure: hydroxyacid.
Oxytetracyclin: oxytetracycline.
Oxytocin: oxytocin.
Oxitocin-Empfindlichkeitstest: oxytocin challenge test.
Oxyuriasis: oxyuriasis.
Oxyuris: Oxyuris; pinworm.
Oxyzephalus: oxycephaly.
OZ (Ordnungszahl): atomic number.
Ozaena: ozena.
O-Zellen: null cells.
Ozon: ozone.
Ozontherapie: therapy with ozone.
Ozostomia: ozostomia; halitosis.

P

P (Phosphor): P (phosphorus).
P_1 (erster Pulmonalton): P_1 (first pulmonic heart sound).
PA (Primäraffekt): primary lesion.
PA (Pulmonalarterie): PA (pulmonary artery).
Pa (Pascal): Pa (pascal).
Pa (Protactinium): Pa (protactinium).
p.-a., P-A (posterior-anterior): p-a; P-A (postero-anterior).
Paar: pair; couple.
Paarbildung: pair emission.
Paartherapie: couple therapy.
Paarung: mating; pairing.
PABA (p-Aminobenzoesäure): PABA (para-aminobenzoic acid).
Pacchioni* Granulationen: pacchionian granulations; p. bodies.
Pachyakrie: pachyacria; pachyakria.
Pachyblepharon: pachyblepharon.
Pachydaktylie: pachydactyly.
Pachydermia, Pachydermie: pachyderm(i)a; pachydermatosis.
Pachydermoperiostose: pachydermoperiostosis.
Pachyglossie: pachyglossia.
Pachygyrie: pachygyria.
Pachymeningeosis haemorrhagica: hemorrhagic pachymeningitis.
Pachymeningitis: pachymeningitis; perimeningitis. – **P. cervicalis hypertrophica:** hypertrophic cervical p. – **P. externa spinalis:** external spinal p. – **P. haemorrhagica interna:** internal hemorrhagic p. – **P. tuberculosa:** tuberculous p.
Pachymeninx: pachymeninx; dura mater.
Pachyonychia, Pachyonychie: pachyonychia. – **P. congenita:** p. congenita.
Pachyostose: pachyostosis.
Pachytän: pachytene.
Pachyzephalie: pachycephaly.
Pacini* Körperchen: pacinian corpuscles.
Packung: pack(ing); package.
Pädatrophie: pedatrophy.
Päderastie: pederasty.
Pädiater: pediatrician; pediatrist.
Pädiatrie: pediatry; pediatrics.
Pädologie: pedology.
Pädophilie: pedophilia.
Pätau* Syndrom: trisomy D_1.
Page* Syndrom: Page's syndrome.
Paget* Krebs: Paget's disease of nipple. – **P.* Syndrom:** Paget's disease of bone; osteitis deformans. – **P.* Zellen:** P. cells. – **Paget*-v. Schroetter* Syndrom:** Paget-von Schroetter syndrome.
PAH (Paraaminohippursäure): PAH; PAHA (para-aminohippuric acid).
Palaeencephalon: paleencephalon; paleoencephalon.
Palaeocerebellum: paleocerebellum.
Palaeocortex: paleocortex.
Paläopallium: paleopallium.
Paläostriatum: paleostriatum.
Paläothalamus: paleothalamus.
paläozerebellar: paleocerebellar.
palatinal: palatal; palatine.
Palatinum: palate bones.
palatinus: palatal; palatine.
Palatodynie: palatodynia.
Palatoplastik: palatoplasty.
Palatoschisis: palatoschisis; cleft palate.
Palatum: palate. – **P. durum:** hard p.; bony p. – **P. fissum:** cleft p. – **P. molle:** soft p.
Palikinesie: palikinesia.
Palilalie: palilalia.
Palindrom: palindrome.
palindromisch: palindromic; relapsing.
Palinmnese: palinmnesis.
Palinopsie: palinopsia.
Palinphrasie: paliphrasia.
Palisadenwurm: palisade worm; Dioctophyma renale.
Palladium, Pd: palladium (Pd).
Pallästhesie: pallesthesia.
palliativ: palliative.
Palliativbehandlung: palliative treatment.
Palliativbestrahlung: palliative radiation.
Palliativoperation: palliative surgery.
Palliativum: palliative.

pallidal: pallidal.
pallidostriär: pallidostriatal.
Pallidotomie: pallidotomy.
Pallidum: pallidum.
Pallidumsyndrom: pallidal syndrome; Parkinson's disease.
pallidus: pallid; pale.
Pallium: pallium.
Palliumsyndrom: apallic syndrome.
Pallor: paleness; pallor.
(de) Palma* Operation: Palma's operation.
Palma manus: palm (of the hand).
palmar(is): palmar.
Palmarerythem: palmar erythema.
Palmarfibromatose: palmar fibromatosis; Dupuytren's contracture.
Palmarflexion: palmar flexion.
Palmarkontraktur: palmar contracture; Dupuytren's c.
Palmarreflex: palmar reflex.
Palmitinsäure: palmitic acid.
Palmomentalreflex: palmomental reflex; palm-chin r.
palpabel, palpabilis: palpable.
Palpation: palpation.
Palpebra: palpebra; eyelid.
palpebral(is): palpebral.
Palpebralpunkt: palpebral nerve pressure point.
Palpieren: palpate.
Palpitation: palpitation; palmus.
Paltauf* Flecken: Paltauf's spots. – **Paltauf*(-Sternberg*) Krankheit:** Paltauf-Sternberg disease.
Paludismus: paludism; malaria.
Pamaquin: pamaquine.
du Pan*-Rutishauser* Syndrom: laminar osteochondritis.
Panagglutination: panagglutination.
Panagglutinin: panagglutinin.
Panaritium: panaris; felon; whitlow. – **P. cutaneum:** cutaneous p. – **P. subcutaneum:** subcutaneous p.
Panarteritis: panarteritis.
Panarthritis: panarthritis.
Panazee: panacea; cure-all.
panazinär: panlobular.
Pancoast* Syndrom: Pancoast syndrome. – **P.* Tumor:** P.'s tumor.
Pancreas: pancreas. – **P. anulare:** annular p. – **P. divisum:** divided p.
pancreaticus: pancreatic.
Pancuroniumbromid: pancuronium bromide.
Pandemie: pandemia.
Pandy* Test: Pandy's test.
Panenzephalitis: panencephalitis.
Paneth* (Körner-)Zellen: cells of Paneth.
Panhypogonadismus: panhypogonadism.
Panhypopituitarismus: panhypopituitarism.
Pankarditis: pancarditis.
Pankreas: pancreas. – **P., künstliches:** artificial p.
Pankreasabszeß: pancreatic abscess.
Pankreasadenom: pancreatic adenoma.
Pankreasapoplexie: acute hemorrhagic pancreatitis.
Pankreasdiabetes: pancreatic diabetes.
Pankreasdiagnostik: pancreatic function tests.
Pankreasentzündung: pancreatitis.
Pankreasfibrose, zystische: pancreatic cystic fibrosis.
Pankreasfistel: pancreatic fistula.
Pankreasgang: pancreatic duct.
Pankreasinseln: pancreatic islets; islets of Langerhans.
Pankreasinsuffizienz: pancreatic insufficiency.
Pankreaskarzinom: pancreatic carcinoma.
Pankreaskörper: body of pancreas.
Pankreaskopf: head of pancreas.
Pankreas-Lipase: pancreatic lipase.
Pankreasnekrose: pancreatic necrosis.
Pankreassaft: pancreatic juice.
Pankreasstein: pancreatolith.
Pankreastransplantation: transplantation of pancreas.
Pankreatektomie: pancreatectomy.
pankreatiko-: pancreatico-.
Pankreatikographie: pancreatography.
Pankreatikus: pancreatic duct.
Pankreatitis: pancreatitis. – **P., akute:** acute p. – **P., chronische:** chronic p.
pankreato-: pancreato-.
Pankreatoduodenektomie: pancreatoduodenectomy.
Pankreatoenterostomie: pancreatoenterostomy.
Pankreatographie: pancreatography.
Pankreatolith: pancreatolith.
pankreatolytisch: pancre(at)olytic.

Pankre(at)opathie: pancreatopathy.
Pankreatose: pancreatopathy.
pankreopriv: pancreoprivic.
Pankreozymin: pancreozymin.
Panlabyrinthitis: panlabyrinthitis.
Panmixie: panmixis; random mating.
Panmyelopathie: panmyelopathy.
Panmyelophthise: panmyelophthisis.
Panner* Krankheit: Panner's disease.
Panniculitis: panniculitis. – **P. nodularis nonsuppurativa febrilis et recidivans:** relapsing febrile nodular nonsuppurative p.; Weber-Christian disease.
Panniculus: panniculus.
Pannikulitis: panniculitis.
Pannus: pannus. – **P. corneae:** corneal p.
Panophthalmie, Panophthalmitis: panophthalmia; panophthalmitis.
panoptisch: panoptic.
Panorama-Aufnahme: panoramic radiograph; panograph.
Panostitis: panosteitis.
Panotitis: panotitis.
Panphlebitis: panphlebitis.
Panphobie: panphobia.
Panplegie: panplegia; total paralysis.
Pansinusitis: pansinusitis.
Panstrongylus: Panstrongylus.
pansystolisch: pansystolic.
Pantethein: pantetheine.
Panthenol: panthenol; pantothenol.
Pantomograph: pantomograph.
Pantothenat: pantothenate.
Pantothensäure: pantothenic acid.
pantotrop: pantropic; polycytotropic.
Panuveitis: panuveitis.
Panzerherz: armored heart; constrictive pericarditis.
Panzerkrebs: corset cancer; cancer en cuirasse.
Panzythämie: pancythemia.
Panzytopenie: pancytopenia.
Papageienkrankheit: psittacosis.
Papain: papain.
Papanicolaou* Abstrich: Papanicolaou smear (= Pap). – **P.* Test:** Pap test.
Papaverin: papaverine.
Papayotin: papayotin.
Papel: papule.
Papier: paper.
Papierchromatographie: paper chromatography.
Papierelektrophorese: paper electrophoresis.
Papilla: papilla. – **P. dentalis:** dental p. – **P. duodeni major:** duodenal p.; p. of Vater. – **P. lacrimalis:** lacrimal p. – **P. nervi optici:** optic p.; optic disk; blind spot. – **P. renalis:** renal p. – **P. vallata:** (circum-) vallate p. – **P. Vateri:** p. of Vater; duodenal p.
papillär, papillaris: papillary.
Papillarkörper: papillary layer; stratum papillare.
Papillarmuskeln: papillary muscles.
Papille: papilla.
Papillenabblassung: pallor of optic disk.
Papillenexkavation: optic cup.
Papillenkarzinom: papillary carcinoma.
Papillennekrose: papillary necrosis.
Papillenödem: papilledema; choked disk.
Papillenstein: papillary stone.
Papillitis: papillitis.
Papilloduodenektomie: papilloduodenectomy.
Papillom(a): papilloma. – **P. acuminatum, P. venereum:** condyloma acuminatum; genital wart. – **P. durum:** hardened p. – **P. molle:** p. molle; condyloma.
papillomakulär: papillomacular.
Papillomatose, Papillomatosis: papillomatosis.
Papilloma-Virus: papillomavirus.
Papillon//Léage*-Psaume* Syndrom: orofaciodigital syndrome.
Papillon*-Lefèvre* Syndrom: Papillon-Lefèvre syndrome.
Papilloretinitis: papilloretinitis.
Papillosphinkterotomie: papillosphincterotomy.
Papovavirus: papovavirus.
Pappatacifieber: pappataci fever; sandfly f.
Pappenheim* Färbung: Pappenheim's stain.
Papula: papule; papula.
papulös: papular.
Papulosis: papulosis. – **P. atrophicans maligna:** malignant atrophic p.
Paraagglutination: paragglutination.
Paraamino-: para-amino-.
Paraamyloidose: paramyloidosis.
Paraballismus: bilateral hemiballism.
Parablepsis: parablepsia; parablepsis.
Parabulie: parabulia.
Paracentesis: paracentesis.

Paracetamol: paracetamol; acetaminophen.
Paracoccidioidomycosis: paracoccidioidomycosis; South American blastomycosis.
Paracolpium: paracolpium.
Paracusis: paracusis.
Paracystium: paracystium.
paradental: periodontal.
Paradidymis: paradidymis; organ of Giraldès.
paradox: paradoxic(al).
Parästhesie: paresthesia.
Paraffin: paraffin.
Paraffineinbettung: paraffin embedding.
Paraffinkrebs: paraffin cancer.
Paraffinom: paraffinoma.
parafollikulär: parafollicular.
Paraformaldehyd, Paraformalin: paraformaldehyde.
Paragangliom: paraganglioma; chemodectoma.
Paraganglion: paraganglion.
Parageusie: parageusia; parageusis.
Paragglutination: paragglutination.
Paragnosie: paragnosis.
Paragonimiasis: paragonimiasis.
Paragonimus: Paragonimus.
Paragranulom: paragranuloma.
Paragraphie: paragraphia.
Parahämophilie: parahemophilia; factor V deficiency.
Parahidrosis: parhidrosis.
parainfektiös: parainfectious.
Parainfluenza-Virus: parainfluenza virus.
parakardial: paracardiac.
Parakeratose: parakeratosis.
Parakokzidioidomykose: paracoccidioidomycosis; South American blastomycosis.
Parakolpitis: paracolpitis.
Parakusis: paracusis.
Paralalie: paralalia.
Paralambdazismus: paralambdacism.
Paralbumin: paralbumin.
Paraldehyd: paraldehyde.
parallaktisch: parallactic.
Parallaxe: parallax.
parallel: parallel.
Parallergie: parallergy; parallergic reaction.
Paralogie: paralogia.
Paralyse, Paralysis: paralysis. – **P. acuta ascendens spinalis:** acute ascending spinal p.; acute febrile polyneuritis. – **P. agitans:** p. agitans; shaking palsy; Parkinson's disease. – **P. a. juvenilis:** juvenile p. a. (of Hunt); Ramsay Hunt p. – **P., progressive:** general p.; dementia paralytica.
paralysierend: paralyzant.
Paralytiker: paralytic.
paralytisch: paralytic.
Paramastitis: paramastitis.
Paramecium: Paramecium.
paramedian: paramedian.
Paramedianschnitt: paramedian incision.
Parameter: parameter.
Paramethason: paramethasone.
parametran: parametric.
parametrisch: parametric.
Parametritis: parametritis; pelvic cellulitis.
Parametrium: parametrium.
Parametropathia spastica: pelvic congestion.
Paramimie: paramimia.
Paramnesie: paramnesia.
Paramphistomiasis: paramphistomiasis.
Paramuzin: paramucin.
Paramyoclonus multiplex: paramyoclonus multiplex.
Paramyotonia congenita: paramyotonia congenita; Eulenburg's disease.
Paramyxovirus: paramyxovirus.
paranasal: paranasal.
Paraneoplasie, paraneoplastisches Syndrom: paraneoplastic syndrome.
Paranephritis: paranephritis; perinephritis.
paranephritisch: paranephric.
paraneural: paraneural.
Paranoia: paranoia.
paranoid: paranoid.
Paranoiker: paranoiac.
paranoisch: paranoic.
Paranomie: paranomia.
Paranukleus: paranucleus.
paraösophageal: paraesophageal.
Paraosteoarthropathie: paraosteoarthropathy.
Paraoxon: paraoxon.
Paraoxonase: paraoxonase.
Paraparese: paraparesis; partial paralysis.
Parapedese: parapedesis.
Paraphasie: paraphasia.

Paraphimose: paraphimosis.
Paraphonie: paraphonia.
Paraphrasie: paraphrasia.
Paraphrenie: paraphrenia.
Paraphrenitis: paraphrenitis.
Paraplasma: paraplasm; hyaloplasm.
Paraplegie: paraplegia.
paraplegisch: paraplegic; paraplectic.
Parapleuritis: parapleuritis.
parapneumonisch: parapneumonic.
Parapoxvirus: parapoxvirus.
Parapraxie: parapraxia.
Paraproktitis: paraproctitis.
Paraprostatitis: paraprostatitis.
Paraprotein: paraprotein.
Paraproteinämie: paraproteinemia.
Parapsoriasis: parapsoriasis. – **P. en plaques:** p. en plaques. – **P. guttata leukodermica:** guttate p. – **P. lichenoides:** p. lichenoides chronica.
Parapsychologie: parapsychology.
parapylorisch: parapyloric.
Paraquat-Vergiftung: paraquat poisoning.
pararektal: pararectal.
Pararhythmie: pararrhythmia.
Pararthrie: pararthria.
parasakral: parasacral.
Parasexualität: parasexuality.
Parasit: parasite. – **P., fakultativer:** facultative p. – **P., obligater:** obligate p. – **P., periodischer:** periodic p. – **P., temporärer:** temporary p. – **P., wirtsspezifischer:** specific p.
Parasitämie: parasitemia.
parasitär: parasitic.
parasitisch: parasitic.
Parasitismus: parasitism.
Parasitizid: parasiticide.
Parasitologie: parasitology.
Parasitose: parasitosis.
Parasomnie: parasomnia.
Paraspadie: paraspadias.
Paraspastik: paraspasm; spastic paralysis.
Para-Stellung: para-position.
parasternal: parasternal.
Parasympathikotonie: parasympathicotonia; vagotonia.
Parasympathikus, parasympathisches System: parasympathetic nervous system.
Parasympathikusstoff: acetylcholine.
Parasympatholytikum: parasympatholytic.
Parasympathomimetikum: parasympathomimetic.
Parasystolie: parasystole; parasystolic rhythm.
Parathion: parathion.
Parathormon: parathyroid hormone; parathormone.
Parathymie: parathymia.
parathyreogen: parathyrogenous.
Parathyreoidea: parathyroid (gland).
Parathyreoidektomie: parathyroidectomy.
Parathyreoidom: parathyroidoma; parathyroid adenoma.
parathyreopriv: parathyroprivic.
Parathyrin: parathyroid hormone.
paratonsillär: paratonsillar.
Paratrachom: paratrachoma.
Paratyphlitis: paratyphlitis.
Paratyphus: paratyphoid fever.
paraurethral: paraurethral.
Paraurethritis: paraurethritis.
paravaginal: paravaginal.
paravakzinal: paravaccinial.
Paravakzine: paravaccinia.
paravasal, paravaskulär: perivascular.
paravenös: paravenous.
paravertebral: paravertebral.
Paravertebralanästhesie: paravertebral anesthesia.
Paravertebrallinie: paravertebral line.
paravesikal: paravesical.
Parazentese: paracentesis.
Parazervikalanästhesie: paracervical anesthesia.
parazyklisch: paracyclic.
Parazystitis: paracystitis.
Pardee* Q(-Zacke): Pardee Q wave.
Pareidolie: pareidolia.
Parenchym: parenchyma.
parenchymatös: parenchymatous.
Parenchymikterus: parenchymatous jaundice.
Parenchymknorpel: parenchymatous cartilage; cellular c.
parenteral: parenteral.
Parese: paresis; partial paralysis; incomplete paralysis.
paretisch: paretic.
Paries: paries; wall.
parietal: parietal.
Parietale: parietal bone.
Parietallappen: parietal lobe.

Parietallappensyndrom: parietal lobe syndrome.
Parietalzelle: parietal cell; oxyntic c.
Parietographie: parietography.
Parinaud* Ophthalmoplegie: Parinaud's ophthalmoplegia syndrome.
Parinaud* Syndrom: Parinaud's oculoglandular syndrome.
Park* Aneurysma: Park's aneurysm.
Parkbanklähmung: musculospiral paralysis; Saturday night p.
Parkinson* Krankheit: Parkinson's disease; paralysis agitans; shaking palsy. – **P.*-Syndrom:** parkinsonism; parkinsonian syndrome.
parodontal: parodontal; periodontal.
Parodontitis: parodontitis; periodontitis. – **P. apicalis:** apical p. – **P. marginalis:** marginal p. – **P. superficialis:** gingivitis.
Parodontium: parodontium; periodontium.
Parodontopathie: parodontopathy; periodontopathy.
Parodontose: parodontosis; periodontosis.
Paromomycin: paromomycin.
Paromphalozele: paromphalocele.
Paronychie: paronychia.
Paroophoron: paroophoron.
Paropsie: paropsis; parablepsia.
Parorexie: parorexia.
Parosmie, Parosphresie: parosmia; parosphresia.
Parostitis: parost(e)itis.
Parostosis: parost(e)osis.
Parotidektomie: parotidectomy.
Parotis: parotid gland.
Parotisspeichel: parotid saliva.
Parotiszyste: parotid cyst.
Parotitis: parotitis.
parovarial: parovarian.
Parovarium: parovarium.
Paroxypropion: paroxypropione; p-propionylphenol.
paroxysmal: paroxysmal.
Paroxysmus: paroxysm.
Parrot* Furchen: Parrot's ulcer. – **P.* Knoten:** P.'s nodes; P.'s sign. – **P.* Krankheit, Syndrom:** P.'s disease. – **P.* Lähmung:** P.'s pseudoparalysis.
Pars: pars; part; division. – **P. cochlearis nervi octavi:** cochlear nerve. – **P. laryngea pharyngis:** laryngopharynx. – **P. parasympathetica:** parasympathetic nervous system. – **P. radiata (renis):** medullary rays; pyramids of Ferrein. – **P. sympathetica:** sympathetic nervous system. – **P. vestibularis nervi octavi:** vestibular nerve.
Parthenogenese: parthenogenesis.
partiär, partial: partly; partial.
Partialdruck: partial pressure.
Partikel: particle.
Partikelzählgerät: Coulter counter.
Partus: labor; childbirth; parturition. – **P. immaturus:** abortion. – **P. praecipitatus:** precipitate labor. – **P. praematurus:** premature l.; preterm l. – **P. serotinus:** postmature l.
Parulis: parulis; gumboil.
parumbilicalis: parumbilical.
parungual: periungual.
parvizellulär: parvicellular.
Parvovirus: parvovirus.
PAS (Paraaminosalicylsäure): PAS (paraaminosalicylic acid).
Pascal: pascal.
PAS-Färbung: PAS stain.
PAS-Reaktion: periodic acid Schiff reaction.
Passage: passage.
Passavant* (Ring-)Wulst: Passavant's bar.
passiv: passive.
Pasta, Paste: paste.
Pasteur* Effekt: Pasteur effect; P.'s reaction. – **P.* Methode:** P.'s method; P. treatment.
Pasteurella: Pasteurella. – **P. multocida:** P. multocida; P. canis. – **P. pestis:** P. pestis; Yersinia pestis. – **P. pseudotuberculosis:** P. pseudotuberculosis; Yersinia pestis. – **P. tularensis:** P. tularensis; Francisella tularensis.
Pasteurellose: pasteurellosis.
Pasteurisation, Pasteurisierung: pasteurization.
Pastille: pastille; lozenge; troche.
pastös: pasty.
Patau* Syndrom: trisomy 13 syndrome; Patau's syndrome.
Patella: patella; kneecap. – **P., gleitende:** slipping p. – **P., tanzende:** floating p.
Patellafraktur: fracture of patella.
Patellahochstand: patella alta.
Patellaluxation: patellar dislocation.

Patellarklonus: patellar clonus; clonic knee jerk.
Patellarsehne: patellar tendon.
Patellarsehnenreflex: patellar reflex; knee-jerk reflex.
Patellatiefstand: patella baja.
Patellektomie: patellectomy.
patens, patent: patent.
Paterson*(-Kelly*) Syndrom: Paterson's syndrome; Plummer-Vinson syndrome.
Pathobiochemie: pathobiochemistry.
pathogen: pathogen(et)ic.
Pathogenese: pathogenesis; pathogeny.
Pathogenität: pathogenicity.
pathognomonisch: pathognomonic.
Pathoklise: pathoclisis.
Pathologie: pathology.
pathologisch: pathologic(al).
Pathomechanismus: pathogenetic mechanism.
Pathomorphose: pathomorphism.
Pathophysiologie: pathophysiology.
Patient: patient. – **P., ambulanter:** outpatient. – **P., stationärer:** inpatient.
Paukenhöhle: tympanic cavity.
Paukenhöhlensklerose: tympanosclerosis.
Paul* Versuch: Paul's test.
Paul*-Bunnell* Reaktion: Paul-Bunnell test.
Pause: pause. – **P., kompensatorische:** compensatory pause.
Pautrier*-Woringer* Syndrom: dermatopathic lymphadenopathy.
Pavillon: pavilion.
Pavor: pavor; anxiety; dread. – **P. nocturnus:** nightmare; night terror.
Pawlow* Magen, Tasche: Pavlov's stomach; P.'s pouch.
Payr* Klemme: Payr's clamp. – **P.* Methode:** P.'s method. – **P.* (Doppelflinten-) Syndrom:** P.'s disease; splenic flexure syndrome. – **P.* Zeichen:** P.'s sign.
Pb (Plumbum)**:** Pb (lead).
PBG: 1) Porphobilinogen: porphobilinogen. **2) Progesteron-bindendes Globulin:** PBG (progesterone binding globulin).
PBR (Paul-Bunnell Reaktion)**:** Paul-Bunnell reaction.
PBZ (primäre biliäre Zirrhose)**:** PBC (primary biliary cirrhosis).
PCB (polychloriertes Biphenyl)**:** polychlorinated biphenyl.
PCP: 1) primär-chronische Polyarthritis: primary chronic polyarthritis. **2) Pneumocystis-carinii-Pneumonie:** pneumocystis carinii pneumonia. **3) Pentachlorphenol:** pentachlorophenol.
Pd (Palladium)**:** Pd (palladium).
PDA (persistierender Ductus arteriosus)**:** PDA (patent ductus arteriosus).
PE (Probeexzision)**:** exploratory excision.
Péan* Klemme: Péan's forceps.
Pearl* Index: failure rates of contraceptive methods.
Peau d'orange: peau d'orange; orange peel skin.
Pechhaut: acne picealis.
Pecten: pecten. – **P. ossis pubis:** pectineal line.
pectineus, pectinealis: pectineal.
pectoralis: pectoral.
Pectus: pectus; breast. – **P. carinatum:** p. carinatum; chicken b.; pigeon b. – **P. excavatum:** p. excavatum; funnel b.; funnel chest.
pediculatus: pediculate; pedunculate.
Pediculosis: pediculosis.
Pediculus: Pediculus (= louse); pediculus (= little foot). – **P. humanus capitis:** head louse. – **P. humanus corporis:** body louse. – **P. pubis:** crab louse.
Pedikulizid: pediculicide.
Pedikulose: pediculosis.
Pedunculus: peduncle; pedicle. – **P. cerebellaris inferior:** inferior cerebellar p.; restiform body. – **P. cerebellaris superior:** superior cerebellar p. – **P. cerebri:** cerebral p.; crus cerebri.
Pedunkulotomie: pedunculotomy.
PEG (Pneumoenzephalographie)**:** PEG (pneumoencephalography).
Peiper* Reflex: light-induced head retropulsion.
Peiper*-Isbert* Reflex: Peiper-Isbert reflex.
Peitschenhiebtrauma: whiplash injury.
Peitschenwurm: whipworm; Trichuris trichiura.
pektanginös: anginose; anginal.
Pektase: pectase; pectinesterase.
Pektenitis: pectenitis.
Pektenose: pectenosis.
Pektin: pectin.

Pektoralfremitus: pectoral fremitus.
Pektoralis: pectoralis.
Pel* Krisen: Pel's crises; tabetic ocular crises. – **Pel*-Ebstein* Fieber:** Pel-Ebstein fever.
Pelger*-Huet* (Kern-) Anomalie: Pelger-Huët (nuclear) anomaly.
Pelioma: pelioma.
Peliosis: peliosis; purpura.
Pelipathia vegetativa: pelvic congestion; hypogastric plexus irritation.
Pelizaeus*-Merzbacher* Krankheit: Pelizaeus-Merzbacher syndrome; familial centrolobar sclerosis.
Pellagra: pellagra.
Pellagra-Schutzstoff: pellagra preventing factor; nicotinamide.
Pellagrosis: pellagrosis.
Pellicula, Pellikula: pellicle.
Pellotin: pellotine.
pellucidus: pellucid; translucent.
Peloid: peloid.
Pelotte: pad.
Pelveoperitonitis: pelvioperitonitis.
Pelveoplastik: pelvioplasty.
pelvicus: pelvic.
Pelvimetrie: pelvimetry.
pelvin: pelvic.
Pelvis: pelvis. – **P. major:** p. major; false p. – **P. minor:** p. minor; true p.
Pelviskopie: pelvioscopy.
pelzig: furred.
Pemphigoid: pemphigoid. – **P., bullöses:** bullous p.
Pemphigus: pemphigus. – **P. benignus familiaris chronicus:** benign familial p.; Hailey-Hailey disease. – **P. seborrhoicus, P. erythematosus:** p. erythematosus; Senear-Usher syndrome. – **P. vegetans:** p. vegetans. – **P. vulgaris:** p. vulgaris.
pendelartig: pendular.
Pendelatmungssystem: to-and-fro-system.
Pendelbestrahlung: pendulum therapy.
Pendelblut: regurgitant bloodflow.
Pendelhoden: wandering testicle.
Pendelluft: air trapping.
Pendelniere: mobile kidney.
Pendelnystagmus: pendular nystagmus.
Pendelrhythmus: embryocardia.
Pendred* Syndrom: Pendred's syndrome.
pendulans, pendulus: pendulous.
Penetranz: penetrance.
Penetration: penetration.
penetrierend: penetrating.
Penfield* Schema: sensorimotor cortical homunculus. – **P.* Syndrom:** Penfield's syndrome.
Penicillamin: penicillamine.
Penicillansäure: penicillanic acid.
Penicillase: penicillinase.
Penicillin: penicillin.
Penicillin-Allergie: penicillin allergy.
Penicillinase: penicillinase.
Penicillium: Penicillium.
Penicilloyl-Polylysin-Test: penicilloyl-polylysine test.
penil: penile.
Penis: penis. – **P. duplex:** double p. – **P. palmatus:** p. palmatus; webbed p.
Penisentzündung: penitis; phallitis.
Penisinduration: penile induration; Peyronie's disease.
Peniskarzinom: carcinoma of the penis.
Penisknochen: penile prosthesis.
Penisneid: penis envy.
Penitis: penitis.
Penrose* Drain: Penrose drain; cigarette d.
Pentachlornitrobenzol: pentachloronitrobenzene; quintozene.
Pentachlorphenol: pentachlorophenol.
Pentagastrin: pentagastrin.
Pentalogie: pentalogy.
Pentamer: pentamer.
Pentamidin: pentamidine.
Pentan: pentane.
Pentastomiasis: pentastomiasis.
Pentastomum denticulatum: Pentastomum denticulatum.
Pentatrichomonas ardindelteili: Pentatrichomonas ardindelteili; Trichomonas hominis.
Pentazocin: pentazocine.
Pentdyopent: pentdyopent.
Pentit: pentitol.
Penton: penton.
Pentose: pentose.
Pentosephosphatzyklus: pentose phosphate cycle.
Pentosurie: pentosuria.
Pentoxyfyllin: pentoxifylline.
Peplos: peplos.
Pepper* Syndrom: Pepper's syndrome.
Pepsin: pepsin.

Pepsinogen: pepsinogen.
Peptid: peptide. – **P., atriales natriuretisches:** atrial natriuretic p.
Peptidase: peptidase.
Peptidbindung: peptide bond.
Peptidoglykan: peptidoglycan.
Peptidsynthese: peptide synthesis.
Peptidsynthetase: peptide synthetase.
Peptidyltransferase: peptidyl transferase.
peptisch: peptic.
Peptococcus: Peptococcus.
Pepton: peptone.
Peptostreptococcus: Peptostreptococcus.
per: per; by.
perakut: peracute.
Perchloräthylen: tetrachlorethylene; perchloroethylene.
Perchlorat: perchlorate.
Perchlormethylmercaptan: perchloromethylmercaptane.
Perchlornaphthalin: chlorinated naphthalene.
Perchlorsäure: perchloric acid.
perforans: perforating.
Perforation: perforation.
perforatus, perforiert: perforate(d).
Perfusion: perfusion.
Perfusionsdruck: perfusion pressure.
Pergament: parchment.
Pergamenthaut: parchment skin.
Pergamentknistern: parchment crackling.
Perhexilin: perhexiline.
Periadenitis: periadenitis.
perianal: perianal.
Periangiitis: periangiitis.
periapikal: periapical.
Periappendizitis: periappendicitis.
periarteriell: periarterial.
Periarteriitis: periarteritis. – **P. nodosa:** p. nodosa; polyarteritis nodosa.
Periarthritis: periarthritis. – **P. humeroscapularis:** Duplay's disease; frozen shoulder.
Periarthropathie: periarthropathy.
periaurikulär: periauricular.
peribronchiolär: peribronchiolar.
Peribronchitis: peribronchitis.
Pericarditis: pericarditis. – **P. constrictiva:** constrictive p. – **P. rheumatica:** rheumatic p. – **P. sicca:** dry p. – **P. uraemica:** uremic p.
Pericardium: pericardium.
Pericholangitis: pericholangitis.
Pericholezystitis: pericholecystitis.
perichondral: perichondral; perichondrial.
Perichondritis: perichondritis.
Perichondrium: perichondrium.
Pericranium: pericranium.
Perideferentitis: perideferentitis.
Peridektomie: peridectomy; peritectomy.
peridendritisch: peridendritic.
Peridentitis: peridentitis; periodontoclasia.
Peridivertikulitis: peridiverticulitis.
peridural: peridural.
Periduralanästhesie: peridural anesthesia.
Periektomie: peridectomy; peritectomy.
perifokal: perifocal.
Perifolliculitis, Perifollikulitis: perifolliculitis. – **P. superficialis pustulosa:** superficial pustular p.; Bockhart's impetigo.
Perigastritis: perigastritis.
periglandulär: periglandular.
Perihepatitis: perihepatitis.
Perikard: pericardium.
Perikardektomie: pericardiectomy.
Perikarderguß: pericardial effusion.
Perikardhöhle: pericardial cavity.
perikardial: pericardial; pericardiac.
Perikardiolyse: pericardiolysis.
Perikardiostomie: pericardiostomy.
Perikardiotomie: pericardiotomy.
Perikarditis: pericarditis.
Perikardpunktion: pericardiocentesis.
Perikardreiben: pericardial rub.
Perikaryon: perikaryon.
Perikolitis: pericolitis.
perikorneal: pericorneal.
Perilymphadenitis: perilymphadenitis.
Perilymphangitis: perilymphangitis.
Perilymphe: perilymph.
Perimeter: perimeter.
Perimetrie: perimetry.
Perimetritis: perimetritis.
Perimetrium: perimetrium.
Perimysium: perimysium.
perinatal: perinatal.
Perinatalsterblichkeit: perinatal mortality.
Perinatologie: perinatology.
perineal: perineal.
Perinealriß: perineal laceration; p. tear.
Perineoplastik: perineoplasty.
Perineorrhapie: perineorrhaphy.

Perinephritis: perinephritis.
perinephritisch: perinephritic; perinephric.
Perinephrium: perinephrium.
Perineum: perineum.
perineural: perineural; perineurial.
Perineuritis: perineuritis.
Perineurium: perineurium. – **P. externum:** epineurium.
Periode: period.
periodisch: periodic.
Periodizität: periodicity.
Periodontitis: periodontitis.
Periodontium: periodontium.
Periösophagitis: periesophagitis.
Perionychie: perionychia.
Perionyx: perionyx.
perioperativ: perioperative.
perioral: perioral; circumoral.
Periorbita: periorbita.
Periorchitis: periorchitis.
Periorchium: periorchium.
Periost: periosteum.
periostal: periosteal.
Periosteom: periosteoma.
Periosteum: periosteum. – **P. alveolare:** alveolar p. – **P. internum:** p. internum.
Periostitis: periostitis; periosteitis.
Periostose: periostosis.
Periostreflex: periosteal reflex.
Peripankreatitis: peripancreatitis.
peripher: peripheral.
Periphlebitis: periphlebitis.
Periphrenitis: periphrenitis.
Peripleuritis: peripleuritis.
Periporitis: periporitis.
periportal: periportal.
Periproktitis: periproctitis; perirectitis.
Periprostatitis: periprostatitis.
Peripylephlebitis: peripylephlebitis.
perirektal: perirectal.
perirenal: perirenal; perinephric.
Perisalpingitis: perisalpingitis.
perisinuös, perisinusoidal: perisinuous.
periskopisch: periscopic.
Perispermatitis: perispermatitis.
Perisplenitis: perisplenitis.
Peristaltik: peristalsis. – **P., retrograde:** reverse p.; antiperistalsis.
peristaltisch: peristaltic.
Peristase: peristasis; environment.
Peristomfeld: peristome.
Peritendineum: peritendineum.
Peritendinitis: peritendinitis; peritenonitis.
Peritheliom: perithelioma.
Perithelium: perithelium.
peritoneal: peritoneal.
Peritonealdialyse: peritoneal dialysis.
Peritonealhöhle: peritoneal cavity.
Peritonealisierung: peritonealization.
Peritonealkarzinose: peritoneal carcinomatosis.
Peritoneallavage: peritoneal lavage.
Peritonealspülung: peritoneal lavage; p. dialysis.
Peritonealtuberkulose: peritoneal tuberculosis.
Peritoneopexie: peritoneopexy.
Peritoneoskopie: peritoneoscopy.
Peritoneum: peritoneum. – **P. parietale:** parietal p. – **P. viscerale:** visceral p.
Peritonismus: peritonism.
Peritonitis: peritonitis. – **P., adhäsive:** adhesive p. – **P., akute:** acute p. – **P., chronische:** chronic p. – **P. circumscripta:** circumscribed p.; localized p. – **P., gallige:** biliary p.; bile p. – **P. libera:** diffuse p.; generalized p. – **P. purulenta:** purulent p. – **P. tuberculosa:** tuberculous p.
Peritonsillitis: peritonsillitis.
peritrich: peritrichous.
Perityphlitis: perityphlitis; periappendicitis.
periumbilikal: periumbilical.
periungual: periungual.
Periureteritis: periureteritis.
periurethral: periurethral.
Periurethritis: periurethritis.
perivasal, perivaskulär: perivascular.
Perivaskulitis: perivasculitis; periangiitis.
perivesikal: perivesical.
perivitellin: perivitelline.
perizellulär: pericellular.
perizentrisch: pericentric.
Perizystitis: pericystitis.
Perizyt: pericyte.
Perjodsäure: periodic acid. – **P.-Schiff-Reaktion:** periodic acid Schiff reaction.
Perkolat: percolate.
Perkussion: percussion. – **P., bimanuelle:** bimanual p. – **P., direkte:** direct p.; immediate p. – **P., indirekte:** mediate p.; indirect p.
Perkussionsauskultation: auscultatory percussion.

Perkussionshammer: percussor.
Perkussionsversuch: percussion test.
perkutan: percutaneous.
Perkutieren: percussion.
perkutorisch, perkussorisch: percussible.
Perle: pearl; bead.
Perlèche: perlèche.
Perlgeschwulst: cholesteatoma.
perlingual: perlingual.
Perlschnurabszeß: bead-like microabscess.
Perlsucht: perlsucht.
Permanganat: permanganate.
permeabel: permeable.
Permeabilität: permeability.
Permeation: permeation.
Permissivität: permissiveness.
Perna: perna.
pernasal: pernasal.
Pernio: pernio; chilblain.
perniziös: pernicious.
Perniziosa: pernicious anemia.
Perobrachius: perobrachius.
Perochirus: perochirus.
Perodaktylie: perodactylia.
Peromelie: peromelia.
peroneal, peroneus: peroneal.
Peroneuslähmung: peroneal paralysis.
Peroneusphänomen: peroneal nerve phenomenon; Lust's ph.
Peroneuszeichen: peroneal sign.
Perophalangie: perodactylia.
peroral: peroral; per os; by mouth.
Peroxid: peroxide.
Peroxidase: peroxidase.
Peroxisom, Peroxysom: peroxisome.
Perozephalie: perocephalus.
perpetuell, perpetuus: perpetual.
Perphenazin: perphenazine.
Perseveration: perseveration. – **P., tonische:** tonic p.
persistens, persistent: persistent.
Persistenz: persistence; persistency.
persistierend: persisting.
Persönlichkeit: personality.
Persönlichkeitsabbau: deterioration of personality.
Persönlichkeitsstörung: personality disorder.
Persönlichkeitstests: personality tests.
Perspiration: perspiration. – **P. insensibilis:** insensible p. – **P. sensibilis:** sensible p.
Persuasion: persuasion.
Persufflation: pertubation.
Perthes* Versuch: Perthes' test; tourniquet test. – **Perthes*(-Calvé*-Legg*-Waldenström*) Krankheit:** Perthes' disease; osteochondritis deformans juvenilis.
Pertubation: pertubation.
Pertussis: pertussis; whooping cough.
Pertussoid: pertussoid.
Peruwarze: Peruvian wart.
Perversion: perversion.
Pervigilium: pervigilium; insomnia.
Perzentile: percentile.
Perzeption: perception.
Perzeptionsschwerhörigkeit: perceptive deafness.
perzeptiv: perceptive.
Pes: pes; foot. – **P. cavus:** pes cavus; talipes c. – **P. planus:** p. planus; flatfoot. – **P. valgus:** p. valgus; talipes v. – **P. varus:** p. varus; talipes v.
Pessar: pessary.
Pest: plague; pestis. – **P., schwarze:** black plague. – **P., septikämische:** septicemic plague.
Pestbeule: pestilential bubo.
Pestis: pestis; plague. – **P. bubonica:** bubonic plague. – **P. minor:** p. minor; ambulatory plague.
Pestizid: pesticide.
Pestseptikämie: pesticemia; plague septicemia.
Pestvakzine: plague vaccine.
PET (Positronenemissionstomographie): PET (positron emission tomography).
Petaloid: Unna's dermatosis.
petechial: petechial.
Petechien: petechiae.
Petechientest: Rumpel-Leede test.
Peters*(-Seefelder*) Syndrom: Peters' anomaly.
Pethidin: pethidine; meperidine.
Petiolus epiglottidis: epiglottic petiole.
Petit* Dreieck: Petit's triangle.
(du) Petit* Kanal: Petit's canal; zonular spaces. – **(du) Petit* Sinus:** Petit's sinus.
Petit mal: petit mal; absence seizures. – **P. m. impulsif, myoklonisches P. m.:** myoclonic seizures. – **P. m. propulsif:** jackknife seizures. – **Petit-mal-Status:** absence status.
Petrifikation: petrifaction.

Petrischale: Petri dish.
Petrissage: pétrissage; kneading.
Petroapizitis: Gradenigo's syndrome.
Petrolatum: petrolatum; soft paraffin.
Petroleum: petroleum.
Petrositis: petrositis.
Petrosum: petrous portion of temporal bone.
Peutz*-Jeghers* Syndrom: Peutz-Jeghers syndrome.
Peyer* Plaques, Drüsen: Peyer's patches (plaques, glands); aggregated follicles.
Peyotl: peyote.
(de la) Peyronie* Krankheit: Peyronie's disease; penile induration.
PF (Plättchenfaktor)**:** p (platelet factor).
Pfählungsverletzung: impalement injury.
Pfanne: socket; acetabulum; glenoid cavity.
Pfannendach: acetabular roof.
Pfannendachplastik: acetabuloplasty.
Pfannengelenk: ball-and-socket articulation.
Pfannenöffnungswinkel: acetabular index.
Pfannenstiel* Schnitt: Pfannenstiel's incision.
v. Pfaundler*-Hurler* Syndrom: Hurler's syndrome; mucopolysaccharidosis IH.
Pfefferminze: peppermint.
Pfeffer-Salz-Fundus: pepper-salt fundus.
Pfeifen: sibilant rale.
pfeifend: sibilant; whistling.
Pfeifer*-Weber*-Christian* Syndrom: Weber-Christian disease.
Pfeiffer* Bakterium: Pfeiffer's bacillus; Haemophilus influenzae.
Pfeiffer* Drüsenfieber, Krankheit: Pfeiffer's disease; infectious mononucleosis.
Pfeiffer* Phänomen: Pfeiffer's phenomenon.
Pfeiler: pillar; column.
Pfeilerzellen: pillar cells.
Pfeilgift: arrow poison; curare.
Pfeilnaht: sagittal suture.
Pferdeenzephalitis: equine encepha(lomye)litis.
Pferdefuß: pes equinus; talipes equinus.
Pferdepocken: horsepox.
Pflanze: plant.
pflanzlich: vegetable; vegetal.
Pflaster: plaster; tape.
Pflasterepithel: pavement epithelium; squamous e.
Pflasterprobe: patch test.
Pflasterverband: plaster bandage; adhesive dressing.
Pflasterzellkarzinom: squamous-cell carcinoma.
Pflege: nursing care.
Pflegeeinheit: care unit.
Pflegeheim: nursing home.
Pfleger(in): nurse.
Pflegschaft: guardianship.
Pflüger* Zuckungsgesetz: Pflüger's law.
Pförtner: pylorus.
Pfötchenstellung: obstetrician's hand.
Pfortader: portal vein.
Pfortaderentzündung: pylephlebitis.
Pfortadergebiet: portal system.
Pfortaderhochdruck: portal hypertension.
Pfortaderkreislauf: portal circulation.
Pfortaderthrombose: pylethrombosis.
Pfropf: plug; clot; thrombus.
Pfropfung: grafting.
PG (Prostaglandin)**:** PG (prostaglandin).
pH: pH.
PHA (Phytohämagglutinin)**:** PHA (phytohemagglutinin).
Phän: phene.
Phänogenese: phenogenesis.
Phänokopie: phenocopy.
Phänomen: phenomenon.
Phänomenologie: phenomenology.
Phänotyp(us): phenotype.
phäochrom: pheochrome.
Phäochromoblastom: pheochromoblastoma.
Phäochromozytom: pheochromocytoma.
Phage: phage; bacteriophage.
Phagedaena: phagedena.
Phagedänismus: phagedenism.
Phagentypisierung: phage typing.
Phagophobie: phagophobia.
Phagosom: phagosome.
Phagozyt: phagocyte.
phagozytär, phagozytisch: phagocytic.
Phago(zyto)lyse: phago(cyto)lysis.
Phagozytose: phagocytosis.
Phakitis, Phakoiditis: phakitis; phacitis; lentitis.
Phak(o)-: phako-; phaco-.
Phakoemulsifikation: phacoemulsification.

P

Phakoeresis: phacoerysis.
Phakoma: phakoma; phacoma.
Phakomalazie: phacomalacia.
Phakomatose: phakomatosis.
Phakosklerose: phacosclerosis.
Phakozele: phacocele.
Phalangen, Phalanges: phalanges.
Phalangenzellen: phalangeal cells; Deiters' cells.
Phalanx: phalanx.
phallisch: phallic.
Phalloidin, Phalloin: phalloidin.
Phalloplastik: phalloplasty.
Phallus: phallus; penis.
Phanerosis: phanerosis.
Phaneroskopie: phaneroscopy.
Phantasie: phantasia; phantasy.
Phantasma, Phantasmie: phantasm.
Phantom: phantom.
Phantomglied: phantom limb.
Phantomschmerz: phantom limb pain; pseudesthesia.
Pharmakodynamik: pharmacodynamics.
Pharmakogenetik: pharmacogenetics.
Pharmakognosie: pharmacognosy.
Pharmakokinetik: pharmacokinetics.
Pharmakologie: pharmacology.
Pharmakomanie: pharmacomania.
Pharmakon: pharmacon; drug.
Pharmakopöe: pharmacopeia.
pharmakopsychiatrisch: pharmacopsychiatric.
Pharmakopsychose: pharmacopsychosis; drug psychosis.
Pharmakotherapie: pharmacotherapy.
Pharmazeut: pharmacist.
pharmazeutisch: pharmaceutical.
Pharmazie, Pharmazeutik: pharmacy; pharmaceutics.
pharyngeal: pharyngeal.
Pharyngektomie: pharyngectomy.
Pharyngismus: pharyngismus; pharyngospasm.
Pharyngitis: pharyngitis. – **P. sicca:** p. sicca; atrophic p.
Pharyngokonjunktivalfieber: acute pharyngoconjunctival fever.
Pharyngomykose: pharyngomycosis.
Pharyngoplastik: pharyngoplasty.
Pharyngoplegie: pharyngoplegia; pharyngoparalysis.
Pharyngospasmus: pharyngospasm.
Pharyngotomie: pharyngotomy.
Pharynx: pharynx.
Pharynxphlegmone: phlegmonous pharyngitis.
Phase: phase; period; stage.
Phasenkontrastmikroskopie: phase-contrast microscopy.
Phasenverschiebung: phase shift.
Phaseolus vulgaris: kidney-bean; Phaseolus vulgaris.
Phasin: phas(e)in.
phasisch: phasic.
Phemister* Operation: Phemister operation.
Phenacetin, Phenazetin: phenacetin.
Phenanthren: phenanthrene.
Phenazon: phenazone; antipyrine.
Phenobarbital: phenobarbital.
Phenol: phenol.
Phenol(oxid)ase: phenol oxidase; phenolase.
Phenolphthalein: phenolphthalein.
Phenolrot: phenol red. – **Ph.-Clearance:** phenolsulfonphthalein clearance.
Phenolsulfonphthalein: phenolsulfonphthalein.
Phenolvergiftung: phenol poisoning.
Phenothiazin: phenothiazine.
Phenoxybenzamin: phenoxybenzamine.
Phenoxymethylpenicillin: phenoxymethylpenicillin; penicillin V.
Phentolamin: phentolamine.
Phenylalanin, Phe: phenylalanine.
Phenylbrenztraubensäure: phenylpyruvic acid.
Phenylbutazon: phenylbutazone.
Phenyldimethylpyrazolon: phenyldimethylpyrazolon; phenazone.
Phenylephrin: phenylephrine.
Phenylessigsäure: phenylacetic acid.
Phenylhydrazin: phenylhydrazine.
Phenylketonurie, PKU: phenylketonuria (PKU).
Phenylpyruvat: phenylpyruvate.
Phenylthioharnstoff: phenylthiourea; phenylthiocarbamide.
Phenytoin: phenytoin; diphenylhydantoin.
Pherogramm: electropherogram.
Pheromon: pheromone.
-phil: -phil; -philic.
Philadelphia-Chromosom: Philadelphia chromosome.
Philtrum: philtrum.

Phimose: phimosis.
Phlebalgie: phlebalgia.
Phlebektasie: phlebectasia; phlebectasis; varicosity. – **Ph. venae spermaticae:** varicocele.
Phlebektomie: phlebectomy.
Phlebitis: phlebitis. – **Ph., adhäsive:** adhesive ph.; proliferative ph. – **Ph. migrans:** migrating ph.
Phlebodynamometrie: phlebodynamometry.
Phlebofibrose: phlebofibrosis.
phlebogen: phlebogenous.
Phlebographie: phlebography.
Phlebolith: phlebolith.
Phlebologie: phlebology.
Phlebomanometrie: phlebomanometry; venous pressure recording.
Phleborrhexis: phleborrhexis.
Phlebosklerose: phlebosclerosis.
Phlebothrombektomie: phlebothrombectomy.
Phlebothrombose: phlebothrombosis.
Phlebotomie: phlebotomy; venesection.
Phlebotomus: Phlebotomus; sandfly.
Phlegma: phlegm.
Phlegmasia: phlegmasia. – **Ph. alba dolens:** ph. alba dolens; milk leg; white leg. – **Ph. coerulea dolens:** ph. cerulea dolens; blue phlebitis. – **Ph. puerperalis:** cellulitic ph.
Phlegmone: phlegmon.
phlogistisch: phlogistic; inflammatory.
Phlorizin: phlorhizin.
Phlorizindiabetes: phlorizin diabetes.
Phloroglucin: phloroglucin.
Phlyktäne: phlyctenula; phlyctena.
Phobie: phobia.
Phokomelie: phocomelia.
Phonasthenie: phonasthenia.
Phonation: phonation.
Phonem: phoneme.
Phonendoskop: phonendoscope.
Phonetik: phonetics; phonology.
Phoniatrie: phoniatrics.
phonisch: phonic.
Phonismus: phonism.
Phonoangiographie: phonoangiography.
Phonogramm: phonogram.
Phonokardiographie: phonocardiography.
Phonometer: phonometer.
Phonophobie: phonophobia.
Phonopsie: phonopsia.
Phonoskop: phonoscope.
Phorometer: phorometer.
Phoropter: skiascope-optometer.
Phosgen: phosgene; CG; carbonyl chloride.
Phosphagen: phosphagen.
Phosphat: phosphate. – **P., aktives:** high-energy p.
Phosphatase: phosphatase. – **P., alkalische:** alkaline p. – **P., saure:** acid p.
Phosphatdiabetes: phosphate diabetes.
Phosphatid: phosphatide; phospholipid.
Phosphatidlipoidose: Niemann-Pick disease; lipid histiocytosis.
Phosphatidyläthanolamin: phosphatidylethanolamine.
Phosphatidylcholin: phosphatidylcholine; lecithin.
Phosphatidylinositol: phosphatidylinositol.
Phosphatmangelrachitis: hypophosphatasia.
Phosphatpuffer: phosphate buffer.
Phosphatstein: phosphate calculus.
Phosphatstoffwechsel: phosphorus metabolism.
Phosphaturie: phosphaturia.
Phosphen: phosphene.
Phosphin: phosphine; hydrogen phosphide.
Phosphodiesterase: phosphodiesterase.
Phosphofructokinase: phosphofructokinase.
Phosphoglucokinase: phosphoglucokinase.
Phosphoglucomutase: phosphoglucomutase.
Phosphogluconat: phosphogluconate.
Phosphogluconatdehydrogenase: phosphogluconate dehydrogenase.
Phosphogluconsäure: phosphogluconic acid.
Phosphoglyceratkinase: phosphoglycerate kinase.
Phosphoglyceratphosphomutase: phosphoglycerate phosphomutase.
Phosphoglycerid: phosphoglyceride.
Phosphoglycerinsäure: phosphoglyceric acid.
Phosphohexokinase: phosphohexokinase; phosphofructokinase.
Phospholipase: phospholipase.

Phospholipid: phospholipid; phosphatide.
Phosphor: phosphorus.
Phosphordiabetes: phosphate diabetes.
Phosphoreszenz: phosphorescence.
Phosphoribosylpyrophosphat: phosphoribosylpyrophosphate (PRPP).
Phosphornekrose: phosphonecrosis.
Phosphorolyse: phosphorolysis.
Phosphorsäure: phosphoric acid.
Phosphorvergiftung: phosphorus poisoning.
Phosphorwasserstoff: phosphine; hydrogen phosphide.
Phosphorylase: phosphorylase.
Phosphorylierung: phosphorylation. – **P., oxidative:** oxidative p.
Phosphosphingolipide: sphingomyelins; phosphorus-containing sphingolipids.
Phosphotransferase: phosphotransferase; phosphokinase.
Phot: phot.
Photismus: photism.
photoaktinisch: photoactinic.
Photoallergen: photocontact allergen.
Photoallergie: photoallergy.
Photobakterium: photobacterium.
Photobiologie: photobiology.
Photochemotherapie: photochemotherapy.
photochromogen: photochromogen.
Photodermatitis: photodermatitis.
photodynamisch: photodynamic.
Photodynie: photodynia; photalgia.
Photoinaktivierung: photoinactivation.
Photokoagulation: photocoagulation.
Photom: photoma.
Photometer: photometer.
Photometrie: photometry.
photomotorisch: photomotor.
Photon: photon.
Photooxidation: photo-oxidation.
Photophobie: photophobia.
Photopigment: photopsin; photopigment.
Photopsie: photopsia; photopsy.
Photoreaktion: photoreaction.
Photorezeptoren: photoreceptors.
Photosensibilisierung: photosensitization.
Photostimulation: photic stimulation.
Photosynthese: photosynthesis.
Photoszintigraphie: photoscanning.
Phototaxis: phototaxis.
Phototherapie: phototherapy.
phototoxisch: phototoxic.
Photovervielfacher: photomultiplier.
Photozelle: photoelectric cell.
Phrenalgie: phrenalgia.
Phrenektomie: phrenectomy.
Phrenes: diaphragm.
phrenicus: phrenic.
Phrenikotomie: phrenicotomy.
Phrenikus: phrenic nerve.
Phrenikusausschaltung: inactivation of phrenic nerve.
Phrenikusexhairese: phrenicoexeresis; phrenicectomy.
Phrenikuslähmung: paralysis of the phrenic nerve.
Phrenikusneuralgie: phrenicodynia.
Phrenikusquetschung: phrenicotripsy; crushing of the phrenic nerve.
Phrenokardie: phrenocardia.
Phrenoplastik: phrenoplasty.
Phrenosin: phrenosin.
Phrenospasmus: phrenospasm.
Phrynoderma: phrynoderma.
Phthalazin: phthalazine.
Phthalein: phthalein.
Phthalsäure: phthalic acid.
Phthiriasis: phthiriasis.
Phthirus pubis: Phthirus pubis; crab louse.
Phthise, Phthisis: phthisis; consumption. – **Ph. atra:** black ph. – **Ph. bulbi:** ph. bulbi; shrinking of eyeball. – **Ph. pulmonum:** pulmonary ph.; pulmonary tuberculosis.
phthisisch: phthisic; consumptive.
pH-Wert: pH value.
Phycomycetes, Phykomyzeten: Phycomycetes.
Phykomykose, Phykomyzetose: phycomycosis.
Phykomyzetom: phycomycetoma.
Phylaxis: phylaxis.
Phyllochinon: phylloquinone.
Phylloidestumor: cystosarcoma phyllo(i)des.
Phylogenese: phylogenesis; phylogeny.
Physalide, Physalis: physalis.
Physaloptera: Physaloptera.
Physiatrik: physiatrics.
Physik: physics.
physikalische Therapie: physiotherapy; physical therapy.

physiogen: physicogenic.
Physiognomie: physiognomy.
Physiologie: physiology.
physiologisch: physiologic(al).
Physiotherapie: physiotherapy; physical therapy.
physisch: physical.
Physometra: physometra.
Physostigmin: physostigmine; eserine.
Physostigminismus: physostigminism.
Phytagglutinin: phytoagglutinin.
Phytansäure: phytanic acid.
Phytid: phytid.
Phytin: phytin.
Phytinsäure: phytic acid.
Phytobezoar: phytobezoar; food ball.
Phytohämagglutinin: phytohemagglutinin.
Phytohormon: phytohormone.
Phyto(me)nadion: phytomenadione; phytonadione; phylloquinone.
Phytonose: phytonosis.
Phytoparasit: phytoparasite.
phytopathogen: phytopathogenic.
Phytophotodermatitis: phytophotodermatitis.
Phytosterin: phytosterol.
Phytotherapie: phytotherapy.
Phytotoxin: phytotoxin.
Pia mater: pia (mater).
Pian: pian; yaws.
Pica: pica.
Pick* Atrophie: Pick's disease; (P.'s) convolutional lobar atrophy.
Pick* Fieber: pappataci fever.
Pick* Krankheit, Syndrom: Pick's disease. **1)** (P.'s) convolutional lobar atrophy. **2)** P.'s pseudocirrhosis. **3)** Niemann-Pick disease.
Pick* Vision: pontine visual hallucinations.
Pick* Zirrhose: Pick's disease; P.'s pseudocirrhosis; nonrheumatic chronic pericarditis.
Pickel: pimple.
Pickwickier-Syndrom: pickwickian syndrome.
Picodnavirus: picodnavirus.
Picornavirus: picornavirus.
Piebaldismus: piebald skin; piebaldism.
Piedra: piedra. – **P. alba:** white p. – **P. nigra:** black p.
Pierson* Syndrom: pubialgia (Pierson).
PIE-Syndrom: PIE (= pulmonary infiltrates and eosinophilia) syndrome.
piezoelektrisch: piezoelectric.
Piezoelektrizität: piezoelectricity.
piezogen: piezogenic.
PIF: PIF (prolactin inhibiting factor).
Pigment: pigment.
Pigmentanomalien: pigmentation anomalies; dyschromias; skin discolorations.
Pigmentatio(n): pigmentation. – **P. aurosa:** chrysiasis; auriasis.
Pigmentdegeneration: pigmentary degeneration.
Pigmentdermatose: pigmentary dermatosis.
Pigmentepithel: pigmented epithelium.
Pigmentfleck: pigmented mole; p. nevus.
Pigmentgeschwulst: pigmented tumor; melanoma.
Pigmenthormon: melanocyte-stimulating hormone.
Pigmentierung: pigmentation.
Pigmentkörnchen: pigment granules.
Pigmentmangel: hypochromia.
Pigmentnävus: pigmented nevus.
Pigmentophage: pigmentophage.
Pigmentozyt: pigmentophore; chromatophore.
Pigmentsarkom: melanosarcoma.
Pigmentzelle: pigmentophore; chromatophore.
Pigmentzellnävus: pigmented nevus.
Pigmentzirrhose: pigment(ary) cirrhosis.
Pikazismus: pica.
Pikrat: picrate.
Pikrinsäure: picric acid.
Pikrogeusie: picrogeusia.
Pikrotoxin: picrotoxin; cocculin.
pilar(is): pilar; pilary.
Pilarmuskel: arrector pili muscle.
Pili: hairs; pili. – **P. anulati:** p. anulati. – **P. incarnati:** ingrown h. – **P. recurvati:** ingrown h. – **P. torti:** twisted h.
Pille: pill. – **Pille danach:** morning-after pill.
Piloarrektion: piloerection; goose flesh.
Pilobezoar: pilobezoar; trichobezoar.
Pilocarpin, Pilokarpin: pilocarpine.
pilomotorisch: pilomotor.
Pilonfraktur: Cooper fracture; pilon fracture of tibia.
Pilonidalfistel: pilonidal fistula.
Pilonidalsinus: pilonidal sinus.

Pilonidalzyste: pilonidal cyst.
Pilotstudie: pilot study.
Pilula: pilule; small pill.
Pilus (Pl. ↗ **Pili**)**:** pilus; hair; fimbria.
Pilz: mushroom; fungus.
pilzähnlich: mycoid; fungoid; fungiform.
pilzartig: fungal; fungous.
Pilzatropin: muscarine.
Pilzfaden: hypha.
Pilzflechte: fungal eczema.
Pilzkrankheit, Pilzinfektion: mycosis.
Pilzvergiftung: mushroom poisoning; toadstool p.
Pimaricin: natamycin.
Pimelitis: panniculitis; pimelitis.
Pindolol: pindolol.
Pinea, Pinealdrüse: pineal body; p. gland.
pinealis: pineal.
Pinealoblastom: pine(al)oblastoma.
Pinealom: pinealoma.
Pinealozyt: pinealocyte.
Pinealozytom: pinealocytoma.
Pingpong-Infektion: ping-ponging.
Pinguecula: pinguecula.
Pinozyt: pinocyte.
Pinozytose: pinocytosis.
Pinsel: brush.
Pinselarterie: penicillus.
Pinta(-Krankheit): pinta.
Pinzette: forceps; pincers.
Piperacillin: piperacillin.
Piperazin: piperazine.
Piperidin: piperidine.
Pipette: pipet; pipette.
Pirenzepin: pirenzepine.
Piretanid: piretanide.
piriformis: piriform.
Piritramid: piritramide.
Pirogoff* Amputation: Pirogoff's amputation.
Piroplasma: Piroplasma; Babesia.
Piroplasmose: piroplasmosis; babesiosis.
Piroxicam: piroxicam.
Pirquet* Reaktion: Pirquet's reaction.
pisiformis: pisiform.
Pistill: pestle.
Pistolenschußphänomen: pistol-shot phenomenon; Duroziez' murmur.
pituitär: pituitary.
Pituitarismus: pituitarism.
pituitös: pituitous.
Pituizyt: pituicyte.
Pityriasis: pityriasis. – **P. lichenoides:** p. lichenoides. – **P. lichenoides et varioliformis acuta:** Mucha-Habermann disease. – **P. rosea:** p. rosea. – **P. rubra pilaris:** keratosis pilaris. – **P. rubra universalis Hebra*:** exfoliative dermatitis. – **P. simplex:** p. alba; p. simplex. – **P. versicolor:** tinea versicolor.
Pityrosporum: Pityrosporon.
Pivampicillin: pivampicillin.
Pix: pix; pitch; tar.
PKU (Phenylketonurie)**:** PKU (phenylketonuria).
pK-Wert: pK value.
Placebo: placebo.
Placenta: placenta. – **P. accessoria:** accessory p. – **P. adhaerens:** adherent p. – **P. circumvallata:** circumvallate p. – **P. haemochorialis:** hemochorial p. – **P. incarcerata:** incarcerated p. – **P. marginata, P. marginalis:** marginal p. – **P. multilob(ul)ata, P. multipartita:** multilobate p. – **P. praevia:** p. previa. – **P. succenturiata:** succenturiate p. – **P. velamentosa:** velamentous p.
Placido* Scheibe: Placido's disk.
Plätschergeräusch: clapotage; splashing sound.
Plättchen: platelet; thrombocyte.
Plättchentest: platelet aggregation test.
Plakode: placode.
Planck* Konstante, Wirkungsquantum: Planck's constant.
Planigraphie: planigraphy; body section radiography.
Planimetrie: planimetry.
plankonkav: planoconcave.
plankonvex: planoconvex.
Plankton: plankton.
Planozyt: planocyte; leptocyte; target cell.
Planta: plant. – **P. pedis:** sole (of the foot).
plantar: plantar.
Plantarflexion: plantar flexion.
Plantarreflex: plantar reflex.
Planum: planum; plane.
Planung: planning.
planus: flat.
Plaque: plaque.
Plaque-Test: plaque test.
Plasma: plasma. – **P., frisch gefrorenes:** fresh frozen p. – **P., gepooltes:** pooled p. – **P., humanes:** (normal) human p.

Plasma-Accelerator-Globulin: factor V; proaccelerin.
Plasmaaustausch: plasma exchange.
Plasmacoagulase: plasma coagulase.
Plasmaeiweiß: plasma protein.
Plasmaersatzmittel: plasma substitute.
Plasmaexpander: plasma volume expander; p. v. extender.
Plasmafaktor: coagulation factor.
Plasmakonzentrat: plasma concentrate.
Plasmalemm: plasmalemma.
Plasmalogen: plasmalogen.
Plasmamembran: plasma membrane; plasmalemma.
Plasmapherese: plasmapheresis.
Plasmaproteine: plasma proteins; plasma protein fraction.
Plasmaseparation: plasmapheresis; plasma separation.
Plasmathrombin: (plasma) thrombin.
plasmatisch: plasm(at)ic.
Plasmaviskosität: plasma viscosity.
Plasmavolumen: plasma volume.
Plasmazelle: plasma cell.
Plasmazellenhepatitis: plasma cell hepatitis.
Plasmazellenleukämie: plasma cell leukemia.
Plasmid: plasmid.
Plasmin: plasmin; fibrinolysin.
Plasminogen: plasminogen; profibrinolysin.
Plasminogenaktivator: plasminogen activator.
Plasmodium: Plasmodium. – **P. falciparum:** P. falciparum. – **P. malariae:** P. malariae. – **P. ovale:** P. ovale. – **P. vivax:** P. vivax.
Plasmogamie: plasmogamy.
Plasmozytom: plasmacytoma; plasma cell tumor.
Plasmozytose: plasmacytosis.
Plastid: plastid.
Plastik: plastic; -plasty.
plastisch: plastic. – **pl. Chirurgie:** pl. surgery.
Plastizität: plasticity.
Plateau: plateau.
Plathelminthes: Platyhelminthes; flatworms.
Platin, Pt: platinum (Pt).
Platinektomie: platinectomy.
Platinöse: platinum loop.
Platonychie: platyonychia.
Platte: plate; disk.
Plattenatelektase: discoid atelectasis.
Plattendialysator: parallel flow dialyzer.
Plattenepithel: squamous epithelium.
Plattenepithelkarzinom: squamous-cell carcinoma.
Plattenkultur: plate culture; plating.
Plattenverdünnungstest: plate dilution test.
Plattfuß: flatfoot.
Plattkopf: platycephaly.
Plattnagel: platyonychia.
Plattwirbel: platyspondylia.
Plattwurm: flatworm; platyhelminth.
Platybasie: platybasia.
Platyknemie: platycnemia.
Platymorphie: platymorphia.
Platysma: platysma.
Platyspondylie: platyspondylia; platyspondylisis.
Platzangst: agoraphobia.
Plaut*-Vincent* Angina: Vincent's angina; trench mouth.
Playfair* Sonde: Playfair's probe.
Plazebo: placebo.
Plazenta: placenta.
Plazentaapoplexie: placental apoplexy.
Plazentaausstoßung: expulsion of placenta.
Plazentablutung: placental apoplexy.
Plazentaexpression: Credé's maneuver.
Plazentaextraktion: extraction of placenta.
Plazentahämangiom: chorioangioma.
Plazentahormone: placental hormones.
Plazentainfarkt: placental infarct.
Plazentainsuffizienz: placental insufficiency.
Plazentakreislauf: placental circulation.
Plazentalaktogen: human placental lactogen (HPL).
Plazentalösung: abruption of placenta; separation of placenta.
Plazentapolyp: placental polyp.
Plazenta(r)-: placental.
Plazentarandblutung: placental margin bleeding.
Plazentaretention: retained placenta.
Plazentarschranke: placental barrier.
Plazentation: placentation.
Plazentitis: placentitis.
Plazentographie: placentography.

pleiochrom: pleiochromic.
Pleiotropie: pleiotropy; pleiotropism.
Pleochroismus: pleochroism; pleochromatism.
pleomorph: pleomorphic.
Pleomorphismus: pleomorphism; polymorphism.
Pleonostose: pleonosteosis. – **P., familiäre:** Léri's p.
Pleoptik: pleoptics.
Pleozytose: pleocytosis.
Plerozerkoid: plerocercoid.
Plesiopie: plesiopia.
Plessimeter: pleximeter; plessimeter.
Plethora: plethora.
Plethysmograph: plethysmograph.
Pleura: pleura. – **P. parietalis:** parietal p. – **P. visceralis:** visceral p.
Pleuradrainage: pleural drainage.
Pleuradruck: pleural pressure.
Pleuraempyem: thoracic empyema; pyothorax.
Pleuraerguß: pleural effusion.
Pleurahöhle: pleural cavity.
Pleurakuppel: pleural dome.
Pleuralgie: pleuralgia.
Pleuramesotheliom: pleural mesothelioma.
Pleurapunktion: pleurocentesis; thoracocentesis.
Pleuraraum: pleural cavity.
Pleurareiben: pleural friction sound.
Pleuraschwarte: pleural fibrosis.
Pleuraspalt: pleural cavity.
Pleuratranssudat: pleural effusion.
Pleurektomie: pleurectomy.
Pleuritis: pleurisy. – **P., basale:** diaphragmatic p. – **P. exsudativa, P. humida:** exudative p.; wet p.; p. with effusion. – **P. fibrinosa:** fibrinous p. – **P., seröse:** serous p. – **P., serofibrinöse:** serofibrinous p. – **P. sicca:** dry p. – **P. tuberculosa:** tuberculous p.
pleuritisch: pleuritic.
Pleurodese: pleurodesis.
Pleurodynie: pleurodynia.
Pleurolyse: pleurolysis.
Pleuroperikarditis: pleuropericarditis.
Pleuropneumektomie: pleuropneumonectomy.
Pleuropneumonie: pleuropneumonia.
Pleurorrhö: pleurorrhea.
Pleurotomie: pleurotomy.
Plexalgia: plexalgia.
plexiform: plexiform.
Plexus: plexus (pl. plexuses). – **P. autonomici:** autonomic p.s. – **P. brachialis:** brachial p. – **P. cervicalis:** cervical p. – **P. choroideus:** choroid p. – **P. c(o)eliacus, P. solaris:** solar p.; celiac p. – **P. myentericus:** myenteric p.; Auerbach's p. – **P. submucosus:** submucosal p.; Meissner's p. – **P. venosus:** venous p.
Plexusanästhesie: plexus anesthesia; p. nerve block.
Plexuskarzinom: choroid plexus carcinoma.
Plexuslähmung: plexus paralysis.
Plexusneuralgie: plexus neuralgia.
Plexuspapillom: choroid plexus papilloma.
Plica: fold; plica. – **P. aryepiglottica:** aryepiglottic f. – **P. duodenalis inferior:** inferior duodenal f.; duodenomesocolic f. – **P. duodenalis superior:** superior duodenal f.; duodenojejunal f. – **P. lacrimalis:** lacrimal f. – **P. palpebronasalis:** palpebronasal f.; epicanthus. – **P. rectouterina:** rectouterine f.; Douglas' f. – **P. semilunaris:** semilunar f. – **P. umbilicalis:** umbilical f. – **P. ventricularis, P. vestibularis:** ventricular f.; vestibular f.; false vocal cord. – **P. vocalis:** vocal f.; true vocal cord.
Plicatio, Plikation: plication.
Ploidie: ploidy.
Plombe, Plombierung: plombage; plugging.
Plumbum: lead.
Plummer* Jodbehandlung: Plummer's iodide therapy. – **P.* Krankheit:** P.'s disease. – **Plummer*-Vinson*(-Paterson*-Kelly*) Syndrom:** Plummer-Vinson syndrome; sideropenic dysphagia.
Plummern: Plummer's iodide therapy.
pluriglandulär: pluriglandular; polyglandular.
Pluripotenz: pluripotentiality.
Plutonium, Pu: plutonium (Pu).
Pm: 1) Promethium: Pm (promethium). **2) arterieller Mitteldruck:** mean arterial pressure.
PMI(= Postmyokardinfarkt)**-Syndrom:** postmyocardial infarction syndrome.

PML (progressive multifokale Leukoenzephalopathie): PML (progressive multifocal leukoencephalopathy).
Pneumarthrographie: pneumarthrography.
Pneumarthrosis: pneumarthrosis.
Pneumatisation: pneumatization.
pneumatisch: pneumatic.
Pneumatosis: pneumatosis. – **P. cystoides intestini:** p. cystoides intestinalis.
Pneumatozele: pneumatocele.
Pneumaturie: pneumaturia.
Pneumektomie: pneumectomy.
Pneumococcus: pneumococcus.
Pneumocystis carinii: Pneumocystis carinii.
Pneumoenzephalographie: pneumoencephalography.
Pneumographie: pneumography.
Pneumokokken: pneumococci.
Pneumokokken-: pneumococcal.
Pneumokokkenmeningitis: pneumococcal meningitis.
Pneumokokkenpneumonie: pneumococcal pneumonia.
Pneumokoniose: pneumoconiosis.
Pneumolith: pneumolith; pulmonary calculus.
Pneumologie: pneumology.
Pneumolyse: pneumolysis; pneumonolysis.
Pneumomediastinum: pneumomediastinum.
Pneumometer: pneumatometer.
Pneumomyelographie: pneumomyelography.
Pneumomykose: pneumomycosis.
Pneumonektomie: pneumonectomy.
Pneumonia, Pneumonie: pneumonia. – **P. alba:** p. alba; white lung. – **P., atypische:** (primary) atypical p. – **P., hypostatische:** hypostatic p. – **P., interstitielle:** interstitial p. – **P., i. plasmazelluläre:** interstitial plasma cell p.; Pneumocystis carinii p. – **P., lobäre:** lobar p. – **P., lobuläre:** bronchial p.; bronchopneumonia. – **P. migrans:** migratory p. – **P., primär-atypische:** primary atypical p. – **P. typhosa:** typhoid p.
Pneumonitis: pneumonitis.
Pneumonose: pneumonosis.
Pneumoperikard: pneumopericardium.
Pneumoperitoneum: pneumoperitoneum. – **P., diagnostisches:** diagnostic p.
Pneumopleuritis: pneumopleuritis.
Pneumopyelographie: pneumopyelography.
Pneumoradiographie: pneumoradiography.
Pneumotachograph: pneumotachygraph.
Pneumotherapie: pneumotherapy; pneumatotherapy.
Pneumothorax: pneumothorax. – **P., geschlossener:** closed p. – **P., künstlicher:** artificial p.; therapeutic p. – **P., offener:** open p. – **P., spontaner:** spontaneous p.
Pneumotomie: pneumotomy.
pneumotrop: pneumotropic.
Pneumozele: pneumocele; pneumatocele.
Pneumozentese: pneumocentesis.
Pneumozystographie: pneumocystography.
Pneumozyt: pneumocyte; pneumonocyte; alveolar cell.
PNH (paroxysmale nächtliche Hämoglobinurie): PNH (paroxysmal nocturnal hemoglobinuria).
PNPB (positiv-negative Druckbeatmung): PNPB (positive-negative pressure breathing).
POA (pankreatisches onkofetales Antigen): POA (pancreatic oncofetal antigen).
Pocken: pox; smallpox.
pockennarbig: pockmarked.
Pockenschutzimpfung: smallpox vaccination.
Pockenvirus: poxvirus.
Podagra: podagra; gout.
Podophyllin: podophyllin.
Podopompholyx: podopompholyx.
Podozyt: podocyte.
Poikilodermie: poikiloderma.
Poikilopikrie: poikilopicria.
poikilotherm: poikilotherm; allotherm; cold-blooded.
Poikilothermie: poikilothermy.
Poikilozyt: poikilocyte.
Poikilozytose: poikilocytosis.
Poise: poise.
Poiseuille* Gesetz: Poiseuille's law.
Pol: pole; polus.
Polak* Syndrom: gastrin-cell hyperplasia.
Poland* Syndrom: Poland's syndrome.

polar: polar.
Polarimeter: polarimeter.
Polarimetrie: polarimetry.
Polarisation: polarization.
Polarisationsmikroskop: polarization microscope.
Polarisator: polarizer.
Poliklinik: ambulant clinic; outpatient clinic.
Polio: polio.
Poliodystrophia: poliodystrophy. – **P. cerebri progressiva infantilis:** Alper's disease.
Polioencephalitis, Polioenzephalitis: polioencephalitis. – **P. haemorrhagica superior Wernicke*:** Wernicke's syndrome.
Polioenzephalopathie: polioencephalopathy. – **P., subakute präsenile:** Creutzfeldt-Jakob disease.
Poliomyelitis: poliomyelitis. – **P. anterior acuta:** acute anterior p.; infantile paralysis; polio. – **P., aparalytische:** nonparalytic p.
Poliomyelitisimpfstoff: poliovirus vaccine.
Polio(myelitis)-Virus: poliovirus.
Poliosis: poliosis.
Politzer* Luftdusche: Politzer's treatment; politzerization.
Polkappe: polar cap.
Polkörperchen, Polkörnchen: polar body; polocyte.
Pollakisurie: pollakiuria.
Pollen: pollen.
Pollenallergie: hay fever; pollinosis.
Pollex: thumb.
Pollinosis: pollinosis; hay fever.
Pollutio(n): nocturnal seminal emission; wet dream. – **P. diurna, P. nimia:** spermatorrhea. – **P. feminae:** lubrication.
Polresektion: pole resection.
Polster: pad; cushion.
Polstrahlung: aster.
Poltern: tachyphrasia; uncontrolled speech.
Polus: polus; pole.
Polya*(-Reichel*) Operation: Polya's operation.
Polyacrylamid: polyacrylamide.
Polyadenitis: polyadenitis.
Polyadenomatose: polyadenomatosis.
Polyadenopathie: polyadenopathy.
Polyäthylen: polyethylene.
Polyäthylenglykol: polyethylene glycol.
Polyagglutination: polyagglutination.
Polyamid: polyamide.
Polyamin: polyamine.
Polyaminosäuren: polyamino acids; proteins.
Polyarteriitis nodosa: polyarteritis nodosa; periarteritis nodosa.
Polyarthritis: polyarthritis. – **P., akute:** acute rheumatic fever. – **P., chronische (progressive):** rheumatoid arthritis.
Polyarthrosis: Heberden's disease; arthritis deformans.
polyartikulär: polyarticular; multiarticular.
Polychemotherapie: polychemotherapy.
polychlorierte Biphenyle, PCB: polychlorinated biphenyls (PCBs).
Polychondritis: polychondritis. – **P. chronica atrophicans:** chronic atrophic polychondritis.
Polychromasie: polychromasia; polychromatophilia.
polychromatisch: polychromatic.
Polycythaemia: polycythemia. – **P. (rubra) hypertonica:** p. hypertonica; Gaisböck's disease. – **P. (rubra) vera:** p. vera; erythremia.
Polydaktylie: polydactylism; polydactyly.
Polydipsie: polydipsia.
Polydysspondylie: polydysspondylism.
Polydystrophie: polydystrophy.
Polyen: polyene.
Polyensäure: polyenic acid.
Polygalaktie: polygalactia.
polygen: polygenic.
Polygenie: polygenia; polygeny.
polyglandulär: polyglandular; pluriglandular.
Polyglobulie: erythrocytosis; secondary polycythemia.
Polygramm: polygram.
Polyhydramnion: polyhydramnios.
Polykaryozyt: polykaryocyte.
polyklonal: polyclonal.
Polykorie: polycoria.
Polykrotie, polykroter Puls: polycrotism.
Polymastie: polymastia; polymazia.
Polymelie: polymelia.
Polymenorrhö: polymenorrhea; polymenia.
Polymer: polymer.

Polymerase: polymerase.
Polymerase-Kettenreaktion: polymerase chain reaction (PCR).
Polymerie: polymeria.
Polymerisation: polymerization.
polymorph: polymorphic; polymorphous.
Polymorphie, Polymorphismus: polymorphism. – **P., chromosomaler:** chromosomal p. – **P., genetischer:** genetic p.
polymorphkernig: polymorphonuclear.
Polymorphkerniger: polymorphonuclear leukocyte; granulocyte.
Polymyalgia rheumatica: polymyalgia rheumatica.
Polymyositis: polymyositis.
Polymyxin: polymyxin.
Polyneuritis: polyneuritis; multiple neuritis. – **P., akute infektiöse:** acute infectious p.; Guillain-Barré syndrome. – **P., aszendierende akute:** acute ascending p.; Landry's paralysis. – **P. diphtherica:** diphtheric p. – **P. infectiosa:** infectious p.
Polyneuropathia, Polyneuropathie: polyneuropathy. – **P. carcinomatosa:** carcinomatous p.; paraneoplastic p. – **P. diabetica:** diabetic p.
Polynucleotid: polynucleotide.
polynukleär: polynuclear.
Polyoma-Virus: polyomavirus.
Polyop(s)ie: polyopia; polyopsia; multiple vision.
Polyorchi(di)e: polyorch(id)ism.
Polyosteochondritis: Silverskiöld's syndrome; osteochondrodysplasia.
Polyosteopathia deformans connatalis regressiva: Caffey's syndrome; infantile cortical hyperostosis.
Polyostosis fibrosa: Jaffé-Lichtenstein syndrome; fibrous dysplasia.
polyostotisch: polyostotic.
Polyotie: polyotia.
Polyp: polyp. – **P., breitbasiger:** sessile p. – **P., gestielter:** pedunculated p.
Polypathie: polypathia.
Polypektomie: polypectomy.
Polypektomieschlinge: polyp écraseur; p. snare.
Polypeptid: polypeptide. – **P., pankreatisches:** pancreatic peptide (PP).
Polyphänie: pleotropism.
Polyphagie: polyphagia.
Polyphalangie: polyphalangism.
polyploid: polyploid.
Polyploidie: polyploidy.
polypös, polyposus: polypous.
Polyposis: polyposis. – **P. (gastro)intestinalis:** intestinal p. – **P. uteri:** p. uteri. – **P. ventriculi:** p. gastrica.
Polypragmasie: polypragmasy; polypharmacy.
polyradikulär: polyradicular.
Polyradikulitis: polyradiculitis.
Polyradikuloneuritis: polyradiculoneuritis; polyneuroradiculitis.
Polyribonucleotid-nucleotidyl-transferase: polyribonucleotide nucleotidyltransferase.
Polyribosom: polyribosome; polysome.
Polysaccharid: polysaccharide.
Polyserositis: polyserositis; familial Mediterranean fever.
Polyskleradenitis: multiple scleradenitis.
Polysklerose: multiple sclerosis.
Polysom: polysome.
Polysomie: polysomy.
Polyspermie: polyspermy; polyspermia; polyspermism.
Polysplenie: accessory spleen.
Polystichiasis: polystichia.
polysymptomatisch: with multiple symptoms.
polysynaptisch: polysynaptic.
Polythelie: polythelia; polythelism.
Polytoxikomanie: multiple drug dependance.
Polytrauma: multiple trauma.
Polytrichie: polytrichia; polytrichosis; hypertrichosis.
polytrop: polytropic.
Polyurie: polyuria.
polyvalent: polyvalent.
Polyvinylchlorid, PVC: polyvinyl chloride (PVC).
Polyvinylpyrrolidon, PVP: polyvinylpyrrolidone; povidone (PVP).
polyxen: heteroxenous.
polyzentrisch: polycentric.
polyzyklisch: polycyclic.
polyzystisch: polycystic.
Polyzythämie: polycythemia. – **P., primäre:** primary p.; p. vera. – **P., relative:** relative p. – **P., sekundäre:** secondary p.
Polyzytose: polycytosis.
Pomeroy* Methode: Pomeroy's method.

P

Pompe* Syndrom: Pompe's disease; glycogen storage disease, type II.
Pompholyx: pompholyx.
Pomum Adami: Adam's apple.
Poncet* Krankheit: Poncet's disease; P.'s rheumatism.
Pons (cerebri): pons; pons varolii; pons cerebelli.
Pons-Haubensyndrom: tegmentopontine syndrome.
Pons-Syndrom: pontine syndrome – **P., laterales:** lateral p. s. – **P., paramedianes:** paramedian p. s.
pontin: pontine; pontile.
Poplitea-Kompressionssyndrom: popliteal compression syndrome; p. entrapment syndrome.
popliteal: popliteal.
Poplitealpunkt: popliteal sciatic pressure point.
Population: population.
Populationsdichte: population density.
Pore: pore; porus.
Porenzephalie: porencephaly; porencephalia.
Porocephalus: Porocephalus.
Porokeratosis: porokeratosis. – **P., disseminierte superfizielle aktinische:** disseminated superficial actinic p. – **P. Mibelli, P. zosteriformis:** p. of Mibelli.
Porom: poroma. – **P., ekkrines:** eccrine p.
Porosis, Porose: porosis.
Porosität: porosity.
Porosyringom: eccrine poroma.
Porozephalose: porocephalosis; porocephaliasis.
Porphin: porphin.
Porphobilinogen: porphobilinogen.
Porphyria, Porphyrie: porphyria. – **P. acuta intermittens:** acute intermittent p. – **P. congenita, P. erythropoetica:** congenital erythropoetic p. – **P. cutanea tarda:** p. cutanea tarda; cutaneous p. – **P. hepatica:** hepatic p.; acute intermittent p. – **P. variegata:** variegate p.
Porphyrinämie: porphyrinemia; porphyria.
Porphyrinurie: porphyrinuria; porphyruria.
Porphyrismus: porphyrism.
Porphyrmilz: porphyry spleen.
Porphyropsin: porphyropsin.
Porrakusie: porracusis.
Porro* Operation: Porro's cesarean section.
Porropsie: porropsia.
Porta: porta; hilus. – **P. hepatis:** p. hepatis.
Portal-: portal.
Portalfeld: portal field.
Porter*-Silber* Chromogene: Porter-Silber chromogens.
Portio: portio.
Portioabstrich: cervical smear.
Portioerosion: cervical erosion.
Portiokappe: cervical cap.
Portiokarzinom: carcinoma of cervix.
Portiokonisation: cone biopsy of cervix.
Portographie: portography.
portokaval: portocaval.
portosystemisch: portosystemic.
Porus: porus; pore. – **P. acusticus externus:** p. acusticus externus. – **P. acusticus internus:** p. acusticus internus. – **P. gustatorius:** taste pore; gustatory p. – **P. sudorifer:** sweat p.
Porzellangallenblase: porcelain gallbladder.
Positio(n): position.
positiv: positive.
Positron: positron.
Positronenemissionstomographie, PET: positron emission tomography (PET).
Posner*-Schlossmann*(-Kraupa*) Syndrom: glaucomatocyclic crisis.
post-: post-.
postalimentär: postprandial; postcibal.
Postcholezystektomie-Syndrom: postcholecystectomy syndrome.
posterior: posterior.
posterior-anterior, posteroanterior: posteroanterior.
Posterior-Syndrom: posterior cerebral artery syndrome.
Posterolateralinfarkt: posterolateral infarction.
posteromedial: posteromedial.
posterosuperior: posterosuperior.
postganglionär: postganglionic.
Postgastrektomie-Syndrom: postgastrectomy syndrome.
posthepatisch: posthepatic.
posthepatitisch: posthepatitic.
Posthitis: posthitis.
Postikuslähmung: paralysis of the posterior cricoarytenoid muscle.
postinfektiös: metainfective.

Postkardiotomie-Syndrom: postcardiotomy syndrome.
Postkoitalpille: morning-after pill.
Postkoitaltest: postcoital test; Sims' test.
Postkommissurotomie-Syndrom: postcommissurotomy syndrome.
postkommotionell: postconcussional.
Postmastektomie-Ödem: postmastectomy edema.
postmenopausal: postmenopausal.
postmenstruell: postmenstrual.
postmortal, post mortem: postmortem; post mortem; postmortal.
Postmyokardinfarkt-Syndrom: postmyocardial infarction syndrome.
postnatal: postnatal.
postoperativ: postoperative.
postpartal: postpartum; post partum; postpartal.
Postperikardiotomie-Syndrom: postpericardiotomy syndrome.
postprandial: postprandial; postcibal.
postpuber(t)al: postpubertal.
Postrhinoskopie: posterior rhinoscopy.
poststenotisch: poststenotic.
Poststreptokokkennephritis: poststreptococcal nephritis.
postsynaptisch: postsynaptic.
postthrombotisch: post-thrombotic.
posttransfusionell: post-transfusion.
posttraumatisch: post-traumatic.
postvakzinal: postvaccinal.
Postvitalfärbung: postvital staining.
Potassa, Potassium: potassium; kalium.
Potator: drinker.
Potatorium: alcoholism; dipsomania.
potent: potent.
Potentia: potentia; potency. – **P. coeundi:** p. coeundi.
Potential: potential. – **P., bioelektrisches:** bioelectrical p. – **P., evoziertes:** evoked p. – **P., exzitatorisches postsynaptisches:** excitatory postsynaptic p. (EPSP). – **P., inhibitorisches postsynaptisches:** inhibitory postsynaptic p. (IPSP).
Potentialdifferenz: potential difference.
Potentiometer: potentiometer.
Potenz: potency; power; strength; ability.
potenziert: potentiated.
Potenzierung: potentiation; potentialization.
Potenzstörung: impotence.
Potomanie: potomania; dipsomania.
Pott* Krankheit: Pott's disease; tuberculous spondylitis.
Pottasche: potash; potassium carbonate.
Potter* Syndrom: Potter's syndrome.
Potus: potion.
Poupart* Band: Poupart's ligament; inguinal ligament. – **P.* Linie:** P.'s line.
POX-Reaktion: peroxidase reaction.
Poxviridae, Poxvirus(-Gruppe): poxvirus(es).
PP: 1) Pyrophosphat: pyrophosphate. **2) Punctum proximum:** p.p. (punctum proximum; nearpoint). **3) pankreatisches Polypeptid:** PP (pancreatic peptide).
PPL (Plasmaproteinlösung): plasma protein solution.
PPL-Test (Penicilloyl-Polylysin-Test): penicilloyl-polylysine test.
PQ-Zeit: PQ interval.
p.r. (punctum remotum): p.r. (punctum remotum; far point).
Prader* (-Labhart*) -Willi* (-Fanconi*) Syndrom: Prader-Willi syndrome.
prä-: pre-.
Präalbumin: prealbumin.
präaurikular: preauricular.
Präbetalipoproteine: prebetalipoproteins; VLDL.
Prächordale, prächordale Platte: prechordal plate.
praecipitatus: precipitated.
Praecoma: precoma. – **P. basedowicum:** thyrotoxic p. – **P. diabeticum:** diabetic p. – **P. hepaticum:** hepatic p.
Praecordium: precordium.
praecox: precocious.
Praedelirium (tremens): predelirium; incipient delirium.
Prädentin: predentin.
Prädiabetes: prediabetes.
prädiktiv: predictive.
Prädisposition: predisposition.
Präeklampsie: pre-eclampsia.
präexistent: pre-existing.
Präexzitation: pre-excitation.
präformiert: preformed.
präfrontal: prefrontal.
präganglionär: preganglionic.
präimplantativ: prior to implantation.
Präinfarkt(-Syndrom): preinfarction syndrome.
präinvasiv: preinvasive.

Präkallikrein: prekallikrein.
präkanzerös: precancerous.
Präkanzerose: precancerosis; preinvasive carcinoma.
Präkapillare: precapillary.
präkardial: precordial.
Präkarzinogen: precarcinogen.
präklimakterisch: premenopausal.
präklinisch: preclinical.
Präkoma: precoma.
präkordial: precordial.
Präkordialschmerz: precordialgia.
Präkursor: precursor.
Präleukämie, präleukämisches Syndrom: preleukemia.
prämaligne: premalignant.
prämatur: premature.
Prämaxilla: premaxilla.
Prämedikation: premedication; prenarcosis.
Prämenopause: premenopause.
prämenstruell: premenstrual. – **p. (Spannungs-)Syndrom:** p. tension syndrome (PMS).
prämitotisch: premitotic.
Prämolar: premolar.
prämonitorisch: premonitory.
Prämorbidität: premorbidity.
prämortal: premortal.
Prämyokardinfarkt-Syndrom: premyocardial infarction syndrome.
Pränarkose: prenarcosis; preanesthesia.
pränatal: prenatal. – **p. Diagnostik:** p. diagnosis; p. screening.
präneoplastisch: preneoplastic.
präoperativ: preoperative.
präovulatorisch: preovulatory.
präparalytisch: preparalytic.
Präparat, Präparation: preparation.
Präparieren: dissection; dissecting.
Präpariermikroskop: dissecting microscope.
präpatellar: prepatellar.
Präpatentperiode, Präpatenz: prepatent period; prepatency.
präperitoneal: preperitoneal.
Präprohormon: preprohormone.
präpuber(t)al, präpubertär: prepubertal; prepuberal; prepubescent.
präputial: preputial.
Präputiotomie: preputiotomy; preputial incision.
Praeputium: preputium; prepuce; foreskin. – **P. clitoridis:** preputium clitoridis; prepuce of clitoris.
präpylorisch: prepyloric.
prärenal: prerenal.
präsakral: presacral.
Praescriptio: prescription.
präsenil: presenile.
Praesentatio (fetus): presentation.
Präsentationszeit: stimulus-response latency.
Präservativ: condom.
Präspermatide: prespermatid; secondary spermatocyte.
prästenotisch: prestenotic.
präsuizidales Syndrom: presuicidal syndrome.
präsumptiv: presumptive.
präsynaptisch: presynaptic.
Präsystole: presystole.
Präsystolikum: presystolic murmur.
präsystolisch: presystolic.
präterminal: preterminal.
Prätibialfieber: pretibial fever; Fort Bragg fever.
Prävalenz: prevalence.
Prävention: prevention. – **P., primäre:** primary p. – **P., sekundäre:** secondary p. – **P., tertiäre:** tertiary p.
präventiv: preventive; prophylactic.
Präventivbehandlung: preventive treatment.
Präventivmedizin: preventive medicine.
Präventivmittel: prophylactic.
prävertebral: prevertebral.
präzentral: precentral.
Präzipitat: precipitate.
Präzipitation: precipitation.
Präzipitationshemmung: inhibition of precipitation.
Präzipitationsreaktion: precipitation reaction; p. test.
Präzipitatsalbe: ammoniated mercury ointment.
präzipitierend: precipitating.
Präzipitin: precipitin.
Präzipitinogen: precipitinogen.
Prager Handgriff, umgekehrter: Prague maneuver.
Pragmatagnosie: pragmatagnosia; object agnosia.
Prajmalium: prajmalium.
Praktiker: (general) practitioner.

prandial: prandial.
Prasad*-Koza* Syndrom: Prasad-Koza syndrome.
Pratt* Test: Pratt's test. – **P.* Zeichen:** P.'s signs.
Prausnitz*-Küstner* Reaktion: Prausnitz-Küstner reaction.
Praxie: eupraxia; normopraxia.
Prazosin: prazosin.
Predigerhand: preacher's hand; benediction hand.
Prednisolon: prednisolone.
Prednison: prednisone.
Prednison-Test: cortisone-glucose tolerance test.
Prednyliden: prednyliden; 16-methylene prednisolone.
Pregnan: pregnane.
Pregnandiol: pregnanediol.
Pregnenolon: pregnenolone.
Prehn* Zeichen: Prehn's sign.
Preiser* Krankheit: Preiser's disease.
Prellung: contusion.
Prenylamin: prenylamine.
Presbyakusis: presbycusis; presbyacusia.
Presbyatrie: presbyatrics; presbyatry; geriatrics.
Presbyophrenie: presbyophrenia; Wernicke's syndrome.
Presbyopie, Presbytie: presbyopia; presbytia.
Preßatmung: forced respiration during expulsion.
Preßdruckversuch: Valsalva's maneuver.
Preßluftkrankheit: compressed-air disease; caisson disease.
Preßluftwerkzeugschäden: pneumatic tool disease; vibration disease.
Pressorezeptor: pressoreceptor.
Preßstrahlgeräusch: Roger's murmur.
Preßwehen: bearing-down pains.
Preußisch Blau: Prussian blue.
Priapismus: priapism.
Price//Jones* Kurve: Price-Jones curve.
Pricktest: scratch test.
Prilocain: prilocaine.
primär: primary.
Primäraffekt: primary lesion.
Primärantwort: primary response.
Primäreffloreszenz: primary efflorescence.
Primärfollikel: primary (ovarian) follicle.
Primärharn: primary urine.
Primärheilung: primary healing; healing by first intention.
Primärherd: primary focus.
Primärinfektion: primary infection.
Primärkomplex: primary complex.
Primärpuls: primary pulse.
Primärreaktion: primary response.
Primärstrahlung: primary radiation.
Primärstruktur: primary structure.
Primärtuberkulose: primary tuberculosis.
Primärtumor: primary cancer; p. tumor.
Primärversorgung: primary care. – **P., aufgeschobene:** delayed p. c.
Primaquin: primaquine.
Primaten: primates.
Primigravida: primigravida.
Primipara: primipara (I-para).
primitiv: primitive.
primordial: primordial.
Primordialfollikel: primordial follicle; primary (ovarian) f.
Primordialknochen: primordial bone.
Primum nil nocere: »first do no harm«.
Pringle*-Bourneville* Syndrom: Pringle's disease.
Prinzmetal* Angina, P.* Syndrom: Prinzmetal's angina; variant angina.
Prion: prion (proteinaceous infection particle).
Prisma: prism.
Prismenbrille: prism glasses.
Prismendioptrie: prism diopter.
privat: private.
Privatpatient: private patient.
Privatspähre: privacy.
Proaccelerin: proaccelerin; factor V.
Proaktivator: proactivator.
Proband: test person; proband; propositus.
Probe: test; sample; specimen.
Probeabrasio, Probeausschabung: diagnostic curettage.
Probeexzision: sample excision.
Probekost: test diet; test meal.
Probelaparotomie: exploratory laparotomy.
Probenecid: probenecid.
Probenentnahme: sampling.
Probepunktion: exploratory puncture.
Problem: problem.
Procain: procaine.
Procainamid: procainamide.
Procarbazin: procarbazine.

Processus: process. – **P. articularis vertebrae:** articular p. of vertebra. – **P. coronoideus:** coronoid p. – **P. frontalis:** frontal p. – **P. styloideus:** styloid p. – **P. uncinatus:** uncinate p.; processus uncinatus. – **P. vaginalis peritonei:** processus vaginalis peritonei; Nuck's canal.
Prochymosin: prochymosin.
Proconvertin: proconvertin; factor VII.
Prodigiosin: prodigiosin.
Prodrom, Prodromalerscheinung: prodrome.
Prodromalstadium: prodromal stage.
produktiv: productive.
Proenzym: proenzyme.
Proerythroblast: proerythroblast.
Proerythrozyt: proerythrocyte.
Proferment: proferment; proenzyme.
professionell: professional.
Profibrinolysin: profibrinolysin.
Profil: profile.
Profilnische: Haudek's niche.
Proflavin: proflavine.
profundus: deep; profundus.
profus: profuse.
Progenese: 1) progeny. **2)** precocious puberty.
Progenie: progenia; prognathism.
Progeria, Progerie: progeria. – **P. adultorum:** Werner's syndrome; adult p. – **P. infantum:** Hutchinson-Gilford syndrome; infantile p.
Progestativa: progestational agents; progestins.
Progesteron: progesterone.
Progesteronrezeptor: progesterone receptor.
Progesterontest: progesterone test.
Proglottid: proglottid; proglottis.
Prognathie: prognathism.
Prognose, Prognosis: prognosis.
prognostisch: prognostic.
Programm: program.
progredient: progressive.
Progredienz, Progressio(n): progression.
progressiv: progressive.
Progressivbeschleunigung: linear acceleration.
Progressivbewegungen: locomotion; progressive movements.
Proguanil: proguanil; chlorguanide.
Prohormon: prohormone.
Proinsulin: proinsulin.
Projektion: projection.
Projektionsbahn: projection tract.
Projektionsfaser: projection fiber.
Projektionsfeld: projection area.
projektiv: projective.
Prokaryot: prokaryote.
Prokollagen: procollagen.
Prokonvertin: proconvertin.
Proktalgie: proctalgia.
Proktektasie: proctectasia.
Proktektomie: proctectomy; rectectomy.
Proktitis: proctitis; rectitis.
Proktodealdrüse: proctodeum.
Proktodynie: proctodynia.
proktogen: proctogenic.
Proktokolektomie: proctocolectomy.
Proktokolitis: proctocolitis.
Proktologie: proctology.
Proktopexie: proctopexy.
Proktosigmoiditis: proctosigmoiditis.
Proktoskopie: proctoscopy.
Proktostomie: proctostomy.
Proktotomie: proctotomy.
Proktozele: proctocele; rectocele.
Proktozystoplastik: proctocystoplasty.
Proktozystotomie: proctocystotomy.
Prokursivanfall: running fit.
Prolactin, Prolaktin: prolactin.
Prolaktinhemmer: prolactin antagonists.
Prolaktinom: prolactinoma.
Prolamin: prolamin(e).
Prolaps: prolapse.
Proliferation: proliferation.
Proliferationsgewebe: proliferative tissue.
Proliferationsphase: proliferative stage; p. phase.
proliferativ, proliferierend: proliferative; proliferous.
Prolin: proline.
Prolymphozyt: prolymphocyte.
Prolymphozytenleukämie: prolymphocytic leukemia.
promastigot: promastigote; leptomonad(form).
Promegakaryozyt: promegakaryocyte.
Promegaloblast: promegaloblast.
Prometaphase: prometaphase.
Promethazin: promethazine.
Prominentia: prominence; prominentia. – **P. canalis facialis:** p. of facial canal. – **P. laryngea:** laryngeal p.; Adam's apple.
Promiskuität: promiscuity.
Promonozyt: promonocyte.

Promontorium: promontory. – **P. ossis sacri:** p. of sacrum. – **P. tympani:** p. of tympanic cavity.
Promotor: promoter.
Promyelozyt: promyelocyte.
Promyelozytenleukämie: promyelocytic leukemia.
Pronase: pronase.
Pronation: pronation.
Pronationsfraktur: pronation fracture.
Pronator: pronator.
Pronator-teres-Syndrom: pronator syndrome.
Pronephros: pronephros; pronephron.
Pronucleus: pronucleus.
Propafenon: propafenone.
Propagation: propagation; reproduction; generation.
Propan: propane.
Propanidid: propanidid.
Propanol: n-propanol; propyl alcohol.
Properdin: properdin.
Prophage: prophage.
Prophase: prophase.
prophylaktisch: prophylactic.
Prophylaxe: prophylaxis.
Propicillin: propicillin.
Propionat: propionate.
Propionazidämie: propionic acidemia.
Propionibacterium: Propionibacterium.
Propionsäure: propionic acid.
Proportion: proportion.
Propranolol: propranolol.
Proprio(re)zeption: proprioception; proprioceptive sense.
proprio(re)zeptiv: proprioceptive.
Proprio(re)zeptor: proprioceptor.
Propulsion: propulsion.
propulsiv: propulsive.
Propylalkohol: n-propanol; propyl alcohol.
Propylthiouracil: propylthiouracil.
Prosekretin: prosecretin.
Prosektor: prosector.
Prosencephalon: prosencephalon; (embryonic) forebrain.
Prosopagnosie: prosopagnosia.
Prosopalgie: prosopalgia; tic douloureux; prosoponeuralgia.
Prosoplasie: prosoplasia.
Prosoplegie: prosopoplegia; facioplegia.
Prosoposchisis: prosoposchisis; congenital facial cleft.
prospektiv: prospective.
Prostacyclin: prostacyclin.
Prostaglandine: prostaglandins (PG).
Prostaglandinsynthesehemmer: prostaglandin inhibitor.
Prostanoid: prostanoid.
Prostata: prostate (gland).
Prostataabszeß: prostatic abscess.
Prostataadenom: benign prostatic hypertrophy.
Prostataentzündung: prostatitis.
Prostataexstirpation: prostatectomy.
Prostatahypertrophie: prostatic hypertrophy.
Prostatakarzinom: prostate cancer.
Prostatakonkrement: prostatic calculus.
Prostataresektion: resection of the prostate. – **P., transurethrale:** transurethral r. of p. (TUR).
Prostatastein: prostatic calculus; prostatolith.
Prostatatuberkulose: prostatic tuberculosis.
Prostatavergrößerung: prostatomegaly.
Prostatektomie: prostatectomy. – **P., perineale:** perineal p. – **P., suprapubische:** suprapubic p. – **P., transurethrale:** transurethral p. (TUP).
prostatisch: prostatic.
Prostatitis: prostatitis.
Prostatolith: prostatolith.
Prostatopathie: prostatosis; prostatopathy.
Prostatorrhö: prostatorrhea.
Prostazyklin: prostacyclin.
prosthetisch: prosthetic.
Prostration: prostration; exhaustion.
prostrativer Anfall: atonic drop attack.
Protactinium, Pa: protactinium (Pa).
Protagon: protagon.
Protamin: protamine.
Protanomalie: protanomalopia; protanomaly.
Protanopsie: protanopia.
Protease: protease.
Proteasenhemmer: protease inhibitor.
Proteid: proteid.
Protein: protein. – **P. C:** p. C. – **P., C-reaktives:** C-reactive p. (CRP). – **P., eisenbindendes:** iron-binding p. – **P., thyroxinbindendes:** thyroxine-binding p.
Proteinase: proteinase.
Proteinaseninhibitor: protease inhibitor.

P

proteingebundenes Jod: protein-bound iodine.
Proteinhülle: protein envelope.
Proteinkinase: protein kinase.
Proteinmangel: protein deficiency.
Proteinochrom: proteinochrome.
Proteinose: proteinosis.
Proteinpolymorphismus: protein polymorphism.
Proteinstoffwechsel: protein metabolism; proteometabolism.
Proteinsynthese: protein synthesis.
Proteinurie: proteinuria; albuminuria.
protektiv: protective.
Proteoglykan: proteoglycan.
Proteohormon: proteohormone.
Proteolyse: proteolysis.
proteolytisch: proteolytic.
Proteose: *chem* proteose; *allerg* proteotoxicosis; protein sensitization.
Proteus: Proteus.
Prothese: prosthesis.
Prothesenlager: denture base.
Prothesenshunt: prosthetic shunt.
Prothetik: prosthetics; *dent* prosthodontics.
Prothrombin: prothrombin.
Prothrombinase: prothrombinase.
Prothrombinkomplex: prothrombin complex.
Prothrombin-Konsumtionstest: prothrombin consumption test.
Prothrombinopenie: prothrombinopenia; hypoprothrombinemia.
Prothrombinzeit: prothrombin time.
Protionamid: protionamide.
Protium, ^{1}H: protium; light hydrogen (^{1}H).
Protodiabetes: prediabetes; protodiabetes.
Protodiastole: protodiastole.
protodiastolisch: protodiastolic.
Protofibrille: protofibril.
Protokoll: protocol.
Proton: proton.
Protoonkogen: proto-oncogen.
protopathisch: protopathic.
Protoplasma: protoplasm.
Protoplasmabrücke: protoplasmic bridge; desmosome.
Protoplasmafortsatz: protoplasmic process; pseudopod.
Protoplast: protoplast.
Protoporphyrie: protoporphyria.
Protoporphyrin: protoporphyrin.
Protopsis: protopsis; exophthalmos.
protosystolisch: protosystolic.
Prototyp: prototype.
Protozoon (Pl. Protozoen)**:** protozoon (pl. protozoa).
Protozoonose: protozoiasis; protozoal disease.
protrahiert: protracted; prolonged.
Protrahierung, Protraktion: protraction.
Protrusion: protrusion. – **P. acetabuli:** acetabular p. – **P. bulbi:** p. of the eyeball; exophthalmos.
Protuberantia: protuberance. – **P. mentalis:** mental p. – **P. occipitalis:** occipital p.
Provirus: provirus.
Provitamin: provitamin.
Provokation: provocation.
Provokationsprobe: provocative test.
proximal: proximal.
Prozent: percent.
Prozeß: process.
Prozonenphänomen: prozone (phenomenon).
PRPP (Phosphoribosylpyrophosphat)**:** PRPP (phosphoribosylpyrophosphate).
Prüfung: test(ing); examination; assessment; assay.
pruriginös: pruriginous.
Prurigo: prurigo. – **P. chronica Hebra*:** Hebra's p. – **P. gestationis:** pregnancy p. – **P. simplex:** p. simplex; papular urticaria.
Pruritus: pruritus; itching.
Prussak* Raum: Prussak's space.
PSA (Prostata-spezifisches Antigen)**:** prostate-specific antigen.
Psammokarzinom: psammocarcinoma.
Psammom: psammoma.
Psammomkorn, -körper: psammoma body.
Psammotherapie: psammotherapy.
Psellismus: psellism.
Pseudästhesie: pseudesthesia.
Pseudarthrose: pseudarthrosis.
Pseudoabszeß: pseudoabscess.
Pseudoachondroplasie: pseudoachondroplasia; pseudochondrodysplasia.
Pseudoagglutination: pseudoagglutination.
Pseudoallergie: pseudoanaphylaxis.
Pseudoamenorrhö: pseudoamenorrhea.
Pseudoaorteninsuffizienz: pseudoaortic insufficiency.

Pseudoappendizitis: pseudoappendicitis.
Pseudo-Bartter*(-Syndrom): Bartter-like syndrome.
Pseudobulbärparalyse: pseudobulbar paralysis.
Pseudocholinesterase: pseudocholinesterase.
Pseudocirrhosis hepatis: pseudocirrhosis of liver.
Pseudocoarctatio aortae: pseudocoarctation of the aorta.
Pseudo-Conn*(-Syndrom): pseudo-Conn's syndrome.
Pseudocroup: pseudocroup.
Pseudodemenz: pseudodementia.
Pseudodiarrhö: pseudodiarrhea.
Pseudodivertikel: pseudodiverticulum.
Pseudodysenterie: pseudodysentery.
Pseudoelephantiasis: Quincke's edema.
Pseudoencephalitis: Wernicke's encephalopathy.
Pseudoendokrinopathie: pseudoendocrinopathy.
Pseudoepiphyse: pseudoepiphysis.
Pseudofraktur: pseudofracture.
Pseudogliom: pseudoglioma.
Pseudogravidität: pseudopregnancy; pseudocyesis; phantom pregnancy.
Pseudohalluzination: pseudohallucination.
Pseudohermaphroditismus: pseudohermaphroditism.
Pseudohernie: pseudohernia.
Pseudo-Hurler*: pseudo-Hurler's syndrome.
Pseudohyperaldosteronismus: pseudohyperaldosteronism.
Pseudohyperkaliämie: pseudohyperkalemia.
Pseudohyperparathyreoidismus: pseudohyperparathyroidism.
Pseudohypertrophie: pseudohypertrophy.
Pseudohypokaliämie: pseudohypokalemia.
Pseudohypoparathyreoidismus: pseudohypoparathyroidism.
Pseudokrupp: pseudocroup.
Pseudolähmung: pseudoparalysis.
Pseudoleukämie: pseudoleukemia.
Pseudologia phantastica: pseudologia fantastica.
Pseudomangelrachitis: pseudorickets.
Pseudomelanose: pseudomelanosis.
Pseudomembran: pseudomembrane.
Pseudomeningitis: pseudomeningitis; meningism.
Pseudomilium: pseudomilium; colloid milium.
Pseudomnesie: pseudomnesia.
Pseudomonas: Pseudomonas. – **P. aeruginosa:** P. aeruginosa.
Pseudomuzin: pseudomucin.
Pseudomyasthenie: Eaton-Lambert syndrome.
Pseudomykose: pseudomycosis.
Pseudomyopie: pseudomyopia.
Pseudomyxödem: Chagas' disease; pseudomyxedema.
Pseudomyxoma peritonei: pseudomyxoma peritonei.
Pseudomyzel: pseudomycelium.
Pseudoneuritis (optica): pseudoneuritis.
Pseudookklusionssyndrom: pseudo-obstructive circulatory syndrome.
Pseudopapillitis vascularis: pseudopapilledema.
Pseudoparalysis, Pseudoparalyse: pseudoparalysis; pseudoplegia; pseudoparesis.
Pseudopelade Brocq*: pseudopelade.
Pseudoperitonitis: pseudoperitonitis; peritonism.
Pseudopodium: pseudopod(ium).
Pseudopolyglobulie: relative polycythemia.
Pseudopolyposis: pseudopolyposis.
Pseudoporenzephalie: pseudo-porencephaly.
Pseudo-Pseudohypoparathyreoidismus: pseudo-pseudohypoparathyroidism.
Pseudopterygium: pseudopterygium.
Pseudoptose: pseudoptosis.
Pseudorabies: pseudorabies.
Pseudorheumatismus: pseudorheumatism.
Pseudosarkom: pseudosarcoma.
Pseudoschwangerschaft: pseudopregnancy; pseudocyesis.
Pseudoseminom: pseudoseminoma.
Pseudosklerose: pseudosclerosis.
Pseudostrabismus: pseudostrabism.
Pseudotabes: pseudotabes. – **P. peripherica:** neurotabes; Leyden's ataxia; – **P. pupillotonica:** pupillotonic p.; Adie's syndrome.

Pseudotruncus arteriosus (communis): pseudotruncus arteriosus.
Pseudotuberkel: pseudotubercle.
Pseudotuberkulose: pseudotuberculosis.
Pseudotumor: pseudotumor; phantom tumor. – **P. cerebri:** p. cerebri; benign intracranial hypertension. – **P. orbitae:** orbital p.
Pseudourämie: pseudouremia.
Pseudouridylsäure: pseudouridylic acid.
Pseudowut: pseudorabies.
Pseudoxanthoma elasticum: pseudoxanthoma elasticum.
Pseudozirrhose: pseudocirrhosis.
Pseudozyanose: pseudocyanosis.
Pseudozyste: pseudocyst.
Psi-Funktionen: psi phenomena.
Psilocybin: psilocybin.
Psilosis: psilosis.
Psittakose: psittacosis; ornithosis; parrot fever.
Psittazismus: psittacism.
Psoas: psoas.
Psoasabszeß: psoas abscess.
Psoaszeichen: psoas sign.
Psoitis: psoitis.
Psoralen: psoralen.
psoriasiform: psoriasiform.
Psoriasis: psoriasis. – **P. arthropathica:** psoriatic arthropathy. – **P. inversa:** inverse p. – **P. pustulosa:** pustular p.
PSP (Phenolsulfonphthalein): P.S.P. (phenolsulfon-phthalein).
PSR (Patellarsehnenreflex): patellar reflex; knee-jerk reflex.
Psychagogik: psychagogy.
Psychalgie: psychalgia.
Psychasthenie: psychasthenia.
Psyche: psyche.
Psychedelika: psychedelics.
Psychiater: psychiatrist.
Psychiatrie: psychiatry.
psychisch: psychic.
Psychoanaleptika: psychoanaleptics.
Psychoanalyse: psychoanalysis.
Psychoanalytiker: psychoanalyst.
Psychochirurgie: psychosurgery.
Psychodrama: psychodrama.
Psychodynamik: psychodynamics.
Psychodysleptika: psychodysleptics; psychedelics; hallucinogens.
psychogalvanischer (Haut-)Reflex: psychogalvanic reflex.
psychogen: psychogenic.
Psychogenie: psychogenesis.
Psychohygiene: mental hygiene.
Psycholeptika: psycholeptics.
Psychologe: psychologist.
Psychologie: psychology. – **P., analytische:** analytic p. – **P., angewandte:** applied p. – **P., klinische:** clinical p. – **P., medizinische:** medical p.
Psychometrie: psychometry.
Psychomotorik: psychomotor function.
psychomotorisch: psychomotor.
Psychoneurose: psychoneurosis.
Psychopath: psychopath; antisocial personality.
Psychopathologie: psychopathology.
Psychopharmaka: psychotropic drugs; psychotherapeutic drugs.
Psychopharmakologie: psychopharmacology.
Psychophysik: psychophysics.
Psychophysiologie: psychophysiology.
psychophysisch: psychophysical.
Psychoplegika: psychoplegics.
Psychoprophylaxe: psychoprophylaxis; psychoprophylactic preparation for childbirth.
Psychose: psychosis. – **P., endogene:** endogenous p. – **P., organische:** organic p.; symptomatic p. – **P., zykloide:** bipolar p.; manic-depressive p.
Psychosedativum: tranquilizer.
Psychosomatik: psychosomatic medicine.
Psychosyndrom, hirnorganisches: organic brain syndrome.
Psychosynthese: psychosynthesis.
Psychotherapeut: psychotherapist.
Psychotherapie: psychotherapy.
psychotisch: psychotic.
Psychotonika: psychotonics.
psychotrop: psychotropic.
psychrophil: psychrophilic.
Psychrotherapie: psychrotherapy.
9p-Syndrom: 9p syndrome.
Ptarmus: ptarmus; spasmodic sneezing.
PTC: 1) Phenylthiocarbamid: PTC (phenylthiocarbamide). **2) Plasma-Thromboplastin-Komponente:** PTC (plasma thromboplastin component). **3) perkutane transhepatische Cholangiographie:** PTC (percutaneous transhepatic cholangiography).
Pteridin: pteridine.

Pteroinsäure: pteroic acid.
Pterygium: pterygium. – **P. colli:** p. colli; webbed neck.
pterygoideus: pterygoid.
PTH (Parathormon)**:** PTH (parathyroid hormone).
Ptilosis: ptilosis.
Ptomain: ptomaine.
Ptose, Ptosis: ptosis.
ptotisch: ptotic.
Ptyalin: ptyalin; salivary amylase.
Ptyalismus: ptyalism; salivation.
ptyalo-: ptyalo-; sialo-.
PTZ (partielle Thromboplastinzeit)**:** PTT (partial thromboplastin time).
Pubarche: pubarche.
puberal: puberal.
pubertär: pubertal.
Pubertät: puberty. – **P., vorzeitige:** precocious p.
Pubertätskrise: adolescent crisis.
Pubertas: pubertas; puberty.
Pubes: pubes.
Pubeszenz: pubescence.
pubisch: pubic.
pudendalis: pudendal.
Pudendum femininum: female pudendum; vulva.
Pudendusanästhesie: pudendal anesthesia.
Pudendusneuralgie: pudendal neuralgia.
Pudenz* Operation: ventriculo-atrial shunt.
Puder: powder.
pueril: puerile.
Puerilismus: puerilism; childishness.
puerperal: puerperal.
Puerperalfieber: childbed fever, puerperal f.
Puerperalpsychose: postpartum psychosis.
Puerperalsepsis: puerperal sepsis.
Puerperium: puerperium.
Puffer: buffer.
Pufferbase: buffer base.
Pufferlösung: buffer solution.
Pulex: Pulex; flea.
Pulicosis: pulicosis.
Pulmo: pulmo; lung.
Pulmolith: pulmolith.
Pulmologie: pulmonology.
pulmonal: pulmonary.
Pulmonalarterie: pulmonary artery.
Pulmonalarterienverschlußdruck: pulmonary artery wedge pressure.
Pulmonalatresie: pulmonary atresia.
Pulmonaldehnungston: pulmonary ejection sound.
Pulmonalembolie: pulmonary embolism.
Pulmonalis: pulmonary artery.
Pulmonalisangiographie: pulmonary angiography.
Pulmonalklappe: pulmonary valve.
Pulmonalklappeninsuffizienz: pulmonary insufficiency.
Pulmonaliston: pulmonary sound.
Pulmonalkreislauf: pulmonary circulation.
Pulmonalsklerose: pulmonary sclerosis; Ayerza's disease.
Pulmonalstenose: pulmonary stenosis.
Pulmonalton: pulmonary sound; pulmonic heart sound.
Pulmonalvene: pulmonary vein.
Pulpa: pulp.
Pulpahöhle: pulp cavity; pulp chamber.
Pulpitis: pulpitis.
Pulposus: nucleus pulposus.
Puls: pulse.
Pulsader: artery.
Pulsamplitude: pulse amplitude.
pulsans, pulsatil: pulsatile.
Pulsation: pulsation.
Pulsdefizit: pulse deficit.
Pulsdifferenz: pulse difference.
Pulsdruck: pulse pressure.
Pulsfrequenz: pulse rate.
Pulsion: pulsion.
Pulsionsdivertikel: pulsion diverticulum.
Pulslosigkeit: pulselessness.
Pulslos-Krankheit: pulseless disease.
Pulsschreibung: sphygmography.
Pulssumme: summation pulse.
Pulsus: pulse; pulsus. – **P. alternans:** alternating p. – **P. altus:** high-tension p. – **P. bigeminus:** bigeminal p. – **P. celer:** pulsus celer; quick p. – **P. celer et altus:** Corrigan's p.; waterhammer p. – **P. filiformis:** filiform p.; thready p. – **P. intermittens:** intermittent p. – **P. irregularis:** irregular p. – **P. mollis:** soft p. – **P. paradoxus:** paradoxical p. – **P. parvus:** pulsus parvus; small p. – **P. plenus:** full p. – **P. regularis:** regular p.
Pulswelle: pulse wave.
Pulver: powder.

Pulverschmauch: powder burn.
Pulvinar: pulvinar.
Pulvis: pulvis; powder.
Punctio: punctio; puncture.
Punctum: point; punctum. – **P. dolorosum:** painful p. – **P. lacrimale:** lacrimal p. – **P. maximum:** p. of maximal impulse (P.M.I.) – **P. proximum:** near p. – **P. remotum:** far p.
Punktat: puncture specimen; p. fluid.
Punktion: puncture.
Punktionskanüle: puncture needle.
Punktur: puncture; punctation.
Pupilla: pupil.
pupillär, pupillaris: pupillary.
Pupillardistanz: interpupillary distance.
Pupillarlinse: pupil-lens.
Pupille: pupil. – **P., künstliche:** artificial p. – **P., springende:** bounding p. – **P., starre:** fixed p.
Pupillendifferenz: unequal pupillary width; anisocoria.
Pupillenentrundung: irregular outline of pupil.
Pupillenerweiterung: dilated pupil; mydriasis.
Pupillenreaktion, -reflex: pupillary reflex.
Pupillenstarre: fixed pupil; stiff p.; pupilloplegia.
Pupillenunruhe: hippus.
Pupillenverengerung: miosis.
Pupillenzeichen: pupillary sign.
Pupillokochlearreflex: cochleopupillary reflex; pupillocochlear r.
Pupillometer: pupillometer.
Pupillotonie: tonic pupil.
Puppenaugenphänomen: doll's eye sign; Cantelli's s.
Puppenstadium: pupa.
Purin: purine.
Purinämie: purinemia.
purinarm: purine-low.
Purinbase: purine base; xanthine base.
purinfrei: purine-free.
Purinstoffwechsel: purine metabolism.
Purkinje* Figuren: Purkinje figures. – **P.* Fäden, Fasern:** P. fibers. – **P.* Phänomen:** P. phenomenon; pupillomotor reflex. – **P.* Schicht:** P. layer. – **P.* Zellen:** P. cells.
Purkinje*-Sanson* Bilder: Purkinje-Sanson images.
Purpura: purpura. – **P. allergica:** allergic p. – **P., anaphylaktoide:** anaphylactoid p.; Schoenlein-Henoch p. – **P. fulminans:** p. fulminans. – **P. rheumatica:** p. rheumatica. – **P., thrombotisch-thrombozytopenische:** thrombotic thrombocytopenic p. – **P., thrombozytopenische:** idiopathic thrombocytopenic p. (ITP); hemorrhagic p.
Purtscher* Syndrom: Purtscher's syndrome.
Pus: pus.
Pustel, Pustula: pustule. – **P. maligna:** malignant p.; anthrax boil.
Pustelausschlag: pustular eruption.
Pustelflechte: impetigo.
pustulös, pustulosus, pustularis: pustular.
Pustulose, Pustulosis: pustulosis. – **P. vacciniformis, P. varioliformis:** Kaposi's varicelliform eruption.
Putamen: putamen.
Putrescin: putrescine.
Putreszenz: putrescence; putrefaction.
putrid: putrid.
Putti* Syndrom: Putti's syndrome.
Putzfrauenknie: housemaid's knee; prepatellar bursitis.
Puusepp* Operation: Puusepp's operation. – **P.* Reflex:** P.'s reflex.
PUVA-Therapie: PUVA therapy.
PVC (Polyvinylchlorid): PVC (polyvinylchloride).
PVP (Polyvinylpyrrolidon): PVP (polyvinylpyrrolidone).
PWG (Pulswellengeschwindigkeit): pulsewave velocity.
Pyämie: pyemia.
Pyarthros, Pyarthrose: pyarthrosis.
Pyelektasie: pyelectasia; pyelectasis.
Pyelitis: pyelitis.
Pyelographie: pyelography.
Pyelolithotomie: pyelolithotomy.
Pyelonephritis: pyelonephritis.
Pyelonephrolithotomie: pyelonephrolithotomy.
Pyelonephrose: pyelonephrosis.
Pyeloplastik: pyeloplasty.
Pyeloskopie: pyeloscopy.
Pyelospasmie: pyelospasm.
Pyelostomie: pyelostomy.
Pyelotomie: pyelotomy.
Pyelozystitis: pyelocystitis.
Pygomelus: pygomelus.

Pygopagus: pygopagus.
pyknisch: pyknic.
Pyknodysostose: pyknodysostosis.
Pyknolepsie: pyknolepsy.
Pyknose: pyknosis; inspissation.
pyknotisch: pyknotic.
Pyknozyt: pyknocyte.
Pyle* Syndrom: Pyle's disease; metaphyseal dysplasia.
Pylephlebitis: pylephlebitis.
Pylorektomie: pylorectomy.
pylorisch: pyloric.
Pyloromyotomie: pyloromyotomy.
Pyloroplastik: pyloroplasty.
Pylorospasmus: pylorospasm.
Pylorotomie: pylorotomy.
Pylorus: pylorus.
Pylorusdrüse: pyloric gland.
Pylorushypertrophie: pyloric hypertrophy.
Pylorusstenose: pyloric stenosis. – **P., spastisch-hypertrophische:** hypertrophic p. s.
Pyoctanin: gentian violet.
Pyocyaneusinfektion: pyocyanosis.
Pyocyanin: pyocyanin.
Pyoderma gangraenosum: pyoderma gangrenosum.
Pyodermie, Pyodermitis: pyoderma; pyodermatitis.
pyogen: pyogenic.
Pyohämopneumothorax: pyohemothorax.
Pyokokken: pyococci; pyogenic microorganisms.
Pyokolpos: pyocolpos.
Pyometra: pyometra.
Pyomyositis: pyomyositis; purulent myositis. – **P. tropica:** tropical p.
Pyonephritis: pyonephritis.
Pyonephros, Pyonephrose: pyonephrosis.
Pyoperikard: pyopericardium.
Pyopneumoperikard: pyopneumopericardium.
Pyopneumothorax: pyopneumothorax.
Pyorrhö: pyorrhea.
Pyosalpinx: pyosalpinx.
Pyospermie: pyospermia; pyosemia.
Pyothorax: pyothorax; empyema.
Pyourachus: pyourachus.
Pyovar: pyoovarium.
Pyozele: pyocele.
Pyozephalus: pyocephalus.
Pyozyaneus: Pseudomonas aeruginosa; P. cyanea.
pyramidalis: pyramidal.
pyramidal-motorisches System: pyramidal system; upper motor neuron system.
Pyramide: pyramid.
Pyramidenbahn: pyramidal tract.
Pyramidenbahn-Syndrom: pyramidal tract syndrome.
Pyramidenkreuzung: decussation of pyramids.
Pyramidenspitzenzellen: petrosal cells.
Pyramidenstrang: pyramidal fascicle.
Pyramidenzeichen: pyramid(al) signs.
Pyramidenzellen: pyramidal cells.
Pyramis: pyramid. – **P. medullae oblongatae:** p. of medulla oblongata. – **P. renalis:** renal p.; malpighian p. – **P. vermis:** p. of cerebellum; p. of vermis. – **P. vestibuli:** vestibular p.
Pyran: pyran.
Pyranose: pyranose.
Pyranosid: pyranoside.
Pyrantel: pyrantel.
Pyrazin: pyrazine.
Pyrazinamid: pyrazinamide.
Pyrazolon: pyrazolone.
Pyretika: pyretics.
Pyrexie: pyrexia; fever.
Pyridin: pyridine.
Pyridostigminbromid: pyridostigmine bromide.
Pyridoxal: pyridoxal.
Pyridoxalkinase: pyridoxal kinase.
Pyridoxalphosphat: pyridoxal phosphate.
Pyridoxamin: pyridoxamine.
Pyridoxin: pyridoxine.
Pyridoxinmangelanämie: pyridoxine-responsive anemia.
Pyridoxol: pyridoxol.
Pyrimethamin: pyrimethamine.
Pyrimidin: pyrimidine.
Pyrimidinantagonist: pyrimidine antagonist.
Pyrimidinstoffwechsel: pyrimidine metabolism.
Pyrogallol: pyrogallol; pyrogallic acid.
pyrogen: pyrogenic.
Pyrogene: pyrogens. – **P., endogene:** leukocytic p.
Pyromanie: pyromania.
Pyron: pyrone.

Pyronin: pyronine.
Pyrophobie: pyrophobia.
Pyrophosphat: pyrophosphate.
Pyrophosphorsäure: pyrophosphoric acid.
Pyrosis: pyrosis; heartburn.
Pyrrol: pyrrole; azole.
Pyrrolidin: pyrrolidine.
Pyrrolidon-5-carbonsäure: pyroglutamic acid.
Pyruvat: pyruvate.
Pyruvatcarboxylase: pyruvate carboxylase.
Pyruvatdecarboxylase: pyruvate decarboxylase.
Pyruvatdehydrogenase: pyruvate dehydrogenase.
Pyruvatkinase: pyruvate kinase.
Pyurie: pyuria.
P-Zacke: P wave.
P-Zellen: P (= pacemaker) cells.

Q

Q-Band: Q band.
Q-Fieber: Q (query) fever.
QRS-Komplex: QRS complex.
Q-Streifen: Q disk; anisotropic disk.
Q-T-Intervall: Q-T segment; Q-T interval.
Q-T-Syndrom: Q-T syndrome.
Quaddel: wheal; urtica.
Quaddelausschlag: hives.
quadrangularis: quadrangular.
Quadrant: quadrant.
Quadrantenhemianopsie: quadrantanop(s)ia; quadrant hemianop(s)ia.
Quadrantenresektion: quadrant resection.
quadratus: quadrate.
quadriceps: quadriceps; four-headed.
Quadrigeminie: quadrigeminy.
quadrigeminus: quadrigeminal; four-fold.
Quadriplegie: quadriplegia.
Quadrizeps: quadriceps femoris.
Quadrizepsplastik: quadricepsplasty.
Quadrizepsreflex: quadriceps reflex; knee-jerk r.
Qualität: quality.
Qualitätskontrolle: quality control.
qualitativ: qualitative.
Quallengift: jellyfish poison.
Quant: quantum.
Quantenenergie: quantum energy.
Quantenzahl: quantum number.
Quantität: quantity.
quantitativ: quantitative.
quantum libet: quantum libet; as much as desired.
Quarantäne: quarantine.
Quark: curd cheese.
Quarks: quarks.
quartär: quaternary.
Quartärstruktur: quaternary structure.
Quartana: quartan (malaria).
Quarz: quartz.
Quarzlampe: quartz lamp.
Quarzstaublunge: silicosis.
Queckenstedt* Zeichen: Queckenstedt's sign.
Quecksilber: mercury; quicksilver.
Quecksilberekzem: mercurial rash.
Quecksilberstomatitis: mercurial stomatitis.
Quecksilbervergiftung: mercury poisoning; mercurialism.
Queensland-Fieber: Queensland tickborne rickettsiosis; Qu. fever.
Quelle: spring; source.
Quellstoffe: bulk material.
Quellung: swelling; bulking.
Quellungsreaktion (Neufeld*): Neufeld's reaction.
Quénu*-Miles* Operation: Quénu's operation.
quer: transverse; crosswise; diagonal.
Querbettlagerung: lithotomy position.
Querbrücke: cross-bridge.
Querdarm: transverse colon.
Querfortsatz: transverse process.
Querfraktur: transverse fracture.
Querlage: transverse lie.
Querschnitt: cross-section.
Querschnittsdiagnostik: cross-sectional diagnosis.
Querschnittslähmung: paraplegia.
Querschnittsläsion: transverse lesion of the spinal cord.
Querschnittsmyelitis: transverse myelitis.
Querschnittssyndrom: transverse spinal cord syndrome.
Querstand: transverse presentation. – **Q., hoher:** high t. p. – **Q., tiefer:** low t. p.
Querstreifung: transverse striation.
Querulant: querulent.
(de) Quervain* Krankheit: Quervain's disease; chronic tenosynovitis. – **(de) Quervain* Thyreoiditis:** Quervain's thyroiditis; giant-cell t.
Quesenbandwurm: Multiceps.
quetschen: (to) squeeze; crush; bruise.
Quetschfraktur: compression fracture.
Quetschung: bruise; contusion.
Quetschwunde: contused wound; crush injury.
Queyrat* Syndrom: Queyrat's erythroplasia.

Quick* Test: Quick's test. – **Qu.* Wert:** Qu.'s value. – **Qu.* Zeit:** Qu.'s time.
Quincke* Ödem: Quincke's disease; angioneurotic edema. – **Qu.* Zeichen:** Qu.'s pulse; capillary p.
Quinidin: quinidine.
Quintana: quintan fever.
Quotidiana: quotidian malaria.
Quotient: quotient. – **Q., respiratorischer:** respiratory q.
Q-Zacke: Q wave.

R

R: **1) Radikal:** radical. **2) Ribose:** ribose. **3) Röntgen:** roentgen.
Ra (Radium): Ra (radium).
RA (rheumatoide Arthritis): RA (rheumatoid arthritis).
RAAS (Renin-Angiotensin-Aldosteron-System): renin-angiotensin-aldosterone system.
Rabenschnabelfortsatz: coracoid process.
Rabies: rabies; lyssa.
Racemat: racemate.
racemosus: racemose.
Rachen: pharynx.
Rachenbräune: quinsy; sore throat. – **R., echte:** diphtheria. – **R., falsche:** pseudocroup.
Rachendachhypophyse: pharyngeal hypophysis.
Rachendiphtherie: pharyngeal diphtheria.
Rachenenge: isthmus faucium.
Rachenentzündung: pharyngitis.
Rachenmandel: pharyngeal tonsil.
Rachenmandelentzündung: adenoiditis.
Rachenmandelhyperplasie, -wucherung: hyperplastic adenoids; adenoid hypertrophy.
Rachenpolyp: adenoids.
Rachenreflex: pharyngeal reflex.
Rachenring, lymphatischer: tonsillar ring; Waldeyer's ring.
Rachitis: rickets; rachitis. – **R., renale:** renal rickets. – **R., Vitamin-D-resistente:** vitamin D-resistant rickets.
Rachitisanfälligkeit: rachitism.
rachitisch: rachitic.
rachitogen: rachitogenic.
Radgelenk: pivot joint; trochoid j.
radiär: radiate; radial.
radialis: radial.
Radialislähmung: paralysis of the radial nerve.
Radialisphänomen: radial phenomenon.
Radialispuls: radial pulse.
Radiant, rad: radian.
Radiatio: radiation. – **R. acustica:** auditory r.; acoustic r. – **R. optica:** optic r.; occipitothalamic r. – **R. thalamica:** thalamic r.
radiatus: radiate.
radicularis: radicular.
Radikal: radical.
radikal: radical.
Radikaloperation: radical surgery.
Radikotomie: radicotomy; rhizotomy.
radikulär: radicular.
Radikulitis: radiculitis.
Radikulographie: radiculography.
Radikuloneuritis: radiculoneuritis.
Radikulotomie: radicotomy; rhizotomy.
radioaktiv: radioactive. – **r. Stoff:** r. substance. – **r. Zerfall:** r. decay.
Radioaktivität: radioactivity. – **R., künstliche:** artificial r. – **R., natürliche:** natural r.
Radiobiologie: radiobiology.
Radiocarbontest: radiocarbon test.
Radiochemie: radiochemistry.
Radiodermatitis: radiodermatitis.
radiogen: radiogenic.
Radiogold: radiogold.
Radiographie: radiography; roentgenography.
Radioimmunoassay, RIA: radioimmunoassay (RIA).
Radioimmunoelektrophorese: radioimmunoelectrophoresis.
Radioindikator: tracer.
Radioisotop: radioisotope; radioactive isotope.
Radioisotopennephrographie: radioisotope renography.
Radiojodtest: radioiodine uptake test.
Radiojodtherapie: radioiodine therapy.
Radiokarbontest: radiocarbon test.
Radiokardiographie: radiocardiography.
Radiokarpalgelenk: radiocarpal joint.
Radiologie: radiology.
Radiolyse: radiolysis.
Radiomanometrie: radiomanometry.
Radiomarkierung: radioactive tagging; labeling.
Radiometrie: radiometry.

Radiomimetikum: radiomimetic.
Radionekrose: radionecrosis.
Radionuklid: radionuclide.
Radionuklid-Angiokardiographie: radionuclide angiocardiography.
Radionuklid-Ventrikulographie: radionuclide ventriculography.
Radiopharmakologie: radiopharmacology.
Radiopharmakon: radiopharmaceutical.
Radiotelemetrie: radiotelemetry.
Radiotherapie: radiotherapy; radiotherapeutics.
Radiotoxizität: radiotoxicity.
Radioulnargelenk: radioulnar joint.
Radium: radium.
Radiumemanation: radium emanation; radon.
Radiumnadel, -röhrchen: radium needle.
Radiumspickung: interstitial radiation.
Radiumtherapie: radium therapy.
Radiumträger: radium container; radiode.
Radius: radius.
Radiusaplasie: radial aplasia; radius a.
Radiusfraktur: fracture of radius. – **R., distale:** Colles' fracture.
Radiusperiostreflex: radial reflex; radioperiostal r.
Radix: radix; root. – **R. anterior:** anterior root. – **R. dentis:** tooth root. – **R. dorsalis:** dorsal root; sensory root. – **R. linguae:** root of tongue. – **R. motoria:** motor root; ventral root. – **R. pili:** hair root. – **R. posterior:** posterior root. – **R. pulmonis:** root of lung. – **R. sympathica:** sympathetic root.
Radon: radon.
Räude: *vet* mange; *derm* scabies.
räumlich: spatial; *opt* stereoscopic; three-dimensional.
Raffinose: raffinose.
Ragozyt: ragocyte.
Ramikotomie: ramicotomy.
Ramon* Reaktion: Ramon's flocculation test.
Ramstedt*(-Weber*) Operation: Ramstedt's operation; pyloromyotomy.
Ramulus: ramulus; small branch.
Ramus: ramus; branch. – **Rami bronchiales:** bronchial rami; collateral branches. – **R. circumflex:** circumflex b. – **R. communicans:** r. communicans. – **R. c. albus:** white r. c. – **R. c. griseus:** gray r. c. – **R. cutaneus:** cutaneous branch. – **Rami gastrici nervi vagi:** gastric branches. – **Rami linguales:** lingual branches. – **R. meningeus:** meningeal r. – **R. spinalis:** spinal branch.
Rand: border; margin; edge.
Randatelektase: marginal atelectasis.
Randektasie: ectropion pupillae.
Randomisierung: randomization.
Randpsychose: marginal psychosis; cycloid p.
Randsinus: marginal sinus.
Randstrom: plasma cuff.
Randsymptom: secondary symptom.
Randwulst, -zacke: bony spur.
Randzone: marginal zone.
Ranitidin: ranitidine.
Ranke* Dreistadienlehre: Ranke's stages.
Rankenaneurysma: racemose aneurysm; cirsoid a.
Rankenangiom: racemose angioma.
Rankenneurom: plexiform neuroma.
R-Antigen: R antigen.
Ranula: ranula.
Ranvier* Schnürring: Ranvier's node.
Raphe: raphe; seam; ridge. – **R. palati:** palatine r. – **R. penis:** r. of penis. – **R. perinei:** perineal r. – **R. scroti:** r. of scrotum.
Rapoport* Test: Rapoport's test.
Rapport: rapport.
Raptus: raptus.
Rarefizierung: rarefaction.
Rasierflechte: barber's itch.
Raspatorium: raspatory.
Rasse: race.
Rasselgeräusch: rale. – **R., feuchtes:** moist r.; crackling r. – **R., klingendes:** consonating r. – **R., knisterndes:** crepitant r. – **R., pfeifendes:** sibilant r. – **R., trockenes:** dry r.
Rasseln: rattle.
RAST: RAST (radioallergosorbent test).
Rastelli* Operation: Rastelli's operation.
Raster: grid.
Rasterblende: moving grid; Bucky diaphragm.
Rasterelektronenmikroskop: scanning electron microscope (SEM).
Rate: rate.
Rathbun* Syndrom: Rathbun's disease.
Rathke* Tasche: Rathke's pouch.

rational: rational.
Rationalisierung: rationalization.
Ratschow* Lagerungsprobe: Ratschow's peripheral vascular test; leg-position test.
Rattenbandwurm: rat tapeworm.
Rattenbißfieber, -krankheit: rat-bite fever; sodoku.
Rattenfleckfieber: murine typhus.
Rattenfloh: rat-flea.
Rattenlungenwurm: rat lungworm.
Rattenmilbendermatitis: rat-mite dermatitis.
Rattenpest: rat plague.
Raubasin: raubasine.
Rauber* Schicht: Rauber's layer.
Raubwanzen: cone-nosed bugs; assassin bugs; Triatoma; Reduviidae.
Raucedo: hoarseness.
Rauchen: smoking. – **R., passives:** passive s.
Raucherbein: smoker's leg.
Raucherkrebs: smoker's cancer.
Rauchgasvergiftung: smoke poisoning.
Raucitas: hoarseness.
R-auf-R-Phänomen: R-on-R phenomenon.
R-auf-T-Phänomen: R-on-T phenomenon.
rauh: rough; hoarse.
Rauh-Antigen: R-(rough)antigen.
Rauhform: R (rough) colony.
Raum: space; room.
Raumdesinfektion: room disinfection.
Raumfahrtmedizin: (aero)space medicine.
raumfordernd: expansive; compressive.
Rauminhalt: volume.
Raumkrankheit: space sickness.
Raumsinn: spatial perception; space sense.
Raupe: caterpillar.
Raupenhaardermatitis: caterpillar dermatitis.
Raupenhaarkonjunktivitis: caterpillar conjunctivitis.
Rausch: intoxication; inebriation; »high«.
Rauschdroge, -mittel: dope; drug of abuse.
Rauschgift: narcotic.
Rauschgiftsucht: drug addiction.
Rauschnarkose: ether anesthesia.
Rautengrube: rhomboid fossa.
Rautenhirn: hindbrain; rhombencephalon.
Rauwolfia, Rauvolfia: rauwolfia.
Rayleigh* Anomalie: Rayleigh scattering. – **R.* Gleichung:** R.'s equation.
Raymond* Syndrom: Raymond's syndrome. – **Raymond*-Cestan* Syndrom:** Raymond-Cestan syndrome.
Raynaud* Krankheit: Raynaud's disease. – **R.* Phänomen:** R.'s phenomenon.
Rb (Rubidium): Rb (rubidium).
RBV (Röntgenbildverstärker): x-ray image amplifier.
RBW (relative biologische Wirksamkeit): RBE (relative biological effectiveness).
Reabsorption: reabsorption.
Read* Entbindungsverfahren: Read's method.
Reagens, Reagenz: reagent.
Reagenzglas: test tube.
Reagenzpapier: test paper; indicator paper.
Reagibilität: reactivity.
Reagin: reagin.
Reaktion: reaction; response. – **R., allergische:** allergic r. – **R., anamnestische:** anamnestic r. – **R., anaphylaktische:** anaphylactic r. – **R., verzögerte:** delayed r.
Reaktionskette: cascade of reaction; chain of reaction.
Reaktionstyp: reaction type.
Reaktionszeit: reaction time.
Reaktionszentrum: germinal center.
reaktiv: reactive.
Reaktivbewegung: reflex movement; associated m.
Reaktivierung: reactivation.
Reaktivität: reactivity.
real: real.
Realität: reality.
Reamputation: reamputation.
Reanastomosierung: reanastomosis.
Reanimation, kardiopulmonale: cardiopulmonary resuscitation (CPR).
Rebound-Effekt: rebound effect; *neur* rebound phenomenon.
Recall-Antigene: recall antigens.
recenter paratum: recently prepared.
Recessus: recess. – **R. duodenalis:** duodenal r. – **R. epitympanicus:** epitympanic r.; attic r. – **R. membranae tympani:** tympanic membrane r. – **R. sphaericus:** spherical r.
Rechenstörung: dyscalculia.
Rechteck: rectangle.

rechteckig: rectangular.
rechts: right; dexter.
rechtsdrehend: dextrorotatory.
Rechtshändigkeit: right-handedness; dextrality.
Rechtsherz: right heart.
Rechtsherzdekompensation: right ventricular decompensation.
Rechtsherzhypertrophie: right ventricular hypertrophy.
Rechtsherzinsuffizienz: right-sided heart failure; right ventricular heart failure.
Rechtslage: dextroposition; (Herz) dextrocardia.
Rechts-links-Shunt: right-to-left shunt.
Rechts-links-Störung: right-left disorientation.
Rechtsmedizin: forensic medicine.
Rechtspositionstyp: right axis deviation.
Rechtsschenkelblock (RSB): right bundle branch block (RBBB). – **RSB, unvollständiger:** incomplete RBBB.
Rechtsverschiebung: shift to the right.
Rechtsverspätung: right ventricular conduction delay; incomplete RBBB.
recidivans: relapsing.
Recipe: recipe; take.
v. Recklinghausen* Krankheit: 1) (von) Recklinghausen's disease; neurofibromatosis. **2)** R.'s disease of bone. – **v. Recklinghausen*-Appelbaum* Krankheit:** Recklinghausen-Appelbaum disease; idiopathic hemochromatosis.
Reclinatio: reclination.
Recrudescence: relapse; recrudescence.
Recruitment, Recrutement: recruitment.
rectalis: rectal.
rectificatus, rect.: rectified; refined.
Rectum: rectum.
rectus: straight; rectus.
Rectus: rectus muscle. – **R.-oculi-Parese:** rectus oculi paresis.
Recurrence: recurrence; relapse.
recurrens: recurrent.
recurvatus: bend backward.
Redlich*(-Obersteiner*) Zone: Obersteiner-Redlich areal; O.-R. zone.
Redon* Drainage: Redon drainage.
Redox: redox.
Redoxkatalysator: redox catalyst.
Redoxpotential: redox potential.
Redoxreaktion: redox reaction.
Redoxskala: redox scale.
Redoxsystem: redox system.
Redoxtitration: redox titration.
Redressement: redressement.
Redression: redressement.
Reductase: reductase.
Reduktion: reduction.
Reduktionsdiät, -kost: reduction diet.
Reduktionsmittel: reducing agent.
Reduktionsplastik: reduction plasty.
Reduktionsprobe: reducing test.
Reduktionsteilung: reduction division; meiosis.
redundant: redundant.
Redundanz: redundancy.
Reduplikation: reduplication.
Reduviidae: Reduviidae; assassin bugs.
reduzierend: reducing.
Reed* Zelle: Reed-Sternberg cell.
Reentrance: re-entry.
Reese*(-Blodi*-Krause*) Syndrom: encephalo-ophthalmic syndrome; encephalo-ophthalmodysplasia; Reese-Blodi-Krause syndrome.
Reexposition: reexposure.
REF (renaler erythropoetischer Faktor): erythropoietin.
Referenzwert: reference value.
Refertilisierung, -sation: refertilization; reversal of sterilization.
Reflektometer: reflectance photometer.
Reflektor: reflector.
reflektorisch: reflectory.
Reflex: reflex. – **R., alternierender:** antagonistic r. – **R., angeborener:** inborn r. – **R., bedingter:** conditioned r. – **R., exterozeptiver:** exteroceptive r. – **R., gekreuzter:** crossed r.; consensual r.; indirect r. – **R., kardiovaskulärer:** cardiovascular r.; Bainbridge r. – **R., paradoxer:** paradoxical r. – **R., pathologischer:** pathologic r. – **R., psychogalvanischer:** psychogalvanic r. – **R., spinaler:** spinal r. – **R., tonischer:** tonic r. – **R., unbedingter:** unconditioned r. – **R., viszeraler:** visceral r.
Reflexabschwächung: hyporeflexia.
reflexauslösend: reflexogenic.
Reflexautomatie: reflex automatism.
Reflexbahnung: facilitation of reflex.
Reflexblase: reflex bladder.
Reflexbogen: reflex arc.
Reflexepilepsie: reflex epilepsy.
Reflexhemmung: reflex inhibition.

Reflexion: reflection.
Reflexkette: reflex chain.
Reflexkontraktur: reflex contracture.
Reflexkrampf: reflex spasm. – **R., saltatorischer:** saltatory spasm.
Reflexmuster: reflex pattern.
reflexogen: reflexogenic.
Reflexologie: reflexology.
Reflexsteigerung: hyperreflexia.
Reflextherapie: reflexotherapy.
Reflexumkehr: inversion of reflex.
Reflexverzögerung: lag.
Reflexzeit: reflex latency.
Reflexzentrum: reflex center.
Reflexzone: reflex zone.
Reflux: reflux. – **R., biliopankreatischer:** biliary-pancreatic r. – **R., duodenogastraler:** duodenogastric r. – **R., gastroösophagealer:** gastroesophageal r. – **R., pelvirenaler** oder **pyelorenaler:** pyelorenal r. – **R., vesikoureteraler:** vesicoureteral r.
Refluxgastritis: reflux gastritis.
Refluxösophagitis: reflux disease; peptic esophagitis.
refractus: divided; fractional.
refraktär: refractory.
Refraktärperiode, -phase: refractory period. – **R., relative:** relative r. p.
Refraktion: refraction.
Refraktionsanomalie: anomaly of refraction.
Refraktometer: refractometer.
Refraktur: refracture.
Refrigerans: refrigerant.
Refrigeratio(n): refrigeration.
Refrigerationslähmung: cold-induced paralysis.
Refsum*(-Thiébaut*) Krankheit: Refsum's disease.
Regel: rule; *gyn* menstruation; period; regel.
Regelanomalie: menstrual irregularity.
Regelbiß: normal bite.
Regelblutung: menses; menstruation; period.
Regelkreis: feedback control (system).
Regelverzahnung: normal occlusion.
Regenbogenfarben: prismatic colors.
Regenbogenhaut: iris.
Regeneration: regeneration. – **R., echte:** epimorphic r. – **R., falsche:** heteromorphous r.
regenerativ: regenerative.
Regime: regimen.
Regio (Pl. **Regiones):** region(s). – **Regg. abdominis:** abdominal r.s. – **Regg. dorsi:** dorsal r.s. – **Regg. pectoris:** pectoral r.s.
regionär, regionalis: regional.
Regionalanästhesie: regional anesthesia.
Registrierung: registration.
regrediens, regredient: regressive.
Regression: regression.
Regressionsanalyse: regression analysis.
Regressionsgerade: regression line.
Regressionskoeffizient: coefficient of regression.
Regressionssyndrom, kaudales: caudal regression syndrome.
regressiv: regressive.
regulär, regularis: regular.
Regulation: regulation; control.
Regulationsstörung: regulatory disorder.
Regulationssystem: control system.
Regulator-Gen: regulator gene.
Regurgitation: regurgitation.
regurgitierend: regurgitant.
Rehabilitation: rehabilitation.
Rehfuß* Sonde: Rehfuss' tube.
Rehn* Haken: Rehn hook. – **R.* Naht:** R. suture. – **Rehn*-Fowler* Lagerung:** Rehn-Fowler position.
Rehydratation: rehydration.
Reibegeräusch, Reiben: (friction) rub.
Reibung: frottage.
Reichel*(-Jones*-Henderson*) Krankheit: Henderson-Jones disease.
Reichert* Knorpel: Reichert's cartilage.
Reife: maturity.
Reifebestimmung, intrauterine: intrauterine maturity determination.
Reifegrad: degree of maturity.
Reifenstein* Syndrom: Reifenstein's syndrome.
Reifeteilung: reduction division; meiosis.
Reifezeichen: signs of maturity.
Reifung: maturation.
Reifungsblock: maturation arrest.
Reifungsdissoziation: maturation dissociation.
Reifungsreflexe: maturational reflexes.
Reifungsteilung: meiotic division.
Reihe: series; row; range.
Reihenableitung: serial derivation.
Reihenfolge: succession; order.

Reihenuntersuchung: serial examination; screening.
Reil* Bündel: atrioventricular bundle. – **R.* Insel:** island of Reil; insula. – **R.* Linie:** Beau's line.
Reilly* Granulationsanomalie: Alder-Reilly anomaly.
Reilly* Syndrom: Reilly's syndrome.
Reimplantation: reimplantation; replantation.
rein: pure; clean.
Rein* (Thermo-)Stromuhr: Rein's blood-velocity measuring apparatus.
Reinfarkt: reinfarction.
Reinfekt, -infektion: reinfection.
Reinfusion: reinfusion.
Reinheitsgrad: degree of purity.
Reinigungseinlauf: cleansing enema; purgative e.
Reinke* Kristalle: Reinke's crystals. – **R.* Ödem:** R.'s edema.
Reinkultur: pure culture.
Reinnervation: reinnervation.
Reis: rice.
Reisediarrhö: travelers' diarrhea.
Reisekrankheit: motion sickness.
Reisfeldfieber: rice-field fever.
Reiskörperchen: rice bodies.
Reisschleim: rice gruel.
Reissner* Membran: Reissner's membrane.
Reiswasserstuhl: rice-water stool.
reitend: overriding.
Reiter* Syndrom: Reiter's syndrome.
Reiterbein: bowleg.
reiteretur: may be repeated.
Reiterknochen: riders' bone; cavalry b.
Reithosenadipositas: saddle area adiposity.
Reithosenanästhesie: saddle block anesthesia.
Reitknochen: riders' bone; cavalry bone.
Reiz: stimulus; impulse. – **R., adäquater:** adequate st.; homologous st. – **R., bedingter:** conditioned st. – **R., chemischer:** chemical st. – **R., ektoper:** ectopic impulse. – **R., unbedingter:** unconditioned st. – **R., unterschwelliger:** subliminal st.
Reizantwort: response.
reizbar: irritable.
Reizbildungszentrum: pacemaker.
Reizblase: irritable bladder.
Reizdiskrimination: stimulation discrimination.
Reizfaktor: irritant factor.
Reizgas: irritant gas.
Reizknie: irritable knee.
Reizkörpertherapie: irritative therapy; stimulation th.
Reizkolon: irritable colon; irritable bowel syndrome.
Reizleitung: conduction.
Reizleitungssystem: conduction system (of heart).
Reizmittel: irritant; stimulant.
Reizmydriasis: paradoxical mydriasis.
Reizperzeption: stimulus perception.
Reizpolyglobulie: compensatory polycythemia.
Reizpotential: evoked potential.
Reizpunkt: trigger point; neuromuscular stimulation p.
Reizschwelle: stimulus threshold.
Reizstoff: irritant.
Reizstrom: stimulation current.
Reizstromtherapie: electro-physiotherapy.
Reiztherapie: stimulation therapy.
Reizung, elektrische: electrical stimulation.
Rejektion: rejection.
Rekalzifikation: recalcification.
Rekalzifikationstetanie: recalcification tetany.
Rekalzifizierungszeit: recalcification time.
Rekanalisation, -sierung: recanalisation.
Reklination: reclination.
Reklinationsbehandlung: reclination therapy.
rekliniert: recumbent.
rekombinant: recombinant.
Rekombination: recombination.
Rekompression: recompression.
Rekon: recon.
rekonstruktiv: reconstructive.
Rekonvaleszent: convalescent.
Rekonvaleszentenserum: convalescent serum.
Rekonvaleszenz: convalescence; recovery; recuperation.
Rekrudeszenz: recrudescence; relapse.
Rekruitment: recruitment.
rektal: rectal.
Rektalfistel: rectal fistula.

Rektaltemperatur: rectal temperature.
Rektosigmoidektomie: rectosigmoidectomy.
Rektosigmoidoskop: rectosigmoidoscope.
Rektosigmoidostomie: rectosigmoidostomy.
Rektoskop: rectoscope; proctoscope.
Rektoskopie: rectoscopy; proctoscopy.
Rektovaginalfistel: rectovaginal fistula.
Rektovesikalfistel: rectovesical fistula.
Rektozele: rectocele.
Rektum: rectum.
Rektumamputation: proctectomy; rectectomy.
Rektumatresie: rectal atresia.
Rektumbiopsie: rectum biopsy.
Rektumhernie: rectal hernia.
Rektumkarzinom: cancer of the rectum.
Rektumpolyp: rectal polyp.
Rektumprolaps: rectal prolapse; proctocele.
Rektumresektion: rectal resection.
Rektus: rectus (muscle).
Rektusdiastase: diastasis recti.
Rektusscheide: rectus sheath.
Rektusschnitt: rectus incision.
Rekurarisierung: recurarization.
Rekurrensfieber: recurrent fever; relapsing f.
Rekurrenslähmung: paralysis of the recurrent nerve.
rekurrierend: recurrent; relapsing.
rekursiv: retrocursive.
Rekurvation: recurvation.
Relaiskerne: relay nuclei.
Relaiszellen: relay cells.
Relaparotomie: relaparotomy.
Relaps: relapse.
Relation: relation.
relativ: relative.
Relaxans: relaxant.
Relaxatio, Relaxation: relaxation.
Relaxationszeit: relaxation time.
Relaxin: relaxin.
Releasing-Hormon: releasing hormone.
Reliabilität: reliability.
Reluxation: redislocation.
Remak* Fasern: Remak's fibers. – **Remak*-Bidder* Haufen:** Remak's ganglion. – **Remak* Zeichen:** Remak's sign.
remanent: residual.
Remedium: remedy.
Remission: remission.
remittens, remittierend: remittent.
REM-Phase: REM (rapid eye movements) sleep.
Ren: kidney; ren. – **R. arcuatus** s. **concretus** s. **unguliformis:** ren unguliformis; horseshoe kidney. – **R. mobilis** s. **migrans:** ren mobilis; movable kidney; floating k.
renal: renal; nephric.
Renalis: renal artery.
Renculus: reniculus.
Rendu*-Osler*-Weber* Syndrom: Rendu-Osler-Weber disease.
Renin: renin.
Rennin: rennin.
Renographie: renography.
Renopathie: renopathy.
renorenal: renorenal.
renotrop: renotrop(h)ic.
renovaskulär: renovascular.
Renovasographie: intravenous renal angiography.
Renshaw* Zellen: Renshaw cells.
Rentenneurose: pension neurosis; compensation n.
REO-Virus: reovirus.
Reparation: repair.
Reparaturenzym: repair enzyme.
Repellent: repellent.
repens: creeping.
Replantation: replantation; reimplantation.
Replicase: replicase.
Replicon, Replikon: replicon.
Replikation: replication.
Repolarisation: repolarization.
reponibel: reducible.
Reposition: reposition; replacement; reduction.
Repression: repression.
repressiv: repressive.
Repressor: repressor.
Reproduktion: reproduction.
reproduktiv: reproductive.
reproduzierbar: reproducible; replicable.
Reptilasetest: reptilase test.
RES (retikulo-endotheliales System)**:** RES (reticuloendothelial system).
Resectio, Resektion: resection. – **R., transurethrale:** transurethral r. (TUR).
Resektionszystoskop, Resektoskop: resectoscope.

R

Reserpin: reserpine.
Reserve: reserve.
Reserveblut: endsystolic ventricular volume.
Reservekraft: cardiac reserve.
Reserveluft: reserve air.
Reservevolumen: reserve volume. – **R., exspiratorisches:** expiratory r. v. – **R., inspiratorisches:** inspiratory r. v.
resezierbar: resectable.
Residual-: residual.
Residualkapazität, funktionelle: functional residual capacity.
Residualluft: residual air.
Residualvolumen: residual volume.
Residualwahn: residual delusion.
resilient: resilient; elastic.
Resine: resins.
resistent: resistant.
Resistenz: resistance.
Resistenzbestimmung: resistance determination.
Resistenzfaktor: resistance factor.
Resistenztransferfaktor: resistance transfer factor.
Resolution: resolution.
Resolventia (remedia): resolvents.
Resonanz: resonance. – **R., affektive:** affective r. – **R., kernmagnetische:** nuclear magnetic r.
Resonanzhypothese (Helmholtz*): Helmholtz theory of sound perception.
Resorbens: resorbent.
Resorcin: resorcin.
Resorption: resorption.
Resorptionsatelektase: resorption atelectasis.
Resorptionsfieber: aseptic fever.
Resorptionsikterus: obstructive jaundice.
Resorzin: resorcin.
Resozialisierung: rehabilitation.
Respiratio, Respiration: respiration; breathing.
Respirationsapparat: respirator; *anat* respiratory system.
Respirationstrakt: respiratory tract; r. system.
Respirationstyp: form of respiration.
Respirator: respirator.
respiratorisch: respiratory. – **r. Insuffizienz:** r. failure. – **r. Quotient:** r. quotient.
respiratorius: respiratory.
restaurativ: restorative.
Rest: remnant; residue.
Restblutmenge: endsystolic ventricular volume.
Restharn: residual urine.
restiformis: restiform; ropelike.
Restitutio(n): restitution; full recovery.
Restkaverne: residual cavity.
Restkohlenstoff: nonprotein carbon.
Restkreislauf: residual circulation.
Rest-N: nonprotein nitrogen.
Restriktion: restriction.
Restriktionsenzym: restriction enzyme.
restriktiv: restrictive.
Reststickstoff: nonprotein nitrogen (NPN).
Restvolumen: residual volume.
RES-Virus: reovirus.
Retardation, -dierung: retardation.
Retardpräparat: controlled-release preparation; delayed-action drug.
retard(us), retardiert: retarded; delayed.
Rete: rete; network. – **R. Malpighi:** malpighian r.; stratum germinativum. – **Retia vasculosa:** vascular networks.
Retentio, Retention: retention. – **R. dentis:** retained tooth. – **R. testis:** undescended testis. – **R. urinae:** retention of urine.
Retentionszyste: retention cyst.
reticularis, -latus: reticular.
Reticulin: reticulin.
retikulär: reticular; reticulate.
Retikularapparat: Golgi apparatus.
Retikulargewebe: reticular tissue.
Retikuloangiomatose: reticuloangiomatosis.
Retikuloendothel: reticuloendothelium; retothelium.
Retikuloendotheliose: reticuloendotheliosis. – **R., leukämische:** leukemic r.; hairy-cell leukemia.
retikulohistiozytäres System: reticuloendothelial system; mononuclear phagocyte system.
Retikulohistiozytose: reticulohistiocytosis; reticuloendotheliosis. – **R., multizentrische:** multicentric r.
Retikulolymphosarkom: reticulolymphosarcoma.
Retikulosarkom: reticulosarcoma.
Retikulose: reticulosis. – **R., histiozytäre medulläre:** histiocytic medullary r.; fam-

ilial histiocytic r. – **R., lipomelanotische:** lipomelanic r. – **R., maligne:** malignant r.
Retikulozyt: reticulocyte.
Retikulozytenkrise: reticulocyte crisis.
Retikulo(zyto)penie: reticulo(cyto)penia.
Retikulozytose: reticulocytosis.
Retikulum: reticulum.
Retikulumzelle: reticular cell.
Retikulumzellensarkom: reticulosarcoma.
Retina: retina.
Retinaablösung: retinal detachment.
Retinaculum: retinaculum. – **R. extensorum:** extensor r. – **R. flexorum:** flexor r. – **R. patellae:** patellar r.
retinal: retinal.
Retinal: retinal; retinene.
Retinaödem: retinal edema.
retiniert: retained.
Retinitis: retinitis. – **R. exsudativa:** exudative r.; exudative retinopathy. – **R. haemorrhagica:** hemorrhagic r. – **R., septische:** septic r.
Retinoblastom: retinoblastoma.
Retinochorioiditis: retinochoroiditis.
Retinographie: retinography.
Retinoid: retinoid.
Retinol: retinol.
Retinopathia, -pathie: retinopathy; retinitis. – **R. albuminurica:** albuminuric retinitis. – **R. diabetica:** diabetic retinitis. – **R. hypertonica:** hypertensive r. – **R. pigmentosa:** pigmentary retinitis. – **R. praematurorum:** retinitis of prematurity. – **R. renalis:** renal retinitis.
Retinoschisis: retinoschisis.
Retinose: retinosis.
Retinoskopie: retinoscopy.
Retinsäure: retinoic acid.
Retortenbaby: test-tube baby.
Retothel: retothelium; reticuloendothelium.
Retothelsarkom, Retotheliom: reticulum cell sarcoma.
retraktil: retractile.
Retraktion: retraction. – **R. des Blutgerinnsels:** clot retraction.
Retraktionsfurche: retraction ring.
Retransfusion: refusion; autotransfusion.
Rétrécissement: retraction. – **R. mitral pur:** Duroziez' disease; congenital mitral stenosis.
retroaurikulär: retroauricular.
retrobulbär: retrobulbar.
Retrobulbärneuritis: retrobulbar neuritis.
retrocaecalis: retrocecal.
Retrocollis: retrocollis.
Retroflexio uteri: retroflexion of uterus.
retroganglionäre Neurotomie: retro-Gasserian rhizotomy.
retrograd: retrograde.
retrokardial: retrocardiac.
retrokaval: retrocaval.
retrokochlear: retrocochlear.
retrokolisch: retrocolic.
retrokursiv: retrocursive.
retrolabyrinthär: retrolabyrinthine.
retrolental: retrolental; retrolenticular.
Retrolisthesis: retrospondylolisthesis.
retromalleolär: retromalleolar.
retromammär, -mammalis: retromammary.
Retronasalraum: retronasal space.
retropelvin: retropelvic.
Retroperistaltik: retroperistalsis; reversed peristalsis; retrograde p.
retroperitoneal: retroperitoneal.
Retroperitonealfibrose: retroperitoneal fibrosis.
retropharyngeal: retropharyngeal.
retroplazentar: retroplacental.
Retropneumoperitoneum: retropneumoperitoneum.
Retropositio, -position: retroposition.
retropubisch: retropubic.
Retropulsion: retropulsion.
retropulsiv: retropulsive.
retrospektiv: retrospective.
retrosternal: retrosternal.
Retrosternalraum: anterior mediastinal clear space.
retrotonsillär: retrotonsillar.
retrouterin: retrouterine.
retrouteriner Raum: Douglas space.
retrovaginaler Raum: Tenon's space.
Retrovakzine: retrovaccine.
Retroversio uteri: retroversion of uterus.
Retrovirus: retrovirus.
retrozäkal: retrocecal.
Retrozession: retrocession.
Retrusion: retrusion.
Rett* Syndrom: Rett's syndrome.
Retter: rescuer.
Rettung: rescue.
Rettungswagen: ambulance.

Retzius* Raum: Retzius' space. – **R.* Streifen:** R.' lines. – **R.* Venen:** R.' veins.
reuniens: reunient.
Revakzination: revaccination.
Revaskularisation: revascularization.
Reverdin* Nadel: Reverdin's needle. – **R.* Plastik:** R.'s graft.
reversibel: reversible.
Reversion: reversion.
Revertante: revertant.
Revertase: reverse transcriptase.
Revision: revision.
Revitalisierung: revitalization.
Revolutio cordis: cardiac cycle.
Revulsio: revulsion.
Revulsivum: revulsive; revulsant.
Reye*(-Morgan*-Baral*) Syndrom: Reye's syndrome; white liver disease.
de Reynier*-Nager* Syndrom: Nager-(de) Reynier syndrome.
Reynolds* Zahl: Reynolds number.
rezent: recent.
Rezept: prescription; recipe.
rezeptiv: receptive.
Rezeptor: receptor. – **R., adrenerger:** adrenergic r. – **R., cholinerger:** cholinergic r. – **R., sensorischer:** sensory r.
rezessiv: recessive.
Rezessivität: recessivity.
Rezidiv: relapse.
rezidivierend: relapsing.
Rezidivneigung: recidivity.
reziprok: reciprocal.
Rezirkulation: recirculation.
RF: 1) Rheumafaktor: RF, Rf (rheumatoid factor). **2) Releasing-Faktor:** RF (releasing factor). **3)** *bakt* **Resistenzfaktor:** R factor (resistance transfer factor).
RG (Rasselgeräusch)**:** rale.
RH (Releasing-Hormon)**:** RH (releasing hormone).
Rh: 1) Rhodium: Rh (rhodium). **2) Rhesusantigen:** Rh (rhesus blood group D antigen).
Rhabditis: Rhabditis.
Rhabdomyolyse: rhabdomyolysis.
Rhabdomyom: rhabdomyoma.
Rhabdomyosarkom: rhabdomyosarcoma.
Rhabdosphinkter: striated muscle sphincter.
Rhabdovirus: rhabdovirus.
Rhachio-: rachio-; rhachio-.
Rhachiopagus: rachiopagus.
Rhachiotomie: rachiotomy.
Rhachiozele: rachiocele.
Rhachischisis: r(h)achischisis; spina bifida.
Rhachitis: rickets; rachitis.
Rhagade: rhagade; fissure.
Rhagozyt: ragocyte.
Rhamnose: rhamnose.
Rh-Antikörper: Rh antibodies.
Rheobase: rheobase.
Rheographie: rheography.
Rheologie: rheology.
Rheoplethysmographie (Burch*): Burch's rheoplethysmography.
Rhesusaffe: rhesus monkey.
Rh(esus)-Antigene: Rh antigens.
Rh(esus)-Antikörper: Rh antibodies.
Rh(esus)-Antiserum: anti-Rh antiserum.
Rh(esus)-Erythroblastose: Rh erythroblastosis.
Rh(esus)-Faktor: Rh factor.
Rh(esus)-Inkompatibilität: Rh incompatibility.
Rh(esus)-Sensibilisierung: Rh sensitization.
Rh(esus)-System: Rh blood group.
Rheuma: rheumatism.
Rheumafaktor: rheumatoid factor.
Rheumaknötchen: rheumatic nodule; Aschoff's n.
rheumatisch: rheumatic.
Rheumatismus: rheumatism. – **Rh. acutus verus:** rheumatic fever; acute articular rh. – **Rh. nodosus:** nodose rh. – **Rh., palindromischer:** palindromic rh.
rheumatoid: rheumatoid.
Rhexis: rhexis; rupture.
Rh-Faktor (Rhesusfaktor)**:** Rh factor.
Rhinallergose: rhinallergosis (allergic rhinitis).
Rhinencephalon: rhinencephalon.
rhinenzephal: rhinencephalic.
Rhinitis: rhinitis. – **Rh. acuta:** acute rh.; coryza. – **Rh. allergica:** allergic rh. – **Rh. atrophica(ns):** atrophic rh. – **Rh. hyperplastica:** chronic hyperplastic rh. – **Rh. hypertrophica(ns):** chronic hypertrophic rh. – **Rh. pseudomembranacea:** pseudomembranous rh.; fibrinous rh. – **Rh. vasomotorica:** vasomotor rh.
rhinobasal: rhinobasal.
Rhinoblennorrhö: rhinoblennorrhea.

Rhinodynie: rhinalgia; rhinodynia.
rhinogen: rhinogenous.
Rhinolalie: rhinolalia; rhinism.
Rhinolith: rhinolith.
Rhinologie: rhinology.
Rhinomykose: rhinomycosis.
Rhinopathia, Rhinopathie: rhinopathy. – **Rh. allergica:** allergic rhinitis. – **Rh. vasomotori(c)a:** vasomotor rhinitis.
Rhinopharyngitis: rhinopharyngitis. – **Rh. mutilans:** gangosa.
Rhinopharyngoskopie: nasopharyngoscopy; posterior rhinoscopy.
Rhinopharynx: nasopharynx; rhinopharynx.
Rhinophonie: rhinophonia.
Rhinophykomykose: rhinophycomycosis.
Rhinophym: rhinophyma.
Rhinoplastik: rhinoplasty.
Rhinorrhagie: rhinorrhagia; epistaxis; nosebleed.
Rhinorrhö: rhinorrhea.
Rhinosklerom: rhinoscleroma.
Rhinoskopie: rhinoscopy.
Rhinosporidiose: rhinosporidiosis.
Rhinovakzine: rhinovaccine.
Rhinovirus: rhinovirus.
Rhinozephalie: rhinocephaly.
Rhizobium: Rhizobium.
Rhizoid: rhizoid.
Rhizolyse: rhizolysis.
rhizomelisch: rhizomelic.
Rhizoneuron: rhizoneure; neuron of a spinal nerve root.
Rhizopoda: Rhizopoda.
Rhizopus: Rhizopus.
Rhizotomie: rhizotomy; radicotomy. – **Rh., chemische:** chemical rh.
rh-negativ: Rh negative (Rh^-).
Rhodamin: rhodamine.
Rhodnius prolixus: Rhodnius prolixus.
Rhodopsin: rhodopsin; visual purple.
Rhodotorula: Rodotorula.
Rhombencephalon: rhombencephalon; hindbrain.
rhomboideus: rhomboid; rhomboideus.
Rhonchus, Pl. **Rhonchi:** rhonchus, pl. rhonchi; rale(s).
Rhotazismus: rhotacism.
Rh-positiv: Rh positive (Rh^+).
RHS (retikulohistiozytäres System): RES (reticuloendothelial system).
Rhythmik: rhythmicity.
Rhythmus: rhythm.
Rhythmusmethode: rhythm method (of birth control).
Rhythmusstörung: dysrhythmia; disturbed rhythm.
Rhytidektomie: rhytidectomy.
RIA (Radioimmunoassay): RIA (radioimmunoassay).
Ribbing* Syndrom: Ribbing(-Müller) disease; multiple hereditary epiphyseal dysplasia.
Riboflavin: riboflavin; vitamin B_2.
Ribonuclease: ribonuclease (RNase).
Ribonucleinsäure, RNS: ribonucleic acid (RNA).
Ribonucleoprotein: ribonucleoprotein.
Ribonucleosid: ribonucleoside.
Ribonucleotid: ribonucleotide.
Ribose: ribose.
Ribosephosphat: ribose phosphate.
Ribosom: ribosome.
ribosomal: ribosomal.
Ribulose: ribulose.
Richet* Phänomen: Richet's phenomenon; anaphylaxis.
Richmond* Krone: Richmond's crown.
Richter* Linie: Monro-Richter line.
Richtungshören: directional hearing.
Ricin: ricin.
Rickettsia: Rickettsia. – **R. burnetii:** Coxiella burnetii. – **R. mooseri:** R. mooseri; R. typhi. – **R. sibirica:** R. siberica. – **R. tsutsugamushi:** R. tsutsugamushi; R. akamushi; R. orientalis.
Rickettsienantigen: rickettsial antigen.
Rickettsienpocken: rickettsial pox.
Rickettsiose: rickettsiosis; rickettsial disease.
Riechbahn: olfactory tract.
Riechepithel: olfactory epithelium.
Riechhirn: olfactory brain; smell brain; rhinencephalon.
Riechorgan: olfactory organ.
Riechprüfung: olfactory test; olfactometry.
Riechschärfe: olfactory acuity.
Riechschwelle: olfactory threshold.
Riechsphäre, kortikale: olfactory cortical region.
Riechstoff: smelling substance; odorous s.
Riechzelle: olfactory cell.
Riechzentrum: olfactory center.

Rieckenberg* Reaktion: Rieckenberg's test.
Riedel* Fortsatz, Lappen: Riedel's process; R.'s lobe. – **R.* Struma:** R.'s struma; R.'s disease; R.'s thyroiditis.
Rieder* Form: Rieder's lymphocyte; R.'s cell.
Rieger* Syndrom: Rieger's anomaly.
Riehl* Melanose: Riehl's melanosis.
Riesen-: giant; mega(lo)-.
Riesenchromosom: giant chromosome.
Riesenfaltengastritis: giant hypertrophic gastritis; Ménétrier's disease.
Riesenkind: large-for-date baby.
Riesenleukozyt: giant leukocyte.
Riesenthrombozyt: giant platelet.
Riesenwuchs: gi(g)antism. – **R., akromegaler:** acromegalic g. – **R., essentieller:** essential g.; primordial g.; normal g. – **R., hypophysärer:** pituitary g. – **R., primordialer:** primordial g.
Riesenzelle: giant cell; megakaryocyte.
Riesenzellen-Arteriitis: giant cell arteritis; temporal a.; granulomatous a.
Riesenzellengranulom: giant cell granuloma.
Riesenzellenleukämie: megakaryocytic leukemia.
Riesenzellensarkom: giant cell sarcoma; myeloid s.
Riesenzellentumor: giant cell tumor.
Rietti*-Greppi*-Micheli* Syndrom: Rietti's disease; thalassemia minor.
Rifampin: rifampin.
Rifamycin: rifamycin.
Rifttalfieber: Rift valley fever.
rigide: rigid.
Rigidität: rigidity.
Rigor: rigor; rigidity. – **R. mortis:** rigor mortis.
Riktus: rictus.
Riley*-Day* Syndrom: Riley-Day syndrome; dysautonomia.
Rilliet* Punkte: Rilliet's points.
Rima: rima; fissure. – **R. glottidis:** r. glottidis; r. vocalis. – **R. oris:** oral fissure.
RIND (reversible ischämische neurologische Defekte): RIND (reversible ischemic neurological defects).
Rinde: cortex; *pharm* bark.
Rindenarchitektonik: cortical architecture.
Rindenblindheit: cortical blindness.
Rindenfeld: cortical field; c. area.
Rindentaubheit: cortical deafness.
Rinderbandwurm: beef tapeworm; Taenia saginata.
Rindergalle: ox bile.
Rindertuberkulose: bovine tuberculosis.
Rindfleischextrakt: beef extract.
Ring: ring.
Ringchromosom: ring chromosome.
Ringdesobliterator: ring stripper.
Ringelhaar: ringed hair.
Ringelröteln: fifth disease; erythema infectiosum.
Ringelwürmer: annelids.
Ringer* Lösung: Ringer's solution; R.'s irrigation.
ringförmig: annular; ring-shaped.
Ringform: ring form.
Ringknorpel: cricoid cartilage.
Ringkörper: Cabot's ring bodies.
Ringkürette: uterine curet; *chir* ring stripper.
Ringmesser: adenotome.
Ringpessar: ring pessary.
Ringschatten: ring shadow.
Ringskotom: annular scotoma.
Ringstripper: ring stripper.
Ringtest: ring test.
Ringverbindung: cyclic compound.
Rinne* Versuch: Rinne test.
Riolan* Anastomose: Riolan's anastomosis. – **R.* Bogen:** R.'s arch.
Rippe: rib.
Rippen-: costal.
Rippenbogen: costal arch.
Rippenbogenrandschnitt: subcostal incision.
Rippenbuckel: rib hump.
Rippenfell: pleura.
Rippenfraktur: rib fracture.
Rippenknorpel: costal cartilage.
Rippenraspatorium: rib raspatory.
Rippenresektion: costal resection; costectomy.
Rippenusur: rib erosion.
Rippenzwischenraum: intercostal space.
Risikofaktor: risk factor.
Risikogeburt: high-risk delivery.
Risikoschwangerschaft: high-risk pregnancy.
risorius: risorius muscle.
Riß: tear; rupture; rhexis.
RIST: RIST (radioimmunosorbent test).

Ristocetin: ristocetin.
Risus sardonicus: risus sardonicus; sardonic laugh.
Ritgen* Handgriff: Ritgen maneuver.
Ritter* Dermatitis: Ritter's disease.
Ritztest: scratch test.
Rivalta* Probe: Rivalta's test.
Riva//Rocci* Apparat: Riva-Rocci sphygmomanometer.
RIVA-Stenose: stenosis of LAD (= left anterior descending branch of coronary artery).
Rivinus* Membran: Rivinus' ligament; Shrapnell's membrane; pars flaccida.
Rivus lacrimalis: rivus lacrimalis.
Rizinismus: ricinism.
Rizinusöl: castor oil.
RM (Rückenmark): spinal cord.
Rn (Radon): Rn (radon).
RN-ase (Ribonuclease): RNase (ribonuclease).
RNS (Ribonukleinsäure): RNA (ribonucleic acid).
RNS-Polymerase: RNA polymerase.
RNS-Replicase: RNA replicase.
RNS-Synthese: RNA synthesis.
RNS-Viren: RNA viruses.
Robbengliedrigkeit: phocomelia.
Robertson* Translokation: robertsonian translocation.
Robertson* Zeichen: 1) Robertson's sign. **2)** Argyll Robertson pupil.
Robin* Syndrom: Robin's syndrome; Pierre Robin sy.
Robison* Ester: Robison ester.
Roborans: roborant.
Rocher* (Schlüssel-)Zeichen: Rocher sign.
Rocher*-Sheldon* Syndrom: arthrogryposis multiplex congenita.
Rocky-Mountain-Fieber: Rocky Mountain spotted fever.
rodens: rodent.
Rodentizid: rodenticide.
Rodopsin: rhodopsin.
Roederer* Kopfeinstellung: Roederer's attitude of head. – **R.* Selbstentwicklung:** partus conduplicato corpore.
Röhrchentest: test tube reaction.
Röhre: tube.
Röhrenknochen: long bone; tubular b.
Röhrenspannung: anode voltage.
Röhrenstrom: tube current.
Roemheld* (-Tecklenburg*-Ceconi*) Syndrom: Roemheld's syndrome.
Röntgen: roentgen (R).
Röntgenanlage: x-ray equipment; x-ray unit.
Röntgenaufnahme: roentgenogram; radiograph.
Röntgenbestrahlung: irradiation; radiotherapy.
Röntgenbild: x-ray image.
Röntgenbildverstärker: x-ray image amplifier.
Röntgendermatitis: x-ray dermatitis.
Röntgendiagnostik: radiodiagnostics.
Röntgendosis: radiation dose.
Röntgendurchleuchtung: x-ray fluoroscopy.
Röntgenfilm: x-ray film.
Röntgenfilter: x-ray filter.
Röntgenfrühreaktion: early radiation erythema.
Röntgengerät: x-ray apparatus.
Röntgenkarzinom: radiation carcinoma.
Röntgenkastration: x-ray castration.
Röntgenkater: x-ray sickness.
Röntgenkaustik: x-ray cautery.
Röntgenkinematographie: roentgenocinematography.
Röntgenkontrastmittel: contrast medium.
Röntgenkymographie: roentgenkymography.
röntgennegativ: radioparent; x-ray negative.
Röntgenoderm: radiodermatitis.
Röntgenographie: roentgenography; radiography.
Röntgenologie: roentgenology; radiology.
röntgenpositiv: radiopaque.
Röntgenreihenuntersuchung: serial x-ray examination.
Röntgenröhre: x-ray tube.
Röntgenschaden: radiation injury.
Röntgenschirmbildverfahren: fluorography.
Röntgenschutz: radiation protection.
Röntgensensibilität: radiosensitivity.
Röntgenstereographie: stereoroentgenography; stereoradiography.
Röntgenstereometrie: stereoradiometry.
Röntgenstereoskopie: radiostereoscopy.
Röntgenstrahlen: x-rays; roentgen rays.

Röntgenstrahlung: x-radiation. – **R., charakteristische:** characteristic rays; fluorescent roentgen rays.
Röntgensyndrom: radiation syndrome.
Röntgentherapie: roentgenotherapy; radiotherapy.
Rössle* Syndrom: pure gonadal dysgenesis with dwarfism.
Röteln: rubella; German measles; roeteln.
Rötelnembryopathie: congenital rubella syndrome; rubella embryopathy.
Rötelnenzephalitis: rubella encephalitis.
Röteln-Vakzine: rubella (virus) vaccine.
Rötelnvirus: rubella virus.
Roger* Syndrom: Roger's disease; ventricular septal defect.
roh: rough; raw; crude.
Rohprotein: crude protein.
Rohr* Fibrinoid: Rohr's layer; fibrinoid material.
Rohrer*-Kahlstorf* Formel: Rohrer-Kahlstorf formula.
Rohrzucker: cane sugar; sucrose.
Rokitansky* Becken: Rokitansky's pelvis. – **R.* Divertikel:** R.'s diverticulum. – **R.* Syndrom:** R.'s disease; acute yellow atrophy of the liver.
Rolando* Fissur, Furche: Rolando's fissure; sulcus centralis.
Rollappen: tube flap; long pedicle flap.
Rolle: role; roll; *anat* trochlea.
Rollenbildung: rouleaux formation.
Rollenspiel: role playing.
Rolleston* Regel: Rolleston's rule.
Rollhügel: trochanter.
Rollier* Behandlung: Rollier's treatment; R.'s radiation.
Rollstuhl: wheelchair.
Rollung, Rollbewegung: rotation.
Romaña* Zeichen: Romaña's sign.
Romano*-Ward* Syndrom: Romano-Ward syndrome.
Romanowsky* Färbung: Romanovsky's stain.
Romberg* Krankheit, Syndrom: Romberg's disease. – **R.* Phänomen:** rombergism. – **R.* Versuch:** R.'s station (test). – **R.* Zeichen:** R.'s sign.
Rorschach* (Formdeute-)Test: Rorschach test.
Rosacea, Rosazea: rosacea.
Rose: rose. – **R. bengale:** rose bengal.
Rosenbach*-Semon* Gesetz: Rosenbach-Semon law.
Rosenfeld* Syndrom: Rosenfeld's syndrome.
Rosenkranz: rosary. – **R., rachitischer:** rachitic r.; rachitic beads.
Rosenmüller* Drüse: Rosenmüller's gland. – **R.* Grube:** R.'s cavity; R.'s fossa.
Rosenthal* Ader: Rosenthal's vein; vena basalis.
Rosenthal* Faktor: coagulation factor XI; plasma thromboplastin antecedent.
Rosenthal* Krankheit: factor XI deficiency; Rosenthal's syndrome.
Rosenthal* Syndrom: Melkersson-Rosenthal syndrome.
Roseola: roseola. – **R. syphilitica:** syphilitic r.; macular syphilid. – **R. typhosa:** r. typhosa; rose spots.
Roser* Nélaton* Linie: Nélaton's line; Roser's line.
Rosette: rosette.
Rosettentest: rosette test.
Ross* Katheter: Ross' angiography catheter.
Ross* Körper: Ross' bodies.
Rossolimo* Reflex: Rossolimo's reflex.
rostbraun: rusty.
Rostellum: rostellum.
rostral: rostral.
Rostrum: rostrum.
rot: red.
Rotameter: rotameter.
Rotation: rotation.
Rotationsachse: axis of rotation.
Rotationsangioplastie: balloon catheter angioplasty.
Rotationsbestrahlung: rotation(al) therapy.
Rotationsempfindung: rotatory sensation; perception of rotatory acceleration.
Rotationslappen: rotation flap.
Rotationsnystagmus: rotatory nystagmus.
Rotator: rotator.
Rotatorenmanschette: rotator cuff.
rotatorisch: rotatory.
Rotaviren: rotaviruses.
Rotblindheit: red blindness; protanopia.
Rotes Kreuz: Red Cross.
Rot-Grün-Blindheit: red-green blindness; xanthocyanopia.
Roth* Flecke: Roth's spots.

Roth*-Bielschowsky* Syndrom: internuclear ophthalmoplegia; Roth-Bielschowsky syndrome.
Rothmund* Syndrom: Rothmund-Thomsen syndrome; poikiloderma congenita.
Rotlauf: erysipelas; erysipeloid.
Rotor* Syndrom: Rotor's syndrome.
Rotschwäche: protanomaly.
Rotsehen: erythrop(s)ia.
Rotula: rotula.
Rotz: glanders.
Rouget* Zellen: Rouget's cells.
Rous*-assoziiertes Virus: Rous associated virus (RAV). – **Rous*-Sarkom-Virus:** Rous sarcoma virus (RSV).
Roussy*-Cornil* Syndrom: Roussy-Cornil syndrome; progressive hypertrophic neuritis. – **Roussy*-Lévy* Syndrom:** Roussy-Lévy syndrome.
Roux* Operation: Roux-en-Y anastomosis; R.'s gastroenterostomy; R.'s operation.
Rovsing* Symptom: Rovsing's sign. – **R.* Syndrom:** R.'s syndrome; horseshoe kidney.
RPRC-Test (Plasmareagin-Kartentest): RPRC test (rapid plasma reagin card test).
RQ (respiratorischer Quotient): R.Q. (respiratory quotient).
rRNS (ribosomale Ribonucleinsäure): ribosomal RNA.
RS-Virus: RSV (**1.** respiratory syncytical virus; **2.** Rous sarcoma virus).
Rubefacientia (remedia): rubefacients.
Rubella-Virus: rubella virus.
Rubeola: rubeola; rubella.
Rubeose, -osis: rubeosis; redness. – **R. iridis:** r. iridis.
Ruber: red nucleus.
Rubidium: rubidium.
rubiginös, rubiginosus: rubiginous; rusty.
Rubinstein*-Taybi* Syndrom: Rubinstein-Taybi syndrome.
Rubner* Gesetz: Rubner's law.
Rubor: rubor; redness.
rubrospinal: rubrospinal.
rubrospinozerebellar: rubrospinocerebellar.
rubrothalamisch: rubrothalamic.
Ruck: jerk.
Rucknystagmus: jerk nystagmus; rhythmic n.
Rucksacklähmung: rucksack paralysis.
Rucksackverband: figure of eight dressing.
Ructitatio, Ructus: eructation; ructus.
Rudiment: rudiment.
rudimentär: rudimentary; vestigial.
Rudimentärorgan: rudimentary organ; rudiment; vestige.
Rübenzucker: beet sugar.
Rückatmung: rebreathing.
Rückbildung: involution.
Rückbiß: distoclusion.
Rücken: back.
Rücken-: dorsal.
Rückenlage: supine position; dorsal p.
Rückenlage-Schocksyndrom: inferior vena cava syndrome.
Rückenmark: spinal cord.
Rückenmarkanästhesie: spinal anesthesia.
Rückenmarkbahn: spinal tract.
Rückenmarkblutung: hematomyelia.
Rückenmarkentzündung: myelitis.
Rückenmarkerschütterung: spinal concussion.
Rückenmarkfreilegung: laminectomy.
Rückenmarkhäute: meninges.
Rückenmarkkompression: spinal cord compression; compression myelitis.
Rückenmarkkontusion: spinal cord contusion.
Rückenmarknerven: spinal nerves.
Rückenmarkschwindsucht: tabes dorsalis.
Rückenmarksegmente: spinal segments.
Rückenmarktumoren: tumors of the spinal cord.
Rückenmarkwurzeln: spinal roots.
Rückentwicklung: regression.
Rückfall: relapse.
Rückfallfieber: relapsing fever.
Rückfluß: reflux; backflow.
Rückgrat: spinal column; spine.
Rückkopplung: feedback.
rückläufig: retrograde.
Rückresorption: reabsorption.
Rückschlag: *genet* reversion; atavism; *endokrin* rebound; *path* relapse.
Rückstauung: reflux; backflow.
Rückstichnaht: vertical mattress suture.
Rückstoßphänomen: rebound phenomenon.
Rückstreuung: back scatter.

Rückwärtsversagen: backward heart failure.
Ruffini* Körperchen: Ruffini's corpuscles. – **R.* Rezeptoren:** R.'s mechanoreceptors.
Ruga: fold; ridge.
Rugektomie: surgical removal of rugae.
Ruhe: rest; silence.
Ruheangina: rest angina.
Ruhedurchblutung: blood circulation at rest.
Ruhehaltung: neutral position; rest position.
Ruheinsuffizienz: insufficiency at rest.
Ruhe(membran)potential: resting potential.
Ruhephase: resting phase; silent period; *genet* resting stage.
Ruhestoffwechsel: basal metabolism.
Ruhetätigkeit: resting activity.
Ruhetremor: resting tremor.
Ruheumsatz: basal metabolism.
Ruhigstellung: restraint.
Ruhr: dysentery.
Rukavina* Syndrom: Rukavina's syndrome; R. type of amyloid polyneuropathy.
Ruktation, Ruktus: eructation; ructus.
Rumination, Ruminieren: rumination.
Rumor: murmur; sound.
Rumpel*-Leede* Test: Rumpel-Leede test.
Rumpf: trunk; torso.
Rumpfataxie: truncal ataxia.
Rumpfwandmuskulatur: musculature of trunk.
rund: round; circular.
Rundherd: round lesion; lung nodule.
Rundrücken: humpback; juvenile kyphosis.
Rundschatten: round shadow.
Rundstiellappen: tube flap; tunnel flap; rope flap.
Rundwürmer: roundworms.
Rundzellensarkom: round cell sarcoma.
Runt-Krankheit: runt disease.
Rupia: rupia.
Ruptur(a): rupture.
Rush* Nagel: Rush pin.
Ruß: soot.
Russell*(-Krukenberg*) Körperchen: Russell bodies.
Rußkrebs: soot cancer; chimney sweeps' cancer.
Rußlunge: soot lung; coal workers' pneumoconiosis.
Rußwarze: soot wart.
Rust* Krankheit: Rust's disease.
Ruthenium: ruthenium.
Rutilismus: rutilism.
Rutin: rutin.
Rutosid: rutoside; rutin.
Ryle* Sonde: Ryle tube.
R-Zacke: R wave.

S

S (Schwefel)**:** S (sulfur).
Sa. (Sarkom)**:** sarcoma.
Sabin*-Feldman* Test: Sabin-Feldman dye test.
Sabin*-Impfstoff: Sabin vaccine; live oral poliovirus vaccine.
SA-Block (sinuatrialer Block)**:** S-A block (sinoatrial block).
Sabouraud* Nährboden: Sabouraud's agar.
Saccharase: saccharase.
Saccharid: saccharide.
Saccharimeter: saccharimeter.
Saccharin: saccharin.
Saccharomyces: Saccharomyces; yeasts. – **S. cerevisiae:** baker's yeast; brewer's y. – **S. medicinalis** s. **siccum:** dried yeast.
Saccharose: sucrose; saccharose.
Saccharose-(Isomaltose-)Intoleranz: sucrose-isomaltose intolerance.
Saccharosurie: sucrosuria.
Saccharum: saccharum; sugar. – **S. canadense:** maple sugar. – **S. lactis:** lactose; sugar of milk. – **S. uvarum:** grape sugar; glucose.
sacciformis: sacciform; saccate.
Sacculi: saccules. – **S. alveolares:** alveolar sacs.
Sacculus: saccule. – **S. dentalis:** dental sacs. – **S. hypophysialis:** Rathke's pouch.
Saccus: sac. – **S. amniochorialis:** amniotic s.; amnion. – **S. conjunctivae:** conjunctival s. – **S. lacrimalis:** lacrimal s.
Sachs*-Georgi* Reaktion: Sachs-Georgi reaction. – **Sachs*-Witebski* Reaktion:** Sachs-Witebski reaction.
Sack: sac; bag; pouch.
Sackbildung: sacculation.
Sacklunge: sacculated lung.
Sackniere: sacculated kidney.
Sacks*-Libman* Syndrom: Libman-Sacks disease.
sacralis: sacral.
Sacrum: sacrum; sacral bone.
Sadismus: sadism.
Säbelbein: bowleg; genu varum.
Säbelscheidentibia: saber shin.
Säbelscheidentrachea: scabbard trachea.
Sägemuskel: serratus.
Sängerknötchen: singer's nodule.
Sättigung: satiety; *chem* saturation.
Sättigungsanalyse: saturation analysis.
Sättigungsdosis: optimum dose.
Sättigungsindex: saturation index; mean corpuscular hemoglobin concentration (MCHC).
Sättigungszentrum: satiety center.
Säugling: infant; baby.
Säuglingsalter: infancy.
Säuglingsatrophie: pedatrophia.
Säuglingsdystrophie: athrepsy; marasmus.
Säuglingsekzem: infantile eczema.
Säuglingsenteritis: infantile enteritis.
Säuglingsernährung: infant nutrition; i. feeding.
Säuglingshyperglykämie, transitorische: transient neonatal diabetes.
Säuglingsimmunität: congenital passive immunity.
Säuglingsintoxikation: epidemic diarrhea of the newborn.
Säuglingsnahrung: baby food.
Säuglingssepsis: neonatal sepsis.
Säuglingsskorbut: infantile scurvy.
Säuglingssterblichkeit: infant mortality.
Säuglingstod, plötzlicher: sudden infant death syndrome (SIDS).
Säulenchromatographie: column chromatography.
Säure: acid.
Säureäquivalent: acid equivalent.
Säureamid: acid amide.
Säureanhydrid: acid anhydride.
Säurebakterien: acidity bacteria.
Säure-Basen-Gleichgewicht: acid-base balance.
Säure-Basen-Stoffwechsel: acid-base metabolism.
Säurebindungsvermögen: CO_2 binding capacity.

Säurefestigkeit: acid resistance.
Säuregrad: acidity.
Säurehämolyse: acid hemolysis.
Säuremessung: acidimetry.
Säureresistenz: acid resistance.
Säureschutzmantel der Haut: skin pH value.
Säuresekretion: acid output. – **S., basale:** basal a. o. (BAO). – **S., maximale:** peak a. o. (PAO).
Säureverätzung: acid corrosion; acid burn.
Säurezahl: acid number.
Safar* Orotubus: Safar airway.
Safranin: safranine.
Safranleber: saffron-colored liver.
sagittal: sagittal.
Sagittalebene: sagittal plane.
Sagittalnaht: sagittal suture.
Sagomilz: sago spleen.
Saharabeule: African kala azar.
Sahli* Hämoglobinbestimmung: Sahli's method.
Saint* Syndrom: Saint's triad.
Saint-Louis-Enzephalitis: Saint Louis encephalitis.
Sainton* Syndrom: Marie-Sainton syndrome.
Sakkade: saccade.
sakkadiert: saccadic.
sakral: sacral.
Sakralanästhesie: caudal anesthesia.
Sakralgie: sacralgia.
Sakralisation: sacralization.
Sakralmark: sacral part of spinal cord.
Sakralteratom: sacral teratoma.
Sakraltumor: sacral tumor.
Sakroiliakalgelenk: sacroiliac joint.
Sakrokoxalgie: sacrocoxalgia.
Sakrum: sacrum.
Saktosalpinx: sactosalpinx.
Sal: salt.
Salaam-Krampf: salaam convulsion; nodding spasm.
Salbe: ointment; unguent.
Salbenakne: ointment acne.
Salbengesicht: seborrhea oleosa.
Salbenstuhl: fatty stools.
Salep: salep.
Salicylamid: salicylamide.
Salicylat: salicylate.
Salicylsäure: salicylic acid.
Salicyl(säure)vergiftung: salicylism.
Saling* Schema: Saling's score.
salinisch: saline.
Salisbury-Stämme: Salisbury strains.
Saliva: saliva.
salivalis, salivaris: salivary.
Salivation: salivation.
salivatorius: salivatory.
Salk* Impfstoff: Salk vaccine.
Salmiak: ammonium chloride.
Salmiakgeist: ammonia.
Salmonella: Salmonella. – **S. enteritidis:** S. enteritidis. – **S. paratyphi:** S. paratyphi. – **S. typhi:** S. typhi.
Salmonellenenteritis: enteric fever; typhoid fever.
Salmonellose: salmonellosis.
Salpeter: saltpeter; potassium nitrate.
Salpetersäure: nitric acid.
Salpetersäureglycerinester: nitroglycerin.
salpetrige Säure: nitrous acid.
Salpingektomie: salpingectomy.
Salpingitis: salpingitis; *otol* eustachian salpingitis; eustachitis.
Salpingographie: salpingography.
Salpingolysis: salpingolysis.
Salpingoneostomie: salpingostomatomy.
Salpingo-Oophorektomie: salpingo-oophorectomy; salpingo-ovariectomy.
Salpingo-Oophoritis: salpingo-oophoritis; salpingo-oothecitis.
Salpingo-Ovariektomie: salpingo-ovariectomy.
Salpingopharyngitis: salpingopharyngeal inflammation.
Salpingoplastik: salpingoplasty; tuboplasty.
Salpingostenochoria: salpingostenochoria.
Salpingostomatoplastik: salpingo-stomatoplasty; salpingostomatomy.
Salpingotomie: salpingotomy.
Salpingouterostomie: hysterosalpingostomy.
Salpinx: salpinx (= uterine tube; *otol* eustachian tube).
saltatorisch, saltatorius: saltatory.
Salurese: saluresis.
Saluretika: saluretics.
saluretisch: saluretic.
Salvenextrasystolie: run of extracardiac beats.
Salz: salt. – **S., basisches:** basic s. – **S., neutrales:** neutral s.; normal s. – **S., saures:** acid s.

salzarm: low-sodium; salt-poor.
Salzbad: saline bath; brine b.; seawater b.
Salzdiurese: salt diuresis; saluresis.
Salzfieber: salt fever.
salzfrei: salt-free.
Salzhunger: salt hunger.
Salzlösung: saline solution; salt s.
Salzmangel: salt deficiency; hyponatremia.
Salzödem: salt edema.
Salzsäure: hydrochloric acid; muriatic a.
Salzstauungssyndrom: hypernatremic syndrome.
Salzverlustnephritis: salt-losing nephritis.
Salzverlustsyndrom: salt-losing syndrome.
Samarium: samarium.
Same(n): semen; sperm(a).
Samenbank: sperm bank.
Samenblase: seminal vesicle; spermatocyst.
Samenblasenentfernung: spermatocystectomy.
Samenblasenkatheterisierung: spermatocystic catheterization.
Samenbruch: spermatocele.
Samenentleerung: seminal emission; ejaculation.
Samenepithel: germinal epithelium.
Samenfaden: spermatozoon.
Samenflüssigkeit: seminal fluid.
Samenfluß: seminal flow; spermatorrhea.
Samengang: seminal duct.
Samenhügel: seminal hillock; verumontanum; colliculus seminalis.
Samenkanälchen: seminiferous tubule.
Samenleiter: spermatic duct; seminal d.
Samenleiterresektion: vasectomy.
Samenplasma: seminal plasma.
Samenstein: seminal concrement.
Samenstrang: spermatic cord.
Samenstrangentzündung: funiculitis.
Samenstranghernie: spermatic cord hernia; funicular h.
Samenstrangtorsion: spermatic cord torsion.
Samenstrangunterbindung: vasoligation; spermatic cord ligation.
Samenstrangzyste: funicular hydrocele.
Sammellinse: convergence lens; convex l.
Sammelrohr: collecting tubule.
sanabel, sanabilis: curable.
Sanarelli*-Shwartzman* Reaktion: Shwartzman-Sanarelli phenomenon.
Sanation: healing. – **S. per primam intentionem:** h. by first intention. – **S. per secundam intentionem:** h. by second intention.
Sanatorium: sanatorium; sanitarium.
sandartig: psammous; sandy; arenaceous.
Sandbad: sand bath.
Sanders* Zeichen: Sanders sign.
Sandfliege: sandfly.
Sandfloh: sand flea; jigger.
Sandgeschwulst: psammoma.
Sandhoff*(-Jatzkewitz*) Syndrom: Sandhoff's disease.
Sandsteinsilikose: stonemason's silicosis.
Sanduhrgeschwulst: hourglass tumor.
Sanduhrmagen: hourglass stomach.
Sandwichmethode: sandwich method.
Sanfilippo* Syndrom: Sanfilippo's disease.
Sanguinatio: bleeding.
sanguineus: sanguineous; bloody.
sanguinisch: sanguine.
sanguinolent: sanguinolent.
Sanguis: blood; sanguis.
Sanierung: sanitation.
sanitär: sanitary; hygienic.
Sanitation: sanitization.
Sankt-Antonius-Feuer: St. Anthony's fire; ergotism.
Santalum: santalum; sandalwood.
S-Antigen: S (= soluble) antigen.
Santorini* Gang: accessory pancreatic duct; duct of Santorini. – **S.* Knorpel:** Santorini's cartilage.
Saphena: saphena; saphenous vein.
Saphenektomie: saphenectomy; vein stripping.
saphenus: saphenous.
Sapo: soap; sapo. – **S. animalis:** animal s. – **S. mollis:** soft s. – **S. medicinalis:** medicinal s.; green s.
Sapogenin: sapogenin.
Saponifikation: saponification.
Saponin: saponin.
Saporimetrie: saporimetry.
Saprämie: sapremia.
Saprobionten: saprobes.
saprogen: saprogenic.
Saprophyt: saprophyte.
saprophytär, -phytisch: saprophytic.
Saprozoon: saprozoite.

Saralasin: saralasine.
Sarcina: Sarcina.
Sarcocystis: Sarcocystis.
Sarcoidosis: sarcoidosis.
Sarcolemma: sarcolemma.
Sarcoma: sarcoma. – **S. botryoides:** botryoid s. – **S. gigantocellulare:** giant cell s.; myeloid s.
Sarcophaga: Sarcophaga.
Sarcopsyllosis: tungiasis.
Sarcoptes: Sarcoptes; mites.
Sarcosin: sarcosine.
sardonisch: sardonic.
Sargdeckelkristalle: coffinlid crystals.
Sarin: sarin.
Sarkoid: sarcoid.
Sarkoidose: sarcoidosis.
Sarkolemm: sarcolemma.
Sarkom: sarcoma.
sarkomatös: sarcomatous.
Sarkomatose: sarcomatosis.
Sarkomer: sarcomere.
Sarkoplasma: sarcoplasm.
sarkoplasmatisch: sarcoplasmic.
Sarkosom: sarcosome.
Sarkosporidiose: sarcosporidiosis.
Sarkozele: sarcocele.
Sarmentus-Glykosid: sarmentosus glycoside; sarmentocymarin.
Sartorius: sartorius.
sat.: sat. (saturated).
SAT-Chromosom: sat chromosome.
Satellit: satellite.
Satellitenvirus: satellite virus.
Satellitenzelle: satellite cell.
Sato* Peroxidasereaktion: Sato's peroxidase reaction.
Sattelblockanästhesie: saddle-block anesthesia.
Sattelembolie: saddle embolism.
Sattelgelenk: saddle joint.
Sattelnase: saddle nose.
saturatus: saturated.
Saturn(ial)ismus: saturnism; plumbism; lead poisoning.
sauer: acidic; sour.
Sauerbruch* Armprothese: Sauerbruch's prosthesis. – **S.* Verfahren:** S.'s pressure-control method.
Sauerstoff: oxygen.
Sauerstoffaktivierung: oxidation.
Sauerstoffaufnahme: (alveolar) oxygen uptake; oxygenation.
Sauerstoffausnutzung: oxygen uptake.
Sauerstoffausschöpfung: oxygen utilization.
Sauerstoffbehandlung: oxygen therapy.
Sauerstoffbindungskurve: oxygen-binding curve.
Sauerstoffdefizit: oxygen deficit; oxygen debt.
Sauerstoffdifferenz, arteriovenöse: arteriovenous oxygen difference.
Sauerstoffdiffusion: oxygen diffusion.
Sauerstoffdissoziationskurve: oxygen dissociation curve.
Sauerstoffeffekt: oxygen effect.
Sauerstoffelektrode: oxygen electrode.
Sauerstoffgehalt: oxygen content.
Sauerstoffinsufflation: oxygen instillation.
Sauerstoffkapazität: oxygen capacity.
Sauerstoffkonzentration: oxygen concentration.
Sauerstoffmangel: hypoxia; oxygen deficiency.
Sauerstoffpartialdruck: oxygen partial pressure.
Sauerstoffpuls: oxygen consumption per heart beat.
Sauerstoffradikale: oxygen radicals.
Sauerstoffsättigung: oxygen saturation.
Sauerstoffschuld: oxygen debt.
Sauerstoffspannung: oxygen tension.
Sauerstofftoxizität: oxygen toxicity.
Sauerstoffüberdrucktherapie: hyperbaric oxygenation.
Sauerstoffutilisation: oxygen utilization.
Saugapparat: suction apparatus; aspirator.
Saugbiopsie: suction biopsy; aspiration b.
Saugdrainage: suction drainage.
Saugen: sucking.
Saugglocke: suction cup; vacuum extractor.
Saugkürettage: suction curettage; vacuum aspiration.
Saugnapf: suction cup.
Saugpölsterchen: sucking pad.
Saugreflex: sucking reflex.
Saugwurm: sucking worm.
Saumzelle: enterocyte.
Sauna: sauna.
Sauvineau* Lähmung: Sauvineau's paralysis.
Saxitoxin: saxitoxin.

Sayk* Methode: Sayk's method.
Sayre* Gipskorsett: Sayre's jacket. – **S.* Verband:** Sayre's bandage.
Sb (Antimon): Sb (antimony).
SBE (subakute bakterielle Endokarditis): SBE (subacute bacterial endocarditis).
SBR (Schaf-Blutkörperchenagglutinationsreaktion): SCAT (sheep cell agglutination test).
Sc (Scandium): Sc (scandium).
s.c. (subcutaneus): s.c. (subcutaneously).
Scabies: scabies; itch.
Scala: scala.
Scalenus: scalenus (muscle).
Scanzoni* Manöver: Scanzoni's maneuver.
Scapha: scapha; scaphoid fossa.
Scapula: scapula; shoulder blade. – **S. alata:** winged s.; angel's wing. – **S. elevata:** elevated s.
scapularis: scapular.
Scapus: scapus; shaft. – **S. penis:** shaft of penis. – **S. pili:** hair shaft.
Scarff* Operation: Scarff-Stookey procedure.
Scarlatina: scarlatina; scarlet fever. – **S. fulminans:** s. maligna.
Scarpa* Dreieck: Scarpa's triangle. – **S.* Ganglion:** S.'s ganglion; vestibular ganglion.
Schachtelton: bandbox resonance.
Schadstoffe: contaminants; toxicants; poisons.
Schädel: skull; cranium.
Schädelbasis: cranial base; base of skull.
Schädelbasisfraktur: skull-base fracture.
Schädelbruch: skull fracture.
Schädeldach: skullcap; calvaria.
Schädeldurchmesser: diameters of fetal skull.
Schädelerweichung: craniotabes.
Schädelfraktur: skull fracture.
Schädelgrube: cranial fossa.
Schädel-Hirn-Trauma, SHT: craniocerebral trauma; head trauma.
Schädelinnendruck: intracranial pressure.
Schädellage: cephalic presentation.
Schädelnähte: cranial sutures.
Schädelpunktion: cranial puncture.
Schädeltopographie: cranial topography.
Schädeltrepanation: trepanation of the skull.
Schädelzeichen: cephalic signs.
Schädigung: lesion; injury; damage.
Schädling: pest; parasite.
Schädlingsbekämpfung: pest control.
Schädlingsbekämpfungsmittel: pesticide.
Schälblasenausschlag, Schälblattern: bullous pemphigoid.
Schälen: peeling.
Schafblutkörperchen-Agglutinationsreaktion: sheep cell agglutination test.
Schafer* Methode: Schafer's method.
Schafhaut: amnion.
Schafpocken: sheep pox.
Schaft: shaft.
Schale: dish; *biol* shell; skin.
Schalenpessar: cup pessary.
Schall: sound; resonance.
Schalldruck: sound pressure.
Schalleitung: sound conduction.
Schalleitungsapparat: sound conduction apparatus.
Schalleitungsschwerhörigkeit: conduction deafness.
Schallempfindungsapparat: sound-perceiving apparatus.
Schallempfindungsschwerhörigkeit: perceptive deafness.
Schallgeschwindigkeit: sound velocity.
Schallkopf: transducer.
Schallpegel: noise level.
Schallschwelle: sound threshold.
Schallstärke: sound intensity.
Schallwechsel: change of sound; Biermer's sign.
Schallwiderstand: acoustic impedance.
Schalter: switch.
Schaltkern: relay nucleus.
Schaltknochen: sesamoid bone.
Schaltlamelle: intermediate lamella.
Schaltneuron: interneuron.
Schaltstück: *histol* intercalated duct; *nephr* junctional tubule.
Scham: pudendum; external genitals.
Schambein: pubic bone.
Schamberg* Krankheit: Schamberg's disease; progressive pigmentary dermatosis.
Schamberg: pubic eminence; mons pubis.
Schambogen: pubic arch.
Schamfuge: pubic symphysis.
Schamgegend: pubic region.
Schamhaare: pubic hairs.
Schamlaus: pubic louse.
Schamlippen: labia (pudendi).

Schanker: chancre. – **Sch., harter:** hard ch.; hunterian ch. – **Sch., weicher:** soft ch.
schankrös: chancrous.
Schanz* Schraube: Schanz' screw. – **Sch.* Verband:** Sch.' cravat bandage.
Scharbock: scurvy.
scharf: sharp.
Scharlach: scarlet fever; scarlatina.
Scharlachangina: scarlet fever angina; angina scarlatinosa.
Scharlachexanthem: scarlet rash.
scharlachrot: scarlet red.
Scharlachtoxin: scarlet fever toxin; erythrogenic toxin; Dick toxin.
Scharniergelenk: hinge joint; ginglymoid joint.
Schatten: shadow.
Schattenprobe: skiascopy.
Schatzki* Ring: Schatzki ring.
Schaufensterbeine, Schaufensterkrankheit: intermittent claudication.
Schaukelbewegung des Zwerchfells: paradoxical contraction of diaphragm; Kienböck's phenomenon.
Schaukeln: rocking; swinging.
Schaum: foam.
Schaumann* Körper(chen): Schaumann's bodies.
Schaumleber: foamy liver.
Schaumoxygenator: bubble oxygenator.
Schaumzelle: foam cell.
Schauta* Operation: Schauta's operation. – **Schauta*-Wertheim* Operation:** Wertheim-Schauta operation.
Schede* Operation: Sch.'s operation. – **Sch.* Rad:** Sch.'s wheel. – **Sch.* Suspension:** Schede's vertical extension.
Scheibe: disk.
scheibenförmig: discoid; disciform.
Scheibenoxygenator: rotating disk oxygenator.
Scheibenrose: erythema multiforme.
Scheide: sheath; vagina.
Scheiden-: vaginal; colpo-.
Scheidenabstrich: vaginal smear.
Scheidenausfluß: vaginal discharge.
Scheiden-Damm-Riß: vaginoperineal laceration.
Scheiden-Damm-Schnitt: vaginoperineal incision; vaginoperineotomy.
Scheidendiaphragma: diaphragm pessary.
Scheidenentzündung: colpitis; vaginitis.
Scheidenepithel: vaginal epithelium.
Scheidenflora: vaginal flora.
Scheidengewölbe: vaginal fornix; v. vault.
Scheidenkarzinom: vaginal carcinoma.
Scheidenkrampf: vaginal spasm; colpospasm.
Scheidenpessar: (vaginal) pessary.
Scheidenplastik: colpoplasty; vagioplasty.
Scheidenprolaps: vaginal prolapse; colpoptosis.
Scheidenriß: vaginal tear.
Scheidenschleimhaut: vaginal mucosa.
Scheidenschnitt: vaginotomy; colpotomy.
Scheidensekret: vaginal fluid; v. secretion.
Scheidensenkung: vaginal prolapse.
Scheidenspekulum: vaginal speculum; vaginoscope.
Scheidentranssudat: vaginal transudate.
Scheidewand: septum.
Scheie* Syndrom: Scheie's syndrome; mucopolysaccharidosis IS.
Schein-: pseudo-.
Scheinarznei: placebo.
scheinbar: apparent.
Scheinmyopie: pseudomyopia.
Scheinreposition: pseudoreposition.
Scheinschwangerschaft: pseudocyesis; phantom pregnancy; pseudopregnancy.
Scheintod: apparent death; suspended animation.
Scheitel: vertex; top of the head.
Scheitelbein: parietal bone.
Scheitelbeineinstellung: asynclitism.
Scheitel-Fuß-Länge: crown-heel length.
Scheitelhirn, -lappen: parietal lobe.
Scheitelnaht: sagittal suture.
Scheitel-Steiß-Länge: crown-rump length.
Schellong* Test: Schellong test.
Schenkel: crus.
Schenkelblock: bundle branch block (BBB). – **Sch., linker:** left BBB. – **Sch., rechter:** right BBB.
Schenkelfraktur: femoral fracture.
Schenkelhals: femoral neck.
Schenkelhalsfraktur: fracture of the femoral neck.
Schenkelhals-Schaftwinkel: femoral neck-shaft angle.
Schenkelhernie: femoral hernia; femorocele; crural hernia.

Schenkelkopf: head of femur.
Schenkelring: femoral ring; saphenous opening.
Schenkelschall: dullness on percussion.
Schenkelsporn: calcar femorale.
Schere: scissors.
Scherenbiß: overbite.
Scherengang: scissor gait.
Scherkraft: shear.
Scheuerdesinfektion: scrub desinfection.
Scheuermann* Krankheit: juvenile kyphosis; Scheuermann's disease.
Scheuklappenblindheit: bitemporal hemianopia.
Scheuthauer*-Marie*-Sainton* Syndrom: Marie-Sainton syndrome.
Schicht: layer.
Schichtaufnahmeverfahren: tomography.
Schichtneurose: stratifunctional endopsychic neurosis.
Schichtung: stratification; lamination.
Schick* Probe: Schick test.
Schieberpinzette: clamp forceps.
Schiefhals: torticollis; wryneck. – **Sch., okulärer:** ocular t. – **Sch., spastischer:** spasmodic t.; intermittent t. – **Sch., symptomatischer:** symptomatic t.; rheumatic t.
Schieflage: oblique presentation; transverse p.
Schiefwuchs: scoliosis.
Schielamblyopie: strabismic amblyopia; crossed a.
Schielauge: cross-eye; squinting eye.
Schielen: strabismus; squint.
Schielhäkchen: squint hook.
Schieloperation: strabotomy; corrective surgery for strabismus.
Schielwinkel: angle of deviation.
Schielwinkelmesser: strabometer.
Schienbein: shin(bone); tibia.
Schienbeinschmerz: tibialgia.
Schiene: splint; caliper.
Schienen(hülsen)apparat: splint apparatus.
Schienenkatheter: splinting catheter.
Schienenverband: splint dressing.
Schienung: splinting.
Schießscheibenzelle: target cell.
Schiff* Reagens: Schiff's reagent.
Schiffbein: scaphoid bone.
Schifferknoten: square knot; sailor's knot.
Schilddrüse: thyroid; thyroid gland.
Schilddrüsenadenom: thyroid adenoma.
Schilddrüsenagenesie: athyreosis.
Schilddrüsenblockade: medical suppression of thyroid function.
Schilddrüsenektopie: thyroid ectopia.
Schilddrüsenentzündung: thyroiditis.
Schilddrüsenextraktbehandlung: thyrotherapy.
Schilddrüsenfunktionsprüfung: thyroid function test.
Schilddrüsenhormon: thyroid hormone.
Schilddrüsenhyperplasie: hyperplasia of the thyroid; goiter.
Schilddrüsenkarzinom: cancer of the thyroid; thyroid carcinoma. – **Sch., anaplastisches:** anaplastic t. c. – **Sch., papilläres:** papillary t. c.
Schilddrüsenknoten: thyroid nodule.
Schilddrüsenkolloid: thyrocolloid.
Schilddrüsenkrise: thyroid storm.
Schilddrüsenpapillom: papillary carcinoma of the thyroid.
Schilddrüsenszintigraphie: radioisotope scanning of the thyroid.
Schilddrüsentumor: thyroid tumor.
Schilddrüsenüberfunktion: thyroid hyperfunction; hyperthyroidism.
Schilddrüsenunterfunktion: thyroid hypofunction; hypothyroidism.
Schilder* Krankheit: Schilder's disease.
schildförmig: scutiform.
Schildknorpel: thyroid cartilage.
Schildkrötenverband: figure-of-eight bandage.
Schildniere: cake kidney.
Schildthorax: flat chest.
Schildzecke: hard tick; Ixodidae.
Schiller* Jodprobe: Schiller's test.
Schilling* Halbmond(körper): achromocytes; crescent bodies. – **Sch.* Index:** Schilling's classification. – **Sch.* Test:** Sch. test. – **Sch.* Zählkammer:** Sch.'s counting chamber.
Schimmelbusch* Maske: Schimmelbusch's mask.
Schimmelmykose: mold mycosis.
Schimmelpilze: molds.
Schinkenmilz: lardaceous spleen; bacon spleen.
Schiötz* Tonometer: Schiötz tonometer.
Schipperfraktur, -krankheit: clay shovelers' fracture.

S

Schirm: screen.
Schirmbildverfahren: photofluorography.
Schirmer* Test: Schirmer's test.
Schistocoelia: schistocelia.
Schistocystis: schistocystis.
Schistoprosopie: schistoprosopia.
Schistose: schistosis.
Schistosoma: Schistosoma.
Schistosomendermatitis: schistosome dermatitis; swimmer's itch.
Schistosomiasis: schistosomiasis; bilharziasis.
Schistozyt: schistocyte.
Schizocephalus: schizencephaly; cranioschisis.
Schizogonie: schizogony.
schizoid: schizoid.
Schizomycetes: Schizomycetes.
Schizont: schizont.
Schizontozid: schizonticide.
Schizonychie: schizonychia.
Schizophasie: schizophasia; word salad.
schizophren: schizophrenic.
Schizophrenie: schizophrenia; schizophrenic disorder. – **Sch., hebephrene:** hebephrenic sch.; disorganized sch. – **Sch., katatone:** catatonic sch. – **Sch., paranoide:** paranoid sch. – **Sch., pseudoneurotische:** pseudoneurotic sch. – **Sch., zönästhetische:** cenesthetic sch.
schizothym: schizothymic.
Schizothymie: schizothymia.
Schizotrichia: schizotrichia.
Schizozyt: schizocyte; schistocyte.
Schlacken: roughage.
Schläfe: temple.
Schläfenbein: temporal bone.
Schläfenhirn, -lappen: temporal lobe.
Schläfenlappenanfall: temporal lobe seizure.
Schläfenmuskel: temporalis.
Schlaf: sleep. – **Sch., künstlicher:** induced s.; artificial s.
Schlafanfall (imperativer): sleep attack; narcolepsy.
Schlafapnoe-Syndrom: sleep apnea syndrome.
Schlafentzug: sleep deprivation.
Schlafepilepsie: sleep epilepsy; nocturnal e.
schlaff: flabby; floppy; loose.
Schlaffheit: flaccidity; looseness.
Schlafkrankheit: sleeping sickness; encephalitis lethargica. – **Sch., Afrikanische:** African trypanosomiasis.
Schlaflähmung: sleep paralysis.
Schlaflosigkeit: insomnia.
Schlafmittel: hypnotic; soporific; somnifacient.
Schlafstörungen: disorders of sleep.
Schlafsucht: hypersomnia. – **Sch., periodische:** Kleine-Levin syndrome.
Schlaftherapie: hypnotherapy.
Schlaftrunkenheit: sleep drunkenness.
Schlaf-Wach-Rhythmus: sleep-wake cycle; circadian rhythm.
Schlafwandeln: sleepwalking; somnambulism.
Schlag: beat; stroke.
Schlagader: artery.
Schlaganfall: stroke; apoplexy.
Schlagvolumen: stroke volume; systolic discharge.
Schlagvolumenhochdruck: stroke volume hypertension.
Schlamm: mud; fango.
Schlammfieber: slime fever.
Schlange: snake; serpent.
Schlange* Zeichen: Schlange's sign.
Schlangenbiß: snake bite.
Schlangengift: snake venom.
Schlatter* Krankheit: Osgood-Schlatter disease.
Schlauchdrainage: tube drainage.
Schlauchmull: gauze tubing.
Schlauchpilze: sac fungi; Ascomycetes.
Schlauchwürmer: roundworms; Nemathelminthes.
Schleich* Anästhesie: Schleich's anesthesia.
schleichend: creeping; lingering.
Schleife: loop.
Schleifendiuretikum: loop diuretic.
schleifenförmig: ansiform; loop-shaped.
Schleim: mucus.
Schleimabkochung: gruel.
Schleimbeutel: (synovial) bursa.
Schleimdrüse: mucous gland; muciparous gland.
Schleimhaut: mucosa; mucous membrane.
Schleimhautanästhesie: mucosal anesthesia.
Schleimhautleishmaniase: mucocutaneous leishmaniasis.

Schleimhautpemphigoid (benignes): benign mucosal pemphigoid.
Schleimhautprobe: mucosal test.
schleimig: mucous; mucilaginous.
schleimig-eitrig: mucopurulent.
Schleimkapsel: mucous capsule.
Schleimkolik: mucous colic.
Schleimpfropf: mucous plug.
Schleimpilze: Myxomycetes.
Schleimwall: mucous wall.
Schleimzylinder: mucous cast.
Schleimzyste: mucous cyst.
Schlemm* Kanal: Schlemm's canal.
Schleppersubstanz: carrier.
Schlesinger* Probe: Schlesinger's test.
Schlesinger* Syndrom: chronic idiopathic hypercalcemia.
Schleudertrauma: whiplash injury.
Schlick: mud.
Schließmuskel: sphincter.
Schließungszuckung: cathodal closure contraction.
Schlinge: sling; loop. – **Sch., blinde:** blind loop.
Schlingenoperation: sling procedure; *urol* loop stone extraction.
Schlitz: slit.
Schlitzbrille: stenopeic glasses.
Schlitzlampe: slit lamp.
Schloffer* Operation: Schloffer's operation.
Schloß: lock.
Schlottergelenk: flail joint.
Schlotteriris: iridodonesis.
Schlotterlinse: phacoplanesis.
Schluckakt: deglutition.
Schluckauf: hiccup; singultus.
Schlucken: swallowing.
Schluckimpfung: oral vaccination.
Schlucklähmung: dysphagia; aglutition; pharyngeal palsy.
Schluckreflex: swallowing reflex.
Schluckstörung: dysphagia.
Schluckzentrum: deglutition center.
Schlüsselbein: collarbone; clavicle.
Schlund: pharynx; fauces.
Schlundenge: faucial isthmus.
Schlundkrampf: pharyngospasm; pharyngismus.
Schlundlähmung: faucial paralysis; pharyngoparalysis.
Schlundring: Waldeyer's tonsillar ring.
Schlundschnürer: constrictors of faucial isthmus and pharynx.
Schlundtasche: pharyngeal pouch.
Schlupfwarze: retracted nipple; crater n.
Schluß: closure.
Schlußbiß: occlusion.
Schlußdesinfektion: terminal disinfection.
Schlußleiste: terminal bars.
schmal: narrow.
Schmarotzer: parasite.
Schmauchspur: gunpowder burn.
Schmecken: tasting; degustation.
Schmeckstoff: gustatory substance; taste substance.
Schmelz: enamel.
Schmelzepithel: enamel epithelium.
Schmelzhypoplasie: enamel hypoplasia.
Schmelzoberhäutchen: enamel cuticle.
Schmelzorgan: enamel organ.
Schmerz: pain. – **Sch., ausstrahlender:** radiating p. – **Sch., blitzartiger:** lightning p.; fulgurant p. – **Sch., bohrender:** boring p.; terebrant p. – **Sch., brennender:** burning p. – **Sch., dumpfer:** dull p. – **Sch., fortgeleiteter:** referred p.; heterotopic p. – **Sch., lanzinierender:** lancinating p.
Schmerzasymbolie: pain asymbolia.
Schmerzausschaltung: anesthesia; analgesia.
Schmerzlinderung: pain relief.
Schmerzlokalisation: localization of pain.
Schmerzmittel: analgesic.
Schmerzpunkt: pain point; trigger p.
Schmerzrezeptor: nociceptor.
Schmerztherapie: analgesic therapy.
Schmetterlingsfigur: butterfly rash.
Schmetterlingsfraktur: butterfly fracture.
Schmetterlingshämatom: butterfly hematoma.
Schmetterlingswirbel: butterfly vertebra.
Schmid* Syndrom: Schmid's metaphyseal dysostosis.
Schmidt* Syndrom: Schmidt's syndrome (**1.** hemiplegia alternans; **2.** thyroid-adrenocortical insufficiency syndrome).
Schmidt*-Lantermann* Einkerbungen: Schmidt-Lantermann incisures.
Schmieden* Naht: Schmieden's anastomosis.
Schmierblutung: spotting.

Schmierinfektion: smear infection.
Schmierseife: green soap.
Schmincke*(-Regaud*) Tumor: Schmincke tumor.
Schmorl* (Knorpel-)Knötchen: Schmorl's nodule(s).
Schnappatmung: gasping.
Schnappdaumen: snapping thumb.
Schnapphüfte: snapping hip.
Schnarchen: snoring.
Schnauzenreflex: snout reflex.
Schnecke: snail; *anat* cochlea; helix.
Schneeberger Lungenkrankheit: Schneeberg tumor.
Schneeblindheit: snow blindness.
Schneidegerät: microtome.
Schneiden: cutting; sectioning.
Schneidermuskel: sartorius.
Schneidezahn: incisor tooth; incisor.
schnell: rapid; quick.
Schnelldesensibilisierung: rapid desensitization.
schnellend: jerking; snapping.
Schnellschnittdiagnostik: immediate sectioning.
Schnelltest: dipstick test; rapid analysis.
Schnelltransfusion: rapid transfusion; bolus t.
Schniefen: snuffles.
Schnitt: incision; cut.
Schnittbild: tomogram.
Schnittentbindung: cesarean section.
Schnittwunde: incised wound.
Schnüffeln: sniffing.
Schnüffelversuch: sniff test.
Schnüffler: glue sniffer.
Schnürfurche: strangulation mark.
Schnupfen: common cold; coryza.
Schnupfenvirus: rhinovirus.
Schock: shock. – **Sch., anaphylaktischer:** anaphylactic s. – **Sch., elektrischer:** electric s.; electroshock. – **Sch., hämorrhagischer:** hemorrhagic s. – **Sch., hypoglykämischer:** hypoglycemic s.; insulin s. – **Sch., hypovolämischer:** hypovolemic s. – **Sch., irreversibler:** irreversible s. – **Sch., kardiogener:** cardiogenic s.; cardiovascular s. – **Sch., neurogener:** neurogenic s. – **Sch., psychischer:** psychic s.; mental s. – **Sch., septischer:** septic s. – **Sch., spinaler:** spinal s. – **Sch., toxischer:** toxic s. – **Sch., traumatischer:** traumatic s.
Schockanurie: shock anuria.
Schockbehandlung: shock therapy.
Schockblase: shock bladder.
Schockfragment: localized allergic symptoms.
Schockindex: shock index.
Schocklagerung: Trendelenburg position.
Schockleber: hepatic stress syndrome.
Schockleukopenie: shock leukopenia.
Schocklunge: shock lung.
Schockniere: shock kidney.
Schocksyndrom, toxisches: toxic shock syndrome.
Schoemaker* Linie: Schoemaker's line.
Schönheitschirurgie: cosmetic surgery.
Schönheitsoperation: cosmetic operation.
Schoenlein* Nephritis: Schoenlein's disease.
Schoenlein*-Henoch* Purpura: Schoenlein-Henoch purpura; Henoch-Schoenlein purpura.
Schokoladenzyste: chocolate cyst.
Scholander* Analyse: Scholander's analysis.
Scholte* Syndrom: carcinoid syndrome.
Scholz* Syndrom: Scholz' disease; metachromatic leukodystrophy.
Schonkost: bland diet.
Schorf: eschar; scab.
Schornsteinfegerkrebs: chimney sweeps' cancer.
schräg: oblique; slanting.
Schrägdurchmesser: oblique diameter.
Schrägkultur: slant culture.
Schräglage: oblique presentation.
Schramm* Sphinkterphänomen: Schramm's phenomenon.
Schraubenbakterie: Spirilla.
Schraubenzugapparat: Spanish windlass.
Schreck: fright; terror.
Schreckreaktion: fright reaction; panic; *päd* startle reflex.
Schreckstarre: cataplexy.
Schrei, erster: first cry; primal scream.
Schreib-: grapho-; writing.
Schreibhandstellung: writing hand.
Schreibkrampf: writer's cramp; graphospasm.
Schreib-Lese-Schwäche: grapho-legasthenia.
Schreibstörung: dysgraphia.
Schreibzentrum: cortical writing center.

Schreikrampf: screaming fit; breath-holding spell.
Schreitreflex: stepping reflex.
Schriftblindheit (isolierte): pure alexia; visual word blindness.
Schrittmacher: pacemaker. – **Sch., künstlicher:** artificial p. – **Sch., wandernder:** wandering p.
Schrittmacherimplantation: pacemaker insertion.
Schrittmacherrasen: run-away pacemaker.
Schröder* Zeichen: Schröder's sign.
Schröpfen: cupping.
Schroetter*(-Paget*) Syndrom: Paget-v. Schroetter syndrome.
Schroth* Kur: Schroth's treatment.
Schrumpfblase: contracted bladder.
Schrumpfgallenblase: scleroatrophic cholecystitis.
Schrumpfleber: cirrhosis of liver.
Schrumpfmagen: leather-bottle stomach; linitis plastica.
Schrumpfniere: sclerotic kidney.
Schrumpfung: shrinking.
Schrunde: rhagade; crack; fissure.
Schub: episode.
schubweise verlaufend: intermittent.
Schubladenphänomen: drawer sign.
Schuchardt* Operation: Schuchardt's operation.
Schüffner* Tüpfelung: Schüffner's dots; Sch.'s granules.
Schüller* Krankheit: Schüller's disease; Hand-Schüller-Christian disease.
Schürfwunde: abrasion; graze.
Schürzentamponade: Mikulicz's drain.
Schüttelfrost: chill; shivering attack.
Schüttellähmung: shaking palsy; Parkinson's disease.
Schüttelmixtur: lotion; shaking mixture.
Schütz* Bündel: Schütz tract; dorsal longitudinal fascicle.
Schuheinlage: insert; arch support.
Schuld: guilt; debt.
schuldhaft: culpable.
Schulter: shoulder.
Schulter-Arm-Lähmung: shoulder-arm paralysis.
Schulter-Arm-Syndrom: shoulder-arm syndrome.
Schulterblatt: shoulder blade; scapula.
Schulterblattfraktur: scapular fracture.
Schulterblatthochstand: elevated scapula. – **Sch., angeborener:** Sprengel's deformity.
Schulterblattkrachen: scapular crepitation.
Schulterdysplasie: scapular dysplasia.
Schultergelenk: shoulder joint; glenohumeral j.
Schultergelenkentzündung: omarthritis.
Schultergelenkluxation: shoulder dislocation.
Schultergürtel: shoulder girdle.
Schultergürtelkompressionssyndrom: shoulder girdle compression syndrome.
Schultergürteltyp: scapulohumeral muscular dystrophy.
Schulter-Hand-Syndrom: shoulder-hand syndrome.
Schulterlage: shoulder presentation.
Schultermyatrophie, neuralgische: neuralgic amyotrophy of the shoulder.
Schulterschmerz: scapulodynia; omodynia.
Schultersteife: frozen shoulder.
Schultz* Angina: Schultz's angina. – **Schultz*-Charlton* (Auslösch-)Phänomen:** Schultz-Charlton reaction.
Schultze* Bündel: Schultze's bundle. – **Sch.* Modus, Mechanismus:** Sch.'s mechanism.
Schulz*-Arndt* Gesetz: Arndt-Schulz law.
Schuppe: squama; scale; dandruff.
Schuppenflechte, -krankheit: psoriasis.
Schuppenkruste: scaly crust.
Schuppenzelle: squamous cell.
schuppig: squamous; scaly.
Schuppung: desquamation.
Schuß: shot.
Schußverletzung: gunshot wound.
Schusterbrust: shoemaker's breast.
Schutz: protection.
Schutzblockierung: protective blockade.
Schutzhemmung: protective inhibition.
Schutzimpfung: protective vaccination.
Schutzkörper: antibody.
Schutzkolloid: protective colloid.
Schutzmechanismus: protective mechanism.
Schutzsalbe: protective ointment.
Schutzserum: protective serum.
Schutzwirkung: protective effect.
Schwabach* Versuch: Schwabach test.

schwach: weak; feeble; infirm.
Schwachreizprüfung: low stimulus test.
Schwachsichtigkeit: amblyopia.
Schwachsinn: mental retardation; oligophrenia.
Schwäche: weakness.
Schwächung: attenuation.
Schwämmchen: thrush.
Schwärmplatte: swarming culture medium.
Schwärzung: blackening; density.
Schwalbe* Grenzring: Schwalbe's ring.
Schwamm: sponge.
schwammartig: spongy; spongiform.
Schwammbiopsie: sponge biopsy.
Schwammniere: sponge kidney.
Schwanenhalsdeformität: swan-neck deformity.
schwanger: pregnant; gravid.
Schwangerenvorsorgeuntersuchung: prenatal care.
Schwangerschaft: pregnancy.
Schwangerschaftsabbruch: (artificial) abortion.
Schwangerschaftsanämie: anemia of pregnancy.
Schwangerschaftsappendizitis: appendicitis in pregnancy.
Schwangerschaftsdauer: duration of pregnancy; gestation time.
Schwangerschaftsdiabetes: pregnancy diabetes; gestational d.
Schwangerschaftserbrechen: vomiting of pregnancy; emesis gravidarum.
Schwangerschaftsnachweis: pregnancy test.
Schwangerschaftsnarben: striae gravidarum; stretch marks.
Schwangerschaftspigmentierung: mask of pregnancy; chloasma gravidarum.
Schwangerschaftsprotein: pregnancy-specific β_1 glycoprotein.
Schwangerschaftspsychose: gestational psychosis.
Schwangerschaftspyelonephritis: gestational pyelonephritis.
Schwangerschaftsstreifen: striae gravidarum; stretch marks.
Schwangerschaftstest: pregnancy test.
Schwangerschaftstoxikose: gestosis; toxemia of pregnancy.
Schwangerschaftsunterbrechung: abortion.
Schwangerschaftsverhütung: contraception; birth control.
Schwangerschaftswehen: Braxton-Hicks contractions.
Schwangerschaftszeichen: signs of pregnancy; gestational signs.
Schwangerschaftszellen: pregnancy cells (**1.** navicular cells; **2.** eta cells).
Schwankschwindel: vestibular vertigo; dizziness.
Schwann* Scheide: Schwann's sheath. – **Sch.* Zelle:** Sch.'s cell.
Schwannom: schwannoma.
Schwanz: tail; cauda.
Schwanzlarve: cercaria.
Schwarte: scar; callosity.
Schwartz*-Bartter* Syndrom: Schwartz-Bartter syndrome; syndrome of inappropriate antidiuretic hormone (SIADH).
Schwartze* Mastoidektomie: Schwartze's operation.
Schwarz* Vakzine: Schwarz measles vaccine.
schwarz: black.
Schwarzenbach* Handgriff: Schwarzenbach's maneuver.
Schwarzsehen: blackout.
Schwarzwasserfieber: blackwater fever.
Schwebelaryngoskopie: suspension laryngoscopy.
Schwebstoffe: suspended particles.
Schwefel: sulfur.
Schwefelbad: sulfur bath.
Schwefelblüte: sublimed sulfur.
Schwefeldioxid: sulfur dioxide.
Schwefelkohlenstoff: carbon disulfide.
Schwefelquelle: sulfur spring.
Schwefelsäure: sulfuric acid.
Schwefelwasserstoff: hydrogen sulfide; sulfurated hydrogen.
schweflige Säure: sulfurous acid.
Schweigepflicht: obligation to secrecy; confidentiality.
Schweinebandwurm: pork tapeworm; Taenia solium.
Schweinehüterkrankheit: leptospirosis pomona.
Schweinerotlauf: erysipeloid.
Schweiß: sweat; perspiration; sudor.
Schweißbläschen: heat rash; miliaria.
Schweißdrüse: sweat gland.
Schweißdrüsenabszeß: sudoriparous abscess.

Schweißdrüsenadenom: hidradenoma.
Schweißdrüsenentzündung: hidradenitis.
Schweißdrüsenkarzinom: syringocarcinoma.
Schweißdrüsennase: granulosis rubra nasi.
Schweißerophthalmie: arc welder's eye; electric ophthalmia.
Schweißfieber: miliary fever.
schweißhemmend: antiperspirant; anhidrotic.
Schweißsekretion: perspiration; secretion of sweat; hidrosis.
schweißtreibend: diaphoretic; sudorific.
Schweißzyste: hidrocystoma.
Schwelle: threshold.
Schwellenaudiometrie: Békésy audiometry.
Schwellendosis: threshold dose.
Schwellenreiz: threshold stimulus; liminal st.
Schwellenstoff: threshold substance.
Schwellkörper: corpus cavernosum.
Schwellkörperentzündung: cavernitis.
Schwellkörpergewebe: erectile tissue.
Schwellkörperschwielen: penile induration.
Schwellung: tumescence; swelling.
Schwenklappen: rotation flap.
schwer: heavy; severe; serious.
schwerbehindert: severely handicapped.
schwerer Wasserstoff: deuterium.
Schwerelosigkeit: weightlessness.
Schwerhörigkeit: deafness.
Schwerkettenkrankheit, Schwere-Ketten-Krankheit: heavy-chain disease.
Schwerkraft: gravity.
Schwermetall: heavy metal.
Schwermetallsaum: heavy-metal line.
Schwermetallvergiftung: heavy-metal poisoning; h.-m. intoxication.
Schwermut: melancholia.
Schwerspat-Staublunge: baritosis.
Schwertfortsatz: xiphoid process.
schwerverletzt: severely injured.
Schwester: sister; nurse.
Schwesterchromatiden: sister chromatids.
Schwiele: callosity.
Schwielenbildung: tylosis.
Schwielenkopfschmerz: tension headache.
Schwimmbadgranulom: swimming pool granuloma.
Schwimmbadkonjunktivitis: inclusion conjunctivitis.
Schwimmerkrätze: swimmer's itch; cercarial dermatitis.
Schwimmhaut: web.
Schwimmprobe: hydrostatic test; floating t.
Schwindel: dizziness; giddiness; vertigo. – **Sch., galvanischer:** galvanic v. – **Sch., kalorischer:** caloric v.
Schwindelanfall: vertiginous attack.
Schwindsucht: pulmonary phthisis; tuberculosis.
Schwingung: oscillation; vibration.
Schwingungsweite: amplitude.
Schwirren: thrill.
Schwitzkur: sudorific treatment.
Schwund: wasting; atrophy.
Schwungbein: leg in swing phase.
Schwurhand: monkey hand.
Scilla maritima: squill; sea onion.
Scimitar-Syndrom: scimitar syndrome.
scintillans: scintillant.
scirrhosus: scirrhous.
Sclera: sclera.
Sclerema: sclerema.
sclerosans, scleroticans: sclerosant.
Sclerosis: sclerosis; hardening. – **S. arterialis:** arterial s.; arteriosclerosis. – **S. aurium:** otosclerosis. – **S. cerebralis:** cerebrosclerosis. – **S. multiplex:** multiple s.
Scolex: scolex.
Scoliosis: scoliosis.
Scopolamin: scopolamine.
Scopulariopsidosis: scopulariopsosis.
Scotopsin: scotopsin.
Scribner* Shunt: Scribner shunt.
Scrobiculus cordis: scrobiculus cordis; epigastric depression.
scrotalis: scrotal.
Scrotum: scrotum.
Scutulum: scutulum.
Scybala: scybalum.
SDH (Sorbitdehydrogenase)**:** sorbital dehydrogenase.
Se (Selen)**:** Se (selenium).
sebaceus: sebaceous.
Sebocystomatosis: steatocystoma multiplex.
Sebolith: sebolith.
Seborrhö, Seborrhoea: seborrhea.

Seborrhoid: seborrheid.
seborrhoisch: seborrheic; seborrhoic.
Sebostase: sebostasis.
Sebum: sebum.
Secale cornutum: ergot; secale cornutum.
Secessio: separation. – **S. epiphysis:** epiphyseolysis. – **S. involuntaria:** involuntary discharge.
Sechs-: hexa-; sext-.
Sechsfingrigkeit: hexadactylism.
Sechshakenlarve: oncosphere.
sechswertig: sexivalent; hexavalent.
Seckel* Syndrom: Seckel's syndrome.
Seclusio pupillae: seclusion of pupil.
Secobarbital: secobarbital.
Secretin: secretin.
Secretio: secretion.
Sectio: sectio; section. – **S. abdominalis:** abdominal s.; laparotomy. – **S. alta:** suprapubic cystotomy; high lithotomy. – **S. caesarea:** cesarean s. – **S. serialis:** serial s.
Secundipara, -gravida: secundipara (para II); secundigravida (gravida II).
secundus: second.
Sedativum: sedative.
Sedes cruentae: bloody stools.
Sedierung: sedation.
Sediment: sediment; (radioactive) fallout.
Sedimentation: sedimentation; settling; depositing.
Sedimentationskonstante: sedimentation constant.
Sedimentationsrate: sedimentation rate.
Sedimentum dentale: tartar; dental plaque. – **S. lateritium:** latericeous sediment; lateritious s.
Sedoheptulose: sedoheptulose.
See(heil)bad: seaside health resort.
Seekrankheit: seasickness.
Seele: soul; psyche.
Seelenanästhesie: astereognosia.
Seelenblindheit: optic agnosia.
Seelentaubheit: auditory agnosia.
Seeligmüller* Neuralgie: bilateral auriculotemporal neuralgia; Seeligmüller's neuralgia.
Seemannshaut: sailor's skin; actinic dermatitis.
Segel: velum; cusp.
Segelklappen: atrioventricular valves (= bicuspid + tricuspid v.).
Segment: segment.
segmentär, segmental: segmental.
Segmentation: segmentation.
Segmentaustausch: crossing over.
Segmentdegeneration, periaxonale: periaxonal segmental degeneration.
Segmentdiagnostik: diagnosis of segmental CNS level.
Segmentkerniger: segmented neutrophil; polymorphonuclear leukocyte.
Segmentresektion: segmental resection.
Segmenttherapie: segmental therapy.
Segmenta: segments. – **S. bronchopulmonalia:** bronchopulmonary s. – **S. medullae spinalis:** spinal s.
Segregation: segregation.
Sehachse: optic axis; visual axis.
Sehbahn: optic tract; visual pathway.
Sehen: vision; sight. – **S., binokulares:** binocular v. – **S., exzentrisches:** eccentric v.; peripheral v. – **S., foveales:** central v. – **S., peripheres:** peripheral v. – **S., räumliches:** stereoscopic v. – **S., skotopisches:** night v.
Sehfeld: field of vision; visual field.
Sehhügel: thalamus.
Sehleistung: visual function.
Sehne: sinew; tendon.
Sehnenentzündung: tendinitis.
Sehnenfäden: tendinous cords; chordae tendineae.
Sehnenfleck: macula lactea; m. albida.
Sehnenhüpfen: twitching of a tendon.
Sehnenknarren: tenophony.
Sehnenknochen: tenostosis.
Sehnenkontraktur: tendinous contracture.
Sehnennaht: tendon suture; tenorrhaphy; tenosuture.
Sehnenplastik: tenoplasty; tendinoplasty.
Sehnenreflex: tendon reflex.
Sehnenriß: tendon rupture.
Sehnenscheide: tendon sheath.
Sehnenscheidenentzündung: tenosynovitis; tendovaginitis.
Sehnenspindel: tendon spindle.
Sehnentranslokation: tendon transfer.
Sehnentransplantation: tendon transplantation; tendon grafting.
Sehnenverknöcherung: tenostosis.
Sehnenverkürzung: tendon shortening.
Sehnenverlängerung: tendon lengthening.
Sehnerv: optic nerve.
Sehorgan: organ of sight; organum visus.

Sehprobentafel: eye chart; Snellen's chart.
Sehpurpur: visual purple; rhodopsin.
Sehrinde: visual cortex.
Sehschärfe: visual acuity.
Sehschwäche: amblyopia.
Sehsphäre: visual sphere.
Sehstrahlung: optic radiation.
Sehtest: visual acuity testing.
Sehvermögen: visual acuity.
Sehzeichen: optotypes.
Sehzentrum: visual center.
Seife: soap.
Seifenabort: soapsud abortion.
Seifenstuhl: soapy stool.
Seiffert* Autoskop: Seiffert's laryngoscope.
Seip*-Lawrence* Syndrom: Seip-Lawrence syndrome.
Seitbiß: lateral bite.
Seitenhorn: lateral horn.
Seiteninfarkt: lateral myocardial infarction.
Seitenkettentheorie: side-chain theory.
Seitenlagerung: lateral recumbent position; side-lying.
Seitensäule: lateral column.
Seitenstrang: lateral funiculus of spinal cord.
Seitenstrangangina: angina of the salpingopalatine fold.
Seitenventrikel: lateral ventricle.
Seitigkeit: laterality.
seitwärts: laterad.
Seitz-Filter: Seitz' filter.
Seit-zu-End-Anastomose: side-to-end anastomosis.
Seit-zu-Seit-Anastomose: side-to-side anastomosis.
Sekret: secretion.
Sekretagogum: secretagogue.
Sekrete: secreta.
Sekretin: secretin.
Sekretin-Pankreozymin-Test: secretin-pancreozymin test.
Sekretion: secretion. – **S., äußere** oder **exokrine:** external s.; exocrine s. – **S., innere** oder **endokrine:** internal s.; endocrine s.
Sekretionsphase: secretory phase (menstrual cycle); secretory stage (digestion).
Sekretolytikum: secretolytic.
Sekretor: secretor.
sekretorisch: secretory.
Sekretverhaltung: retention of secretion; ischesis.
Sektion: section; postmortem examination; autopsy.
sekundär: secondary.
Sekundärantwort: secondary response.
Sekundärbehaarung: terminal hair.
Sekundärdentin: secondary dentin.
Sekundäreffekt: side-effect.
Sekundärelektronen: emission electrons.
Sekundärelektronenvervielfacher: multiplier.
Sekundärfollikel: secondary follicle.
Sekundärheilung: healing by second intention.
Sekundärinfektion: secondary infection.
Sekundärkrankheit: secondary disease.
Sekundärnaht: secondary suture.
Sekundärstrom: induction current.
Sekundärstruktur: secondary structure.
Sekundärtumor: secondary tumor; metastasis.
Sekunde: second.
Sekundenherztod: sudden (cardiac) death.
Sekundenkapazität: timed vital capacity; forced expiratory volume in 1 second (FEV_1).
Sekundenvolumen: secondvolume.
Sekundum: ostium secundum.
Selbst-: self-; auto-.
Selbstbefriedigung: masturbation.
Selbstbeschädigung: self-inflicted injury; autolesion.
Selbstentwicklung: spontaneous evolution.
Selbsterfahrungsgruppe: encounter group.
Selbsthilfegruppe: self-help group.
selbstisch: autistic.
selbstlimitiert: self-limited.
Selbstmord: suicide.
Selbstverdauung: autodigestion; self-digestion.
Selbstvergiftung: autointoxication.
Selbstverstümmelung: automutilation.
Selbstwendung: spontaneous version.
Seldinger* Technik: Seldinger technique.
Selektion: selection.
Selektionstheorie: *genet* darwinian theory; *immun* clonal selection theory of immunity.

selektiv: selective.
Selektivnährboden: selective culture medium.
Selen: selenium.
Seleniasis: somnambulism.
Selenit: selenite.
Sella turcica: sella turcica.
Sellabrücke: overbridged sella.
Sellaexkavation: ballooning of sella.
sellar: sellar.
Sellick* Handgriff: Sellick's maneuver.
selten: rare.
Seltenerdmetalle: lanthanides; rare-earths.
Selye* Syndrom: Selye's syndrome.
Semantik: semantics.
Semen: *bot* seed; *biol* semen; sperm.
Semiamid: acid amide.
Semiarticulatio: semiarticulation.
Semicanalis: semicanal. – **S. musculi tensoris tympani:** s. of tensor tympani muscle. – **S. tubae auditoriae:** s. of auditory tube.
Semicarbazid: semicarbazide.
semicircularis: semicircular.
semidirekt: semidirect.
Semikastration: unilateral orchiectomy.
semilateral: hemilateral; unilateral.
Semiletalfaktoren: semilethal factors.
Semilunarfalte: semilunar fold.
Semilunarklappe: semilunar valve.
Semimalignität: limited malignancy.
Semimembranaceus, Semimembranosus: semimembranosus (muscle).
seminalis: seminal.
Semination: semination; insemination.
Seminom: seminoma.
Semiologie: sem(e)iology; symptomatology.
Semiotik: sem(e)iotics; symptomatology.
semipermeabel: semipermeable.
Semispinalis: semispinalis (muscle).
Semitendineus, Semitendinosus: semitendinosus (muscle).
semitendinös: semitendinous.
Semivertikallage: semi-vertical position.
Semliki-Wald-Fieber: Semliki forest fever.
Semmelweis* Verfahren: Semmelweis method.
Semple* Vakzine: Semple's vaccine.
Senear*-Usher* Syndrom: Senear-Usher syndrome.
Senecio: Senecio; ragwort.
Seneszenz: senescence.
Senf: mustard; sinapis.
Senfgas: mustard gas.
Senfwickel: mustard poultice.
Sengstaken*-Blakemore* Sonde: Sengstaken-Blakemore tube.
senil, senilis: senile.
Senilismus: senilism; premature senility.
Senilitas: senility. – **S. praecox:** premature s.; senilism.
Senium: senium.
Senke: depression.
Senkfuß: flatfoot.
Senkniere: nephroptosis.
Senk-Spreizfuß: splayfoot.
Senkung: *path* descent; ptosis; *labor* sedimentation.
Senkungsabszeß: hypostatic abscess; wandering abscess; gravitation abscess.
Senkungsreaktion: sedimentation reaction.
Senkwehen: false pains; false labor.
Sennesblätter: senna leaves.
Senologie: senology.
Sensatio, Sensation: sensation.
Sensenbrenner* Syndrom: cranio-ectodermal dysplasia.
sensibel, sensibilis: sensory; sensible; sensitive.
Sensibilisator: sensitizer.
Sensibilisierung: sensitization; sensibilization. – **S., aktive:** active s. – **S., diaplazentare:** transplacental s. – **S., passive:** passive s. – **S., photodynamische:** photosensitization.
Sensibilität, Sensibilitas: sensibility; sensitivity. – **S., epikritische** oder **gnostische:** epicritic sensibility. – **S., protopathische:** protopathic s.
Sensibilitätsstörung: sensory disturbance.
sensitiv: sensitive.
Sensitivität: sensitivity.
Sensitometrie: sensitometry; evaluation of sensory function.
Sensomotorik: sensorimotor function.
Sensorik: (somato)sensory function.
sensorisch, sensorius: sensorial; sensory.
Sensorium: sensorium; (neuro)sensory system.
Sensus: sense.
SEP: 1) saure Erythrozytenphosphatase: acid erythrocyte phosphatase. **2) soma-**

to-sensorisch evozierte Potentiale: SER (somatosensory evoked responses).
Separation: separation.
Sepsis: sepsis; septicemia. – **S. acutissima:** Waterhouse-Friderichsen syndrome. – **S. allergica:** allergic s. – **S., bakterielle:** bacteremia. – **S., kryptogene(tische):** cryptogenic septicemia.
Septa: septa.
Septalrhythmus: septal rhythm; His bundle r.
Septikämie: septicemia.
Septikopyämie: septicopyemia.
septisch: septic.
Septula: septula.
Septum: septum. – **S. aorticopulmonale:** aortopulmonary s. – **S. femorale:** femoral s.; crural s. – **S. intermusculare:** intermuscular s. – **S. interventriculare:** interventricular s.; ventricular s. – **S. nasi:** nasal s.
Septumabszeß: abscess of nasal septum; septonasal a.
Septumdefekt: septal defect.
Septumdeviation: deviation of the nasal septum.
Septumhypertrophie, asymmetrische: asymmetrical septal hypertrophy.
Septuminfarkt: septal infarction.
Septumresektion: resection of the nasal septum; septotomy.
septus: septated.
Sequenator: sequenator.
Sequentialmethode: sequential method.
Sequenz: sequence.
Sequenzmethode: sequential method.
Sequenzszintigraphie: sequential radionuclide imaging; dynamic scintiscanning.
Sequester: sequestrum; sequester.
Sequesterotomie: sequestrotomy; sequestrectomy.
Sequestration, Sequestrierung: sequestration.
Serie: series.
Serienfraktur: serial fracture.
Serienschnitt: serial section.
Serin: serine.
Seroattenuierung: seroattenuation.
Serodermatose: serodermatosis.
Serodiagnostik: serodiagnosis.
serös: serous.
Serofarbtest: Sabin-Feldman dye test.
serofibrinös: serofibrinous.
serogen, serogenetisch: serogenic; serogenetic.
Serogruppe: serological group.
Serokonversion: seroconversion.
Serologie: serology.
serologisch: serologic(al).
Serom: seroma.
Seromukoid: seromucoid.
Seromukotympanum: secretory otitis media; o. m. with effusion.
seromuskulär: seromuscular.
seronegativ: seronegative.
Seroperikard: pericarditis with effusion.
seropositiv: seropositive.
seropurulent: seropurulent.
Seroreaktion: seroreaction; serologic test.
Serosa: serosa; serous membrane.
Serosanaht: seromuscular or seroserous suture.
seroserös: seroserous.
Serositis: serositis.
Seroskop: agglutinoscope.
serosus: serous.
Serotonin: serotonin; 5-hydroxytryptamine.
Serotonin-Antagonist: serotonin antagonist; s. blocker.
serotoninerg: serotonergic.
Serotoninom: serotonin-secreting tumor.
Serotyp: serotype.
Serovakzination: serovaccination.
Serovar(ietas): serovar.
Serozele: serocyst; serous effusion.
serpens: serpiginous; creeping.
serpentinus: serpentine.
Serpigo: ringworm.
Serratia: Serratia.
Serratusparese: serratus palsy.
Sertoli* (Stütz-)Zellen: Sertoli's cells. – **S.*-Zellen-Syndrom:** Sertoli-cells only syndrome. – **S.*-Zell(en)-Tumor:** Sertoli-cell tumor.
Serum: serum. – **S., antitoxisches:** antitoxic s. – **S., gepooltes:** pooled s. – **S., polyvalentes:** polyvalent s.
Serum-Ac-Globulin: coagulation factor VI.
Serumalbumin: serum albumin.
Serumallergie: seroanaphylaxis.
Serumantigen: serum antigen.
Serumausflockung: seroflocculation.
Serumbilirubin: serum bilirubin.

S

Serumdiagnostik: serological diagnosis; serodiagnosis.
Serumeiweiß: serum protein.
Serumenzym: serum enzyme.
Serumexanthem: serum rash.
Serumglobulin: serum globulin. – **S., abnormes:** pathologic s. g.
Serum-Glutamat-Oxalacetat-Transaminase, SGOT: serum glutamic oxaloacetic transaminase (SGOT) = aspartate aminotransferase (AST).
Serum-Glutamat-Pyruvat-Transaminase, SGPT: serum glutamic pyruvic transaminase (SGPT) = alanine aminotransferase (ALT).
Serumgonadotropin: serum gonadotrop(h)in.
Serumhepatitis: serum hepatitis.
Serumkrankheit: serum sickness.
Serumlabilitätsprobe: serum (tolerance) test.
Serumlipoide: serum lipids.
Serummeningitis: aseptic meningitis; sterile m.
Serummerkmal: serotype.
Serumnährboden: serum culture medium.
Serumprobe: serum sample; s. specimen.
Serumprophylaxe: passive immunization; seroprophylaxis.
Serumprotein: serum protein.
Serumschock: serum shock; anaphylactic shock.
Serumtherapie: serotherapy.
Sesambein: sesamoid bone.
Sesamknorpel: sesamoid cartilage.
Sesamöl: sesame oil.
sesamoideus: sesamoid.
Sesquiterpen: sesquiterpene.
sessil(is): sessile.
Setaria: Setaria.
Setariase: setariasis.
Seuche: epidemic.
Seuchenbekämpfung: epidemics control.
Seuchenfestigkeit: resistance to infection.
Seuchenresistenz, natürliche: natural resistance to infection.
Seufzeratmung: sigh respiration.
Sever* Krankheit: Sever's disease.
Sex: sex.
Sexchromatin: sex chromatin; Barr body.
Sexduktion: sexduction.
Sexfaktor: sex factor; F (= fertility) factor.
Sexkontrolle: sex determination.
Sexologie: sexology.
Sexpilus: sex pilus.
Sextigravida, Sextipara: sextigravida; sextipara.
Sexual-: sexual.
Sexualanomalie: *psych* sexual deviation; *genet* intersex.
Sexualdeviation: sexual deviation.
Sexualdrüse: sex(ual) gland; gonad.
Sexualfaktor: sex(ual) factor; fertility f.
Sexualhormon: sex hormone; gonadal h.
Sexualität: sexuality.
Sexualstörung: sexual dysfunction.
Sexualtrieb: sexual instinct.
Sexualverhalten: sex(ual) behavior.
Sexualzelle: gamete.
Sexualzentrum, nervöses: sex behavior center.
Sexualzyklus: sexual cycle.
sexuell: sexual.
Sexus anceps: pseudohermaphroditism.
Sézary* Syndrom: Sézary syndrome. – **S.* Zelle:** S. cell.
sezernieren: (to) secrete.
sezieren: (to) perform an autopsy; dissect.
SFT, SF-Test (Sabin*-Feldman* Test): Sabin-Feldman dye test.
SGOT (Serum-Glutamat-Oxalacetat-Transaminase): SGOT (serum glutamic oxaloacetic transaminase).
SGPT (Serum-Glutamat-Pyruvat-Transaminase): SGPT (serum glutamic pyruvic transaminase).
SH-Antigen (Serumhepatitis-B-Antigen): SH antigen; serum hepatitis antigen.
Sharp* Syndrom: Sharp syndrome; mixed connective tissue disease.
Sharpey* Fasern: Sharpey's fibers.
SHBG (Sexualhormon-bindendes Globulin): SHBG (sex hormone-binding globulin).
Sheehan* Syndrom: Sheehan's syndrome.
Sheldon* Syndrom: arthrogryposis multiplex congenita.
Shenton* Linie: Shenton's line.
SH-Enzyme: sulfhydryl-bearing enzymes.
Shepherd*(-Cloquet*) Fraktur: Shepherd's fracture.
Sherman* Klassifikation: Sherman's classification.
Sherren* Dreieck: Sherren's triangle.

Sherrington* Gesetz: Sherrington's law.
SH-Gruppe: sulfhydryl group.
Shiga*(-Kruse*) Bazillus: Shiga's bacillus = Shigella dysenteriae.
Shigella: Shigella. – **Sh. dysenteriae:** Sh. dysenteriae.
Shigellose: shigellosis; bacillary dysentery.
Shikimisäure: shikimic acid.
Shirodkar* Operation: Shirodkar operation.
Shoemaker* Linie: Schoemaker's line.
Shohl* Lösung: Shohl solution.
SH-Proteinasen: sulfhydryl proteinases.
Shrapnell* Membran: Shrapnell's membrane.
SHT (Schädel-Hirn-Trauma)**:** head trauma; craniocerebral trauma.
Shunt: shunt. – **S., arteriovenöser:** arteriovenous s. – **S., splenorenaler:** splenorenal s.
Shuntblut: shunted blood.
Shunthyperbilirubinämie: hemolytic jaundice.
Shuntoperation: shunt operation.
Shuntumkehr: reversed shunt.
Shuntvitium: vitium with left-to-right (or right-to-left) shunt.
Shuntvolumen: shunt volume.
Shute* Zange: Shute's forceps.
Shwachman* Syndrom: Shwachman's syndrome.
Shy*-Drager* Syndrom: Shy-Drager syndrome; chronic orthostatic hypotension.
Si (Silicium)**:** Si (silicon).
Sia* Reaktion: Sia's test.
Sialagogum: sialagogue; sialogogue.
Sialinsäure: sialic acid.
Sial(o)adenitis: sial(o)adenitis.
Sial(o)adenographie: sialography.
Sial(o)adenom: adenoma of a salivary gland.
Sialoangitis: sialoangitis.
Sialodochitis: sialodochitis.
Sialoductitis: sialoductitis.
Sialographie: sialography.
Sialolith: sialolith; salivary calculus.
Sialolithotomie: sialolithotomy.
Sialom: sialoma.
Sialo(aero)phagie: sialoaerophagy.
Sialorrhö: sialorrhea; sialism; ptyalism.
Sialose: sialosis; sialism.
Sialostenose: sialostenosis.
Sialosyrinx: sialosyrinx.
siamesische Zwillinge: Siamese twins.
sibilans: sibilant.
Sicard* Syndrom: 1) Collet-Sicard syndrome. **2)** Brissaud-Sicard syndrome; spasmodic hemiplegia.
Sicard* Zeichen: Sicard's sign.
Sicca-Syndrom: Sjögren's syndrome.
siccatus: dried.
Sichel: falx; sickle.
Sichelband: falciform ligament.
sichelförmig: sickle-shaped; crescent; falciform.
Sichelfuß: clubfoot.
Sichelkeim: sporozoite; falciform body.
Sichelzelle: sickle cell; drepanocyte.
Sichelzellenanämie: sickle cell anemia; drepanocytemia.
Sichelzellenanlage: sickle cell trait.
Sichelzellenbildung: sickling.
Sichelzellenhämoglobin: sickle cell hemoglobin; hemoglobin S.
Sichelzellen-Hämoglobin-C-Krankheit: sickle cell-hemoglobin C disease.
Sichelzellen-Hämoglobin-D-Krankheit: sickle cell-hemoglobin D disease.
Sichelzellenkrise: sickle cell crisis.
Sichelzellenthalassämie: sickle cell-thalassemia disease.
Sichelzellenträger: sickle cell carrier.
Sicherheit: safety.
Sicherungsdrainage: temporary drainage.
Sickerblutung: seeping hemorrhage; oozing h.
Sideratio: sideration.
sideroachrestisch: sideroachrestic.
Sideroblast: sideroblast.
Siderofibrose: siderofibrosis.
sideropenisch: sideropenic.
Siderophage: siderophage.
siderophil: siderophilic; siderophilous.
Siderophilin: siderophilin; transferrin.
sideropriv: sideropenic.
Siderose, Siderosis: siderosis; arc welder's disease. – **S. bulbi:** s. bulbi. – **S. pulmonum:** pulmonary s.
Siderosom: siderosome.
Siderozyt: siderocyte.
Siderozytose: siderocytosis.
siebartig: ethmoid; sievelike; cribriform.
Siebbein: ethmoid bone.
Siebbeinhöhle: ethmoid sinus.
Siebbeinlabyrinth: ethmoidal labyrinth.

S

Siebbeinzellen: ethmoid(al) cells.
Siebentagefieber: seven-day fever. – **S., Japanisches:** nanukayami; dengue fever.
Siebold* Kraniotom: Siebold's craniotome.
Siebplatte: cribriform plate.
Siebtest: screening.
Siechtum: lingering illness.
Siedepunkt: boiling point.
Siegal*-Cattan*-Mamou* Syndrom: familial Mediterranean fever.
Siegelringform: signet-ring shape.
Siegelringzelle: signet-ring cell.
Siegrist*-Hutchinson* Syndrom: Siegrist-Hutchinson syndrome.
SI-Einheiten: SI (= Système International) units.
Siemens: siemens.
Siemens* Syndrom: Siemens' syndrome.
Sievert, Sv: sievert (Sv).
Sigma: sigma.
Sigma-: sigmoid.
Sigmaafter: sigmoidostomy.
Sigmablase: sigmoid bladder.
Sigmatismus: sigmatism; lisping.
Sigmoid: sigmoid.
Sigmoidektomie: sigmoidectomy.
Sigmoiditis: sigmoiditis.
Sigmoidoproktostomie: sigmoidoproctostomy.
Sigmoidorektostomie: sigmoidorectostomy.
Sigmoidoskopie: sigmoidoscopy.
signa: signa.
Signal: signal.
Signalsystem: Pavlovian (cortical) signal system.
Signatur(a): signature.
signetur: signa.
signifikant: significant.
Signifikanz: significance.
Signum: sign. – **S. mali ominis:** unfavorable s. – **S. mortis:** s. of death.
Silbenentgleisung: paraphasia.
Silbenstolpern: syllable stumbling.
Silber, Ag: silver (Ag).
Silberdrahtarterien: silver wire arteries.
Silberfolie: silver foil.
Silberimprägnierung: argentation.
Silbernitrat: silver nitrate.
Silbersaum: argyric line; gingival argyria.
Silfverskiöld* Syndrom: Silfverskiöld's syndrome.
Silibinin: silibinin.
Silicium: silicon.
Siliciumdioxid: silica; silicon dioxide.
Silicon, Silikon: silicone.
Silikat: silicate.
Silikatose: silicatosis.
Silikoanthrakose: silicoanthracosis.
Silikoarthritis, -arthrose: Caplan's syndrome.
Silikom: siliconoma.
Silikose: silicosis.
Silikotuberkulose: silicotuberculosis.
Silizium: silicon.
Silogasvergiftung: silo-filler's disease.
Silverman* Nadel: Vim-Silverman (biopsy) needle.
Silverman* Syndrom: Silverman's disease.
Silymarin: silymarin.
Simmonds* Syndrom: Simmonds' disease.
Simon* Herde: Simon's foci.
Simon* Lage: Simon's position.
Simonart* Bänder: Simonart's threads.
Simons* Syndrom: Simons' disease; progressive lipodystrophy.
simplex: simple; uncomplicated.
Sims* Lage: Sims' position; semiprone position.
Sims*-Huhner* Test: Sims-Huhner test; penetration t.
Simulation: simulation; malingering.
Simulator: simulator.
Simulium: Simulium; black flies.
simultan: simultaneous(ly).
Simultanfärbung: polychrome staining.
Simultanimpfung: simultaneous vaccination.
Simultankontrast: simultaneous contrast.
Simultantomographie: multilayer tomography.
Sinapis: sinapis; mustard. – **S. alba:** white m. – **S. nigra:** black m.
Sinciput: sinciput; calvaria.
sine: without.
Single-Photon-Emissionscomputertomographie, SPECT: single photon emission computed tomography (SPECT).
singulär, singularis: single.
Singultus: singultus; hiccup.
sinister: sinister; left.
Sinistrokardie: sinistrocardia.
Sinistro(kardio)gramm: levocardiogram.

Sinistropositio: sinistropositio.
Sinne: senses.
Sinnesepithel: sensory epithelium; sense epithelium.
Sinnesmodalität: modality of sensation.
Sinnesorgan: sense organ; sensor.
Sinnesreiz: sensory stimulus.
Sinnestäuschung: illusion; misperception.
Sinneswahrnehmung: sensory perception.
Sinneszelle: sensory cell.
Sinneszentrum: sensory area; center of sensations.
sinnlich: sensual.
Sinobronchitis: sinobronchitis.
Sinographie: sinography.
Sinoskopie: antroscopy.
sinuaortales System: reflex control system.
sinuatrial, sinuaurikulär: sinoatrial; sinoauricular.
Sinubronchitis: sinobronchitis.
Sinuitis: sinuitis; sinusitis.
Sinus: sinus. – **S. ethmoidalis:** ethmoidal s. – **S. frontalis:** frontal s. – **S. maxillaris:** maxillary s.; antrum of Highmore. – **S. sphenoidalis:** sphenoidal s. – **S. sphenoparietalis:** sphenoparietal s. – **S. transversus:** transverse s.
Sinusarrest: sinus arrest.
Sinusarrhythmie: sinus arrhythmia.
Sinusblock: sinoatrial block.
Sinusbradykardie: sinus bradycardia.
Sinusdruckversuch: carotid sinus stimulation test.
Sinusektomie: sinus exenteration.
Sinushistiozytose: sinus histiocytosis.
Sinusitis: sinusitis; sinuitis.
Sinusknoten: sinoatrial node; sinus n.; Flack's n.
Sinusknotenerholungszeit, SKEZ: sinus node recovery time.
Sinusknotensyndrom: sick sinus syndrome (SSS).
Sinusnerv: carotid sinus nerve; sinus branch of vagus nerve.
Sinusographie: sinography.
Sinusoid: sinusoid.
Sinusoskopie: antroscopy.
Sinusphlebitis: sinus phlebitis.
Sinuspleuritis: sinus pleurisy.
Sinuspunktion: puncture of the sagittal sinus.
Sinusrhythmus: sinus rhythm.
Sinustachykardie: sinus tachycardia.
Sinusthrombose: intracranial sinus thrombosis.
Sinzipitozele: frontal encephalocele.
Siphon: siphon.
Siphonaptera: Siphonaptera; fleas.
Sipple* Syndrom: Sipple syndrome; multiple endocrine neoplasia, type III.
Sirenenbildung, Sirenomelie: sirenomelia.
Sirup: syrup.
Sisomicin: sisomicin.
sistieren: (to) stop; (to) interrupt.
Sitieirgie: sitieirgia.
Sitiomanie: sitomania; bulimia.
Sitiotherapie: sitotherapy.
Sitis: thirst.
Sitosterin: sitosterol.
Situation: situation.
Situationsangst: situation anxiety.
Situationsbewußtsein: orientation.
Situationsnaht: approximation suture; retention s.
Situs: situs; position. – **S. inversus (viscerum):** transposition of viscera. – **S. solitus:** normal position.
Sitz: seat; site; locus.
Sitzbein: ischium.
Sitzbeinfraktur: ischial fracture.
Sitzbeinhöcker: ischial tuberosity.
Sitzbuckel: humpback; kyphosis.
Sitzhöhe: sitting height.
sive: or.
Sjögren*-Larsson* Syndrom: Sjögren-Larsson syndrome.
Sjögren* Syndrom: Sjögren's syndrome.
Skabies: scabies.
Skala: scale.
Skalenotomie: scalenotomy.
Skalenus: scalenus (muscle).
Skalenusbiopsie: biopsy of the scalene lymph nodes.
Skalenuslücke: scalenus gap.
Skalenussyndrom: scalenus syndrome.
Skalpell: scalpel; surgical knife.
Skalpierung: scalp avulsion.
Skandieren: scanning speech.
Skaphoid(eum): scaphoid.
Skaphokephalie, -zephalie: scaphocephaly; scaphocephalism.

Skapula: scapula.
Skarabiasis: scarabiasis.
Skarifikation: scarification.
skarlatiniform, skarlatinös: scarlatiniform.
Skarlatinoid: scarlatinoid.
Skatoakratie: scatacratia.
Skatol: skatole.
Skatologie: scatology; coprology.
skeletogen: skeletogenous.
Skeletogenese: skeletogeny.
Skeleton: skeleton.
skelettfreie Aufnahme: soft-tissue radiograph.
Skeletthand: skeletal hand.
Skelettieren: denudation.
Skelettmuskelfaser: striated muscle fiber.
Skelettmuskulatur: skeletal muscles.
Skeletträntgen: skeletal survey.
Skelettszintigraphie: skeletal scanning.
Skene* Drüsen: Skene's glands; paraurethral glands.
Skenitis: skenitis.
Skeptophylaxie: skeptophylaxy.
Skiaskopie: skiascopy.
Skillern* Fraktur: Skillern's fracture.
Skirrhus: scirrhous carcinoma; scirrhus.
Sklera: sclera.
Skleradenitis: scleradenitis.
Sklera-: scleral; sclero-.
Sklerallinse: sclerocorneal lens.
Sklerastaphylom: scleral staphyloma.
Skleratrepanation: scleral trepanation; anterior sclerotomy.
Sklerektasie: sclerectasia.
Sklerektomie: sclerectomy.
Sklerema: sclerema; scleroderma. – **S. adiposum:** s. adiposum; s. neonatorum. – **S. oedematosum neonatorum:** scleredema neonatorum; scirrhosarca.
Skleren, blaue: blue sclerae.
Sklerenikterus: scleral icterus.
Skleritis: scleritis; sclerotitis.
Sklerodaktylie: sclerodactylia; acroscleroderma.
Skleroderm(a), Sklerodermie: scleroderma. – **S., diffuses** oder **progressives:** progressive systemic sclerosis (PSS). – **S., zirkumskriptes:** circumscribed s.
Sklerödem: scleredema.
Sklerom: scleroma.
Skleromalazie: scleromalacia.
Skleromit: scleromere; sclerotome.
Skleronychie: scleronychia.
Skleronyxis: scleronyxis.
Sklerophthalmie: sclerophthalmia.
Skleroprotein: scleroprotein.
Sklerose: sclerosis. – **S., diffuse:** diffuse s. – **S., konzentrische:** annular s. – **S., kortikale laminäre:** laminar cortical s. – **S., multiple:** multiple s.; disseminated s. – **S., tuberöse:** tuberous s.
Sklerosierung: sclerosing; sclerotherapy.
Sklerostomie: sclerostomy.
Sklerotherapie: sclerotherapy.
Sklerotikonyxis: scleroticonyxis.
Sklerotom: sclerotome.
Sklerotomie: sclerotomy.
Skolex: scolex.
Skoliose: scoliosis; lateral curvature of the spine. – **S., entzündungsbedingte:** inflammatory s. – **S., habituelle:** habit s. – **S., idiopathische:** idiopathic s. – **S., kongenitale:** congenital s. – **S., myopathische:** myopathic s. – **S., neuropathische:** neuropathic s. – **S., osteopathische:** osteopathic s. – **S., paralytische:** paralytic s. – **S., statische:** static s.
Skoliosebecken: scoliotic pelvis.
Skoliosimetrie: scoliosi(o)metry.
Skopolagnie: mixoscopia.
Skopophilie: scopophilia; voyeurism.
Skorbut: scurvy.
Skorbutosteopathie: scorbutic osteopathy.
Skorpion: scorpion.
skotochromogen: scotochromogen.
Skotom: scotoma. – **S., absolutes:** absolute s. – **S., negatives** oder **objektives:** negative s. – **S., positives** oder **subjektives:** positive s. – **S., relatives:** relative s. – **S., zentrales:** central s. – **S., zentrozäkales:** centrocecal s.
Skotopsie: 1) scotopia; **2)** muscae volitantes.
Skotoskopie: scotoscopy; skiascopy.
Skrofeln, Skrofuloderm: scrofulide; scrofuloderma.
Skrofulose: scrofulosis; scrofula.
Skrotal-: scrotal; oscheal.
Skrotalabszeß: scrotal abscess.
Skrotalelephantiasis: scrotal elephantiasis; oschelephantiasis.
Skrotalhernie: scrotal hernia; scrotocele; oscheocele.

Skrotalkrebs: scrotal cancer; chimney sweeps' cancer.
Skrotalreflex: scrotal reflex.
Skrotitis: osch(e)itis.
Skrotum: scrotum.
Skutulum: scutulum.
Skybala: scybala.
SL (Streptolysin): streptolysin.
SLE (systemischer Lupus erythematodes): SLE (systemic lupus erythematosus).
Slocumb* Syndrom: Slocumb's syndrome; steroid-withdrawal pseudorheumatism.
Sluder* Neuralgie, Syndrom: Sluder's syndrome; S.'s neuralgia.
Sludge-Phänomen: sludged blood phenomenon.
Smegma: smegma.
Smegmolith: smegmolith.
Smellie* Handgriff: Smellie's maneuver.
Smith* Färbung: Smith stain.
Smith* Fraktur: Smith's fracture.
Smith*-Achor* Syndrom: Achor-Smith syndrome.
Smith*-Lemli*-Opitz* Syndrom: Smith-Lemli-Opitz syndrome.
Smith*-Patau* Syndrom: Smith-Patau syndrome.
Smith//Petersen* Nagel: Smith-Petersen nail.
Smith*-Strang* Syndrom: Smith-Strang disease; oasthouse urine disease.
SMON (subakute Myelooptikoneuropathie): SMON (subacute myelo-optic neuropathy).
Sn (Zinn): Sn (tin).
Snellen* Sehprobe: Snellen's test. – **S.* Tafel:** Snellen's chart.
S-Niere: sigmoid kidney; lump kidney.
Soda: soda; sodium carbonate. – **S., kaustische:** caustic soda; sodium hydroxide.
Sodabad: alkaline bath.
Sodawasser: soda water.
Sodbrennen: heartburn; pyrosis.
Sodoku: sodoku; rat-bite fever.
Sodomie: sodomy; zooerasty.
Sölder* Linien: Soelder's lines.
sofort: immediate; instantly.
Sofortabnabelung: immediate omphalotomy.
Sofortmaßnahmen: emergency procedures.
Sofortoperation: emergency operation; e. surgery.
Sofortreaktion: immediate reaction.
Sohle: sole; planta.
Sohlenplatte: sole plate.
Sohlenreflex: sole reflex; plantar r.
Sohlenschmerz: plantar neuralgia.
Soja(bohnen)mehl: soybean flour.
Sokolow*-Lyon* Index: Sokolow-Lyon index.
Sol: sol.
Sol. (Solutio): sol. (solution).
Solanin: solanine.
Solanum: Solanum; nightshade.
solar, solaris: solar.
Solarisreflex: solar plexus reflex.
Solarium: solarium.
Solarplexus: solar plexus; celiac plexus.
Solbad: saline bath; brine bath.
Sole: brine.
Soleus: soleus (muscle).
Solidarpathologie: solidism.
solide: solid.
solitär, solitarius: solitary.
Solitärfollikel: solitary lymph nodules.
Solitärniere: solitary kidney.
Solitärtuberkel: conglomerate tubercle.
Sollgewicht: normal weight.
Sollwert: rated value; normal value.
solubilis: soluble.
Solubilität: solubility.
Solutio: solution; *path* detachment.
solutus: dissolved.
Solvens (Pl. **Solventia**): solvent(s).
Soma: body; soma.
somatisch: somatic.
Somatisierung: somatization.
Somatoagnosie: autotopagnosia; somatagnosia.
somatogen: somatogenic.
Somatoliberin: somatotropin-releasing factor; somatocrinin.
Somatomammotropin: somatomammotropin.
Somatomedin: somatomedin.
Somatoplasma: soma(to)plasm.
Somatosensibilität: proprioceptive sensibility; som(at)esthesia.
somatosensorisch: somatosensory.
Somatostatin: somatostatin; somatotropin release-inhibiting factor (SRIF).
somatotopisch: somatotopic.

Somatotropin: somatotropin; human growth hormone (HGH).
Somit: somite.
Sommerasthma: estival asthma.
Sommerdiarrhö: summer diarrhea.
Sommerenzephalitis: summer encephalitis; Japanese e.
Sommerfieber: pappataci fever; sandfly f.
Sommer-Herbst-: estivoautumnal.
Sommersprossen: freckles; ephelides.
Somnambulismus: somnambulism; sleepwalking.
Somnifera (remedia): somnifacients; soporifics.
Somniloquie: somniloquism; somniloquy.
somnolent: somnolent.
Somnolenz: somnolence; drowsiness.
Somogyi* Effekt: Somogyi phenomenon. – **S.* Einheit:** S. unit.
Sonde: probe; sound; searcher.
Sondenernährung: tube feeding; gavage.
Sondieren, Sondierung: probing.
Sones* Technik: Sones technique.
Sonifikation: sonication.
Sonne* Bazillus: Sonne's bacillus; Shigella sonnei.
Sonnenallergie: actinic dermatitis.
Sonnenbad: sunbath; heliotherapy.
Sonnenbestrahlung: insolation; sunstroke.
Sonnenbrand: sunburn.
Sonnengeflecht: solar plexus.
Sonnenstich: sunstroke; heatstroke; heliosis.
Sonnenuntergangsphänomen: sundown position of eyes.
Sonogramm: sonogram.
Sonographie: sonography; echography.
sonor: sonorous.
Soor: thrush.
Soormykose: candidiasis; candida mycosis.
Sophomanie: sophomania.
Sopor: sopor; semicoma.
Sorbat, Sorbens: sorbefacient.
Sorbinsäure: sorbic acid.
Sorbitdehydrogenase: sorbitol dehydrogenase.
Sorbitol: sorbitol; sorbite.
Sorbose: sorbose.
Sordes: sordes.
Sorption: sorption.
Sotalol: sotalol.
Sotos* Syndrom: cerebral gigantism; Sotos' syndrome.
Soziabilität: sociability.
sozial: social.
Sozialisation: socialization.
Sozialmedizin: social medicine.
sozialmedizinisch: sociomedical.
Sozialpsychiatrie: social psychiatry.
Sozialpsychologie: social psychology.
Sozialversicherung: social insurance.
Soziogenese: sociogenesis.
Soziologie, medizinische: medical sociology.
Soziometrie: sociometry.
Soziopathie: sociopathy.
SP (saure Phosphatase): acid phosphatase.
Sp. (Species): sp. (species).
Spät-: late(-onset); delayed.
Spätabnabelung: delayed omphalotomy.
Spätblutung: delayed hemorrhage.
Spätdiastolikum: late diastole.
Spätdyskinesie: tardive dyskinesia.
Spätepilepsie: tardive epilepsy.
Spätgeburt: post-term birth; postmature infant.
Spätgeneralisation: delayed dissemination.
Spätgestose: late gestation disorder.
Spätinfiltrat: late infiltrate.
Spätkomplikation: late complication; late sequelae.
Spätmanifestation: late manifestation.
Spätödem: delayed edema.
Spätprognose: long-term prognosis.
Spätrachitis: late rickets.
Spätreaktion: delayed reaction.
Spätreife: delayed maturity.
Spätrezidiv: late recurrence.
Spätschizophrenie: late-onset schizophrenia.
Spätschmerz: delayed pain.
Spätsyndrom, diabetisches: long-term diabetic syndrome.
Spätsyphilis: late syphilis; tertiary stage of syphilis.
Spättoxikose: late gestosis.
Spättyp: delayed hypersensitivity reaction.
Späturogramm: delayed urography.
Spätzeichen: late sign.
Spalding* Zeichen: Spalding's sign.
Spalt: fissure; cleft; gap.

Spaltbildung: dysrhaphia; schistasis.
Spaltblase: schistocystis; exstrophy of bladder.
Spaltbrille: stenopeic glasses.
Spaltbruch: fissured fracture.
Spalte: fissure.
Spaltfuß: cleft foot; split f.
Spalthand: cleft hand; split h.
Spalthauttransplantat, -lappen: split-skin graft; mesh graft.
Spaltlampenmikroskop: slit-lamp microscope.
Spaltpilz: schizomycete.
Spaltraum: spatium; space.
Spaltung: splitting; cleavage; fission. – **Sp. des Bewußtseins:** split consciousness. – **Sp. der Herztöne:** splitting of heart sounds.
Spaltungsirresein: schizophrenia.
Spaltvakzine: subunit vaccine.
Spaltwirbel: spondyloschisis.
Span: chip; splinter.
Spananlagerung: onlay bone graft.
Spaniokardie: bradycardia.
Spanischer Kragen: paraphimosis.
Spannbügel: tractor.
Spannung: tension; tone.
Spannungsblase: tension bulla.
Spannungsirresein: catatonia.
Spannungskopfschmerz: tension headache.
Spannungsmediastinum: tension pneumomediastinum.
Spannungspneumothorax: tension pneumothorax.
Spannungszustand: state of tension.
Spanplastik: chip osteoplasty.
Sparganose: sparganosis.
Sparganum: Sparganum; plerocercoid.
Spartein: sparteine.
spasmisch; spasmodisch: spasmodic; spasmatic.
spasmogen: spasmogenic.
Spasmolygmus: spasmolygmus; spasmodic hiccup.
Spasmolyse: spasmolysis.
Spasmolytikum: spasmolytic; antispasmodic.
spasmolytisch: spasmolytic.
spasmophil: spasmophilic.
Spasmophilie: spasmophilia.
Spasmus: spasm. – **Sp. caninus:** canine sp.; risus sardonicus. – **Sp. cynicus:** cynic sp.; risus sardonicus. – **Sp. mobilis:** mobile sp.; athetosis. – **Sp. nictitans:** winking sp.; blepharospasm. – **Sp. nutans:** nodding sp. – **Sp. respiratorius:** respiratory sp. – **Sp. rotatorius:** rotatory sp.
spasticus: spastic.
Spastik: spasticity.
Spastiker: spastic.
spastisch: spastic.
Spastizität: spasticity.
Spatel: spatula; blade.
Spatelprobe: diascopy.
Spatium (Pl. **Spatia**): space(s). – **Sp. intercostale:** intercostal sp. – **Sp. retroperitoneale:** retroperitoneal sp. – **Sp. retropharyngeale:** retropharyngeal sp.
Spatz* Syndrom: pontine atrophy, Spatz type.
Spechtschlagphänomen: premature second heart sound.
Species: species.
speckartig: lardaceous.
Speckgerinnsel: fibrin clot.
Speckhaut: buffy coat.
Speckhautgerinnsel: postmortem clot.
Speckleber: amyloid liver; lardaceous l.
Speckmilz: lardaceous spleen.
Speckniere: amyloid kidney; lardaceous k.; waxy k.
SPECT (Single-Photon-Emissions-Computertomographie): SPECT (single photon emission computed tomography).
Spectinomycin: spectinomycin.
Spectrin: spectrin.
Speculum: speculum.
Speiche: radius; spoke bone.
Speichel: saliva.
Speichelabsauger: saliva ejector.
Speichelbildung: salivation.
Speicheldiastase: salivary amylase; ptyalin.
Speicheldrüse: salivary gland.
Speicheldrüsenentzündung: sialadenitis.
Speicheldrüsenmischtumor: mixed parotis tumor.
Speicheldrüsenvirus: cytomegalovirus; salivary gland virus.
Speichelfistel: salivary fistula.
Speichelfluß: salivation; ptyalism.
Speichelkern: salivatory nucleus.
Speichelkörperchen: salivary corpuscles.
Speichelstein: sialolith; ptyalolith.

Speichelzentrum: salivation center.
Speichelzyste: salivary cyst; sialocele; ptyalocele.
Speicher: pool.
Speicher-EKG: long-term electrocardiographic recording.
Speicherkrankheit: storage disease; thesaurosis; thesaurismosis.
Speicherung: storage; accumulation.
Speicherzelle: storage cell.
Speisebrei: chyme.
Speiseröhre: gullet; esophagus.
Spektralanalyse: spectrophotometric analysis; spectrum a.
Spektralfilter: spectrum filter; spectral f.
Spektrallinie: spectral line; spectrum emission line.
Spektrin: spectrin.
Spektrometrie: spectrometry.
Spektrophotometrie: spectrophotometry.
Spektroskopie: spectroscopy.
Spektrum: spectrum. – **S., elektromagnetisches:** electromagnetic s. – **S., sichtbares:** visible s. – **S., unsichtbares:** invisible s.
Spekulum: speculum.
Speleoskopie: speleoscopy; cavernoscopy.
Speleostomie: speleostomy; cavernostomy.
Spender: donor.
Sperma: sperm; semen.
Sperma-Autoantikörper: sperm autoantibodies.
Spermakompatibilitätstest: sperm compatibility test.
Spermakonservierung: preservation of (human) semen; sperm banking.
Spermaplasma: seminal plasma.
Spermaticus: spermatic duct.
spermaticus: spermatic.
Spermatide: spermatid.
Spermatitis: spermatitis; funiculitis.
Spermatocytus: spermatocyte.
Spermatogenese: spermatogenesis; spermiogenesis.
Spermatogonium: spermatogonium; spermatospore.
Spermatogramm: spermiogram; semen analysis.
Spermatoplasma: spermoplasm.
Spermatorrhö: spermatorrhea.
Spermatozele: spermatocele.
Spermatozoon: spermatozoon.
Spermatozystektomie: spermatocystectomy.
Spermatozystis: spermatocyst; seminal vesicle.
Spermatozystitis: spermatocystitis; seminal vesiculitis.
Spermatozystographie: seminal vesiculography.
Spermatozyt: spermatocyte.
Spermaturie: spermaturia.
Spermide: spermatid.
Spermidin: spermidine.
Spermie: sperm; spermium.
Spermien-Antigen: sperm antigen.
Spermien-Antikörper: sperm antibody.
Spermienmotilität: sperm motility.
Spermin: spermine.
Spermiogenese: spermiogenesis.
Spermiogramm: spermiogram.
Spermiohistogenese: spermatid transformation.
Spermium: sperm(ium); spermatozoon.
Spermizid: spermicide.
Spermov(i)um: spermatovum; fecundated ovum.
Sperre: block; barrier.
Sperrer: spreader; retractor.
Sperrliquor: spinal block; below-block CSF.
Sperrsteife: ankylosis.
Sperrung: mental block.
Spezialisierung: specialization.
Speziallamelle: haversian lamella.
Spezies: species.
speziesspezifisch: species-specific.
spezifisch: specific.
Spezifität: specificity.
Sphaceloderma: sphaceloderma; skin gangrene.
Sphäre: sphere.
sphärisch: spherical; globular.
sphäroid, sphaeroideus: spheroid(al).
Sphäroidgelenk: spheroid joint.
Sphärolith: spherolith.
Sphärophakie: spherophakia; lentiglobus.
Sphaerophorus: Sphaerophorus; Fusobacterium necrophorum.
Sphäroplast: spheroplast.
Sphäroprotein: spheroprotein.
Sphärozyt: spherocyte.
Sphärozytose: spherocytosis.

Sphagiasmus: sphagiasmus; neck spasm.
Sphakelismus: sphacelism.
Sphakelus: sphacelus; gangrene.
Sphenoid, Sphenoidale: sphenoid bone.
sphenoidal(is): sphenoidal.
Sphenoidalwinkel: sphenoidal angle.
Sphenoiditis: sphenoiditis.
Sphenoidotomie: sphenoidotomy.
Sphenokephalus: sphenocephalus.
Sphenopalatinum: sphenopalatine ganglion.
Sphincter: sphincter.
Sphinganin: dihydrosphingosine.
Sphingoglykolipid: sphingoglycolipid.
Sphingolipid: sphingolipid.
Sphingolipidose: sphingolipidosis.
Sphingomyeline: sphingomyelins.
Sphingomyelinose: Niemann-Pick disease.
Sphingophospholipide: sphingophospolipids.
Sphingosin: sphingosine.
Sphinkter: sphincter.
Sphinkter-: sphincteral; sphincteric.
Sphinkterdehnung: sphincter dilation.
Sphinkterektomie: sphincterectomy.
Sphinkterhypertonie: hypertonic sphincter; sphincter hypertonia.
Sphinkterinsuffizienz: sphincter insufficiency.
Sphinkterolyse: sphincterolysis.
Sphinkterometrie: sphincterometry; urethrometry.
Sphinkterotomie: sphincterotomy.
Sphinkterplastik: sphincteroplasty.
Sphinktersklerose: sphincter sclerosis.
Sphinkterspasmus: sphincter spasm; sphincterismus.
Sphinxgesicht: myopathic face.
Sphygmographie: sphygmography; pulse tracing.
Sphygmomanometer: sphygmomanometer.
Sphygmotonograph: sphygmotonograph.
Sphygmus: sphygmus; pulse.
Spica: spica (bandage). – **Sp. coxae:** hip sp. – **Sp. manus:** sp. of hand. – **Sp. pedis:** sp. of foot.
Spiculum: spicule.
Spiegel: mirror; speculum; *chem* level.
Spiegelbilddextrokardie: mirror image dextrocardia.
Spiegelbildung: air-fluid level.
Spiegelung: endoscopy; *phys* reflection; specular reflectance.
Spieghel* Hernie: spigelian hernia.
Spiegler* Tumor: cylindroma; Spiegler's tumor.
Spiel: game; play.
Spielbein: unsupporting leg.
Spielmeyer*-Stock*-Vogt* Krankheit: Spielmeyer-Vogt disease.
Spikulabildung: formation of bony spicules.
Spina: spine; spina. – **Sp. bifida:** bifid sp.; spina bifida; rachischisis. – **Sp. ischiadica:** ischial sp.; sciatic sp. – **Sp. nasalis:** nasal sp. – **Sp. ventosa:** spina ventosa.
spinal: spinal.
Spinalanästhesie: spinal anesthesia.
Spinalarteriographie: spinal arteriography.
Spinalerkrankung, funikuläre: funicular myelosis; Putnam-Dana syndrome.
Spinalganglion: spinal ganglion; dorsal root ganglion.
Spinaliom: spinocellular carcinoma; prickle-cell c.
spinalis: spinal.
Spinalkanal: spinal canal.
Spinallinie: spinal line.
Spinalnerven: spinal nerves.
Spinalparalyse: spinal paralysis. – **Sp., spastische:** spastic sp. p.
Spinalpunktion: spinal puncture; sp. tap; lumbar puncture.
Spindel: spindle.
Spindelapparat: spindle apparatus; achromatic spindle.
spindelförmig: fusiform; spindle-shaped.
Spindelgift: spindle poison; mitotic p.
Spindelhaar: monilethrix.
Spindelzelle: spindle cell.
Spindelzellkarzinom: spindle cell carcinoma.
Spindelzellnävus: spindle cell nevus; Spitz nevus.
Spinnbarkeitstest: spinnbarkeit (= SBK) test.
Spinnenfingrigkeit: spider fingers; arachnodactyly.
Spinnengewebsgerinnsel: spider web formation.
Spinnengift: spider poison.
Spinnenhaut: arachnoidea.
Spinnenmal: spider nevus.

Spinnenzelle: spider cell; astrocyte.
Spinnerauge: punctate keratitis.
Spinnerkrebs: mule-spinner's cancer.
spinobulbär: spinobulbar.
spinocellularis: spinocellular.
spinosus: spinous; spinose.
spinozerebellar: spinocerebellar.
Spintherismus: spintheropia; spintherism.
Spira* Syndrom: Spira's syndrome; chronic fluorosis.
Spiradenom: spiradenoma.
Spiralarterie: spiral artery.
Spiralbruch: spiral fracture.
Spirale: spiral; coil; helix; *gyn* intrauterine device (IUD).
spiralis: spiral; coiled.
Spiralisation: coiling.
Spiramycin: spiramycin.
Spirantes: friction rubs; grating sounds.
Spirem: spireme; skein.
Spirillen: spirilla.
spirillizid: spirillicidal.
Spirillose: spirillosis.
Spirillum: Spirillum.
Spirituosa medicata: medicated spirits.
Spiritus: spirit; (ethyl) alcohol.
Spirochaeta: Spirochaeta. – **Sp. pallida:** Sp. pallida; Treponema pallidum.
Spirochaetales: Spirochaetales.
Spirochäte: spirochete.
Spirochäten-Agglutinationsreaktion: spirochete agglutination test.
Spirochätenfieber: spirochetal fever.
Spirochätose: spirochetosis.
Spiroergometrie: spiroergometry.
Spirographie: spirography.
Spirometer: spirometer; pneumometer.
Spirometrie: spirometry; pneumometry.
Spironolacton: spironolactone.
spissatus: (in)spissated.
Spitz*-Holter* Drainage: ventriculoatriostomy.
Spitzbuckel: gibbus.
Spitze: *anat* apex; tip; *neur* spike.
Spitzeninfarkt: apical infarction.
Spitzenkatarrh: pulmonary apicitis.
Spitzenpotential: spike (potential).
Spitzenstoß: apex beat.
Spitzfuß: talipes equinus.
Spitz-Klumpfuß: talipes equinovarus.
Spitzknötchenflechte: lichen spinulosus.
Spitzkopf: oxycephaly.
Spitzpocken: chickenpox; varicella.
Splanchna: intestines; viscera; splanchna.
splanchnicus: splanchnic; visceral.
Splanchnikektomie: splanchnicectomy.
Splanchnikotomie: splanchnicotomy.
Splanchnikusblockade: splanchnic (nerve) block.
Splanchnikusparese: splanchnic nerve paralysis.
Splanchnokranium: splanchnocranium.
Splanchnologia: splanchnology.
Splanchnomegalie: splanchnomegaly; visceromegaly.
Splanchnomikrie: splanchnomicria.
Splanchnopleura: splanchnopleure.
Splanchnoptose: splanchnoptosis; visceroptosis.
Spleissen: splicing.
Splen: spleen.
Splenadenom: splenadenoma.
Splenektasie: splenectasia; splenectasis.
Splenektomie: splenectomy.
splenial: splenial.
splenicus: splenic.
Splenisation: splenization; splenification.
splenisch: splenic.
Splenitis: splenitis.
Splenium: splenium.
Splenius: splenius (muscle).
splenogen: splenogenous; splenogenic.
Splenographie: splenography.
Splenohepatomegalie: splenohepatomegaly.
Splenom: splenoma.
Splenomegalie: splenomegaly. – **Sp., kongestive:** congestive sp.; Banti's syndrome. – **Sp., tropische:** tropical sp.
splenopathisch: splenopathic.
Splenopexie: splenopexy.
splenoportal: splenoportal.
Splenoportographie: splenoportography.
splenorenal: splenorenal.
Splitterbruch: comminuted fracture.
spodogen: spodogenous.
Spodogramm: spodogram; ash picture.
Spondylarthritis: spondylarthritis. – **Sp. ankylopoetica:** rheumatoid sp.; ankylosing spondylitis.
Spondylarthrose: spondylarthrosis.
Spondylitis: spondylitis. – **Sp. ankylosans:** ankylosing sp.; rheumatoid sp.; Marie-Strümpell disease. – **Sp. tuberculosa:** tuberculous sp.; Pott's disease.

Spondylodese: spondylodesis.
Spondylolisthesis: spondylolisthesis.
Spondylolyse: spondylolysis.
Spondylomalazie: spondylomalacia. – **Sp., traumatische:** traumatic spondylitis; Kümmell's disease.
Spondylomyelitis: spondylomyelitis.
Spondylopathie: spondylopathy; spondylosis.
Spondyloptose: spondyloptosis.
Spondylose, Spondylosis: spondylosis. – **Sp. deformans:** sp. deformans. – **Sp. hyperostotica:** hyperostotic sp. – **Sp., zervikale:** cervical sp.; rhizomelic sp.
Spondylotherapie: spondylotherapy; spinal therapeutics.
Spondylotomie: spondylotomy.
Spondylus: vertebra.
Spongiae: spongiae; sponges.
Spongioblast: spongioblast.
Spongioblastom: spongioblastoma.
spongiös: spongy.
Spongiosa: 1) cancellous bone; spongy bone. **2)** spongy layer (= stratum spongiosum) of the endometrium.
Spongiosasklerose: spongiosclerosis.
Spongiose: spongiosis.
Spongiozyt: spongiocyte.
spontan: spontaneous.
Spontanabort: spontaneous abortion; miscarriage.
Spontanagglutination: spontaneous agglutination.
Spontanatmung: spontaneous breathing.
Spontanbewegung: spontaneous movement.
Spontanfraktur: spontaneous fracture; pathologic f.
Spontangeburt: spontaneous delivery.
Spontanheilung: spontaneous recovery.
Spontannystagmus: spontaneous nystagmus.
Spontanpneumothorax: spontaneous pneumothorax.
Spontanwendung: spontaneous version.
sporadisch: sporadic.
Sporangium: sporangium; spore sac.
Spore: spore. – **Sp., asexuelle:** asexual sp. – **Sp., sexuelle:** sexual sp.
Sporenbildner: spore-forming bacteria.
Sporenfärbung: spore stain.
Sporenprobe: spore test.
Sporentierchen: sporozoon.
Sporidiose: sporidiosis.
Sporn: spur; calcar.
Spornquetsche: colostomy spur crusher.
Sporogonie: sporogony; sporogenesis.
Sporontozid: sporicide.
Sporothrix: Sporothrix.
Sporotrichin: sporotrichin.
Sporotrichon: Sporotrichum; Sporothrix.
Sporotrichose: sporotrichosis.
Sporotrichum: Sporothrix.
Sporozoa, Sporozoen: Sporozoa.
Sporozoit: sporozoite.
Sporozyste: sporocyst.
Sportalbuminurie: exercise albuminuria.
Sportherz: athlete's heart.
Sportmedizin: sports medicine.
Sporulation: sporulation; sporing.
Sprachaudiometrie: speech audiometry.
Sprache: speech; language. – **Sp., abgehackte:** staccate sp. – **Sp., innere:** internal sp. – **Sp., näselnde:** nasal sp.; rhinolalia. – **Sp., skandierende:** scanning sp. – **Sp., verwaschene:** slurring sp.
Sprachfehler: speech defect.
Sprachheilkunde: speech therapy; logopedia.
Sprachorgan: speech organ.
Sprachpädagoge: speech pathologist.
Sprachstörung: speech abnormalities; disorders of speech or articulation.
Sprachzentrum: speech center; sp. area. – **Sp., akustisches** oder **sensorisches:** Wernicke's center; word c. – **Sp., motorisches:** Broca's center; motor speech c.
Sprachzerfall: schizophasia.
Sprechanfall: perseveration; tachyphrasia.
Sprechaudiometrie: speech audiometry.
Sprechautomatismus: automatism of speech.
Sprechen: speaking; talking.
Sprechhilfe: speaking aid.
Sprechkanüle: artificial larynx; speaking tube.
Spreizbandage: hip abduction bandage.
Spreizer: spreader.
Spreizfuß: splayfoot.
Spreizgips: spica hip cast.
Sprengel* Deformität: Sprengel's deformity.
Springtic: saltatory spasm.
Springwurm: pinworm; Oxyuris vermicularis.
Spritze: syringe; injection; shot.

Spritzenabszeß: syringe abscess.
Sproß: sprout.
Sproßformmykose: blastomycosis.
Sproßpilz: yeastlike budding fungi; blastomycetes.
Sprossung: budding.
Sprue: sprue. – **Sp., einheimische:** nontropical sprue; gluten-induced enteropathy. – **Sp., tropische:** tropical sprue.
sprühen: (to) spray.
Sprungbein: ankle bone; talus.
Sprungbereitschaft: parachute reaction.
Sprunggelenk: ankle joint.
Spucken: spitting; vomiting.
Spülung: irrigation; lavage; flushing; douche.
Spule: coil.
Spulenniere: coil-kidney dialyzer.
Spulwurm: mawworm; roundworm; ascaris.
Spur: trace.
Spurenanalyse: trace analysis.
Spurenelemente: trace elements.
spurius: false; spurious.
Sputum: sputum. – **Sp. coctum:** mucopurulent sp. – **Sp. cruentum:** bloody sp. – **Sp., rostbraunes:** rusty sp.
Squama: squama.
squamalis: squamous; scaly.
squamös: squamous.
squamosus: squamous.
squarrosus: squarrous.
SR: 1) Senkungsreaktion: SR (sedimentation rate). **2) Sinusrhythmus:** sinus rhythm.
Sr (Strontium): Sr (strontium).
SSL (Scheitel-Steiß-Länge): vertex-breech length.
SSPE (subakute sklerosierende Panenzephalitis): SSPE (subacute sclerosing panencephalitis).
stabil: stable.
Stabilisation: stabilization.
Stabilisator: stabilizer.
Stabkerniger: stab cell.
Stabkranz: corona radiata.
Stablarve: redia.
Stabsichtigkeit: astigmatism.
Stachel: spine; thorn; sting.
Stachelflechte: keratosis pilaris.
Stachelzelle: prickle cell; spine cell.
Stachelzellenkrebs: prickle cell carcinoma.
Stachyose: stachyose.
Stack* Schiene: Stack's splint.
Stacke* Operation: Stacke's operation.
Stadienbestimmung: staging; tumor classification.
Stadium: stage; stadium; period. – **St. criseos:** crisis. – **St. decrementi:** defervescent stage; stadium decrementi. – **St. incrementi:** stadium incrementi; st. augmenti. – **St. incubationis:** incubation period.
Stäbchen: rod.
Stäbchenperkussion: plessimeter percussion.
Stäbchenzelle: rod cell.
Stärke: power; strength; *chem* starch; amylum. – **St., tierische:** animal starch; glycogen.
Stärkebinde: starch bandage.
Stärkegummi: dextrin.
stärkehaltig: amylaceous.
Stärkeintoleranz: disaccharide intolerance.
Stärkeverdauung: amylolysis; hydrolysis of starch.
Stagnation: stagnation; stasis.
Stagnationshypoxie: stagnant hypoxia.
Stahlbad: chalybeate spa.
Stainton* Syndrom: Stainton's syndrome.
Staitinodermie: staitinodermia.
Stakkato-Husten: hacking cough; paroxysmal c.
Stalagmometer: stalagmometer.
Stamm: *anat* trunk; stem; *bact* strain.
Stammataxie: truncal ataxia.
Stammbronchus: main bronchus.
Stammeln: stammering; dyslalia.
Stammesgeschichte: phylogenesis.
Stammganglien (basale): basal ganglia.
Stammhirn: brain stem.
Stammhirnsyndrom: brain-stem syndrome.
Stammlösung: stock solution.
Stammzelle: stem cell.
Stammzellenleukämie: stem-cell leukemia.
Standard: standard.
Standardableitungen: standard leads.
Standardabweichung: standard deviation (S.D.). – **St. des Mittelwerts:** standard error (S.E.) of mean.

Standardbedingungen: standardized conditions; st. terms.
Standardbicarbonat: standard bicarbonate.
Standardimpfstoff: standardized vaccine.
Standardisierung: standardization.
Standardlösung: standard solution.
Standardtest: standard test.
Standbein: supporting leg.
Stanford-Klassifikation: Stanford classification.
Stanger* Bad: hydroelectric bath.
Stanni-, Stanno-: stannic; stannous.
Stanozolol: stanozolol.
Stansfeld*-Webb* Verfahren: Stansfeld-Webb method.
Stanzbiopsie: punch biopsy.
Stanze: punch.
Stapedektomie: stapedectomy.
Stapedius: stapedius.
Stapediusreflex: stapedius reflex.
Stapedolyse: stapediolysis.
Stapes: stapes; stirrup.
Stapesankylose: ankylosis of the stapes.
Stapesplastik: plastic surgery of the stapes.
Staphylektomie: staphylectomy; uvulotomy.
Staphylocoagulase: staphylocoagulase.
Staphylococcus: Staphylococcus.
Staphyloderma, Staphylodermie: staphyloderma; staphylodermatitis; staphylococcal scalded skin syndrome.
staphylogen: staphylococcal.
Staphylokinase: staphylokinase.
Staphylokokken: staphylococci.
Staphylokokkenangina: staphyloangina.
Staphylokokkenenteritis: staphylococcal food poisoning.
Staphylokokkentoxikose: staphylococcal toxicosis.
Staphylolysin: staphylolysin.
Staphylom(a): staphyloma. – **St. conicum:** anterior st. – **St. posticum verum:** posterior st.
Staphyloplastik: staphyloplasty.
Staphyloschisis: staphyloschisis.
Staphylotoxin: staphylotoxin.
Staphylouranorrhaphie: uranostaphylorrhaphy.
Star: cataract. – **St., grauer:** cataract. – **St., grüner:** glaucoma. – **St., schwarzer:** amaurosis. – **St., weißer:** leukoma.
Stargardt* Syndrom: Stargardt's disease; juvenile macular degeneration.
Stargläser: cataract glasses.
stark: strong; intense.
Starkreizprüfung: Barany's caloric test.
Starkstrom: high-voltage current.
Starling* Herz: Starling's heart-lung preparation. – **St.* Herzgesetz:** St.'s law of heart.
Staroperation: cataract removal.
Starr*-Edwards* Prothese: Starr-Edwards prosthesis.
Starre: stiffness; rigidity.
Starrkrampf: tetanus.
Starrsinn: stubbornness; obstinacy.
Startercodon: start codon.
Starterlösung: starter (solution).
Stase, Stasis: stasis.
Stasobasophobie: stasibasiphobia.
Stasophobie: stasiphobia.
staticus: static.
Statine: inhibiting hormones.
Station: department; ward.
stationär: 1) hospitalized; **2)** stationary; constant.
statisch: static.
Statistik: statistics.
statistisch: statistical.
statoacusticus: statoacoustic.
Statoconia: statoconia; statoliths.
statokinetisch: statokinetic.
Statolith: statolith; otolith; ear crystal.
Statomotorik: postural function; dynamic equilibrium.
Status: state; condition; status. – **St. epilepticus:** status epilepticus; epiletic state. – **St. lacunaris:** status lacunaris; lacunar infarction. – **St. lymphaticus:** lymphatic diathesis; lymphatism. – **St. marmoratus:** status marmoratus; Vogt's syndrome. – **St. praesens:** status praesens.
Staub: dust.
Staub* Effekt: Staub's effect. – **Staub*-Traugott* Versuch:** Staub-Traugott test.
Staubinde: compression bandage.
Staubinhalationskrankheit, Staublungenkrankheit: pneumoconiosis; pulmonary disease due to inhalation of dust particles.
Stauchungsfraktur: impacted fracture; compression f.
Stauffer* Syndrom: Stauffer's syndrome.
Staupe: distemper.

Staupevirus: distemper virus.
Stauschlauch: tourniquet.
Stauung: congestion; stasis; application of a tourniquet.
Stauungsatrophie: compression atrophy.
Stauungsbronchitis: congestive bronchitis.
Stauungsdermatose: stasis dermatitis.
Stauungsdruck: back-pressure.
Stauungsgallenblase: stasis gallbladder.
Stauungsgastritis: congestive gastritis.
Stauungsikterus: obstructive jaundice.
Stauungsinsuffizienz: congestive heart failure.
Stauungsleber: congested liver.
Stauungslunge: congested lung; pulmonary congestion.
Stauungsmilz: congested spleen; congestive splenomegaly.
Stauungsnekrose: coagulation necrosis.
Stauungsniere: nephremia; congested kidney; hydronephrosis.
Stauungsödem: cardiac edema; edema due to venous or lymphatic obstruction.
Stauungspapille: choked disk; papilledema.
Stauungspneumonie: hypostatic pneumonia.
Stauungszirrhose: congestive cirrhosis; cardiac c.
Staxis: dribbling.
Steapsin: steapsin; pancreatic lipase.
Stearat: stearate.
Stearin: stearin.
Stearinsäure: stearic acid.
Stearrhö: stearrhea.
Steatoblast: lipoblast.
Steatolyse: steatolysis; lipolysis.
Steatom: steatoma; lipoma.
Steatomatosis: steatomatosis.
Steatomerie: steatomery.
Steatorrhö: steatorrhea; stearrhea; seborrhea.
Steatosis: steatosis; fatty degeneration.
Steatozele: steatocele.
Stechapfel: jimsonweed; stramonium.
Stechapfelform: crenocyte; crenated red blood cell.
Stechfliege: tabanid; blood-sucking fly.
Stechmücke: gnat; mosquito.
Steele*-Richardson*-Olszewski* Krankheit: Steele-Richardson-Olszewski syndrome.
(Graham) Steell* Geräusch: Graham Steell's murmur.
Steh-EKG: orthostatic ECG.
Stehen: standing; upright position.
Stehpyelogramm: upright excretory urogram.
Stehversuch: orthostatic exercise test.
Steife: stiffness; rigidity.
Steigbügel: stirrup; stapes.
Steigbügelverband: spica of foot.
Steigreaktion: placing reaction.
Steiltyp: vertical position.
Stein*-Leventhal* Syndrom: Stein-Leventhal syndrome; polycystic ovary (PCO) syndrome.
Stein: stone; calculus.
Steinabsauggerät: stone aspiration device; calculus evacuator.
Steinauflösung: litholysis.
Steinkolik: stone colic.
Steinmann* Extension: Steinmann's extension. – **St.* Nagel:** St. pin.
Steinpocken: stone pox; milker's nodules.
Steinpyonephrose: pyonephrolithiasis.
Steinschnitt: lithotomy.
Steinschnittlage: lithotomy position; dorsosacral p.
Steinstaublunge: silicosis.
Steinzertrümmerung: lithotripsy.
Steißbein: coccyx.
Steißbeinfistel: sacrococcygeal fistula; pilonidal f.
Steißbeinfraktur: coccygeal fracture.
Steißfleck: mongolian spot.
Steiß-Fuß-Lage: footling presentation.
Steißgeburt: breech delivery.
Steißlage: breech presentation. – **St., einfache:** frank b. p. – **St., gedoppelte:** complete b. p.; footling p.
Steißteratom: coccygeal teratoma.
Stella: stella; star.
Stellatum: stellate ganglion.
Stellatumblockade: stellate block.
Stellektomie: stellectomy.
Stellglied: regulation element.
Stellknorpel: arytenoid cartilage.
Stellreaktionen, Stellreflexe: startle reflexes; (labyrinthine) postural reflexes.
Stellung: position.
Stellwag* Zeichen: Stellwag's sign.
Stellwehen: lightening.
Stemmpunkt: hypomochlion.

Stempeldrucktechnik: Dogliotti's technique of peridural anesthesia.
Stempeltechnik: multiple-puncture technique; tine test.
Stengel: stalk.
Stenger* Versuch: Stenger test.
Stenochoria: stenochoria; stenosis.
Stenokardie: stenocardia; angina pectoris.
Stenokorie: stenocoriasis; slit pupil.
Stenokrotaphie: stenocrotaphia.
Stenomycteria: stenomycteria.
Stenon* Gang: parotid duct; Stensen's d.
stenopäisch: stenopeic; stenopaic.
Stenose: stenosis; narrowing.
Stenoseatmung: wheezing.
Stenosegeräusch: stenosal murmur; wheeze.
stenosierend: stenosing.
stenotherm: stenothermal.
Stenothorax: stenothorax.
stenoxen: stenoxenic.
Stenozephalie: stenocephaly.
Stensen* Gang: Stensen's duct; parotid d.
Stentsmasse: Stent's composition.
Stenvers* Aufnahme: Stenvers' projection.
Stephanion: stephanion.
Stephen*-Slater* Ventil: Stephen-Slater valve.
Steppergang: steppage gait.
Steran: perhydrocyclopentanophenanthrene.
Sterbehilfe: euthanasia.
Sterberate, Sterbeziffer: death rate.
Sterblichkeit: mortality; death rate.
Stercobilin: stercobilin.
Stercobilinogen: stercobilinogen.
Stercobilinurie: stercobilinuria.
stercoralis: stercoral; stercoraceous.
Stereoästhesie: stereoesthesia.
Stereoagnosie: stereoagnosis; astereognosis.
Stereoanästhesie: stereoanesthesia.
Stereoaufnahme: stereogram; stereoradiogram.
Stereoelektroenzephalographie: stereoelectroencephalography.
Stereoenzephalotomie: stereoencephalotomy.
Stereognosie: stereognosis.
Stereoisomerie: stereoisomerism.
Stereometrie: stereometry.
Stereomikroskop: stereoscopic microscope; binocular m.
Stereopsis: stereopsis; stereoscopic vision.
Stereoskop: stereoscope.
stereoskopisch: stereoscopic.
stereotaktisch: stereotaxic; stereotactic.
Stereotaxie: stereotaxis.
Stereotaxis, Thigmotaxis: thigmotaxis.
Stereotyp: stereotype.
Stereozilien: stereocilia.
steril: sterile.
Sterilisation: sterilization.
Sterilisator: sterilizer.
Sterilität: sterility; infertility. – **St., absolute:** absolute st. – **St., artifizielle:** artificial st. – **St., relative:** relative st.
Sterilitätsoperation: infertility operation.
Sterin: sterol.
Sterkobilin: stercobilin.
sterkoral: stercoral; stercoraceous.
Sterkoraltumor: stercoroma; fecaloma.
sternal: sternal.
Sternalgie: sternalgia.
Sternallinie: sternal line.
Sternalpunktion: sternal puncture.
Sternberg* Krankheit: Sternberg's disease. – **Sternberg*(-Reed*) Riesenzellen:** Sternberg's giant cells; Reed-Sternberg cells. – **Sternberg* Zeichen:** Sternberg's sign.
Sternchenmal: stellate angioma; spider nevus.
sternförmig: stellate; star-shaped.
Sternheimer*(-Malbin*) Zellen: Sternheimer-Malbin cells.
Sternocleidomastoideus: sternocleidomastoid (muscle).
Sternodymus, Sternopagus: sternodymus, sternopagus.
sternoklavikular: sternoclavicular; sternocleidal.
Sternoschisis: sternoschisis; cleft sternum.
Sternotomie: sternotomy.
Sternum: sternum; breastbone.
Sternutatio: sneezing; sternutation. – **St. convulsiva:** paroxysmal sn.; convulsive st.
Sternzelle: astrocyte; stellate cell.
Steroid: steroid.
Steroidakne: steroid acne.
Steroiddiabetes: steroid diabetes.

Steroidentzugssyndrom: steroidal withdrawal syndrome.
Steroidfieber: steroid fever.
Steroidhormone: steroid hormones.
Steroidkardiopathie: steroid(-induced) cardiopathy.
Steroidproduktion: steroidogenesis.
Steroidpseudorheumatismus: steroid-withdrawal pseudorheumatism.
Steroidrezeptor: steroid receptor.
Steroidsepsis: steroid sepsis.
Steroidtherapie: steroid hormone therapy.
Steroidulkus: steroid ulcer.
Stertor: stertor.
Stethoskop: stethoscope.
Steuerung: regulation; control.
Stevens*-Johnson* Syndrom: Stevens-Johnson syndrome.
Stewart*-Treves* Syndrom: Stewart-Treves syndrome.
STH (somatotropes Hormon)**:** STH (somatotropic hormone; somatotropin).
sthenisch: sthenic.
Stibialismus: stibialism; antimony poisoning.
Stibium: stibium; antimony.
Stich: stitch; prick; stab; sting.
Stichkultur: stab culture.
Stichprobe: (random) sample.
Stichwunde: stab wound.
Stickfluß: pulmonary edema.
Stickhusten: whooping cough.
Stickler* Syndrom: Stickler's syndrome.
Stickoxid: nitric oxide.
Stickoxydul: nitrous oxide; laughing gas.
Stickstoff: nitrogen.
Stickstoffbilanz: nitrogen balance.
Stickstoffbindung: nitrogen fixation.
Stickstoffdioxid: nitrogen dioxide.
Stickstoffembolie: nitrogen embolism.
Stickstoffgleichgewicht: nitrogen equilibrium.
Stickstofflost: nitrogen mustard.
Stickstoffnarkose: nitrogen narcosis.
Stickstoffwasserstoffsäure: triazoic acid; hydrazoic acid.
Stieda*-Pellegrini*-Köhler* Schatten: Pellegrini-Stieda disease.
Stiel: stalk; pedicle.
Stielbildung: pediculation.
Stieldrehung: torsion of a pedicle; twisting of a p.
Stiellappen: pedicle flap.
Stielwarze: pedunculated wart.
Stierhornform: cowhorn stomach.
Stierlin* Zeichen: Stierlin's sign.
Stift: pin; pen; tent; stylus.
Stiftkrone: dowel crown; Davis crown.
Stigma: stigma.
Stigmatisierung: stigmatization.
Stigmatometer: stigmatometer; astigmatometer.
Stilben: stilbene.
Stilett: stilet; stylet.
still: silent; quiet.
Still* Geräusch: Still's murmur. – **Still*-Chauffard* Syndrom:** Still-Chauffard syndrome.
Stillen: breast feeding; nursing.
Stiller* Syndrom: Stiller's (asthenia) disease.
Stilling* Kern: Stilling's nucleus.
Stilling*-Türk*-Duane* Syndrom: Stilling-Türk-Duane syndrome.
Stillperiode: lactation period.
Stimmapparat: vocal apparatus.
Stimmband: vocal cord; v. fold.
Stimmbandentzündung: chorditis.
Stimmbandknötchen: nodules of the vocal cords; singer's nodes.
Stimmbandlähmung: paralysis of the vocal cords.
Stimmbruch: change of voice.
Stimme: voice. – **St., eunuchoide:** eunuchoid v.
Stimmenhören: (hearing of) voices; verbal-auditory hallucination.
Stimmfremitus: vocal fremitus.
Stimmgabelprüfung: tuning fork test.
Stimmlippe: vocal lip.
Stimmlosigkeit: loss of voice; aphonia.
Stimmritze: rima glottidis.
Stimmritzenkrampf: laryngospasm.
Stimmschwäche: weakness of voice; phonasthenia.
Stimmstörung: dysphonia.
Stimmumfang: range of voice.
Stimulans (Pl. **Stimulantia**)**:** stimulant(s).
Stimulation, Stimulierung: stimulation. – **St., gepaarte:** paired st. – **St., photische:** photic st.
Stimulus: stimulus.
Stinknase: ozena.
Stinkschweiß: fetid sweat; bromidrosis.
Stippchen: stipple.

Stippchenepiphyse: stippled epiphysis.
Stippchengallenblase: strawberry gallbladder.
Stirn: forehead; frons.
Stirnbein: frontal bone.
Stirnglatze: *anat* glabella; *path* frontal alopecia.
Stirnhirn: frontal lobe.
Stirnhirnausschaltung: frontal lobotomy; leukotomy.
Stirnhirn-Pick: Pick's disease with atrophy of the frontal lobe.
Stirnhirnsyndrom: frontal lobe syndrome.
Stirnhöcker: frontal eminence.
Stirnhöhle: frontal sinus.
Stirnhöhlen-Radikaloperation: radical surgery of the frontal sinus.
Stirnhöhlenspülung: irrigation of the frontal sinus.
Stirnlage: brow presentation.
Stirnlappen: frontal lobe.
Stirnnaht: frontal suture.
St.-Louis-Enzephalitis: St. Louis encephalitis.
stochastisch: stochastic.
Stock*-Spielmeyer*-Vogt* Syndrom: Spielmeyer-Vogt syndrome; Batten's disease.
Stockholmer Methode: Stockholm method; St. technique.
Stöchiometrie: stoichiometry.
Störgröße: disruptive element.
Störung: disturbance; disorder.
Stoff: material; substance; matter.
Stoffel* Operation: Stoffel's operation.
Stoffwechsel: metabolism.
Stoffwechselapparat: metabolimeter.
Stoffwechselkrankheit: metabolic disease.
Stoffwechselkrise: metabolic crisis.
Stokes* Anfälle: Stokes' attacks. – **St.* Atmung:** St.' breathing.
Stokes* Kragen: collar of Stokes; Stokes' disease.
Stokvis*-Talma* Syndrom: Stokvis-Talma syndrome; enterogenous cyanosis.
Stoma: stoma.
stomachal: gastric; stomachal.
Stomachikum: stomachic.
Stomadeum: stomodeum.
Stomatitis: stomatitis. – **St. aphthosa:** aphthous st.; herpetic st. – **St. gangraenosa:** gangrenous st.; noma. – **St. mercurialis:** mercurial st. – **St. ulceromembranosa:** ulcerative st.; Vincent's angina.
Stomatodeum: stomodeum.
Stomatologie: stomatology.
Stomatomycosis: stomatomycosis; mycotic stomatitis.
Stomatoplastik: stomatoplasty.
Stomatoschisis: stomatoschisis.
Stomatoskop: stomatoscope.
Stomatozyt: stomatocyte.
Stomatozytose: stomatocytosis.
Stopfer: plugger.
Stopfrohr: tampon tube.
Storchenbiß: Unna's nevus; strawberry mark.
Stoßtherapie: stosstherapy; massive-dose therapy.
Stoßwellenlithotripsie, extrakorporale, ESWL: extracorporeal shock-wave lithotripsy.
Stottern: stuttering; stammering. – **St., hysterisches:** psychogenic st. – **St., physiologisches:** physiological st.
Strabismotomie: strabotomy.
Strabismus: strabismus; squint. – **St. concomitans:** concomitant st. – **St. convergens:** convergent st. – **St. divergens:** divergent st. – **St. deorsumvergens:** hypotropia. – **St. latens:** latent st. – **St. non-concomitans:** nonconcomitant st. – **St. sursumvergens:** hypertropia. – **St. verticalis:** vertical st.
Strabologie: strabismology.
Strabometer: strabometer.
Strabotomie: strabotomy.
Straffungsoperation: rhitidectomy; »facelifting«.
Strahl: beam; ray.
Strahlenbelastung: radiation exposure.
Strahlenbiologie: radiobiology; radiation biology.
Strahlenchemie: radiochemistry.
Strahlendermatitis: actinic dermatitis; radiodermatitis.
Strahlendetektor: radiation detector.
Strahlendosimeter: dosimeter.
Strahlendosis: radiation dose.
strahlendurchlässig: radiolucent; radiotransparent.
Strahlenexposition: radiation exposure.
Strahlenfeld: radiation field.
Strahlenfibrose: radiogenic fibrosis.

Strahlenfortsatz: ciliary process.
Strahlengenetik: radiation genetics.
Strahlenhärte: radiation hardness.
Strahlenheilkunde: radiology; radiotherapeutics.
Strahlenhygiene: radiation protection.
Strahlenkachexie: radiogenic cachexia.
Strahlenkanzerogenese: radiocarcinogenesis.
Strahlenkastration: radiation castration.
Strahlenkatarakt: radiation cataract.
Strahlenkater: radiation sickness.
Strahlenkörper: ciliary body.
Strahlenkrankheit: radiation sickness; radiation syndrome.
Strahlenkunde, medizinische: radiology.
Strahlenmutation: radiomutation.
Strahlennekrose: radionecrosis.
Strahlennephropathie: radiation nephritis.
Strahlenpilz: ray fungus; actinomycete.
Strahlenpneumonie: radiogenic pneumonia.
Strahlenqualität: quality of ionizing radiation.
Strahlenquelle: radiation source.
Strahlenreaktion: radioreaction.
Strahlenrelief: radiation pattern.
Strahlenresistenz: radioresistance.
Strahlenschaden: (ionizing) radiation injury.
Strahlenschutz: radiation protection.
Strahlenschutzsubstanzen: radioprotective drugs.
Strahlensensibilität: radiosensitivity; radiosensibility.
Strahlenspätwirkung: late effect of radiation.
Strahlensterilisation: radiosterilization.
Strahlensyndrom: radiation syndrome.
Strahlentherapie: radiotherapy; radiation therapy.
Strahlenulkus: radiation ulcer.
Strahlenverseuchung: radioactive contamination.
Strahlenwirkung: radiation effect.
Strahlenzytologie: radiation cytology.
Strahler: radionuclide.
Strahlung: radiation; rays. – **St., charakteristische:** characteristic rays. – **St., kosmische:** cosmic rays; Millikan rays. – **St., natürliche:** natural r.
Strahlungsenergie: radiant energy.
Strahlungsmeßgerät: radiometer.
Strang: cord; funicle; strand.
Strangulation: strangulation.
Strangulationsileus: strangulation ileus.
Strangulationsmarke: mark of strangulation.
Strangurie: strangury.
Straßenvirus: street virus.
Stratifikation: stratification.
Stratigraphie: stratigraphy; body section roentgenography.
Stratum: stratum; layer. – **St. basale:** st. basale; basal layer. – **St. corneum:** st. corneum; horny layer. – **St. ganglionare:** ganglionic layer. – **St. granulosum:** st. granulosum; granular layer.
Streblodaktylie: streblodactyly.
Strebung: drive; ambition.
Streckbehandlung: extension; stretching; traction.
Strecker: extensor.
Streckmuskel: extensor.
Streckreflex: stretch reflex; extensor reflex.
Strecksteife: ankylosis in extended position.
Strecksynergie: extensor synergism.
Streckung: extension.
Streckverband: extension bandage.
Streichmassage: effleurage; stroking.
Streifen: streaks; striae; stripes; strips.
Streifenatelektase: plate-like atelectasis.
Streifenfeld: striate zone.
Streifenhügel, Streifenkörper: striate body.
Strepitus: strepitus.
Streptobacillus moniliformis: Streptobacillus moniliformis.
Streptococcus: Streptococcus. – **Str. faecalis:** Str. faecalis. – **Str. haemolyticus:** Str. pyogenes. – **Str. pneumoniae:** Str. pneumoniae. – **Str. pyogenes:** Str. pyogenes. – **Str. viridans:** Str. viridans.
Streptodermia: streptodermatitis.
Streptodornase: streptodornase.
Streptokinase: streptokinase.
Streptokokken: streptococci. – **Str., hämolysierende:** hemolytic str.
Streptokokkenangina: streptococcal sore throat; streptoangina.
Streptokokkeninfektion: streptococcal infection.

Streptokokken-Klassifizierung: classification of streptococci.
Streptokokkenrheumatismus: rheumatic fever.
Streptolysin: streptolysin.
Streptomyces: Streptomyces.
Streptomycetaceae: Streptomycetaceae.
Streptomycin: streptomycin.
Streptomykose: streptomycosis.
Streptomyzin: streptomycin.
Streptothrichose: streptothricosis; actinomycosis.
Streß: stress.
Streßfraktur: stress fracture.
Stressor: stressor; stress situation.
Streßreaktion: stress reaction. – **St., emotionale:** emotional st. r.
Streßsyndrom: general adaptation syndrome.
Streßulkus: stress ulcer.
Streuherd: focus of infection.
Streustrahlung: scattered radiation.
Streuung: diffraction; scattering; *path* generalization; dissemination.
Stria (Pl. **Striae):** stria(e); streak; band. – **Stria terminalis:** stria terminalis. – **Striae cutis (atrophicae)** s. **distensae:** striae distensae; striae atrophicae; striae gravidarum. – **Striae medullares:** medullary striae.
striär: striate; striated.
striatal: striatal.
Striatum: striatum; striated body.
Striatum-Syndrom: neostriatum syndrome.
Strich: stroke.
Strichabrasio, Strichkürettage: sample curettage.
Strichkultur: streak culture.
Strictura: stricture. – **St. uteri:** Bandl's contraction ring.
Stridor: stridor. – **St. congenitus:** congenital laryngeal st.
stridorös, stridulös: stridulous.
Striktur: stricture.
strionigral: nigrostriatal.
striopallidär: striopallidal.
striozerebellär: striocerebellar.
Strobila: strobila.
Stroboskop: stroboscope.
Strömung: flow.
Strömungsgeschwindigkeit: flow velocity.
Strömungswiderstand: flow resistance.
Strom: current; flow; stream.
Stroma: stroma.
stromabwärts: downstream.
Stromaendometriose, Stromatose: stromatosis; adenomyosis.
stromaufwärts: upstream.
Strombahn: vascular system.
Stromkreis: circuit.
Strommarke: electric burn.
Stromstärke: intensity of electric current; amperage.
Strongyloides stercoralis: Strongyloides stercoralis.
Strongyloidosis: strongyloidosis.
Strontium: strontium.
Strophanthidin: strophanthidin.
Strophanthin: strophanthin.
Strophanthusglykosid: strophanthus glycoside.
Strophulus: strophulus; papular urticaria.
v. Strümpell* Syndrom: Strümpell's disease; Strümpell-Marie d.; ankylosing spondylitis. – **v. Strümpell*-Erb*-Charcot* Syndrom:** spastic spinal paralysis. – **v. Strümpell* Tibialis-Zeichen:** Strümpell's sign.
Struktur: structure.
Strukturänderung: structural change.
Strukturerhaltungszeit: time limit for cellular recovery.
Strukturgen: structural gene.
Struma: struma; goiter. – **St. basedowificata:** Graves' disease. – **St., eisenharte:** Riedel's st.; cast iron st. – **St., endemische:** endemic g. – **St. endothoracica:** intrathoracic g. – **St. lymphomatosa:** Hashimoto's st. – **St. nodosa:** nodular g. – **St. retrosternalis:** substernal g.
Strumaresektion, Strumektomie: strumectomy.
strumigen: goitrogen.
strumipriv: strumiprivous.
Strumitis: strumitis; thyroiditis.
Strychnin: strychnine.
Strychnos: Strychnos.
S-T-Strecke: S-T segment.
Stuart*-Bras* Syndrom: Stuart-Bras syndrome.
Stuart(-Prower)-Faktor: Stuart factor; coagulation factor X; thrombokinase.
Stubenfliege: common housefly.
Stückfraktur: comminuted fracture.
Stülpverband: stockinet bandage.

Stützapparat: supporting apparatus; brace.
stützend: supporting; sustentacular.
Stützgerüst: framework.
Stützgewebe: supporting (connective) tissue.
Stützkorsett: brace.
Stützmotorik: postural motor system.
Stützreaktion: support reaction.
Stützverband: fixed dressing; suspensory bandage.
Stützzelle: sustentacular cell; supporting cell.
Stufenbildung (der Schädelknochen): overlapping bones.
Stufengesetz: vascular reactivity law.
Stufenphotometer: graduation photometer.
Stufenschädel: bathrocephaly.
Stufentest: step test.
Stuhl: stool; feces.
Stuhldrang, schmerzhafter: rectal tenesmus.
Stuhlentleerung: evacuation of the bowels; defecation.
Stuhlerbrechen: stercoraceous vomiting; fecal v.
Stuhlinkontinenz: rectal incontinence; fecal i.
Stuhlträgheit: constipation; sluggish action of the bowels.
stumm: silent; mute; dumb.
Stummelgliedrigkeit: peromelia.
Stummheit: mutism.
stumpf: blunt; dull; obtuse.
Stumpf: stump.
Stumpfkarzinom: stump cancer.
Stumpfneurom: stump neuroma.
Stumpfschmerz: stump pain.
Stupidität: stupidity.
Stupor: stupor.
stuporös: stuporous.
Stuprum (violentum): stupration; rape.
Sturge*-Weber*(-Krabbe*-Dimitri*) Syndrom: Sturge-Weber syndrome; nevoid amentia.
Sturmdorf*-Bonney* Plastik: Sturmdorf-Bonney plasty.
Sturzentleerung (des Magens): dumping syndrome.
Sturzgeburt: precipitate labor; p. delivery.
Stuttgarter Hundeseuche: leptospirosis canicola.
Styloid: styloid process.
styloideus: styloid.
Styloiditis: styloiditis.
Stylostixis: acupuncture; stylostixis.
Stylus (medicatus): stylus; stick.
Stypsis: stypsis.
Styptikum: styptic.
Styrol: styrene.
sub-: sub-; hypo-.
subakromial: subacromial.
subakut: subacute.
Subaortenstenose: subaortic stenosis. – **S., idiopathische hypertrophische:** hypertrophic obstructive cardiomyopathy (HOCM).
subaqual: under water.
subarachnoidal: subarachnoid.
Subarachnoidalblutung: subarachnoid hemorrhage.
Subarachnoidalraum: subarachnoid space.
subareolär: subareolar.
subaxillär: subaxillary.
Subazidität: hypoacidity.
subchondral: subchondral.
subchronisch: subchronic.
subcutaneus: subcutaneous.
subdental: subdental.
subdermal: subdermal.
subdiaphragmal: subdiaphragmatic; subphrenic.
subdural: subdural.
Suberose: suberosis.
subfaszial: subfascial.
subfebril: subfebrile.
subfrontal: subfrontal.
subgingival: subgingival.
subglottisch: subglottic.
subhepatisch: subhepatic.
subikterisch: subicteric.
Subileus: preileus.
subinguinal: subinguinal.
Subinvolution: subinvolution.
subjektiv: subjective.
subkapital: subcapital.
Subklavia: subclavian artery; subclavian vein.
Subklavia-Anzapfsyndrom: subclavian steal syndrome.
Subklavia-Punktion: puncture of subclavian artery or vein.
Subklavikulargeräusch: subclavicular murmur.

Subklavius: subclavius.
subklinisch: subclinical.
subkonjunktival: subconjunctival.
Subkonjunktivitis: tenonitis.
Subkorakoid-Pektoralis-minor-Syndrom: subcoracoid-pectoralis-minor syndrome.
subkortikal: subcortical.
Subkortikographie: depth electroencephalography.
Subkultur: subculture.
subkutan: subcutaneous (s.c.); hypodermic.
Subkutannaht: subcutaneous suture.
Subkutis: subcutis.
Sublatio: sublatio(n); detachment; removal.
subletal: sublethal.
Subleukämie: subleukemia.
Sublimat: sublimate.
Sublimation: sublimation.
Sublimatnephrose: toxic nephropathy due to mercuric chloride.
Sublimatvergiftung: mercuric chloride poisoning; sublimate intoxication.
Sublimierung: sublimation.
subliminal: subliminal.
sublimis: sublimis.
sublingual: sublingual.
Sublingualtablette: sublingual tablet.
Subluxatio(n): incomplete dislocation; subluxation.
submandibular: submandibular.
submarginal: submarginal.
submaxillar: submaxillary.
submeningeal: submeningeal.
submental: submental.
submers: submersed.
Submerskultur: submersed culture.
Submikron: submicron; ultramicron.
submikroskopisch: submicroscopic.
Submodalität: submodality.
submukös: submucous; submucosal.
suboccipitalis: suboccipital.
Subokzipitalpunktion: cisternal puncture.
subparietal: subparietal.
subpatellar: subpatellar.
subpektoral: subpectoral.
subperiostal: subperiosteal.
subperitoneal: subperitoneal.
subphrenisch: subphrenic; subdiaphragmatic.
subpleural: subpleural.
subpubisch: subpubic.
subrenal: subrenal; infrarenal.
Subsaltus: tic; twitch; jerk.
Subscriptio: subscription.
subserös: subserous.
Subsidiärzone: subsidiary zone.
subskapulär: subscapular.
Subspecies: subspecies.
Substantia: substance; substantia. – **S. alba:** white s.; white matter. – **S. compacta:** compact s. – **S. gelatinosa:** substantia gelatinosa. – **S. grisea:** gray s.; gray matter. – **S. nigra:** black s.; substantia nigra; locus niger. – **S. spongiosa** s. **trabecularis:** spongy s. (of bone); cancellated bone.
Substanz: substance. – **S., hyaline:** hyaline s. – **S., tigroide:** tigroid s.; Nissl s.; Nissl bodies.
Substanz P: substance P.
Substitution: substitution.
Substitutionstherapie: substitution therapy.
Substrat: substrate.
Substratinduktion: substrate induction.
Substratkettenphosphorylierung: oxidative phosphorylation.
Substratkonkurrenz: substrate competition.
subtemporal: subtemporal.
Subthalamotomie: subthalamotomy.
subtil(is): subtile; subtle.
Subtilisin: subtilisin.
subtotal: subtotal.
Subtraktionsalkalose: hypochloremic alkalosis.
Subtraktionsangiographie, digitale: digital subtraction angiography (DSA).
Subtraktionsazidose: acidosis due to excessive loss of bicarbonate.
Subtraktionsmethode: subtraction method.
subtrochantär, -trochanter: subtrochanteric.
Subtrode: subcutaneous ECG electrode.
subungual: subungual.
subvalvulär: subvalvular.
succedaneus: succedaneous.
Succinat: succinate.
Succinatdehydrogenase: succinodehydrogenase.

Succinat-Glycin-Zyklus: succinate glycine cycle.
Succinylargininurie: argininosuccinicaciduria.
Succinylcholin: succinylcholine.
Succinylcoenzym A: succinyl-coenzyme A.
Succubus: succubus; nightmare.
Succus: succus; juice.
Succussio Hippocratis: hippocratic succussion.
Suchdiät: elimination diet.
Suchdiagnostik: exploratory studies.
Sucht: addiction; dependency.
suchterzeugend: addictive; habit-forming.
Suchtest: screening procedure.
Suchtmittel: addictive substances.
Sucquet*-Hoyer* Kanal: Sucquet-Hoyer canal; S.-H. anastomosis.
Sucrose: sucrose.
Sucrosuria: sucrosuria.
Sucus: succus; juice. – **S. entericus:** intestinal j. – **S. gastricus:** gastric j. – **S. Liquiritiae:** licorice j. – **S. pancreaticus:** pancreatic j. – **S. prostaticus:** prostatic j.
Sudamina: sudamina (Sg. sudamen).
Sudanfarbstoffe: Sudan stains.
sudanophil: sudanophilic.
Sudatorium: sudatorium; sweat bath.
Sudeck* Dystrophie, Syndrom: Sudeck's atrophy; traumatic osteoporosis.
Sudor: sudor; sweat.
sudorifer: sudorific; sudoriferous; sudoriparous.
Sudorrhö: sudoresis.
Süchtiger: (drug) addict.
Süßholz: licorice root.
Süßstoff: artificial sweetener.
Sufficientia, Suffizienz: sufficiency.
Suffocatio, Suffokation: suffocation.
Suffusio, Suffusion: suffusion.
Suggestibilität: suggestibility.
Suggestion: suggestion.
Suggestionstherapie: suggestive therapeutics.
Sugillatio, Sugillation: sugillation.
Suizid: suicide. – **S., erweiterter:** collective s.
Suizidalität: suicidal tendency.
Suizidprophylaxe: suicide prevention.
Suizidversuch: attempted suicide.
sukkulent: succulent; juicy.
Sukrose: sucrose.
Suktion: suction.
Sukurrhö: succorrhea.
Sukzedanfärbung: successive stain.
Sukzessivkontrast: successive contrast.
Sulcus: sulcus; groove; furrow; fissure. – **S. centralis:** s. centralis; Rolando's fissure. – **S. coronarius:** coronary s.; atrioventricular groove. – **S. glutealis:** gluteal fold. – **S. spiralis:** spiral s.
Sulfadiazin: sulfadiazine.
Sulfanilamid: sulfanilamide.
Sulfanilsäure: sulfanilic acid.
Sulfasalazin: sulfasalazine.
Sulfat: sulfate.
Sulfatase: sulfatase.
Sulfatid: sulfatide.
Sulfatid(lipid)ose: sulfatidosis.
Sulfhämoglobin: sulf(met)hemoglobin.
Sulfhämoglobinämie: sulfhemoglobinemia.
Sulfhydrismus: hydrogen sulfide poisoning.
Sulfhydryl: sulfhydryl.
Sulfid: sulfide.
Sulfinpyrazon: sulfinpyrazone.
Sulfit: sulfite.
Sulfitoxidase: sulfite oxidase.
Sulfobromphthalein: sulfobromophthalein.
Sulfocysteinurie: sulfocysteinuria.
Sulfon: sulfone.
Sulfonamide: sulfonamides; sulfa drugs.
Sulfonamidgrieß: sulfonamide gravel.
Sulfonamidpurpura: sulfonamide purpura.
Sulfonylharnstoff: sulfonyl urea; sulfourea.
Sulfosalicylsäure: sulfosalicylic acid.
Sulfoxid: sulfoxide.
Sulfozysteinurie: sulfocysteinuria.
Sulfur: sulfur. – **S. depuratum:** purified s.; washed s. – **S. praecipitatum:** precipitated s.; milk of s. – **S. sublimatum:** sublimed s.; flowers of s.
sulfuricus: sulfuric; sulfurated.
Sulkowitch* Probe: Sulkowitch's test.
Sulproston: sulprostone.
Sumach: sumac.
Summation: summation.
Summationseffekt: summation effect; cumulative e.; additive e.
Summationsgalopp: summation gallop.
Summationsgift: cumulative poison.

Sumpffieber: malaria.
Super-: super-; hyper-.
Superantigen: superantigen (e.g. toxic shock syndrome toxin = TSST).
Superazidität: superacidity; hyperacidity.
Supercilium: supercilium; eyebrow.
Super-Ego: superego.
Superfecundatio: superfecundation.
Superfetatio: superfetation; hypercyesis.
superficialis: superficial.
Superficies: surface; superficies.
Supergen: supergene.
Superhelix: superhelix.
Superimprägnation: superimpregnation.
Superinfektion: superinfection.
superior: superior.
Supermaskulinität: supermale.
Superoxid: superoxide; peroxide.
Superoxiddismutase: superoxide dismutase; hemocuprein.
Superpositionseffekt: effect of superposition.
Superschraube: supercoil; superhelix.
Superweibchen: superfemale(s).
Supination: supination.
Supinationsfraktur: supination fracture.
Suppositorium: suppository.
Suppressio, Suppression: suppression.
Suppressionstest: suppression test.
Suppressor: suppressor.
Suppressorgen: suppressor gene.
Suppressorzelle: suppressor T cell.
Suppuratio: suppuration; purulence; pus formation.
suppurativ: suppurative; suppurant.
supraapikal: supra-apical.
supradiaphragmaticus: supradiaphragmatic.
Supraduktion: supraduction.
supradural: epidural; extradural.
supraglottisch: supraglottic.
supraklavikulär: supraclavicular.
suprakondylär: supracondylar.
supramalleolär: supramalleolar.
supranukleär: supranuclear.
supraorbital: supraorbital.
Supraorbitalneuralgie: supraorbital neuralgia.
suprapubisch: suprapubic.
suprarenal: suprarenal.
supraskapulär: suprascapular.
supraspinal: supraspinal.
supraspinalmotorisches System: supraspinal motor system.
supraspinatus: supraspinous.
suprasternal: suprasternal; episternal.
supratentoriell: supratentorial.
supraumbilikal: supraumbilical.
supravaginal: supravaginal.
supravalvulär: supravalvular.
supraventrikulär: supraventricular.
supravital: supravital.
Supravitalfärbung: supravital stain.
Sura: calf (of the leg); sura.
sural(is): sural.
Suramin: suramin.
Surditas: surdity; deafness. – **S. psychica:** psychic deafness; auditory agnosia. – **S. verbalis:** word deafness; sensory aphasia.
Surdomutitas: deaf-mutism; surdomutism.
Surrogat: surrogate.
Surrogatmutter: surrogate mother.
Suspension: suspension.
Suspensorium: suspensory.
Sustentaculum: sustentaculum; support.
Susurrus: murmur. – **S. aurium:** tinnitus.
Suszeptivität: susceptibility.
Sutton* Phänomen: Sutton's nevus; halo nevus.
Sutura, Sutur: suture. – **S. coronalis:** coronal s.; frontoparietal s. – **S. frontalis:** frontal s.; metopic s.; mediofrontal s. – **S. lambdoidea:** lambdoid s.; occipitoparietal s. – **S. sagittalis:** sagittal s.; interparietal s.; longitudinal s.
Suxamethoniumchlorid: suxamethonium chloride.
SV: SV (Simian virus).
Svedberg* Methode: Svedberg's flotation method.
Swaarts*(-Conant*) Färbung: Swaarts-Conant stain.
Swan*-Ganz* Katheter: Swan-Ganz catheter.
Sweet* Syndrom: Sweet's syndrome.
Swenson* Operation: Swenson's procedure.
S/W-Komplex: spike-wave complex.
Swyer* Syndrom: pure gonadal dysgenesis.
Swyer*-James* Syndrom: Swyer-James syndrome.
Sychnurie: sychnuria; pollakiuria.

Sycosis (barbae): sycosis (barbae).
Sykose: sycosis.
syllabaris: syllabic.
Sylvius* Aquädukt: sylvian aqueduct. – **S.* Furche:** sylvian fissure.
Symbiont: symbiont; symbiote; commensal.
Symbiose: symbiosis.
Symblepharon: symblepharon.
Symbol: symbol.
Symbolagnosie: symbol agnosia.
Symbolhandlung: symbolism.
Symbolisation: symbolization.
Symbolophobie: symbolophobia.
Symbrachydaktylie: symbrachydactyly.
Symmelie, Sym(m)elus: symmelia; sym(m)elus.
Symmetrie: symmetry.
Sympathalgie: sympatheticalgia.
Sympathektomie: sympathectomy. – **S., chemische:** chemical s. – **S., periarterielle:** periarterial s.
sympathetisch: sympathetic; sympathic.
Sympathie: sympathy; empathy.
Sympathikolyse: sympath(ic)olysis.
Sympathikotomie: sympathectomy.
Sympathikotonie: sympath(et)icotonia.
Sympathikotonus: tone of sympathetic system; sympathicotonia.
Sympathikotripsie: sympathicotripsy.
Sympathikus: sympathicus; sympathetic (nervous) system.
Sympathikusblockade: sympathetic blockade.
Sympathikuslähmung: sympathetic paralysis.
Sympathikussyndrom: cervical sympathetic syndrome.
sympathisch: sympathetic; sympathic.
Sympathoblast: sympath(ic)oblast.
Sympathoblastom: sympathoblastoma.
Sympathogonie: sympathogonium.
Sympathogoniom: sympathogonioma.
Sympatholyticum, -lytikum: sympatholytic.
Sympathomimeticum, -tikum: sympathomimetic.
Symphalangismus, Symphalangie: symphalangism.
Symphyse: symphysis.
Symphysendehiszenz: symphysiolysis.
Symphysenruptur: rupture of symphysis.
Symphysenzeichen: Brudzinski's sign.
Symphyseotomie: symphysiotomy; symphysiectomy.
Symphysis: symphysis. – **S. cartilaginea:** fibrocartilaginous joint; synchondrosis. – **S. intervertebralis:** intervertebral disk.
Symplasma: symplasm; syncytium.
Sympodie: sympodia.
Symptom: symptom. – **S., objektives:** objective s. – **S., pathognomonisches:** pathognomonic s. – **S., subjektives:** subjective s.; rational s.
Symptomatik: sem(e)iotics; symptomatology.
symptomatisch: symptomatic.
Symptomatologie: symptomatology; sem(e)iology.
Symptomenkomplex: symptom complex; syndrome.
Synadelphus: synadelphus.
Synärese: syneresis.
Synästhesalgie: synesthesialgia.
Synästhesie: synesthesia.
Synalgie: synalgia; referred pain.
Synapse: synapse; synaptic junction. – **S., axoaxonale:** axoaxonic s. – **S., axodendritische:** axodendritic s. – **S., axosomatische:** axosomatic s. – **S., elektrische:** electrogenic s.
Synapsengift: synaptic poison.
Synapsenmembran: synaptolemma.
Synapsis: synapsis.
Synaptosom: synaptosome.
Synarthrosis: synarthrosis.
Syncheilie: synchilia.
Synchisis corporis vitrei: synchysis.
Synchondrose: synchondrosis.
synchron: synchronous; simultaneous.
Synchronie, Synchronismus: synchrony; synchronism.
Synchronisation: synchronization; synchronizing.
Synchronisationstherapie: synchronizing antineoplastic chemotherapy.
Synchrotron: synchrotron.
Syncretio: syncretio.
Syndaktylie: syndactylism.
Syndese: syndesis.
Syndesma: ligament.
Syndesmektomie: syndesmectomy.
Syndesmitis: syndesmitis.
Syndesmophyt: syndesmophyte.
Syndesmosis: syndesmosis.

Syndrom: syndrome. – **S. der abführenden Schlinge:** efferent loop s. – **S. der blauen Windeln:** blue diaper s. – **S. der blinden Schlinge:** blind loop s. – **S. der eingedickten Galle:** inspissated bile s. – **S. des geschlagenen Kindes:** battered child syndrome. – **S. der inadäquaten ADH-Sekretion:** s. of inappropriate antidiuretic hormone (SIADH). – **S. der leeren Sella:** empty sella s. – **S. des Minimalhirnschadens:** minimal cerebral palsy (MCP); minimal brain damage s. – **S. der unruhigen Beine:** restless legs s. – **S. der verbrühten Haut:** staphylococcal scalded skin s. (SSSS). – **S. der zuführenden Schlinge:** afferent loop s.
Synechie: synechia.
Synechiotomie: synechotomy.
Synergie: synergy; synergia.
Synergismus: synergism.
Synergist: synergist.
Syngamie: syngamy.
syngen(etisch): syngeneic.
Synhairese: syneresis.
Synkarzinogenese: cocarcinogenesis.
Synkinese: synkinesis.
Synklitismus: synclitism.
synkopal: syncopal.
Synkope: syncope; fainting. – **S., kardiale:** cardiac s. – **S., konvulsive:** convulsive s. – **S., vagovasale:** vasovagal s.
synonym: synonymous.
Synonym: synonym.
Synophrys: synophrys.
Synophthalmie: synophthalmia; synophthalmus.
Synopsie: synopsia.
Synoptophor, Synoptoskop: synoptophore; synoptoscope.
Synorchidie: synorchidism; synorchism.
Synostose, Synostosis: synostosis. – **S. cleidocranialis:** Klippel-Feil syndrome. – **S., prämature:** premature s.
Synovia: synovial fluid; synovia.
Synovialektomie: synovectomy.
Synovialhernie: synovial hernia.
synovial(is): synovial(is).
Synovialitis: synovitis. – **S. purulenta:** purulent s.; suppurative arthritis. – **S. serosa:** serous s. – **S. sicca:** dry s.; s. sicca. – **S. tendinosa:** tendinous s.; vaginal s. – **S. tuberculosa:** tuberculous s. – **S. vaginalis:** vaginal s.; tendinous s.
Synovi(al)om: synovialoma; synovioma.
Synovialsarkom: synovial sarcoma.
Synovitis: synovitis.
Synoviorthese: synoviorthesis.
Syntaxis: syntaxis; motor coordination.
Synthase: synthase.
Synthese: synthesis.
Synthetase: synthetase; ligase.
synthetisch: synthetic.
synton: syntonic.
Syntopie: syntopy.
Syntropie: syntropy.
Synulosis: synulosis.
Synzephalus: syncephalus.
synzytial: syncytial.
Synzytiotrophoblast: syn(cytio)trophoblast.
Synzytium: syncytium.
Syphilid: syphilid(e).
Syphilis: syphilis; lues. – **S., angeborene:** congenital s.; prenatal s. – **S. d'emblée:** s. d'emblée. – **S., endemische:** endemic s. – **S., latente:** latent s. – **S., zerebrospinale:** cerebrospinal s.
Syphilis-Antikörper: 1) reagins; **2)** treponemal antibodies.
Syphilis-Reaktionen: serologic tests for syphilis (S.T.S.).
Syphilisspirochäte: Treponema pallidum.
Syphiloderma: syphiloderm(a).
syphilogen: caused by syphilis; syphilitic; luetic.
Syphilom: syphiloma; gumma.
Syphilophobie: syphilophobia; syphilomania.
Syringadenom: syringadenoma.
Syringektomie: syringectomy.
Syringitis: syringitis.
Syringobulbie: syringobulbia.
Syringom: syringoma.
Syringomyelie: syringomyelia.
Syringotomie: syringotomy.
Syringozystom: syringocystoma.
Syrinx: syrinx.
Syssarcosis: syssarcosis.
System(a): system. – **S. lymphaticum:** lymphatic s. – **S. nervosum:** nervous s.
Systematik: systematology; systematization.
systematisch: systematic.
Systematrophie: atrophy of an organ system.

Systemblutdruck: systemic blood pressure.
Systemerkrankung: system(ic) disease.
Système internationale (d'unités): Système Internationale d'Unités.
systemisch: systemic.
Systemmykose: systemic mycosis.
Systemreaktion: systemic reaction.
Systole: systole.
Systolikum: systolic murmur.
systolisch: systolic.
Syzygium: syzygy.
S-Zacke: S wave.
Szintigramm: scintigram; scintiscan; radioisotope scan.
Szintigraphie: scintigraphy; scintiscanning; radioisotope scanning.
Szintillation: scintillation.
Szintillationskamera: gamma camera; scintillation camera.
Szintillationskristall: scintillation crystal.
Szintillationszähler: scintillation counter; scintillascope.
Szintillator: scintillator.
Szirrhus: scirrhus.

T

T (Temperatur)**:** T (temperature).
t (temporal)**:** t (temporal).
$T_{1/2}$, $t_{1/2}$ (Halbwertszeit)**:** $T_{1/2}$; $t_{1/2}$ (half-life).
T_3 (Trijodthyronin)**:** T_3 (triiodothyronine).
T_4 (Tetrajodthyronin)**:** T_4 (tetraiodothyronine).
Ta (Tantal)**:** Ta (tantalum).
Tabak: tobacco.
Tabakmosaikvirus, TMV**:** tobacco mosaic virus (TMV).
Tabaksbeutelnaht: purse-string suture.
Tabakstaublunge: tabacosis pulmonum.
Tabakvergiftung: tobacco poisoning; tabacosis; tabagism.
Tabanidae: Tabanidae.
Tabardillo-Fieber: tabardillo.
Tabatière: tabatière; »anatomical snuffbox«.
Tabella: tabella; tablet.
Tabelle: table; chart.
Tabes: tabes. – **T. dorsalis:** t. dorsalis; locomotor ataxia.
Tabikerblase: tabetic bladder.
tabisch: tabetic; tabic.
Tablette: tablet.
Taboparalyse: taboparesis; taboparalysis.
Tabula: table.
Tabuletta: tablet. – **T. obducta:** coated t.
Tabun: tabun.
Taches: taches; spots. – **T. blanches:** white s. – **T. bleues:** blue s. – **T. laiteuses:** milky s. – **T. noires:** black s.
Tachyarrhythmie: tachyarrhythmia.
Tachyarrhythmie-Bradykardie-Syndrom: tachycardia-bradycardia syndrome; sick sinus syndrome.
tachykard: tachycardiac.
Tachykardie: tachycardia. – **T., paroxysmale:** paroxysmal t. – **T., supraventrikuläre:** paroxysmal supraventricular t. – **T., ventrikuläre:** ventricular t.
Tachykinin: tachykinin.
Tachylalie: tachylalia.
Tachyphagie: tachyphagia.
Tachyphylaxie: tachyphylaxis.
Tachypnoe: tachypnea.
Tachysterin, Tachysterol: tachysterol.
tachytroph: tachytrophic.
Tactus: touch.
Taenia: *anat* tenia; taenia; *helm* Taenia; tapeworm. – **T. saginata:** T. saginata; beef tapeworm. – **T. solium:** T. solium; pork tapeworm.
Taeniasis: taeniasis.
Taenicida, Taenifuga: taeniacides; taeniafuges.
Tänie: tenia; taenia.
Tätowierung: tattooing.
Täuschung: delusion; illusion.
Tagangst: day terrors; pavor diurnus.
Tagblindheit: day blindness.
Tagesdosis: daily dose.
Tagesklinik: day hospital.
Tagesmaximaldosis: maximum daily dose.
Tagesprofil: diurnal profile.
Tagesrhythmus: diurnal rhythm; circadian rhythm.
T-Agglutination: T-agglutination.
Tag-Nacht-Rhythmus: circadian rhythm.
Tagtraum: daydream.
Taille: waist.
Takahara* Krankheit: Takahara's disease; acatalasia.
Takata*-Ara* Reaktion: Takata-Ara test.
Takayasu* Krankheit: Takayasu's arteritis; pulseless disease.
taktil: tactile.
Talalgie: talalgia.
talaris: talar.
Talcum: talc; talcum.
Talg: sebum.
Talgdrüsen: sebaceous glands.
Talgdrüsenadenom: sebaceous adenoma.
Talgdrüsenentzündung: acne.
Talgdrüsennävus: sebaceous nevus.
Talgdrüsenzyste: sebaceous cyst.
Talgfluß: seborrhea.
Talgsekretion: sebaceous secretion.
Talk, Talkum: talc; talcum.
Talkose: talcosis.
Talkumgranulom: talc granuloma.

Talma* Operation: Talma's operation. – **T.* Syndrom:** Talma's disease; myotonia acquisita.
Talpa: talpa.
Talus: talus; ankle bone.
Talusluxation: talar luxation.
Tamoxifen: tamoxifen.
Tampon: tampon.
Tamponade: tamponade; tamponing.
Tandem-Satelliten: tandem satellites.
Tangentialfasern: tangential fibers.
Tangier-Krankheit: Tangier disease; alpha-lipoprotein deficiency.
Tanizytom: spongioblastoma.
Tannat: tannate.
Tanner* Operation: Tanner's operation.
Tannin: tannin; tannic acid.
Tanninbehandlung: tanning.
Tantal: tantalum.
T-Antigen: T antigen.
tapetoretinal: tapetoretinal.
Tapia* Syndrom: Tapia's syndrome.
Tapirlippe: tapiroid lip.
Tarantel: tarantula.
Tardieu* Flecken: Tardieu's spots.
tardiv, tardus: tardive.
Tardivepidemie: delayed epidemic.
Targetzelle: target cell.
tarsal: tarsal.
Tarsalgie: tarsalgia.
Tarsalia: tarsal bones; tarsalia.
Tarsaltunnel: tarsal tunnel.
Tarsaltunnelsyndrom: tarsal tunnel syndrome.
Tarsitis: tarsitis; blepharitis.
Tarsorrhaphie: tarsorrhaphy.
Tarsotomie: tarsotomy.
Tarsus: tarsus.
Tartrat: tartrate.
Tart-Zelle: tart cell.
Tasche: pocket; pouch.
Taschenband: vestibular ligament.
Taschenfalte: vestibular fold.
Taschenklappe: semilunar valve.
Taschenmesserphänomen: clasp-knife phenomenon.
Tasikinesie: tasikinesia.
Tast-: tactile.
Tastballen: tactile toruli.
Tastblindheit: tactile agnosia; astereognosis.
Tastempfindung: tactile sensation.
Tastkörperchen: tactile bodies; Meissner's corpuscles.
Tastlähmung: tactile anesthesia.
Tastrezeptor: tactile receptor.
Tastsinn: sense of touch; taction.
Tastzentrum: tactile system.
TAT (Tetanusantitoxin)**:** T.A.T. (tetanus antitoxin).
Tatzenhand: clawhand.
taub: deaf; numb.
Taubblindheit: deaf-blindness.
Taubenkrätze: pigeon itch.
Taubenzüchterlunge: pigeon-breeder's disease.
Taubheit: deafness.
Taubstummheit: deaf-mutism.
Taucherkrankheit: caisson disease; diver's paralysis.
Taucherunfall: diving accident.
Tauchkropf: diving goiter.
Tauchreflex: diving reflex.
Taufliege: fruit fly; Drosophila melanogaster.
Taurin: taurine.
Taussig*-Bing* Syndrom: Taussig-Bing syndrome.
Tautologie: tautology.
Tautomerie: tautomerism.
Tautreten: dew cure.
Tawara* Knoten: atrioventricular node; Tawara's node.
Taxie: motor coordination.
Taxin: taxine.
Taxis: taxis.
Taxon: taxon; taxonomic group.
Taxonomie: taxonomy.
Tay* Fleck: Tay's spot; cherry-red spot.
Tay*-Sachs* Syndrom: Tay-Sachs disease; G_{M2} gangliosidosis.
Tb, Tbc, Tbk (Tuberkulose)**:** TB; T.b. (tuberculosis).
TBG (Thyroxin-bindendes Globulin)**:** TBG (thyroxine-binding globulin).
TBP, TBPA (Thyroxin-bindendes Präalbumin)**:** TBPA (thyroxine-binding prealbumin).
Tc (Technetium)**:** Tc (technetium).
T-Drain: T-tube; T drain.
Te (Tellur)**:** Te (tellurium).
T-Ebene: T-plane.
Technetium: technetium.
Technik: technique; technology.
tectorius: tectorial.

Tectum mesencephali: tectum mesencephali.
Tee: tea.
Teer: tar.
Teerakne: pitch acne; acne picealis.
Teerkrebs: tar cancer.
Teermelanose: tar melanosis.
Teerstuhl: tarry stool.
Teerwarze: pitch wart.
Teerzyste: chocolate cyst.
T-Effektor-Zelle: T effector cell.
TEG (Thrombelastogramm)**:** thromboelastogram.
Tegmen: tegmen.
tegmental: tegmental.
Tegmentum: tegmentum.
Teichmann* Kristalle: Teichmann's crystals.
Teichoinsäure, Teichonsäure: teichoic acid.
Teichopsie, Teichoskopie: teichopsia; scintillating scotoma.
Teil: part; portion.
Teil-: partial.
Teilchen: particle.
Teilchenbeschleuniger: particle accelerator.
Teilchenstrahlung: corpuscular radiation.
Teilprothese: partial denture.
Teilung: division; cleavage.
Teilungsebene: cleavage plane.
Tein: theine.
Tektonik: tectonics.
Tela: tela.
Telarche: thelarche.
Teleangiektasie: telangiectasia; telangiectasis. – **T. hereditaria haemorrhagica:** hereditary hemorrhagic t.; Osler-Weber-Rendu disease.
Telecurietherapie, Telegammatherapie: telecurietherapy.
Telegrammstil: jargon aphasia; syntactic a.
Telekanthus: telecanthus.
Telekobalttherapie: telecobalt therapy.
Telemetrie: telemetry.
Telencephalon: telencephalon; endbrain.
Teleologie: teleology.
Teleopsie: teleopsia.
Teleskop: telescope.
teleskopartig: telescopic.
Telethermographie: telethermography.
Tellur: tellurium.
Tellurit-Nährboden: tellurite culture medium.
Telodendron: telodendron; telodendrite.
Telogenhaar: telogen hair.
telolezithal: telolecithal.
Telomer: telomere.
Telophase: telophase.
telozentrisch: telocentric.
Temperament: temperament.
Temperatur: temperature.
Temperaturempfindung: temperature perception; t. sensation.
Temperaturmethode: basal body temperature charting.
Temperaturregulation: thermoregulation.
Temperaturrezeptor: thermoreceptor.
Temperatursinn: temperature sense.
Temperaturskala: temperature scale.
temperent: temperate.
Tempora: temples.
temporär: temporary.
temporal(is): temporal.
Temporallappen: temporal lobe.
Temporallappen-Epilepsie: temporal lobe epilepsy.
Temporallappen-Syndrom: temporal lobe syndrome.
Temporalpunkt: temporal nerve pressure point.
temporo-: temporo-.
Tempus: time; *anat* temple.
Tenalgia crepitans: tenalgia crepitans.
Tenazität: tenacity.
tendineus: tendinous.
Tendinitis: tendinitis.
tendinosus, tendinös: tendinous.
Tendo: tendon. – **T. calcaneus:** Achilles tendon.
Tendo-: tendo-; teno-.
Tendodynie: tenodynia; tenalgia.
Tendolyse: tendolysis.
Tendopathie: tendopathy.
Tendovaginitis, Tendosynovitis: tenosynovitis; tendovaginitis. – **T. crepitans:** t. crepitans. – **T. stenosans:** t. stenosans; (de) Quervain's disease.
Tenesmus: tenesmus.
Tenia: tenia.
Tennisbein: tennis leg.
Tennisellenbogen: tennis elbow; lateral epicondylitis.
Tenodese: tenodesis.
Tenon: tendon.

T

Tenon* Faszie, Kapsel: Tenon's capsule. – **T.* Raum:** T.'s space.
Tenonektomie: tenonectomy.
Tenonitis: tenonitis.
Tenonto-: tenonto-; teno-; tendo-.
Tenorezeptor: tenoreceptor.
Tenorrhaphie: tenorrhaphy.
Tenosynovitis: tenosynovitis.
Tenotom: tenotome.
Tenotomie: tenotomy.
TENS (transkutane elektrische Nervenstimulation): TENS (transcutaneous electrical nerve stimulation).
Tensid: tenside; surfactant.
Tension: tension.
Tensor: tensor.
tensus: tense.
Tentamen suicidii: attempted suicide.
tentoriell: tentorial.
Tentorium: tentorium (cerebelli).
Tentoriumblutung: tentorial hemorrhage.
Tentoriumdruckkonus: tentorial pressure cone.
Tentoriumriß: tentorial rupture.
Tentoriumschlitz: tentorial notch.
Teonanacatl: psilocybe mushroom.
TEP (Tetraäthylpyrophosphat): TEPP (tetraethylpyrophosphate).
TEP (Totalendoprothese): total prosthetic replacement.
TEPA (Triäthylenphosphoramid): TEPA (tetraethylenephosphoramid).
Terasaki* Test: lymphocytotoxicity test.
Terata: teratism.
Teratoblastom: teratoblastoma.
Teratogenese: teratogenesis; teratogeny.
teratogen(etisch): teratogenic; teratogenetic.
Teratogenität: teratogenicity.
Teratoid: teratoid.
Teratokarzinom: teratocarcinoma.
Teratologie: teratology.
Teratom: teratoma.
Teratospermie: teratospermia.
Terbutalin: terbutaline.
Terebinthina: turpentine.
terebrans: terebrant.
teres: teres.
Terfenadin: terfenadine.
terminal: terminal.
Terminalebene: terminal plane.
Terminalhaar: terminal hair.
Terminalkörperchen: terminal corpuscles; nerve ending.
Terminatio: termination.
Terminatorcodon: terminator codon.
terminolateral: end-to-side; terminolateral.
Terminologie: terminology; nomenclature.
terminoterminal: end-to-end; terminoterminal.
Terminus: terminus; term.
Termon: termone.
Terpen: terpene.
Terpentin: turpentine.
Terra: earth.
Terry* Syndrom: Terry's syndrome.
tertiär: tertiary.
Tertiärfollikel: tertiary follicle.
Tertiärstadium: third stage.
Tertiärstruktur: tertiary structure.
Tertiana: tertian malaria.
tertian(us): tertian.
tertius: third.
Tesla: tesla (T).
Test: test.
Testantigene: test antigens.
Testantitoxin: test antitoxin.
Testerythrozyten: test red blood cells.
Testes: testes; testicles.
testicularis: testicular.
Testikel, Testiculus: testicle.
testikulär: testicular.
Testis: testis; testicle.
Testorganismus, Testkeim: test organism; test agent.
Testosteron: testosterone.
Testovarium: ovotestis.
Testserum: test serum.
Teststreifen: test strip; dipstick.
Testudo: figure-of-eight bandage.
Tetania, Tetanie: tetany. – **T., latente:** latent t. – **T., manifeste:** manifest t. – **T. neonatorum:** neonatal t. – **T., rachitogene:** rachitic t.; spasmophilia.
Tetaniegesicht: risus sardonicus; tetanic face.
tetaniform: tetaniform.
tetanisch, tetanicus: tetanic.
tetanisierend: tetanizing.
tetanoid: tetanoid.
Tetanolysin: tetanolysin.
Tetanospasmin: tetanospasmin.
Tetanus: tetanus. – **T. neonatorum:** t. neonatorum.

Tetanus-Antitoxin: tetanus antitoxin.
Tetanusbazillus: tetanus bacillus; Clostridium tetani.
Tetanusimmunglobulin: tetanus immune globulin.
Tetanusprophylaxe: tetanus prophylaxis.
Tetanusserum: antitetanic serum; tetanus antitoxin.
Tetanustoxin: tetanus toxin.
Tetanustoxoid: tetanus toxoid.
Tetraäthylammoniumbromid: tetraethylammonium bromide (TEAC).
Tetraäthylpyrophosphat: tetraethylpyrophosphate (TEPP).
Tetrachloräthylen: tetrachloroethylene.
Tetrachlorkohlenstoff: carbon tetrachloride.
Tetracosactid: tetracosactide.
Tetracyclin: tetracycline.
Tetrade: tetrad.
tetragen: tetragenous.
Tetrahydrocannabinol: tetrahydrocannabinol.
Tetrahydrofolsäure: tetrahydrofolic acid.
Tetrajodthyronin: tetraiodothyronine (T_4); thyroxine.
Tetralogie: tetralogy.
Tetramastie: tetramazia; tetramastia.
tetramer: tetrameric; tetramerous.
Tetraodon-Vergiftung: tetraodontoxism; tetrodotoxism.
Tetraparese: tetraparesis.
Tetrapeptid: tetrapeptide.
Tetraplegie: quadriplegia; tetraplegia.
Tetraploidie: tetraploidy.
Tetrasomie: tetrasomy.
Tetrathionat: tetrathionate.
Tetravakzine: tetravaccine.
Tetrazol: tetrazolium.
Tetrazyklin: tetracycline.
Tetrazyklinnephropathie: tetracycline nephropathy.
tetrazyklisch: tetracyclic.
Tetrodotoxin: tetrodotoxin.
Tetrose: tetrose.
Tetrylammoniumbromid: tetrylammonium bromide; tetramon.
Teutschländer* Syndrom: Teutschlaender's syndrome.
Textur, Textus: texture.
T-Faktor (Transfer-Faktor)**:** transfer factor.
T-Fraktur: T fracture.
TGA (Transposition der großen Arterien)**:** transposition of great vessels.
Th (Thorium)**:** Th (thorium).
Thalamencephalon: thalamencephalon; diencephalon.
thalamisch: thalamic.
Thalamotomie: thalamotomy.
Thalamus: thalamus.
Thalamushand: thalamic hand.
Thalamusstarre: thalamic rigidity.
Thalamus-Syndrom: thalamic syndrome.
Thalassaemia, Thalassämie: thalassemia. – **Th. major:** th. major; Cooley's anemia. – **Th. minor:** th. minor. – **Th. minima:** sickle-cell th.
Thalassotherapie: thalassotherapy.
Thalidomid-Embryopathie: thalidomide embryopathy.
Thallium: thallium.
Thalliumvergiftung: thallium poisoning; thallitoxicosis.
THAM (Trometamol)**:** THAM (tromethamine).
thanatognomonisch, thanatognostisch: thanatognomonic.
Thanatologie: thanatology.
Thanatophobie: thanatophobia; necrophobia.
thanatophor: thanatophoric.
Thayer*-Martin* Medium: Thayer-Martin medium.
Thebain: thebaine.
Thebesius* Klappe: thebesian valve.
Theca: theca folliculi.
Theileriose: theileriasis.
Thein: theine.
Theka: theca.
Theka-Luteinzelle: theca-lutein cell.
Thekazelle: theca cell.
Thekazelltumor, Thekom: theca cell tumor; thecoma.
Thelalgie: thelalgia.
Thelarche: thelarche.
Thelaziasis: thelaziasis.
Thelitis: thelitis.
Thelorrhagie: thelorrhagia.
Thenar: thenar; thenar eminence.
Theobromin: theobromine.
Theomanie: theomania.
Theophyllin: theophylline.
Theorie: theory.
Therapeut: therapist.
Therapeutikum: therapeutic.

therapeutisch: therapeutic.
Therapia magna sterilisans: therapia sterilisans magna; Ehrlich's method.
Therapie: therapy; treatment; therapeutics. – **Th., adjuvante:** adjuvant th. – **Th., chirurgische:** surgical treatment. – **Th., kausale:** causal treatment. – **Th., konservative:** conservative treatment. – **Th., spezifische:** specific th. – **Th., symptomatische:** symptomatic treatment.
Therapieplan: treatment plan.
Therapieresistenz: resistance to therapy.
thermal: thermal.
Thermalbad: thermal spa.
Thermalgesie: therm(o)algesia.
Thermalquelle: thermal spring.
Thermanästhesie: therm(o)anesthesia.
Thermhyperästhesie: therm(o)hyperesthesia.
thermisch: thermic.
Thermode: thermode.
Thermodilutionsmethode: thermodilution method.
Thermoelement: thermocouple; thermopile.
thermogen: thermogenous; thermogenic.
Thermographie: thermography.
Thermokaustik: thermocautery.
Thermokauter: thermocautery.
Thermokoagulation: thermocoagulation.
thermolabil: thermolabile.
Thermometer: thermometer.
Thermopenetration: thermopenetration; diathermy.
thermophil: thermophilic.
Thermophile: thermophils.
Thermophor: thermophore.
Thermoplegie: thermoplegia; heatstroke.
Thermopräzipitation: thermoprecipitation.
Thermoregulation: thermoregulation; heat regulation.
thermoresistent: thermoresistant.
Thermorezeptor: thermoreceptor.
Thermosonde: thermistor; depth thermometer.
thermostabil: thermostabile.
Thermostat: thermostat.
Thermotaxis: thermotaxis.
Thermotherapie: thermotherapy.
thermotolerant: thermotolerant.
Thesaurismose: thesaurismosis; storage disease.
Theta-Welle: theta wave.
Thévenard* Syndrom: Thévenard's syndrome; primary acrodystrophic neuropathy.
Thevetin: thevetin.
Thiabendazol: thiabendazole.
Thiamazol: thiamazole; methimazole.
Thiamin: thiamine; vitamin B_1.
Thiaminpyrophosphat: thiamine pyrophosphate; cocarboxylase.
Thiamphenicol: thiamphenicol.
Thiazide: thiazides.
Thiazine: thiazines.
Thiazol: thiazole.
Thibierge*-Weissenbach* Syndrom: Thibierge-Weissenbach syndrome.
Thieffry*-Shurtleff* Syndrom: Thieffry-Shurtleff syndrome.
Thiemann* Syndrom: Thiemann's disease.
Thiersch* Lappen: Thiersch's graft.
Thigmotaxis: thigmotaxis.
Thinner-Sucht: glue-sniffing.
Thioalkohol: thioalcohol; mercaptan.
Thiobacillus: Thiobacillus.
Thiobarbiturat: thiobarbiturate.
Thiochrom: thiochrome.
Thioctsäure: thioctic acid.
Thiocyanat: thiocyanate.
Thioester: thioester.
Thioglykolat-Nährmedium: thioglycolate culture medium.
Thioguanin: thioguanine.
Thioharnstoff: thiourea; thiocarbamide.
Thiol: thiol.
Thionin: thionin.
Thiopental-Natrium: thiopental sodium.
Thioridazin: thioridazine.
Thiosäure: thioacid.
Thioschwefelsäure: thiosulfuric acid.
Thiosemicarbazon: thiosemicarbazone.
Thiosulfat: thiosulfate.
Thiotepa: thiotepa.
Thiouracil: thiouracil.
Thiourea: thiourea.
Thixotropie: thixotropy.
Thoma*-Zeiss* Kammer: Thoma-Zeiss counting chamber; Abbé-Zeiss apparatus.
Thomas* Schiene: Thomas splint.
Thomas* Syndrom: (André) Thomas' syndrome.
Thomayer* Zeichen: Thomayer's sign.

Thompson* Test: Thompson's test.
Thompson*-Nelson*-Grobelny* Syndrom: mucopolysaccharidosis VII.
Thomsen* Antigen: Thomsen's antigen.
Thomsen* Schiene: Thomsen's splint.
Thomsen* Syndrom: Thomsen's disease; congenital myotonia.
Thomsen* Zeichen: Thomsen's pain signs.
Thomson* Syndrom: Thomson's syndrome.
Thomson//Walker* Operation: Thomson-Walker operation.
thorakal: thoracic; thoracal.
Thorakalgie: thoracalgia.
Thorakalatmung: thoracic respiration.
Thorakalsyndrom: thoracic syndrome.
Thorakalwirbel: thoracic vertebra.
Thorakobronchotomie: thoracobronchotomy.
Thorakodynie: thoracodynia.
Thorakographie: thoracography.
Thorakokaustik: thoracocautery.
Thorakolyse: thoracolysis.
Thorakopagus: thoracopagus.
Thorakoplastik: thoracoplasty.
Thorakoschisis: thoracoschisis.
Thorakoskop: thoracoscope.
Thorakoskopie: thoracoscopy.
Thorakostomie: thoracostomy.
Thorakotomie: thoracotomy.
Thorakozentese: thora(co)centesis; pleurocentesis.
Thorax: thorax; chest. – **Th. emphysematicus:** barrel-shaped th. – **Th. excavatus:** funnel chest. – **Th., knöcherner:** bony th.
Thoraxatmung: thoracic respiration.
Thoraxdeformität: thoracic deformity.
Thorax-Drainage: thoracic drainage; pleural drainage.
Thoraxempyem: empyema of the chest.
Thoraxkompression: thoracic compression.
Thoraxmagen: thoracic stomach.
Thoraxspalte: thoracoschisis.
Thoraxwandinstabilität: thoracic wall instability.
Thorel* Bündel: Thorel's bundle.
Thorium: thorium.
Thoriumemanation: thorium emanation.
Thorn* Syndrom: Thorn's syndrome. – **Thorn* Test:** Thorn test.
Thoron: thoron.
Threonin: threonine.
Threose: threose.
Thrix: hair.
Thrombagglutination: platelet agglutination.
Thrombangiitis: thromboangiitis. – **Th. obliterans:** th. obliterans; Buerger's disease.
Thrombapherese: thrombapheresis.
Thrombarteriektomie: thrombarterectomy.
Thrombarteriitis: thromboarteritis.
Thrombasthenie: thrombasthenia.
Thrombektomie: thrombectomy.
Thrombelastographie: thrombelastography.
Thrombembolie: thromboembolism; thromboembolia.
thrombembolisch: thromboembolic.
Thrombendarteriektomie: thromboendarterectomy.
Thrombendokarditis: thromboendocarditis.
Thrombin: thrombin.
Thrombinakzelerator: thrombin accelerator; platelet factor.
Thrombininhibitor: thrombin inhibitor.
Thrombinzeit: thrombin time.
Thromboangiitis: thromboangiitis.
Thromboembolie: thromboembolism.
Thrombogenese: thrombogenesis.
β-Thromboglobulin: β-thromboglobulin.
thrombohämorrhagisch: thrombohemorrhagic.
Thrombokinase: thrombokinase.
Thrombolyse: thrombolysis; thromboclasis.
Thrombomodulin: thrombomoduline.
Thrombopathie: thrombopathy; thrombopathia.
Thrombopenie: thrombopenia.
Thrombopherese: thrombocytapheresis.
Thrombophilie: thrombophilia.
Thrombophlebektomie: thrombophlebectomy.
Thrombophlebitis: thrombophlebitis. – **Th. profunda:** deep th. – **Th. superficialis:** superficial th.
Thromboplastin: thromboplastin.
Thromboplastinbildungstest: thromboplastin generation test.
Thromboplastinzeit: thromboplastin time. – **Th., partielle:** partial t. t.
Thrombopoese: thrombopoiesis.

Thrombopoetin: thrombopoietin.
Thrombose: thrombosis. – **Th. par effort:** posttraumatic th.
Thromboseneigung: thrombophilia.
Thrombospondin: thrombospondin.
Thrombosthenin: thrombosthenin.
Thrombotest: thrombotest.
thrombotisch: thrombotic.
Thromboxan: thromboxane.
Thrombozyt: platelet; thrombocyte.
Thrombozytenadhäsion: platelet adhesion.
Thrombozytenagglomeration: platelet agglomeration.
Thrombozytenagglutination: platelet agglutination.
Thrombozytenaggregation: platelet aggregation.
Thrombozytenaggregationshemmer: platelet aggregation inhibitors.
Thrombozytenantigen: thrombocyte antigen.
Thrombozytenantikörper: thrombocyte antibody.
Thrombozytenfaktor: platelet factor.
Thrombozytenkonzentrat: platelet concentrate.
Thrombozytensubstitution: thrombocyte transfusion; platelet transfusion.
Thrombozytenthrombus: (blood) platelet thrombus.
Thrombozytenüberlebenszeit: platelet survival time.
Thrombozytenzählung: platelet count.
Thrombozythämie: thrombocythemia.
Thrombozytolyse: thrombocytolysis.
Thrombozytopathie: thrombo(cyto)pathy.
Thrombozytopenie: thrombocytopenia. – **Th., essentielle:** essential th.; idiopathic th.
Thrombozytopherese: thrombocytapheresis; thrombapheresis.
Thrombozytopoese: thrombocytopoiesis.
Thrombozytose: thrombocytosis.
Thrombus: thrombus; clot. – **Th., gemischter:** laminated th.; mixed th. – **Th., roter:** red th. – **Th., wandständiger:** mural th.; parietal th. – **Th., weißer:** white th.
Thulium (Tm): thulium (Tm).
Thurau* Hypothese: Thurau's hypothesis.
Thylakoid: thylakoid.
Thymektomie: thymectomy.
Thymeretikum: thymeretic.
Thymian: thyme.
thymicus: thymic.
Thymidin: thymidine.
Thymin: thymine; 5-methyl uracil.
Thyminose: deoxyribose.
Thymitis: thymitis.
thymogen: thymogenic.
Thymol: thymol.
Thymoleptikum: thymoleptic.
Thymoltrübungstest: thymol turbidity test.
Thymom: thymoma.
Thymopathie: thymopathy.
Thymopoietin: thymopoietin.
thymopriv: thymoprivous; thymoprivic.
Thymosin: thymosin; thymic hormone.
Thymozyt: thymocyte.
Thymus: thymus; thymus gland.
thymusabhängig: thymus-dependent.
Thymusalymphoplasie: thymic alymphoplasia.
Thymusaplasie: DiGeorge's syndrome; thymic-parathyroid aplasia.
Thymusexstirpation: thymusectomy.
Thymus-Faktor: thymic hormone.
Thymushormon: thymic hormone.
Thymushyperplasie: thymic hypertrophy; enlarged thymus.
Thymushypoplasie: thymus hypoplasia.
Thymuskarzinom: carcinoma of the thymus.
Thymuslymphozyt: thymocyte; T lymphocyte.
Thymus-Serum-Faktor: thymic humoral factor.
Thymussyndrom: (Pende's) hyperthymic syndrome.
Thymustod: mors thymica.
thymusunabhängig: thymus-independent.
Thyreoaplasie: thyroaplasia.
Thyreocalcitonin: (thyro)calcitonin.
Thyreochondrotomie: thyrochondrotomy.
thyreogen: thyrogenic; thyrogenous.
Thyreoglobulin: thyroglobulin.
thyreoglossus: thyroglossal.
thyreohyoideus: thyrohyoid.
Thyreoidea: thyroid; thyroid gland. – **Th. sicca:** dried thyroid.
Thyreoidea-stimulierendes Hormon (TSH): thyroid-stimulating hormone (TSH); thyrotropin.

Thyreoidektomie: thyroidectomy.
Thyreoidismus: thyroidism.
Thyreoiditis: thyroiditis.
Thyreokardiopathie: thyrocarditis; thyrocardiac disease.
Thyreopexie: thyropexy.
thyreopriv: thyroprival.
Thyreose: thyrosis.
Thyreostatikum: antithyroid drug.
Thyreotomie: thyrotomy.
Thyreotoxikose: thyrotoxicosis.
thyreotoxisch: thyrotoxic.
thyreotrop: thyrotropic.
Thyreotropin: thyrotropin; thyroid-stimulating hormone (TSH).
Thyronin: thyronine.
Thyrotrophinum: thyrotrophin; thyrotropin.
Thyroxin: thyroxine (T_4).
Thyroxinbindungskapazität: thyroxine-binding capacity.
TIA (transitorische ischämische Attacke): TIA (transient ischemic attack).
Tiaprid: tiapride.
Tiaprofensäure: tiaprofenic acid.
Tibia: tibia; shinbone.
Tibiaaplasie: tibial aplasia.
Tibiafraktur: tibial fracture.
Tibiakopffraktur: tibial plateau fracture.
tibial: tibial; tibiad.
tibialis: tibialis.
Tibialis-anterior-Syndrom: anterior tibial (compartment) syndrome.
Tibialislähmung: tibial nerve paralysis.
Tibialisphänomen: tibialis sign; Strümpell's sign.
Tibialis-posterior-Reflex: tibialis posterior reflex; tibioadductor reflex.
tibiofemoral: tibiofemoral.
tibiofibular: tibiofibular.
Tic: tic; habit spasm.
Ticarcillin: ticarcillin.
Tick: tic.
Tick-Tack-Rhythmus: tic-tac rhythm.
Tidaldrainage: tidal drainage.
tief: deep.
Tiefe: depth.
Tiefendosis: depth dose.
Tiefenpsychologie: depth psychology.
Tiefenrausch: rapture of the depth.
Tiefenschärfe: depth of focus.
Tiefenschmerz: deep pain.
Tiefensensibilität: proprioception.
Tiefentherapie: deep therapy.
Tiefenwahrnehmung: depth perception.
Tiefkühlplasma: fresh frozen plasma.
Tiefschlaf: deep sleep.
Tiemann* Katheter: Tiemann's catheter.
Tier-: animal; zoo-.
Tierallergen: animal allergen.
Tierfellnävus: hairy nevus; nevus pilosus.
Tierpassage: animal passage.
Tierpathologie: zoopathology.
Tierversuch: animal experiment.
Tietz* Syndrom: Tietz' syndrome.
Tietze* Syndrom: Tietze's syndrome.
Tiffeneau* Test: Tiffeneau test.
Tiger(fell)herz: tabby cat heart.
tigroid: tigroid.
Tigroidschollen: tigroid bodies; Nissl bodies.
Tigrolyse: tigrolysis; chromatolysis.
Tilia: lime (tree).
Tilidin: tilidine.
Timolol: timolol.
Tinctura: tinctura; tincture.
Tinea: tinea; ringworm. – **T. barbae:** t. barbae; barber's itch. – **T. corporis:** t. corporis. – **T. nigra:** t. nigra. – **T. pedis:** t. pedis; athlete's foot.
Tinel* Zeichen: Tinel's sign.
Tine-Test: tine test.
tingibel: tingible.
Tinidazol: tinidazole.
Tinktion: tinction; staining.
Tinktur: tincture.
Tinnitus: tinnitus.
Tintling-Vergiftung: coprinus poisoning.
T-Inversion: inverted T wave.
Tioguanin: thioguanine.
Titan: titanium.
Titer: titer.
Titillatus: titillation.
Titration, Titrieren: titration; titrimetry.
Titubatio: titubation.
TK (Totalkapazität): TLC (total lung capacity).
T-Klemme: T-clamp.
Tl (Thallium): Tl (thallium).
TLC: 1) Dünnschichtchromatographie: thin layer chromatography. **2) Totalkapazität:** total lung capacity.
T-Lymphozyten: T lymphocytes; T cells.
Tm (Thulium): Tm (thulium).
Tm (Transportmaximum der Nieren): Tm (maximal tubular excretory capacity).

TMD (Tagesmaximaldosis)**:** maximum daily dose.
TMP (Thymidinmonophosphat)**:** thymidine monophosphate.
Tn (Thoron)**:** Tn (thoron).
TNM-System: TNM classification.
Tobey*-Ayer* Zeichen: Tobey-Ayer sign.
Tobramycin: tobramycin.
Tobsucht: frenzy.
Tocainid: tocainide.
Tochterblase: daughter cyst.
Tochterchromosom: daughter chromosome.
Tochtergeschwulst: metastasis.
Tochterzelle: daughter cell.
Tocopherol: tocopherol.
Tod: death. – **T., biologischer:** biologic d. – **T., klinischer:** functional d. – **T., plötzlicher:** sudden d.
Todd* Paralyse: Todd's paralysis.
Todesangst: fear of death.
Todesbescheinigung: death certificate.
Todeskampf: death struggle; agony.
Todesursache: cause of death.
Todeszeichen: signs of death.
tödlich: deadly; lethal; fatal.
Togavirus: togavirus.
Toilette: toilet.
Tokogramm: tocogram.
Tokologie: tocology.
Tokolyse: tocolysis.
Tokolytikum: tocolytic (drug).
Tokometrie: tocometry; tocodynamometry.
Tokopherol: tocopherol.
Tolbutamid: tolbutamide.
Tolbutamidtest: tolbutamide tolerance test.
Toleranz: tolerance.
Toleranzdosis: tolerance dose.
Toleranzstadium: level of tolerance.
Toliprolol: toliprolol.
Tollens* Probe: Tollens' test.
Tollkirsche: deadly nightshade; belladonna.
Tollwut: rabies; lyssa.
Tollwut-Immunglobulin: rabies immune globulin (RIG).
Tollwut-Immunserum: rabies immune serum.
Tollwut-Vakzine: rabies vaccine.
Tollwut-Virus: rabies virus; lyssavirus.
Toloniumchlorid: tolonium chloride.
Toluidin: toluidine; aminotoluene.
Toluidinblau: toluidine blue; tolonium chloride.
Toluol: toluene.
Tomes* Fasern, Fortsätze: Tomes' fibers. – **T.* Körnerschicht:** T.' (granular) layer.
Tomogramm: tomogram.
Tomographie: tomography.
Tomometrie: computerized tomography (CT).
Ton: sound; murmur; tone.
Tonaudiometrie: pure tone audiometry.
Tonerde, essigsaure: Burow's solution; aluminum acetate solution.
Tongehör: tone sense.
Tonhöhe: pitch.
de Toni*-Fanconi* Syndrom: Fanconi's syndrome.
Tonikum: tonic.
tonisch: tonic.
tonisch-klonisch: tonic-clonic; tonoclonic.
Tonizität: tonicity.
tonlos: hoarse; toneless.
Tonnenkarzinom: barrel-shaped carcinoma.
Tonnenzähne: Hutchinson's teeth; pegged t.; notched t.
Tonofibrille: tonofibril; tenofibril.
Tonographie: tonography.
Tonometer: tonometer.
Tonometrie: tonometry.
Tonschwelle: sound threshold.
Tonsilla, Tonsille: tonsil. – **T. pharyngea(lis):** pharyngeal t.; Luschka's t.
tonsillaris, tonsillär: tonsillar.
Tonsillektomie: tonsillectomy.
Tonsillenabszeß: (peri)tonsillar abscess.
Tonsillenbelag: tonsil fur.
Tonsillenhyperplasie: tonsillar hyperplasia.
Tonsillenkrypten: tonsillar crypts.
Tonsillitis: tonsillitis.
Tonsillotomie: tonsillotomy.
Tonus: tone; tonus; tonicity.
Tonusdifferenz, vestibuläre: vestibular lateralization of muscle tone.
Tonuserhöhung: hypertonia.
Tonuserniedrigung: hypotonia.
Tonusreflex: tonic reflex.
Tonusstörung: dystonia.
Tonusverlust: loss of tone. – **T., affektiver:** cataplexy. – **T., muskulärer:** loss of muscular tone.

Tonuswechsel: heterotonia.
Tooth* Muskelatrophie: Tooth's atrophy.
Topagnosie: topagnosia; topagnosis; topoanesthesia.
Topektomie: topectomy.
Tophus: tophus.
Topik: topographic anatomy; topology.
topisch: topical.
Topognosie: topognosia; topesthesia.
Topographie: topography.
Topoisomerase: topoisomerase.
Torcular Herophili: torcular Herophili; confluens sinuum.
Torg* Syndrom: Torg's syndrome.
torisch: toric.
Torkildsen* Drainage: Torkildsen's shunt.
Tornwaldt* Krankheit: Tornwaldt's disease.
torpid: torpid.
Torpidität: torpidity.
Torpor: torpor.
torquieren: (to) torque.
torsade de pointes: torsade de pointes; polymorphic ventricular tachycardia.
Torsion: torsion; twisting.
Torsionsbruch: torsion fracture; spiral f.
Torsionsdystonie: torsion dystonia.
torsionsdystonische Syndrome: secondary dystonia.
Torsionsfraktur: torsion fracture; spiral f.
Torsionswinkel: torsion angle.
Torticollis: torticollis; wryneck.
Tortipelvis: tortipelvis.
Tortuositas vasorum retinae: tortuosity of retinal vessels.
Torula: Torula; Cryptococcus.
Torulom: toruloma.
Torulopsis: Torulopsis.
Torulose: torulosis.
Torulus: torulus; papilla.
Torus: torus.
tot: dead.
total: total.
Totalatelektase: total atelectasis.
Totalaufmeißelung: radical surgery of the middle ear.
Totalbestrahlung: whole body irradiation.
Totalendoprothese: total endoprosthesis; total prosthetic replacement.
Totalexstirpation: total hysterectomy.
Totalkapazität: total lung capacity.
Totaloperation: total removal.
Totalprothese: total prosthetic replacement; *dent* complete denture.
Totenflecke: postmortem lividity.
Totenkälte: chill of death.
Totenkranzarterie: pubic branch of the inferior epigastric artery.
Totenkreuz: crossing of rising pulse-curve and dropping temperature-curve.
Totenlade: sequestral cavity.
Totenschau: postmortem examination.
Totenstarre: postmortem rigidity; rigor mortis.
totgeboren: stillborn.
Totgeburt: stillbirth.
Toti* Operation: Toti's operation.
Totraum: dead space.
Totvakzine: inactivated vaccine; killed v.
Touchieren: 1) touch; palpation; digital examination. **2)** cauterization.
Touraine*-Solente*-Golé* Syndrom: hypertrophic osteodermopathy; pachydermoperiostosis; Touraine-Solente-Golé syndrome.
Tourette* Syndrom: (Gilles de la) Tourette's syndrome.
Touristenenteritis, Tourist(ik)a: travellers' diarrhea (TD); turista.
Tournay* Zeichen: Tournay's sign.
Tourniquet: tourniquet.
Tourniquet-Test: tourniquet test.
Towey* Krankheit: maple bark disease.
Toxämie: toxemia; blood poisoning.
Toxicodendron: Toxicodendron.
toxigen: toxi(co)genic.
Toxikum: toxicant; poison.
Toxikämie: toxemia; blood poisoning.
Toxikodermie: toxicoderma; toxicodermatosis.
Toxikoderm(at)itis: toxicodermatitis.
Toxikologie: toxicology.
Toxikomanie: toxicomania.
Toxikon: toxicant; poison.
Toxikose: toxicosis; toxonosis.
Toxin: toxin.
Toxinämie: toxinemia.
Toxineinheit: toxin unit.
Toxinneutralisationstest: toxin neutralization reaction.
Toxintherapie: toxin therapy; toxitherapy.
toxisch: toxic.
Toxisterin: toxisterol.
Toxizität: toxicity.
Toxocara: Toxocara.

toxogen: toxicogenic.
Toxoid: toxoid.
Toxokariasis: toxocariasis.
Toxolysin: toxolysin; antitoxin.
Toxon: toxon.
toxophor: toxophorous.
Toxoplasma: Toxoplasma.
Toxoplasmose: toxoplasmosis.
TPA-Test (Treponema-pallidum-Agglutinationstest): treponema pallidum agglutination test.
TPHA (Treponema-pallidum-Hämagglutination): treponema pallidum hemagglutination.
TPIA (Treponema-pallidum-Immunadhärenz): treponema pallidum immunoadherence.
TPI-Test (Treponema-pallidum-Immobilisationstest): T.P.I. test (treponema pallidum immobilizing test).
TPN (Triphosphorpyridinnukleotid): TPN (triphosphopyridine nucleotide).
TPP (Thiaminpyrophosphat): thiamine pyrophosphate.
TPZ (Thromboplastinzeit): thromboplastin time.
Trabecula: trabecula.
Trabeculae: trabeculae. – **T. carneae:** t. carneae cordis; fleshy t. of heart. – **T. splenicae:** t. lienis; t. of spleen.
Trabekel: trabecula.
Trabekelblase: trabeculated bladder.
trabekulär: trabecular.
Trabekulotomie: trabeculoplasty; goniotomy.
Trachea: trachea; windpipe.
tracheal: tracheal.
Trachealatmen: tracheal breathing.
Trachealdivertikel: tracheal diverticulum; tracheocele.
Trachealfistel: tracheal fistula.
Trachealkanüle: tracheostomy tube.
Trachealknorpel: tracheal cartilage.
Trachealrasseln: tracheal rale.
Trachealsekret: tracheal secretion.
Trachealstenose: tracheal stenosis.
Trachealton: Williams' sign.
Trachealtubus: endotracheal tube.
Tracheitis: tracheitis.
Trachelo-: trachelo-.
tracheobronchial: tracheobronchial.
Tracheobronchitis: tracheobronchitis.
Tracheofissur: tracheofissure.
Tracheomalazie: tracheomalacia.
Tracheo-Ösophagealfistel: tracheoesophageal fistula.
Tracheopathia (chondro)osteoplastica: tracheopathia osteoplastica.
Tracheopathie: tracheopathy.
Tracheorrhagie: tracheorrhagia.
Tracheoschisis: tracheoschisis.
Tracheoskopie: tracheoscopy.
Tracheostenosis: tracheostenosis.
Tracheostoma: tracheostoma.
Tracheostomie: tracheostomy.
Tracheotomie: tracheotomy.
Tracheozele: tracheocele.
Trachitis: trachitis; tracheitis.
Trachom(a): trachoma; granular conjunctivitis; Egyptian ophthalmia.
Trachomaeinschlußkörperchenkonjunktivitis: trachoma inclusion conjunctivitis (TRIC).
trachomatös: trachomatous.
Tractus: tract. – **T. corticospinalis:** corticospinal t.; pyramidal t. – **T. olfactorius:** olfactory t. – **T. opticus:** optic t.
träge: inert; sluggish.
Träger: carrier.
Träne: tear; lacrima.
Tränenapparat: lacrimal apparatus.
Tränenbein: lacrimal bone.
Tränendrüse: lacrimal gland.
Tränenflüssigkeit: tear fluid.
Tränengang: lacrimal duct.
Tränengangstenose: dacryostenosis.
Tränengas: tear gas.
Tränennasengang: nasolacrimal duct.
Tränensack: lacrimal sac; tear sac.
Tränensee: lacrimal lake.
Tränensekretion: lacrimation; secretion of tears.
Tränenträufeln: illacrimation.
Tränenwege: tear passages.
Träumen: dreaming.
Trage: stretcher; litter.
Tragetuch: arm-sling; mitella.
Tragus: tragus.
Tragus-: tragal.
Tragusmuskel: tragicus (muscle).
Tragusschmerz: tragus pain.
Tragzeit: gestation time.
Training: training. – **T., autogenes:** autogenic t.
Trakt: tract.
Traktion: traction.

Traktionsaneurysma: traction aneurysm.
Traktionsdivertikel: traction diverticulum.
Traktionsemphysem: traction emphysema.
Traktotomie: tractotomy.
Traktushemianopsie: homonymous hemianopia.
Tramadol: tramadole.
Trance: trance.
Tranexamsäure: tranexamic acid.
Tranquilizer, Tranquillantia: tranquilizers.
transabdominal: transabdominal.
Transaldolase: transaldolase.
Transaminase: transaminase.
Transaminierung: transamination.
Transcobalamin: transcobalamine.
Transcortin: transcortin; corticosteroid-binding globulin (CBG).
Transcriptase: transcriptase.
Transcriptio: transcription.
transdermal: transdermal.
Transduktion: transduction.
Transfektion: transfection.
Transfer: transfer.
Transferase: transferase.
Transfer-Faktor: transfer factor.
Transfer-Ribonucleinsäure, t-RNS**:** transfer ribonucleic acid (tRNA).
Transferrin: transferrin; iron-binding betaglobulin; siderophilin.
Transfixation: transfixion.
Transfixion: transfixion.
Transformation: transformation.
Transformationsphase: transformation phase.
Transformationszone: transformation zone.
Transformylierung: transformylation.
Transfusion: transfusion. – **T., autologe:** autologous t.
Transfusionsschaden: transfusion reaction.
Transfusionszwischenfall: transfusion reaction; transfusion accident. – **T., hämolytischer:** hemolytic reaction.
Transglykosidierung: transglycosidation.
Transhydrogenase: transhydrogenase.
transient: transient.
Transillumination: transillumination.
Transit: transit; passage.
Transition: transition.
transitorisch: transient; transitory; transitional.
Transitzeit: transit time.
Transketolase: transketolase.
trans-Konfiguration: trans-configuration.
Transkortin: transcortin.
Transkriptase: transcriptase. – **T., reverse:** reverse t.
Transkription: transcription.
transkutan: transcutaneous; percutaneous.
Translation: translation.
Translokation: translocation. – **T., balancierte:** balanced t. – **T., reziproke:** reciprocal t.
Translokationsmongolismus: translocation mongolism.
Translokationstrisomie: translocation trisomy.
Transmethylierung: transmethylation.
Transmineralisation: transmineralization.
Transmission: transmission.
Transmitter: transmitter (substance).
transmural: transmural.
Transparenz: transparency.
Transpeptidierung: transpeptidation.
Transpiration: transpiration; perspiration.
Transplantat: transplant; graft. – **T., allogenes:** allograft; allogeneic graft. – **T., autologes (= autogenes):** autogenous graft. – **T., syngenes:** syngeneic graft. – **T., xenogenes:** xenograft; heterograft.
Transplantatabstoßung: transplant rejection.
Transplantation: transplantation. – **T., autogene:** autotransplantation; autoplastic t.; homoplastic t. – **T., syngene:** syngenesioplasty; heteroplastic t.; syngeneic t. – **T., xenogene:** xenoplastic t.
Transplantationsantigene: transplantation antigens; histocompatibility antigens (= HLA).
Transplantationsimmunität: transplantation immunity.
Transplantationstumor: transplantation metastasis.
Transplantatkonservierung: preservation of the transplant.
Transplantat-Wirt-Reaktion: graft-versus-host reaction.
transplazentar: transplacental.
Transport: transport. – **T., aktiver:** active t.
Transportgriff: maneuver for transportation of the injured.
Transportmaximum: maximal tubular excretory capacity.

Transportmedium: transport medium.
Transportprotein: transport protein; carrier protein.
Transposition: transposition. – **T. der großen Arterien:** t. of great vessels.
Transposon: transposon.
transrektal: transrectal.
transseptal: transseptal.
transsexuell: transsexual.
Transsexualismus, Transsexualität: transsexualism.
transsphenoidal: transsphenoidal.
Transsudat: transudate.
Transsudation: transudation.
transthorakal: transthoracic.
transtracheal: transtracheal.
Transurane: transuranic elements.
transurethral: transurethral.
Transversalbruch: transverse fracture.
Transversaldurchmesser: transverse diameter.
Transversalebene: transverse plane.
Transversektomie: transversectomy.
Transversion: transversion.
Transversosigmoidostomie: transversosigmoidostomy.
Transversum: transverse colon.
transversus: transverse.
Transversus: transversus.
Transversuslähmung: paralysis of the arytenoid muscle.
transvesikal: transvesical.
Transvestit: transvestite.
Transvestitismus: transves(ti)tism.
transzellulär: transcellular.
Transzellulärraum: third space.
transzervikal: transcervical.
trapezförmig: trapeziform; trapezoid.
Trapezius: trapezius (muscle).
Traube* Doppelton: Traube's phenomenon; Tr.'s reduplicated sound. – **Tr.* Raum:** Tr.'s semilunar space.
traubenförmig: racemose; botryoid.
Traubenkokken: staphylococci.
Traubenmole: hydatiform mole.
Traubenpilzkrankheit: botryomycosis.
Traubenzelle: berry cell.
Traubenzucker: dextrose; glucose.
Traulismus: traulism.
Traum: dream.
Trauma: trauma; injury. – **T., psychisches:** psychic t.
Traumatisation, Traumatisierung: traumatization; traumatism.
traumatisch: traumatic.
Traumatologie: traumatology.
Traumatopnoe: traumatopnea.
Traumphasenschlaf: REM sleep.
Traumzustand: dreamy state.
(Treacher) Collins* Syndrom: Treacher Collins syndrome; mandibulofacial dysostosis.
Treffertheorie: target theory.
Trehalose: trehalose.
Treitz* Hernie: Treitz' hernia.
Trema: trema; diastema.
Trematode: trematode; fluke.
Tremor: tremor. – **T., essentieller:** essential t. – **T., feinschlägiger:** fine t. – **T., grobschlägiger:** coarse t. – **T., hereditärer:** heredofamilial t.; essential t. – **T., seniler:** senile t. – **T., toxischer:** toxic t.
Trend: trend.
Trendelenburg* Lagerung: Trendelenburg position. – **Tr.* Operation:** Tr.'s operation. – **Tr.* Versuch:** Tr.'s test. – **Tr.* Zeichen:** Tr.'s sign.
Trennung: separation; disjunction.
Trennungsangst: separation anxiety.
Trepan: trepan; trephine.
Trepanation: trepanation; trephination.
Trephine: trephine; trepan.
Trepidation: trepidation.
Treponema: Treponema. – **T. pallidum:** T. pallidum; Spirochaeta pallida.
Treponemataceae: Treponemataceae.
Treponematose: treponematosis.
Treponemen: treponemes.
Tretaminum: tretamine; triethylene melamine.
Tretinoin: tretinoin.
Tretversuch: Unterberger's test.
TRH (Thyreotropin-Releasing-Hormon): TRH (thyrotropin releasing hormone).
TRH-Stimulations-Test: TRH stimulation test.
Triacylglycerine: triacylglycerols.
Triacylglycerinlipase: triacylglycerol lipase.
Triade: triad.
Triäthylenmelamin: triethylenemelamine; tretamine.
Triäthylenphosphoramid, TEPA: triethylene phosphoramide.
Triage: triage.

Triamcinolon: triamcinolone.
Triamteren: triamterene.
Triangelverband: triangular bandage.
triangulär, triangularis: triangular.
Triangulum: triangle.
Triarylphosphat-Lähmung: triarylphosphate paralysis.
Triarylphosphat-Vergiftung: triarylphosphate poisoning.
Trias: triad.
Triatoma: Triatoma.
triaxial: triaxial.
Triazin: triazine.
Triazolam: triazolam.
Tribasilarsynostose: tribasilar synostosis.
Tribus: tribe.
Tricarbonsäure: tricarboxylic acid.
Tricarbonsäurezyklus: tricarboxylic acid cycle.
Tricephalus: tricephalus.
triceps: triceps.
Trichästhesie: trichesthesia.
Trichalgie: trichalgia.
Trichiasis: trichiasis.
Trichin(ell)a: Trichinella; trichina. – **T. spiralis:** pork worm.
Trichinose: trichinosis; trichinellosis.
Trichloräthan: trichloroethane.
Trichloräthanol: trichloroethanol.
Trichloräthylen: trichloroethylene.
Trichloressigsäure: trichloroacetic acid.
Trichlormethan: trichloromethane; chloroform.
Trichlornitromethan: trichloronitromethane.
Trichobezoar: trichobezoar.
Trichobilharzia: Trichobilharzia.
Trichocephalus: Trichocephalus; Trichuris.
Trichoepitheliom: trichoepithelioma.
Trichoglossie: trichoglossia; hairy tongue.
Trichogramm: trichogram.
Trichokinesis: pili torti.
Trichoklasie: trichoclasia; trichoclasis; trichorrhexis.
Trichoklastie: trichotillomania.
Trichom: trichoma.
Trichomonade: trichomonad.
Trichomonas: Trichomonas. – **T. vaginalis:** T. vaginalis.
Trichomoniasis: trichomoniasis.
Trichomycosis: trichomycosis. – **T. axillaris:** t. axillaris. – **T. nodosa:** t. nodosa; piedra.
Trichonodosis laqueata: trichonodosis; bamboo hair.
Trichonosis: trichonosis.
Trichophagie: trichophagia; trichophagy.
Trichophytia: trichophytosis; tinea. – **T. (barbae) profunda:** sycosis barbae.
Trichophytid: trichophytid.
Trichophytin: trichophytin.
Trichophyton: Trichophyton.
Trichophytose: trichophytosis.
Trichoptilosis: trichoptilosis; trichoschisis.
Trichorrhexis: trichorrhexis. – **T. nodosa:** bamboo hair; clastothrix.
Trichorrhexomanie: trichorrhexomania.
Trichoschisis: trichoschisis.
Trichose: trichosis.
Trichosporie: trichosporosis.
Trichosporon: Trichosporon.
Trichosporose: trichosporosis.
Trichostasis spinulosa: trichostasis spinulosa.
Trichostrongyliasis: trichostrongyliasis; trichostrongylosis.
Trichostrongylus: Trichostrongylus.
Trichothecium: Trichothecium.
Trichotillomanie: trichotillomania.
trichotom: trichotomous.
Trichotomie: trichotomy.
Trichromasie: trichromatopsia; normal color vision.
Trichromfärbung: trichrome stain.
Trichter: funnel; infundibulum.
Trichterbecken: funnel-shaped pelvis.
Trichterbrust: funnel chest.
Trichuriasis: trichuriasis.
Trichuris trichiura: Trichuris trichiura; whipworm.
tricipitalis: tricipital.
tricuspidalis: tricuspid.
Trieb: drive; instinct.
triebhaft: instinctive.
Triethylenmelamin: triethylenemelamine (TEM).
trifaszikulär: trifascicular.
Triflupromazin: triflupromazine.
Trifokalglas: trifocal lens.
Trigeminie: trigeminy; trigeminal pulse.
Trigeminus: trigeminus; trigeminal nerve; fifth cranial nerve.
Trigeminusdruckpunkte: pressure points of trigeminal nerve.
Trigeminusexhairese: trigeminal neurexhairesis.

Trigeminusneuralgie: trigeminal neuralgia.
Triggerpunkt: trigger point; trigger zone.
Triglyceridämie: hypertriglyceridemia.
Triglyceride: triglycerides.
Trigonozephalus: trigonocephalus.
Trigonum: trigone. – **T. caroticum:** carotid t. – **T. lumbale:** lumbar t.; Petit's triangle. – **T. olfactorium:** olfactory t. – **T. vesicae:** t. of bladder; vesical t.
Trihydroxypurin: uric acid.
Trijodid: triiodide.
Trijodthyronin: triiodothyronine (T_3); liothyronine.
Trikotschlauch: stockinet.
Trikresylphosphat: tricresyl phosphate.
trikrot: tricrotic.
Trikrotie: tricrotism.
trikuspidal: tricuspid.
Trikuspidalatresie: tricuspid atresia.
Trikuspidalinsuffizienz: tricuspid insufficiency.
Trikuspidalisierung: tricuspid insufficiency.
Trikuspidalklappe: tricuspid valve.
Trikuspidal(klappen)stenose: stenosis of the tricuspid valve.
trilobatus: trilobate.
trilocularis: trilocular.
Trilogie: trilogy.
trimalleolär: trimalleolar.
Trimenon: trimester.
trimer: trimeric.
Trimethadion: trimethadione.
Trimethoprim: trimethoprim.
Trimethylamin: trimethylamine.
Trimethylglykokoll: trimethylglycine.
Trimethylxanthin: trimethylxanthine.
Trinidad-Krankheit: Trinidad disease.
Trinitrotoluol: trinitrotoluene (TNT).
Trinker: alcoholic.
Trinkerherz: alcoholic cardiomyopathy.
Trinkschwäche: sucking weakness.
Trinkwasser: potable water.
Triolismus: triolism.
Triopathie, diabetische: diabetic triopathy.
Triorchidie: triorchidism.
Triorthokresylphosphat: triorthocresyl phosphate.
Triose: triose.
Triosephosphatisomerase: triosephosphate isomerase.
Tripel-: triple.
Tripelanastomose: triple anastomosis.
Tripelarthrodese: triple arthrodesis.
Tripelniere: triple kidney.
Tripelphosphat: triple phosphate.
Tripelvakzine: triple vaccine.
Tripel-X-Syndrom: triple-X syndrome.
Tripeptid: tripeptide.
Triphalangie: triphalangia.
Triphenyltetrazoliumchlorid: triphenyltetrazolium chloride.
Triphosphopyridinnucleotid: triphosphopyridine nucleotide.
Triplegie: triplegia.
Triplett: triplet.
Triploidie: triploidy.
Triplopie: triplopia.
Tripper: clap; gonorrhea.
Tripperfaden: clap thread.
Tripus: tripod. – **T. Halleri:** Haller's t.; truncus celiacus.
Triquetrum: triquetrum; triquetral bone.
Trisaccharid: trisaccharide.
Tris-Aminomethan, THAM: TRIS (trishydroxymethyl-aminomethane); tromethamine.
Trismus: trismus; lockjaw. – **T. uteri:** uterine spasm.
Trisomie: trisomy.
Trisomie-Syndrome: trisomy syndromes. – **T.-13-Syndrom:** t. 13 syndrome; Patau's syndrome. – **T.-18-Syndrom:** t. 18 syndrome; Edwards' syndrome. – **T.-21-Syndrom:** t. 21 syndrome; Down syndrome.
Tris-Puffer: TRIS buffer.
Tristichiasis: tristichia.
Tritanomalie: tritanomaly; tritanomalopia.
Tritanop(s)ie: tritanopia; blue blindness.
triticeus: triticeous.
Tritium, T: tritium.
Trituratio: trituration.
trivalvulär: trivalve.
Trivialname: trivial name.
Trizephalus: tricephalus.
Trizeps: triceps.
Trizeps(sehnen)reflex: triceps reflex.
trizyklisch: tricyclic.
t-RNS (Transfer-Ribonucleinsäure)**:** tRNA (transfer ribonucleic acid).
Trochanter: trochanter. – **T. major:** t. major; greater t. – **T. minor:** t. minor; lesser t.; trochantin.

Trochanterbreite: bitrochanteric diameter.
Trochanterfraktur: trochanteric fracture.
trochantericus: trochanteric.
Trochlea: trochlea. – **T. muscularis:** muscular t.
Trochlearfraktur: trochlear fracture.
trochlearis: trochlear.
Trochlearis: trochlear nerve.
Trochlearislähmung: paralysis of the trochlear nerve.
Trochoginglymus: trochoginglymus; pivot joint.
trochoideus: trochoid.
Trochozephalus: trochocephaly.
trocken: dry.
Trockenblut: dried human plasma.
Trockenblutreaktion: Chediak's test.
Trockendiät: dry diet; Schroth's treatment.
Trockengewicht: dry weight.
Trockenlymphe: lyophilized smallpox vaccine.
Trockenmasse: dry substance.
Trockenmilch: dried milk; milk powder.
Trockennährboden: dry culture medium.
Trockenpräparat: dry preparation.
Trockenresistenz: dry resistance.
Trockenrückstand: dry residuum.
Trockenschrank: drying chamber.
Trockensterilisation: dry sterilization.
Trockensubstanz: dry substance; dry weight.
Troell*-Junet* Syndrom: Troell-Junet syndrome.
Troeltsch* Taschen: Troeltsch's recesses.
Trömner* Reflex, Fingerzeichen: Trömner's sign; Hoffmann's sign.
Tröpfcheninfektion: droplet infection.
Trofosfamid: trofosfamide.
Troisier* Knoten: Troisier's node; sentinel node. – **Troisier* (-Hanot*-Chauffard*) Syndrom:** Troisier's syndrome.
Trokar: trocar.
Tromantadin: tromantadine.
Trombicula: Trombicula. – **T. akamushi:** T. akamushi; Kedani mite. – **T. autumnalis:** T. autumnalis; autumnal chigger.
Trombidiose: trombidiosis; trombiculiasis.
Trometamol: tromethamine.
Trommelbauch: drum belly; tympanism.
Trommelfell: eardrum; tympanic membrane.
Trommelfelleinziehung: retraction of the eardrum.
Trommelfellentzündung: myringitis; tympanitis.
Trommelfellinzision: myringotomy; tympanotomy.
Trommelfellperforation: tympanum perforation.
Trommelfellreflex: eardrum reflex.
Trommelfellruptur: myringorupture.
Trommelschlegel(anhänge): drumsticks.
Trommelschlegelfinger: clubbed finger.
Trommelschlegelform: drumstick form.
Trommer* Probe: Trommer's test.
Trompetenbakterien: trumpet bacteria.
Tropaalkaloid, Tropanalkaloid: tropane alkaloid.
Tropen-: tropical.
Tropenkoller: tropical frenzy.
Tropenkrankheit: tropical disease.
Tropenringwurm: tinea imbricata.
Tropf: drip.
Tropfen: gutta; drop. – **T., dicker:** thick drop. – **T., hängender:** hanging drop.
Tropfenherz: suspended heart.
Tropfglas: dropper.
Tropfnarkose: open (dropping) anesthesia.
Trophallergie: food allergy.
Trophik: trophism; nutrition.
trophisch: trophic.
Trophoblast: trophoblast.
Trophoblastom: trophoblastoma.
Trophödem: trophedema.
Trophoneurose: trophoneurosis.
trophotrop: trophotropic.
Trophotropismus: trophotropism.
Trophozoit: trophozoite.
Tropika: tropical malaria.
Tropin: tropin.
tropisch: tropical.
Tropismus: tropism.
Tropokollagen: tropocollagen.
Tropomyosin: tropomyosin.
Troponin: troponin.
Trotz(reaktion): defiance.
Trousseau* Phänomen, Zeichen: Trousseau's sign.
trübe: cloudy; muddy.
Trübungsmessung: nephelometry; turbidimetry.
Trübungsreaktion: flocculation reaction.
Trümmer: debris.

Trümmerfraktur: comminuted fracture.
Trugwahrnehmung: illusion; hallucination.
Truncus: trunk; truncus. – **T. brachiocephalicus:** brachiocephalic t.; innominate artery. – **T. encephali, T. cerebri:** brain stem. – **T. sympatheticus:** sympathetic t.
Trunkenheit: drunkenness.
Trunksucht: alcohol addiction; alcoholism.
Trunkus: trunk.
Trypanblau: trypan blue.
Trypanosoma: Trypanosoma.
Trypanosomen: trypanosomes.
Trypanosomenschanker: trypanosomal chancre.
Trypanosomiasis: trypanosomiasis. – **T., Afrikanische:** African sleeping sickness. – **T., Südamerikanische:** South American t.; Chagas' disease.
Trypomastigot: trypomastigote.
Trypsin: trypsin.
Trypsin-Inhibitor: trypsin inhibitor.
Trypsinogen: trypsinogen.
Trypsin-Test: trypsin test.
Tryptamin: tryptamine.
tryptisch: tryptic.
Tryptophan: tryptophan.
Tryptophan-Belastungstest: tryptophan tolerance test.
Tryptophan-Malabsorption: tryptophan malabsorption.
Tryptophanurie: tryptophanuria.
T-Schiene: T-splint.
T-Schleife: T-loop.
Tsetse-Fliege: tsetse (fly).
TSH (Thyreotropin): TSH (thyroid-stimulating hormone; thyrotropin).
TSR (Trizepssehnenreflex): triceps reflex.
TSTA (tumorspezifisches Transplantationsantigen): TSTA (tumor-specific transplantation antigen).
T_3-Suppressionstest: T_3-suppression test.
Tsutsugamushi-Fieber: tsutsugamushi disease; scrub typhus.
t-Test: t-test.
T_4-Test: T_4-assay.
TTH (thyreotropes Hormon): TSH (thyroid-stimulating hormone).
TTS (transdermales therapeutisches System): transdermal infusion system; transdermal drug-delivery system.
T-Tubulus: T-tubule.
T-Tubus: T-tube.
Tuba: tube. – **T. auditoria (Eustachii):** auditory t.; eustachian t. – **T. uterina (Fallopii):** fallopian t.; uterine t.; oviduct.
tubar: tubal.
Tubarabort: tubal abortion.
Tubargravidität: tubal pregnancy.
Tubarruptur: tubal rupture.
Tube: tube.
Tubendurchblasung: *gyn* pertubation; *otol* politzerization.
Tubenenge: *gyn* isthmus tubae uterinae; *otol* isthmus tubae auditivae.
Tubenentzündung: *gyn* salpingitis; *otol* syringitis.
Tubenexstirpation: tubal exstirpation; tubectomy; salpingectomy.
Tubenimplantation: salpingo-ureterostomy; tubal implantation.
Tubenkarzinom: tubal carcinoma.
Tubenkatarrh: *gyn* salpingitis; *otol* syringitis.
Tubenkolik: tubal colic.
Tubenligatur: tubal ligation.
Tubenperistaltik: tubal peristalsis.
Tubenruptur: tubal rupture.
Tubenschwangerschaft: tubal pregnancy.
Tubensterilisation: tubal sterilization.
Tubentorsion: tubal torsion; tubotorsion.
Tubenwanderung des Eies: tubal passage of ovum.
Tubenwulst: torus tubarius.
Tuber: tuber. – **T. calcanei:** t. calcanei; tuberosity of calcaneus. – **T. ischiadicum:** ischial tuberosity.
Tuberculin: tuberculin.
Tuberculin-Diagnostik: tuberculin tests.
Tuberculin-Pflasterprobe: tuberculin patch test.
Tuberculin-Reaktion: tuberculin reaction.
Tuberculintest: tuberculin test; tine test.
Tuberculintyp: delayed hypersensitivity reaction.
Tuberculosis, Tuberkulose: tuberculosis. – **T. (acuta) miliaris:** miliary t. – **T. verrucosa:** t. verrucosa; warty t.
tuberculosus: tuberculous; tuberculotic.
Tuberculum: tubercle; tuberculum. – **T. articulare:** articular t.; zygomatic t. – **T. costae:** t. of rib.
Tubergelenkwinkel: tuber angle.

Tuberkel: tubercle.
Tuberkelbazillus: tubercle bacillus; Mycobacterium tuberculosis.
Tuberkulid: tuberculid.
Tuberkulin: tuberculin.
Tuberkuloderm: tuberculoderm.
tuberkulös: tuberculous.
tuberkuloid: tuberculoid.
Tuberkulom: tuberculoma.
Tuberkuloprotein: tuberculoprotein.
Tuberkulose: tuberculosis.
Tuberkulosebakterium: Mycoplasma tuberculosis.
Tuberkulose-Schutzimpfung: tuberculosis vaccination; BCG vaccination.
Tuberkulosilikose: tuberculosilicosis.
Tuberkulostatikum: tuberculostatic; antituberculotic.
Tuberkulozid: tuberculocide.
Tuberkulum: tubercle; tuberculum.
tuberös: tuberous.
Tuberositas: tuberosity. – **T. deltoidea:** deltoid t. – **T. glutealis:** gluteal t. – **T. radii:** radial t. – **T. tibiae:** t. of tibia.
tuberosus: tuberous.
Tubocurarin: tubocurarine.
Tuboovarialabszeß: tubo-ovarian abscess.
Tuboovarialzyste: tubo-ovarian cyst.
Tuborrhö: tuborrhea.
tubulär, tubularis: tubular; tubulous.
Tubuli: tubules. – **T. contorti:** convoluted t. – **T. renales:** renal t. – **T. seminiferi:** seminiferous t.
Tubulopathie: tubulopathy.
Tubulus: tubule.
Tubulusapparat: tubular system.
Tubulusfunktionen: functions of the renal tubules.
Tubulusnephrose: lower nephron nephrosis.
Tubus: tube; tubus.
Tubusblende: coning device.
Tuchklemme: towel clip.
Tüpfelnagel: pitted nail.
Tüpfelung: stippling.
Türck* Bündel: Türck's bundle.
Türk* Reagens: Türk's reagent. – **T.* Reizformen:** T.'s irradiation leukocytes.
Türkensattel: sella turcica.
Tuftsin: tuftsin.
Tularämie: tularemia; rabbit fever; Francis' disease. – **T., generalisierte:** pneumonic t.; typhoidal t. – **T., okuloglanduläre:** oculoglandular t. – **T., ulzeroglanduläre:** ulceroglandular t.
Tularin: tularine.
Tumarkin* Anfall: sudden drop syndrome.
Tumeszenz: tumescence; swelling.
tumidus: tumid; swollen.
Tumor: tumor. – **T. albus:** white swelling. – **T., maligner:** malignant neoplasm; cancer. – **T. villosus:** villous t.; papilloma.
Tumorantigen: tumor-specific antigen.
Tumorantikörper: tumor antibody; antitumor antibody.
Tumordosis: tumor dose.
Tumorentstehung: tumorigenesis; oncogenesis.
Tumorettengeschwulst: pituicytoma.
Tumorfernwirkung: paraneoplastic syndrome.
Tumorimmunologie: tumor immunology.
Tumor-Klassifikation: (tumor) staging; TNM classification.
Tumorlyse-Syndrom: tumor lysis syndrome.
Tumormarker: tumor marker.
Tumormetastase: metastasis.
Tumor-Nekrose-Faktor, TNF: tumor necrosis factor (TNF).
tumorös: tumorous.
Tumorvirus: tumor virus.
Tumorzelle: tumor cell.
Tunga penetrans: Tunga penetrans; chigger.
Tungiasis: tungiasis.
Tunica: tunica; coat. – **T. adventitia:** t. adventitia; t. externa; outer coat. – **T. albuginea:** t. albuginea – **T. fibrosa:** fibrous coat; t. fibrosa. – **T. interna:** t. interna; inner coat. – **T. media:** middle coat; t. media. – **T. mucosa:** mucous tunic; t. mucosa. – **T. muscularis:** muscular coat; t. muscularis. – **T. serosa:** serous coat; t. serosa.
Tunikozele: hematocele of the tunica vaginalis testis.
Tuohy* Nadel: Tuohy's needle.
Tupfer: swab.
Tupfpräparat: squash specimen.
TUR (transurethrale Prostata-Resektion): TUR (transurethral resection of prostate).
Turban-Tumor: turban tumor.
Turbidimetrie: turbidimetry.
turbinalis, turbinatus: turbinal; turbinate.

Turbulenz: *physik* turbulence; turbulent flow; *psych* turbulency.
Turcot* Syndrom: Turcot's syndrome.
Turgeszenz: turgescence.
Turgor: turgor.
Turmschädel: turricephaly; oxycephaly.
Turnbull* Blau: Turnbull's blue.
Turner* Syndrom: Turner's syndrome; gonadal dysgenesis. – **Turner*-Gardner* Syndrom:** familial bilateral acoustic neuroma. – **Turner*-Kieser* Syndrom:** iliac horn syndrome; Fong's syndrome.
Turrizephalus: turricephaly.
TUR-Syndrom: post-TUR syndrome.
Tussis: tussis; cough. – **T. convulsiva:** t. convulsiva; pertussis; whooping cough. – **T. nervosa:** tussiculation.
Tutor: plaster cast.
T-U-Verschmelzung: T-U fusion; amalgamated T-U waves.
T-Welle: T wave.
Twining* Linie: Twining's line.
Tylektomie: tylectomy; lumpectomy.
Tylom: tyloma; callosity.
Tylosis: tylosis; callus formation.
tympanal, tympanicus: tympanal; tympanic.
Tympanektomie: tympanectomy.
Tympania: tympania; tympanites.
Tympanie: tympanites; tympanitic resonance; tympany.
Tympanitis: tympanitis; otitis media.
Tympanometrie: tympanometry.
Tympanon: tympanum.
Tympanophonie: autophony.
Tympanoplastik: tympanoplasty.
Tympanosklerose: tympanosclerosis.
Tympanosympathektomie: tympanosympathectomy.
Tympanum: tympanum.
Tyndall* Effekt: Tyndall effect.
Typ: type.
Typhämie: typhohemia.
Typhlitis: typhlitis; typhloenteritis.
Typhlon: typhlon; cecum.
Typhobazillose: typhobacillosis.
typhös: typhoidal; typhous.
Typhoid: typhoid.
Typhom: typhoid nodules.
Typhotoxin: typhoid toxin.
Typhus abdominalis: typhoid fever. – **T. exanthematicus:** epidemic typhus.
Typhus-Paratyphus-Impfstoff: typhoparatyphoid vaccine; triple vaccine.
Typhuspneumonie: typhopneumonia.
Typhus-Schluckimpfung: typhoid vaccination.
Typisierung: typing.
Typus: type.
Tyramin: tyramine.
Tyraminase: tyraminase; tyramine oxidase.
Tyrocidin: tyrocidine.
Tyrode* Lösung: Tyrode's solution.
Tyrom: tyroma.
Tyrophagus casei: cheese mites.
Tyrosin: tyrosine.
Tyrosinämie: tyrosinemia.
Tyrosinase: tyrosinase.
Tyrosinhydroxylase: tyrosine hydrolase.
Tyrosis: tyrosis; tyromatosis; caseation.
Tyrosylurie: tyrosyluria.
Tyrothricin: tyrothricin.
Tyrotoxikose: tyrotoxism.
Tyson* Drüsen: Tyson's glands; preputial glands.
T-Zacke: T wave.
Tzanck* Test: Tzanck test. – **Tz.* Zellen:** Tz. cells.
T-Zelle: T cell; T lymphocyte.

U

U (Uran): U (uranium).
Uabain: ouabain.
Ubichinon: ubiquinone; coenzyme Q.
ubiquitär: ubiquitous.
Ubiquitin: ubiquitin.
UDP (Uridin-5'-diphosphat): UDP (uridine diphosphate).
UDPG (Uridin-5'-diphosphatglucose): UDPG (uridine diphosphoglucose).
Übelkeit: nausea.
übelriechend: offensive; malodorous.
Über-: hyper-; super-; over-.
Überanstrengung: overstrain; overexertion.
Überbeanspruchung: overuse.
Überbefruchtung: superfetation.
Überbein: weeping sinew; ganglion.
Überbiß: overbite.
Überbrückung: bridging.
Überbrückungsplastik: internal shunt.
Überdosis: overdose (O.D.).
Überdruck: hyperbaric pressure; positive pressure; *path* hypertension.
Überdruckkammer: hyperbaric chamber.
Überempfindlichkeit: hyperesthesia; hypersensitivity.
Überempfindlichkeitsreaktion: hypersensitivity reaction.
Überernährung: hyperalimentation.
Übererregbarkeit: hyperexcitability; hypersensibility.
Überfütterungsdyspepsie: hyperalimentation dyspepsia.
Übergangsepithel: transitional epithelium.
Übergangsnävus: junction nevus.
Übergangswirbel: assimilated vertebra; transitional vertebra.
Übergangszellkarzinom: transitional cell carcinoma.
Übergewicht: overweight.
Über-Ich: superego.
Überkreuzungsempfindlichkeit: cross-sensitivity.
Überlagerung: overlapping; superimposition.
Überlastungsschaden: overuse injury.
Überlaufblase: overflow incontinence.
Überleben: survival.
Überlebensrate: survival rate.
Überlebenszeit: survival time.
Überleitung: conduction; transmission.
Überleitungsstörung: conduction defect.
Überleitungsstück: connecting tubule; junctional t.
Überleitungszeit: conduction time.
Übermännchen: supermale.
Übermüdung: overfatigue.
Überpflanzung: transplantation.
Überproduktion: overproduction.
Überprotektion: overprotection.
Überreife: postmaturity.
Überschall: ultrasound.
Überschuß: excess.
Überschwängerung: superfecundation.
Übersichtigkeit: hyperopia; farsightedness.
Übersichtsaufnahme: survey radiogram.
Überträger: carrier; conductor; vector.
Überträgerstoff: transmitter; carrier; messenger.
übertragbar: transmissible.
Übertragung: *obstet* prolonged gestation; *psych* transference; projection; *path* transmission; *chir* transplantation; grafting.
Übertransfusion: overtransfusion.
Überventilation: hyperventilation.
Überwachung: monitoring; surveillance; supervision.
Überwärmung: hyperthermia.
Überweibchen: superfemale.
Übung: exercise; training.
Übungsbehandlung: therapeutic exercises.
U-Faser: U fiber.
Uferzellen: retothelium cells.
Uhl* Anomalie: Uhl's anomaly.
Uhr, biologische: biologic clock.
Uhrglasmagen: hourglass stomach.
Uhrglasnagel: watch-crystal nail; hippocratic nail.

Uhrglasverband: monoculus.
Uhrmacherkrampf: watchmakers' cramp.
UKG (Ultraschall-Kardiographie)**:** ultrasonic cardiography; echocardiography.
Ulcus: ulcer; ulcus. – **U. cruris:** crural u.; leg u. – **U. duodeni:** duodenal u. – **U. durum:** hard chancre. – **U. jejuni:** jejunal u. – **U. molle:** soft chancre; chancroid. – **U. pepticum:** peptic u. – **U. rodens:** rodent u. – **U. serpens:** serpiginous u.; creeping u. – **U. trophicum:** trophic u.; phagedenic u. – **U. tropicum:** tropical u. – **U. varicosum:** varicose u. – **U. ventriculi:** gastric u. – **U. vulvae acutum:** ulcus vulvae acutum; Lipschütz disease.
Ulegyrie: ulegyria.
Ulkus: ulcer.
Ulkuskarzinom: ulcerocancer; cancerous ulcer.
Ulkuskrankheit: peptic ulcer disease (PUD).
Ulkusnische: ulcer niche.
Ullrich*-Feichtiger* Syndrom: Ullrich-Feichtiger syndrome.
Ullrich*-Scheie* Syndrom: Scheie's syndrome; mucopolysaccharidosis IS.
Ullrich*-Turner* Syndrom: Turner's syndrome; gonadal dysgenesis.
Ulna: ulna.
ulnar(is): ulnar.
Ulnardeviation: ulnar drift.
Ulnaris: ulnar nerve; ulnar artery.
Ulnarislähmung: paralysis of the ulnar nerve.
Ulnarisparese: paresis of the ulnar nerve.
Ulnartunnel-Syndrom: ulnar tunnel syndrome.
ulotrich: ulotrichous.
Ultimobranchialkörper: ultimobranchial bodies.
Ultrafilter: ultrafilter.
Ultrafiltrat: ultrafiltrate.
Ultrafiltration: ultrafiltration.
ultrahart: ultrahard.
ultrahoch: ultrahigh.
Ultrahocherhitzung: uperisation.
Ultrakurznarkotika: very short acting narcotics.
Ultrakurzwellentherapie: ultrashort wave diathermy.
Ultramikroanalyse: ultramicroanalysis.
Ultramikroskopie: ultramicroscopy; darkfield microscopy.
Ultrarot: infrared; ultrared.
Ultrarotabsorptionsschreiber: infrared spectrometer; infrared thermograph.
Ultraschall: ultrasound; ultrasonics.
Ultraschalldiagnostik: ultrasonography; ultrasonic diagnostics.
Ultraschall-Doppler-Methode: Doppler (ultra)sonography.
Ultraschall(echo)kardiographie, UKG**:** ultrasonic cardiography; echocardiography.
Ultraschalltherapie: ultrasonic therapy.
Ultraschalltomographie: ultrasonic tomography.
Ultraschallvernebelung: ultrasonic atomization.
Ultrastrahlung: cosmic rays.
Ultraviolett, UV**:** ultraviolet.
Ultraviolettbestrahlung: ultraviolet irradiation; photochemotherapy.
Ultraviolettmikroskopie: ultraviolet microscopy.
Ultraviolett-Spektrophotometrie: ultraviolet spectrophotometry.
Ultraviolettstrahlung: ultraviolet radiation (UVR).
ultravisibel: ultravisible.
Ultrazentrifugation: ultracentrifugation.
Ultzmann* Katheter: Ultzmann's catheter.
Ululation: ululation.
Ulzeration: ulceration.
ulzerös: ulcerous; ulcerative.
Umbaugastritis: metaplastic gastritis.
Umbauzone: transformation zone.
Umbilektomie: umbilectomy.
Umbilicatio: umbilication.
umbilicatus: umbilicate.
Umbilicus: umbilicus; navel.
umbilikal: umbilical.
Umbilikalkreislauf: umbilical circulation.
Umbo membranae tympani: umbo of tympanic membrane.
Umfang: circumference.
Umformung: transformation.
Umgebung: environment.
Umgehungsanastomose: bypass anastomosis.
Umgehungskreislauf: collateral circulation.
umgekehrt: reverse; inverse.
Umhüllung: envelope; covering.
Umhüllungsoperation: wrapping.

Umkehr-Extrasystole: re-entry type of extrasystole.
Umkehrphänomen: rebound phenomenon.
Umkehrsystole: echosystole.
Umklammerungsreflex: embrace reflex; grasp reflex.
Umlauf: runaround.
Umleitungsanastomose: bypass anastomosis.
UMP (Uridinmonophosphat): UMP (uridine monophosphate).
Umsatz: metabolism; turnover.
Umsatzrate: turnover rate.
Umsatzstörung: metabolic disorder.
Umschaltung: switching.
Umschlag: compress; dressing.
umschrieben: circumscribed.
Umstechungsnaht: purse-string suture.
Umstimmung: change; alteration. – **U., immunologische:** immunological ch.; desensitization. – **U., pathologische:** pathological ch. – **U., physiologische:** physiological ch.; adaptation.
Umwandlung: transformation; conversion.
Umwandlungsoperation: remedial operation.
Umwandlungszone: transformation zone.
Umwelt: environment; surroundings.
Umweltkrankheit: environmental disease.
Umweltschutz: environmental protection.
unbedingt: unconditioned.
unbeweglich: immotile; immobile.
Unbewußtes: unconscious. – **U., kollektives:** collective u.
unciformis: unciforme.
Uncinaria: Uncinaria.
uncinatus: uncinate.
Uncus: uncus.
undifferenziert: undifferentiated.
Undine-Syndrom: Ondine's curse.
Undritz* Anomalie: Undritz anomaly.
undulans, undulierend: undulant.
Undulation: undulation.
undurchdringbar: impenetrable; impermeable.
undurchgängig: obstructed.
undurchlässig: impermeable; opaque.
unempfindlich: immune; indifferent; insensitive.
Unfall: accident.
Unfallneurose: accident neurosis; traumatic n.
Unfallpsychose: traumatic psychosis.
Unfallverhütung: accident prevention.
Unfallversicherung: accident insurance.
Unfruchtbarkeit: sterility.
Unfruchtbarmachung: sterilization.
Unger*-Madison* Test: tolbutamide tolerance test.
ungesättigt: unsaturated.
Ungezieferbekämpfung: vermin control; disinfestation.
Ungleichgewicht: imbalance; dysequilibrium.
ungualis: ungual.
Unguentum: ointment; unguentum.
Unguis: nail; unguis. – **U. hippocraticus:** hippocratic n. – **U. incarnatus:** ingrown n.
unheilbar: incurable.
unifaszikulär: unifascicular.
unilocularis: unilocular.
Unipara: unipara.
unipolar: unipolar.
univalent: univalent; monovalent.
Univalent: univalent.
universal: universal.
Universalempfänger: universal recipient.
Universalspender: universal donor.
unkovertebral: uncovertebral.
Unkovertebralgelenk: uncovertebral joint.
Unkus: uncus.
Unna* Nävus: Unna's nevus. – **U.* Pastenschuh:** U.'s paste boot.
unpaarig: unpaired; impar.
Unreife: immaturity.
Unruhe: hyperkinesia; restlessness.
unspezifisch: nonspecific.
Unterarm: forearm.
Unterbauch: hypogastrium.
Unterberger* Tretversuch: Unterberger's test.
Unterbewußtsein: subconsciousness.
Unterbindung: ligature; ligation.
Unterdruck: *physik* hypobaric pressure; negative pressure; *path* hypotension.
Unterdruckkammer: hypobaric chamber.
Unterdrückung: suppression.
Untereinheit: subunit.
Unterentwicklung: underdevelopment; hypoplasia.

Unterernährung: undernutrition; hypoalimentation.
Untergewicht: underweight.
Untergruppe: subgroup.
Unterhaut: subcutis.
Unterhautgewebe: subcutaneous tissue.
Unterkiefer: lower jaw; mandible.
Unterkieferdrüse: submaxillary gland.
Unterkieferklonus: mandibular clonus.
Unterkieferreflex: jaw reflex; jaw jerk.
Unterkühlung: hypothermia.
Unterlappen: inferior lobe.
Unterleib: lower abdomen; hypogastrium.
Unterleibsbeschwerden: pelvic complaints.
Unterleibsentzündung: pelvic inflammation.
Unterleibstyphus: typhoid fever.
Unterlippe: lower lip.
Unterscheidung: differentiation; discrimination.
Unterschenkel: lower leg.
Unterschenkelamputation: amputation of the lower leg; below-knee (B.K.) amputation.
Unterschenkelbruch: fracture of the lower leg.
Unterschenkelgeschwür: crural ulcer; ulcer of the lower leg.
Unterschenkelprothese: below-knee (B.K.) prosthesis.
Unterschenkelsklerose: dermatosclerosis of leg.
Unterschied: difference.
Untersuchung: study; investigation; analysis; examination.
Untersuchung, ärztliche: (physical) examination. – **U., bimanuelle:** bimanual e. – **U., digitale:** digital e. – **U., rektale:** rectal e. – **U., vaginale:** pelvic e.
Untersuchungsbefund: examination findings.
Untersuchungszeitraum: study period.
Untertemperatur: hypothermia.
Unterwasserbehandlung: underwater treatment.
Unterwassergymnastik: underwater exercises; hydrogymnastics.
Unterwassermassage: underwater massage; hydromassage.
Unterzungendrüse: sublingual gland.
Unverricht* Syndrom: Unverricht's disease; U.-Lafora disease. – **Unverricht*-Wagner* Syndrom:** Wagner's syndrome.
Unversehrtheit: integrity; unimpaired state.
Unverträglichkeit: incompatibility; intolerance.
unwillkürlich: involuntary.
Unzinariasis: uncinariasis.
Unzinatus-Epilepsie: uncinate epilepsy.
unzurechnungsfähig: irresponsible; insane.
Uperisation: uperisation; UHT (= ultra high temperature) pasteurization.
Urachus: urachus.
Urachusabszeß: urachal abscess.
Urachusfistel: urachal fistula.
Urachuszyste: urachal cyst.
Uracil: uracil.
Urämie: uremia. – **U., eklamptische:** eclamptic u.; convulsive u. – **U., extrarenale:** extrarenal u.; prerenal u.
urämisch: uremic.
Uragoga: uragogues. – **U. ipecacuanha:** ipecac.
Uran: uranium.
Uranitis: palatitis. – **U. glandularis:** leukoplakia.
Urano-: urano-; palato-.
Uranoide: transuranic elements.
Uranokolobom: (incomplete) uranoschisis.
Uranoplastik: uran(iss)oplasty; palatoplasty.
Uranoschisis: uranoschisis; cleft palate.
Uranostaphyloplastik: uranostaphyloplasty.
Urapidil: urapidil.
Urat: urate.
Uratablagerung: deposition of urate; uratosis.
Uratgicht: gout.
Uratnephropathie, -niere: urate nephropathy; urate kidney.
Uratose: uratosis.
Uratstein: urate calculus.
Uraturie: uraturia.
Urazil: uracil.
Urbach*-Oppenheim* Krankheit: Urbach-Oppenheim disease; necrobiosis lipoidica diabeticorum. – **Urbach*-Wiethe* Krankheit:** Urbach-Wiethe disease; lipoproteinosis.

Urea: urea.
Urease: urease.
Urease-Test: urease test.
Ureid: ureide.
Ureizelle: oogonium.
Urelkosis: urelcosis.
Ureolyse: ureolysis; hydrolysis of urea.
Uresis: uresis; urination.
Ureter: ureter.
Ureterabgangsstenose: ureteropelvic junction (= UPJ) stenosis.
Ureteratonie: atonic ureter.
Ureterdilatation: dilated ureter; ureterectasis.
Ureterdivertikel: diverticulum of ureter.
Ureterektomie: ureterectomy.
Ureterektopie: ectopic ureter.
Ureterenge: ureteral narrowing.
Uretererersatz: ureteral replacement.
uretericus: ureteric; ureteral.
Ureteritis: ureteritis.
Ureterkatheterismus: ureteral catheterization.
Ureterkompression: ureteral compression.
Ureterfehlbildung: ureteral malformation.
Uretermündung: ureteral orifice; ureterostoma.
Ureteroenterostomie, Ureteroenteroanastomose: ureteroenterostomy.
Ureterohydronephrose: ureterohydronephrosis.
Ureteroileostomie: ureteroileostomy.
Ureteroileozystoplastik: ureteroileocystoplasty.
Ureterokolostomie: ureterocolostomy.
Ureterokutaneostomie: cutaneous ureterostomy.
Ureterolith: ureterolith.
Ureterolithotomie: ureterolithotomy.
Ureterolyse: ureterolysis.
Ureteromeatotomie: ureteromeatotomy.
Ureteroneopyelostomie: ureteroneopyelostomy.
Ureteroneozystostomie: ureteroneocystostomy.
Ureteronephrektomie: ureteronephrectomy.
Ureteroplastik: ureteroplasty.
Ureteropyelitis: ureteropyelitis.
Ureteropyelographie: ureteropyelography.
Ureteropyeloneostomie: ureteropyeloneostomy.
Ureteropyelostomie: ureteropyelostomy.
Ureterorektostomie: ureterorectostomy; ureteroproctostomy.
Ureterosigmoidostomie: ureterosigmoidostomy.
Ureterostium: ureteral orifice.
Ureterostomie: ureterostomy.
Ureterotomie: ureterotomy.
ureteroureteraler Reflux: ureteroureteral reflux.
Ureteroureterostomie: ureteroureterostomy.
Ureter-Ovarika-Kompressionssyndrom: ureter-ovarian vein syndrome.
ureterovesikal: ureterovesical.
Ureterozele: ureterocele.
Ureterozystoneostomie: ureterocystoneostomy.
Ureterozystoplastik: ureterocystoplasty.
Ureterozystostomie: ureterocystostomy.
Ureterperistaltik: ureteric peristalsis.
Ureterschienungsdrain: ureteral intubation drain.
Uretersonde: ureteral catheter.
Ureterspasmus: ureteral spasm.
Ureterstein: ureterolith; calculus in the ureter.
Ureterstenose: ureterostenosis.
Ureterstriktur: ureteric stricture.
Ureterzyste: ureteric cyst; ureterocele.
Ureterzystoskop: ureter(o)cystoscope.
Urethan: urethane; urethan.
Urethra: urethra. – **U. feminina:** female u. – **U. masculina:** male u.
urethral: urethral.
Urethralabstrich: urethral smear.
Urethraldrüse: urethral gland.
Urethralgie: urethralgia.
Urethralhämorrhoid: urethral varix.
Urethralsyndrom: urethral syndrome.
Urethrismus: urethrism.
Urethritis: urethritis. – **U. gonorrhoica:** gonococcal u.; specific u. – **U. simplex:** nonspecific u. (NSU). – **U. syphilitica:** syphilitic u.
Urethrographie: urethrography.
Urethrometrie: urethrometry.
urethro-okulo-artikuläres Syndrom: Reiter's syndrome.
Urethrorrhagie: urethrorrhagia.
Urethrorrhö: urethrorrhea.

Urethroskopie: urethroscopy.
Urethrostomie: urethrostomy.
Urethrotomia, -tomie: urethrotomy. – **U. externa:** external u.; perineal section. – **U. interna:** internal u.
Urethrozele: urethrocele.
Urethrozystographie: urethrocystography; cystourethrography.
Urethrozystoskop: cystourethroscope.
ureticus: uretic.
Urgeschlechtszelle: primordial germ cell.
Urhidrosis: uridrosis; urhidrosis.
Uricase: uricase.
Uridin: uridine.
Uridindiphosphat: uridine diphosphate.
Uridinmonophosphat: uridine monophosphate.
Uridintriphosphat: uridine triphosphate.
Uridylglucuronyltransferase: uridyl glucuronyl transferase.
Urikämie: uric(acid)emia.
Urikase: uricase.
Urikolyse: uricolysis.
Urikopoiese: uricopoiesis.
Urikosurie: uricosuria.
Urikosurikum: uricosuric agent.
Urimeter: uricometer.
Urin(a): urine. – **U. jumentosa:** cloudy u.
Urinaktivator: urokinase.
Urinal: urinal.
urinalis, urinarius: urinary.
Urin-Choriongonadotropin-Test: urinary choriongonadotropin test.
Urinexkretionstest: Schilling test; urinary excretion test.
urinös, urinosus: urinous; urinose.
Urinphlegmone: urinary phlegmon.
Urinstatus: urinalysis.
Urmund: protostoma.
Urniere: wolffian body; mesonephros.
Urobilin: urobilin.
Urobilinogen: urobilinogen.
Urobilinogenurie: urobilinogenuria.
Urobilinoid: urobilinoid.
Urobilinurie: urobilinuria.
Urocanase: urocanase.
Urocaninsäure: urocanic acid.
Urochezie: urochezia.
Urochrom: urochrome.
Urodochium: urodochium; urinal.
Urodynamik: urodynamics.
Uroerythrin: uroerythrin; purpurin.
Uroflowmetrie: uroflowmetry.
Urogastron: urogastrone.
urogen: urogenous; urinogenous.
urogenital: genitourinary; urogenital.
Urogenitalsyndrom, vegetatives (des Mannes): prostatism.
Urogenitaltrakt: genitourinary tract.
Urogenitaltuberkulose: genitourinary tuberculosis.
Urogramm: urogram.
Urographie: urography. – **U., retrograde:** retrograde u.; ascending u.
Urokinase: urokinase.
Urokinin: urokinin.
Urolagnie: urolagnia.
Urolith: urolith.
Urolithiasis: urolithiasis.
Urologie: urology.
Urometer: urometer; urinometer.
Uromucoid: uromucoid.
Uroncus: uroncus.
Uronsäure: uronic acid.
urophan: urophanic.
Urophthise: genitourinary tuberculosis.
Uropoese: uropoiesis.
Uroporphyrie: uroporphyria.
Urorosein: urorrhodin; urorosein; urosacin.
Uroscheozele: uroscheocele; urocele.
Urosepsis: urosepsis.
Uroskopie: uroscopy.
Urostealith: urostealith.
Urothel: urothelium.
Urotomographie: excretion urography.
Urotoxikose: urotoxia.
Urotoxin: urotoxin.
Urotuberkulose: genitourinary tuberculosis.
Urozele: urocele.
ursächlich: causative; causal.
Ursache: cause.
Ursamenzelle: spermatogonium; spermatospore.
Ursegment: somite; mesodermal segment.
Ursolsäure: ursolic acid.
Ursprung: insertion; origin.
Urtica: urtica; wheal; *bot* nettle.
Urticaria, Urtikaria: urticaria; hives; nettle rash. – **U. cholinergica:** cholinergic u. – **U. gigantea:** giant u.; angioneurotic edema. – **U. pigmentosa:** u. pigmentosa. – **U. solaris:** solar u.; sun rash.
urtikariell: urticarial; urticarious.
Urwirbelsäule: notochord.

Usher* Syndrom: Usher's syndrome.
Usninsäure: usnic acid; usnein.
Ustilagismus: ustilaginism.
Usur: degeneration; erosion.
Usus: use.
Uta: uta; American leishmaniasis.
uterin: uterine.
Uteringeräusch: uterine souffle.
Uterinsegment: uterine segment.
Uteropexie: uteropexy; hysteropexy.
uteroplazentar: uteroplacental.
uterovaginal: uterovaginal.
uterovesikal: uterovesical.
uterozervikal: uterocervical.
Uterus: uterus; womb. – **U., infantiler:** infantile u.; pubescent u.
Uterusadenomyosis: adenomyosis.
Uterusamputation: uterus amputation.
Uterusaplasie: uterine aplasia.
Uterusapoplexie: uterine apoplexy; apoplexia uteri.
Uterusatonie: uterine atony; metratonia.
Uterusatrophie: uterine atrophy; metratropia.
Uterusausräumung: removal of intrauterine secundae.
Uterusblutung: uterine bleeding.
Uterusdilatator: uterine dilator.
Uterusexstirpation: hysterectomy.
Uterushypertrophie: uterine hypertrophy.
Uterushypoplasie: uterine hypoplasia.
Uterusinversion: uterine inversion.
Uteruskarzinom: uterine carcinoma.
Uteruskonglutination: uterine conglutination.
Uterusmotilität: uterine motility.
Uterusmyom: uterine myoma; hysteromyoma.
Uterusperforation: uterine perforation.
Uterusplastik: uteroplasty.
Uteruspolypose: uterine polyposis.
Uterusprolaps: prolapse of the uterus; hysteroptosis.
Uterusretroflexion: uterine retroflexion.
Uterusruptur: rupture of the uterus; metrorrhexis; hysterrhexis.
Uterussenkung: prolapse of the uterus; descensus uteri.
Uterussonde: uterine probe.
Uterusspasmus: uterine spasm; hysterospasm.
Uterussynechie: synechia uteri.
Uterustympanie: uterine tympany.
U-Test: Mann-Whitney U test.
Utilisation: utilization.
UTP (Uridintriphosphat): UTP (uridine triphosphate).
utricularis: utricular.
Utriculus: utricle; utriculus. – **U. prostaticus:** prostatic u.
Utrikuluszyste: prostatic utricle cyst.
UV (ultraviolett): UV (ultraviolet).
Uvea: uvea.
Uveakolobom: uveal coloboma.
Uveitis: uveitis. – **U. anterior:** anterior u.; iridocyclitis. – **U., phakogene:** phacogenic u.; lens-induced u. – **U. posterior:** posterior u.
Uvula: uvula; staphyle; cion. – **U. bifida:** cleft u. – **U. vermis:** u. vermis; u. of cerebellum. – **U. vesicae urinariae:** u. vesicae; u. of urinary bladder.
Uvulahämatom: uvular hematoma.
Uvulaödem: uvular edema.
Uvulaspalte: cleft uvula.
Uvuloptose: uvuloptosis.
U-Welle: U wave.
Uzara-Wurzel: uzara.

V

V: 1) Vanadium: V (vanadium). **2) Vena:** v. (vein). **3) Ventilation:** V (ventilation). **4) Visus:** V (vision). **5) Volt:** v (volt).
Vaandrager*-Pena* Syndrom: dysplasia metaphysaria, type Vaandrager-Pena.
Vaccinia: vaccinia; cowpox. – **V. abortiva:** vaccinoid. – **V. secundaria:** vacciniola.
Vaccinia-Antigen: vaccinia virus antigen.
Vaccinia-Immunglobulin: vaccinia immune globulin.
Vaccinia-Virus: vaccinia virus.
Vaccinoid: vaccinoid.
Vacuola: vacuole.
vacuus: empty.
vagal(is): vagal.
Vagantenhaut: vagabond's disease.
Vagina: vagina. – **V. bulbi:** v. bulbi; Tenon's capsule. – **V. fibrosa tendinis:** fibrous sheath of tendon.
vaginal: vaginal.
Vaginalabstrich: vaginal smear.
Vaginalkarzinom: vaginal carcinoma.
Vaginalstenose: vaginal stenosis.
Vaginalzyklus: vaginal cycle.
Vaginalzytologie: vaginal cytology.
Vaginismus: vaginismus.
Vaginitis: vaginitis. – **V., unspezifische:** nonspecific v.
Vagino-: vagino-; colpo-.
Vaginofixation, Vaginopexie: vaginofixation; vaginopexy; colpopexy.
Vagolytikum: vagolytic (agent).
Vagomimetikum: vagomimetic (agent).
Vagotomie: vagotomy. – **V., selektiv gastrale:** gastric vagal denervation. – **V., trunkuläre:** truncular v.; truncal v.
vagoton: vagotonic.
Vagotonie: vagotonia; parasympathicotonia.
Vagotonus: vagal tone.
vagotrop: vagotropic.
vagovasaler Anfall: vasovagal syncope.
Vagus: vagus (nerve); 10th cranial nerve.
Vagusdruckversuch: vagus pressure test.
Vagusdurchtrennung: vagotomy; section of the vagus nerve.
Vaguskern: vagal nucleus.
Vaguskrise: vagal crisis.
Vaguslähmung: vagal paralysis.
Vaguspuls: vagus pulse.
Vagusreflex: vagus reflex.
Vagustod: vagus death.
Vagusunterbrechung: vagotomy.
Vahlquist*-Gasser*(-Urtilek*) Syndrom: benign essential granulocytopenia.
Vakat(fett)wucherung: fatty atrophy.
vakuolär: vacuolated.
Vakuole: vacuole.
Vakuolisierung: vacuolization; vacuolation; vacuolar degeneration.
Vakuum: vacuum.
Vakuumaspiration: vacuum aspiration.
Vakuumextraktor: vacuum extractor.
Vakuumkürettage: vacuum aspiration; v. curettage.
Vakuumphänomen: vacuum phenomenon.
vakzinal: vaccinal.
Vakzination: vaccination.
Vakzine: vaccine.
Vakzinetherapie: vaccinotherapeutics.
Vakzine-Virus: vaccinia virus.
Vakzinoid: vaccinoid.
valent: valent.
Valenz: valence.
Valenzwechsel: valence change.
Valeriana officinalis: valerian.
Valgisierung: valgization.
valgus: valgus.
valide: valid.
Validität: validity.
Valin: valine.
Valin-Leucin-Isoleucinurie: maple syrup disease.
Vallecula: vallecula. – **V. cerebelli:** v. cerebelli; valley of cerebellum.
Valleix* Punkte: Valleix's points.
Vallen* Zeichen: Vallen's sign.
Vallum unguis: vallum ungius; wall of nail.
Valsalva* Sinus: Valsalva's sinus. – **V.* Versuch:** V.'s maneuver.

Valva: valve. – **V. aortae:** aortic v. – **V. ileocaecalis:** ileocecal v. – **V. trunci pulmonalis:** v. of pulmonary trunk; pulmonary v.
Valvula: valvula. – **V. semilunaris:** v. semilunaris; semilunar valve. – **V. sinus coronarii (Thebesii):** v. sinus coronarii; thebesian valve.
valvulär: valvular.
Valvuloplastie: valvuloplasty.
Valvulotomie: valvulotomy; valvotomy.
Vanadium: vanadium.
Vancomycin: vancomycin.
van der Waals* Kräfte: van der Waals forces.
Vanillinmandelsäure, VMA: vanillylmandelic acid (VMA).
van Slyke* Test: Van Slyke's method.
van't Hoff* Gesetz: van't Hoff's rule/law.
Vanzetti* Zeichen: Vanzetti's sign.
Vaporisation: vaporization.
Vaquez* Syndrom: Vaquez's disease; polycythemia vera.
variabel: variable.
Variabilität: variability.
Variabilitätskoeffizient: coefficient of variation.
Variable: variable.
Variante: variant.
Varianz: variance.
Varianzanalyse: analysis of variance.
Variation: variation.
Variationskoeffizient: coefficient of variation.
Varicella: varicella; chickenpox.
Varicella-Zoster-Virus: varicella-zoster virus.
Varicomphalus: varicomphalus.
Varicosis: varicosis. – **V. spinalis:** spinal v.; Foix-Alajouanine syndrome.
Varietät, Varietas: variety.
Varikektomie: varicotomy.
varikös: varicose.
Varikophlebitis: varicophlebitis.
Varikose: varicosis.
Varikosität: varicosity.
Varikosklerisation: sclerotherapy of varicose veins.
Varikozele: varicocele.
Variola: smallpox; variola. – **V. minor:** v. minor; whitepox; alastrim.
Variolation: variolation; variolization.
Variola-Virus: variola virus; smallpox v.
Variolois: varioloid.
Varisation, Varisierung: varization.
Varix: varix.
Varize: varix; varicosity.
Varizellen: chickenpox; varicella.
Varizenverödung: sclerotherapy of varicose veins.
varus: varus.
Vas: vessel; vas. – **V. capillare:** capillary. – **V. lymphaticum:** lymphatic vessel.
vascularis: vascular.
Vasculitis: vasculitis; angiitis. – **V. allergica:** allergic v. – **V. necroticans:** necrotizing v. – **V. nodularis:** nodular v.
Vasculum: vasculum; tiny vessel.
Vasektomie: vasectomy.
Vaseline: petrolatum; petroleum jelly.
Vaselinoderma: vaselinoderma.
vaskulär: vascular.
Vaskularisation, Vaskularisierung: vascularization.
Vaskulitis: vasculitis.
Vaskulopathie: vasculopathy.
vasoaktiv: vasoactive.
vasodepressorisch: vasodepressor; vasodepressant.
Vasodilatanzien: vasodilative agents; vasodilators.
Vasodilatation: vasodila(ta)tion.
Vasodilatator: vasodilator.
Vasographie: vasography.
Vasokonstriktion: vasoconstriction.
Vasokonstriktor: vasoconstrictor; vasoconstrictive agent.
Vasoligatur: vasoligation; vasoligature.
Vasomotion: vasomotion.
Vasomotoren: vasomotor nerves.
Vasomotorenkollaps: vasomotor collapse.
Vasomotorenlähmung: vasomotor paralysis.
Vasomotorenzentrum: vasomotor center.
Vasomotorik: vasomotoricity; vasomotion.
vasomotorisch: vasomotor.
Vasopathie: vasopathy; angiopathy.
Vasopressin: vasopressin; antidiuretic hormone.
vasopressorisch: vasopressor.
Vasoreflex: vasoreflex; vasomotor reflex.
Vasoresektion: vasectomy; angiectomy.
Vasospasmus: vasospasm; angiospasm.
vasospastisch: vasospastic.

Vasotomie: vasotomy; angiotomy.
Vasotonie: vasotonia.
vasovagal: vasovagal.
Vasovasostomie: vasovasostomy.
Vasovesikulographie: vasovesiculography.
Vastus: vastus (muscle).
Vater* Ampulle: Vater's ampulla.
Vater* Divertikel, Papille: Vater's papilla.
Vater*-Pacini* Körperchen: Vater's corpuscles; pacinian corpuscles.
VATER-Assoziation: VATER association.
Vaterschaftsausschluß: paternity (exclusion) test.
V.D.R.L.-Test: VDRL (= Venereal Disease Research Laboratories) test.
Veau* Operation: Veau's operation.
Vecuroniumbromid: vecuronium bromide.
Veganismus: veganism; strict vegetarianism.
Vegetarier: vegetarian.
Vegetation: vegetation. – **V., adenoide:** adenoid v. – **V., bakterielle:** bacterial v.
vegetativ: vegetative.
Vegetativum: autonomic nervous system; vegetative n. s.
Vehiculum, Vehikel: vehicle.
Veillonella: Veillonella.
Veit*-Smellie* Handgriff: Mauriceau-Smellie-Veit maneuver.
Veitstanz: St. Vitus' dance.
Vektor: vector.
Vektorkardiographie: vectorcardiography.
Vektorkardiogramm: vectorcardiogram.
Vela: vela; veils.
velamentosus: velamentous.
Velamentum: velamentum; membranous covering.
Vellushaar: vellus.
Velpeau* Deformation: Velpeau's deformity. – **V.* Verband:** V.'s bandage.
Velum: velum. – **V. palatinum:** soft palate.
Velumspalte: cleft of the soft palate.
Vena: vein; vena. – **V. cava:** vena cava. – **V. comitans:** vena comitans; accompanying v. – **V. facialis:** facial v.; vena facialis. – **V. jugularis:** jugular v. – **V. lienalis:** splenic v. – **V. subclavia:** subclavian v.
Venae sectio, Venaesectio: venesection; phlebotomy; venous cutdown.
Vene: vein.
Venektasie: venectasia; phlebectasia.
Venenanästhesie: vein anesthesia.
Venenbypass: venous bypass.
Venendruck: venous pressure. – **V., zentraler:** central v. p.
Venenentzündung: phlebitis; venous inflammation.
Venenexhairese: phlebexairesis.
Venenfunktionsprüfung: venous function testing.
Veneninsuffizienz: venous insufficiency.
Venenkatheter: venous catheter.
Venenklappe: venous valve.
Venenknoten: venous node.
Venenpuls: venous pulse.
Venensperre: venous obstruction.
Venenstein: phlebolith.
Venenstripping: vein stripping.
Venenthrombose: venous thrombosis. – **V., tiefe:** deep vein thrombosis.
Venenum: poison; venene.
Venenverödung: venosclerosis.
Venenverschlußplethysmographie: venous occlusion plethysmography.
Venenwinkel: venous angle.
venerisch, venereus: venereal.
Venerologie: venereology.
venös: venous.
Venographie: venography; phlebography.
Venole: venule.
Venopathie: venopathy.
Venoskopie: venoscopy.
Venostase: venostasis.
venosus: venous.
Venotomie: venotomy.
Venter: venter; belly.
Ventilation: ventilation. – **V., alveoläre:** alveolar v.
Ventilationsäquivalent: ventilation coefficient.
Ventilations-Perfusions-Quotient: ventilation/perfusion rate.
Ventilationsstörung: ventilation disorder. – **V., obstruktive:** obstructive v. d. – **V., restriktive:** restrictive v. d.
Ventilationsszintigraphie: ventilation scintigraphy.
Ventilebene: ventricular level.
Ventilpneumothorax: valvular pneumothorax.

Ventilstenose: valvular stenosis.
ventral(is): ventral.
ventralwärts: ventrad.
ventricularis: ventricular.
Ventriculus: ventriculus; ventricle. – **V. cordis:** ventricle of the heart. – **V. lateralis:** lateral ventricle. – **V. laryngis:** Morgagni's ventricle. – **V. quartus:** fourth ventricle. – **V. tertius:** third ventricle.
Ventrifixation: ventrofixation.
Ventrikel: ventricle. – **V., singulärer:** single v.
Ventrikelblockade: ventricular block.
Ventrikelblutung: intraventricular hemorrhage.
Ventrikeldrainage: ventricular drainage.
Ventrikeldruck: ventricular pressure.
Ventrikelhypertrophie: ventricular hypertrophy.
Ventrikelpunktion: ventriculopuncture.
Ventrikelruptur: ventricular rupture.
Ventrikelseptum: ventricular septum.
Ventrikelseptumdefekt: ventricular septal defect.
Ventrikelsphygmogramm: ventricular sphygmography.
Ventrikelszintigraphie: ventricular scanning.
Ventrikelvolumen: ventricular volume. – **V. enddiastolisches:** end-diastolic v. v. – **V., endsystolisches:** end-systolic v. v.
ventrikulär: ventricular.
Ventrikuloaurikulostomie: ventriculoatriostomy.
Ventrikulographie: ventriculography.
Ventrikuloskop: ventriculoscope.
Ventrikulostomie: ventriculostomy.
Ventrikulozisternostomie: ventriculocisternostomy.
ventro-: ventro-; ventri-.
Venüle: venule.
Venula: venule.
Venusberg: mons veneris; mount of Venus.
VEP (visuell evoziertes Potential)**:** visual evoked potential.
Veränderung: change; alteration.
Verästelungsblock: arborization block.
Verätzung: chemical burn.
Veraguth* Falte: Veraguth's fold.
Veranlagung: predisposition.
Verapamil: verapamil.
verbal: verbal.
Verbalsuggestion: verbal hypnotic suggestion.
Verband: bandage; strapping; dressing.
Verbandmull: gauze.
Verbandwatte: purified cotton.
Verbandzellstoff: oxidized cellulose.
Verbigeration: verbigeration.
Verbindung: *chem* compound.
Verbindungskomplex: junctional complex; terminal bar.
Verbindungsstück: adapter; connector; *anat* junctional tubule.
Verblockung: bone-chip blocking.
Verblödung: mental decay; dementia; idiocy.
Verblutung: exsanguination.
Verbrauch: consumption.
Verbrauchskoagulopathie: consumption coagulopathy; disseminated intravascular coagulation (DIC).
Verbreitung: spreading; dissemination.
Verbrennung: *chem* combustion; *path* burn.
Verbrennungsniere: burn kidney.
Verbrennungsschock: burn shock.
Verbrennungswärme: heat of combustion.
Verbrühung: scald.
Verbrycke* Syndrom: syndrome of cholecystohepatic flexure adhesions.
Verdampfung: vaporization.
Verdauung: digestion.
Verdauungsapparat: digestive system.
Verdauungsdrüsen: digestive glands.
Verdauungsenzyme: digestive enzymes.
Verdauungshormone: digestive hormones.
Verdauungsinsuffizienz: maldigestion.
Verdauungskanal, -trakt: alimentary canal; digestive tract.
Verdauungsstörung: indigestion; dyspepsia.
Verdeckung: masking.
Verdiglobin: oxidized form of verdoglobin.
Verdoglobin: verdo(hemo)globin.
Verdoppelung: duplication.
Verdoppelungsdosis: doubling dose.
Verdoppelungszeit: doubling time.
Verdrängung: repression.
Verdrehung: contortion; twisting.
Verdünnung: dilution.

Verdünnungsreihe: serial dilution; dilution series.
Verdünnungsstufe: dilution level; d. step.
Verdünnungstechnik: dilution technique.
Verdünnungsversuch: dilution test.
Verdunstung: evaporation.
Vereisung: freezing; ice anesthesia.
Vereiterung: suppuration; pyosis.
Vererbung: inheritance; heredity. – **V., extrachromosomale:** extrachromosomal i. – **V., geschlechtsgebundene:** sex-linked i. – **V., holandrische:** holandric i. – **V., multifaktorielle:** multifactorial i.
Vererbungsgesetze: Mendel's laws.
Vererbungslehre: genetics.
Veresterung: esterification.
Verfälschung: falsification; *pharm* adulteration.
Verfärbung: discoloration.
Verfahren: procedure; technique; method.
Verfall: decay; wasting; degeneration.
Verfettung: fatty degeneration.
Verfolgungswahn: persecution complex; persecutory delusion.
Verfügbarkeit: availability. – **V., biologische:** bioavailability.
vergällt: denatured.
Vergärung: fermentation.
Vergenz: vergence.
Vergewaltigung: rape.
Vergiftung: poisoning; intoxication.
Vergleich: comparison.
vergleichend: comparative.
Vergreisung: senescence. – **V., vorzeitige:** premature s.; progeria.
Vergrößerung: enlargement; *opt* magnification.
Vergrößerungsplastik: augmentation mammoplasty.
Verhältnis: relation; ratio.
Verhalten: behavior.
Verhaltensforschung: ethology.
Verhaltensmuster: behavior pattern.
Verhaltensstörung: behavior disorder.
Verhaltenstherapie: behavior therapy.
Verhornung: cornification; keratinization.
Verhütung: prophylaxis; prevention.
Verhütungsmittel: contraceptives.
Verkäsung: caseation; tyromatosis.
Verkalkung: calcification; *path* calcinosis.
Verklebung: adhesion.
Verklumpung: clumping.
Verknöcherung: ossification.
Verknöcherungszone: zone of ossification.
Verkohlung: carbonization; pyrolysis.
Verkrampfung: cramp.
Verkreidung: calcification.
Verkürzung: shortening.
Verkürzungsosteotomie: shortening osteotomy.
verlängertes Mark: medulla oblongata.
Verlängerung: prolongation; lengthening; extension.
Verlängerungsosteotomie: extension osteotomy.
Verlagerung: displacement; dystopia.
Verlauf: course.
Verlaufskontrolle: follow-up.
Verlausung: lice infestation; pediculosis.
verletzbar: vulnerable.
Verletzung: injury.
Verletzungspotential: demarcation potential.
Verleugnung: denial.
Verlust: loss.
Vermännlichung: virilization; masculinization.
Vermehrung: reproduction; proliferation.
Vermicidum: vermicide.
vermicularis: vermicular.
vermiform(is): vermiform.
Vermifugum: vermifuge.
Vermis: vermis; worm. – **V. cerebelli:** v. cerebelli; v. of the cerebellum.
Vermizid: vermicide.
Vermutungsdiagnose: tentative diagnosis.
Vernarbung: cicatrization; scar formation.
Vernebler: atomizer; nebulizer.
Verneinung: negation.
Verner*-Morrison*(-Priest*-Alexander*) Syndrom: Verner-Morrison syndrome.
Vernet* Syndrom: Vernet's syndrome.
Vernix caseosa: vernix caseosa.
Verödung: *path* obliteration; *ther* sclerotization; sclerotherapy.
Verordnung: prescription.
Verpflanzung: grafting; transplantation.
Verreibung: trituration.
Verrenkung: dislocation; luxation.
Verriegelung: interlocking.
verringert: reduced.

Verruca: verruca; wart. – **V. acuminata:** v. acuminata; venereal w. – **V. plana:** v. plana; flat w. – **V. plantaris:** v. plantaris; plantar w. – **V. vulgaris:** v. vulgaris; common w.
verruciformis: verruciform.
Verrucoma: keratoacanthoma.
Verrucosis: verrucosis.
verrucosus, verrukös: verrucose; verrucous.
Verruga peru(vi)ana: verruga peruana; Peruvian wart.
Versagen: failure.
Verschattung: shadow.
Verschiebelappen, -plastik: sliding flap.
Verschiebung: shift.
verschieden: different.
Verschlechterung; Verschlimmerung: aggravation; deterioration.
Verschleimung: mucous obstruction.
Verschleiß: wear and tear.
Verschlucken: deglutition; swallowing.
Verschluß: closure; occlusion; obstruction.
Verschlußdruck, kritischer: critical closing pressure.
Verschlußhydrozephalus: noncommunicating hydrocephalus.
Verschlußikterus: obstructive jaundice.
Verschlußkrankheit, arterielle: occlusive arterial disease.
Verschlußlaut: plosive.
Verschmelzung: fusion.
Verschmelzungsfrequenz: fusion frequency.
Verschmelzungsniere: fused kidney.
Verschmutzung: pollution.
Verschorfung: sloughing.
Verschorfungsmittel: escharotic.
Verschreibung: prescription.
Verschwartung, Verschwielung: callosity.
Verseifung: saponification.
Verseifungszahl: saponification number.
Verseuchung: contamination.
versicolor: versicolor.
Versilberung: silver staining.
Versio(n): version. – **V. spontanea:** spontaneous v. – **V. uteri:** uterine deflection.
versiv: versive.
Versivanfälle: versive seizures.
Versorgung: supply; medical care.
Versorgungsgebiet: area of distribution.
Versorgungsgefäß: nutrient vessel.
Verspätung: retardation; delay.
Verspannung: hardening.
versprengt: dystopic.
Verstärkereffekt: enhancement.
Verstärkung: reinforcement.
Verstärkungsfolie: intensifying screen.
Verstauchung: sprain.
Versteifung: stiffening; stiff joint. – **V., operative:** arthrodesis; fusion.
Versteifungshinken: ankylotic limping.
Versteinerung: petrifaction.
Verstimmung, Verstimmtheit: discord; depressive mood.
Verstoffwechselung: metabolization.
Verstopfung: constipation; obturation.
Verstrahlung: radioactive contamination.
verstreut: disseminated; scattered.
Versuch: attempt; trial; experiment.
Versuchsreihe: series of tests.
Versuchstier: experimental animal.
Versündigungswahn: delusion of guilt.
Vertäubung: temporary deafness.
Vertebra: vertebra. – **V. plana:** v. plana; platyspondylia. – **V. prominens:** prominent v.
Vertebrae: vertebrae.
vertebragen: vertebrogenic.
vertebral(is): vertebral.
Vertebralis: vertebral artery.
Vertebralis-Angiographie: vertebral angiography.
Vertebralis-Syndrom: vertebral artery syndrome; subclavian steal syndrome.
Vertebralsyndrom: segmental spinovertebral syndrome.
Vertebrata: Vertebrata; vertebrates.
vertebrobasilär: vertebrobasilar.
Vertebrotomie: vertebrectomy.
Verteilung: distribution.
Verteilungskoeffizient: partition coefficient; distribution coefficient.
Verteilungsstörung: diffusion disorder.
Verteilungsvolumen: volume of distribution. – **V., scheinbares:** apparent v. of d.
Vertex: vertex.
Verticillium: Verticillium.
vertiginosus, vertiginös: vertiginous.
Vertigo: vertigo. – **V. gastrica:** gastric v. – **V. vestibularis:** vestibular v.
vertikal, verticalis: vertical.
Vertikalstellung: upright position.
Verträglichkeit: tolerance; compatibility.
Vertrauen: confidence.
Vertrauensarzt: medical consultant.

Verumontanum: verumontanum; colliculus seminalis.
Verunreinigung: pollution; contamination.
verursachend: causative.
verus: true.
Verwachsung: adhesion; accretion.
verwandt: related.
Verwechselung: confusion.
Verwechslungsfarben: confusion colors.
Verweiblichung: feminization.
Verweildauer: retention time.
Verweilkanüle: indwelling cannula.
Verweilkatheter: indwelling catheter.
Verwertungsstörung: malabsorption.
Verwesung: putrefaction.
Verwirrtheit: confusion.
Verwischung: blurring.
verwundbar: vulnerable.
Verzögerung: delay; retardation; lag.
Verzögerungsphase: lag phase; latent period.
verzweigt: branched; ramified; ramose.
Verzweigtkettenkrankheit: branched-chain ketonuria; maple syrup disease.
Verzweigungsblock: arborization block.
VES (ventrikuläre Extrasystole)**:** ventricular extrasystole.
Vesica: vesica; bladder. – **V. fellea:** gallbladder. – **V. urinaria:** urinary bladder.
vesicalis: vesical.
Vesicula: vesicle. – **V. cutanea:** vesicle; blister. – **V. ophthalmica:** optic v. – **V. seminalis:** seminal v.
vesicularis: vesicular.
Vesiculitis: vesiculitis.
vesikal: vesical.
Vesikel: vesicle.
Vesikofixation: vesicofixation.
Vesikomegalie: megacystis.
Vesikorektostomie: vesicorectostomy.
Vesikostomie: vesicostomy.
vesikoureteral: vesicoureteral.
vesikovaginal: vesicovaginal.
vesikulär: vesicular.
Vesikuläratmen: vesicular breathing; v. murmur.
Vesikulardrüse: seminal vesicle.
Vesikulation: vesiculation.
Vesikulographie: vesiculography.
vestibulär: vestibular.
Vestibularapparat: vestibular organ; vestibular system.
Vestibularis: vestibular nerve.
Vestibulariskrise: vestibular crisis.
Vestibularisneuronitis: vestibular neuronitis.
Vestibularisprüfung: test of vestibular function.
Vestibularisschwindel: vestibular vertigo.
Vestibularnystagmus: vestibular nystagmus.
Vestibularorgan: vestibular organ.
Vestibularsyndrom: vestibular syndrome; Menière's disease.
Vestibulum: vestibule. – **V. laryngis:** v. of larynx. – **V. nasale:** v. of nose. – **V. oris:** v. of mouth. – **V. vaginae:** v. of vagina.
Vestigium processus vaginalis: vestige of vaginal process.
Vesuvin: vesuvin; aniline brown.
Veteranenkrankheit: legionnaires' disease.
Veterinärmedizin: veterinary medicine.
VHL (Vorderhauptslage)**:** sinciput presentation.
Vi-Antigen (Virulenz-Antigen)**:** Vi antigen.
Vibex (Pl. **Vibices**)**:** vibex (pl. vibices).
Vibration: vibration.
Vibrationsmassage: vibratory massage; vibromassage.
Vibrationsrezeptor: vibration receptor.
Vibrationswahrnehmung: vibratory sense; perception of vibration.
Vibrator: vibrator.
Vibrio: Vibrio. – **V. cholerae, V. comma:** V. cholerae.
Vibrissae: vibrissae.
vicarius: vicarious.
Vicq d'Azyr* Bündel: Vicq d'Azyr's fasciculus/tract. – **V.* Streifen:** V.'s band.
Vidarabin: vidarabine.
Videodensitometrie: video-densitometry.
Vidianus* Kanal: vidian canal; pterygoid canal.
Viel...: multi-; poly-.
Vieleckbein: multangular bone.
Vielkanalanalysator: multi-channel analyzer.
Vierfingerfurche: simian crease.
Vierhügel: quadrigeminal bodies.
Vierhügelsyndrom: quadrigeminal plate syndrome: **1)** Parinaud's syndrome; **2)** Pellizzi's syndrome.

Vier-Kammer-Sicht: echocardiographic four-chamber view.
Viertagefieber: four-day fever; quartan fever.
Vierte Krankheit: fourth venereal disease; lymphogranuloma venereum.
vierwertig: tetravalent; quadrivalent.
Vier-X-Syndrom: tetra X syndrome.
Vigilanz, Vigilität: vigilance.
Vigilitätsreaktion: arousal reaction.
Vignettierung: vignetting.
vikariierend: vicarious.
Villaret* Syndrom: Villaret's syndrome.
Villi: villi. – **V. intestinales:** intestinal v. – **V. synoviales:** synovial v.
Villikinin: villikinine.
villosus, villös: villose; villous.
Villus: villus.
Viloxazin: viloxazine.
Vinblastin: vinblastine.
Vinca-Alkaloide: vinca alcaloids.
Vincent* Angina, Krankheit: Vincent's angina.
Vincent* Symptom: Vincent's symptom.
Vincristin: vincristine.
Vincula tendinum: vincula of tendons.
Vinculum: vinculum.
Vineberg* Operation: Vineberg's operation.
Vink* Krankheit: Vink's disease.
Vinum medicatum: medicated wine.
Vinylchlorid: vinyl chloride.
violent: violent.
Viomycin: viomycin.
VIP (vasoaktives intestinales Peptid): VIP (vasoactive intestinal polypeptide).
VIPom, Vipom: vipoma.
Virämie: viremia.
viral: viral.
Virchow* Drüse, Knoten: Virchow's node. – **V.* Körperchen:** V.'s corpuscles. – **V.* Zellenlehre:** V.'s theory.
Virchow*-Robin* Raum: Virchow-Robin space.
Virginitas, Virginität: virginity.
Virgo: virgin.
Viridans-Endokarditis: (streptococcus) viridans endocarditis; subacute bacterial endocarditis.
Viridans-Streptokokken: viridans group of streptococci.
viril(is): virile.
Virilisierung: virilization; masculinization.
Virilismus: virilism.
Virilitas, Virilität: virility.
Virion: virion.
virogen: virogenetic.
Viroid: viroid.
Virologie: virology.
Viropexie: viropexis.
Virose: virosis; virus disease.
Virostatikum: virostatic/virustatic (agent).
Virozyt: virocyte; atypical lymphocyte.
virtuell: virtual.
virulent: virulent.
Virulenz: virulence.
Virulenzabschwächung: attenuation.
Virurie: viruria.
Virus: virus. – **V., bakterienpathogenes:** bacterial v.; bacteriophage. – **V. fixe:** fixed v. – **V., langsames:** slow v. – **V., onkogenes:** oncogenic v.; tumor v.
Virusembryopathie: viral embryopathy.
Virusenteritis: viral (gastro)enteritis; virus e.
Virusenzephalitis: viral encephalitis; virus e.
Virusgrippe: influenza.
Virushepatitis: viral hepatitis; virus h.
Virusinaktivierung: virus inactivation.
Virusinfektion: viral infection; virus i.
Virusinterferenz: viral interference.
Viruskeratitis: virus keratoconjunctivitis; epidemic k.
Virusklassifikation: virus classification.
Virusmeningitis: viral meningitis.
Virusmyokarditis: viral myocarditis.
Virusneutralisation: virus neutralization (test).
Viruspankreatitis: viral pancreatitis.
Viruspneumonie: viral pneumonia.
Virusrezeptor: virus receptor.
Virustatikum: virustatic/virostatic (agent).
virustatisch: virustatic.
Viruszüchtung: virus culture.
viruzid: virucide; virucidal.
Vis a tergo: vis a tergo.
Viscera: viscera.
visceralis: visceral.
Viscerocranium: viscerocranium.
viscidus: viscid; viscous.
Viscum album: white mistletoe.
visibel: visible.
Visierlappen: bipedicle flap.
Visio, Vision: vision.

viskös, viskos: viscous; viscid.
Viskosimetrie: viscosimetry.
Viskosität: viscosity.
visual, visuell: visual.
visomotorisch: visuomotor.
visosensorisch: visuosensory.
Visus: visual acuity.
Viszera: viscera.
viszeral: visceral.
Viszeralbogen: visceral arch.
Viszeralhirn: visceral brain.
Viszeralknochen, -knorpel: visceral skeleton.
Viszerektomie: viscerectomy.
viszerogen: viscerogenic.
Viszeromegalie: visceromegaly.
viszeromotorisch: visceromotor.
Viszeroptose: visceroptosis.
viszerosensorisch: viscerosensory.
viszerosomatisch: viscerosomatic.
Viszerotom: viscerotome.
viszeroviszeral: viscerovisceral.
Viszerozeptor: visceroreceptor.
viszid: viscid; viscous.
Vita: life.
vital: vital.
Vitalfärbung: vital staining.
Vitalfunktionen: vital functions; vital signs.
Vitali* Probe: Vitali's test.
Vitalindikation: vital indication.
Vitalität: vitality.
Vitalitätsprüfung: vitality test.
Vitalkapazität: vital capacity.
Vitalreaktion: vital reaction.
Vitamer: vitamer.
Vitamin(e): vitamin(s).
Vitamin A: vitamin A; retinol.
Vitamin-A-Hypervitaminose: hypervitaminosis A.
Vitamin-A-Säure: tretinoin.
Vitamin B_1: vitamin B_1; thiamine.
Vitamin B_2: vitamin B_2; riboflavin.
Vitamin B_6: vitamin B_6; pyridoxine.
Vitamin B_{12}: vitamin B_{12}; cyanocobalamin.
Vitamin B_c: folic acid.
Vitamin-B-Komplex: vitamin B complex.
Vitamin C: vitamin C; ascorbic acid.
Vitamin-C-Mangelsyndrom: vitamin C deficiency syndrome; scurvy.
Vitamin D: vitamin D (group).
Vitamin-D-bindendes Protein: vitamin D-binding protein.
Vitamin E: vitamin E; alpha-tocopherol.
Vitamin F: essential fatty acids.
Vitamin G: vitamin G; riboflavin.
Vitamin H: vitamin H; biotin.
Vitamin K: vitamin K; antihemorrhagic vitamin.
Vitamin M: vitamin M; folic acid.
Vitamin P: vitamin P; bioflavonoid.
Vitamin PP: pellagra preventing factor.
Vitamin Q: coenzyme Q; ubiquinone.
Vitamin T: vitamin T.
Vitaminantagonist: antivitamin.
Vitaminierung: vitamin enrichment.
Vitaminmangelkrankheit: hypovitaminosis; vitamin deficiency disorder.
Vitaminoid: vitaminoid.
Vitaut*-Dercum* Syndrom: Dercum's syndrome.
vitelliform: vitelliform.
vitellinus: vitelline; vitellary.
Vitellus, Vitellum: vitellus; yolk.
Vitiligo: vitiligo; piebald skin; leukoderma.
Vitium: vitium; defect. – **V. cordis:** heart defect.
Vitrektomie: vitrectomy.
vitreus: vitreous.
Vitriol: vitriol.
Vitrum: vitrum; glass.
Vivisektion: vivisection.
vivus: alive; living.
VK (Vitalkapazität): VC (vital capacity).
VKG (Vektorkardiogramm): VCG (vectorcardiogram).
Vlies: fleece.
VNS (vegetatives Nervensystem): autonomic nervous system.
vocalis: vocal.
Voelcker* Probe: Voelcker's test.
Vogelgesicht: bird face.
Vogelkrankheit: ornithosis.
Vogelmilbenkrätze: avian mite scabies.
Vogelzüchterlunge: bird-breeder's lung; pigeon-breeder's disease.
Voges*-Proskauer* Reaktion: Voges-Proskauer reaction.
Vogt* Syndrom: Vogt's disease; syndrome of corpus striatum.
Vogt*-Koyanagi* Syndrom: Vogt-Koyanagi syndrome; oculocutaneous syndrome.
vokal: vocal.

Vokalisationsepilepsie: vocalization epilepsy.
Vokalisierung: vocalization.
Vola manus: palm.
Volämie: normovolemia.
Volarflexion: volar flexion.
volar(is): volar; palmar.
volatil(is): volatile.
Volhard* Nierenfunktionsprobe: Volhard's test.
Volkmann* Deformität: Volkmann's deformity. – **V.* Dreieck:** V.'s triangle. – **V.* Kanäle:** V.'s canals. – **V.* Kontraktur, Lähmung:** V.'s contracture; ischemic paralysis. – **V.* Schiene:** V.'s splint.
Vollantigen: complete antigen.
Vollbad: full bath.
Vollblut: whole blood.
Vollelektrolytlösung: balanced electrolyte solution.
Vollhautlappen: full thickness skingraft (FTSG).
Vollkost: balanced diet.
Vollnarkose: general anesthesia.
Vollpipette: bulb pipet(te).
Vollprothese: full denture.
Vollsalz: iodized salt.
vollständig: complete; total.
Vollwirkdosis: effective dose.
Volt: volt.
Voltage: voltage.
Voltampere: voltampere.
Voltmeter: voltmeter.
Volumen: volume.
Volumenbelastung: volume loading.
Volumendehnbarkeit: compliance.
Volumendosis: volume dosis; integral dose.
Volumenersatz: volume substitution therapy.
Volumenersatzmittel: volume substitutes.
Volumenhochdruck: volume hypertension.
Volumenleiter: volume conductor.
Volumenmangelkollaps: volume deficiency shock.
Volumenprozent: volume percent.
Volumenpulskurvenaufzeichnung: plethysmography.
Volumenregulation (des Blutes): blood volume regulation.
Volumenrezeptor: volume receptor.
Volumensubstitution: volume substitution therapy.
Volumetrie: volumetry.
Volumprozent: volume percent (vol.%).
Volutin: volutin.
Volvulus: volvulus.
Vomer: vomer.
Vomitus: vomitus; vomit; vomiting. – **V. biliosus:** bilious v. – **V. cruentus:** bloody v. – **V. faeculentus** s. **stercoralis:** stercoraceous v. – **V. gravidarum:** v. of pregnancy. – **V. hystericus:** psychogenic v. – **V. matutinus:** v. matutinus.
Voorhoeve* Syndrom: Voorhoeve's disease.
Vorbestrahlung: preoperative irradiation.
Vorbeugung: prevention; prophylaxis.
Vorbewußtes: preconscious.
Vorblutung, prämenstruelle: premenstrual bleeding; p. spotting.
Vorderdamm: anterior perineum.
Vorderhauptslage: sinciput presentation.
Vorderhornsyndrom: anterior horn syndrome.
Vorderkammer: anterior chamber.
Vorderkammerblutung: hyphema.
Vorderkammerlinse: anterior chamber lens.
Vordersäule: anterior column.
Vorderscheitelbeineinstellung: anterior asynclitism.
Vorderseitenstrang: anterolateral tract; Gowers' tract.
Vorderstrang: ventral funicle.
Vorderwandinfarkt: anterior myocardial infarction.
Vorderwurzel: anterior root.
Vorexanthem: rash.
Vorfall: prolapse.
Vorfelddiagnostik: screening.
Vorgehen: procedure; approach.
Vorgeschichte: anamnesis.
Vorhaut: foreskin; prepuce.
Vorhautentzündung: posthitis.
Vorhautverengung: phimosis.
Vorhersagewert: predictive value.
Vorhof: atrium; vestibule.
Vorhofarrhythmie: atrial arrhythmia.
Vorhofdissoziation: atrial dissociation.
Vorhofdruck: atrial pressure.
Vorhofextrasystole: atrial extrasystole.
Vorhofflattern: atrial flutter.
Vorhofflimmern: atrial fibrillation.

Vorhofgalopp: atrial gallop.
Vorhof-Kammer-: atrioventricular.
Vorhofpfropfung: Wenckebach's sign.
Vorhof-Primumdefekt: ostium primum defect.
Vorhofrezeptor: atrial receptor.
Vorhofseptum: atrial septum.
Vorhofseptumdefekt, VSD: atrial septal defect (ASD). – **VSD I:** ostium primum defect. – **VSD II:** ostium secundum defect.
Vorhofstimulation: atrial stimulation; a. pacing.
Vorhoftachykardie: atrial tachycardia.
Vorhofthrombus: atrial thrombus.
Vorhofwelle: a wave.
Vorhofzacke: P wave.
Vorkern: pronucleus.
Vorlagerung: exteriorization.
Vorlast: preload.
vorliegend: present; presenting.
Vormagen: gastroesophageal vestibule.
Vormilch: colostrum.
Vormundschaft: guardianship.
Vorniere: pronephros.
Vorprobe: preliminary test.
Vorsicht: caution.
Vorsorgemedizin: preventive medicine.
Vorsorgeuntersuchung: check-up; screening examination.
Vorsteherdrüse: prostate (gland).
Vorstellung: imagination.
Vorstufe: precursor.
Vorteil: advantage; benefit.
Vortex: vortex; whorl; whirl. – **Vortices pilorum:** hair whorls.
vorticosus: vorticose.
Vorwärtsversagen: forward (heart) failure.
Vorwasser: forewaters.
Vorwehen: premonitory pains.
vorzeitig: premature; precox.
Voussure: voussure.
Vox: vox; voice.
Voyeurismus: voyeurism.
VPK (Venenpulskurve)**:** venous pulse curve; phlebogram.
VPR (Voges*-Proskauer*-Reaktion)**:** Voges-Proskauer reaction.
Vrolik* Krankheit: Vrolik's disease.
VSD (Ventrikelseptumdefekt)**:** VSD (ventricular septal defect).
vulgaris, vulgär: vulgaris; ordinary; common.
vulnerabel: vulnerable.
Vulnerabilität: vulnerability.
Vulnus: vulnus; wound. – **V. punctum:** puncture w. – **V. sectum:** incised w.
Vulpian* Atrophie: Vulpian's atrophy.
Vulsella, Vulsellum: vulsella.
Vulva: vulva.
Vulvadystrophie: vulvar dystrophy.
Vulvakarzinom: vulvar cancer.
Vulvaschrumpfung: vulvar atrophy.
Vulvektomie: vulvectomy.
Vulvitis: vulvitis.
Vulvovaginitis: vulvovaginitis. – **V. candidomycetica:** mycotic v. – **V. gonorrhoica:** gonorrheal v. – **V. herpetica:** herpetic v.
Vv. (Venae)**:** vv. (veins).
VZV (Varicella-Zoster-Virus)**:** varicella-zoster virus.

W

W (Watt): w (watt).
W (Wolfram): W (tungsten).
Waaler*-Rose* Test: Rose-Waaler test.
van der Waals* Kräfte: van der Waals forces.
v. Waardenburg* Syndrom: Waardenburg syndrome.
Wabenlunge: honeycomb lung.
Wabenniere: polycystic kidney.
Wabenschädel: lückenschädel.
Wachanfall: sleep paralysis.
Wachs: wax.
wachsartig: waxy.
Wach-Schlaf-Rhythmus: sleep-wake cycle.
Wachsleber: waxy liver.
Wachsmilz: waxy spleen.
Wachsniere: waxy kidney.
Wachstation: recovery room.
Wachstum: growth.
Wachstumsbeschleunigung: acceleration of growth.
Wachstumsfaktor: growth factor (GF). – **W., epidermaler:** epidermal g. f. (EGF).
Wachstumshemmung: growth retardation; inhibition of growth.
Wachstumshormon: (human) growth hormone; somatotropic hormone (STH); *botan* auxin.
Wachstumsperiode: growth period.
Wachstumsphase: growth phase.
Wachstumsstörung: disturbance of growth.
Wachstumsverzögerung: growth retardation.
Wachstumszone: growth plate.
Wachszylinder: waxy cast.
Wackelgelenk: flail joint.
Wackelknie: flail knee joint.
Wackelportio: mobile portio.
Wada*-Cutter* Prothese: Wada-Cutter prosthesis.
Wade: calf.
Wadenbein: fibula.
Wadenkrampf: calf cramp.
Wadenschmerz: calf pain.
Wärme: heat.
Wärmeabgabe: elimination of body heat.
Wärmeäquivalent: (mechanical) equivalent of heat.
Wärmeagglutination: warm agglutination.
Wärmeantikörper: warm antibody.
Wärmeaustauscher: heat exchanger.
Wärmeautoantikörper: warm autoantibody.
Wärmebett: incubator.
Wärmebildung: heat production.
Wärmeeinheit: heat unit.
Wärmehaushalt: heat regulation; thermoregulation.
Wärmekasten: incubator.
Wärmekonvektion: heat convection.
Wärmeleitung: heat conduction.
Wärmemessung: thermometry.
Wärmeregulation: heat regulation; thermoregulation.
Wärmeresistenz: thermoresistance.
Wärmerezeptor: thermoreceptor.
Wärmeschaden: heat exhaustion; heatstroke.
Wärmesinn: temperature sense; thermic sense.
Wärmestau: heat accumulation.
Wärmestrahlung: heat radiation.
Wärmetherapie: thermotherapy.
Wäscherkrätze: dhobie itch.
Wagner* Krankheit: Wagner's polymyositis.
Wahl: choice; option.
von Wahl* Gesetz: Wahl's law. – **W.* Zeichen:** W.'s sign.
Wahn: delusion. – **W., konformer:** psychosis of association; folie à deux.
Wahnidee: delusional idea.
Wahrnehmung: perception. – **W., bewußte:** apperception. – **W., epileptische:** epileptic aura; sensory hallucination.
Wahrnehmungsfeld: perceptual field.
Wahrnehmungsstörung: misperception.
Wahrscheinlichkeit: probability.
Waise: orphan.

Wald* Zyklus: Wald cycle.
Walden* Inversion: Walden's inversion.
Waldenström* Krankheit: 1) Waldenström's disease; Perthes disease. **2)** W.'s macroglobulinemia.
Waldenzephalitis: spring-summer encephalitis.
Waldeyer* Rachenring: Waldeyer's ring.
Walker* Operation: spinothalamic tractotomy.
Walker* Syndrom: Dandy-Walker syndrome; congenital hydrocephalus.
Wallenberg* Syndrom: Wallenberg's syndrome.
Waller* Degeneration: wallerian degeneration. – **W.* Gesetz:** wallerian law.
Wallpapillen: vallate papillae.
Wallungen: hot flashes.
Walnuß: walnut.
Walrat: spermaceti.
Walter Reed* Klassifikation: Walter Reed classification.
Walthard* Zellherde: Walthard's islets; W.'s inclusions.
Wand: wall.
Wandabszeß: wall abscess.
Wandel: change.
Wanderdrang: poriomania.
Wanderfilarie: migrating filaria.
Wanderherz: excessively mobile heart.
Wanderhoden: wandering testicle.
Wanderlappen: jump flap.
Wanderleber: wandering liver; floating l.
Wandermilz: wandering spleen; floating s.
Wanderniere: wandering kidney; floating k.
Wanderphlyktäne: fascicular keratitis.
Wanderrose: migrant erysipelas.
Wanderzelle: wandering cell. – **W., ruhende:** histiocyte; resting macrophage.
Wandthrombus: mural thrombus.
Wange: cheek.
Wangenabszeß, dentaler: dental cheek abscess.
Wangenbein: cheekbone; zygomatic bone; malar b.
Wangenbrand: noma; gangrenous stomatitis.
Wangenfettpfropf: buccal fat pad; sucking pad; Bichat's fat ball.
Wangenspalte: cleft cheek; meloschisis.
Wangensteen* Drainage: Wangensteen drainage.
Wangentasche: cheek pouch.
Wanner* Symptom: Wanner's symptom.
Wanzen: bugs; Hemiptera.
WaR (Wassermann* Reaktion)**:** WR (Wassermann reaction).
Warburg* Atmungsferment: Warburg's coenzyme; cytochrome oxidase. – **W.* gelbes Ferment:** W.'s yellow enzyme. – **W.* Manometer:** W. apparatus.
Warburg*-Dickens* Zyklus: pentose-phosphate cycle.
Warfarin: warfarin.
Warfarin-Embryopathie: warfarin embryopathy.
Waring*-Blendor* Syndrom: Waring-Blendor syndrome.
warm: warm.
Warnarrhythmie: warning arrhythmia.
Wartegg* Zeichentest: Wartegg's drawing completion test.
Wartenberg* Reflex: Wartenberg's sign. – **W.* Syndrom:** W.'s disease: **1)** paresthetic nocturnal brachialgia. **2)** migratory polyneuropathy.
Warthin* Tumor: Warthin's tumor.
Warze: *derm* wart; verruca; *anat* nipple.
Warzenfortsatz: mastoid process.
Warzengeschwulst: papilloma.
Warzenvirus: common wart virus.
Waschfrauenhände: washerwoman's hands.
Waschung: ablution; lavage; washing.
Waschzwang: ablutomania; compulsion to wash.
Wasser: water. – **W., destilliertes:** distilled w. – **W., freies:** free w. – **W., gebundenes:** bound w.
Wasserbad: water bath.
Wasserbauch: abdominal dropsy.
Wasserbehandlung: water cure; hydrotherapy.
Wasserbett: water bed.
Wasserbilanz: water balance.
Wasserblase: bubble; *derm* blister; vesicle; *obstet* bag of waters.
Wasserbruch: hydrocele.
Wasserclearance, freie: free water clearance.
Wasserdiurese: water diuresis.
Wasser-Elektrolyt-Haushalt: water and electrolyte balance.
Wasserepidemie: waterborne epidemic.
Wasserfieber: leptospiral jaundice.

Wassergas: water gas.
Wasserhammerpuls: waterhammer pulse; Corrigan's pulse.
Wasserharnruhr: diabetes insipidus.
Wasserhaushalt: water balance.
Wasserhaut: amnion.
Wasserheilkunde: hydrotherapy.
Wasserintoxikation: water intoxication.
wasserklar: clear.
Wasserkopf: water on brain; hydrocephalus.
Wasserkrebs: water cancer; noma.
Wasserlassen: urination; voiding.
Wasserlunge: edema of lung; wet lung.
Wassermangelexsikkose: hypertonic dehydration.
Wassermann* Antigen: Wassermann's antigen. – **W.* Reaktion:** W. reaction.
Wasserpocken: chickenpox.
Wasserresorption: water absorption.
Wasserretention: water retention.
Wassersackniere: hydronephrosis.
Wasserspeiergesicht: gargoyle-like facies.
Wasserstoff, H: hydrogen (H).
Wasserstoffakzeptor: hydrogen acceptor.
Wasserstoffbrückenbindung: hydrogen bond.
Wasserstoffexponent, pH: hydrogen exponent; potential of hydrogen (pH).
Wasserstoffion: hydrogen ion.
Wasserstoffionenausscheidung, renale: renal hydrogen ion excretion.
Wasserstoffionenkonzentration: hydrogen ion concentration.
Wasserstoffionensekretion: hydrogen ion secretion.
Wasserstoffperoxid: hydrogen peroxide.
Wasserstoß: dilution test.
Wassersucht: dropsy.
Wassertreten: water treading.
Wasservergiftung: water intoxication.
Wassmund* Fraktur: Le Fort fracture.
Waterhouse*-Friderichsen* Syndrom: Waterhouse-Friderichsen syndrome.
Waterston*-Cooley* Anastomose: Waterston-Cooley anastomosis.
Watschelgang: waddling gait.
Watson*-Crick* Modell: Watson-Crick helix.
Watson*-Schwartz* Test: Watson-Schwartz test.
Watt, W: watt (w).
Watte: cotton wool.
WDB (Wechseldruckbeatmung): PNPB (positive-negative pressure breathing).
WDHA-Syndrom: Verner-Morrison syndrome (= water diarrhea; hypokalemia, achlorhydria syndrome).
Weber, Wb: weber.
Weber*-Christian* Syndrom: Weber-Christian disease.
Weber* Gesetz: Weber-Fechner law.
Weber*-Schumm* Blutnachweis: guaiac test.
Weber* Syndrom: Weber's paralysis.
Weber* Test: Weber test.
Weberhusten: woolsorter's disease.
Wechseldiät: alternating diet.
Wechseldruckbeatmung: positive-negative pressure breathing (PNPB).
Wechselfieber: relapsing fever; intermittent f.; malaria.
Wechselgebiß: transitional dentition; mixed d.
Wechsel(jahre): change of life; climacteric; menopause.
Wechselschnitt: W-plasty; Z-plasty.
Wechselstrom: alternating current (AC).
Wechselwirkung: interaction; reciprocal action.
Wechselzahl: turnover number.
Wechsler* Test: Wechsler Intelligence Scale.
Weckamine: sympathomimetic amines; cerebral stimulants.
Weckeffekt: arousal effect.
Wedge-Druck: wedge pressure.
Wegener* Granulomatose, Syndrom: Wegener's granulomatosis; W.'s syndrome.
Wehen: labor (pains). – **W., frustrane:** missed l. – **W., vorzeitige:** premature l.
Wehenbeginn: onset of labor.
Wehenfrequenz: frequency of labor.
Wehenhemmung: tocolysis; inhibition of labor.
Wehenmessung: measuring of uterine contractions; tocometry.
Wehenmittel: oxytocic; ecbolic.
Wehenregistrierung: tocography; monitoring of labor.
Wehenruhe: arrested labor.
Wehenschreibung: tocography.
Wehenschwäche: bradytocia; uterine inertia.

Wehensturm: precipitate labor; uterine tetany.
weich: soft.
Weichselzopf: trichoma; plica polonica.
Weichstrahltechnik: low kilovoltage technique.
Weichteile: soft tissue.
Weichteilrheumatismus: soft tissue rheumatism.
Weigert* Färbung: Weigert's stain. – **W.* Gesetz:** W.'s law.
Weil*-ähnliche Krankheit: Weil-like disease.
Weil*-Felix* Reaktion: Weil-Felix reaction.
Weil* Krankheit: Weil's disease.
Weinfleck: port-wine stain; nevus flammeus.
Weingeist: spirit of wine; ethanol.
Weinsäure: tartaric acid.
Weinstein: tartar; potassium bitartrate.
Weisheitszahn: wisdom tooth.
Weiss* Syndrom: Mallory-Weiss syndrome.
weiß: white.
Weißblütigkeit: leukemia.
Weißbroteinheit, WBE: bread exchange.
Weißfingerkrankheit: ischemic fingers from use of vibratory tools.
Weißfleckenkrankheit: piebald skin; vitiligo.
Weißfluß: white discharge; leukorrhea; fluor albus.
weißgefleckt: white-spotted.
Weißkreuz-Kampfstoffe: lacrimators.
weißlich: whitish.
Weißnägel: leukonychia.
Weißscheckung; Weißsucht: albinism.
Weißschwiele: leukoplakia.
weit: wide; dilated.
Weitsichtigkeit: farsightedness; longsightedness; hyperopia.
Weitwinkelglaukom: open angle glaucoma.
Weizenkleie: wheat bran.
Weizsäcker* Syndrom: metamorphopsia.
Welander* Myopathie: Kugelberg-Welander syndrome.
Welch*-Fraenkel* Bazillus: Welch's bacillus; Clostridium perfringens.
Welle: wave.
Wellenausbreitung: wave propagation.
Wellenform: wave-form.
Wellenlänge: wavelength.
Wellenstrahlung: electromagnetic waves; e. radiation.
Weltgesundheitsorganisation: World Health Organization (WHO).
Weltraumkrankheit: space sickness.
Weltraumstrahlen: cosmic rays; Millikan rays.
Wenckebach* Bündel: Wenckebach's bundle. – **W.* Periode:** W.'s period; incomplete heart block.
Wendung: version. – **W., äußere:** external v. – **W., innere:** internal v.
Werdnig*-Hoffmann* Syndrom: Werdnig-Hoffmann syndrome; W.-H. paralysis.
Werksarzt: occupational physician; factory physician.
Werkzeugstörung: impairment of higher cortical functions.
Werlhof* Syndrom: Werlhof's disease.
Wermer* Syndrom: Wermer's syndrome; multiple endocrine neoplasia (MEN).
Werner* Krankheit: Werner's disease.
Werner*-His* Krankheit: Werner-His disease; trench fever.
Wernicke* Aphasie: Wernicke's aphasia. – **W.* Phänomen:** W.'s sign; hemianopic pupil reaction. – **W.* Syndrom:** W.'s encephalopathy; W.'s syndrome.
Wernicke*(-Mann*) Prädilektionsparese: Wernicke-Mann hemiplegia.
Wert: value.
Wertheim* Operation: Wertheim's operation. – **Wertheim*-Schauta* Operation:** Wertheim-Schauta operation.
Wertigkeit: valency; valence.
Wesen: nature; character.
Wesensänderung: personality change.
Wespengift: wasp venom.
Wespenstich: wasp sting.
West* Syndrom: West's syndrome.
Westergren* Methode: Westergren method.
West-Nil-Enzephalitis: West Nile encephalitis.
Westphal* Reflex, Zeichen: Erb-Westphal sign. – **W.* Syndrom:** W.'s disease; periodic hypokalemic paralysis.
Westphal*-v. Leyden* Syndrom: Westphal-Leyden syndrome; acute ataxia. – **Westphal*-Pilcz* Phänomen:** Westphal-Piltz phenomenon; orbicularis phe-

nomenon. – **Westphal*-v. Strümpell* Syndrom:** Westphal-Strümpell pseudosclerosis.
Wetterempfindlichkeit: meteorotropism.
Wetterfühligkeit: meteorosensitivity.
Wetzsteinkristall: whetstone crystal.
Weyers* Syndrom: 1) multiple atresias. **2)** acrofacial dysostosis.
Weyers*-Thier* Syndrom: Weyers-Thier syndrome.
WH (Wachstumshormon): GH (growth hormone).
Wharton* Gang: Wharton's duct. – **W.* Sulze:** W.'s jelly.
Wheeler* Operation: Wheeler procedure.
Whipple* Krankheit: Whipple's disease; intestinal lipodystrophy. – **W.* Operation:** W.'s operation. – **W.* Trias:** W.'s triad.
Whitehead* Operation: Whitehead's operation.
Whitmore* Krankheit: Whitmore's disease; melioidosis.
Wichte: specific gravity.
Wickel: pack. – **W., feuchter:** wet pack.
Wickham* Streifen: Wickham's striae.
Widal* Reaktion: Widal's reaction. – **Widal*(-Abrami*) Anämie:** Widal-Abrami disease; Widal's icteroanemia.
Wide*-Gemzell* Reaktion: Wide-Gemzell reaction.
Widerstand: resistance. – **W., elektrischer:** electrical r. – **W., peripherer:** peripheral r.
Widerstandsgefäße: resistance vessels.
Widerstandshochdruck: hypertension due to vascular resistance.
Widmark* Bestimmung: Widmark's test.
Wiedemann*-Beckwith* Syndrom: Beckwith's syndrome; EMG-syndrome.
Wiederbelebung: resuscitation.
Wiederbelebungszeit: resuscitation time.
Wiederherstellung: repair; rehabilitation; restoration; restitution.
Wiener* Ein-Gen-Theorie: Wiener's onegene theory.
Wiesengräserdermatitis: grass dermatitis.
Wigand*-Martin*-Winckel* Handgriff: Wigand's maneuver.
Wilcoxon* Test: Wilcoxon's rank test.
wild: wild.
Wildallel: wild L-type gene.
Wildervanck* Syndrom: Wildervanck's syndrome.
Wildstamm: wild strain.
Wille: will; volition.
v. Willebrand* Faktor: coagulation factor VIII; anti-hemophilic factor.
v. Willebrand*-Jürgens* Syndrom: von Willebrand's disease.
Willenlosigkeit: lack of willpower; abulia.
Williams*-Beuren* Syndrom: Williams-Beuren syndrome.
Williams*-Campbell* Syndrom: generalized bronchiectasis with deficiency of bronchial cartilage.
Willis* Anreicherung: Willis salt flotation method.
willkürlich: voluntary.
Willkürmotorik: voluntary motor function.
Wilms* Tumor: Wilms' tumor; nephroblastoma.
Wilson* Ableitung: Wilson's lead; precordial l. – **Wilson* Block:** Wilson's block. – **Wilson* Syndrom:** Wilson's disease; hepatolenticular degeneration.
Wilson*-Brocq* Krankheit: generalized exfoliative dermatitis. – **Wilson*-Kimmelstiel* Syndrom:** Kimmelstiel-Wilson syndrome. – **Wilson*-Mikity* Syndrom:** Wilson-Mikity syndrome; pulmonary dysmaturity syndrome.
Wimper: eyelash; cilium.
Wimpernausfall: ptilosis.
Wimperndrüse: ciliary gland.
Wimpernepithel: ciliated epithelium.
Wimpernlarve: miracidium.
Wimpertierchen: Ciliata.
v. Winckel* Handgriff: Winckel's maneuver.
Wind: wind; flatus.
Windbrand: windburn.
Winddorn: spina ventosa.
Windei: blighted ovum.
Windelausschlag, Windeldermatitis: diaper dermatitis.
Windkessel: windkessel; (elastic) buffer.
Windmole: blighted ovum.
Windpocken: chickenpox; varicella.
Windschutzscheiben-Syndrom: windshield syndrome.
Windverhaltung: distention.

Winiwarter*(-Buerger*) Krankheit: Buerger's disease; thromboangiitis obliterans.
Winkel: angle.
Winkelbeschleunigung: angular acceleration.
Winkelbildung: angulation.
Winkelmann*(-Jaboulay*) Operation: Jaboulay's operation.
Winkelmesser: goniometer.
Winslow* Anastomose: Winslow's anastomosis. – **W.* Loch:** foramen of W.; epiploic foramen.
Winterschlaf: hibernation. – **W., künstlicher:** artificial h.
Wintrich* Schallwechsel: Wintrich's sign.
Wintrobe* Hämatokritbestimmung: Wintrobe's method; W.'s hematocrit determination.
Wirbel: 1) vertebra. **2)** vortex; whorl.
Wirbelabplattung: platyspondylia; flatness of vertebra.
Wirbelblock: vertebral block.
Wirbelbogen: vertebral arch.
Wirbelbogenspalte: spondyloschisis.
Wirbelbruch: vertebral fracture.
Wirbelentzündung: spondylitis.
Wirbelgelenk: vertebral joint.
Wirbelgleiten: slipping of a vertebra; spondylolisthesis.
Wirbelkanal: vertebral canal.
Wirbelkaries: spinal caries; tuberculous spondylitis; Pott's disease.
Wirbelkörper: vertebral body.
Wirbelkörperaufrichtung: vertebral redressement.
Wirbelkörpernekrose: vertebral necrosis.
Wirbelkörperspalte: anterior rachischisis.
Wirbelloch: vertebral foramen.
Wirbelluxation: vertebral dislocation.
Wirbelquerfortsatz: transverse process.
Wirbelsäule: spinal column; vertebral column.
Wirbelsäulenaffektion: spondylopathy; rachiopathy.
Wirbelsäulenaufnahme: spinogram.
Wirbelsäulendeformität: spinal deformity.
Wirbelsäuleninsuffizienz: weakness of spinal column.
Wirbelsäulenkrümmung: spinal curvature.
Wirbelsäulensyndrom: vertebral syndrome; spinal syndrome.
Wirbelsäulenverkrümmung: rachioscoliosis.
Wirbelsäulenversteifung: poker back; poker spine; spinal fusion.
Wirbelspalte: vertebral cleft.
Wirbelsynchondrose: intervertebral disk.
Wirbeltiere: Vertebrata; vertebrates.
Wirbeltuberkulose: spinal tuberculosis.
Wirksamkeit, relative biologische: relative biological effectiveness (RBE).
Wirkstoff: active substance; active agent; active principle.
Wirkung: effect; (re)action. – **W., additive:** additive effect; summation effect. – **W., auslösende:** trigger action. – **W., kumulative:** cumulative drug action. – **W., lokale:** local effect. – **W., potenzierte:** potentiated activity. – **W., spezifisch-dynamische:** specific dynamic action.
Wirkungsdosis: effective dose.
Wirkungsprofil: action profile.
Wirkungsspektrum: spectrum of activity.
Wirkungsspezifität: specifity of action.
Wirsung* Gang: duct of Wirsung; pancreatic duct.
Wirsungographie: pancreatography.
Wirt: host.
Wirtswechsel: host change.
Wirtszelle: host cell.
Wiseman*-Doan* Krankheit: primary splenic neutropenia; Wiseman-Doan syndrome.
Wiskott*-Aldrich* Syndrom: Wiskott-Aldrich syndrome.
Wismut: bismuth.
Wismutnephropathie: bismuth nephropathy.
Wismutsaum: bismuth line.
Wismutvergiftung: bismuth poisoning.
Wissler*(-Fanconi*) Syndrom: Wissler-Fanconi syndrome.
Wittmaack*-Ekbom* Syndrom: restless legs syndrome; Ekbom's syndrome.
Witzel* Fistel: Witzel's gastrostomy.
WK (Wirbelkörper): vertebral body.
WN-(West-Nil-)**Virus:** West Nile virus.
Wochenbett: childbed; puerperium.
Wochenbettdepression: postpartum depression.
Wochenbettfieber: childbed fever; puerperal sepsis.

Wochenbettpsychose: postpartum psychosis.
Wochenbettwehen: afterpains; postpartum contractions.
Wochenfluß: lochia.
Wöchnerin: puerpera.
Wöchnerinnenstation: maternity ward.
Wölfler* Operation: Wölfler's operation.
Wohlbefinden: well-being.
Wohlfahrt: welfare.
Wohlfahrtia: Wohlfahrtia.
Wolf: **1)** anal intertrigo. **2)** lupus vulgaris.
Wolf* Syndrom: Wolf-Hirschhorn syndrome.
Wolfe*-Krause* Lappen: Krause-Wolfe graft.
Wolff* Gang: wolffian duct; mesonephric duct. – **W.* Tubuli:** w. tubules.
Wolff* Transformationsgesetz: Wolff's law.
Wolff*-Parkinson*-White* Syndrom: Wolff-Parkinson-White (WPW) syndrome.
Wolfram, W: tungsten; wolfram (w).
Wolframat: tungstate.
Wolfsrachen: cleft palate; cheilognathopalatoschisis.
Wolhynisches Fieber: Wolhynia fever; trench fever.
wolkig: cloudy.
Wollfadentest: wool test.
Wollfett: wool fat; anhydrous lanolin.
Wollhaar: downy hair; lanugo.
Wollwachs: wool fat.
Wolman* Krankheit: Wolman's disease.
Wood* Licht: Wood's light; W.'s rays.
Wood* Methode: Wood's operation.
Wood* Zeichen: Wood's sign.
Woringer* Syndrom: lipogenic dyshepatia. – **Woringer*-Pautrier* Syndrom:** dermopathic lymphadenopathy.
Wortamnesie: verbal paraphasia.
Wortblindheit: word blindness; alexia.
Wortfindungsstörung: anomia; amnestic aphasia.
Wortneubildung: neologism.
Wortsalat: word salad.
Wortschatz-Test: vocabulary test.
Wortstummheit: word mutism.
Worttaubheit: word deafness.
Wortzwang: onomatomania.
WPW-Syndrom (Wolff*-Parkinson*-White* Syndrom)**:** WPW (Wolff-Parkinson-White) syndrome.
Wr-Faktoren: Wright blood-group antigens.
Wright* Färbung: Wright's stain; W.'s technique.
Wright-System: Wright blood-group system.
Wright* Vakzinetherapie: Wright's vaccine therapy.
Wrisberg* Ganglion: Wrisberg's (cardiac) ganglion.
WS: **1) Wirbelsäule:** spinal column. **2) Wassersäule:** water column.
Wuchereria: Wuchereria. – **W. bancrofti:** W. bancrofti; Filaria bancrofti.
Wuchereriasis: wuchereriasis; filariasis.
wuchernd: luxuriant.
Wucherung: proud flesh. – **W., adenoide:** adenoid hypertrophy.
Wuchs: growth.
Wuchsform: growth form (of colonies).
Wuchsstoffe: growth factors.
Würfelbein: cuboid bone.
Würgen: **1)** retching; choking. **2)** strangulation.
Würgreflex: gag reflex.
Wüstenfieber: desert fever.
Wüstengeschwür: desert sore.
Wüstenrheumatismus, disseminierter: desert rheumatism; progressive coccidioidomycosis.
Wulstbildung: bulging.
Wundanfrischung: revivification.
Wundausschneidung: wound excision; débridement.
Wundbehandlung: wound treatment. – **W., verbandlose:** open w. t.; air-dressing w. t.
Wundbelag: wound surface.
Wunddiphtherie: wound diphtheria.
Wunde: wound.
Wundernetz, arterielles: rete mirabile.
Wundexzision: wound excision.
Wundfolie: wound foil.
Wundhaken: surgical hook; (wound) retractor.
Wundheilung: wound healing.
Wundinfektion: wound infection.
Wundklammer: wound clamp; suture clip.
Wundliegen: bedsore; decubitus.

Wundmadenfraß: traumatic myiasis.
Wundnaht: wound suture.
Wundrose: traumatic erysipelas.
Wundschock: traumatic shock.
Wundschorf: scab.
Wundsein: soreness; intertrigo.
Wundsperrer, Wundspreizer: (wound) retractor.
Wundstarrkrampf: tetanus.
Wundverband: wound dressing.
Wundversorgung: wound toilet; wound care.
Wurm: vermis; worm.
Wurmbefall: worm infestation; invermation.
Wurmeier: helminth eggs; worm eggs.
Wurmeiernachweis: worm egg demonstration; helminth egg determination.
Wurmfortsatzentzündung: appendicitis.
Wurmileus: verminous ileus.
Wurmkrankheit: helminthiasis.
Wurmkur: anthelminthic therapy.
Wurmstörung: vermis dysfunction.
Wurstvergiftung: sausage poisoning.
Wurzel: root.
Wurzelbehandlung: endodontic treatment.
Wurzeldurchschneidung: rhizotomy.
Wurzelerkrankung: endodontic disease.
Wurzelfaden: root filament.
Wurzelfüllung: root-filling.
Wurzelfüßler: Rhizopoda.
Wurzelhautentzündung: periodontitis; parodontitis.
Wurzelkanal: root canal.
Wurzelkompressionssyndrom: radicular compression syndrome.
Wurzelneuralgie: radiculalgia; radicular neuralgia.
Wurzelneuritis: radiculoneuritis.
Wurzelscheide: root sheath.
Wurzel(spitzen)granulom: apical granuloma.
Wurzelspitzenresektion: apicoectomy.
Wurzelsymptom: radicular symptom.
Wurzelsyndrom: radicular syndrome; radiculopathy.
Wurzelzelle: root cell.
Wurzelzement: cement.
Wut: rage; fury; frenzy.

X, Y

X: 1) Expositionsleistung: X (Kienböck's unit of x-ray dose). **2) Xanthin:** X (xanthine).
x-Achse: x-axis; abscissa.
Xanthelasma: xanthelasma.
Xanthen: xanthene.
Xanthin: xanthine.
Xanthinbase: xanthine base; purine base.
Xanthinoxidase: xanthinoxidase.
Xanthinoxidasehemmer: xanthinoxidase inhibitor.
Xanthinstein: xanthic calculus.
Xanthinurie: xanthinuria.
Xanthochromie: xanthochromia.
Xanthodermie: xanthoderma.
Xanthodontie: xanthodontia.
Xanthofibrom: xanthofibroma.
Xanthofibrosarkom: xanthofibrosarcoma.
Xanthogranulom: xanthogranuloma.
Xanthom: xanthoma.
Xanthomatose: xanthomatosis.
Xanthomonas: Xanthomonas.
Xanthophyll: xanthophyll.
Xanthoprotein: xanthoprotein.
Xanthopsie: xanthopsia.
Xanthopterin: xanthopterin.
Xanthose, Xanthosis cutis: xanthosis.
Xanthosinmonophosphat: xanthosine monophosphate.
Xanthozyanopsie: xanthocyanopsia; xanthokyanopy.
Xanthurensäure: xanthurenic acid.
Xanthylsäure: xanthosine monophosphate.
Xantinolnicotinat: xantinol nicotinate.
Xantocillin: xanthocillin.
X-Arm: cubitus valgus.
X-Bein: knock-knee; genu valgum.
X-Chromatin: sex chromatin; Barr body.
X-Chromosom: X chromosome.
Xe (Xenon)**:** Xe (xenon).
Xenoantigen: xenogeneic antigen; heteroantigen.
Xenoantikörper: xenogeneic antibody; heteroantibody.
Xenobiotikum: xenobiotic.
Xenodiagnostik: xenodiagnosis.
xenogen(etisch): xenogenous; xenogeneic.
Xenon: xenon.
Xenoparasitismus: xenoparasitism.
Xenoplastik: xenoplasty.
Xenopsylla: Xenopsylla.
Xenosit: xenoparasite.
Xenotransplantat: xenograft; heterograft.
Xerasie: xerasia.
Xeroderma: xeroderma. – **X. pigmentosum (Kaposi*):** x. pigmentosum; Kaposi's disease.
Xerodermie: xeroderma; xerosis cutis.
Xeromammographie: xeromammography.
Xerophthalmie: xerophthalmia.
Xeroradiographie, Xeroröntgenographie: xeroradiography.
Xerose, Xerosis: xerosis.
Xerostomie: xerostomia.
xerotisch: xerotic.
X-Fuß: talipes valgus.
X-Großzehe: hallux valgus.
Xg-System: Xg blood-group.
X-Hüfte: coxa valga.
Xiphoid: xiphoid.
Xiphoidalgie: xiphodynia.
Xiphoid-Syndrom: xiphoid pain syndrome.
Xiphopagus: xiphopagus.
X0-Syndrom: X0 syndrome; Ullrich-Turner syndrome.
X-Stamm: x-strain.
X-Strahlen: x-rays.
3-X-Syndrom: triple-X syndrome; superfemale.
4-X-Syndrom: tetra-X syndrome.
5-X-Syndrom: penta-X syndrome.
x-Welle: x wave.
XXY-Syndrom: XXY syndrome; Klinefelter's syndrome.
Xylan: xylan.
Xylitol: xylitol; pentitol.
Xylol: xylol; xylene.

D-Xylose: D-xylose; wood sugar.
Xylose-(Toleranz-)Test: xylose tolerance test.
Xylulose: xylulose.
Xysma: xysma.
Xyster: xyster; raspatory.
XYY-Syndrom: XYY syndrome; supermale.
X-Zehe: hallux valgus.

Y (Yttrium): Y (yttrium).
Yaba-Virus: Yaba virus.
y-Achse: y-axis; ordinate.
Y-Anastomose: Y-anastomosis.
Yangtse(tal)-Fieber: Yangtze (Valley) fever.
Yb (Ytterbium): Yb (ytterbium).
Y-Band: Y ligament; iliofemoral ligament.
Y-Chromatin: Y chromatin.
Y-Chromosom: Y chromosome.
Yerba: yerba.
Yersinia: Yersinia.
Yersiniose: yersiniosis.
Y-Fraktur: Y-fracture.
Y-Fuge, Y-Knorpel: Y cartilage.
Yoga: yoga.
Yohimbin: yohimbine.
Yoshida* Sarkom: Yoshida's sarcoma.
Young* Regel: Youngs's rule. – **Young*-v. Helmholtz* Theorie:** Young-Helmholtz theory.
Youssef* Syndrom: Youssef's syndrome; postcesarian menouria.
ypsiloniformis: Y-shaped; ypsiliform.
Y-Schnitt: Y-incision.
Y-Tal, Y-Abfall: Y descent.
Ytterbium: ytterbium.
Yttrium: yttrium.
Y-V-Plastik: Y-V-plasty.
YY-Mann, YY-Syndrom: XYY syndrome.

Z

Z (Symbol für Ordnungszahl)**:** Z (atomic number).
Zacke: peak; spike.
Zackensehen: teichopsia; scintillating scotoma.
zähflüssig: viscous; viscose.
Zählkammer: counting chamber.
Zählrate: pulse rate.
Zählrohr: counter tube.
Zählstörung: acalculia.
Zählzwang: counting compulsion; arithmomania.
Zähneknirschen: grinding of teeth; bruxism.
zäkal: cecal; typhlo-.
Zäkokolon: cecocolon.
Zäkomegalie: cecomegaly.
Zäkopexie: cecopexy.
Zäkostomie: cecostomy.
Zäkotomie: cecotomy.
Zäkum: cecum.
Zäkumblase: cecocystoplasty.
Zäkumentzündung: cecitis; typhlitis; cecocolitis.
Zäkumfistel: cecal fistula. – **Z., künstliche:** cecostomy.
Zäkumkarzinom: cecum carcinoma.
Zäpfchen: suppository; *anat* uvula.
Zärulein: cerulein.
Zäruloplasmin: ceruloplasmin.
Zärulopsie: xanthocyanopsia; xanthokyanopy.
Zäsium: cesium.
Zahn* Furchen: Zahn's grooves. – **Z.* Infarkt:** Z.'s infarct; atrophic red liver infarct. – **Z.* Linien:** Z.'s lines.
Zahn: tooth. – **Z., künstlicher:** artificial t. – **Z., verlagerter:** impacted t.
Zahnabszeß: dental abscess; tooth a.
Zahnalveole: tooth socket; dental alveolus.
Zahnanlage: dental germ.
Zahnarzt: dentist; odontologist.
Zahnbein: dentin.
Zahnbelag: dental plaque.
Zahnbettschwund: periodontosis.
Zahnbogen: dental arch.
Zahndurchbruch: eruption of a tooth; dentition.
Zahndysplasie: tooth dysplasia.
Zahneinpflanzung: implantation of a tooth.
Zahnen: teething.
Zahnentwicklung: odontogenesis.
Zahnersatz: denture; dental prosthesis.
Zahnextraktion: tooth extraction.
Zahnfäule: tooth decay; caries.
Zahnfieber: dentition fever.
Zahnfleisch: gums; gingiva.
Zahnfleischentzündung: gingivitis.
Zahnfleischtasche: gingival pocket; periodontal p.
Zahnformel: dental formula.
Zahnfüllung: filling; inlay.
Zahngranulom: dental granuloma; (peri)apical g.
Zahnhalskaries: dental root caries.
Zahnhalteapparat: periodontium.
Zahnkaries: dental caries.
Zahnkeim: tooth germ.
Zahnkrone: tooth crown.
Zahnleiste: dental ridge.
Zahnluxation: displacement of a tooth.
Zahnoberhäutchen: dental cuticle.
Zahnpapille: dental papilla.
Zahnprothese: dental prosthesis.
Zahnpulpa: dental pulp.
Zahnradphänomen: cogwheel phenomenon.
Zahnregulierung: orthodontic treatment.
Zahnsäckchen, Zahnfollikel: dental sac; dental follicle.
Zahnschema: dental formula; dental chart; dental index.
Zahnschmelz: enamel.
Zahnstatus: dental chart.
Zahnstein: dental calculus; tartar.
Zahntumor: tumor of dental origin.
Zahnverschiebung: tooth movement; tooth drift; tooth migration.
Zahnwurzel: tooth root.
Zahnzement: dental cement; cementum.

Zahnzyste: dental cyst.
Zahorsky* Krankheit: Zahorsky's syndrome: **1)** exanthema subitum; **2)** herpetic angina.
zAMP (zyklisches Adenosinmonophosphat)**:** cAMP (cyclic adenosine monophosphate).
Zange*-Kindler* Syndrom: cisternal block syndrome; c. pressure cone.
Zange: forceps.
Zangemeister* Handgriff: Zangemeister's maneuver.
Zangenbiß: centric occlusion; tooth-to-tooth position.
Zangenentbindung, Zangengeburt: forceps delivery.
Zapfen: retinal cone.
Zapfensehen: photopic vision.
Zapfenzahn: peg-shaped tooth.
Zapfenzelle: cone cell.
Z-Chromosom: Z chromosome.
Z-DNS: Z-DNA.
Zecke: tick.
Zeckenenzephalitis: tick-borne encephalitis.
Zeckenfleckfieber: tick-borne spotted fever; tick-borne rickettsiosis.
Zeckenlähmung: tick paralysis.
Zeckenrückfallfieber: tick-borne relapsing fever.
Zedernöl: cedar oil.
Zehe: toe.
Zehenballen: ball of the toe.
Zehenbrand: gangrene of toes.
Zehenreflex: Babinski's reflex.
Zehntagefieber: ten-day fever.
Zehrflechte: lupus vulgaris.
Zehrrose: lupus erythematosus.
Zeichen: sign; symptom.
Zeichenlehre: sem(e)iotics.
Zeichensprache: sign language.
Zeichnen: *gyn* show; spotting.
Zeigefinger: index finger; forefinger.
Zeigefingerdaumen: index pollicization.
Zeigeversuch: (Barany's) pointing test.
Zein: zein.
Zeis* (Lidrand-)Drüsen: Zeis' glands.
Zeiss* Schlinge(nsonde): Zeiss' loop (catheter).
Zeiss*(-Thoma*) Zählkammer: Thoma-Zeiss counting chamber.
Zeit: time.
Zeit-: chrono-.
Zeitgitterstörung: chronotaraxis.
Zeitmessung: chronometry.
Zeitvolumen: volume in a given time; cardiac output.
Zell-: cyto-; cellular.
Zellantigen: cellular antigen.
Zellatmung: cellular respiration.
Zellatypie: cellular atypia.
Zellauswanderung: emigration; diapedesis.
Zellbrücke: cellular bridge.
Zellchemie: cytochemistry.
Zelldiagnostik: cytodiagnosis.
Zelle: cell. – **Z., chromophile:** chromophil c. – **Z., diploide:** diploid c. – **Z., monoklonale:** monoclonal c. – **Z., mononukleäre:** mononuclear c. – **Z., motorische:** motor c. – **Z., neurosekretorische:** neurosecretory c. – **Z., polymorphkernige:** polymorphonuclear c. – **Z., sensible:** sensory c.
Zelleinschluß: cellular inclusion.
Zellelektrophorese: cell electrophoresis.
Zellenlehre: cytology.
Zellenzym: cellular enzyme.
Zellfarbstoff: cytochrome.
Zellfaser: cell fiber; tonofibril.
Zellfraktionator: cell sorter.
Zellfraktionierung: cell fractionation; cell sorting.
Zellfusionierung: cell fusion.
Zellgewebsentzündung: cellulitis.
Zellhybridisierung: cell hybridization.
Zellkern: (cell) nucleus; karyon.
Zellkernäquivalent: cell nucleus equivalent.
Zellklon: clone.
Zellkörper: cytosome.
Zellkultur: cell culture.
Zell-Linie: cell line.
Zellmembran: cell membrane.
Zellmembranerregung: depolarization.
Zellmigration: cell migration.
Zelloidin: celloidin.
Zellorganelle: cell organelle.
Zellpackungsvolumen: packed cell volume (= PCV); hematocrit.
Zellplasma: cytoplasm.
Zellpolymorphie: polymorphism of cells.
Zellproliferation: cell proliferation.
Zellrezeptor: cell receptor.
Zellseparator: cell separator.
Zellskelett: cytoskeleton.

Zellstoff: cellulose.
Zellstoffwechsel: cell metabolism.
Zellstruktur: cell structure; cytoarchitecture.
Zellteilung: cell division.
Zellteilungsindex: mitotic index.
Zelltherapie: cellular therapy.
Zelltod: cell death; cytolysis; cytoclasis.
Zelltrümmer: cell detritus; cell debris.
zellulär: cellular.
Zellularpathologie: cellular pathology.
Zellulartherapie: cellular therapy.
Zellulase: cellulase.
zellulifugal: cellulifugal.
zellulipetal: cellulipetal.
Zellulitis: cellulitis.
Zellumbildung: cytometaplasia.
Zellvermehrungsrate, Zellteilungsrate: cell division rate.
zellvermittelt: cell-mediated.
Zellvolumen: cell volume.
Zellvolumenspektrometer: cell volume analyzer.
Zellwachstum: cell growth.
Zellwand: cell wall.
Zellweger* Syndrom: Zellweger's syndrome.
Zellzählung: cell count(ing); cytometry.
Zellzyklus: cell cycle.
Zelosomie: celosomia.
Zelotomie: celotomy; herniotomy.
Zement: cement; cementum.
Zementbildung: cementogenesis.
Zementitis: cementitis.
Zementkaries: root caries.
Zementoblast: cementoblast.
Zementoblastom: cementoblastoma.
Zementom: cementoma.
Zementstaub: cement dust.
Zementstaublunge: cement worker's lung.
Zenker* Degeneration: Zenker's degeneration; zenkerism. – **Z.* Divertikel:** Z.'s diverticulum; hypopharyngeal d.
Zentese: centesis; puncture.
Zentimeter: centimeter.
Zentimeter-Gramm-Sekunden-System: C. G. S. (system of units).
Zentimeterwellen: microwaves.
zentral: central.
Zentralarterienverschluß: central retinal artery occlusion.
Zentralfibrillen: central core.
Zentralfurche: central sulcus.
Zentralganglion: **1)** basal ganglion. **2)** celiac ganglion.
Zentralisation des Kreislaufs: centralization of the circulation.
Zentralkanal: central canal of the spinal cord.
Zentralkörper: central body; core.
Zentralkörperchen: centriole.
Zentralnervensystem, ZNS: central nervous system.
zentralnervös: central nervous.
Zentralskotom: central scotoma.
Zentralstar: central cataract.
Zentralstrahl: central beam; central ray.
Zentralvene: central vein (of liver; of retina).
Zentralvenendruck: central venous pressure (CVP).
Zentralvenenthrombose: central venous thrombosis.
Zentralwindung: central gyrus.
zentrenzephal: centrencephalic.
zentrifugal: centrifugal.
Zentrifugation: centrifugation.
Zentrifuge: centrifuge.
Zentriol: centriole.
zentripetal: centripetal.
Zentroblast: centroblast.
Zentroblastom: centroblastic lymphoma.
Zentromer: centromere.
Zentroplasma: centrosphere.
Zentrosom: centrosome.
Zentrosphäre: centrosphere.
Zentrozyt: centrocyte; cleaved cell.
Zentrum: center. – **Z., akustisches:** auditory c. – **Z., kortikales:** cortical c. – **Z., motorisches:** motor cortical c. – **Z., sensibles:** somatosensory c.
Zephalgie: cephalgia; headache.
Zephalosporin: cephalosporin.
Zephalozele: cephalocele.
Zephalozentese: cephalocentesis.
Zer: cerium (Ce).
Zeramid: ceramide.
zerebellar: cerebellar.
Zerebellitis: cerebellitis.
Zerebellum: cerebellum.
zerebral: cerebral.
Zerebralarteriensklerose: cerebral arteriosclerosis.
Zerebralkoma: cerebral coma.
Zerebralparese: cerebral palsy.

Zerebralsklerose: cerebral sclerosis.
Zerebralsyndrom: cerebral syndrome; organic brain syndrome.
Zerebrolyse: cerebrolysis.
Zerebrose: cerebrose.
Zerebrosid: cerebroside.
zerebrospinal: cerebrospinal.
zerebrovaskulär: cerebrovascular.
Zerebrum: cerebrum.
Zerfahrenheit: confusion; incoherence.
Zerfall: decay; disintegration. – **Z., radioaktiver:** radioactive decay.
Zerfallskette: decay chain.
Zerfallskoma: hepatic coma.
Zerfallskonstante: decay constant.
Zerfallsprodukt: decay product.
Zerfallsreihe: decay chain.
Zerfallszeit: decay period; disintegration time.
Zerkarie: cercaria.
Zerkariendermatitis: cercarial dermatitis.
Zerklage: cerclage.
Zerkomonaden: Cercomonas.
Zerkosporiose: cercosporiosis.
Zeroid: ceroid.
Zerrsichtigkeit: astigmatism.
Zerrung: distorsion; strain.
Zerrungslähmung: neurapraxia.
Zersetzung: decomposition; disintegration.
Zerstörung: destruction.
Zerstreuung: dispersion; scattering.
Zerstreuungslinse: dispersing lens.
Zerstückelung: dismemberment; morcellation.
Zertation: certation.
Zerumen: cerumen; earwax.
Zeruminalpfropf: impacted cerumen; ceruminal plug.
zervikal: cervical.
Zervikalganglion: cervical ganglion.
Zervikalkanal: cervical canal.
Zervikalplexus: cervical plexus.
Zervikalschleim: cervical mucus.
Zervikalspondylose: cervical spondylosis.
Zervikalsyndrom: cervical syndrome.
Zervikobrachialsyndrom: cervicobrachial syndrome.
Zervikopexie: trachelopexy.
Zervikoskopie: cervicoscopy.
Zervix: cervix.
Zervixamputation: amputation of cervix; cervicectomy; trachelectomy.
Zervixatresie: cervical atresia.
Zervixcerclage: cervical cerclage.
Zervixdilatation: dilatation of the cervix.
Zervixdilatator: hystereurynter; sponge tent.
Zervixerosion: cervical erosion.
Zervixfaktor: cervical factor.
Zervixhöhlenkarzinom: endocervical carcinoma.
Zervixinsuffizienz: cervical incompetence.
Zervixkappe: cervical cap.
Zervixkonisation: conization of cervix.
Zervixpfeiler: cardinal ligament.
Zervixplastik: cervical plasty; trachelo-plasty.
Zervixplazenta: placenta previa.
Zervixpolyp: cervical polyp.
Zervixriß: cervical tear.
Zervixschleim: cervical mucus.
Zervixstumpf: cervical stump.
Zervixumschlingung: cervical cerclage.
Zervizitis: cervicitis; trachelitis.
Zestode: cestode; tapeworm.
Zeta-Welle: zeta wave.
Zetylalkohol: cetyl alcohol.
Zetylsäure: hexadecanoic acid.
Zeugmatographie: nuclear magnetic resonance imaging (NMRI).
Zeugung: procreation; reproduction.
Zeugungsfähigkeit: procreative capacity; fertility.
Zeugungsorgane: reproductive organs.
Zickzackschnitt: zigzag incision; Z-plasty.
Zidovudin: zidovudine.
Ziegelmehlsediment: lateritious sediment; brick dust s.
Ziegenmeckern: egobronchophony.
Ziegenmilchanämie: goat's milk anemia.
Ziegenpeter: mumps; epidemic parotitis.
Ziehen*(-Schwalbe*-Oppenheim*) Syndrom: Ziehen-Oppenheim disease.
Ziehl*-Neelsen* Färbung: Ziehl-Neelsen (acid-fast) stain.
Ziel: objective; target; goal; aim.
Zielaufnahme: spotfilm.
Zielaufnahmegerät: spotfilm device.
Zielbewegung: directed movement.
Zieldiagnostik: objective diagnosis.
Zielgerät: target device; stereotaxic apparatus.
Zielmotorik: directed motility.

Zielorgan: target organ.
Zielzelle: target cell.
Ziemnowicz* Schraubendrainage: Ziemnowicz shunt.
Zieve* Syndrom: Zieve's syndrome.
Ziffer: number.
Zigarettendrain: cigarette drain; Penrose drain.
zikatriziell: cicatricial.
ziliar: ciliary.
Ziliardrüse: ciliary gland.
Ziliarganglion: ciliary ganglion.
Ziliarkörper: ciliary body.
Ziliarkörperentzündung: cyclitis; inflammation of the ciliary body.
Ziliarmuskel: ciliary muscle.
Ziliarmuskeldurchtrennung: cyclotomy.
Ziliarmuskellähmung: cycloplegia.
Ziliarnerven: ciliary nerves.
Ziliarneuralgie: ciliary neuralgia.
Ziliarotomie: ciliarotomy.
Ziliarreflex: ciliary reflex.
Ziliat: ciliate.
Zilie: cilium.
Ziliektomie: ciliectomy.
Zimmerlin* Typ: Zimmerlin's type; Z.'s atrophy.
Zincum: zinc.
Zingiber officinale: ginger.
Zingulektomie: cingulectomy.
Zingulotomie: cingulotomy.
Zink: zinc.
Zinkacetat: zinc acetate.
Zinkchlorid: zinc chloride.
Zinkleim: zinc gelatin; Unna's paste.
Zinkleimverband: Unna's paste dressing; U.'s boot.
Zinkmangel: zinc deficiency.
Zinkoxid: zinc oxide; white zinc.
Zinkpaste: zinc paste.
Zinksalbe: zinc ointment.
Zinkstaub: zinc powder.
Zinksulfat: zinc sulfate.
Zinkvergiftung: zinc salts poisoning.
Zinn* Zone: zonule of Zinn; zonula ciliaris.
Zinn: tin.
Zinnfolie: tin foil.
Zinnstaublunge: stannosis.
Zinsser*-Brill* Krankheit: Brill-Zinsser disease.
Zinsser*(-Engman*-Cole*) Syndrom: congenital dyskeratosis; Zinsser's syndrome.
Zipperlein: podagra.
Zirbeldrüse: pineal body; pineal gland.
Zirbeldrüsentumor: pineal tumor; pinealoma.
zirkadian: circadian.
Zirkelschnitt: circular incision.
Zirkon(ium): zirconium.
zirkulär: circular.
Zirkulärverband: circular bandage.
Zirkulation: circulation; circulatory system. – **Z., extrakorporale:** extracorporeal c. – **Z., gekreuzte:** crossed c.
Zirkulationsstörung: circulatory disturbance.
zirkumskript: circumscribed.
Zirkumzision: circumcision.
zirrhös: cirrhotic.
Zirrhose: cirrhosis. – **Z., atrophische:** atrophic c. – **Z., biliäre:** (obstructive) biliary c. – **Z., großknotige:** macronodular c.; posthepatic c. – **Z., kleinknotige:** micronodular c.; alcoholic c. – **Z., primär-biliäre:** primary biliary c.
Zirrhoseenzephalopathie: hepatic encephalopathy.
zirrhotisch: cirrhotic.
zirzinär: circinate; circular.
Zisterne: cistern.
Zisternenblock: cisternal block.
Zisternendrainage: cisternal drainage.
Zisternenpunktion: cisternal puncture.
Zisternographie: cisternography.
Zistron: cistron.
Zitrat: citrate.
Zitronensäure: citric acid.
Zitronensäurezyklus: citric acid cycle.
Zitterlähmung: shaking palsy.
Zittern: trembling; tremor.
Z-Linie: 1) ora serrata retinae. **2)** Z band; Z disk.
Zn (Zink): Zn (zinc).
ZNS (Zentralnervensytem): CNS (central nervous system).
zökal: cecal.
Zöliaka: celiac artery.
Zöliakie: celiac disease; nontropical sprue.
Zöliakographie: celiac arteriography.
Zöliakus: celiac plexus.
Zölioskopie: celioscopy.

Zöliotomie: celiotomy.
Zöliozentese: celiocentesis; celioparacentesis.
Zölom: celom; coelom.
Zöloschisis: celoschisis.
Zölosit: celozoic parasite.
Zönästhesie: cenesthesia.
zönästhetisch: cenesthetic.
zönozytisch: cenocytic.
Zönurose: coenurosis; gid.
Zollinger*-Ellison*(-Strøm*) Syndrom: Zollinger-Ellison syndrome.
Zomotherapie: zomotherapy.
Zona: zona: **1)** band; girdle. **2)** herpes zoster.
Zonästhesie: zonesthesia; girdle pain; cincture sensation.
zonal: zonal; zonary.
Zondek* Reaktion: Zondek-Aschheim test.
Zone: zone. – **Z., autonome:** area of a single sensory nerve. – **Z., epileptogene:** epileptogenic z. – **Z., erogene:** erogenous z. – **Z. X:** X zone; androgenic z.
Zonenagglutination: zone agglutination.
Zonenelektrophorese: zone electrophoresis.
Zonenhemmungsphänomen: prozone phenomenon.
Zonenreaktion: zoning.
Zonographie: zonography.
Zonula: zonula; zonule. – **Z. adhaerens:** zonula adherens. – **Z. occludens:** tight junction. – **Z. Zinnii:** zonule of Zinn; zonula ciliaris.
Zonulitis: zonulitis.
Zonulolyse: zonulolysis.
Zonulotomie: zonulotomy.
Zooanthroponose: anthropozoonosis.
Zooerastie: zooerasthy; bestiality.
Zookinase: zookinase; glutathione.
Zoonose: zoonosis.
Zooparasit: zooparasite.
Zoophilia erotica: (erotic) zoophilia.
Zoophilie: zoophilism.
Zoophobie: zoophobia.
Zoopsie: zoopsia.
Zoospermie: zoospermia.
Zoosterin: zoosterol.
Zootoxin: zootoxin.
Zoster: herpes zoster; zoster; zona; shingles. – **Z. generalisatus:** generalized h. z. – **Z. ophthalmicus:** z. ophthalmicus; gasserian ganglionitis. – **Z. oticus:** z. oticus; Ramsay Hunt syndrome. – **Z., symptomatischer:** symptomatic h. z.
Zoster-Immunglobulin: varicella-zoster immune globulin (VZIg).
Zosterkörperchen: Lipschütz bodies.
Zostervirus: varicella-zoster virus (VZV).
Zotte, Zotten: villus; villi.
Zottenatrophie: villous atrophy.
Zottenfalten: villous folds.
Zottengelenk: joint with proliferating synovial villi.
Zottenhaut: chorion.
Zottenherz: hairy heart; villous heart.
Zottenkarzinom: villous carcinoma. – **Z., fetales:** chorionepithelioma.
Zottenplazenta: villous placenta.
Zottenpolyp: villous polyp.
Zottenpuls: villous pulsation.
Zottentumor: villous tumor; villoma.
ZPI (Zink-Protamin-Insulin): zinc protamin insulin.
Z-Plastik: Z-plasty.
Zr (Zirkonium): Zr (zirconium).
Z-Streifen: Z disk; Krause's membrane; telophragma.
Zubereitung: preparation.
Zucker: sugar.
Zuckeralkohol: sugar alcohol.
Zuckerausscheidung, renale: renal sugar excretion; renal glycosuria.
Zuckeraustauschstoff: sugar substitute.
Zuckerbelastung: carbohydrate loading; glucose tolerance test.
Zuckergußdarm: zuckergussdarm; iced intestine.
Zuckergußleber: zuckergussleber; perihepatitis chronica hyperplastica.
Zuckergußmilz: iced spleen; perisplenitis cartilaginea.
Zuckerharnruhr: diabetes mellitus.
Zuckerkandl* Organ: Zuckerkandl's body; Z.'s organ.
Zuckerkrankheit: diabetes mellitus.
Zuckernährboden: sugar culture medium.
Zuckerprobe: sugar test.
Zuckerrohrfieber: (sugar) cane fever.
Zuckerschwelle: glucose threshold.
Zuckerspiegel: blood-sugar level.
Zuckervergärung: sugar fermentation.
Zuckerzentrum: glycogenic center.

Zuckung: twitch(ing); jerk; convulsion; spasmodic contraction. – **Z., faszikuläre:** fasciculation.
Zuckungsfasern: twitching fibers. – **Z., langsame:** slow t. f. – **Z., schnelle:** fast t. f.
Zuckungsgesetz: Pflüger's law.
Zuckungskurve: myogram.
Zuelzer*-Kaplan* Syndrom: hemoglobin C-thalassemia disease.
Züngelkrampf: trombone tongue.
Zufall: accident; chance.
Zufallsauslese: random selection.
Zufallsbefund: incidental findings.
Zufallsstichprobe: random sample.
zuführend: afferent.
Zufuhr: supply.
Zug: traction.
Zugang: access; approach; *anat* meatus; inlet.
Zuggurtung: tension banding.
Zugsalbe: blistering ointment.
Zugverband: traction bandage.
Zunahme: increase.
Zunge: tongue; lingua. – **Z., angewachsene:** adherent t.; tongue-tie; ankyloglossia. – **Z., belegte:** coated t.; furred t. – **Z., brennende:** burning t.; glossopyrosis. – **Z., rote:** red t.
Zungenabszeß: lingual abscess.
Zungenatrophie (glatte): smooth tongue (due to atrophy of papillae).
Zungenbälge: lingual follicles.
Zungenbändchen: frenulum of tongue.
Zungenbein: hyoid (bone).
Zungenbelag: coating of tongue; furring of tongue.
Zungenbiß: tongue bite.
Zungenbrennen: glossopyrosis.
Zungenentzündung: glossitis.
Zungengrund: root of tongue.
Zungengrundstruma: lingual goiter.
Zungenhypertrophie: macroglossia.
Zungenhypotrophie: microglossia.
Zungenkarzinom: carcinoma of the tongue.
Zungenkrampf: glossospasm.
Zungenlähmung: glossoplegia.
Zungenmuskulatur: tongue muscles.
Zungenpapillen: lingual papillae.
Zungenphänomen: glossal myotonia phenomenon.
Zungenröte: red tongue (magenta t.; strawberry t.).
Zungenspitze: tip of tongue.
Zungenstruma: lingual goiter.
Zungentonsille: lingual tonsil.
Zungenwurm: tongue worm; linguatula.
Zungenwurzel: root of tongue.
Zungenzange: tongue forceps.
Zungenzyste: lingual cyst.
Zurechnungsfähigkeit: competency.
Zurückbleiben: retardation.
zusätzlich: additional; supplementary.
Zusammen-: syn-; con-.
Zusammenballung: *immun* agglutination; *hämat* aggregation.
Zusammenbruch: breakdown; collapse.
zusammengesetzt: composite; compound.
Zusammenhang: relationship; association.
Zusatz: addition; additive.
Zusatzstoff: food additive.
Zustand: condition; state.
Zuwachs: increase; increment.
ZVD (zentraler Venendruck)**:** CVP (central venous pressure).
ZVK (zentraler Venenkatheter)**:** central venous catheter.
Zwang, äußerer: restraint. – **Z., innerer:** compulsion.
zwanghaft: anancastic; obsessive; compulsive.
Zwangsbefürchtung: phobia.
Zwangsbehandlung: compulsory treatment.
Zwangseinweisung: commitment.
Zwangsernährung: forced feeding.
Zwangsgähnen: yawning spasm.
Zwangsgreifen: grasp reflex.
Zwangshaltung: forced attitude.
Zwangshandlung: compulsive act.
Zwangsidee: compulsive idea.
Zwangslachen: compulsive laughter.
Zwangsmimik: forced facial expression.
Zwangsneurose: compulsion neurosis.
Zwangspolyurie: forced polyuria.
Zwangspsychose: compulsive insanity.
Zwangsschnappen: disinhibitory bite reflex.
Zwangsweinen: compulsive crying.
Zweck: purpose.
Zweckpsychose: nonsense syndrome.
zwei-: di-; bi-.
zweibasig: dibasic.

zweieiig: dizygotic.
zweifach: double; twice; dual.
Zweifarbennährböden: two-colour culture medium.
zweifarbig: dichromatic.
Zweifel: doubt.
Zweifel* Handgriff: Zweifel's maneuver.
Zweifel* Zange: Zweifel's forceps.
Zweig: branch; ramus.
Zweigeschlechtigkeit: hermaphroditism.
Zweigläserprobe: two-glass test.
zweihändig: bimanual.
Zweihügel: upper/lower part of corpora quadrigemina.
zweikammerig: bilocular.
Zwei-Kompartiment-Modell: two-compartment model.
Zweiphasenmethode: biphasic method.
Zweistärkenglas: bifocal lens.
Zweistranghelix: double helix; Watson-Crick helix.
Zweistufentest: two-step test.
Zweitabstoßung: second set rejection.
zweiter: second.
Zweitgebärende: secundipara; para II.
Zweitimpfung: revaccination.
Zweizellenbad: two-cell bath.
Zwerchfell: diaphragm; midriff.
Zwerchfellatmung: diaphragmatic respiration; abdominal respiration.
Zwerchfellbewegung: diaphragmatic motion.
Zwerchfelldefekt: diaphragmatic defect.
Zwerchfellentzündung: diaphragmitis.
Zwerchfellhernie: diaphragmatic hernia; diaphragmatocele.
Zwerchfellhochstand: diaphragmatic elevation.
Zwerchfellkrampf: phrenospasm; diaphragmatic spasm.
Zwerchfell-Lähmung: phrenoplegia; paralysis of the diaphragm.
Zwerchfell-Rippen-Winkel: costodiaphragmatic angle.
Zwerchfellspalten: openings in the diaphragm.
Zwerchfelltiefstand: phrenoptosis.
Zwerchfellzeichen: Litten's diaphragm sign.
Zwerchsack: bicameral sac.
Zwerchsacktumor: hourglass tumor.
Zwerg: dwarf.
Zwergbandwurm: dwarf tapeworm; Hymenolepis nana.
Zwergdarmegel: dwarf fluke; Heterophyes heterophyes.
Zwergfadenwurm: Strongyloides stercoralis.
Zwergflechte: erythrasma.
Zwergniere: contracted kidney.
Zwergventrikel: microventricle.
Zwergwuchs: dwarfism; nanosomia; nanism. – **Z., hypophysärer:** pituitary d.; hypophyseal d. – **Z., rachitischer:** rachitic d. – **Z., seniler:** progeria. – **Z., thanatophorer:** thanatophoric d.
Zwielicht: twilight.
Zwiemilchernährung: mixed milk feeding.
Zwillinge: twins. – **Z., eineiige:** monozygotic t.; uniovular t.; identical t.; true t. – **Z., zweieiige:** dizygotic t.; biovular t.; fraternal t.
Zwillingsforschung: gemellology.
Zwillingsgeburt: twin-birth.
Zwillingskollision: twin collision.
Zwillingsschwangerschaft: twin pregnancy.
Zwillingstubus: Safar's airway tube.
Zwirn: thread.
Zwischen-: inter-.
Zwischenblutung: intermenstrual bleeding.
zwischengeschaltet: intercalated; interposed.
Zwischenhirn: diencephalon; interbrain.
Zwischenhirnsyndrom: diencephalic syndrome.
Zwischenkiefer: incisive bone; intermaxillary bone.
Zwischenneuron: interneuron.
Zwischenraum: interspace; interstice.
Zwischenrippenraum: intercostal space.
Zwischenstoffwechsel: intermediary metabolism.
Zwischenstrecke: intermediate segment.
Zwischensubstanz: *histol* intercellular substance; *biochem* intermediate s.
Zwischentyp: intermediate electrical position.
Zwischenwelle: theta wave.
Zwischenwirbelgelenk: zygapophyseal articulation.
Zwischenwirbelscheibe: intervertebral disk.

Zwischenwirt: intermediate host.
Zwischenzeit: interval.
Zwischenzelle: interstitial cell.
Zwischenzellgewebe: interstitial tissue.
Zwitter: hermaphrodite. – **Z., falscher:** false h.
Zwölffingerdarm: duodenum.
Zwölffingerdarmgeschwür: duodenal ulcer.
Zyano-: blue; cyano-.
Zyanopsie: cyanopsia.
Zyanose: cyanosis. – **Z., autotoxische:** enterogenous c. – **Z., dissoziierte:** dissociated c. – **Z., gelbe:** jaundice c. – **Z., graue:** gray c. – **Z., periphere:** peripheral c. – **Z., schwarze:** black c. – **Z., zentrale:** central c.
zyanotisch: cyanotic.
Zygapophysis: zygapophysis.
Zygoma: zygoma.
zygomaticus: zygomatic.
zygomatisch: zygomatic.
Zygomyzeten, Zygomycetes: Zygomycetes.
Zygospore: zygospore.
Zygotän: zygotene.
Zygote: zygote; zygocyte; oosperm.
Zyklamat: cyclamate.
Zyklektomie: cyclectomy.
Zyklenzephalie: cyclencephaly.
zyklisch: cyclic.
Zyklitis: cyclitis.
Zyklo-AMP: cyclic AMP; cAMP.
Zyklodialyse: cyclodialysis.
Zyklodiathermie: cyclodiathermy.
Zykloduktion: cycloduction.
zykloid: cycloid.
Zyklokeratitis: cyclokeratitis.
Zyklooxygenase: cyclooxygenase.
Zyklop: cyclops.
Zyklophorie: cyclophoria.
Zyklophrenie: cyclophrenia.
Zyklopie: cyclopia.
Zykloplegie: cycloplegia.
Zyklopropan: cyclopropane.
Zyklospasmus: cyclospasm.
zyklothym: cyclothymic.
Zyklothymie: cyclothymia.
Zyklotomie: cyclotomy.
Zyklotron: cyclotron.
Zyklotropie: cyclotropia.
Zyklovergenz: cyclovergence.
Zyklozephalie: cyclocephaly.
Zyklus: cycle. – **Z., anovulatorischer:** anovulatory c.; anovular c. – **Z., menstrueller:** menstrual c. – **Z., ovulatorischer:** ovulatory c.
Zyklusstörung: menstrual disorder.
Zylinder: (urinary) cylinder; urinary cast.
Zylinderepithel: columnar epithelium.
Zylinderlinse: cylindrical lens.
Zylinderzellkarzinom: cylindrical carcinoma.
Zylindroid: cylindroid.
Zylindrom: cylindroma.
Zylindrurie: cylindruria.
Zymase: zymase.
zymisch: zymic.
Zymogen: zymogen.
zymogen: zymogenic.
Zymogramm: zymogram.
Zymonema: Zymonema.
Zymonematose: zymonematosis.
Zymoplastin: thromboplastin.
Zymosterin: zymosterol.
zymotisch: zymotic.
Zystadenokarzinom: cystadenocarcinoma.
Zystadenom: cystadenoma.
Zystalgie: cystalgia.
Zystathionin: cystathionine.
Zyste: cyst. – **Z., echte:** true c. – **Z., radikuläre:** radicular c.
Zystein: cysteine.
Zystektasie: cystectasy.
Zystektomie: cystectomy.
Zystendrainage: drainage of a cyst.
Zystendyse: cholecystendysis.
Zystenhygrom: cystic hygroma.
Zystenkropf: cystic goiter.
Zystenleber: polycystic liver.
Zystenlunge: polycystic lung.
Zystenmamma: cystic mastitis.
Zystenniere: polycystic kidney.
Zystikotomie: cysticotomy; choledochotomy.
Zystikus: cystic duct.
Zystikusstein: cystic duct stone.
Zystikusverschluß: cystic duct occlusion.
Zystin: cystine.
zystisch: cystic.
Zystitis: cystitis. – **C. acuta:** acute (catarrhal) c. – **C. chronica:** chronic c. – **C. gangraenosa:** gangrenous c. – **C. intermuralis** s. **interstitialis:** interstitial c.
Zystitom: cystitome.

Zystitomie: cystitomy.
Zystizerkose: cysticercosis.
Zystizerkus: cysticercus; bladder worm.
Zystizitis: cystic duct inflammation.
Zystodynie: cystodynia.
Zystoenterozele: cystoenterocele.
Zystofibromatose: cystofibromatosis.
Zystographie: cystography.
zystoid: cystoid.
Zystokollitis: trachelocystitis.
Zystom: cystoma.
Zysto(mano)meter: cystometer.
Zystometrie: cystometry.
Zystopunktur: bladder puncture.
Zystopyelitis: cystopyelitis.
Zystopyelonephritis: cystopyelonephritis.
Zystorrhagie: cystorrhagia.
Zystoschisis: bladder exstrophy.
Zystoskop: cystoscope.
Zystoskopie: cystoscopy.
Zystospasmus, -spasmie: cystospasm; bladder spasm.
Zystostomie: cystostomy.
Zystotomie: cystotomy.
Zystotonometrie: cystotonometry.
Zystourethrographie: cystourethrography.
Zystourethroskopie: cystourethroscopy.
Zystovolumetrie: cystovolumetry.
Zystozele: cystocele.
Zytidin: cytidine.
Zytisismus: cytisism.
Zytoarchitektonik: cytoarchitecture.
Zytoblast: cytoblast.
Zytoblastom: meristoma.
Zytochemie: cytochemistry.
Zytochrom: cytochrome.
Zytodiagnostik: cytodiagnosis; cytoscopy.
Zytofluorometrie: cytofluorometry.
Zytogenetik: cytogenetics.
zytogenetisch: cytogenetic.
Zytohistologie: cytohistology.
zytohormonale Funktionsdiagnostik: cytohormonal functional diagnosis.
Zytokin: cytokine.
Zytokinese: cytokinesis; cytodieresis.
Zytolemm: plasmalemma; cell membrane.
Zytologie: cytology.
Zytolyse: cytolysis.
Zytolysin: cytolysin.
Zytomegalie-Syndrom: cytomegalic inclusion disease.
Zytomegalie-Virus: cytomegalovirus.
Zytometrie: cytometry.
Zytomykose, retikulo-endotheliale: histoplasmosis.
zytopathisch, zytopathogen: cytopathic; cytopathogenetic.
Zytopathologie: cytopathology.
Zytopempsis: cytopempsis.
Zytopenie: cytopenia.
Zytophagie: cytophagy; cytophagocytosis.
zytophil: cytophilic.
Zytophotometrie: cytophotometry.
Zytoplasma: cytoplasm.
zytoplasmatisch: cytoplasmic.
Zytoplast: cytoplast.
Zytorrhexis: cytorrhexis.
Zytosin: cytosine.
Zytoskelett: cytoskeleton.
Zytoskopie: cytoscopy.
Zytosol: cytosol; hyaloplasm.
Zytosoma: cytosome.
Zytostatikum: cytostatic; cytotoxic.
zytotoxisch: cytotoxic.
Zytotoxizität: cytotoxicity.
Zytotoxizitätstest: cytotoxicity test.
zytotrop: cytotropic.
Zytotrophoblast: cytotrophoblast; Langhans' layer.
Zytotropismus: cytotropism.
Zytozentrum: cytocentrum; attraction sphere.
zytozid: cytocidal.